R. Tanzberger, A. Kuhn, G. Möbs, U. Baumgartner, M. Daufratshofer, A. Kress

Der Beckenboden – Funktion, Anpassung und Therapie

„Gesundheit ist Leben voller Anpassung an die wechselnden Bedingungen der Umwelt und Inwelt. Ein Zustand also, bei dem alle Gewebe und alle Organe in Wechselwirkung untergeordnet bleiben, dem Ganzen, das selber kein besonderes Organ, sondern in allem gegenwärtig ist."

Karl Jaspers

Renate Tanzberger, Annette Kuhn, Gregor Möbs,
Ulrich Baumgartner, Martin Daufratshofer, Alexander Kress

Der Beckenboden – Funktion, Anpassung und Therapie

Das Tanzberger-Konzept®

4. Auflage

Mit Beiträgen von:
Liselotte Kuntner, Küttingen/Schweiz; Ani Orthofer-Tihanyi, München; Franziska Orthofer, Altomünster; Petra Bachmann, Furth; Karin Geier-Fockler, Füssen

Mitgearbeitet an der 1.–3. Auflage:
Gregor Möbs, Rosenheim

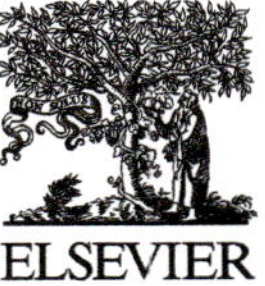

ELSEVIER

Elsevier GmbH, Hackerbrücke 6, 80335 München, Deutschland
Wir freuen uns über Ihr Feedback und Ihre Anregungen an books.cs.muc@elsevier.com

ISBN 978-3-437-46933-6

Wichtiger Hinweis für den Benutzer
Ärzte/Praktiker und Forscher müssen sich bei der Bewertung und Anwendung aller hier beschriebenen Informationen, Methoden, Wirkstoffe oder Experimente stets auf ihre eigenen Erfahrungen und Kenntnisse verlassen. Bedingt durch den schnellen Wissenszuwachs insbesondere in den medizinischen Wissenschaften sollte eine unabhängige Überprüfung von Diagnosen und Arzneimitteldosierungen erfolgen.
Im größtmöglichen Umfang des Gesetzes wird von Elsevier, den Autoren, Redakteuren oder Beitragenden keinerlei Haftung in Bezug auf jegliche Verletzung und/oder Schäden an Personen oder Eigentum, im Rahmen von Produkthaftung, Fahrlässigkeit oder anderweitig, übernommen. Dies gilt gleichermaßen für jegliche Anwendung oder Bedienung der in diesem Werk aufgeführten Methoden, Produkte, Anweisungen oder Konzepte.

Für die Vollständigkeit und Auswahl der aufgeführten Medikamente übernimmt der Verlag keine Gewähr.
Geschützte Warennamen (Warenzeichen) werden in der Regel besonders kenntlich gemacht (®). Aus dem Fehlen eines solchen Hinweises kann jedoch nicht automatisch geschlossen werden, dass es sich um einen freien Warennamen handelt.

Bibliografische Information der Deutschen Nationalbibliothek
Die Deutsche Nationalbibliothek verzeichnet diese Publikation in der Deutschen Nationalbibliografie; detaillierte bibliografische Daten sind im Internet über http://www.d-nb.de/ abrufbar.

25 26 27 28 7 6 5 4

Um den Textfluss nicht zu stören, wurde bei Patienten und Berufsbezeichnungen die grammatikalisch maskuline Form gewählt. Selbstverständlich sind in diesen Fällen immer alle Geschlechter gemeint.

Planung: Elisa Imbery, München
Projektmanagement: Ulrike Schmidt, München
Redaktion: Gitta Wilke-Kaltenbach, Wittlingen
Herstellung Ute Landwehr-Heldt, Bremen
Satz: abavo GmbH, Buchloe
Druck und Bindung: Rodona Industria Gráfica, S.L., Pamplona/Spanien
Umschlaggestaltung: SpieszDesign, Neu-Ulm
Titelzeichnung: SpieszDesign, Neu-Ulm

Aktuelle Informationen finden Sie im Internet unter **www.elsevier.de.**

Danksagung

Nach dem Ausscheiden von Dr. Gregor Möbs, dessen grundlegende Erarbeitung der urologischen Kapitel von der ersten Auflage an dieses Fachbuch bereicherte – haben Dr. Martin Daufratshofer und Dr. Alexander Kress dankenswerterweise für die 4. Auflage die relevanten urologischen Kapitel neu gestaltet und sie inhaltlich weitergeführt.

Erneut gilt mein herzlicher Dank den beiden Professoren Dr. Annette Kuhn und Dr. Ulrich Baumgartner für das Überprüfen und Aktualisieren ihrer urogynäkologischen und proktologischen Facharzt-Kapitel, die für eine gezielte und verantwortungsvolle Physiotherapie wegweisend sind.

Wieder haben Mitglieder des Teams *Tanzberger-Konzept®* ihr Fachwissen in die 4. Auflage dieses Buches einfließen lassen: Alle Befund-Protokolle und -Fragebögen sowie das Programm der präventiven Beckenbodenschule wurden neu konzipiert, erweitert und Wissenswertes aus jüngsten, praktischen Erfahrungen integriert. Der Einblick in die Osteopathie, deren Bedeutung in der nicht-invasiven Beckenboden- und Kontinenztherapie zunehmend anerkannt und genutzt wird, wurde frisch belebt und erweitert. Meinen schreibenden Kolleginnen, den Physiotherapeutinnen Petra Bachmann, Karin Geier-Fochler und Franziska Orthofer bin ich für diese Fachbeiträge besonders dankbar.

Die Hebammen Erna Enhuber und Monika Achermann-Weinert haben die Kapitel rund um die Schwangerschaft, Geburt und Rückbildungsphase durchgesehen und geholfen, sie auf den neuesten Stand zu bringen. Auch ihnen gilt mein herzlicher Dank.

Neben Überarbeitungen und Ergänzungen meinerseits stelle ich einige inhaltliche Neuzugänge vor. Hierzu gehören z. B. ein Beitrag über Vaginismus und Dyspareunie sowie ein ausführliches Faszienkapitel über die myofaszialen Zusammenhänge, die einen funktionellen Anteil an der Kontinenzfähigkeit haben. Eine aus der Faszienforschung abgeleitete, Faszien stimulierende Physiotherapie wird ebenso vorgestellt wie ein körperlich lösendes und Stimmung aufhellendes Therapeutikum gegen Narbenadhäsionen nach operativen Eingriffen, z. B. einem Kaiserschnitt. Gemeint sind hier ausgewählte rhythmische Figuren aus dem klassischen orientalischen Tanz.

Seitens des Verlages wurden die vielfältigen Aktualisierungen und Neuerungen dieser Auflage von den Lektorinnen Elisa Imbery, Ulrike Schmidt und besonders im fachlich-physiotherapeutischen Bereich von Gitta Wilke-Kaltenbach mit persönlicher Zugewandtheit betreut. Ich habe die motivierende Zusammenarbeit mit Dankbarkeit erlebt.

Renate Tanzberger, März 2019

Danksagung und Vorwort zur 1. Auflage

Über Jahrzehnte entwickelte und erprobte ich das Behandlungskonzept *Physiotherapie bei Beckenboden-Sphinkter-Dysfunktion*, das inzwischen als *Tanzberger-Konzept* bekannt ist. Durch dieses Buch wird es erstmals einem größeren Kreis interessierter Menschen zugänglich gemacht.

Die Erfahrung, dass vermehrtes Wissen auch den Horizont des Unwissens erweitert, machte mich selbst kritisch und bescheiden. Mein Anspruch, eine komplexe Darstellung des Themas auf der Grundlage neuester medizinischer Forschung zu schaffen, war alleine nicht zu bewältigen. So ist die Realisierung des Buches auch der Mitarbeit von Autoren verschiedener medizinischer Fachrichtungen zu verdanken.

Mit großem Engagement hat Dr. Annette Kuhn, Leiterin des Zentrums für Urogynäkologie am Inselspital der Universitäts-Frauenklinik Bern, ihr Fachwissen eingebracht und dank ihrer langjährigen Erfahrung wesentliche Teile des Inhalts gestaltet. Ihre zupackende, temperamentvolle Arbeitsfreude war ein wahrer Glücksfall für mich und natürlich für dieses Buch.

Wesentliche Unterstützung verdanke ich auch Dr. Gregor Möbs, Facharzt für Urologie an der urologischen Klinik der Ludwig-Maximilians-Universität München und jetzt als niedergelassener Arzt in Rosenheim tätig. Seine wissenschaftlichen Beiträge, Bewertungen und Erfahrungen vermitteln wertvolle Grundlagen an Therapeuten und Wissenswertes für Patienten.

Besonders wichtig für den Erhalt der weiblichen Kontinenz sind die ethnomedizinischen Forschungsergebnisse von Liselotte Kuntner. Ihre wissenschaftlichen Untersuchungen über den Einfluss vertikaler Geburtspositionen zeigen deren weitreichende Auswirkungen auf die Gesundheit der Mutter und des Neugeborenen.

Helmtrud Bainsky, Physiotherapeutin und Osteopathin D.O., verbindet ihre Arbeit auf dem Gebiet der Gynäkologie bereits seit vielen Jahren mit osteopathischen Behandlungen. Ihr Beitrag zeigt die außergewöhnlichen Ansätze dieser kausalen Therapie.

Beispiele für die ersten postoperativen Behandlungstage nach radikaler Prostatektomie aus der Praxis hat die Physiotherapeutin Marianne Krischvan Paridon dargestellt. Sie arbeitet im Wilhelminenspital der Stadt Wien und integriert die funktionellen Hilfen und Reaktivierungen aus dem Tanzberger-Konzept erfolgreich in die postoperative Behandlung.

Schaffensfreude und Zuversicht, die ein Buchprojekt braucht, um erfolgreich zu seinem Abschluss zu finden, verdanke ich meiner Kollegin, kompetenten Diskussionspartnerin und vor allem Freundin Ani Orthofer-Tihanyi. Ihr Interesse am Thema, ihr monatelanger Zeiteinsatz trotz eigener beruflicher Belastung, ihr fröhliches, zugewandtes Begleiten, ihre feine Spürnase beim Gegenlesen für Fehlendes und Doppeltes und ihre kollegiale Mitfreude angelungenen kreativen Prozessen waren zusätzliche „Sauerstoffgaben" für die Autorin.

Die Übungen wurden von den „Amateur-Fotomodellen" und Kolleginnen Christiane Busch, Renate Groß und Antje Horak ins Bild gesetzt. Das anstrengende Shooting meisterten sie mit professioneller Gewandtheit und fröhlicher Gelassenheit. Den männlichen Part bei den Übungsdarstellungen übernahmen mit viel Konzentration und Einfühlung für die unbekannte Materie Willi Weidenegger und Harald Orthofer. Ihnen als fachfremden Helfern danke ich für die spontane Unterstützung. Die Fotografin Ursula Zeidler-Dumanski konnte durch ihre Genauigkeit im Beachten von Details die gelungene Aussagekraft der Übungsdarstellungen ins Bild setzen. Ihre unerschütterliche Geduld und ihre Einfühlsamkeit schafften ein angenehmes Arbeitsklima.

Ebenso danke ich sehr herzlich Herrn Prof. Rainer Breul, Ordinarius für Anatomie an der Ludwig-Maximilians-Universität München, für die Überprüfung und Zustimmung bezüglich neuer Zeichnungen der topographischen Anatomie des kleinen Beckens.

Mit außergewöhnlichem Einsatz betreute Gitta Wilke-Kaltenbach, Physiotherapeutin, redaktionell dieses Buch. Ihr hoher Anspruch an die Klarheit des Textes hat mich herausgefordert und mein systematisches Denken und Schreiben gefördert. Ich danke ihr besonders für die kritischen Hinweise sowie für vielfältige formale Verbesserungen und fachliche Anregungen.

Der Verlagslektorin Christiane Tietze und der Herstellerin Hildegard Graf im Urban & Fischer Verlag danke ich sehr für die aufgeschlossene persönliche Betreuung im Entstehungsprozess und für die ansprechende Gestaltung des Buches.

Abschließend möchte ich allen Patientinnen, Patienten und Therapeutinnen für ihre bestätigenden Beobachtungen und ihre weiterführenden Ideen zu diesem Therapiekonzept danken – ganz besonders aber den Physiotherapeutinnen und Fachreferentinnen meines Fortbildungsteams Ani Orthofer-Tihanyi (München) und Renate Groß (Landstuhl), die mit Freude, Kompetenz und Engagement die Konzeptinhalte in den deutschen Bundesländern, in Österreich und der Schweiz unterrichten.

München, im Oktober 2003
Renate Tanzberger

Inhaltsverzeichnis

KAPITEL

1

Renate Tanzberger

Einleitung

1.1 Entstehung des Konzepts

Zu den Anfängen meiner Arbeit mit dem Phänomen Inkontinenz fällt mir vor allem die Herausforderung ein, verzweifelten Menschen helfen zu wollen, aber dabei weder auf theoretische Kenntnisse noch auf praktische Erfahrungen zurückgreifen zu können.

Ende der 70er Jahre, als ich begann, mit inkontinenten Patientinnen zu arbeiten, war selbst der Begriff *Inkontinenz* noch fremd. Auch das ärztliche Rezept kam ohne ihn aus. Es lautete ganz allgemein „Beckenbodengymnastik wegen Beckenbodenschwäche". Diese unbefriedigende Situation gab mir den spontanen Ansporn, mich mit diesem Thema intensiv zu befassen. Der Fokus richtete sich darauf, das hinter dem unfreiwilligen Harnverlust stehende funktionelle Problem der Beckenboden-Sphinktermuskeln zu erkennen und physiotherapeutische Antworten zu finden.

Schritt für Schritt wuchs ein funktionelles Kontinenztraining heran, das sich an den Symptomen der verschiedenen Störungen orientiert. Es nutzt extrinsische sowie intrinsische Reize zur muskulären Reaktivierung und mentale wie psychische Fähigkeiten der Selbststeuerung.

Das so entstandene *Tanzberger-Konzept* hat viele „Mütter" und „Väter". Aus den Erfahrungen unterschiedlicher Körpertherapien und einer frühzeitigen Begegnung mit der Funktionellen Bewegungslehre entwickelten sich die Grundelemente für eine Therapie reaktionsarmer Beckenboden-Sphinktermuskeln.

Zu den schöpferischen „Müttern" zählen Susanne Klein-Vogelbach (FBL), Miriam Goldberg (KBT), Herta Richter und Ilse Middendorf (Atemlehre), Liselotte Kuntner (Ethnologie und Geburtshilfe), Ruth Menne (Geburtsvorbereitung und Gindlerarbeit), Mariann Kjellrup (Eutonie) und Barbara Eberspächer (Funktionelle Entspannung = FE). Zahlreiche Ideengeberinnen aus dem Kreise der Kolleginnen und Patientinnen haben ebenfalls wertvollen Anteil an der Weiterentwicklung des Konzepts. Zu den „Vätern" zählen schreibende und lehrende medizinische Forscher und Dozenten, deren Lehrbücher und wissenschaftliche Vorträge die theoretischen Grundlagen bilden.

Eine meiner ersten Patientinnen mit sog. Beckenbodenproblemen war eine ältere Dame, die seit langem unfreiwillig Stuhl verlor. Völlig verzweifelt lebte sie deshalb zurückgezogen nach dem Tod ihres Mannes, den sie über viele Jahre gepflegt hatte. Der behandelnde Arzt hatte ihr Hoffnung gemacht, dass sie mit meiner Hilfe aus dem belastenden Zustand herauskommen könne. Das sprichwörtliche Glück des Anfängers bescherte uns eine unerwartet schnelle und erfolgreiche erste Kontinenzbehandlung. Die Patientin verließ nicht nur immer unbekümmerter ihr Haus, sie ging sogar auf Reisen.

Weitere Patientinnen mit Inkontinenzproblemen folgten. Dass sich zuerst auffallend viele junge Patientinnen in meiner Praxis einfanden, obwohl das Phänomen der Inkontinenz eher älteren Menschen zugeschrieben wird, erklärt sich aus meiner Arbeitssituation. Meine Praxis war seit langem ein Zentrum für Geburtsvorbereitung. In den Vorbereitungsstunden für werdende Mütter wurde der Empfindungsfähigkeit des Beckenbodens – dem „Tor zur Welt“ – viel Zeit und Aufmerksamkeit gewidmet. Hierbei ging es in erster Linie um die Entspannung des Beckenbodens zur Geburtserleichterung.

Mangelnde Beckenbodenkraft nach Schwangerschaft und Geburt, der unsichere Verschluss der Harnblase, das erschreckende Phänomen des unfreiwilligen Harnverlusts bei so alltäglichen Situationen wie Husten, Lachen oder Stolpern, manchmal auch das Symptom des übermäßigen, kaum beherrschbaren Harndrangs waren die Diagnosen, die die Frauen post partum zur Therapie in die Praxis kommen ließen.

Nach und nach fanden sich – nicht selten von ihren Töchtern motiviert – auch ältere Frauen ein, die ihre Kontinenzdefizite nicht mehr hinnehmen wollten. Und nach der Vorstellung des Konzepts auf medizinischen Seminaren Anfang der 90er Jahre behandelte ich postoperativ die ersten männlichen Patienten, die nach radikaler Prostatektomie inkontinent geblieben waren.

In vielen spannenden Jahren des Beobachtens, Entdeckens und Nachforschens verknüpfte ich die von den „Müttern“ und „Vätern“ erworbenen Arbeitsgrundlagen zur wirksamen Therapie bei reaktionsarmer Beckenbodenmuskulatur und zu Hilfen bei idiopathischer Drangproblematik. Die große Zahl der Patienten, ca. 6000 in mehr als zwei Jahrzehnten, machte es möglich, Neues auszuprobieren, zu prüfen und Bewährtes zu systematisieren. Ihre positiven wie negativen Rückmeldungen, ihr Interesse, Ungewöhnliches anzunehmen, und ihre konsequente Selbstbeobachtung bestimmten die Auswahl der therapeutischen Übungen und Verhaltensstrategien bei Beckenboden-Sphinkter-Dysfunktionen.

Durch meine Fortbildungskurse für Physiotherapeuten und Ärzte wurde das Behandlungskonzept bekannt, erprobt, diskutiert und stetig durch neue Gesichtspunkte und Anregungen erweitert.

Die Frage nach einem Fachbuch des *Tanzberger-Konzepts* zur Physiotherapie bei Beckenboden-Sphinkter-Dysfunktion wurde mir immer häufiger gestellt. Der sehnliche Wunsch von Patientinnen und Patienten, „wieder mit einem zuverlässigen Beckenboden sicher leben zu können“, besteht bei vielen von Inkontinenz Betroffenen. So ist dieses Buch nicht nur für Physiotherapeuten und Ärzte gedacht, sondern ganz besonders auch für interessierte Laien.

Hinweise zur Benutzung des Buches

Zu empfehlen ist das Durchgehen oder das Erarbeiten der Kapitel in der gegebenen Reihenfolge des Buches. Es lohnt sich nicht, aus „Tatendrang“ die theoretischen Grundlagen zu überspringen und gleich mit den Übungen zu beginnen. Nach Frederic Vester ist unvernetztes Vorgehen in einem vernetzten System eine unproduktive bzw. kontraproduktive Strategie. Angesichts der Komplexität der Kontinenzmechanismen führt isoliertes Üben ohne bildhafte und funktionelle Vorstellung in eine Sackgasse.

Dieses Übungskonzept arbeitet synergistisch mit körpereigenen Kräften und Rhythmen. Erst ihre bewusste Nutzung weckt das persönliche Interesse an den therapeutischen Übungen und Strategien und setzt die spezifischen Reaktivierungsprozesse in Gang. Bereits eine kleine Einsicht in die neuro-muskulären, psycho-somatischen und vegetativ-hormonellen Zusammenhänge erhöht die Eigeninitiative der Betroffenen und ermöglicht ihnen eine neue Feinfühligkeit. So erleben sie das Kontinenztraining nicht als lästige Pflichtübung, sondern als spannendes Lernfeld.

Die Mehrzahl der Betroffenen sind Frauen. Demnach beschäftigt sich der größere Teil des Buches mit gynäkologischen und urogynäkologischen Grundlagen und einer spezifisch weiblichen Physiotherapie. Diese Situation bedingt die häufig im Text verwendete weibliche Schreibform „Patientin“ und „Therapeutin“, da auch die Zahl weiblicher Therapeuten in der Physiotherapie überwiegt.

Die steigende Zahl von Operationen bei Prostatakarzinom stellt in den letzten Jahren Physiotherapeuten zunehmend vor die Aufgabe, auch Männer mit Kontinenzdefiziten zu behandeln. Für diese Patienten und ihre Therapeutinnen und Therapeuten sind ausführliche Kapitel über die männliche Anatomie, Physiologie, Pathophysiologie, ärztliche Therapien und physiotherapeutische Schwerpunkte, z. B. ein spezifisches Sphinktertraining, in das vorliegende Buch integriert. Aus den jeweiligen Zuordnungen der therapeutischen Übungen in Kapitel 11.3 wird ersichtlich, dass der überwiegende Teil aller Übungen für beide Geschlechter geeignet ist.

1.2 Traditionelle Beckenbodengymnastik versus funktionsspezifische Beckenboden-Sphinktertherapie

Dieses Kapitel vergleicht Wirkung und Effizienz der traditionellen Beckenbodengymnastik mit der funktionsspezifischen Beckenboden-Sphinktertherapie des *Tanzberger-Konzepts.*

Seit dem Beginn der Krankengymnastik in Deutschland im ersten Drittel des 20. Jh. wird Beckenbodenarbeit in Form von *Wochenbettgymnastik* und *Rückbildungsgymnastik* gelehrt und angewandt. Der Begriff *Beckenbodengymnastik* wurde erst Jahre später eingeführt.

Als Honorarleistung der Krankenkassen wurden Einzelbehandlungen für folgende gynäkologischen Diagnosen übernommen: zeitlich verzögerte Rückbildung der Bauch- und Beckenbodenmuskulatur, Inkontinenzbeschwerden und Deszensus urogenitaler Organe.

Das Übungsprogramm nach einer Geburt unterscheidet:

- Frühwochenbettgymnastik in der Klinik (erster bis zehnter Tag post partum)
- ambulante Rückbildungsgymnastik in der Gruppe für die ersten Monate post partum.

Während die Frühwochenbettgymnastik schon in den 50er Jahren des letzten Jahrhunderts eine ärztlich anerkannte und verordnete Behandlungsmaßnahme in der Klinik war, überließ man die Ausübung der Rückbildungsgymnastik (in der Gruppe) der Entscheidung der Frau. Diese physiotherapeutische Leistung musste meist privat finanziert werden.

Lange stand die Rehabilitation des Beckenbodens nach der Geburt im Schatten des Bauchmuskeltrainings. Die traditionelle Wochenbett- und Spätwochenbettgymnastik bzw. Rückbildungsgymnastik richtete sich vorwiegend auf die geweiteten Bauchdecken. Der kosmetische Effekt – die Rückgewinnung der schlanken, muskelfesten Figur – war das Ziel. „Beckenbodenübungen" spielten sich zu dieser Zeit in den äußeren Becken- und beckennahen Oberschenkelmuskeln ab.

Zum Programm einer Rückbildungsgymnastik gehörten auch die sog. Hockergymnastik, Wirbelsäulenbewegungen mit Armschwüngen und das Zusammenführen der Oberschenkel gegen den Widerstand der Hände.

Die direkte Anleitung für den gedehnten Beckenboden und den insuffizienten urethralen Schließmuskel beschränkte sich auf Harnstrahlunterbrechungen (➤ Kap. 3.4.5) mit der Absicht, den genauen Ort für anschließende Spannungsübungen kennen zu lernen. Dies galt als Wahrnehmungsschulung und als richtungsweisende Hilfe für nachfolgende „Kneifübungen", bei denen die Frauen „alles" zusammenkneifen sollten, den Schließmuskel, die Oberschenkel und die Gesäßhälften. Eine weitere Empfehlung lautete, After und Scheide „in sich hinein und hoch" zu ziehen. Beispiele dieser Art gibt es noch viele. Da sind die sog. Kegel-Exercises aus den 1940er-Jahren (das Anspannen des M. pubococcygeus mit Hilfe eines vaginal platzierten Manometers), das isolierte Beckenbodenanspannen im steigenden Sekundentakt oder der englische „knack" (Trick oder Kunstgriff) mit dem gleichen mechanistischen Ansatz der isolierten Anspannung und dem eindimensionalen Ziel des Festhaltens. Diese „Übungen" wurden auch auf die Therapie bei Beckenbodeninsuffizienz übertragen.

Solche in Rückenlage ausgeführten Gesäß- und Oberschenkelanspannungen entsprachen der damaligen mechanistischen Vorstellung und Vorgehensweise. Aus heutiger Sicht bestand ein entscheidender Mangel an anatomisch-physiologischen Grundkenntnissen über die Arbeitsweise der Beckenboden-Sphinktermuskulatur.

Denn Bewegungsaufträge wie oben beschrieben enthalten falsche Bewegungsinformationen. Es existieren keine Muskeln, die eine Scheide „hochziehen" können. Analer und urethraler Sphinkter sind funktionell weder „Hochzieher" noch „Zukneifer", sondern „Schnürer" (Sphinkter = Schnürer). Was selbst einem intakten Beckenbodensystem unmöglich ist („zukneifen"), wurde einer behandlungsbedürftigen Muskulatur abverlangt.

So verwundert es nicht, dass Betroffene wenig Motivation zum Üben aufbrachten. Unwirksame Bemühungen demotivieren, Handlungsbereitschaft ist erfolgsabhängig.

> Pauschale Anspannungen der Beckenausgangsmuskulatur in der traditionellen Beckenbodengymnastik enthalten weder systemische Informationen noch funktionelle Anforderungen für spezifische Reaktionen des Beckenboden-Sphinkter-Muskelsystems. Außerdem ist eine isolierte Trainingsmaßnahme anfechtbar, weil sie lediglich *eine* Eigenschaft – nämlich die Muskelkraft – anspricht. Alle anderen zum Kontinenzsystem gehörenden Leistungen bleiben unberücksichtigt.

Perfetti vergleicht den mechanistisch denkenden Therapeuten, dem es genügt, „einen Muskel zu kräftigen", mit dem systemisch orientierten Therapeuten, der es für sinnvoller hält, Übungen nach den „variierenden Eigenschaften des betreffenden Muskels" in einem Organ-System auszurichten.

Vom funktionellen Standpunkt aus betrachtet, gibt es im Zentralnervensystem (ZNS) keine Repräsentation eines Muskels als individuelle Einheit. Stattdessen gibt es im ZNS Repräsentationen motorischer Einheiten bzw. von Gruppen motorischer Einheiten, die komplexen Bewegungen entsprechen.

Gleichförmige Kneifaktionen oder „knacks" ohne „mitdenkenden" Bezug zur Funktion können keine physiologischen Bewegungen initiieren. Isolierte Anspannungen hinterlassen keine nutzbaren, bei Bedarf abrufbaren Informationen im insuffizienten System. Eine dauerhafte Änderung der motorischen Gesamtleistung kann so nicht erreicht werden.

Mulder postuliert, dass „Bewegung ein adaptives Verhalten ist, das immer in einer Umwelt stattfindet." Außerdem werden normale Bewegungen niemals in identischer Form wiederholt. Der Trainingseffekt erhöht sich, wenn jede neue Aufgabe eine neue Anpassung darstellt.

Cranenburgh beschreibt, dass bei einer elektrischen Reizung des Gyrus praecentralis Bewegungen der korrespondierenden Körperteile aktiviert werden – und zwar nicht einzelner Muskeln, sondern von Muskelgruppen.

Diese moderne neurowissenschaftliche Erkenntnis unterstreicht die Aussage von John H. Jackson (brit. Neurologe 1834–1911): „Das Gehirn kennt keinen Muskel, es kennt nur Bewegungen." Die Teilfunktionen eines Systems greifen ineinander und gehören zusammen: Jede funktioniert im Angewiesensein auf die anderen.

> Mangel- und Fehlfunktionen entstehen, wenn eine Funktion isoliert angesprochen und ihre Geltung absolut gesetzt wird. So werden Schnelligkeit und Ausdauer eingebüßt, wenn nur ein Krafttraining betrieben wird. Wer immer nur kraftvoll „anspannt" (z. B. Biofeedback-Plug, Manometer, starres Kneifen), wird Defizite in der Reaktionsfähigkeit und in der Beweglichkeit entwickeln.
> Evidenzbasiertes Kontinenztraining verlangt, dass bei Beginn der Therapie die Eigenschaften zu definieren sind, deren Rehabilitation erreicht werden soll. Bewegung, Wahrnehmung und kognitive Leistung dürfen nicht isoliert, sondern müssen im Zusammenspiel betrachtet werden. Sie bilden in Funktion und Therapie eine Einheit.

Dieses Kontinenzkonzept arbeitet im Sinne von Vester mit „den im System vorhandenen Kräften" und Anpassungen an den Atemrhythmus, die Körperstellung mit oder gegen die

Schwerkraft, mit Reaktionen auf thermische Reize und speziellen kognitiven Führungen.

Die funktionsspezifische Perspektive

Erst die Verbreitung der Funktionellen Bewegungslehre (➤ Kap. 2.1) in den letzten 40 Jahren ermöglichte eine Neuorientierung und die Entwicklung eines funktionsspezifischen Beckenboden-Sphinkter-Übungsprogramms.

Um spezifische funktionelle therapeutische Übungen entwickeln zu können, muss das Spezifische der Funktion bekannt sein, die geübt werden soll. Der Begriff *funktionell* wird häufig zu allgemein benutzt; im strengen Sinn sind funktionelle Übungen nur diejenigen Bewegungen, die spezifische Funktionsaspekte der verlorenen bzw. geschwächten Funktion enthalten und trainieren. Sie vermitteln die zuständigen *spezifischen* Bewegungsinformationen. Diese elementare Forderung wurde in der traditionellen Beckenbodenarbeit nicht erfüllt.

Ein *Spezifikum* ist die Besonderheit, das Entscheidende, die Eigenart, das Wesensmerkmal, das Charakteristikum. *Spezifisch* ist typisch, wesenseigen, zugehörig, charakteristisch.
Funktionell heißt die Funktion erfüllend, die Funktion betreffend, im Sinne der Funktion wirksam.
Das Bewegungstraining in diesem Konzept kann als „therapeutisches Üben" bezeichnet werden, da es funktionsspezifische Reize vermittelt.

Funktionsspezifische Bewegungen des flächigen Beckenbodens (Diaphragma pelvis) sind hebende und senkende Muskelreaktionen, die abhängig vom Atemrhythmus ablaufen und darüber hinaus bei der Defäkation bzw. Miktion und während des Geburtsvorgangs gefordert sind:

- Beckenboden-Mitbewegungen im Atemrhythmus
  - *hebend* (konzentrische Muskelarbeit)
    langsam: während der Ausatmung
    schneller: während erhöhter körperlicher Aktivität
    sehr schnell: bei intraabdominaler Druckerhöhung (z. B. Husten)
  - *senkend* (exzentrische Muskelarbeit)
    langsam: bei normaler Einatmung
    schneller: während erhöhter körperlicher Aktivität
- Beckenbodenbewegungen bei der Defäkation bzw. Miktion
  - *senkend*
    langsam: während der Entleerung
  - *hebend*
    in der Verschlussphase, zu Beginn der Speicherphase
- Beckenbodenbewegungen beim Geburtsvorgang
  - *senkend*
    beim Durchtritt des Kindes
  - *sich verschließend* und *anhebend*
    nach dem Durchtritt des Kindes

Funktionsspezifische Bewegungen der manschettenförmigen externen, quergestreiften Verschlussmuskeln (urethraler und analer Sphinkter) sind Schnürbewegungen, die das Lumen der Ausfuhrkanäle entweder verengen oder weit einstellen:

- *zuschnürend*
  - langsam, stetig verengend bei allmählicher Blasenfüllung (Speicherphase)
  - spontan, schnell verengend bei plötzlichen Druckerhöhungen im Bauchraum (Kontinenzsicherung z. B. beim Husten)
- *öffnend*
  - langsam oder zügig bei Entleerungsvorgängen

Begleitet von Atembewegungen werden in diesem Konzept die folgenden spezifischen Funktionen trainiert:
- die „Gurtfunktion" des Beckenbodens zur Lagesicherung der Beckenorgane
- die „Trampolinfunktion" zur Kontinenzsicherung bei spontanem intraabdominellen Druckanstieg
- die „Schnürfunktion" zur Verbesserung der Sphinkterkompetenz.

Zu den therapeutischen Mitteln für ein funktionsspezifisches Beckenboden-Sphinktertraining gehören:

- Wissensvermittlung
- die physiologische Atmung zur Rhythmisierung der Übungen (➤ Kap. 2.2)
- Aspekte der Verhaltenstherapie – Angstreduktion (➤ Kap. 2.3)
- visuelle Stimulationen mit Hilfe mentaler biologischer Leitbilder (➤ Kap. 2.4)
- kinästhetische Wahrnehmungsschulung (➤ Kap. 2.5)
- Verschlusslaute zur Reaktivierung schneller Zuckungsfasern (FT-Fasern) (➤ Kap. 2.6)
- stellvertretende Gestik als Innervationshilfe (➤ Kap. 2.7)
- Bewegungssteuerung durch natürliches Feedback (➤ Kap. 11.1.1)
- intrinsische Reaktivierungsreize: Umkonditionierung von Vorstellungen und Gewohnheiten (➤ Kap. 11.1.2)
- Einsatz von funktionellen Soforthilfen zur Verarbeitung intraabdomineller Schwingungsdrücke (➤ Kap. 11.2.5)
- Aufschubstrategien bei idiopathischer bzw. psychogener Drangproblematik und Dranginkontinenz zum Wiedergewinn des selbst bestimmten Entleerungszeitpunkts (➤ Kap. 11.2.6)
- unterschiedliche Bewegungswiderstände zur Kraftpotenzierung langsamer Zuckungsfasern (ST-Fasern), integriert in die therapeutischen Übungen (➤ Kap. 11.3)
- praktische Physiotherapie, Bewegen im Alltag, Entlastungshilfen bei einseitiger oder schwerer körperlicher Arbeit (➤ Kap. 11.3.1)
- vertikale Körperpositionen mit Nutzung des stimulierenden Gegenzugs der Schwerkraft, z. B. Übungen auf dem Beckenboden-Therapieball (➤ Kap. 11.3.9).

1.3 Häufigkeit der Inkontinenz – Sozialökonomische und persönliche Folgen

Häufigkeit der Inkontinenz

Die Anzahl *behandlungs- oder versorgungsbedürftiger* inkontinenter Menschen in der Bundesrepublik Deutschland wird mit 3,7 Millionen angegeben. Davon sind mehr als 2 Millionen älter als 65 Jahre; das sind 11 % der Senioren. Bei den über 80-Jährigen sind nach Melchior etwa 30 % betroffen.

Weder für die Bundesrepublik Deutschland noch weltweit existieren exakte Daten über Häufigkeit der Inkontinenz in der *Gesamtbevölkerung*. Geschätzt werden etwa 9 Millionen in Deutschland.

Die veröffentlichten Zahlen stammen in der Regel aus einfachen Fragemethoden. Je nach befragtem Personenkreis und nach der Art der Befragung schwanken die Angaben daher erheblich.

Inzidenz der Inkontinenz im Alter

Sicher ist, dass es einen Zusammenhang zwischen der Inkontinenz und dem Alter der Betroffenen gibt. Insgesamt nimmt die Anzahl inkontinenter Menschen mit steigendem Alter zu, wobei im höheren Lebensalter die Häufigkeit der Dranginkontinenz die der Belastungsinkontinenz überwiegt (Pientka/Salm in Praxisratgeber Harninkontinenz).

Die Zunahme hat verschiedene Gründe. Die zentralnervöse Kontrollfunktion lässt im Alter nach, Blase, Urethra und Prostata verändern sich, die Multimorbidität nimmt zu, der ältere Mensch ist unbeweglicher und ungeschickter für die manchmal notwendigen zügigen Handlungen vor der Miktion. Nebenwirkungen von Medikamenten und Obstipation fördern zudem die Drangsituation.

Inkontinenz abhängig vom Geschlecht

Die Belastungsinkontinenz kommt bei Frauen häufiger vor. Grond führt eine umfassende in London (nach Thomas) erstellte Untersuchung an, die im Vergleich der Geschlechter folgende Prozentzahlen ergab: danach sind 8,5 % der 15–64-jährigen Frauen und nur 1,6 % der gleichaltrigen Männer inkontinent. Von den über 65-Jährigen sind 11,6 % der Frauen und 6,9 % der Männer inkontinent. Bei Männern ist der Zustand nach radikaler Prostatektomie Hauptursache für Inkontinenz.

Frauen werden häufiger inkontinent, weil Schwangerschaft und Geburt den Beckenboden sowie die von ihm abhängigen Verschlussstrukturen stärker belasten. Goller (GIH-Broschüre) geht von etwa 5–15 % inkontinenter junger Frauen nach Geburten aus. Außerdem sind Geburtsverletzungen für potenzielle Funktionsschäden von Blase und Enddarm verantwortlich. Spätfolgen sind Deszensus der Beckenbodenmuskulatur, Descensus urogenitalis, Harn- und/oder Stuhlinkontinenz.

Das Dilemma der epidemiologischen Datenlage

Die unterschiedlichen Statistiken spiegeln die kaum exakt erfassbare Gesamtsituation:

- 1992 ist von ca. 6,5 Millionen Betroffenen in den alten Bundesländern die Rede (Melchior).
- Auf Befragen klagen fast 30 % der über 60-Jährigen über unwillkürlichen Urinabgang, erschwerte Blasenentleerung oder irritative Symptome (GIH).
- 1998 gibt Melchior Inkontinenzprobleme für die Altersgruppe der über 60-Jährigen bei Frauen mit 15 % und Männern mit 8 % an.
- In einem Alter von über 80 Jahren sind Männer und Frauen mit 30 % gleich häufig betroffen (GIH).
- In Pflegeheimen sind 50 % der Bewohner inkontinent. Inkontinenz ist die häufigste Ursache für die Einweisung in ein Pflegeheim (GIH).
- Nach Molander steigt die Prävalenz im Alter an. Bereits 14 % der 60–64-Jährigen und 25 % der 80–85-Jährigen leiden demnach an Inkontinenzbeschwerden. Dazu kommt eine hohe Dunkelziffer.
- 1993 veröffentlichte Grond folgende Prozentzahlen inkontinenter Patienten in unterschiedlichen Lebensaltern, wobei die wahre Prozentzahl, so vermuten Fachleute, noch höher anzusetzen ist:
  - 10 % der 60-Jährigen
  - 40 % der 80-Jährigen
  - 80 % der Pflegeheimbewohner
  - 90 % der dementen alten Menschen.
  - Grond weist außerdem darauf hin, dass die Pflege inkontinenter Menschen 1/3 bis 1/4 der Pflegezeit in Pflegeheimen kostet und somit ursächlich zur Arbeitsüberlastung und Frustration der Pflegenden beiträgt.
- Nach Welz-Barth und Füsgen (1995) ist Multimorbidität mit mehr als sechs Diagnosen zu 90 % mit Harninkontinenz assoziiert. 97 % der schwer dementen Patienten sind harninkontinent.
- Was die *Stuhlinkontinenz* anbetrifft, gehen Hochrechnungen von 1,5–5,3 % betroffener Menschen in der deutschen Bevölkerung aus. Rechnet man mit 5 % der deutschen Bevölkerung, entspricht dies ca. 4 Millionen Menschen, die an Stuhlinkontinenz leiden. Diese Häufigkeitsangaben decken sich weitgehend mit denen, die bei Untersuchungen in England und den USA gefunden wurden.
  Enck beschreibt die Stuhlinkontinenz als häufige Erkrankung, die im Alter zahlenmäßig zunimmt. Geriartrische und psychiatrische Patienten leiden etwa zu 30 % unter Stuhlinkontinenz.
- Goepel berichtet anlässlich des 12. GIH-Kongresses in Wuppertal im Jahr 2000 über eine neuere Untersuchung der Prävalenz von *Blasenfunktionsstörungen* in Deutschland.
  In einer repräsentativen Bevölkerungsgruppe wurde in einem Erhebungszeitraum von ca. 4 Monaten insgesamt 2662 niedergelassene Allgemeinärzte, Urologen und Gy-

näkologen gebeten, ihren Patienten einen standardisierten Fragebogen mit Fragen zu *Blasenfunktionsstörungen* auszuhändigen. Erhoben wurden die Daten von Patienten, die im Erfassungszeitraum wegen anderer Störungen den Arzt aufgesucht hatten.

Von 198230 Patienten, die zur Auswertung kamen, waren 43,7 % beschwerdefrei. 22,4 % hatten Symptome einer Mischinkontinenz und 8 % Symptome einer Belastungsinkontinenz. Die Prävalenz der Symptome einer instabilen Blase lag bei 25,9 %, wobei das gehäufte Wasserlassen (Pollakisurie) mit 41,9 % das am häufigsten festgestellte Symptom war. Über imperativen Harndrang (Urgency) klagten 24,3 % der Patienten und über Urgeinkontinenz 20,2 %.

Auch nach dieser neueren Studie treten Symptome der Blasenfunktionsstörungen mit hoher Prävalenz und altersabhängig steigend auf.

Weiterhin ergaben epidemiologische Studien, dass jeder dritte inkontinente Patient auch heute noch nicht mit dem Arzt über derartige Beschwerden spricht. Gründe für die hohe Dunkelziffer nicht behandelter inkontinenter Personen liegen in der gesellschaftlichen Tabuisierung und Ächtung des Leidens. Kontinenz ist gesellschaftlich mit dem Erwachsensein verbunden. Ein Abweichen von dieser Norm billigt man nur Kindern, Alten, Hilfs- und Pflegebedürftigen zu (Grond). In einer Studie (Dänemark) berichteten 22 % der untersuchten 45-jährigen Frauen über Symptome der Belastungsinkontinenz. Im Durchschnitt waren seit Manifestation der Inkontinenz bereits neun Jahre vergangen, bevor zum ersten Mal ärztliche Hilfe in Anspruch genommen wurde.

Immer noch finden sich zu viele – besonders ältere – Menschen mit dem Verlust von Harn ab. Da zurzeit in der Bevölkerung – bis auf Werbung für Vorlagen in den Medien – zu wenig über therapeutische Möglichkeiten bekannt ist, wird das lästige Geschehen als natürliche Folge des Älterwerdens angesehen.

Eine kaum vorstellbare Zahl von Menschen „rettet“ sich mit versorgenden (palliativen) Hilfsmitteln durch den inkontinenten Alltag. Für eine diskrete Handhabung des Problems stehen in Apotheken und Drogeriemärkten Vorlagenpackungen griffbereit im Regal.

Hilfsmittelkosten werden erst bei einem bestimmten Inkontinenzgrad von den Kassen übernommen. Solange Patienten die Kosten für Hilfsmittel selbst übernehmen können, unterbleibt aus Scham der Gang zum Arzt. Dadurch bleiben Chancen einer frühzeitigen kurativen Therapie ungenutzt.

Sozialökonomische Folgen

In der medizinischen Öffentlichkeit ist die steigende Prävalenz in ihrer sozioökonomischen Bedeutung erkannt worden, obwohl genauere Zahlen über Kosten der Inkontinenz zurzeit nicht vorliegen.

- Melchior und Kaiser schätzen die Kosten für Inkontinenz-Hilfsmittel pro Jahr auf mehr als 1 Mrd. €.
- Füsgen (GIH 1995) geht in seinem Beitrag *Altersheim und Inkontinenz* ebenfalls von geschätzten 1 Mrd. € Kosten für die Inkontinenzversorgung in der Bundesrepublik Deutschland aus.
- Ein Informationsblatt für Ärzte zur Inkontinenztherapie schätzt die Kosten für Vorlagen pro Jahr und pro Patient in Deutschland auf 400–750 €.

Berechnet man die Hilfsmittelkosten für 7 Millionen inkontinente Menschen, kommt ein Betrag von 2,8–5,3 Mrd. € zustande, wobei die sozialpflegerischen und medizinischen Kosten mindestens noch einmal so hoch anzusiedeln sind.

Füsgen, Internist und Geriater, wies in der Zeitschrift *GIH aktuell* im Februar 2001 auf den demographischen Wandel durch den massiven Anstieg Hochbetagter bei gleichzeitiger Abnahme der Erwerbstätigen hin, der unsere Gesellschaft in den nächsten Jahren vor eine ihrer größten Belastungsproben stellen wird. Inkontinenz von Millionen Menschen mit hoher Lebenserwartung wird nicht länger zu bezahlen sein, weder von den Senioren selbst, noch von der Solidargemeinschaft (Krankenkassen oder anderen sozialen Kostenträgern).

Persönliche Folgen

Verlust von Harn, Wind oder Stuhl zu unkalkulierbarer Zeit und am falschen Ort bringt Menschen in unerträgliche Bedrängnis und greift weitreichend in ihr privates wie öffentliches Leben ein. Persönliche Hilflosigkeit und die nicht selten selbst herbeigeführte gesellschaftliche Isolation wirken sich seelisch kränkend aus. Untersuchungen zeigen, dass Harninkontinenz zu Depressionen beiträgt (Pientka/Salm 2000).

Inkontinente Patienten sind hochmotiviert, ihr körperlich, seelisch und sozial belastendes Leben aktiv zu verändern. Die ständigen Notsituationen und das Ertragen von Unsicherheit, Angst und Scham beschweren nicht nur den Alltag, sie verhindern die schönsten Freizeitmöglichkeiten, wie Geselligkeit, kulturelle Unternehmungen, Sport, Reisen und eine unbekümmerte Sexualität.

So bestätigen eigene Erfahrungen sowie die von Kolleginnen, dass betroffene Patienten und Patientinnen mit großer Bereitschaft sinnvolle Rehabilitationsangebote annehmen und sehr offen über ihre Probleme sprechen. Allenfalls bleiben anfänglich noch die eventuell mit dem Symptom verbundenen sexuellen Probleme ungenannt.

LITERATUR

Cranenburgh, B. van: Neurorehabilitation, Elsevier/Urban&Fischer Verlag, München 2007

Goepel, M.: Prävalenz der Blasenfunktionsstörungen in einer repräsentativen Bevölkerungsgruppe aus Deutschland, Referateband 2000 – Gesellschaft für Inkontinenzhilfe e. V. (GIH)

Enck, P.: GIH-Broschüre 1995

Grond, E.: Pflege Inkontinenter, Brigitte Kunz Verlag, Hagen 1993
Mulder, Th.: Das adaptive Gehirn, Thieme, Stuttgart 2007
Perfetti, C.: Der hemiplegische Patient, Pflaum-Verlag 1997
Pientka, L., Salm, B.: Harninkontinenz im Alter. In: Höfner, K., Jonas, U. (Hrsg.): Praxisratgeber Harninkontinenz, Uni-Med Verlag, Bremen, London, Boston 2000
Spitzer, M.: Lernen. Gehirnforschung und die Schule des Lebens, Spektrum Akademischer Verlag 2007
Vester, F.: Die Kunst vernetzt zu denken, Deutscher Taschenbuch-Verlag 2002

1.4 Initiativen und Institutionen der Kontinenzhilfe

Mitte der 80er Jahre begann eine intensive Thematisierung der Inkontinenzproblematik in der medizinischen Öffentlichkeit. Die internationale Gesellschaft für Kontinenz (International Society of Continence = ISC) sowie urogynäkologische Facharbeitsgemeinschaften wurden gegründet. Die Deutsche Kontinenzgesellschaft e. V. (DKG) etablierte sich.

Jährliche Kongresse verfolgen u. a. das Ziel, die interdisziplinäre Behandlung der Inkontinenz zu fördern und die Aufklärung für Laien zu verstärken. Die Öffentlichkeitsarbeit der Deutschen Kontinenzgesellschaft setzt verschiedene Mittel ein, um das Leiden Inkontinenz aus der Tabuzone zu holen. So wurden Beratungsstellen eingerichtet, Informationsschriften herausgegeben und Selbsthilfegruppen gegründet, die über Diagnostik, Therapie, kurative und präventive Angebote aufklären (Adressen im Anhang).

Universitätskliniken und klinische Spezialabteilungen widmen sich verstärkt den medizinischen und sozialökonomischen Problemen der Inkontinenz.

Jährliche Kongresse, Seminare und Workshops zur Diagnostik und Therapie der Inkontinenzformen im medizinischen Fortbildungsbereich für Ärzte, medizinisches Fachpersonal und für betroffene Laien verliehen dem Inkontinenzleiden – der bis dahin „versteckten Behinderung" – erstmals die notwendige öffentliche Aufmerksamkeit.

Trotz dieser positiven Entwicklung steigt der Prozentsatz der Betroffenen in den Inkontinenzstatistiken weiterhin an, weil in der Bevölkerung immer noch ein eklatanter Mangel an Wissen um die Zusammenhänge von Kontinenz und Inkontinenz vorherrscht. Dabei könnte ein Bewusstwerden über diese Gegebenheiten und das rechtzeitige Handeln ein langsames Abgleiten in die Inkontinenz verhindern.

Ein anderes Phänomen ist als sog. *negative Solidarisierung* unter jungen Frauen mit kleinen Kindern verbreitet. In ihrem sozialen Umfeld, in dem nicht nur Einzelne betroffen sind, haben Kontinenzdefizite oftmals den Anstrich der Normalität, als gehöre Inkontinenz zum Muttersein.

Die Auswirkungen einer verpassten, rechtzeitigen Hilfsmaßnahme und die Anpassung der Patienten an eingeschränkte Lebensumstände bestehen auch deswegen fort, weil fachkompetente Physiotherapeuten nicht immer wohnungsnah zu finden sind.

Ein weiteres wesentliches Anliegen dieses Buches ist, Physiotherapeutinnen und Physiotherapeuten für die vielseitige, kreative und einfühlsame Patientenbehandlung bei Inkontinenzproblemen zu interessieren. Es warten sehr viele Menschen auf wirksame Hilfe!

1.5 Primäre Prävention

Kontinenzpflege – Ein Modell primär präventiver Gesundheitsförderung

Zur Verhinderung vermeidbarer Inkontinenz sollte jede Gelegenheit präventiver Aufklärung und praktischer Unterweisung genutzt werden.

In Anbetracht von 9 Millionen Menschen in Deutschland mit Harn- und Stuhlinkontinenz-Beschwerden und einer alternden, häufig von Inkontinenz betroffenen Bevölkerung, wird die *Kontinenzpflege* zur notwendigen Investition in die Zukunft (vgl. Journal Deutsche Kontinenzhilfe 3/2011).

Zweifellos wäre die *primäre* Prävention, d. h. das frühzeitige Ausschalten von Risikofaktoren, das erfolgreichste Mittel gegen das persönlich kränkende, krank machende und darüber hinaus sozial kostspielige Phänomen der Inkontinenz.

Doch im Gegensatz zur etablierten *sekundären* Prävention (Rückbildungsgymnastik) und zur tertiären Prävention (Beckenboden-Sphinkter-Training post operativ) wird die frühzeitige primäre Inkontinenzprävention, deren Zielgruppe Kinder und ihre Eltern bzw. ihre Erzieher sind, in Fachkreisen nicht diskutiert. Angesichts Millionen inkontinenter Erwachsener stellt sich die Frage, warum trotz dieser Zahlen die primäre Präventionsform noch immer so wenig Aufmerksamkeit erfährt.

Bei der Suche nach Antworten stößt man auf eine Wissenslücke, die in allen Gesellschaftsschichten vorkommt. Durch die seit jeher bestehende Tabuisierung der Speicher- und Ausscheidungsprozesse hat sich bis heute ein „blinder Fleck" im Bewusstsein der sonst so aufgeklärten Wissensgesellschaft erhalten. Vermutlich entspricht es der nachfolgenden Beobachtung und ihrer Analyse, dass sich an den hohen Inkontinenzzahlen die Folgen von Konvention und Konstellation ablesen lassen.

Frühe Labilisierung der Kontinenz

Die primäre Prävention wendet sich an gesunde Menschen, die sich normalerweise keine Gedanken über die Gefährdung ihrer bestehenden Kontinenz machen. Biologisch betrachtet

1

wäre eine bewusste, primär präventive Kontinenzsicherung auch überflüssig, wenn Menschen nicht aus Unwissenheit störend in die Arbeitsweise der Blasen- und Darmentleerung eingriffen und ahnungslos Dysfunktionen erzeugten.

Diese selbst erschaffene Labilisierung der Kontinenz kann mit irreführenden Begriffen und verkehrten Anweisungen zur kindlichen Blasen- und Darmentleerung zeitlich schon sehr früh erfolgen. Sie setzt sich über falsche Verhaltensvorbilder der Erwachsenen fort und wird durch sanktionierte, unphysiologische Rituale fixiert; z. B. „Geh' vorher auf die Toilette!“, „Ein Tröpfchen geht immer!“, „Mach' ein festes Drückerchen!“ usf.

Den Denkanstoß für das Projekt *Kontinenzpflege* bekam ich durch das oft von mir beobachtete unnatürliche Miktionsverhalten erwachsener Menschen. Es ist nicht zu übersehen, dass für viele Frauen und auch Männer gewohnheitsmäßige, vorsorgliche Blasenentleerungen zum selbstverständlichen Alltagsverhalten gehören. Gesellschaftlich werden auffällig häufige Toilettenbesuche als vorausschauendes, kluges Handeln toleriert und sogar unterstützt, indem v. a. Frauen außer Haus oft zu zweit den Weg zur Toilette suchen, was die scheinbare Normalität noch legitimiert. Dass dieses vermeintlich harmlose Miktionsverhalten neuromuskuläre Irritationen erzeugt und Fehlleistungen konditioniert, ist kaum bekannt. Was allgemein üblich ist, wird als richtig anerkannt, nachgemacht und verbreitet (informatorischer, sozialer Einfluss). Nach und nach kann so eine gesund angelegte Kontinenz labilisiert werden und schließlich sogar verloren gehen.

Kontinenzpflege als frühe primäre Prävention bietet die Chance, sich von der Unwissenheit zu trennen und anstelle gesundheitswidriger „Traditionen“ gesunde Verhaltensweisen einzuüben. Vor allem Erzieherinnen und Erzieher sollten sich aktiv um die primäre Prävention kümmern. Deswegen sollte der neue Weg gut ausgeschildert sein, damit man ihn gegen die Macht der falschen Überlieferungen und alten Gewohnheiten bewältigen kann. Wegweisende Elemente der Kontinenzpflege sind:

- Informationen zu Speicher- und Entleerungsvorgängen
- Einsicht in die Kooperation zwischen Harnblase bzw. Enddarm und den Verschlussmuskeln
- Bedeutung der körpereigenen, inneren Arbeitsreize während der Harn-Speicherphase
- Kenntnis von Risiken und ungünstigen Gewohnheitsmustern im Trink- und Entleerungsverhalten
- Lebenspraktische Vorschläge zum Schutz der Kontinenz
- Aufschubstrategien zum Abschalten von unzeitigem Entleerungsdrang
- Struktur schonendes Stuhlentleerungsverhalten.

Fakten der primären Prävention

Harnspeicherzeit ist Trainingszeit

Kontinuierliche Harnsammlung bis zum Erreichen der individuell funktionellen Blasen-Kapazitätsgrenze (➤ Kap. 11.1) stimuliert muskuläre Verschluss-Reservekräfte, die in der Pause zwischen den Miktionen das Kontinenzsystem „trainieren“. So wie jede gesunde Muskulatur ist auch die Schließmuskulatur auf fortlaufende, mechanische Beanspruchung angewiesen. Diese physiologische Beanspruchung wird in der Harnsammelphase – d. h. zwischen zwei Miktionen – durch den wachsenden Volumendruck und die Zugkräfte der sich füllenden, hochsteigenden Blase erzeugt. Die Spannkraft reduziert sich während der Blasenentleerung, um sich in der nachfolgenden Speicherzeit dynamisch neu aufzubauen. Täglich trainiert sich die Verschlussmuskulatur intrinsisch von selbst, in einem 6–7-mal wechselnden Tonusauf- und Tonusabbau innerhalb der jeweiligen 2–4-stündigen Harnsammelphase (➤ Kap. 11.1).

Wesentliches Ziel der primären Prävention ist es, die intrinsische funktionelle Eigenleistung des Kontinenzsystems ins kollektive Bewusstsein zu rücken.

Praxis frühzeitiger Kontinenzpflege

Idealerweise sollten Kindern kontinenzsichernde Verhaltensweisen zusammen mit der Sauberkeitserziehung (Sphinkterkontrolle) vermittelt werden. Der pflegliche Umgang mit den Strukturen der Ausscheidungsorgane (unterer Harntrakt und Enddarm) lassen sich ähnlich der eingeübten, täglichen Zahnpflege einspielen. In Anlehnung an die bekannten, bösen Fantasiefiguren, nämlich den gefährlichen „Baktus“ und den ebenso unguten „Karius“, deren Vertreibung durch Zähneputzen Kindern die tägliche Bürsterei annehmbarer macht, habe ich die freundlichen Kontinenz-Schutzfiguren „Blasi“ und „Darmi“ erfunden. Sinnbildlich als Kontinenz- und Entleerungshelfer verkörpern sie Blase und Enddarm mit den jeweiligen gesunden Arbeitsweisen. In der Bedrängnis werden sie zu direkten Handlungspartnern für einen situativ notwendigen Aufschub, z. B. im Auto, auf belebter Straße, in anderen kritischen Situationen. Der Erfolg beruhigt das Kind, entspannt den Erwachsenen und stärkt die Physiologie des Kontinenzsystems.

Aufschubstrategien mit „Blasi“ (Blase) und „Darmi“ (Enddarm)

Dieser Abschnitt behandelt das Erlernen einer altersentsprechenden Blasen- bzw. Darmkontrolle. Drangsignale *kurzfristig* abschalten zu können ist eine Voraussetzung für eine gesunde Kontinenzkontrolle.

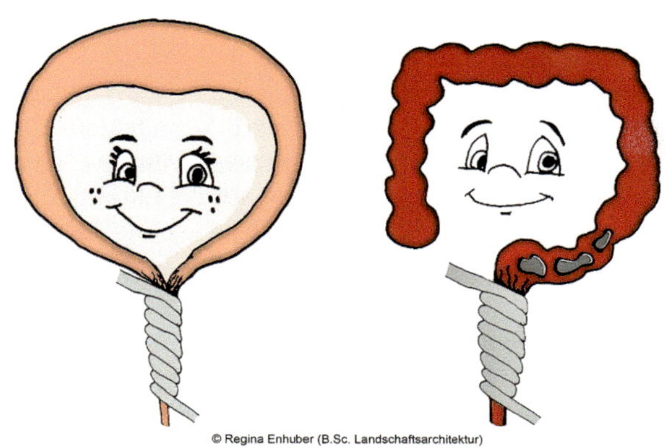

Abb. 1.1 Mal-Vorbilder für „Blasi" und „Darmi" [O894]

Der erste Lernschritt: Anschauungsbilder malen

Zur Einführung der Aufschubstrategie malt das Kind mit dem Erwachsenen ein Bild von „Blasi", der gefüllten, elastischen Kugelblase samt der Verschlussmanschette bzw. analog von „Darmi", dem Enddarm und der Verschlussmanschette (➤ Abb. 1.1). Dies soll die jeweiligen Speicherleistungen und Schnürfunktionen bewusst machen. Die zusätzliche Aufnahmebereitschaft der Blase kann eindrucksvoll mithilfe eines sich mit Leitungswasser füllenden und dabei ausdehnenden Luftballons vorgeführt werden.

Der zweite Lernschritt: Geheimsprache erfinden

Das Kind prägt sich Worte ein, mit deren Hilfe Blasi ihre Kugelform und Darmi sein Darmende fest verschließen kann. Bei starkem, unzeitigem Drang werden diese Worte im Gespräch mit den vertrauten Fantasiefiguren eingesetzt. Die „Geheimsprache" wirkt bereits im sog. inneren Gespräch, d. h. wenn man nur denkt und innerlich spricht.

Der dritte Lernschritt: Geheimsprache in Aktion

In der Bedrängnis erinnert der Erwachsene das Kind an die bekannte Ansprache für Blasi bzw. Darmi. Die Aufforderungen sollten altersentsprechend sein und könnten z. B. folgendermaßen lauten: „Blasi, sage dem Pipi, dass es noch bleiben soll, bis wir einen guten Ort zum Weggeben haben." – „Blasi, behalte das Pipi bei dir!" – „Darmi, behalte das Kacka ein bisschen länger!" – „Pipi, bleib, da ist noch Platz!" – „Später, jetzt nicht!" u. Ä. m.

Dadurch lernt das Kind: *Der Bestimmer bin ich!* In ungünstiger Situation kann es bedrängende Entleerungsforderungen für einen kurzen, notwendigen Zeitraum abschalten und den Drang beruhigen. Zeigt die antrainierte Aufschubstrategie den erwünschten Erfolg, erübrigen sich falsche Kompensationen. Die gewohnheitsmäßige und vorsorglich aufgedrängte Blasenentleerung bleibt dem Kind erspart und damit der Einstieg in die Fehlkonditionierung.

Das „Topfen" mit Wassergeräuschen

Wassergeräusche, häufig eingesetzt zur Stimulierung der Blasenentleerung, können auditiv eine zwanghafte Entleerungsprägung auf Wassergeräusche ausbilden.

Folgen einer solchen meist in der Kindheit erworbenen Konditionierung sind spontan auftretende, quälende Blasen-Entleerungssignale beim Händewaschen, Gartensprengen, beim Plätschern eines Springbrunnens usf.

Mit der spontanen Erregung der Blase wächst die Erwartungsangst, dem Drang nicht standhalten zu können. Aus Angst vor Harnverlusten entstehen dann vermeintlich sinnvolle Vermeidungsstrategien, die auf Dauer die Drangproblematik verschärfen, die Kontinenz-Zuverlässigkeit reduzieren und später sogar aufheben können. Erziehende sollten diese Risiken kennen und die Blasenentleerung nicht gewohnheitsmäßig mit Wassergeräuschen kombinieren.

Die Prävention anorektaler Dysfunktionen

Der erste Lernschritt: Risiken kennen lernen

Häufig hört das Kleinkind bei ersten Topf-Sitzungen zur Darmentleerung die Aufforderung: „Mach' ein Drückerchen!". Für den Entleerungsvorgang sind dieser oder ähnliche Aufträge zum Mitdrücken kontraproduktiv. Denn dadurch wird ein Verhalten geprägt, das die analen Kontinenzstrukturen fehlbelastet. Willkürlich inszenierter Druck gegen einen nicht vollständig geöffneten Analkanal und gegen eine noch nicht relaxierte Verschlussmuskulatur erzeugt reaktive Tonuserhöhung mit Gegendruck. Statt Anusöffnung entsteht Anusschließung. Wird trotzdem mit Anstrengung weitergedrückt, ist mit strukturellen Belastungsschäden zu rechnen (Hämorrhoiden, nervaler Zerrungsschaden, Absenkung des hinteren Beckenboden-Kompartiments).

Der zweite Lernschritt: Pfleglicher Umgang mit den Kontinenzstrukturen

Zum Schutz der analen Kontinenzstrukturen wird mit viel Geduld der Erziehenden ein gesundes Entleerungsverhalten aufgebaut: durch passende Begriffe und durch Unterlassen von Kraftanstrengungen bei der Darmentleerung. Beispiele für geeignete Ansagen und strukturschonendes Verhalten: „Lass' das Kacka (Kacki, Aa, Stinker) kommen, wenn es will, wir singen ihm ein ‚Aaaaaaaa', wir haben viel Zeit, das Kacki darf ins Töpfchen plumpsen, du kannst ein Häufchen machen."

Weitere Anregungen zu Aufschubstrategien finden sich in ➤ Kap. 11.2.6, sie können ähnlich dem oben beschriebenen Blasi- bzw. Darmi-Gespräch kindgerecht verändert werden.

Ein „Leuchtturmprojekt"

Es ist eine gesamtgesellschaftliche Aufgabe, die gesundheitlichen Potenziale und Ressourcen zu schützen. Laut „Leitfaden Prävention" des GKV-Spitzenverbandes macht der Gesetzgeber die Primärprävention zur Sollvorschrift, zu einer gesetzlichen Aufgabe der Krankenkassen. Im Sinne der offiziellen Gesundheitsförderung zählt eine nachhaltige, primäre Kontinenz-Prävention zu den Leuchtturmprojekten. Für das zu entfachende „Leuchtturmfeuer", der Verbreitung der Kontinenzpflege, bedarf es engagierter Institutionen und kompetenter Vermittler. Geeignet wären Ausbildungsstätten für staatl. anerk. Erzieherinnen, Erzieher und Kinderpflegerinnen. Entsprechende Orte der Vermittlung sind ärztliche Beckenboden- und Kontinenz-Zentren, physiotherapeutische Praxen, Klinikabteilungen, Kureinrichtungen, Kindergärten und Schulen, Volkshochschulen, Familienbildungsstätten, Sportvereine, Vereine unterschiedlicher Ausrichtung (z. B. der Verein der Landfrauen), Rückenschulgruppen, Atem- und Körperarbeitsgruppen und Selbsthilfegruppen.

LITERATUR

Journal Deutsche Kontinenzhilfe Ausgabe 3/2011. Oktober Nr. 55, S. 12

Leitfaden Prävention – Handlungsfelder und Kriterien des GKV-Spitzenverbandes zur Umsetzung von §§ 20 u. 20a SGB V vom 21. Juni 2000, in der Fassung vom 27. August 2010

1.6 Grenzen der Kontinenztherapie

Die physiotherapeutische Reaktivierungstherapie von Beckenboden-Sphinkter-Dysfunktionen ist auf gewisse körperliche und geistige Voraussetzungen der Patientinnen und Patienten angewiesen.

Zu den *körperlichen Voraussetzungen* gehört, dass das morphologische Substrat – die Muskulatur – vorhanden und die nervale Intaktheit gegeben ist. Zerstörtes Gewebe kann nicht erneuert werden. Bei Frauen müssen die faszialen Strukturen, die für eine regelrechte Topographie der Beckenorgane sorgen, weitgehend erhalten sein. Festes Narbengewebe mit Adhäsionen, entstanden nach Schnittentbindung oder abdominopelviner Operation, verringert die myofasziale Gleitfähigkeit und setzt bindegewebige Blockaden. In diesen Fällen ist die osteopathische Behandlung (➤ Kap. 11.2.9) die bevorzugte Lösungstherapie, um myofasziale Dysfunktionen zu verhindern und zuverlässige Kontinenzfähigkeit zu ermöglichen.

Darüber hinaus sollten die Patienten körperlich mobil sein. Ständig bettlägerigen Patienten fehlt z. B. die muskuläre Auseinandersetzung mit der Schwerkraft. In aufrechter Körperhaltung und beim Gehen wird durch den Einfluss der Schwerkraft ständig die Muskulatur trainiert und ihr Tonus erhalten. Ständiges Liegen lässt den Grund- und Arbeitstonus der Muskulatur schwinden. Kein aktives Übungskonzept kann dagegen anarbeiten!

Zu den *geistigen Voraussetzungen* gehören eine gewisse geistige Mobilität sowie das Verstehen der physiologischen und pathophysiologischen Zusammenhänge. Die Patienten müssen die Behandlungsangebote verstehen können und ein persönliches Interesse an der Veränderung der Symptomatik mitbringen. Darüber hinaus sollten sie während der Therapie die Bereitschaft zur Eigeninitiative entwickeln.

Werden die genannten Vorbedingungen weitgehend erfüllt, ist es angesichts der hohen Inkontinenzrate und der Not in Senioren-Wohnheimen dringend erforderlich und sinnvoll, auch dort (Gruppen-)Behandlungen anzubieten.

Das Verlaufsprotokoll, das bei wöchentlich einstündiger Unterweisung einen Behandlungszeitraum von ca. 3 Monaten umfasst, zeigt, ob die Therapie und die Eigenleistung des Patienten die Symptome und Beschwerden günstig beeinflussen konnten. Innerhalb dieses Zeitrahmens wird die anfängliche Motivation der Patientin bzw. des Patienten für die Kontinenzbehandlung entweder gewachsen sein oder abgenommen haben. Symptomverbesserung und Motivation des Patienten entscheiden über eine Fortführung der Behandlung.

KAPITEL

2

Renate Tanzberger

Grundlegende Aspekte des Therapiekonzepts

2.1 Aspekte aus der Funktionellen Bewegungslehre (FBL)

Ende der 60er Jahre erlebte ich meine erste Begegnung mit der Funktionellen Bewegungslehre (FBL) und ihrer Urheberin Susanne Klein-Vogelbach. Die Fortbildung in München hatte das Thema: Funktionelles Bauchmuskeltraining.

Klein-Vogelbachs neue physikalische Betrachtungsweise von Haltung und Bewegung, ihre Abhängigkeit nicht nur von individueller Konstitution und Kondition, sondern auch von der Stellung des Menschen im Raum, eröffneten mir vorher nicht gekannte therapeutische Sichtweisen zur Schulung und Förderung von Bewegung.

Die Anwendung des Analysekonzepts, die neue handwerkliche Ausrüstung, speziell das Instruktionskonzept, welches dem Patienten die Orientierung am eigenen Körper und im Raum vermittelt, sein Wahrnehmungspotenzial direkt anspricht und für die Therapie nutzbar macht, belebten meinen herkömmlichen Praxisalltag mit einer neuen, vitalen Freude an der Physiotherapie.

Die Funktionelle Bewegungslehre beruht auf dem Beobachten, Analysieren und Vermitteln der menschlichen Bewegung. Systematisches Auswerten der Beobachtungskriterien ergibt den *Status*, der an den gesammelten Einzelergebnissen das funktionelle Problem sichtbar macht. Dieses bestimmt die Therapie.

> Leitbild und Ziel der Therapie ist die normale Funktion.
> (S. Klein-Vogelbach)

Von dieser unspektakulären Selbstverständlichkeit ist abzuleiten, dass die wieder gesundende Funktion das Ziel funktionsspezifischen Übens ist. Betrachtet man die überall noch angebotenen Übungsanleitungen zur Rehabilitation des Beckenbodens, entsteht der Eindruck, dass dieses Leitbild auch heute noch häufig unbeachtet bleibt. Es werden weder die Funktion des Verschließens (Schnürens) der Verschlüsse noch die Hebefunktion des Beckenbodens aktiviert, sondern Rückenmuskeln, Gesäßmuskeln und Muskeln der Oberschenkel „beturnt".

Therapeutische Übungen, ein Begriff aus der Funktionellen Bewegungslehre, sind Übungen, die auf die gesunde Funktion abzielen. Es sind spezifisch erdachte Bewegungen, die diejenigen Funktionsaspekte enthalten, die dem insuffizienten Bewegungsmuster fehlen. Die inszenierten Bewegungen vermitteln die funktionsspezifischen Bewegungsinformationen an die Muskulatur mit dem Ziel der Integration. Durch exakte Wiederholungen wird das neuromuskuläre System informiert und geschult, bis die Bewegungen wieder reaktiv und effektiv in Erscheinung treten.

Die therapeutischen Übungen bei Beckenboden-Sphinkter-Dysfunktionen wären ohne die wegweisenden Ideen der funktionellen Bewegungslehre nicht entstanden. Grundgedanken und Elemente der FBL sind in diesem Konzept wiederzuerkennen; dazu gehören Beobachtungskriterien im Abgleich zur gesunden Funktion, das Herausfinden des funktionellen Problems und das therapeutische Üben.

Ein passender Schlüssel für das Verständnis des funktionellen Beckenboden-Sphinktertrainings ist der folgende Lehrsatz aus der Funktionellen Bewegungslehre: „Das wesentlichste Merkmal der natürlichen Bewegung ist, dass sie unbewusst abläuft und Gesetzmäßigkeiten folgt, die ihr der eigene Körper auferlegt." Die gesunde, natürliche Bewegung wird nicht bewusst erlebt, was wir wissen und doch nicht erfassen. Dahingegen werden Bewegungen erkrankter Muskeln oder Anforderungen, die das alltägliche Maß übersteigen, dem Bewusstsein eindeutig mitgeteilt.

In der physiotherapeutischen Beckenbodenarbeit ist man in der doppelt schwierigen Situation, mit reaktionsarmen Muskeln üben zu müssen, deren alltägliche physiologische Leistungen kinästhetisch und optisch nicht wahrgenommen werden.

> Ein Muskel, der funktionstüchtig ist, wird während seiner Arbeit nicht gespürt. (S. Klein-Vogelbach)

Gewöhnlich kann deshalb therapeutisch nicht auf Erfahrungswerte zur Arbeit von Beckenboden- und Verschlussmuskeln zurückgegriffen werden. Der Mangel an verständlichen bzw. sachlichen Begriffen zu deren Arbeitsweise erschwert überdies den Bezug zu ihren Funktionen und den therapeutischen Zugang.

Dass es dennoch einen Weg aus diesem Dilemma gab und ich dieses Konzept für den Beckenboden entwickeln konnte, verdanke ich vor allem der Funktionellen Bewegungslehre sowie den anderen Bausteinen, die ich in den folgenden Abschnitten beschreibe.

2.2 Aspekte aus der Atemlehre

Die Physiotherapie bei Beckenboden-Sphinkter-Dysfunktion verbindet in diesem Behandlungskonzept Kenntnisse aus der physiologischen Atemmechanik mit den Erfahrungen aus der Atemwahrnehmung und der Atemlehre.

Der wesentliche therapeutische Ansatz beruht auf der Integration der physiologischen Wechselbeziehung zwischen dem Zwerchfell und der Beckenboden-Sphinktermuskulatur und speziellen therapeutischen Übungen.

Primär geben die Zwerchfell-Atembewegungen allen beweglichen Wänden der Bauchkapsel Rhythmus, dynamische Kraft und Richtung (➤ Kap. 11.1.2). Bei unbehinderter, großräumiger Atmung und den dadurch ausgelösten Verschiebungen des Bauchinhalts wechseln die Wände der Bauchkapsel rhythmisch ihre Bewegungsspannung und Bewegungsrichtung. Fortlaufend (ca. 14-mal/min = ca. 20.160-mal/Tag) reagieren die beweglichen quer- und längs gerichteten Wände der Bauchkapsel antagonistisch und zeitgleich auf die Zwerchfellbewegungen.

> Das Zwerchfell, Hauptmuskel des Atemsystems, ist Bewegungsvermittler für die Wände der Bauchkapsel und die Bauchorgane.

Im Zustand der gerichteten Aufmerksamkeit (➤ Kap. 2.5) können die rhythmischen Organverschiebungen als wechselnde *Schub- und Zugbewegungen* an den Bauchkapselwänden wahrgenommen werden.

Der physiologische *Dehnungsverkürzungszyklus* (DVZ) aktiviert die Muskeln der Bauchkapsel. Dies geschieht exzentrisch (dehnend) mit weitendem Druck bei der Einatmung und konzentrisch (verkürzend) mit ziehender Verengung bei der Ausatmung. Diese reaktiven Bewegungen während des Atemvorgangs bilden einen formativen Reiz und „trainieren" so den muskulären Tonus der Bauchkapsel; dieser wird fortlaufend stimuliert und dadurch erhalten.

Im Laufe der Entwicklung und praktischen Erprobung dieses Behandlungskonzepts haben sich durch ihre effiziente Wirkung Atemübungen mit Einsatz widerstandsgebender Phoneme (Laute) einen anerkannten Platz in der Schulung reaktionsarmer Beckenbodenmuskeln erworben (➤ Kap. 2.6).

> Atembewegungen lassen sich zur Tonus-Reaktivierung der Beckenboden- und Sphinktermuskeln nutzen. Mit Hilfe der elastischen Kraft des Atems kann Kontinenzfähigkeit zurückerobert werden.

Obwohl die Atmung weitgehend vegetativ gesteuert wird, kann der Atemvorgang willkürlich beeinflusst werden:

- Die Ausatmung kann bewusst stenosiert und verlängert werden.
- Die Schulung des Muskeltonus über den Widerstand des Frikationslautes (Hemmlautes) CH hat die Stimulation der langsamen Zuckungsfasern (STF) und eine Steigerung der Ausdauerleistung (Speicherphase) zur Folge (➤ Kap. 11.3.2 B).
- Wird Atemluft auf dem Laut CH ausgeatmet, entsteht ein breitflächiger Reibungswiderstand zwischen Zungenrücken und Gaumendach (➤ Kap. 2.6).

- Die Ausatemtechnik auf CH tonisiert über den Widerstand der Stenose die Ausatmung und verstärkt so die Bauch- und Beckenbodenmuskelkontraktion. Längeres Ausatmen gegen die expiratorische Zungenrücken-Gaumen-Stenose vermeidet den bekannten kurzfristigen Bronchialkollaps, der bei sehr langsamer, hauchender Ausatmung als Zeichen der Atemnot auftreten kann.
- Intentionales Sprechen einsilbiger Worte mit endständigen Explosiv- bzw. Verschlusslauten beeinflusst den Atemvorgang. Dadurch werden die schnellen Muskelzuckungsfasern (FTF) stimuliert und der Reflextonus zur aktiven Drucktransmission z. B. bei Hustenstößen aktiviert (➤ Kap. 3.4, ➤ Kap. 11.1.2, ➤ Kap. 11.2.4).
- Standard-Übungen sind: Lick – Lack – Lock (➤ Kap. 11.3.3 E), Brrr (➤ Kap. 11.3.3 D) und Wipp-Übungen auf dem Beckenboden-Therapieball (➤ Kap. 11.3.9 R–S).

Werden Atembewegungen in gerichteter Aufmerksamkeit übend wahrgenommen, verbessert sich insgesamt die Selbstwahrnehmung. Auch „seismographisch leichte", von den Zwerchfellbewegungen ausgelöste Veränderungen in den Bauchkapselwänden können mit fortschreitender Übung wahrgenommen werden.

Die Wahrnehmung des feinen Bewegungsfeedbacks (➤ Kap. 2.5) aus den optisch nicht und haptisch schwer zugänglichen Beckenboden-Sphinktermuskeln wird über diesen neu geschulten Bewegungssinn erfahrbar.

Die therapeutische Integration sowohl der physikalischen Atemdruck- und Sogwelle, dem periodischen Druck- und Zugreiz, als auch der Phoneme mit verschlussgebender Spannkraft können in ihrer Wirkung auf die Beckenboden-Sphinktermuskeln nicht hoch genug eingeschätzt werden.

2.3 Aspekte aus der kognitiven Verhaltenslehre

Angst entsteht in Gedanken, sie äußert sich in körperlichen Empfindungen und Symptomen und in speziellen Verhaltensweisen. Angst spielt auch eine zentrale Rolle beim vorzeitigen Blasen- bzw. Stuhldrang (Urgency) sowie bei der Dranginkontinenz (Urgeinkontinenz). Die Gedanken fixieren sich in solchen Situationen auf das, was befürchtet wird, und dadurch steigern sich ängstliche Empfindung und körperliche Spannung. Psychogene Verspannungen steigern wiederum den Tonus der Blasenmuskulatur; die Erregbarkeit der Sensoren in der Blasenwand erhöht sich, die instabile Blasensituation verstärkt sich und die Angst wächst.

Verständliche Reaktionen auf die bedrängenden Blasen- bzw. Darmsignale sind ein auf Kontinenz ausgerichtetes, gesteigertes Sicherheitsdenken und Verhaltensweisen der Vermeidung. Ein strategisches *Vermeidungsverhalten* wird schnell zur alltäglichen Gewohnheit, da es dazu beiträgt, den Angstzustand zu beenden (z. B. durch vorsorgliche Toilettenbesuche) oder ihn erst gar nicht aufkommen zu lassen (z. B. durch Einschränkung der Trinkmenge oder Vermeidung des Weggehens).

Menschen, die an einer Drangsymptomatik bzw. Dranginkontinenz leiden, entwickeln zwangsläufig im Laufe ihres angstbesetzten Alltags eine oder mehrere der erwähnten Vermeidungsstrategien.

Mit Hilfe von Aufklärung, Umkonditionierungen (s. u.) und Aufschubstrategien (➤ Kap. 11.2.6) wird mit diesem Konzept der Versuch unternommen, dem phobischen Teufelskreis therapeutisch zu begegnen. Wenn Patienten erst gelernt haben, die negativen Folgen der Vermeidungsstrategien zu verstehen, wächst die Bereitschaft für ein Neu- und Umlernen (➤ Kap. 12).

Das Prinzip der klassischen Konditionierung

Das klassische Konditionieren ist mit dem Namen Iwan Petrowitsch Pawlow (1849–1936) verbunden. Es ist die Lehre vom bedingten Reflex. Der russische Wissenschaftler ließ jedes Mal eine Glocke ertönen, wenn er seine Hunde fütterte. Nach einiger Zeit speichelten die Hunde, wann immer es läutete, auch wenn kein Fressen vorhanden war.

Gefühle, vor allem Ängste, werden durch das Prinzip der klassischen Konditionierung gelernt (sog. respondiertes Lernen). Nach diesem Modell wird schnell und fast automatisch auf einen Reiz oder eine Situation reagiert, mit der bestimmte Erfahrungen verbunden sind.

Entstehen können Symptome (z. B. Blasendrang) durch den *circulus vitiosus* der Erwartungsangst, der als bedingter Reflexmechanismus wirkt. Der sich entwickelnde Teufelskreis wird durch vermeintlich Angst herabsetzende Mechanismen (Vermeidungsstrategien) immer weiter aufrechterhalten.

Erkenntnisse aus der Verhaltenstherapie belegen jedoch, dass gerade die *Vermeidung* der Angst die Angst außerordentlich löschungsresistent macht, was für die Betroffenen nicht vorhersehbar ist.

Im Tierversuch fanden Krech/Crutchfield bestätigt, dass das Versuchstier, auch wenn es *nicht* mehr gezwungen wird, in dem zuvor gefährlichen Käfig zu bleiben, noch lange nach Abschaltung des Schockmechanismus versucht, aus dem Käfig zu entkommen. Es wird davon ausgegangen, dass derselbe Mechanismus das Verhalten von Menschen bestimmt, die unter Phobien leiden, z. B. irrationale Furcht empfinden, aus dem Haus oder über einen öffentlichen Platz zu gehen. Solange der Phobiker die Furcht auslösenden Situationen vermeiden oder davor fliehen kann, hat die klassisch konditionierte Furcht *keine* Möglichkeit, gelöscht zu werden. Stattdessen, so stellen Krech/Crutchfield fest, verstärken sich die neurotischen Vermeidungstendenzen nach jedem Rückzug aus einer Furcht auslösenden Situation.

Psychotherapeutische Verfahren der Angstbewältigung

Ängste werden gelernt, und alles, was erlernt wird – so eine etwas banal klingende Aussage der Verhaltenstherapie – kann auch wieder verlernt werden.

Die Verhaltenstherapie setzt sich mit folgenden typischen Reaktionsmustern der Angst auseinander:

- der Erwartungsangst
- der Angst vor der Angst
- der Fluchtreaktion vor der Angst
- der Vermeidung und Unterdrückung der Angst auslösenden Situation
- der Perpetuierung des Reaktionsmusters der Angst.

Bezogen auf die Drangproblematik der Harnblase oder des Darms vermeiden es die Betroffenen aus Angst vor einem Inkontinenzerlebnis, das Haus zu verlassen. Als folgenschwerer Circulus vitiosus entwickelt sich eine deprimierende soziale Isolation, während die Angst weiter wächst und letzte Bewegungsspielräume aufhebt.

Die Verhaltenstherapie hat Behandlungskonzepte zur Angstbewältigung entwickelt. So sind in der *Konfrontationstherapie* alle verhaltenstherapeutischen Verfahren, die sich auf Behandlungen von Ängsten konzentrieren, zusammengefasst. Das Prinzip der Konfrontationstherapie ist, den betroffenen Menschen so schnell und so realistisch wie möglich mit der Angst machenden Situation zu konfrontieren.

Eine verwandte Vorgehensweise der *konfrontativen Selbstsuggestion* bei Ängsten ist die *paradoxe Intention* nach Frankl; sie gilt als die am stärksten herausfordernde Form der Selbstsuggestion.

Die paradoxe Intention

Die Strategie der paradoxen Intention besteht darin, dass sich Patienten selbst überreden und ermutigen, sich gerade auf das einzulassen, was sie am meisten aufregt und beängstigt.

BEISPIEL

Eine Freundin verspürte gleich nach Konzertbeginn zwingenden Harndrang. Voll innerer Anstrengung kämpfte sie dagegen an, der Drang aber wuchs ins Unerträgliche. Sie beschloss, den „Kampf" (d. h. den Gegendruck) aufzugeben, dem Drang nachzugeben und den Urin einfach fließen zu lassen. Unmittelbar nach dieser Entscheidung entspannte sich jedoch der Blasendrang. Ohne Not erreichte sie in der Konzertpause den zuständigen Ort.

Eine solch rigorose Verhaltensweise und gedankliche Führung der paradoxen Intention lässt sich nur über den sprichwörtlichen „Mut der Verzweiflung" verstehen, mit dem man Quälendes verändern und aufheben möchte.

Ohne allzu belastende Folgen könnten die Suggestionen der paradoxen Vorstellungen auch zuerst in den eigenen vier Wänden getestet werden. Sind die Ergebnisse überzeugend, wird sich der nötige Mut einstellen, die Strategie auch in anderen Notsituationen anzuwenden.

Dass die dramatischste Art des Vorgehens oft am erfolgreichsten ist und das sogar längerfristig, berichten Federspiel und Lackinger-Karger in den Beschreibungen der Konfrontationstherapie.

Seelische und körperliche Sicherheit gegen die Angst

Die hier stichwortartig aufgelisteten Vorgehensweisen und Behandlungsangebote des Konzepts werden in den zuständigen Kapiteln beschrieben:

- Kenntnisse der normalen Speicher- und Entleerungsfunktion
- Lernen, mit Blasen- und Darmsignalen adäquat umzugehen
- mentale Strategien zur Drangbewältigung
- körperliches Training der Kontinenzfähigkeit
- Elemente aus der Konfrontationstherapie.

Abschließend sei über eine – in diesem Konzept entwickelte – Denkhilfe zur Angstbewältigung bei vorzeitigem Blasen- bzw. Darmdrang berichtet. Das Ergebnis dieser – gedanklichen – konfrontativen Vorgehensweise wurde durch Rückmeldungen von vielen Patientinnen und Patienten positiv bestätigt.

In bedrängter Situation stelle man sich vor, das „Inkontinenz-Unglück" sei bereits geschehen. Man überlege sich sofort detaillierte Handlungen, wie die Situation und die unangenehmen Folgen am besten konkret gemeistert werden könnten.

Das gedankliche Handeln und Akzeptieren des Malheurs bewirken eine gewisse innere Beruhigung, die psychischen und körperlichen Druck abbaut. Patienten berichteten, dass sich der Austreibungsdruck der Blase oder des Darms beruhigt und sich die jeweilige Speicherphase für einige Zeit wieder stabilisiert.

Ein allgemein gültiges „Gedanken-Drehbuch" beispielsweise der helfenden Vorstellungen kann es nicht geben. Geeignete Nothilfe-Ideen kreieren sich in einer konkreten Situation meist ganz von selbst.

2.4 Aspekte der mentalen Repräsentation

Die Vorstellung ist eine reale Konstruktion des Gehirns, die durch ein Objekt aus der Wirklichkeit veranlasst wird (Damasio). Neurophysiologisch gesehen sind innere Abbilder, die sog. *inneren Repräsentationen* oder *Visualisierungen,* neuronale Aufzeichnungen über die Außenwelt, die als interne Repräsentationen dessen, was außen vorgeht, abgebildet werden. Außerdem entstehen Visualisierungen auch aus begrifflichem und bildhaftem Wissen der in den Neuronen verankerten Vorstellungen von realen Objekten.

In der Funktionellen Bewegungslehre verweist Klein-Vogelbach auf die motorischen Rindenfelder (motor neuropools), die beim Vorstellen einer geplanten Bewegung erregt werden. Dies führt zu einer erhöhten Anspannungsbereitschaft in der angesprochenen Muskulatur, was einer Bewegungsbahnung gleichkommt.

Bei konkret vorgestelltem Bewegungsablauf stimuliert also das interne Modell direkt die reale Muskulatur (➤ Kap. 2.8).

In der Übungsbehandlung von Beckenboden-Sphinktermuskeln ist die Orientierung der Patientinnen und Patienten besonders auf *innere* Abbilder der zu rehabilitierenden Muskeln und ihrer zugehörigen organischen Funktionssysteme angewiesen. Das „geistige Auge" muss eine genaue Vorstellung der Form und der Funktion haben.

Visuelle Stimulation ist ein Schlüssel für bewusste Bewegungsinszenierung.

Ein wichtiger Baustein der Übungsbehandlung ist daher das Kennenlernen konkreter, biologischen Abbildungen zum Aufbau interner (mentaler) Repräsentationen. Um den Besitz innerer Bilder aufzubauen, beziehen die therapeutischen Unterweisungen verschiedene Medien ein, z. B. anatomische Anschauungsbilder oder Computer-Präsentation. Hilfreich ist es, die Nachbildung eines knöchernen oder weichen (Textil-)Beckens zu verwenden. Die Erklärungen des Therapeuten setzen den Patienten zusätzlich über die Sprache „ins Bild".

In der therapeutischen Situation projiziert das Zentralnervensystem des Übenden Informationen und Bilder auf die „innere Leinwand", die Bewegungsorientierung geben und muskuläre Steuerung ermöglichen.

Beispielsweise kann ein „innerer Beckenboden-Film" zeigen, wie im Übungsablauf die sog. Muskelmanschette, der Sphinkter, dynamisch die Harnröhre umschließt und das Lumen immer mehr zuschnürt. Dabei führt das innere Bild die Bewegung und verstärkt willentlich die Spannung im kontrollierten Ablauf. Regelmäßig betrachtete Abbildungen und eine bildhafte Therapeutensprache verankern die „bewegten Bilder", so dass sich ein Fundus mentaler Repräsentationen bildet, der im Laufe der Zeit zuverlässig die verborgenen Bewegungen lenkt.

Die in diesem Buch vorgestellten funktionellen Übungen für reaktionsarme Beckenboden-Sphinktermuskeln sind in ihrer präzisen Ausführung auf die unterstützenden Inhalte der mentalen Repräsentationen angewiesen.

Die Sprache als Vermittlerin von Bildern

Der Name eines Muskels enthält bereits Informationen, die Vorstellungen wecken. Den Namen eines Muskels auf seine Aussage hin zu verstehen, kann subjektive Vorstellungen über seine individuelle Gestalt und Arbeitsweise ausbilden und „tote Anatomie" lebendig gestalten.

Der M. pubococcygeus ist beispielsweise nach seinen beiden Orten der Verankerung benannt: Er ist ein *elastischer Muskelgurt* zwischen Schambein (Os pubis) und Steißbein (Os coccygis). Seine zugurtende Funktion kann visualisiert und im bildhaften Gedächtnis eindrücklich festgehalten werden. In Ableitung seiner funktionellen Anatomie entstanden zur Rückgewinnung der reaktivem Muskelkraft des M. pubococcygeus die therapeutischen „Gurt-Übungen" (z. B. ➤ Kap. 11.3.9 A–E und H–P) und „Trampolin-Übungen" (z. B. ➤ Kap. 11.3.9 Q–S).

Die Therapeutin sollte eine möglichst bildhafte Übungssprache wählen, die die Vorstellungsbilder der Patienten „in Bewegung bringt", so dass sie lernen, nicht sichtbare Muskeln bewusst zu bewegen.

Folgende Vorstellungsbilder haben sich etabliert:

- Der Beckenboden lässt sich auch als elastische Weichteilbrücke zwischen Rücken- und Bauchmuskeln bzw. als elastischer muskulärer Gurt zwischen Steißbein und Schambein verbildlichen.
- Die Sphinkter bzw. Schließmuskeln können als muskuläre Schnürmanschetten angesprochen werden.
- Scheide (Vagina), Analkanal (Endarm) und Harnröhre (Urethra) lassen sich als elastische, schnürbare Schläuche vorstellen.

Als *bewegte* Bilder auf der „inneren Leinwand" können folgende Begriffe fungieren:

- Der Beckenboden kann als Trampolin gesehen werden, das (z. B. beim Husten) nach innen oben federt.
  Er kann auch als Seerose beschrieben werden, deren Blätter sich im Rhythmus der Atmung zur Blüte öffnen bzw. zur Knospe verschließen, oder auch als Welle. Dabei wird der Beckenboden durch die Einatemdruckwelle nach kaudal und durch den Ausatemsog nach kranial bewegt (➤ Kap. 11.3.7 A, C).
- Der Beckenboden mit Urethra, Vagina, Enddarm und den Sphinkteren lässt sich als Schwamm mit elastischen Schläuchen und Verschlussmanschetten verbildlichen.
  Die Manschetten schnüren sich um die Schläuche und lösen sich wieder (➤ Kap. 11.3.7 B).
- Die Harnblase ist als ballonartiges, elastisches Gefäß vorstellbar. Sie besitzt eine hervorragende formative Anpassungsfähigkeit, sie kann einen halben Liter Urin (und mehr) speichern.

Diese Beispiele sind weder vollständig noch festgelegt. Sie sollen Therapeuten und Patienten in ihrer Kreativität und

Entdeckerfreude anregen und sie ermuntern, eigene „Übungsbilder“ zu entwerfen.

2.5 Aspekte der Wahrnehmungsschulung

Die gerichtete Aufmerksamkeit

Bewegungstherapeutin und Patientin stehen in der Beckenboden-Sphinkter-Rehabilitation vor dem seltenen Problem, eine Muskelgruppe trainieren zu sollen, die während des Übens weder optisch noch durch tastendes Berühren wahrgenommen oder kontrolliert werden kann.

Dass das scheinbar Unmögliche dennoch möglich ist, wird – unter anderem – der sog. gerichteten Aufmerksamkeit verdankt, einer Form selektiver Aufmerksamkeitslenkung (Klinke/Silbernagel).

Was der Mensch an Information aus seiner Umwelt oder seiner Innenwelt wahrnimmt, aufnimmt und verarbeitet, ist abhängig von seiner Aufmerksamkeit. Ein wesentlicher Aspekt der Aufmerksamkeit ist die selektive Konzentration (gerichtete Aufmerksamkeit), die gleichzeitige, konkurrierende Reize herausfiltert und eliminiert, da zahllos einstürmenden Sinneseindrücken nicht gleichzeitig dieselbe Aufmerksamkeit gewidmet werden kann.

Im Beckenboden-Sphinktertraining fördert die gerichtete Aufmerksamkeit die Fähigkeit, differenziert muskuläre Veränderungen im unsichtbaren Gebiet wahrzunehmen. Durch die selektive Konzentration auf den inneren visualisierten Bewegungsablauf lassen sich aktive urethrale oder anale Schnürbewegungen in der Sphinktermuskulatur inszenieren.

> Der Hauptantrieb für gerichtete Aufmerksamkeit ist die Motivation, etwas Neues erfahren zu wollen.

Drei Dimensionen der Aufmerksamkeit

Aufmerksamkeit hat verschiedene Dimensionen; unterschieden werden:

- Aufmerksamkeitsintensität
- Aufmerksamkeitskapazität
- Aufmerksamkeitsspanne.

Die selbst in gerichteter Aufmerksamkeit befindliche Therapeutin beobachtet die Übungsatmosphäre und erfährt im anschließenden Gespräch, wie der Patient oder die Patienten in der Gruppe die Menge ihrer Informationen aufnehmen und verarbeiten konnten (*Aufmerksamkeitskapazität*). Sie erfährt zudem, welches Ausmaß an Aufmerksamkeit zur Bewältigung der Aufgabe vorhanden war (*Aufmerksamkeitsintensität*) und ob die Zeitdauer, die zum Aufrechterhalten der Aufmerksamkeit vorgegeben war, als angemessen erlebt wurde (*Aufmerksamkeitsspanne*).

Je weniger von einer oder von allen diesen Fähigkeiten vorhanden ist, desto schwächer ist die Konzentrationsfähigkeit, umso mehr sind Aufmerksamkeit und Kreativität der Therapeutin gefragt, um die Intensität der drei Dimensionen zu fördern:

- Die **Aufmerksamkeitsintensität** wächst mit dem Interesse der Übenden am Geschehen. Dieses gilt es zu wecken (z. B. das Interesse am Atemablauf) sowie die geduldige, innere Ruhe, im Augenblick ganz anwesend zu sein.
  Auf diese Weise erhöhen sich die Aufmerksamkeitsintensität für Veränderungen und die Fähigkeit zu genauer Wahrnehmung.
  Eventuell auftauchende Erinnerungen an ähnliche Erfahrungen steigern die Intensität der Aufmerksamkeit und des Erlebens.
- Die **Aufmerksamkeitsspanne** ist nötig, um der forschenden Aufmerksamkeit einen angemessenen Zeitraum zu geben. Nur so gelangen verborgene Informationen oder verdeckte Empfindungen ins Bewusstsein. Denn der Geist arbeitet im Zustand innerer Aufmerksamkeit langsamer als im Alltagsbewusstsein.
- Die **Aufmerksamkeitskapazität** sinkt, wenn Übende unter Zeitdruck stehen, was Alltagserfahrungen bestätigen.
  „Machen Sie sich erfahrbereit“ ist ein überlieferter Ausspruch der berühmten Körpertherapeutin Elsa Gindler. Aufmerksame Erwartungshaltung und eine fragend-forschende Einstellung erleichtern den geistigen Prozess der Verarbeitung, z. B. das Vergleichen des neuen „Materials“ mit bereits Erfahrenem.

Lernen ist abhängig von funktionierender Informations*verarbeitung* und diese ist abhängig von der Informations*wahrnehmung*. Die Wahrnehmung wiederum erfordert eine angemessene Aufmerksamkeit und ein ständiges Feedback der – in gerichteter Aufmerksamkeit gewonnenen – kinästhetischen Informationen.

Die „Stille-Frage-Antwort-Technik“

Das Ziel des Kontinenztrainings, Beckenboden-Sphinktermuskeln spüren, steuern und schließlich reaktivieren zu können, wird in den Behandlungsschritten des Konzepts, zu denen auch die gerichtete Aufmerksamkeit gehört, angestrebt (➤ Kap. 11.2.3).

Mittels der Stillen-Frage-Antwort-Technik werden die Aussagen des Übungsfeedbacks als Informationen in nervalen Strukturen gesichert und verankert. Das kinästhetische Feedback der Beckenboden-Sphinkterbewegungen ist das wichtigste Prinzip für Bewegungssteuerung und -kontrolle dieser Muskulatur.

Bei dieser Technik des stillen Fragens lösen so genannte Zustandsfragen in wacher, gerichteter Aufmerksamkeit inneres Nachspüren, Nachfragen und Beantworten, d. h. ein natürliches Feedback, aus. Die Aufmerksamkeit ist selektiv auf die kinästhetischen Rückmeldungen gerichtet. Werden diese immer wieder übend angesprochen, verfeinert sich die Intensität des Erlebens.

Die Therapeutin lenkt in offener Fragestellung die Aufmerksamkeit der Übenden auf den zu erforschenden körperlichen Bereich. So wird das Erleben in dem Moment, in dem es geschieht, intensiviert und die Aufmerksamkeit wächst, weil sie sich an der momentanen, inneren Erfahrung orientiert. Die Übende kann tiefer nach innen gehen, um noch präziser wahrzunehmen, was dort passiert. Das Ergebnis ist die „stille Antwort", das Feedback der Bewegung.

Um die stille Antwort nicht zu überlagern und damit zu verpassen, sollte die Therapeutin Folgendes beachten:

- Fragen, die Denkprozesse oder Gedächtnisinhalte beleben, sollten vermieden werden, denn sie verschieben die gerichtete Aufmerksamkeit. Geistiges Arbeiten bedeutet Ablenkung und behindert die eingeleiteten körperlichen Wahrnehmungsprozesse.
- Jede Art von Druck innerhalb der Fragestellung ist zu vermeiden, da die Übende sonst veranlasst wird, ihre Aufmerksamkeit auf die Therapeutin zu richten.
- Die Therapeutin sollte der Übenden genügend Zeit einräumen (Aufmerksamkeitsspanne).
- Um die Aufmerksamkeit zu zentrieren sind „zugangsfindende" Fragen geeignet, wozu alle offenen Fragen gehören, die mit „w" anfangen: *Wie? Wo? Wann?*
  - „Wo können Sie Bewegung spüren?"
  - „Wohin geht die Bewegung mit der Einatmung?"
  - „Wohin mit der Ausatmung?"
  - „Wie unterscheidet sich die Bewegung der Einatmung von der Bewegung der Ausatmung?"
  - „Wann bewegt sich die Bauchdecke nach außen, wann noch innen?" etc.
- Die Selbstbeobachtung wird durch zwangloses Fragen im Konjunktiv unterstützt, z. B.:
  - „Könnte es sein, dass die Atembewegung zu Ihrer Hand kommt?"
- Geeignet ist auch die vergleichende Form:
  - „Sind die Hände auf dem Bauch warm oder kühl?"
  - „Sind sie leicht oder schwer?"
  - „Fühlen sich Ihre Hände groß oder klein an?"
- Auch die suggerierende Form, z. B. die suggestive Beschreibung der Atembeobachtung, bietet sich zur besseren Selbstwahrnehmung an:
  - „Die Bauchdecke hebt und senkt sich."
- Stilles, forschendes Fragen in der Nachspürzeit vertieft die Erfahrungen. Nach Beendigung der aktiven Wahrnehmungslenkung stellt die Therapeutin die bewährten Standardfragen, die sich die Übende später in eigener Führung selber stellt:
  - „Wie hat es sich ausgewirkt?"
  - „Und wie wirkt es – vielleicht – noch weiter?"
- Folgende Variationen „stiller Fragen" können zur Aufdeckung weiterer Informationen beitragen:
  - „Welche ‚Antworten' kommen aus dem Gebiet?"
  - „Was fällt Ihnen auf?"
  - „Taucht eine Farbe auf?"
  - „Ein neues Gefühl?"
  - „Ein thermisches Gefühl? Wärme? Pfefferminzkühle?"
  - „Was ist anders als vorher?"

Das anschließende Gespräch oder die Gesprächsrunde in der Gruppe

Nachdem die Informationen „still eingesammelt" wurden, hat die Therapeutin im anschließenden Zweiergespräch oder in der Grupperunde die Aufgabe der Vermittlerin, nicht die der Kommentatorin.

Die Patientin berichtet in *Ich-Form* und *nur freiwillig* das Wesentliche aus ihrem Erleben. Die Therapeutin bestätigt die Empfindungen, indem sie sie wiederholt: z. B. „Bei Ihnen hat sich eine rhythmische Bewegung unter den Händen eingestellt." Kommentare werden nicht gegeben.

Für die Übenden ist es wichtig, in eigenen Worten das Wahrgenommene zu beschreiben, denn dadurch kann das Geschehene zur bewussten, abrufbaren und einsatzbereiten Erfahrung werden. Die Rehabilitation der Beckenboden-Sphinktermuskeln ist auf diese Fähigkeit der gerichteten Aufmerksamkeit zur selektiven körperlichen Wahrnehmung und kinästhetischen Steuerung verborgener Muskeln angewiesen.

2.6 Lautelemente (Phoneme) und therapeutische Aspekte im Beckenboden-Sphinktertraining

Phonatorische Atmung und Muskelaktivierung

Die Ruheatmung, vitale Atmung genannt, wird von der phonatorischen Atmung beim Sprechen und Singen unterschieden.

Das Sprechen eines Wortes verlangt koordinierte Aktivierungen vieler Muskeln im Bereich des Gesichts, des Kehlkopfs, des Brust-, Bauch- und Beckenraums. Auf den Druckwechsel der phonatorischen Atmung beim Sprechen und Singen reagieren die formveränderlichen Wände des Bauch-Beckenraums mit Spannungsveränderungen.

Konsonanten entstehen durch Verengung und Hindernisbildung im Ansatzrohr unter Beteiligung von Zunge, Lippen und Zahnkranz. Unter Ansatzrohr versteht man den Raum des menschlichen Artikulationsapparates, in dem Sprachlaute gebildet werden. Er beginnt unmittelbar oberhalb der Stimmbänder und umfasst Rachenhöhle, Mund- und Nasenraum.

Der Luftstrom aus der Lunge wird durch den Kehlkopf oder ein Hindernis in der Mundhöhle in Schwingung versetzt.

Töne tonisieren die am Sprechvorgang beteiligten Muskeln. Beckenboden- und Bauchmuskeln gehören zu den Muskelgruppen, die die Ausatmung – speziell beim Sprechen, Rufen und Singen – aktiv unterstützen.

Reaktionsarme Beckenboden-Sphinktermuskeln können schnell-dynamisch mit explosiven Konsonanten stimuliert werden oder langsam-dynamisch mit einem Reibelaut reaktiv spannen (s. u.).

„Ton braucht Tonus", um entstehen zu können, so die Kurzformel der Atemlehrerin und Psychologin G. Köpp. Gleichzeitig gilt: Ton *erzeugt* Tonus.

Auswahl, Bedeutung und Reihenfolge der Übungsphoneme

Das plastisch formende Element in der Sprache ist der Konsonant, das klingende, musikalische Element ist der Vokal. Der Halbvokal ist ein halber Vokal und zugleich ein halber Konsonant mit den jeweiligen „halben" Eigenschaften.

Halbvokal, Vokal und Konsonant werden in einem therapeutisch „schwingenden" einsilbigen (Kunst-)Wort in der folgenden Reihenfolge angeordnet:

- Am Anfang des Übungswortes steht ein Halbkonsonant bzw. Halbvokal, z. B.: L, R.
- Es folgt ein reiner Vokal, z. B.: I, O, A.
- Mit einem Verschlusslaut oder Explosivlaut, z. B. P, T, K, endet das Wort.

Das Rekrutierungsmuster der verschiedenen Muskelfasertypen wird durch die Bewegungsgeschwindigkeit bestimmt.

Hustenstöße, Niesen oder Stolpern sind schnelle Bewegungen, die spontane intraabdominelle Druckwellen erzeugen. Intentional gesprochen reaktiviert z. B. das kurze Übungswort *Lick* die schnellen Zuckungsfasern (FTF) des Beckenbodens. Die hohe Kontraktionsgeschwindigkeit der FT-Fasern löst die Trampolinaktivität des Beckenbodens aus, verschließt die Sphinkter und sichert die urethrale und anale Kontinenz.

Im Folgenden werden Phoneme (Lautelemente) genannt, die für die Therapie reaktionsarmer Beckenbodenmuskeln besonders geeignet sind.

Verschlusslaute bzw. Explosivlaute

- P – Lautbildung durch Ober- und Unterlippe: bilabial
- T – Lautbildung zwischen Zungenspitze und Gaumenrand: alveolar (Alveoli = Zahnfächer)
- K – Lautbildung zwischen Zunge und weichem Gaumen: velar (Gaumensegel).

Die unterschiedlichen Konsonanten bewegen den Menschen sowohl körperlich als auch seelisch unterschiedlich:

- Das R regt an – es erregt (➤ Kap. 11.3.3 D).
- Das T treibt an – es hat tatkräftigen Einschlag (➤ Kap. 11.3.9 R).
- Das K gibt Widerstand – es baut Gegenkraft auf (➤ Kap. 11.3.3 E).

Kraft baut sich nur durch eine Gegenkraft auf (Newton).

Frikationslaut bzw. Reibe- oder Hemmlaut

- Das vordere CH – Lautbildung zwischen Zunge und hartem Gaumen: palatal.

Für die Therapie im Kontinenztraining wird das *vordere* CH von dem *hinteren* CH, das am weichen Gaumen gebildet wird, unterschieden. Das vordere CH nimmt am harten Gaumen die breiteste Sprechfläche ein; die ausströmende Luft muss sich den Weg durch die von Zungenrücken und Gaumendach gebildete Enge bahnen.

Das vordere CH als hemmender bzw. bremsender Laut erhöht im Verlauf der Ausatmung dynamisch die Spannung der Bauch-, Beckenboden- und Sphinktermuskulatur. Die therapeutische Bedeutung der stenosierten Ausatmung auf dem Frikationslaut CH liegt im Gewinn von Kraft und Ausdauer für die langsamen Zuckungsfasern der Muskulatur (STF).

Wenn die Zunge aus mundartlichen Gründen Schwierigkeiten hat, das vordere CH zu formen, kann das Auffinden der zugehörigen Artikulationsfläche am Gaumen eingeübt werden, indem man abwechselnd Worte mit einem vorderen und einem hinteren CH ausspricht: ich ↔ ach, ach ↔ ich, Teich ↔ Strauch, Licht ↔ Nacht, Bücher ↔ wach.

Die stenosierte Ausatemtechnik ist eine erste, gut zu dosierende Widerstandsübung und Wahrnehmungshilfe für hypotone Beckenboden-Sphinktermuskeln.

2.7 Gestik in der Beckenboden-Sphinktertherapie

Gesten der Gebärdensprache (Zeichensprache von Gehörlosen) sind instinktive, bewusste oder konventionelle Zeichen und Ausdrucksbewegungen des Körpers der nonverbalen Kommunikation.

„Winke, winke" heißt „Auf Wiedersehen" und ist lange vor dem Sprachbesitz des Kleinkindes eine verstandene, fröhliche Geste des Abschieds.

Gesten unterstreichen die tägliche Umgangssprache, sie verdeutlichen und ergänzen das gesprochene Wort und schmücken es auch: „Hand auf's Herz!"

Buchstäblich „auf der Hand" lag für mich die Entdeckung der Geste als „optischem Bewegungshelfer" für Beckenboden-Sphinkter-Übungen.

Versetzt sich eine Bewegungstherapeutin, die einen Fundus erworbener „innerer anatomischer Leitbilder" zur Verfügung hat, in die Lage der Patientin, kommen ihre Therapeutenhände ganz automatisch in Bewegung, wenn sie Organ- und Muskelfunktionen oder Bewegungsabläufe erklärt und diese „sichtbar" und verständlicher machen möchte.

Das einfache, zusätzliche Handzeichen sichert als visuelle Botschaft außerdem das Gehörte, die auditive Information, inhaltlich ab (Nutzung von zwei Wahrnehmungskanälen).

Die Patientin ist „im Bilde", wenn sich in der Geste der Sinn der Aussage wiederholt und bestätigt oder das besprochene, stellvertretende Objekt (z. B. der Schließmuskel) erkannt wird. Neben dem Wort werden zur Bewegungsorientierung auch sonst in der Gymnastik, im Sport oder bei Bewegungsspielen optische „Bewegungshelfer" als sichtbare Informationen eingesetzt, z. B. bei der Demonstration (➤ Kap. 2.8).

Konkrete anatomisch-funktionelle Vorstellungen waren die Voraussetzung, dass sich für die Therapie der Beckenboden-Sphinktermuskeln bildhafte Vergleiche und eine stellvertretende Gestik entwickeln konnten, z. B. das Bewegungsbild einer „Schnürmanschette" für den urethralen/analen Schließmuskel oder das federnde „Trampolin" für den Beckenboden bei Druckerhöhungen im Bauchraum.

> Gesten als „Begleit-Bewegungen" für Richtung und Weg, für zuschnürende oder anhebende Bewegungen, lassen sich unkompliziert in Beckenboden-Sphinkter-Übungen einbauen.

Die kinästhetische Spannungsempfindung in der Hand während der Gestik regt über die visuelle Stimulation gleichzeitig die inszenierte Bewegung im Innern des Körpers an und verstärkt dort die Bewegungsspannung und -empfindung.

Zudem erhöhen Gesten die Aufmerksamkeit und verstärken das Wahrnehmungspotenzial für ein Feedback (Rückmeldung der Bewegung). So informiert die sich zur Faust schnürende Hand den visualisierten Sphinkter sensomotorisch über die Bewegung des Zuschnürens, und beim Üben auf dem Beckenboden-Therapieball informiert die hebende Geste beider Handteller den Beckenboden über das „Hochfedern".

Aufschubstrategien bei Urgency können von Gesten unterstützt werden (➤ Kap. 11.2.6). Bei vorzeitigem starkem Blasen- oder Stuhldrang ist entsprechendes „Handeln" ein strategisches Hilfsmittel zur Beruhigung und Beherrschung des beängstigenden Blasen- oder Darmgefühls.

Die Wahrscheinlichkeit wächst, dass mit Hilfe der Geste die Verschlusskraft des Sphinkters ansteigt, wenn in „unbedrängter" Situation die Gestik der Schnürbewegung oft genug an die innere Vorstellung des Zuschnürens gekoppelt wurde (Konditionierung eines bedingten Reflexes).

Tonus verstärkend und damit Kontinenz sichernd wirkt die Verbindung der nonverbalen Information (Geste) mit der funktionellen Stimulierung der stenosierten Ausatemtechnik auf CH (➤ Kap. 11.3.6 B). Denn Atmung beruhigt und gibt in der erregten Situation der Muskulatur die notwendige (unverkrampfte) *eutonische* Spannkraft, die den gewünschten Zeitaufschub am ehesten herbeiführen kann.

Patienten, die sich in ihrem Leben überwiegend visuell orientieren, berichten, dass bereits die *Vorstellung* des Schnürvorgangs ausreicht, zwingenden Drang „abzuschalten", während kinästhetisch orientiere Menschen die Geste bevorzugen und auditiv Orientierte das Tönen des CH als Verschlusssignal hören.

Folgende Übungen sind mit Gesten verbunden, dabei findet sich die Beschreibung der jeweiligen Geste in dem entsprechenden Kapitel:

- Schlussaktion mit Gesten (➤ Kap. 11.3.6 B)
- Aprikose in der Beckenbodenhand (➤ Kap. 11.3.6 C)
- Reiskörner im Griff mit Geste (➤ Kap. 11.3.6 D)
- Die gezeichnete Urethra (➤ Kap. 11.3.9 H)
- Kick und Kick mit Geste (➤ Kap. 11.3.9 S).

2.8 Spiegelneurone – Aspekte aus der modernen Hirnforschung

1992 entdeckte das wissenschaftliche Team um die italienischen Forscher Giacomo Rizzolatti und Vittorio Gallese vom Physiologischen Institut der Universität Parma durch Experimente bei Makakenaffen die sog. Spiegelneurone (mirror neurons). Diese speziellen Nervenzellen in der prämotorischen Großhirnrinde werden kurz *vor* einer Handlung aktiv, also in der unmittelbaren Planungsphase.

Die Forscher waren überrascht, dass die Zellen nicht nur feuerten, wenn die Tiere selbst die Handlung durchführten, sondern auch dann, wenn sie anderen Tieren bei der gleichen Handlung zusahen. Die Entdeckung dieses Resonanzphänomens war eine neurobiologische Sensation, so J. Bauer in seinem Buch über das Geheimnis der Spiegelneurone.

Inzwischen wurden dieselben nervalen Phänomene auch beim Menschen beobachtet. Mit modernen, bildgebenden Untersuchungsverfahren (fNMR = funktionelle Kernspintomographie und PET = Positronen-Emissions-Tomographie) lässt sich nachweisen, dass das Gehirn immer reagiert, wenn Handlungen geplant oder ausgeführt werden.

J. Bauer, Professor für Psychoneuroimmunologie, beschreibt, dass Spiegelnervenzellen nicht nur bei eigener oder fremd beobachteter Aktion feuern, sondern auch bei deren Vorstellung. Er folgert daraus, „dass Handlungsvorstellungen, über die häufig nachgedacht wurde, d. h. die gedanklich vollzogen wurden, eine bessere Chance haben realisiert zu werden, als solche, die vorher nicht einmal als Idee vorhanden waren".

Die Spiegelnervenzellen, die das Programm für den gesamten Handlungsablauf gespeichert haben, informieren die zuständigen Handlungsneurone, die über eine ultra-schnelle Schaltung (100–200 Millisekunden) die entsprechenden Bewegungsneurone aktivieren.

Dieser Effekt – als mentales Training längst bekannt – wird im Sport zur Leistungsverbesserung genutzt. In der Vorbereitungsphase auf einen Wettkampf „füttern" Sportler (z. B. Skifahrer, Eiskunstläufer, Springer vom 10-m-Turm) ihre Spiegelneuronen mit den jeweiligen Bewegungsinformationen, indem sie die relevanten Bewegungsabläufe immer wieder in der Vorstellung durchführen.

Bewegungstherapeuten setzen sog. Als-ob-Übungen ein. Das sind instruierte Bewegungen, die sich zuerst exakt in Gedanken abspielen sollen. Die reale Bewegung läuft danach spürbar leichter ab, was sich durch die Existenz bereits aktivierter Spiegelneurone erklären lässt.

2006 wurden die auditiven Spiegelneurone in den Niederlanden nachgewiesen, deren Aktivierung durch akustische Reize ausgelöst wird. Jeder hat es schon erlebt: Herzhaftes Gähnen ist ansteckend. Man ist belustigt und wundert sich, weil es anscheinend keine vernünftige Erklärung dafür gibt. Nun kann dieses ungewollte Miteinander als Resonanzphänomen der Spiegelnervenzellen verstanden werden.

Handlungen und Bewegungen werden über visuelle oder akustische Signale in den Spiegelneuronen codiert.

So sind erfolgreiche Ergebnisse im Kontinenztraining unter anderem auch dem Resonanzphänomen der Spiegelneurone zuzuschreiben. Funktionsaktivierende „spiegelnde" Trainingsmittel in diesem Konzept sind z. B. visualisierte Bewegungen, Handlungsvorstellungen, Sprachfunktionsbilder (Trampolinaktivität, Schwamm, Seerose, Sphinktermanschette, Beckenbodenhand), die beiden „Imitatoren" elastischer Beckenboden-Demo-Bogen und Sphinkter-Demo-Schlauch sowie begleitende Gesten, die stellvertretend Beckenboden-Sphinkterbewegungen nachahmen und je nach Art der Geste bestimmte reale Bewegungen mit der gewünschten Spannungsintensität auslösen (➤ Abb. 11.36–11.39).

Der therapeutische Wert einer Gruppenarbeit in der Kontinenztherapie wird durch den bewussten Einbezug der Spiegelneuronenwirkung erhöht. Denn durch Beobachten und Nachahmen der Kursleiterin oder anderer Teilnehmer (Lernen am Modell) werden „schlafende" Spiegelneurone „geweckt", die das Gehörte und Gesehene „gewinnbringend" für eine kontinente Zukunft kodieren und verankern.

Das Wissen um die Neuroplastizität des Gehirns und die Möglichkeit, Spiegelneurone aktivieren und Gelerntes morphologisch integrieren zu können, wird der Physiotherapie im Kontinenztraining mehr Gewicht und einer weiteren Entwicklung Schubkräfte geben.

2.9 Das Fasziensystem – Seine Bedeutung für das Bauchkapselsystem und die Kontinenz

Ausgangsbasis für dieses Kapitel sind die aktuellen Erkenntnisse aus der biomechanischen Faszien-Grundlagenforschung. Vorgestellt werden komplexe, myofaszial bedingte Bewegungszusammenhänge, die neue Aspekte für ein Kontinenz sicherndes Beckenboden-Faszien-Training eröffnen, sowie rhythmische Bewegungselemente aus dem Orientalischen Tanz, die nach abdominalen Operationen (z. B. der Schnittentbindung) myofasziale Adhäsionen verhindern oder lösen können.

Die Biochemie des faszialen „Binde-Gewebes"

Die flüssige Grundsubstanz des Fasziengewebes, die sog. Matrix, kann nach Pischinger als viskös-elastisches System verstanden werden. Ihre Bestandteile, Kennzeichen und Aufgaben sind:

- Das Bindegewebe – zellulär gebundene Flüssigkeit – speichert ein Drittel der gesamten Körperflüssigkeit. Es versorgt Zellen und Organe mit Nahrung, enthält Immunabwehrzellen, Lymphzellen und erfüllt biochemische Filterfunktionen. Der hohe Wassergehalt sorgt für geschmeidige Faszien, für reibungsloses Gleiten der Muskelketten und die Verschiebbarkeit der Organe.
- vorwiegend Kollagenfasern, stark quellende, leimhaltige Eiweißkörper, elastisches Gerüste-Eiweiß
- geringere Anteile von Elastinfasern – Gerüste-Eiweiß, gummiartige Bindegewebsfasern, die sich dehnen lassen müssen (das elastische Band der Wirbelsäule), für Nachgiebigkeit sorgen (Harnblase) und Kräfte puffern (Lungen)
- Retikulinfasern Kollagen Typ III: netzförmig verzweigte Bindegewebsfasern
- klebstoffartige interfibrilläre Proteine
- Neben den mechanischen Aufgaben haben Faszien hämodynamische Aufgaben (Blutdruck, Venenpumpe, urethraler und analer Gefäßplexus)
- Zellwasser.

Fasziale Plastizität – Die essentielle Eigenschaft

Die zugfesten Kollagenfasern sind kaum dehnbar, ihre regelmäßige Wellenstruktur jedoch ist verformbar. Die Wellen bieten eine Reserve für Ausdehnung und Energiespeicherung (Schleip). Die resultierenden Feder- und Katapulteffekte werden in der präventiven Beckenbodenstimulierung sowie in der kurativen Beckenbodenreaktivierung genutzt (➤ Kap. 11.3.10). Elastin-Fasern ermöglichen eine faszial-elastische Dehnfähigkeit.

Faszien als Sinnesorgan

Bindegewebe und Faszien sind dicht innerviert; sie verfügen über sechsmal mehr Nervenendigungen als die Muskulatur. Forschungen verweisen auf eine eigene neurofasziale Sensibilität, auf nozizeptive Qualitäten, die Schmerz melden, sowie auf das selbständige Verarbeiten von Informationen durch zahlreich vorhandene Rezeptoren (Pacini-Körperchen, Ruffini-Rezeptoren, Golgi-Rezeptoren, freie Nervenendigungen). Zudem existieren parasympathische und vor allem sympathische Systeme. Ihr Vorhandensein erklärt die mögliche Auswirkung psychoemotionalen Stresses – über die fasziale Biochemie – auf die Mechanik des Bewegungssystems.

Fasziale Gestalten und Funktionen

Faszien sind nicht, wie es die traditionelle Lehrmeinung noch bis vor wenigen Jahren beschrieb, lediglich passiv haltgebende, bindegewebige Hüllen für Muskeln, Organe und Nerven – **Faszien agieren (inter-)aktiv!**

Das lebendige fasziale Netzwerk hat eine Dichte von ca. 0,3 mm bis 3,0 mm. Es bildet Bänder, Gelenkkapseln, Periost, Septen (Wände), Membrane, Spalträume, Aponeurosen, viszerale Taschen, Schläuche, Gefäßhüllen und das gesamte endo-, peri- und epimysiale Fasernetz der Myofaszien (Findley et Schleip, 2007). So wird deutlich, dass es keine einzelnen, unverbundenen Faszien geben kann. Es existiert dagegen ein weit verzweigtes Fasziennetzwerk, welches Gewebe formt, strukturiert und separiert.

„Das Bindegewebe verbindet jede Körperzelle mit ihrem Nachbarn." (Myers)

Das Fasziengewebe sorgt zudem für die elastische Aufhängung und somit für die Motilität der Organe, verbindet Körperteile über myofasziale Ketten miteinander und vernetzt so deren jeweilige Funktionen. Durch Dehnspannung werden Kräfte erzeugt und weitergeleitet. Je elastischer Faszien sind, umso mehr Kräfte können sie generieren und übertragen.

Das dynamische Zugspannungs- und Vernetzungssystem

Zusammen mit den Knochen als stabile und stabilisierende Elemente bilden longitudinal, diagonal und horizontal über den Körper verlaufende Ketten von Muskel-Faszien-Einheiten als elastische Einheiten ein dynamisches Spannungs- und Elastizitätsnetzwerk. Dessen Gesetzmäßigkeiten vergleichen Faszienforscher mit dem architektonischen Prinzip des Tensegrity Modells (➤ Abb. 2.1).

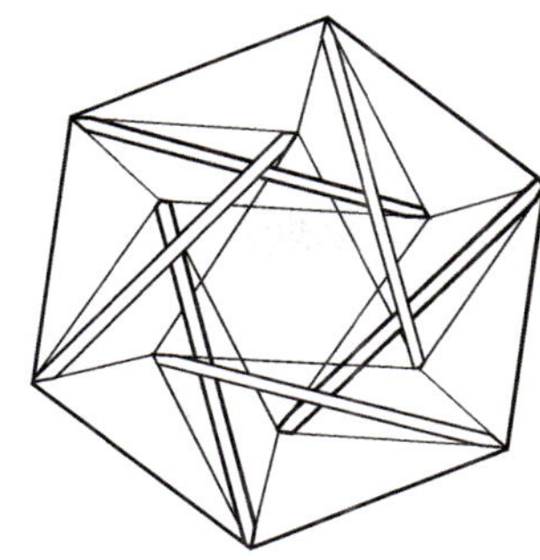

Abb. 2.1 Tensegrity Modell, Zug- und Druckkräfte im Gleichgewicht [R395]

Das stabil-dynamische Modell erklärt die integrativen Funktionen von Stabilität, Körperhaltung und die Organisation von fließenden Bewegungen. Es ist ebendiese phänomenale Faszienmechanik, die den elastischen Zusammenhalt, die Körperstatik, die Bewegungskoordination und -kontrolle sowie die Stoßdämpfung und Druckabschwächung überhaupt erst ermöglicht.

Myofasziale Ketten – Die Grundlage für Bewegung

Das funktionelle Netzwerk aus Muskeln und Faszien umspannt den gesamten Körper. Sie verbinden weit voneinander entfernte Muskeln über Muskelschlingen und Bindegewebe miteinander.

Die Vorstellung und das Wissen über die Arbeitsweise der sog. myofaszialen Ketten muss zu einem besseren Verständnis der menschlichen Bewegungen führen.

Die Existenz und Funktion einiger dieser Ketten konnte durch Auswertung von Studien wissenschaftlich nachgewiesen werden und sollte das Denken und Handeln der Physiotherapie in Funktionszusammenhängen bestimmen.

Folgende Ketten werden beschrieben (➤ Abb. 2.2, 2.3):

- Die oberflächliche Rückenlinie = Extensorenkette (Fußsohle – hintere Beinmuskulatur – Rücken – Nacken – Kopf)
  - Dynamische Stabilisation der aufrechten Haltung – Extension nach oben/hinten
- Die oberflächliche Frontallinie = Flexorenkette (Vorderseite Zehen – Becken – Bauch – Hals – Kopf)
  - Vertikale Körperhaltung: Fallverhinderung nach rückwärts über ventrale exzentrische Bremsarbeit, dynamische, exzentrische Stabilisation
  - Seitenlage: Sich Einrollen

- Die Laterallinien (Außenkante Füße – Fußknöchel herum – Körperseiten – Kopf)
  - Dynamische Stabilisierung Rumpf/Becken und Standbein beim Gehen
  - Unterstützung der Lateralflexion
  - Bremsaktivität bei Rotationen
- Die Spirallinie (kreuzt sich in X-Form am Bauch, windet sich um den Körper herum, umhüllt ihn wie eine Doppelspirale)
  - Rotationen und gegenläufige Bewegungen
  - Haltefunktion und Gleichgewicht

Das fronto-dorsale, myofasziale Kettensystem – Integration des Diaphragma pelvis

Vom aufgerichteten Menschen aus gesehen verbindet das – zwischen Os pubis und Os coccygeus aufgehängte – horizontal leicht nach dorsal ansteigende Diaphragma pelvis mit seinen anterior/posterior verlaufenden Muskelfasern (Mm. pubococcygeus et puborectalis) die myofasziale Frontalkette mit der Rückenkette.

In diesem Konzept als „Weichteilbrücke" verbildlicht, ist die myofasziale Verbindung zwischen Flexoren- und Extensorenkette die unbedingte Ausgangsbasis für das systemische Beckenbodentraining (siehe u. a. Abwalzübungen mit dem Beckenboden-Therapieball in der Sagittalebene ➤ Abb. 11.3.9).

Nach Schleip überträgt das myofasziale Kettensystem mechanische Informationen, es übermittelt Kräfte an die Muskulatur und lässt so leistungsstarke myofasziale Einheiten für komplexe Anforderungen entstehen, die ein einzelner Muskel gar nicht erbringen könnte.

Die Erkenntnis, dass Faszien plastische Fähigkeiten besitzen, sich auf Druck spontan-reaktiv zusammenziehen können und bei Drucknachlass spontan-reaktiv wieder in die ursprüngliche Form zurückkehren, erklärt den dynamischen Federmechanismus des faszialen Gewebes. Seine kollagene Wellenform streckt sich und federt zurück. Die Dehnung ist gering, die Zugfestigkeit dagegen hoch. Nach neueren Untersuchungen antworten Faszien elastisch federnd auf oszillierende Bewegungen, nicht so bei gleichmäßigen Bewegungen.

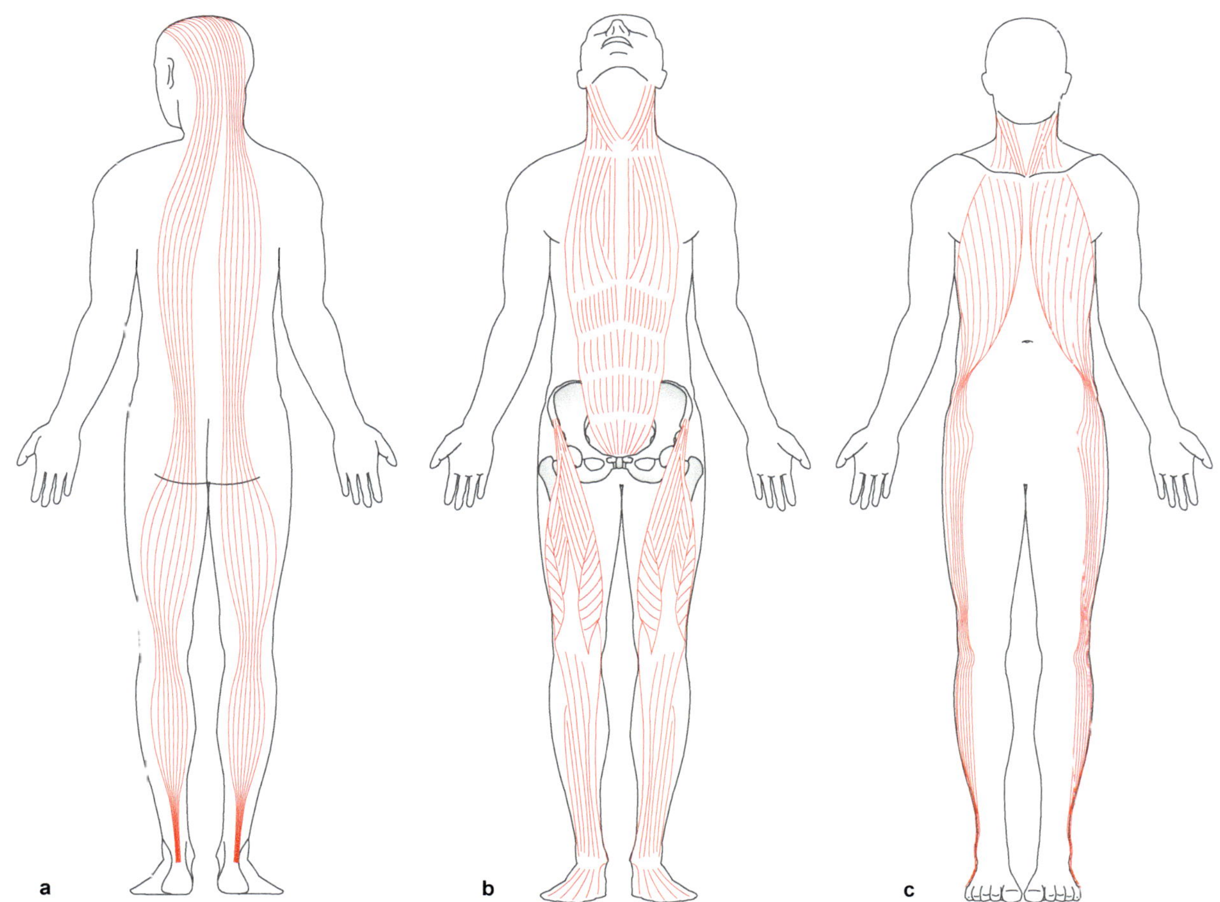

Abb. 2.2 a–c Myofasziale Ketten; a) Oberflächliche Rückenlinie, b) Oberflächliche Frontallinie, c) zwei Laterallinien, Sicht von vorne [L138]

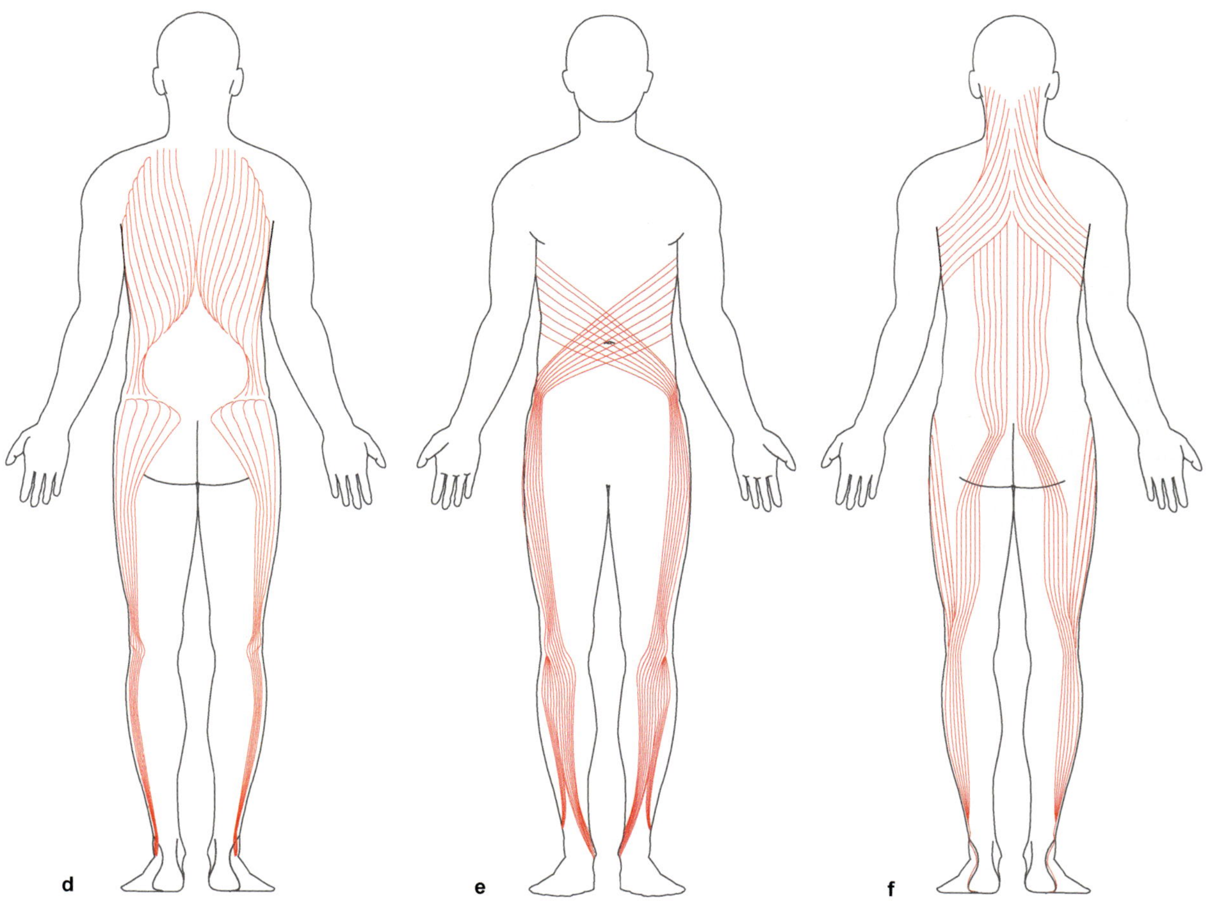

Abb. 2.3 d–f (Fortsetzung) Myofasziale Ketten; d) zwei Laterallinien, Sicht von hinten, e–f) zwei Spirallinien. [L138]

So funktioniert beispielsweise die levatorische Bewegung des Diaphragma pelvis über eben diesen Federmechanismus (Nomen est omen: *Musculus levator ani).*

Wie in Kap. 3.2 und Kap. 11.1 dargestellt, reagiert der gesunde Beckenboden auf spontane intraabdominelle Druckbelastungen mit dem sog. Trampolineffekt.

Zwei Kraftgeber – Arcus tendineus m. levatoris ani und Ligamentum anococcygeum

Die endgültige Form des Gewebes wird ganz wesentlich durch die funktionelle Beanspruchung bestimmt (J. Wolff 1892, Anatom u. Chirurg). Die ungewöhnlich breit gebogene Struktur des Arcus tendineus m. levatoris ani verweist auf eine spezielle, reaktiv levatorische Antischwerkraftarbeit für das Diaphragma pelvis.

Als energetische Spannungsgeber für Federungen arbeiten der rechte und linke, kräftige Arcus tendineus m. levatoris ani mit dem Ligamentum anococcygeum zusammen. Gleichzeitig verstärken die myofaszialen Hüllen der untereinander verbundenen Muskelindividuen des Diaphragma pelvis die muskuläre Kraftentfaltung.

Diese myofaszial levatorische Schnellkraft ist die natürliche dehnungsreaktive Antwort auf plötzliche intraabdominelle Druckerhöhungen: Beim Husten, Niesen oder Lachen federt das gesunde reaktionsfähige Diaphragma pelvis. Auf diese Weise komprimiert es die externe Schließmuskulatur additiv, und sowohl der urethrale als auch der anale Druckquotient steigen an und unterstützen damit die Sphinkterkompetenz zur Kontinenzsicherung (aktive Drucktransmission).

„Mein Beckenboden hustet nach oben/innen", so die mental imaginierte, bildkräftige Aussage einer Patientin über die gelungene levatorische Federung und ihre zurückgewonnene, zuverlässige Kontinenz beim Husten (Hustendreh ➤ Kap. 11.2.5).

Die biomechanisch angelegte Federung des Beckenbodens zum Aufbau der Drucktransmission bei plötzlich auftretender intraabdomineller Druckerhöhung ist ein wesentlicher physiologischer Kontinenzfaktor.

Diesen kontinenzsichernden Feder-Effekt gilt es im präventiven wie im kurativen Training zu erhalten, zu fördern und ggf. zu reaktivieren.

Kontraproduktiv ist daher die seit Jahrzehnten tradierte Aufforderung zur sog. Präkontraktion, nämlich vor dem Husten und während des Hustens den Beckenboden anzuspannen.

Wird das physiologisch reaktiv-elastische Federn des Beckenbodens durch bewusstes Gegenhalten (Anspannen) behindert, entsteht eine unfunktionelle, starre muskuläre Spannungsblockade. Zwangsläufig wird so die reaktive, schnell komprimierende urethrale und anale Verschlusskraft minimiert. Die Gefahr, unfreiwillig Harn, Wind und/oder Stuhl zu verlieren, wächst.
Nur eine elastische, muskuläre Balance ermöglicht die schnelle Bewegungsreaktion und -genauigkeit. Erinnert sei an das biologische Grundprinzip: „Wer gegen die Natur (hier die Physiologie) handelt, schädigt sich selbst".

Der sog. Katapult-Effekt von Sehnen ist die effiziente Steigerung des Federns. Hierbei wird die in den faszialen Strukturen gespeicherte Spannungsenergie reaktionsschnell als kinetische Energie wieder abgegeben. Die weite Sprungkraft eines Kängurus – wie auch die Sprungweite eines kleinen Eichhörnchens – sind eindrucksvolle Beispiele für diese Form eines Sprungfedermechanismus. Gleicherweise lassen sich sowohl das kontinente Überstehen von Lachsalven als auch von Husten- oder Niesattacken über den Katapult-Effekt verstehen. Die anatomisch besonders stark ausgeprägten, sehnigen Strukturen des paarigen Arcus tendineus m. levatoris ani und des anococcygealen Bandes sprechen für die Fähigkeit zur katapultartigen Reaktion auf spontane intraabdominelle Druckereignisse.

Prinzipien der Bewegungstherapie

Seitdem die Faszienforschung jede muskuläre Kraftentfaltung in Abhängigkeit vom gesunden Bindegewebe erklärt, stellt sich die Frage, wie die Faszien-Gesundheit präventiv erhalten bzw. kurativ wiederhergestellt werden kann.

Die Antwort der Forscher lautet: **Stimulieren!**

Wegweisend kreierte Dr. Robert Schleip bildhafte Bewegungsvergleiche zu den physikalischen Qualitäten gesunder Faszien:

- Sie sind fest und elastisch zugleich.
- Sie sind biegsam wie Bambus.
- Sie sind reißfest wie ein Zugseil.
- Sie ermöglichen federnde Bewegungen wie bei Gazellen.

Die unterschiedlichen Eigenschaften in fließende oder federnde Bewegungen umzusetzen, muss für Körpertherapeuten zur reizvollen Aufgabe werden:

„Faszien lieben es, gedrückt, geschoben, gezogen, verdreht und bewegt zu werden". Dieses Postulat des Physiotherapeuten Günter Lehmann eröffnet uns viele Möglichkeiten, den menschlichen „Faszienanzug" in Ordnung zu bringen.

Im physiotherapeutischen Übungsteil (➤ Kap. 11.3.10) werden biomechanische Feder- und Katapultreaktionen vorgestellt. Einige der Übungen sind bereits aus dem *Tanzberger-Konzept®* bekannt; sie werden hier durch neue Angebote erweitert.

Zusätzlich wurden schwingende Figuren aus dem Orientalischen Tanz (Bauchtanz) aufgenommen, deren rhythmische Bewegungen – speziell nach Schnittentbindung wie auch nach weiteren abdominopelvinen Operationen – adhäsionslösend wirken und das Gewebe geschmeidig und damit reaktionsfähig machen.

Aspekte in Prävention und Therapie zum myofaszialen Kontinenzsystem

Das präventive wie kurative Üben orientiert sich an der Physiologie, verfolgt jedoch unterschiedliche Ziele: Der Fokus der präventiven Beckenbodenschule (➤ Kap. 11.4) sowie der funktionellen Rückbildung im Früh- und Spätwochenbett (➤ Kap. 7.4) liegt auf der Gesundheitsförderung. Das Ziel der kurativen Physiotherapie ist im Idealfall die Heilung, zumindest aber die Minimierung von Dysfunktionen und deren Symptomatik im Rahmen des Erreichbaren.

Ursachen myofaszialer Veränderungen

- psychosomatische Belastungen
- einseitige Haltungs- und/oder Bewegungsmuster
- strukturelle und funktionelle Überlastungen (z. B. Kompression von Nerven und Gefäßen, allergische oder chronische Atemwegserkrankung)
- Bewegungsmangel
- Traumata
- Ruhigstellungen
- Alterungsprozesse (z. B. abnehmender Wasseranteil im Bindegewebe)

Myofasziale Symptome

- Verspannung
- Verklebung
- Verfilzungen
- Verkürzung
- Verdickung
- Einschränkung der Beweglichkeit

Behandlungsziele

- Lösen von Adhäsionen
- Verbessern der Elastizität
- Verbessern der Mobilität
- Verbessern der Statik

Speziell myofaszial ausgerichtete Übungen in Prävention und Therapie

- Stre-De-Rä (➤ Kap. 11.3.2 E)
- Sich einrollen und ausbreiten (➤ Kap. 11.3.2 F)

- Die Laus im Pelz (➤ Kap. 11.3.2 D)
- Mondsichel-Duo (➤ Kap. 11.3.10, ➤ Abb. 11.80–81)
- Virtuelles Gewicht hochstemmen (➤ Kap. 11.3.10)
- Übungen auf dem Beckenboden-Therapieball (➤ Kap. 11.3.9)
- Abwalz-, Wipp- und Aufprallübungen
- Das Stehpendel (➤ Kap. 11.3.8 I)

2.9.1 Nach vaginaler Geburt – Myofasziale Aspekte und Übungsangebote

Therapeutische Faszienstimulierung und myofasziale Mobilisierung in der Rückbildungszeit sind ausschlaggebend für eine wirksame und nachhaltige Gesundung verletzter und vernarbter Strukturen.

Myofaszial bedingte Dysbalance und Pathologie

- labile Kontinenz (Belastungsinkontinenz)
- Schmerzen im lumbopelvinen Bereich (Lower Back Pain)
- Senkungserscheinungen (Diaphragma pelvis, Beckenorgane)

Ursachen

- myofasziale Geburtsverletzungen und Vernarbungen
- psychischer Stress (Geburtserlebnis, neue Lebenssituation)

Präventions- bzw. Therapieziele

- Narbenlösung
- Trophik- und Tonusverbesserung
- Deszensus-Prophylaxe (ggf. -Therapie)
- Tonusreaktivierung

Manuelle Narbenpflege

Sind Dammschnitt oder Dammriss belastungsstabil verheilt, sollte das narbige Gewebe möglichst zeitnah manuell mobilisiert werden, jedoch frühestens 21 Tage nach der Läsion. Das gilt auch dann, wenn die Narbe keine spürbare mechanische Dysfunktion verursacht.

Das Nahtmaterial zur Wundversorgung von Geburtsverletzungen am Beckenboden ist selbstauflösend. Die Auflösung erfolgt i. d. R. zwischen dem 7. und dem 10. Tag; bei Schmerz- oder Spannungszuständen werden die Fäden bereits am 5. Tag entfernt. Ist die Wunde abgeheilt, lernt die Patientin von der nachsorgenden Hebamme die Narbe zu berühren und mit einer Narbensalbe, z. B. mit APM Creme, zu behandeln.

Narben – als verheilte Verletzungen – hinterlassen immer Spuren, so auch in der Faszie. Sie beeinflussen die hydraulischen und mechanischen Faszieneigenschaften negativ. Diese können zum prädisponierenden Faktor von Dysfunktionen werden (Meert). Frühzeitige Bewegungstherapie (s. Kasten) und begleitende osteopathische Behandlungen (➤ Kap. 11.2.9) tragen dazu bei, spätere schmerzhafte Beckenbodenverspannungen, Adhäsionen oder Organfunktionsstörungen zu verhindern bzw. deren Ausmaß zu verringern.

Die Wundheilung wird in drei Phasen unterteilt:

1. Entzündungsphase (Dauer i. d. R. 5 Tage); sie gliedert sich in eine vaskuläre und eine zelluläre Phase. Einwanderung von Fibroblasten aus der Umgebung ins Verletzungsgebiet. Diese Zellen bewirken die Wundkontraktion und Wundstabilisierung; sie werden dann als Myofibroblasten bezeichnet. In beiden Phasen muss mit einer mechanischen Belastung sehr zurückhaltend umgegangen werden.
2. Proliferationsphase (Tag 6 bis Tag 21–28); Wundverschluss durch filigranes Netz von Typ-III-Kollagen, das dem Gewebe noch keine große Stabilität verleiht. Damit sich das Gewebe in dieser Wundheilungsphase zu seinem ursprünglichen Gewebe aufbaut, sollte es seiner normalen Physiologie entsprechend belastet werden.
3. Regenerationsphase (Tag 21–28 bis Tag 360); die Beanspruchung des Gewebes kann und soll langsam gesteigert werden, um den Umbau des Typ-III-Kollagens in das stabilere Typ-I-Kollagen zu fördern (Frans Van den Berg, Lehrbuch Faszien).

Trophik- und Tonusverbesserung – Therapeutisches Üben

Bei einer Körpertemperatur von 37 °C arbeiten Kollagen- und Elastinfasern am effizientesten. Zur Generierung von Sauerstoff im Gewebe, der sog. Nahrungsenergie, wird vor Beginn der Bewegungstherapie eine Sequenz von sog. Aufwärmübungen empfohlen.

Durchblutungsreize setzen:

- Autotransfusion (➤ Kap. 11.3.4 A)
- Warmer Bauch (➤ Kap. 11.3.4 B)
- Beckenaufprallübung (➤ Kap. 11.3.5 B)

Deszensus Diaphragma pelvis – Levitation mithilfe der Gravitation

Um von der Zugwirkung der Schwerkraft auf den Beckenboden therapeutisch zu profitieren, sind Becken-Umkehrpositionen sehr geeignet. Das Prinzip: Der Beckenausgang steht höher als der Beckeneingang. Die auf diese Weise veränderte Topographie des Beckenbodens wird durch zusätzliches intentionales Sprechen der bekannten Kurzworte mit widerständigen Endkonsonanten P oder T oder K verbessert (➤ Kap. 2.6). Zugleich wird die myofasziale Reaktion intensiviert.

Übungsempfehlungen:

- Ballblase Hopplahopp (➤ Kap. 11.3.3 C)
- Brrr (➤ Kap. 11.3.3 D)
- Rückenbrücke mit klopfenden Fersen (➤ Kap. 11.3.10, ➤ Abb. 11.79).

Der Beckenboden-Therapieball – Partner für den direkten Spannungstransfer zum Beckenboden

Vorgeschaltete Übungen zur Durchblutungs- und Topographieverbesserung (s. o.) erhöhen die Reaktionsfähigkeit der myofaszialen Strukturen und somit die Wirksamkeit der Beckenboden-Therapieball-Übungen.

Das widerständige, fest federnde Material des Beckenboden-Therapieballs in Verbindung mit den Sitzhöckern generiert und transferiert – über abwalzendes Bewegen oder oszillierendes Wippen und Aufprallen (➤ Kap. 11.3.9) – die projektierten Spannungsenergien unmittelbar in die myofaszialen Strukturen des Beckenausgangs.

Als weder invasives noch aufwändiges Übungsmittel hat sich der Beckenboden-Therapieball als externes Übungsmittel bestens in der nach physiologischen Gesetzmäßigkeiten ausgerichteten Beckenboden-Rehabilitation bewährt.

Im Folgenden werden therapeutische Übungen auf dem Beckenboden-Therapieball genannt, die der (Re-)Aktivierung myofaszialer Funktionen dienen. Übungsbeschreibungen finden sich in den jeweiligen Kapiteln.

Abwalzen – Eutonus reaktivieren

- Spiel mit Grenzen (➤ Kap. 11.3.9 C)
- Die untergehende Sonne (➤ Kap. 11.3.9 D)
- Die Wandwalzen (➤ Kap. 11.3.9 K/L)

Federn – Speicher-Spannungskapazität erhöhen

Mit dieser oszillierenden Einstandsübung kann 4–6 Wochen post partum begonnen werden:

- Schnelle Fersen (➤ Kap. 11.3.9 Q)

Schwingen – Katapulteffekte hervorrufen

Beginn: 6–8 Wochen post partum. Steigerung der Wirksamkeit durch erhöhte Frequenz und Intensität.

- Hopp und Hopp mit Armschwung (➤ Kap. 11.3.9 R)
- Kick und Kick mit Geste (➤ Kap. 11.3.9 S)

Widerständiges Ausatmen – Beckenbodentonus stimulieren

Stenosiertes Ausatmen auf dem Friktionslaut des vorderen CH verstärkt widerständig den Atemsog und den Atemdruck (➤ Kap. 2.2 und 2.6). So werden die Atembewegungen erfahrbar gemacht und die muskuläre Reaktionskraft gefördert.

- Bauchlage über einem Kissenberg (➤ Kap. 7.4.1)
- Anstieg der Bauchmittellinie (➤ Kap. 11.3.10, ➤ Abb. 11.82–83)
- Die Seerose (➤ Kap. 11.3.7 A)
- Die Welle (➤ Kap. 11.3.7 C)
- Der Schwamm (➤ Kap. 11.3.7 D)
- Im Rennwagen unterwegs (➤ Kap. 11.3.7 G)

2.9.2 Nach der Schnittentbindung – Pflegerische und bewegungstherapeutische Maßnahmen

Narbenpflege der äußeren Operationsnarbe

Gesundes Hautgewebe lässt sich leicht verschieben. Narben – nicht nur nach Schnittentbindung, sondern auch nach anderen abdominalen Operationen – können diese Beweglichkeit hemmen. Nach Heilung der sichtbaren Operationswunde (ca. 8–10 Tage post partum) sollte die Narbe mit einer Narbensalbe (bzw. -creme oder -gel) 1–3 mal tägl. im Narbenverlauf sanft – ohne digitale Dehnung – behandelt und gepflegt werden.

Bei einer Schnittentbindung werden in den Kliniken unterschiedliche Fäden benutzt, sowohl selbstauflösende als auch nicht selbstauflösende.

Mit einer digitalen Narbendehnung kann ca. 2–3 Wochen nach Auflösung bzw. Entfernung des Nahtmaterials begonnen werden. Diese sollte etwa 6 Monate fortgesetzt werden. Nach 300 bis 400 Tagen hat das Narbengewebe seine bleibende Struktur erreicht (Boeger).

Probate Narbengele sind z. B. Kelo-Cote Silikon Narbengel, Contractubex-Gel oder Bepanthen Narbengel. Bewährte Narbensalben sind z. B. APM Creme, InstaNatural Narbencreme oder Kelofibrase Sandoz Narbencreme.

Myofasziale Stimulation mithilfe orientalischer Tanzfiguren

Die Kaiserschnittrate ist in den vergangenen Jahren erheblich angestiegen, nicht nur in Deutschland. Laut Statistik wird heute jede dritte Schwangere per Kaiserschnitt entbunden (2016: 32 Prozent; Quelle: Statistisches Bundesamt). Jeder operative Eingriff, so auch der Kaiserschnitt, geht mit posttraumatischen faszialen Verspannungen und Adhäsionen einher.

Dieser Umstand verlangt in der Rückbildungszeit eine erweiterte Narben- und Übungsbehandlung, die den Zug aus dem Gewebe nimmt (Boeger) und die fasziale Gleitfähigkeit fordert und fördert. Wir empfehlen funktionelle Bewegungsangebote zur ventro-lateralen Fasziendehnung und -Lösung, die der ventralen Schonhaltung mittels flektierter Wirbelsäule und eines fehlpositionierten, verspannten Schultergürtels entgegenarbeiten.

Speziell die aus dem Orientalischen Tanz modifizierten, rhythmisch-langsamen Figuren werden bereits nach primärer Wundheilung (ca. 14 Tage) als wohltuend für Körper, Geist und Seele erlebt. Die fließenden, tänzerischen Bewegungen – mit oder ohne Musikbegleitung – sind hervorragend geeignet, die Re-Hydratation und somit die Gleitfähigkeit der Faszien zu fördern. Die angeregte Atmung, die allgemeine Aufwärmung (Durchblutungs- und Trophikaktivierung) und die zurückgewonnene myofasziale Elastizität verbessern die Beweglichkeit, das Gesundheitsgefühl und die gesamte Leistungsfähigkeit.

Bewegungsbeschreibungen und Zeichnungen zu orientalischen Tanzfiguren befinden sich im Übungskapitel (➤ Kap. 11.3.10).

Myofasziale Rehabilitation mithilfe von Physiotherapie

Dehnen regt die fasziale Hydratation an. Dehnungen verbessern die mechanischen myofaszialen Eigenschaften. Dehnungsfähige Faszien enthalten mehr Wasser und optimieren dadurch die mühelose Beweglichkeit der Muskelketten.

Prof. Renzo Molinari beschreibt eine fundamentale Verbindung zwischen der Elastizität der Fascia thoracolumbalis (FTL) und der Dehnfähigkeit (Verlängerung) des Diaphragma pelvis. So hängt die elastische Längenanpassung der gesamten Beckenbodenmuskulatur auch von der Gleitfähigkeit der FTL ab. Funktionell gefordert wird diese Fähigkeit beim Durchtritt des Kindes während der Geburt (Erweiterung des Hiatus genitalis) sowie bei Entleerung der Speicherorgane (Öffnung der Ausführkanäle).

Das thoracolumbale Fasziengewebe besteht aus zwei Schichten, einem tiefen und einem oberflächlichen Blatt. Im Brust- und Lendenbereich bedeckt es die autochthonen Rückenmuskeln. Es dient folgenden Muskeln als Ursprung:

- **Tiefes Blatt:** M. transversus abdominis, M. obliquus internus abdominis.
- **Oberflächliches Blatt:** M. latissimus dorsi, M. serratus posterior inferior und der M. glutaeus maximus. Kranialwärts setzt es sich als Fascia nuchae fort, kaudalwärts über das Steißbein, den Anus umrundend bis zum Perinealkörper (Fulcrum). Dieser perineale Achsendrehpunkt ist mit allen Faszien verbunden, wodurch sich die Zusammenarbeit der thoracolumbalen Faszie mit dem Diaphragma pelvis erklärt.

Übungen zur Dehnung der FTL: Bürzelwippen, sich Einrollen und Ausbreiten, seitliche Krabbe, Ventro-dorsale Dehnung über dem Therapieball.

Beginn: ca. ab der 6. Woche post operativ.

Übungsbeschreibungen und Abbildungen im Verlauf von myofaszialen Ketten befinden sich im Übungskapitel (➤ Kap. 11.3.10).

LITERATUR

Adler, K., Fengler, A.: Gesunde Faszien. Ihr Trainingsprogramm, Trias Verlag 2016

Bauer, J.: Warum ich fühle, was du fühlst. Intuitive Kommunikation und das Geheimnis der Spiegelneurone. Hoffmann und Campe 2005

Birbaumer, N., Schmidt, R. F.: Biologische Psychologie, 6. Auflage, Springer 2006

Bringeland, N. E., Boeger, D.: Narbentherapie, Elsevier Verlag, 2017

Damasio, A. R.: Ich fühle also bin ich – Die Entschlüsselung des Bewusstseins. 2. Auflage, List, München 2000

Dennmoser, S.: Faszien – Therapie und Training, Elsevier Verlag, 2016

Federspiel, K., Lackinger-Karger, I.: Kursbuch Seele, Kiepenheuer & Witsch, Köln 1996

Frankl, V. E.: Theorie und Therapie der Neurosen, 8. Auflage, UTB Reinhardt, München, Basel 1999

Gallese, V. et al.: Action recognition in the premotor cortex. Brain 119 (1996), 593–609

Guido F. Meert, Das Becken aus Osteopathischer Sicht, Urban & Fischer im Elsevier Verlag, 4. Auflage 2017

Habermann, G.: Stimme und Sprache, Thieme, Stuttgart 1978

Klein-Vogelbach, S.: Funktionelle Bewegungslehre, 5. Auflage, Springer, Berlin 2000

Klinke, R., Silbernagl S. (Hrsg.): Lehrbuch der Physiologie, Thieme, Stuttgart 1994

Köpp, G.: Leben mit der Stimme, 3. Auflage, Bärenreiter Verlag, Kassel, Basel, London, New York, Prag 1998

Krech, D., Cruchfield, R. S. u. a.: Grundlagen der Psychologie, Bechtermünz, Augsburg 1998

Lefraincois, G. R.: Psychologie des Lernens, Springer, Berlin 1986

Lehmann, G.: pt Zeitschrift für Physiotherapeuten, Richard Pflaum Verlag, Sept. 2017 S. 26–31

Paoletti, S.: Faszien, Urban & Fischer im Elsevier Verlag 2. Auflage 2011

Schleip, R., Findley, T. W., Chaitow, L., Huijing, P. A. (Hrsg.): Lehrbuch Faszien, Urban& Fischer im Elsevier Verlag 2014 (Comeaux, Z. S.287)

Schleip, R., Faszien Fitness, riva Verlag, 3. Auflage 2015

Schmitt, J. L.: Atemheilkunst, 6. Auflage, Humata Verlag, Bern 1981

Thomas W. Myers, Anatomy Trains, Urban & Fischer im Elsevier Verlag, 3. Auflage 2015

www.molinari-institut-of-health.org

KAPITEL

3

Renate Tanzberger

Funktionelle Anatomie

3.1 Das knöcherne Becken

Das Becken ist Ursprungsgebiet für Muskeln der unteren Extremität, des Abdomens und des Rückens; es verbindet Beine und Rumpf und fungiert als Bewegungsvermittler zwischen diesen beiden Körperabschnitten.

Das Becken balanciert auf den Köpfen der Hüftgelenke, sein Zustand potenzieller Bewegungsbereitschaft ergibt sich aus den Bewegungstoleranzen der Hüft- und Lendenwirbelsäulengelenke.

Das schüsselförmige Becken ist Sitz mehrerer Funktionssysteme. Es enthält Teile

- des Verdauungs- und Urogenitalsystems
- des endokrinen Systems (Ovarien und Testes)
- des Gefäß- und peripheren Nervensystems
- den Plexus sacralis, der im Beckenbereich den Wirbelkanal verlässt.

Darüber hinaus ist das Becken Ort der Befruchtung und der Geburt.

Die Knochen des Beckens

Ventral und lateral besteht das Becken aus den beiden *Ossa coxae* (rechtes und linkes Hüftbein), dorsal aus dem *Os sacrum* (Kreuzbein) und dem *Os coccygis* (Steißbein oder Schwanzbein) (➤ Abb. 3.1).

Das Os coxa ist entwicklungsgeschichtlich eine Verschmelzung der folgenden drei Einzelknochen (➤ Abb. 3.2):

- Os pubis (Schambein)
- Os ischii (Sitzbein)
- Os ilium (Darmbein). Dieses ist der größte und kranialste Teil des Hüftbeins.

Das Os sacrum ist eine Verschmelzung von 5 Sakralwirbeln.

Das Os coccygis besteht aus 3–6 rudimentären Wirbelsäulensegmenten, die in der Regel durch Synostosen verschmolzen sind.

Der *Beckenring* ist eine Rahmenkonstruktion, die Teil der unteren Extremität und des Rückens ist. Der feste Beckenring schützt die Organe des Beckens.

Gebildet wird der Beckenring von dem rechten und linken Hüftbein (*Ossa coxae*) und dem Kreuzbein (*Os sacrum*). Dorsal verbinden die straffen Sakroiliakalgelenke die Hüftbeine

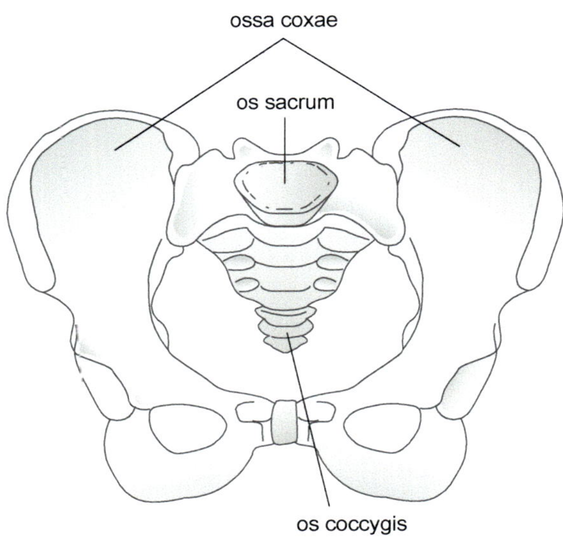

Abb. 3.1 Os sacrum, Os coccygis, Ossa coxae [L138]

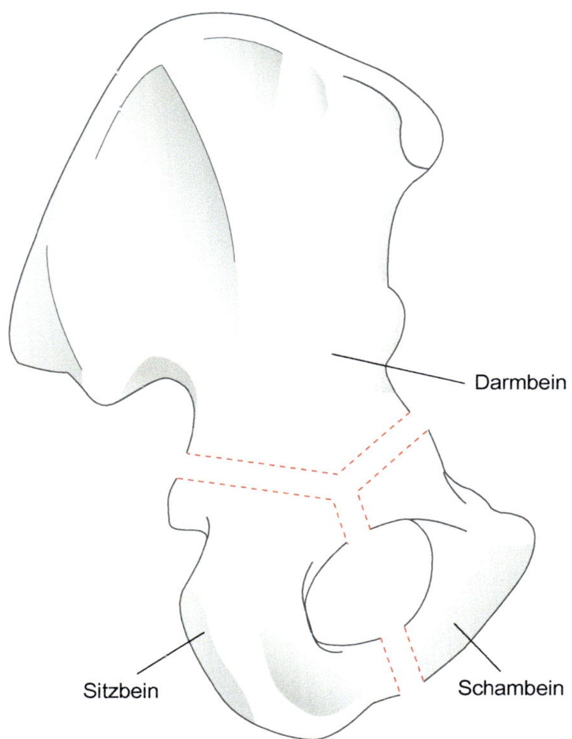

Abb. 3.2 Drei Anteile des Hüftbeins [L138]

mit dem Kreuzbein, ventral sind die Schambeinäste der Hüftbeine in der Symphyse verbunden.

Über die Sakroiliakalgelenke wird die kraniale Körperlast aufgefangen und auf die Symphyse und die Hüftgelenke übertragen.

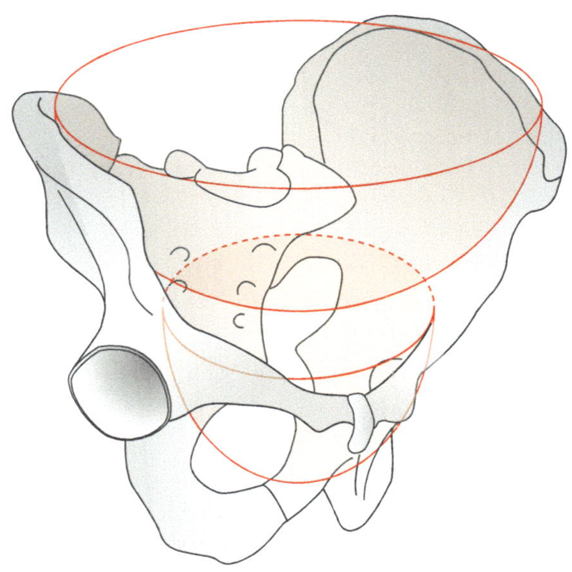

Abb. 3.3 Großes und kleines Becken [L138]

Großes und kleines Becken

Das Becken wird in ein großes (kranial gelegenes) und ein kleines (kaudal gelegenes) Becken unterteilt (➤ Abb. 3.3).

Die bogenförmige *Linea terminalis* trennt das große von dem kleinen Becken. Sie läuft vom Promontorium des Os sacrum beiderseits entlang der Linea arcuata (Knochenleiste an der Innenfläche der Darmbeine), weiter als pecten ossis pubis zum Oberrand der Symphyse, wo sie endet.

Die großflächigen Darmbeinschaufeln bilden die knöcherne Grundlage für das große Becken und den unteren Bereich der Bauchhöhle.

Die knöcherne Begrenzung des kleinen Beckens wird aus den Ossa coxae, seinen Anteilen Os pubis und Os ischii, dem Os sacrum und den Os coccygis gebildet. Die Schambeinäste begegnen sich in der Mitte in der Symphyse und schließen dort das kleine Becken nach vorne ab.

Die Gelenke des Beckens

Die *Symphyse* (Schambeinfuge oder Symphysis pubica) ist eine Synchondrose. Die aneinander grenzenden Knochenteile beider Schambeinanteile sind mit hyalinem Knorpel überzogen.

Der Symphysenspalt wird von einer faserknorpligen Scheibe ausgefüllt, dem Discus interpubicus. Oben wird der Spalt durch das Lig. pubicum superior, unten durch das Lig. arcuatum pubis überspannt.

Das *Sakroiliakalgelenk* (SIG, Kreuzbein-Darmbein-Gelenk) ist die größte Amphiarthrose (straffes Gelenk) des Körpers.

Die Facies auricularis des Os sacrum artikuliert mit der entsprechenden Gelenkfläche des Os ilium. Die Verbindung wird durch straffe Bänder gesichert, den Ligg. sacroiliaca interossea dorsalia und ventralia.

Die Spitze des Kreuzbeins (Apex ossis sacri) verbindet sich mit seiner kleinen Endfläche (Facies terminalis caudalis) und einer Zwischenwirbelscheibe mit der Facies terminalis coccygis des Steißbeins. Die synoviale Gelenkverbindung (Articulatio sacrococcygea) zwischen Kreuzbein und Steißbein ermöglicht das dorsale Ausweichen des Steißbeins. Die Beweglichkeit des Os coccygis ist altersunabhängig. Im Gegensatz zur früheren Lehrmeinung bleibt sie im Laufe des Lebens unverändert erhalten (Meert).

Kockzygeale Bewegungseinschränkungen können sich auf den Spannungszustand des Beckenbodens und der Sphinkter auswirken. Mögliche Folgen sind Schwierigkeiten bei der Geburt, Kontinenzprobleme und Dyspareunie. Als Therapie eignen sich Techniken aus der Osteopathie (➤ Kap. 11.2.9).

Über das Kreuzbein ist die Wirbelsäule mit dem Beckenring verbunden. Unter der Belastung des aufrechten Ganges würde der kraniale Teil des Kreuzbeins durch die Abknickung der Wirbelsäule (Promontorium) nach ventral ausweichen. Kräftige Verstärkungsbänder zwischen den Sakroiliakalgelenken verhindern diese Bewegung. Diese sog. Tragebänder sind:

- das *Lig. iliolumbale*, es spannt sich zwischen dem Processus costarius des 4. und 5. Lendenwirbels und dem Os ilii aus.
- das *Lig. sacrospinale*, es zieht als kräftiges Band von der Spina ischiadica zum Os sacrum und zum Os coccygis.
- das *Lig. sacrotuberale*, es zieht als kräftiges Band vom Tuber ischiadicum zum Os sacrum und zum Os ilium.

Erschütterungen und Stöße beim Gehen und Springen, die auf das Becken und die in ihm liegenden Organe einwirken, werden von den faszialen Knochenverbindungen gepuffert und abgefangen.

Während der Schwangerschaftsmonate lockern sich die gelenkigen bindegewebigen Verbindungen des Beckens (Symphyse und Sakroiliakalgelenke), was zur Nachgiebigkeit des Beckenrings führt. Nach Tittel erweitert sich dabei der sagittale Beckendurchmesser (*Conjugata vera*) um etwa 1 cm.

Während der Schwangerschaft und in den ersten Monaten der postpartalen Zeit sind durch Einwirkungen von außen (z. B. Stolpern) Verschiebungen des Beckenrings möglich. Unter der Geburt – vor allem in Rückenlage – können durch die Einwirkung von innen Dislokationen entstehen (➤ Kap. 7.4).

Beckenmaße im Stehen und ihre Veränderung unter der Geburt

Die Durchmessermaße des Beckeninnenraums sind für den Geburtsverlauf von großer Bedeutung. Die physiologischen Weiten für den Weg des Kindes durch das Becken werden von der mütterlichen Anatomie vorgegeben. Tabelle 3.1 zeigt geburtshilflich relevante Durchmesser und Abstände des Beckeneingangs und -ausgangs (vgl. ➤ Abb. 3.4, 3.5).

Die Conjugata vera kann indirekt ermittelt werden, indem man von der direkt messbaren Conjugata diagonalis 1,5–2 cm abzieht.

Die natürliche Passage des Kindes durch das mütterliche Becken wird durch die hormonelle Erweiterung des Beckenrings in der Schwangerschaft und durch die Akkommoda-

Tab. 3.1 Beckenmaße beim stehenden Menschen (nach Moll/Moll)

Ebene	Winkel bzw. Linie	Definition	Beckenmaß
Beckeneingangsebene	Beckenneigungswinkel (➤ Abb. 3.5 E)	Winkel zwischen der Beckeneingangsebene und der Horizontalen	60–70°
	Conjugata (vera) anatomica (➤ Abb. 3.4–5 A)	Abstand vom Promontorium zum oberen Symphysenrand (klinisch ohne Bedeutung)	12,0 cm
	Conjugata vera = Diameter conjugata (➤ Abb. 3.5 B)	kürzester Abstand zwischen Hinterfläche der Symphyse = Eminentia rectopubica und dem Promontorium (wichtig für die Geburtshilfe)	11,0 cm weibl.
	Conjugata diagonalis (➤ Abb. 3.5 C)	Distanz vom unteren Symphysenrand zum Promontorium	12,5 cm
	Diameter transversa des Beckeneingangs (➤ Abb. 3.4 C)	größter Abstand zwischen den beiden Lineae terminales, größter Querdurchmesser der Beckeneingangsebene	13,5 cm weibl.
	Diameter obliqua (➤ Abb. 3.4 B)	reicht vom Sakroiliakalgelenk bis zur schräg gegenüber liegenden Eminentia iliopubica	12,5 cm weibl.
Beckenausgangsebene	Conjugata recta, gerader Durchmesser des Beckenausgangs (➤ Abb. 3.5 D)	Abstand von der Steißbeinspitze zum Unterrand der Symphyse	9,0 cm weibl. (bzw. 11,0 cm unter der Geburt) 8,0 cm männl.
	Diameter transversa des Beckenausgangs	Abstand beider Sitzknochen	11,0 cm weibl. 8,5 cm männl.

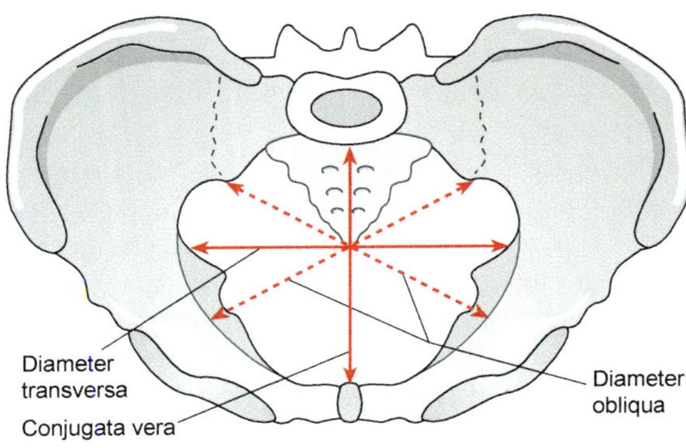

Abb. 3.4 Horizontalschnitt, Maße der Beckeneingangsebene:
Conjugata vera (11 cm)
Diameter obliqua (12,5 cm)
Diameter transversa des Beckeneingangs [L106]

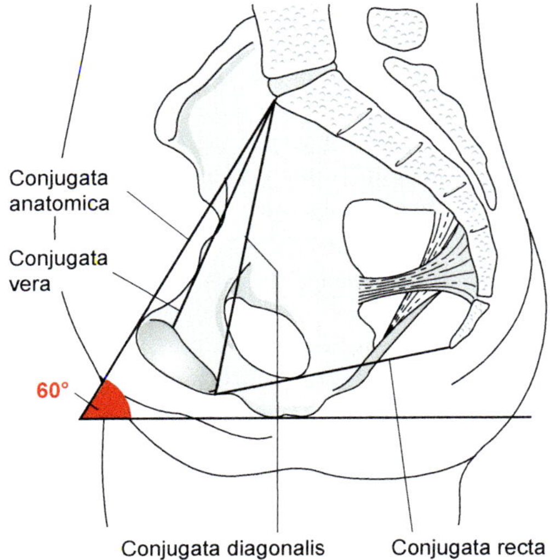

Abb. 3.5 Sagittalschnitt, Maße des kleinen Beckens: Conjugata (vera) anatomica (12 cm) Conjugata vera = Diameter conjugata (11 cm) Conjugata diagonalis (12,5 cm) Conjugata recta (9 cm bzw. 11 cm unter der Geburt durch Zurückweichen des Steißbeins) Beckenneigungswinkel (60°) [L106]

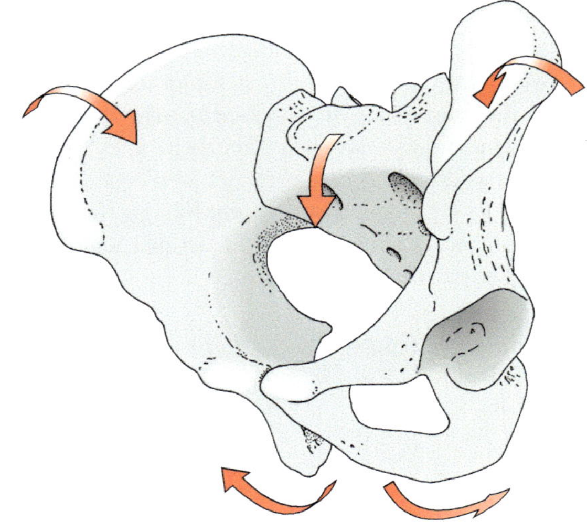

Abb. 3.6 Nutation des Sakrums mit In-Flare-Bewegung der Alae ossis ilii und Auseinanderweichen der Tubera ischiadica [L190]

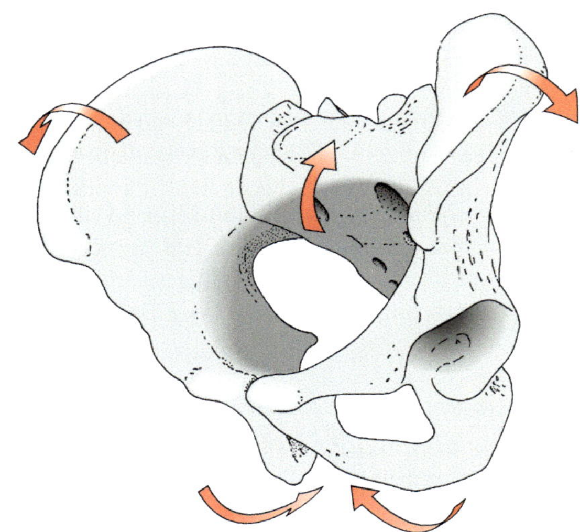

Abb. 3.7 Gegennutation des Sakrums mit Out-Flare-Bewegung der Alae ossis ilii und Annäherung der Tubera ischiadica [L190]

tion des kindlichen Kopfes unter der Geburt ermöglicht. Der Abstand von der Steißbeinspitze zum Unterrand der Symphyse (Conjugata recta = gerader Durchmesser) vergrößert sich unter der Geburt beim Durchtritt des kindlichen Kopfes um ca. 2 cm auf 11 cm.

Neben der Erweiterung der Beckendurchmesser kommt es zu vergrößerten Bewegungsmöglichkeiten der Beckenknochen gegeneinander. Von Bedeutung für die Passage des Kindes ist vor allem die Nutations- und Gegennutationsbewegung des Sakrums mit der Out-Flare- und In-Flare-Bewegung der Ilia (➤ Abb. 3.6, 3.7, vgl. ➤ Kap. 7.3):

- Die **Nutation** ist eine Nickbewegung des Kreuzbeins mit der Basis ossis sacri (seinem kranialen Teil) nach ventral. Es entsteht eine Horizontalisierung (Anteriosierung) des Sakrums um eine transversale Achse durch den Wirbelkörper bei S2. Die Nutation geht mit der In-Flare-Bewegung der Alae ossis ilii einher, d. h. bei Anteriorisierung des Sakrums kommen synchron die Alae ossis ilii näher zusammen, während sich der Abstand der Tubera ischiadica vergrößert.
- Die **Gegennutation** ist eine Nickbewegung des Kreuzbeins mit der Basis ossis sacri (seinem kranialen Teil) nach dorsal. Es entsteht eine Vertikalisierung (Posteriorisierung) des Sakrums. Die Gegennutation bewirkt zusätzlich die **Out-Flare-Bewegung,** d. h. bei Posteriorisierung des Sakrums weichen die Alae ossis ilii etwas auseinander, während die Tubera ischiadica näher zusammen kommen.

Entwicklungsgeschichtliche Aspekte

Interessant ist ein Vergleich der knöchernen Beckenformen und der funktionellen Bedingungen der Beckenausgangsstrukturen (Beckenbodenmukeln) zwischen dem Zweibeiner und dem Vierbeiner. Auf die besonderen Folgen der knöchernen und muskulären Anpassungen durch die menschliche Aufrichtung wird in Kap. 3.2 ausführlich eingegangen.

Am Beispiel des Gorillas weisen Schröder & Bender auf Unterschiede des Beckens, der Form der Wirbelsäule und der Belastung des Beckenbodens hin. Folgende Beckenknochen des Menschen übernehmen im Gegensatz zu denen des Gorillas körperliches Gewicht:

- **Os Ilium (Darmbein)**
  Das kräftige Os Ilium des Menschen ist breiter als das des Gorillas und nach kranial gerichtet.
  Mit seiner schaufelförmig ausladenden Fläche entsteht eine geeignete, Halt und Schutz gebende Unterlage für die Eingeweide der Bauchhöhle.
- **Achse der Lendenwirbelsäule, Kreuzbein und sein Vorgebirge (Promontorium)**
  Im Vergleich zur gradlinigen Wirbelsäulenachse des Gorillas besitzt die menschliche Wirbelsäule – durch die Aufrichtung – physiologisch bedingte Krümmungen. Die Lordose der Lendenwirbelsäule und die stärkere Ausbildung der Kreuzbeinhöhle bilden an der Vorderfläche des Kreuzbeins das *Promontorium* aus.
  Das Promontorium leitet kraniale von der Wirbelsäule kommende Lasten nach ventral um.
  Die Drucklast wird von der geneigten Symphyse sowie von der unteren Bauchwandmuskulatur übernommen. Weiterführend übertragen Beckenring und Sakroiliakalgelenke die Körperlast auf die Hüftgelenke.
  Die Wölbung der Kreuzbeinhöhle bildet zugleich ein schützendes Dach über den Organen des kleinen Beckens (Wahren). In seiner Höhle abgestützt liegt bindegewebig verankert das Rektum.
- **Os pubis (Schambein)**
  Die am Oberrand verbreiterte Knochenleiste des menschlichen Schambeins ist um ca. 45° zur Vertikalachse geneigt. Schambein und Wirbelsäulenachse des Gorillas dagegen stehen horizontal parallel zueinander.
  Die geneigte Position des Schambeins ergibt eine breite Knochenleiste, deren Innenfläche das Gewicht der Harnblase und bei der Frau zusätzlich das Gewicht des Uterus abstützt.
  Ein Teil der spontanen intraabdominellen Druckwellen (z. B. bei Hustenstößen und Niesexplosionen) werden bei aufrechter Körperhaltung von der schräg gestellten Schambeinfläche aufgenommen und *über* dem Niveau des Beckenbodens aufgefangen, was zur Druckentlastung beiträgt (➤ Kap. 11.2.5).

Beckeninklination und Hustenkontinenz – ein Zusammenhang?

Bei physiologischer aufrechter Körperhaltung ist das Becken nach vorne gekippt, so dass die Beckeneingangsebene, die durch die Linea terminalis gekennzeichnet ist, mit der Horizontalen einen Winkel von etwa 60–70° bildet. Dieser Winkel wird *Inclinatio pelvis* genannt (➤ Abb. 3.5).

Bei Änderung der Körperhaltung oder -lage variiert die Beckeninklination stark. Nach Tittel wird der Neigungswinkel im Sitzen und Liegen kleiner, er beträgt dann nur noch 25–30°.

Husteninkontinenz im Liegen ist – auch bei zuverlässiger Sphinkterkompetenz in aufgerichteter Stellung – ein häufig zu beobachtendes Phänomen. Im Liegen kann der physiologisch abgesenkte Tonus im urethralen Verschlusssystem und in der Bauchmuskulatur eine nach kaudal wirkende Hustendruckwelle nicht verarbeiten (➤ Kap. 11.2.5). Dies erklärt die mangelhafte reaktive, kontinenzsichernde aktive Drucktransmission auf Urethra und Analkanal (➤ Kap. 3.2 und 11.1.2).

Zudem ist vorstellbar, dass auch der veränderbare Winkel der Beckeneingangsebene funktionell Einfluss auf die Kontinenz oder die Inkontinenz hat. Ein vertikal stehendes Becken, dessen physiologisch geneigtes Kreuzbein den Zugang zum kleinen Becken einengt, überwölbt den Raum des kleinen Beckens dachförmig. In *aufgerichteter* Becken- und Wirbelsäulenposition leitet das Dachgewölbe des Kreuzbeins kaudal gerichtete Druckwellen nach ventral auf die Knochenleiste des Schambeins und auf die Unterbauchwand um, wo sie abgefangen und verarbeitet werden. Der mittlere und dorsale Abschnitt des Beckenbodens profitieren von dem Schutz des druckableitenden Kreuzbein-Daches; den ventralen Abschnitt entlastet die schräg gestellte Schambeinleiste.

Einige Druckwellen passieren nach kaudal den schmalen, offenen Raum zwischen Promontorium und den ventralen Strukturen (Schambein, Wand des Unterbauchs) und stimulieren die kontinenzsichernde, reflektorische Kontraktion des Beckenbodens (aktive Drucktransmission bzw. reaktiven Trampolineffekt beim Husten).

Die liegende Beckenposition verändert die schützende Beckeninklination und schwächt die kontinenzsichernden myofaszialen Faktoren ab. Hustendruckwellen können sich ungehinderter beckenbodenwärts fortpflanzen, Trampolin- und Katapulteffekte sind aufgehoben (➤ Kap. 2.9).

Die folgenden Faktoren erweisen sich dabei als ungünstig:

- Der Neigungswinkel zwischen Becken und Lendenwirbelsäule verkleinert sich.
- Das Promontorium verschiebt sich etwas nach dorsal, die Lendenlordose verringert sich.
- Durch den niedrigen Bauchmuskeltonus, speziell des Baucheinschnürers (M. transversus abdominis), ist die anhebende, druckentlastende Wirkung auf die Bauchorgane aufgehoben.

3

- Der vom Nabel zur Blase ziehende ligamentäre Strang, das Lig. umbilicalis medianum, entwickelt im Liegen keine Zugkraft.
- Der gesamte Beckenbodentonus ist für eine ausreichende Reflextätigkeit zu gering.

Die gleichen ungünstigen Parameter können zum unfreiwilligen Verlust von Harn führen, wenn im Sitzen und Stehen in kyphosierter Haltung gehustet wird.

Die Anatomie des weiblichen und männlichen Beckens im Vergleich

Hauptmerkmale der geschlechtsspezifischen Unterscheidung:
- Das weibliche Becken ist niedrig, breit und weit.
- Das männliche Becken ist hoch, schmal und eng.

Das weibliche Becken (➤ Abb. 3.8)

- Die Distanz zwischen den Spinae anteriores superiores ist größer.
- Die Symphyse (Schambeinfuge) ist breit und niedrig.
- Der Arcus pubis (Schambeinbogen) beträgt ca. 90–100°.
- Die Ausgangsebene des Arcus pubis ist 3–4 cm breit.
- Das Os ilium ist niedrig und breit.
- Das Os sacrum ist kurz, breit und flach-konkav.
- Der transversale Durchmesser der Eingangsebene zum kleinen Becken ist queroval und geräumiger.
- Die Beckenhöhle ist geräumiger.
- Der Beckenbodenausgang ist weit, Kreuzbein und Steißbein treten zurück.
- Das Os coccygis kann leichter nach dorsal gedrängt werden.
- Der Abstand zwischen den Sitzbeinknochen (Tubera ischiadicae) und den Hüftgelenkspfannen (Acetabula) ist größer.

Das geräumige weibliche Becken ist eine funktionelle Anpassung an den Geburtsvorgang.

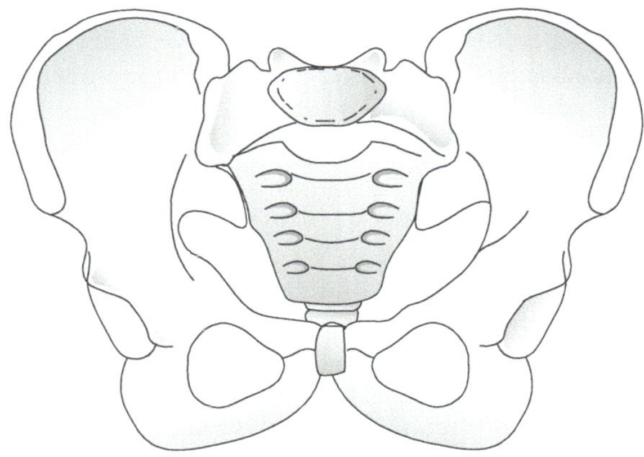

Abb. 3.8 Das weibliche Becken [L138]

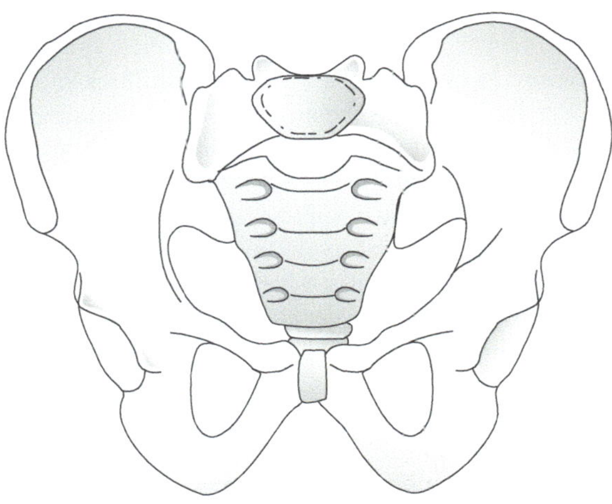

Abb. 3.9 Das männliche Becken [L138]

Das männliche Becken (➤ Abb. 3.9)

- Das Os sacrum ist lang, schmal und tief-konkav.
- Die Symphyse ist hoch und schmal.
- Der Angulus subpubicus (Schambeinwinkel) beträgt 70–75°.
- Das Os ilium steht steil und ist höher und schmaler.
- Die Acetabula (Gelenkpfannen des Hüftgelenks) stehen näher zusammen.
- Der Querdurchmesser der Eingangsebene zum kleinen Becken ist sagittal herzförmig.
- Der Beckenausgang ist eng, Kreuzbein und Steißbein treten mehr nach vorn, die Tubera ischiadicae (Sitzbeine) stehen näher zusammen.
- Die Beckenhöhle ist enger und höher.

3.2 Die Muskulatur des Beckenausgangs

Flächige Muskeln und deren Faszien schließen als kaudale Wandfläche die Beckenhöhle ab. Sie geben der Urethra, der Vagina und dem Enddarm Durchlass und Verankerung.

In diesem Kapitel werden auf der Grundlage der beschreibenden Anatomie die Aspekte der praktischen Anatomie hervorgehoben, um funktionelle Gesetzmäßigkeiten und therapierelevante Zusammenhänge zu erhellen.

Wenn nicht anders vermerkt, geht die beschreibende Anatomie des Beckenbodens von der vertikalen Haltung des Menschen aus.

Die normatone Position des Beckenbodens wird mit Hilfe der sog. Scipp-Linie gekennzeichnet, d.h. der sacro-coccygeal-inferior-pubic-point-line (➤ Abb. 3.10). Sie ist eine virtuelle Verbindungslinie zwischen dem Unterrand der Symphyse und dem oberen Rand des Os coccygis (bzw. dem Unterrand des 5. Sakralwirbels).

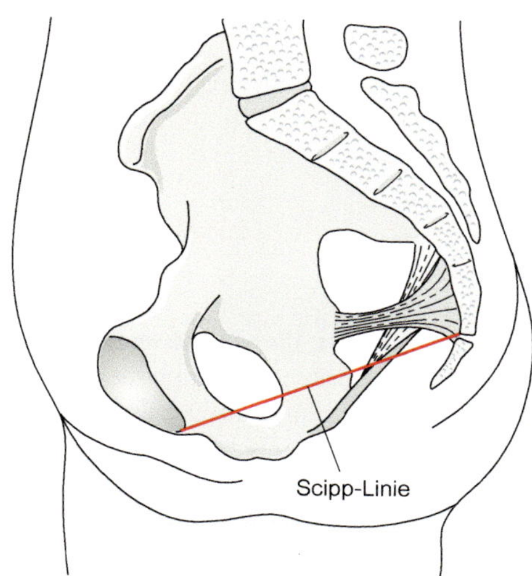

Abb. 3.10 Scipp-Linie [L106]

Bei einer gesunden Frau steht der Blasenboden oberhalb und parallel zu dieser Ebene (Linie) mit einem Abstand von etwa 1–2 cm. Die virtuelle Linie definiert den topographischen Verlauf des Diaphragma pelvis. In der Vergangenheit wurde der Deszensusgrad am Stand dieser Beckenbodenlinie bestimmt. Inzwischen wurden von der ISC (International Society of Continence) neue Parameter für den Deszensusgrad festgelegt (➤ Kap. 8.2).

Der Beckenboden – Funktion und Anpassung an extrinsische und intrinsische Forderungen

Nach ihrer Topographie werden die quergestreiften Muskeln des Beckenausgangs pauschal *Beckenbodenmuskeln* genannt. So verständlich und nützlich diese Bezeichnung im Alltag ist, so ungenau ist sie für ein funktionelles Verständnis der Muskelgruppe. Denn der Begriff *Beckenboden* reduziert die unterschiedlichen Funktionen der Muskeln des Diaphragma pelvis auf die Bodenfunktion, d. h. auf eine von unten flächig tragende bzw. abstützende Leistungskraft. Der beim Menschen nach kaudal gerichtete Beckenausgang wird topographisch zum Boden der „Beckenschüssel", *ohne* für diese Funktion geschaffen zu sein.

Phylogenetisch haben sich beim menschlichen Zweibeiner die großflächigen Beckenschaufeln (Ossa ilii), die schräg gestellte Leiste des Os pubis, die konkave Innenfläche der Kreuzbeinhöhle für die Übernahme von Organgewichten entwickelt (➤ Kap. 3.1). Die Tragekraft des leicht gewölbten Unterbauchs wurde zudem durch die sehnige Linea alba (Mittellinie im großen Sehnenblatt der Bauchwand), dem sog. *Sternum der Bauchdecke,* verstärkt.

Im kleinflächigen Beckenboden entstehen – bedingt durch die Passage von drei (Frau), bzw. zwei (Mann) Ausführschläuchen – Lücken im Muskelsystem.

Seine spezialisierten Bewegungsleistungen sind u. a. die reaktiven bzw. reflektorischen Rückstoßbewegungen bei intraabdominellen Druckerhöhungen (Trampolinaktivität, Katapulteffekt) sowie im Ablauf des Geburtsgeschehens das weite Öffnen und wieder Schließen des Hiatus genitalis.

Der Beckenboden arbeitet funktionell als elastisches muskuläres Diaphragma (s. u.). Wäre es die Aufgabe der Beckenbodenmuskeln, gleichzeitig die Beckenorgane zu tragen, könnte keine dieser differenzierten Bewegungen stattfinden. Die Voraussetzungen für die spezialisierten Bewegungsleistungen des Beckenbodens sind gegeben, da andere knöcherne und myofasziale Strukturen die Gewichte aufnehmen und verarbeiten.

Der Beckenboden – ein elastischer Gurt

Faser- und Zugrichtung der wesentlichen Beckenbodenmuskeln zusammen mit dem Lig. anococcygeum weisen eher auf eine gurtende als tragende Funktion hin, deren kaudale Spannkraft die höher gelegenen Beckenorgane wie ein Paket (s. o. Scipp-Linie) zusammenhält. Der sog. Beckenbodengurt sichert, zusammen mit dem Tonus der Bauchwand und dem von außen einwirkenden atmosphärischen Luftdruck (Richter), die regelrechte Topographie der Beckenorgane (➤ Abb. 3.11).

Beim täglichen Miktions- oder Defäkationsvorgang gibt der Beckenbodengurt durch Tonusherabsetzung elastisch nach, er senkt sich um einige Millimeter, die Entleerungskanäle öffnen sich. Bei Beginn der Speicherphase verkürzen sie sich unter nervaler Steuerung und heben das Muskelsystem wieder an (M. levator ani).

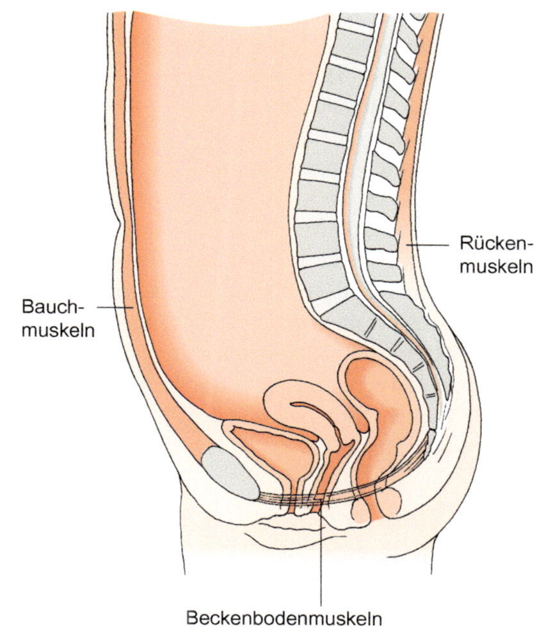

Abb. 3.11 Beckenbodengurt, elastische Weichteilbrücke zwischen Bauch- und Rückenmuskeln [L190]

Drücke aus dem Bauchraum (Hustenattacken) werden durch den elastischen Gurt abgefangen (Trampolinaktivität, Katapulteffekt).

In bewundernswerter Anpassung an den Geburtsvorgang lässt sich der Beckenbodengurt dehnen, weiten und öffnen.

Die Vorstellung des Beckenbodens als elastischer Gurt mit „Gummibandeffekt" gibt während der Übung den unterstützenden Impuls für Bewegungsauslösung und -richtung.
Bei Becken-Abwalzbewegungen auf dem Beckenboden-Therapieball unterstützt das sprachliche Bild „elastische Weichteilbrücke" die Visualisierung des Diaphragma pelvis. Der zugurtende Bewegungsablauf (Gurtfunktion) kann dadurch leichter reaktiviert werden.

Phylogenetisch entstammen die Muskeln des Beckenbodens zwei verschiedenen Ursprüngen. Die Muskeln des Diaphragma pelvis (inneres Beckenzwerchfell) werden von Schwanzmuskeln, die Muskeln des Diaphragma urogenitale (äußeres Beckenzwerchfell) und des Perineums von dem embryonalen M. sphincter cloacae (Kloakenringmuskulatur) abgeleitet.

Die Muskulatur des Beckenausgangs hat mehrere Funktionen, die sich im Laufe der Stammesgeschichte gewandelt haben. Die ursprünglich schwanzbewegende Muskulatur wurde zur Halte- und Verschlussmuskulatur des Rektums und die Kloakenverschlussmuskulatur zur Halte- und Verschlussmuskulatur des Urogenitalsystems.

Diaphragma bedeutet quere Scheidewand oder Zwerchfell. Die größten Diaphragmen des menschlichen Körpers bestehen aus myofaszialen Geweben. Hierzu gehören das Diaphragma pelvis, Diaphragma urogenitale (Perineale Membran) und Diaphragma oris (Mundboden). Das elastische pulmonale Diaphragma oder Lungenzwerchfell ist eine bewegliche, großflächige Muskel-Sehnen-Scheidewand, sie trennt die Brusthöhle von der Bauchhöhle.

Die queren myofaszialen Scheidewände des Beckenausgangs, die Beckenzwerchfelle, sind bewegliche Trennwände zwischen dem Becken-Bauchraum und der Außenwelt. Das Muskelsystem der beiden Diaphragmen bildet eine elastische Weichteilbrücke zwischen den Rückenmuskeln und den Bauchmuskeln, zwischen Schambein und Steißbein.

Urethra, Vagina und Analkanal durchziehen die Diaphragmen, wobei ihre muskulären Verschlüsse (Mm. sphincter urethrae externus und ani externus) eng mit den Fasern der Diaphragmen verbunden sind. Diaphragmen und quergestreifte Sphinkter arbeiten funktionell als Einheit (Beckenboden-Sphinkter-Einheit).

Die Leistungsfähigkeit der Beckenboden-Sphinkter-Einheit wird im Normalfall täglich trainiert:

- durch Anpassungen an die Funktionen des unteren Harntrakts (Speicherzeit ist Trainingszeit!)
- durch Anpassungen an die Funktionen des Verdauungssystems
- durch Mitbewegungen bei Bewegungs- und Haltungsveränderungen in der Fortbewegung, denn der Schichtungsdruck des Bauchinhalts muss konzentrisch von kaudal nach kranial abgefedert werden.
- durch Mitbewegungen bei Phonationen, z. B. Sprechen, Rufen, Lachen, Singen.

Diaphragma urogenitale bzw. Perineale Membran

Die äußere Muskelstruktur, die sich im ventralen Abschnitt des Beckenausgangs zwischen Symphyse und unteren Schambeinästen bis hin zum Tuber ischiadicum erstreckt, wird in Fachbüchern anatomisch und strukturell unterschiedlich beschrieben.[1]

Die herkömmliche, etablierte Bezeichnung lautet Diaphragma urogenitale. Die Nomina anatomica (1981) stellte in einer Fußnote fest, dass „das gewöhnlich beschriebene und abgebildete sandwichartige Diaphragma urogenitale nicht existiert". Neuere anatomische Beschreibungen setzen die „Perineale Membran" an die Stelle des Diaphragma urogenitale; dabei änderte sich aber nicht nur die Bezeichnung, sondern auch die Bewertung ihres anatomischen Aufbaus, z. B. wurde die Eigenständigkeit der Mm. transversus profundus et superficialis in Frage gestellt. Dennoch konnte sich die Bezeichnung Perineale Membran noch nicht fest etablieren. Es ist immer noch von den Muskelindividuen des Diaphragma urogenitale die Rede. In denselben Lehrbüchern finden sich Beschreibungen in gemischter Form. In diesem Kapitel werden die Perineale Membran und das Diaphragma urogenitale nacheinander beschrieben und später nebeneinander genannt, um die Unklarheit zu begrenzen.

Perineale Membran

Die Perineale Membran wird als dreieckige Struktur aus dicht gepackten fibromuskulären Gewebsanteilen (Bindegewebe und Muskulatur) beschrieben, welche die ventrale Hälfte des Beckenausgangs überspannt.

Vagina und Urethra passieren die Membran und werden in ihr verankert.

Kranial der Perinealen Membran liegt der quergestreifte *urogenitale Sphinkter,* der die Urethra komprimieren kann und als Blasenverschlussmechanismus die Kontinenz gewährleistet (➤ Kap. 3.3 und ➤ Kap. 5.1).

Diaphragma urogenitale

Im Gegensatz zur Perinealen Membran werden dem älteren anatomischen Modell des Diaphragma urogenitale die drei Muskelindividuen M. transversus perinei profundus, M.

[1] Hinweise zur Nomenklatur: In den letzten zwei Jahrzehnten hat sich die anatomische Nomenklatur verändert. In der aktuellen Fachliteratur werden die neuen Bezeichnungen jedoch nicht durchgängig benutzt. Der Prozess der Adaptation scheint noch nicht abgeschlossen zu sein.

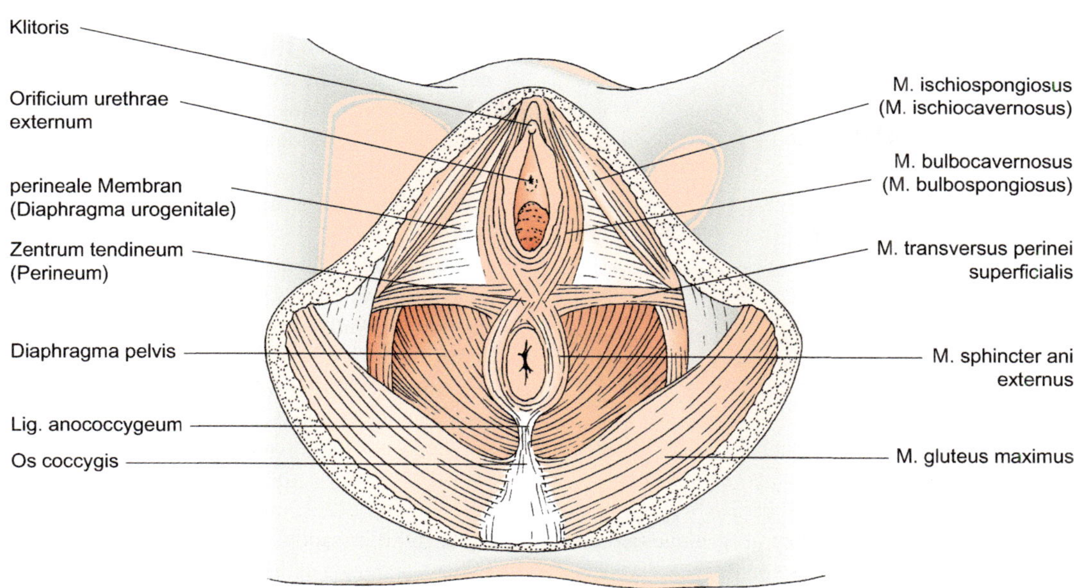

Abb. 3.12 Diaphragma urogenitale bzw. Perineale Membran [L190]

transversus perinei superficialis und M. sphincter urethrae externus zugeordnet (➤ Abb. 3.12).

M. transversus perinei profundus

Dieser Muskel bildet den Hauptbestandteil des Diaphragma urogenitale.

- *Ursprung:* Symphyse, untere Äste des Os pubis (Ramus ossis ischii und Ramus inferior ossis pubis). Der Muskel ist im Schambeinbogen trapezförmig ausgespannt. Vorne verstärken ihn zwei Bänder: Ligg. transversum perinei und arcuatum pubis.
- *Ansatz:* Tuber ischiadicum und mit einigen Fasern einstrahlend in das Perineum (Damm)
- *Funktion:* Verschluss der Levatorpforte (s. u.), Kompression der Urethra, Spannung des Centrum tendineum perinei
- *Innervation:* Das Diaphragma urogenitale bzw. die Perineale Membran wird von Ästen des N. pudendus (S2–4) (Rr. Musculares der Nn. perinei) innerviert.

Seitlich von der Harnröhre, in die Fasern des M. transversus perinei profundus eingebettet, liegen bei der Frau die zwei Bartholini-Drüsen. Sie münden mit ihren Öffnungen auf der Innenfläche der kleinen Schamlippen und befeuchten diese. Histologisch gleichen sie völlig den zwei Cowper-Drüsen des Mannes (➤ Kap. 4.1), deren lange Ausfuhrgänge in die Pars spongiosa der Harnröhre münden.

M. transversus perinei superficialis

- *Ursprung:* dorsal an den Sitzbeinen, Abspaltung aus den Mm. transversus perinei profundus
- *Ansatz:* Verschmelzung mit dem Muskel der Gegenseite und dem M. sphincter ani externus
- *Funktion:* Die Muskeln beider Seiten spannen das Diaphragma urogenitale.
- *Innervation:* Muskeläste des N. pudendus (S2–4).

Der Muskel stellt als Hinterrand des Diaphragma urogenitale die letzte Barriere während der Geburt beim Durchtritt des Kindes dar. Im Moment der Geburt erleichtern Hebammen den Durchtritt des Köpfchens ggf. mit manueller Dehnung.

M. sphincter urethrae externus (Rhabdosphincter urethrae)

(➤ Abb. 3.13)

Bei der Frau liegt der Schließmuskel der Harnröhre innerhalb des M. transversus perinei profundus. Oelrich (in: Richter) beschreibt einen proximalen und distalen urethralen Schließmuskel (➤ Kap. 3.4).

- *Funktion:* willkürlicher Verschlussmuskel der Urethra. Bei der Miktion wird der muskuläre Verschluss vegetativ und psycho-somatisch hypoton eingestellt.
- *Innervation:* Der externe Schließmuskel der Harnröhre besitzt wahrscheinlich eine somatische, eine sympathische und eine parasympathische Innervation (El-Badawi und Schenk). Auf diese Weise erklärt sich, dass die Kontinenz selbst bei Zerstörung des inneren Blasensphinkters erhalten bleibt. Ein nur quergestreifter Muskel wäre zu einer permanenten Halte- und Kontraktionsfunktion ohne Ermüdung kaum fähig.

Weitere Muskeln im kaudalen Beckenausgangsbereich

Die folgenden Muskeln wurden in der älteren Literatur zum Diaphragma urogenitale gezählt. Die Vorstellung der Peri-

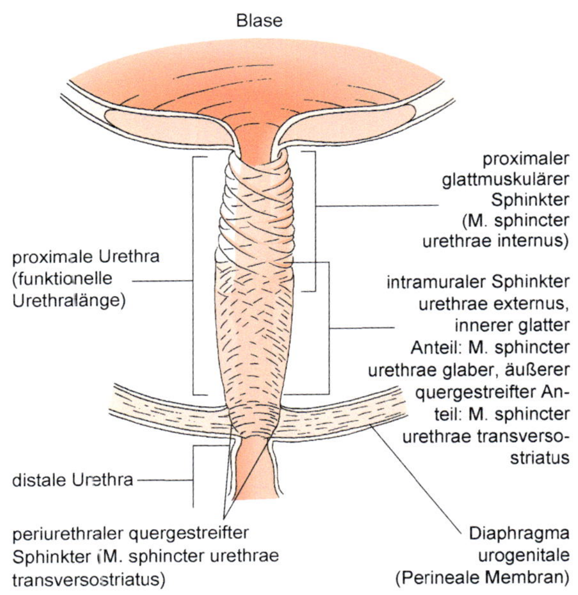

Abb. 3.13 Proximale Harnröhre mit glattem inneren Sphinkter und quergestreiftem äußeren Sphinkter [F495]

nealen Membran kennt keine einzelnen Muskelindividuen; ich beschreibe sie demnach als Muskeln im kaudalen Beckenausgangsbereich.

M. bulbocavernosus (Frau)

- *Ursprung:* Corpus cavernosum clitoridis, Centrum tendineum perinei
- *Ansatz:* Fascia diaphragmatis urogenitalis inferior, M. sphincter ani externus
- *Lage:* unter dem Diaphragma urogenitale
- *Verlauf:* Der Muskel umrundet den Scheideneingang und zieht über die Glandula vestibularis major (Bartholini-Drüsen). Er befestigt den Venenplexus des Bulbus vestibuli (Schwellkörper des Scheidenvorhofs) am Diaphragma urogenitale.
  Fasern laufen zu beiden Seiten der Vagina bis zum Ansatz an der Corpora cavernosa clitoridis. Fasziengewebe kreuzt über den Körper der Klitoris und komprimiert die tiefe dorsale Vene.
  Dorsal ist der Muskel mit dem Perineum verbunden, wo er sich mit den Fasern des externen analen Sphinkters verbindet.
- *Funktion:* Bei der Frau kontrahiert er sich bei sexueller Stimulation, verengt den Scheideneingang und verhindert Harnabgang bei sexueller Erregung.

Der M. bulbocavernosus verbindet sich mit den Mm. transversus perinei profundus und sphincter ani externus, woraus sich die Wirkung des Bulbokavernosusreflexes erklären lässt (➤ Kap. 4.2, 11.1.2).
Diesen Reflex nutzt die (kurzfristige) Aufschubstrategie *Fingerdruck gegen Blasendruck* (➤ Kap. 11.2.6 A).

M. bulbocavernosus (Mann)

- *Ursprung:* Centrum tendineum perinei, mediane Raphe der Unterfläche des Bulbus
- *Ansatz:* Corpus spongiosum penis
- *Lage:* seitlich unter dem Diaphragma urogenitale
- *Verlauf:* Der Muskel zieht zum Penis und umschlingt den Bulbus penis, den er am Diaphragma urogenitale befestigt.
- *Funktion:* Durch Kompression der oberflächlichen Penisvene und des Corpus spongiosum penis wird die Erektion unterstützt. Außerdem unterstützt der Muskel die Ejakulation.
  Er verengt willkürlich oder reflektorisch die Urethra und entleert zum Abschluss der Miktion, wenn sich die Blase bereits geschlossen hat, den restlichen Urin aus der Harnröhre.

M. ischiospongiosus

- *Ursprung:* Ramus ossis ischii
- *Ansatz:* Tunica albuginea clitoridis bzw. penis
- *Lage:* seitlich vom M. transversus perinei profundus. Umhüllt das Corpus cavernosum clitoridis bzw. penis (Schwellkörper)
- *Funktion:* Beim Mann drückt er durch Kompression der Crura penis (Peniswurzel) das Blut in den Schwellkörper, wodurch die Erektion willkürlich verstärkt wird.
- *Innervation:* Die Mm. sphincter urethrae externus, bulbocavernosus und ischiospongiosus werden vom N. pudendus (S 2–4) innerviert.

Centrum tendineum perinei (Sehnenzentrum des Damms)

- *Lage:* zwischen Vagina und Analkanal

Es ist eine muskuläre Verbindung aus Fasern der Mm. transversus perinei profundus und superficialis mit dem M. bulbocavernosus, die sich hier mit dem M. levator ani treffen. Sie bilden eine feste, aber nachgiebige Muskelfläche, die mit der Kapsel der Prostata bzw. mit der Vagina in Verbindung steht und ihnen Halt gibt. Der Damm der Frau ist viel kürzer als der des Mannes.

Bei Kontraktion des M. levator ani verlagert sich das Centrum tendineum nach innen; was durch die Übung *Schlussaktion* (➤ Kap. 11.3.6 B) erlernt werden kann.

EXKURS

Der LFG-Komplex und sein Einfluss auf das Dranggeschehen

Die Abkürzung enthält die Anfangsbuchstaben folgender Strukturen: **L**evator ani, **F**ossa ischioanalis und **G**lutaeus maximus, die eine funktionelle Einheit bilden **(LFG-Komplex).**

Untersuchungen (Studie Moskau/München/Innsbruck 2001) mit Hilfe der Magnetresonanztomographie (MRT) belegen elektromyographisch und unter Sichtkontrolle morphologische Verbindungen zwischen dem M. levator ani und dem M. glutaeus maximus (GHI Referateband). Der sog. LFG-Komplex ist ein funktionelles Netzwerk von Septen zwischen den beiden Muskeln und der überlappenden Innervation aus S2. Die synergistische Funktionsweise wird über die Fossa ischioanalis vermittelt (➤ Kap. 3.3).

Dieser Zusammenhang erklärt den Spannungstransfer, d. h. die verstärkende Wirkung des M. glutaeus maximus auf den M. levator ani. In Belastungssituationen lässt sich die Kraft des M. glutaeus maximus durchaus als „Notbremse" zur Bewältigung von Drangsituationen einsetzen. Die therapeutischen Übungen *Der Boden gibt die Kraft zurück* (➤ Kap. 11.3.6 A) und *Die Rückhandbremse* (➤ Kap. 11.3.9 J) sprechen den LFG-Komplex besonders deutlich an.

Trotzdem sollte eine bewusst inszenierte massive glutäale Anspannung nicht im Vordergrund des Übens bei Sphinkterinkompetenz stehen oder gar spezielle Beckenbodenübungen ersetzen. Zielführend während der Übung ist die kinästhetische Verbindung zum M. levator ani bzw. zum Schließmuskel.

Diaphragma pelvis

Das Diaphragma pelvis besteht aus dem M. levator ani, dem M. coccygeus und dem M. sphincter ani externus (➤ Abb. 3.14). Nach morphologischen Gesichtspunkten besteht der M. levator ani seinerseits aus den folgenden drei Muskeln:

- M. pubococcygeus
- M. puborectalis
- M. iliococcygeus.

Die kraniale (pelvine) Oberfläche des Diaphragma pelvis wird von der Fascia diaphragmatis pelvis superior, einer Fortsetzung des parietalen Teils der Fascia endopelvina, bedeckt. Die kaudale (perineale) Unterfläche des Diaphragma pelvis ist Teil des Perineums; sie wird von der Fascia diaphragmatis pelvis inferior überkleidet (➤ Kap. 3.3). Nach Lierse gehören die Faszien des M. levator ani zum Beckenboden-Halte-Apparat.

Diaphragma urogenitale und Diaphragma pelvis sind durch lockeres Bindegewebe voneinander getrennt und daher verschieblich. Bei einer Geburt werden die Diaphragmen auseinandergedrängt und ermöglichen dadurch den Durchtritt des Kindes.

M. pubococcygeus

- *Ursprung und Lage:* Die medialen Fasern des rechten und linken M. pubococcygeus kommen von der Innenfläche des Schambeins. Die lateralen Fasern entspringen im Bereich des Foramens obturatum, *nicht* von einem Knochenteil, sondern von einer Verdickung der Faszie des M. obturatorius internus, die auch Arcus tendineus m. levatoris ani (Kurzform Arcus tendineus = Bogensehne) genannt wird.
- *Ansatz:* Os coccygis und Lig. anococcygeum (Aftersteißbeinband), das an der Vorderfläche des Steißbeins verankert ist

  Einige Fasern strahlen ins Centrum tendineum perinei (Lierse) ein. Andere Fasern ziehen weiter nach dorsal und verbinden sich hinter dem Rektum mit den kontralateralen Faserbündeln. Sie bilden zusammen mit sehnigen Ausläufern des M. puborectalis die Levatorplatte (s. u.).
- *Funktion:* Mit seinen weitläufigen sehnigen Ursprüngen und seiner elastischen Aufhängung am Os coccygis besitzt der M. pubococcygeus eine besondere levatorische und deszendierende Beweglichkeit. Beispiele für die zwei unterschiedlichen Bewegungsleistungen und Bewegungsrichtungen sind die schnelle reflektorische Trampolinaktivität (elastische Rückfederung) beim Husten und die deszendierende Bewegung bei der Entleerung und unter der Geburt. Die Kontraktion der Mm. pubococcygei hat Einfluss auf die Gegennutionsbewegung des Kreuzbeins.

Schnelle rückfedernde Bewegungen des M. pubococcygeus finden als reflektorische Antwort auf plötzliche Druckereignisse im Bauchraum statt (sog. Trampolinaktivität bzw. Katapulteffekt des M. pubococcygeus).

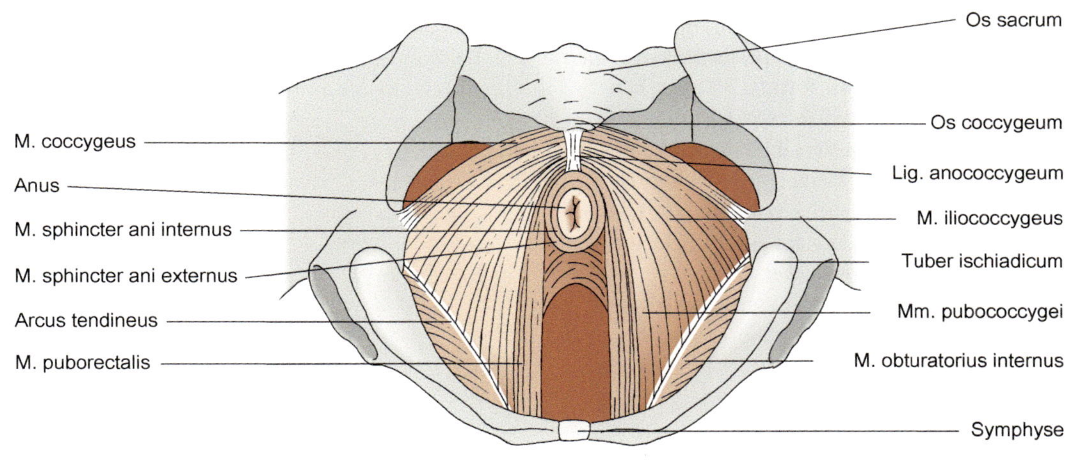

Abb. 3.14 Diaphragma pelvis [L190]

Langsame deszendierende Bewegungen in exzentrischer Muskelspannung finden statt bei:
- der Geburt (10–15 cm)
- der Defäkation (2–3 cm)
- der Miktion (ca. 0,5 cm).

Die *Gurtfunktion*, die der M. pubcoccygeus zwischen Os pubis und Os coccygis einnimmt, sichert die regelrechte Topographie der Beckenorgane und somit ihre physiologische Funktionsstellung. Der Zusammenhalt der Organe ist eine wesentliche Voraussetzung der Harn- und Stuhlkontinenz.

Beim Orgasmus spannt sich der muskuläre Gurt reflektorisch an, verengt die Vagina und die Öffnungen von Urethra und Analkanal und sichert die urorektale Kontinenz (➤ Kap. 11.1.2).

M. puborectalis

Die Mm. puborectales liegen am weitesten medial im Raum des kleinen Beckens.

- *Ursprung und Verlauf:* Die breiten Muskelbäuche entspringen von der Innenfläche der Schambeine (Ramus inferior ossis pubis) ca. 1 cm rechts und links neben der Symphyse. Sie verlaufen bei der Frau entlang der Vaginalwände nach dorsal und durchflechten sich hinter dem Rektum zu einer Schlinge, der sog. *Puborektalschlinge.* Fasern der Schlinge schließen die Urethra, die Vagina bzw. die unteren Teile der Prostata ein.
- *Funktionen:* Der M. puborectalis ist der kräftigste Muskel des Diaphragma pelvis (Richter). Seine schlingenartige Kontraktion hebt den M. pubococcygeus, mit dem er verbunden ist, an. Gleichzeitig zieht er das Rektum, die Vagina und den urethrovesikalen Übergang nach vorne oben (Levatorfunktion).
  Die schnelle Kontraktion der Puborektalschlinge presst die Darmwände bei Druckeinwirkungen aneinander.
  Das Darmrohr wird durch den Zug der Schlinge in Richtung Schambein abgewinkelt, wodurch der sog. *Kontinenzwinkel* verkleinert und das Darmrohr verschlossen wird:
  - Während der Verdauungs- und Speicherphase, d. h. im kontrahierten Ruhezustand, formt die Puborektalschlinge einen Kontinenzwinkel von 90°.
    Bei Bedarf einer erhöhten Verschlusskontraktion (Stuhldrang, Husten), verkleinert sich der anorektale Ruhewinkel durch willkürliche bzw. reflektorische Anspannung auf ca. 70°. Es entsteht ein zusätzlicher rektaler Verschluss (additiver Knickverschluss).
    Bei Beginn der Defäkation vergrößert sich durch die reflektorische Tonussenkung der Puborektalschlinge der anorektale Winkel auf ca. 130°. Das Rektum streckt sich, Stuhl kann sich in die Passagerichtung bewegen (➤ Abb. 3.15).
  - Die reflektorische Verkürzung der Puborektalschlinge bewältigt den Stuhldrang bei Druckerhöhungen im Darm, bis ein geeigneter Ort zur Entleerung vorhanden ist.
  - Die Verkürzungsspannung des Muskels sichert die Wind- und Stuhlkontinenz beim plötzlichem Druckaufbau im Bauchraum.
  - Die mit der Urethra verbundenen Fasern der Puborektalschlinge sichern durch Kompression gemeinsam mit dem M. sphincter urethrae externus auch die Blasenkontinenz. Lierse (in v. Lanz/Wachsmuth) beschreibt den M. puborectalis als wesentlichen Kontinenzmuskel.

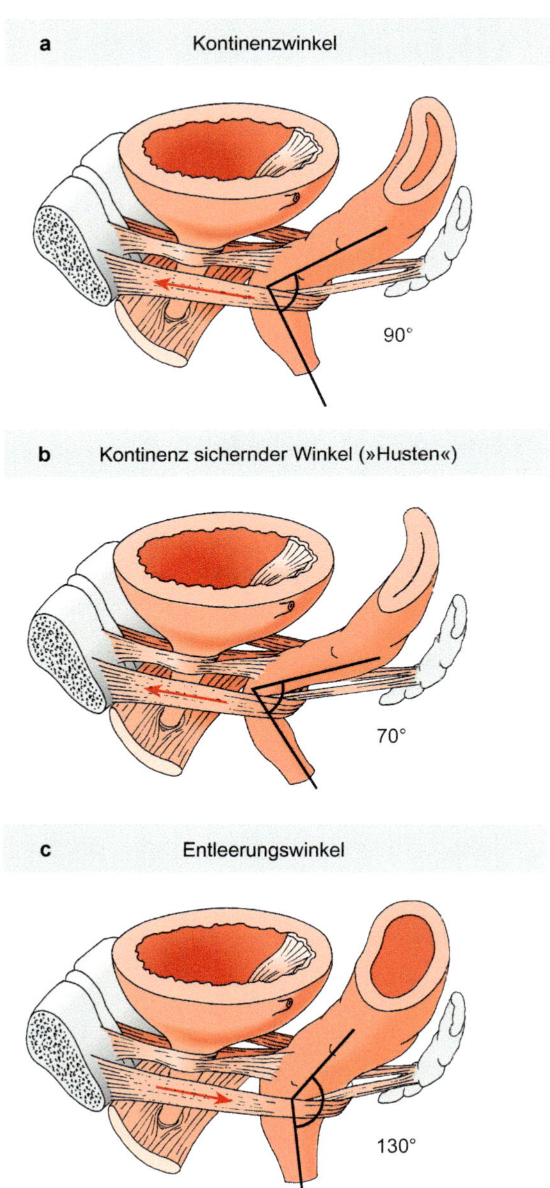

Abb. 3.15a–c Puborektalschlinge in verschiedenen Spannungszuständen; a) Kontinenzwinkel (Ruhewinkel) ca. 90°, b) Kontinenz sichernder Winkel beim Husten ca. 70°, c) Entleerungswinkel ca. 130° [L190]

Hiatus urogenitalis (Levatorpforte)

Die beiden Levatorschenkel des M. puborectalis begrenzen den Hiatus urogenitalis (Levatorpforte); dies ist ein dreiseitiger Spaltraum, der unter der Symphyse frei bleibt.

Bei der Frau verlaufen Urethra und Vagina durch den Hiatus urogenitalis. Beim Durchtritt durch den Hiatus verändert die Vagina ihre Richtung um 60–70° (Richter). Verbunden und abgestützt von den Levatorschenkeln verläuft sie nach dorsal Richtung Sakrum.

Der Hiatus urogenitalis, das „Tor zur Welt", wird wegen seiner Störanfälligkeit auch als physiologische Hernie (Bruchpforte) angesehen. Diese naturgegebene Schwachstelle (Richter) ist ein locus minoris resistentiae im muskulären Bereich des weiblichen Beckenausgangs (Prolapsgefahr).

Das Risiko für Senkungsbeschwerden ist dadurch potenziell erhöht. Daher ist das Erlernen neuer Bewegungsabläufe zur Entlastung des Beckenbodens (→ Alltagssanierung) ein wichtiges Anliegen der präventiven Medizin (➤ Kap. 11.4).

> Bei Kontraktion des M. levator ani (Mm. pubococcygeus und puborectalis) wird der Hiatus urogenitalis verschmälert und die Vagina von den Seiten eingeschnürt (z. B. durch sämtliche Gurtübungen und durch die *Aprikosenübung* ➤ Kap. 11.3.6 C).

Hiatus analis (Analkanal)

Der Analkanal durchzieht im Hiatus analis das Diaphragma pelvis. Fasern der Levatorschenkel umfassen den Enddarm und fixieren ihn im analen Hiatus. Direkt unterhalb der Levatorschenkel schließt sich der M. sphincter ani externus an.

M. iliococcygeus

- *Ursprung:* am Os ilium, an der entsprechenden dorsalen Partie des Arcus tendineus m. levatoris ani und an der Spina ischiadica
- *Ansatz:* am Steißbein; teils kreuzen und vereinigen sich die Fasern mit denen der Gegenseite. Weitere Fasern strahlen in das Lig. anococcygeum ein.
- *Funktion:* Zusammen mit der Puborektalschlinge heben die Mm. iliococcygei die Levatorplatte an. Der Anus steigt an, wobei die Hinterwand des Darms gegen seine Vorderwand gepresst wird. Dabei wird der Kontinenzwinkel unterstützt.

Levatorplatte

Die Region des M. levator ani zwischen Anus und Steißbein heißt im klinischen Sprachgebrauch Levatorplatte.

Die unpaarige Levatorplatte besteht je nach Ausbildung der Muskelindividuen aus einer verschiedenen Anzahl von „Blättern" (fünf Blätter des M. pubococcygeus und zwei Blätter des M. puborectalis), die an der Vorderseite des Kreuzbeins und Steißbeins teils an der Steißbeinspitze oder an der Rückseite des Steißbeins haften (➤ Abb. 3.16). Die Blätter bilden eine bindegewebige Stütze für das Rektum, die obere Vagina und den Uterus.

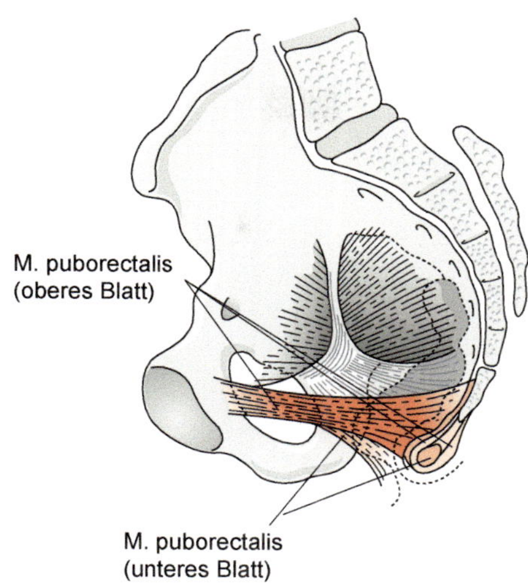

Abb. 3.16 Topographie der Levatorplatte [L106]

M. coccygeus

Der rechte und linke schmale Steißmuskel – M. coccygeus – trägt seinen Namen nach der Form des Steißbeins, das einem Kuckucksschnabel gleicht.

Zusammen mit dem M. piriformis, der sich direkt kranial vom M. coccygeus befindet, schließt er die hintere knöcherne Lücke in der Wand des Beckenraums. Dorsal schließt der M. coccygeus an den M. levator ani an.

Phylogenetisch weist sein seitliches Ansatzgebiet am Steißbein und sein lateraler Verlauf auf eine ehemalige seitliche Schwanzwedelbewegung hin.

- *Ursprung:* Seitenrand des Steißbeins und der angrenzenden drei Kreuzbeinwirbel
- *Ansatz:* Spina ischiadica und Lig. sacrospinale
- *Funktion:* Nach der Defäkation und nach vaginaler Geburt zieht der M. coccygeus das nach dorsal ausgewichene Steißbein nach ventral zurück. Muskulärer Verschluss der hinteren Beckenwand.
- *Innervation:* Die Innervation des M. levator ani und des M. coccygeus erfolgt aus direkten Ästen des Plexus sacralis (S2–4).

M. sphincter ani externus

- *Ursprung:* Centrum tendineum perinei
- *Ansatz:* Lig. anococcygeum
- *Lage:* Liegt in Form eines Zylinders ringförmig um das untere Ende des Rektums (➤ Abb. 3.17a–b). Beim Mann ist der quergestreifte Muskel ventral und dorsal gleich hoch, bei der Frau ventral (perinealwärts) um die Hälfte niedriger (Stelzner 1981).
- *Funktion:* Verschließt willkürlich als quergestreifter Muskel den Anus (➤ Kap. 11.3.6 D)
- *Innervation:* Der N. pudendus gibt die Nn. rectalis inferiores ab, die motorisch den M. sphincter externus und sensibel die Haut des Damms und der Analregion innervieren.

3

3

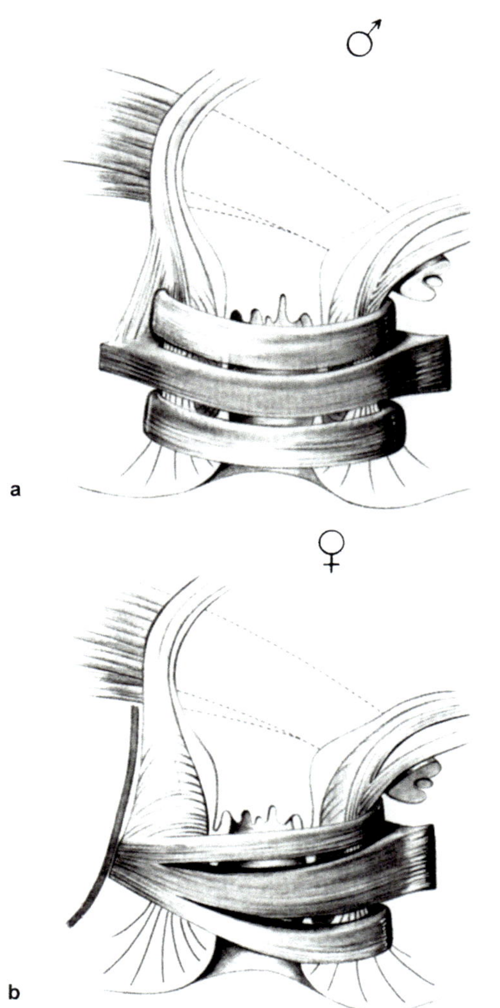

Abb. 3.17a–b M. sphincter ani externus: a) des Mannes, b) der Frau [E977]

Der M. sphincter ani externus setzt sich aus drei Partien zusammen, die sich durch dazwischen liegende Faszienzüge deutlich als Muskelindividuen präsentieren (Richter), den partes subcutanea, superficialis und profunda.

Pars subcutanea

Die Pars subcutanea ist ein ringförmiger Hautmuskel. Ausläufer seiner Längsfaserschicht septieren den lateralen und dorsalen Umlauf der Pars subcutanea, sie enden in der Perianalhaut. Mit Hilfe dieser Fasern zieht der Levator die Haut des Afters in den Analkanal und wirft sie zu radiären Falten auf. Ventral bestehen Verbindungen zum M. bulbocavernosus.

Pars superficialis

Die Pars superficialis wird als lang und verhältnismäßig mächtig beschrieben (Richter). Sie verankert sich am kokzygealen Faszienkörper und an der dorsalen Steißbeinfaszie. Weitere Fasern verbinden sich mit dem M. bulbocavernosus, mit der Fascia perinealis superficialis und dem Centrum tendineum perinei.

Pars profunda

Die Züge der Pars profunda kreuzen einander vor und hinter dem Analkanal. Ventral dringen Abspaltungen des M. puborectalis in sie ein.

Nach Richter ist der M. sphincter ani externus nicht nur eng mit dem Rektum verbunden, seine Beziehungen reichen vom Steißbein bis zum Schambein. Mit Hilfe der therapeutischen Übung *Reiskörner im Griff* (➤ Kap. 11.3.6 D) kann diese funktionelle Verbindung erspürt und (rhythmisch zugreifend und loslassend) geübt werden. Trainiert werden dabei sowohl die Schnürfunktion des externen Sphinkters als auch die Gurtfunktion des Diaphragma pelvis.

Die Pars profunda zieht dorsal zum Steiß- und Kreuzbein (Lig. anococcygeum), ventral zum centrum perineum (M. bulbocavernosus), zum Schambeinbogen (M. puborectalis) und zur Vagina (M. puborectalis).

Der Analreflex

Der Analreflex (S2–5) ist ein polysynaptischer, physiologischer Fremdreflex. Bei diagnostischer Überprüfung wird er durch Bestreichen der sensiblen Perianalregion mit einem Holzstäbchen oder einer Nadel ausgelöst. Der Effekt ist eine Kontraktion des M. sphincter ani externus.

Bei Windandrang oder starkem Stuhldrang kann der Analreflex instinktiv durch das Zusammendrücken beider Gesäßhälften über mechanischen Druck ausgelöst werden. Damit wird der Stuhldrang kurzfristig bewältigt (analog zum Bulbokavernosusreflex ➤ Kap. 4.2, 11.1.2, 11.2.5 A).

Übungen für die Gesäßmuskulatur sollten dennoch nicht die Folge dieses Phänomens sein. Die reflektorische Hilfe ist nicht identisch mit einem Training der realen Kontinenzmuskeln.

M. obturatorius internus (innerer Hüftlochmuskel)

An dieser Stelle wird der innere Hüftlochmuskel beschrieben, der zwar nicht zu den Muskeln des Diaphragma pelvis gehört, aber mit dem M. levator ani einen gemeinsamen faszialen Ursprung am Arcus tendineus besitzt.

Die funktionelle Verbindung ist physiotherapeutisch interessant. Denn mit der Übung *Knierad* (➤ Kap. 11.3.8 Q) kann über den M. obturatorius internus der Levatormuskel aktiviert werden.

- *Ursprung:* An der Innenfläche des Os coxae, seitlich das Foramen obturatum bedeckend und von der lateralen Kante des Arcus tendineus m. levatoris ani. Die mediale Kante des Arcus tendineus ist Ursprungsgebiet des M. levator ani.
- *Ansatz:* Fossa trochanterica
- *Verlauf:* Von seinen Ursprungsgebieten im kleinen Becken zieht der M. obturatorius internus durch das Foramen ischiadicum minus aus dem kleinen Becken und verankert sich in der Fossa trochanterica des Oberschenkels.

- *Funktion:* Außenrotation im Hüftgelenk, zusätzlich Flexion und Abduktion bei fixiertem Os ilium
- *Innervation:* direkte Äste des Plexus sacralis (L5, S1, S2)

Der Arcus tendineus gilt als „Zügler" des Diaphragma pelvis, denn:
- die Elastizität des Sehnenbogens als solche hat Einfluss auf den Spannungszustand des M. levator ani (alterungsabhängig)
- der Zug des M. obtoratorius internus bewirkt bei Außenrotation im Hüftgelenk eine „Zügelung" (d. h. Bremsarbeit) des Diaphragma pelvis.

Muskelfasern der Beckenboden-Sphinktermuskulatur

Das deutliche Übergewicht der tonischen Muskelfasern (slow twitch fibres = STF) weist auf die Ausdauerleistung der Diaphragmen hin. Die phasischen Muskelfasern (fast twitch fibres = FTF) sind für die seltenere schnelle Kraftentfaltung bei plötzlichen intraabdominellen Druckerhöhungen in Aktion. Zahlreiche Studien zur Muskelfaserzusammensetzung weisen ein Verhältnis von zwei Dritteln langsamer Zuckungsfasern (STF) zu einem Drittel schneller Zuckungsfasern (FTF) auf. Abweichende Angaben in der medizinischen Literatur beziffern den Prozentsatz mit 85 % ST-Fasern und 15 % FT-Fasern (➤ Kap. 11.1.1).

Nervale Versorgung

Topographie des N. pudendus und seiner Äste

Kenntnisse über den komplizierten Verlauf des N. pudendus, der motorisch die Muskeln des Beckenbodens sowie sensibel die Haut des Anus, des Damms und der äußeren Genitalien versorgt, sind für die Therapie v. a. nach Geburten oder Operationen von Bedeutung. Muskuläre Defizite durch Denervierung können besser erkannt, zugeordnet und einer möglichen Therapie zugeführt werden.

Beispielsweise kann die Reaktionslosigkeit (Denervierung) des Diaphragma pelvis während der Übung Lick – Lack – Lock (➤ Kap. 11.3.3 E) auffällig werden. Frauen spüren im Moment des tönenden Verschlusslautes, dass der Beckenboden sich in die falsche Richtung (nach außen) bewegt. Die Therapeutin kann in der Ausgangsstellung der Übung (Knie-Ellenbogenposition) bei anliegender Bekleidung optisch die Beckenbodenbewegung beurteilen. Bestätigt sich optisch die Empfindung der Patientin, muss die Übung zurückgestellt werden. Vorerst sollte versucht werden, den Muskeltonus in Bauchlage aufzubauen. Die dafür zuständige Übung heißt *Der Boden gibt die Kraft zurück* (➤ Kap. 11.3.6 A). Stellt sich nach ca. 2 Wochen keine Verbesserung ein, muss der zuweisende Gynäkologe informiert und möglicherweise ein Neurologe konsultiert werden.

Der N. pudendus zieht zusammen mit den Vasa pudenda durch das Foramen infrapiriforme (➤ Abb. 3.18). Er verläuft eine kurze Strecke in der Gesäßgegend und gelangt um die Spina ischiadica und durch das Foramen ischiadicum minus in die Fossa ischioanalis. Er zieht nach kaudal in einer Faszienduplikatur der Fascia obturatoria des Alcock-Kanals weiter und erreicht die Muskeln des Beckenbodens.

Dort teilt er sich in die Nn. rectales inferiores, Nn. perinei und in den N. dorsalis clitoridis bzw. penis. Die Nn. cavernosi clitoridis bzw. penis gehen Verbindungen mit den ventralen Ästen des N. pudendus ein. Die Äste des N. pudendus liegen dabei den Muskeln des Beckenbodens dicht an.

Vegetative Innervation

Parasympathische Fasern aus den sakralen Segmenten des Rückenmarks und sympathische aus den Segmenten Th10–L2 bilden den Plexus pelvici, der für die Innervation des lissomuskulofibrösen Systems, das aus straffem Bindegewebe und glatten Muskelfasern besteht und damit auch für die

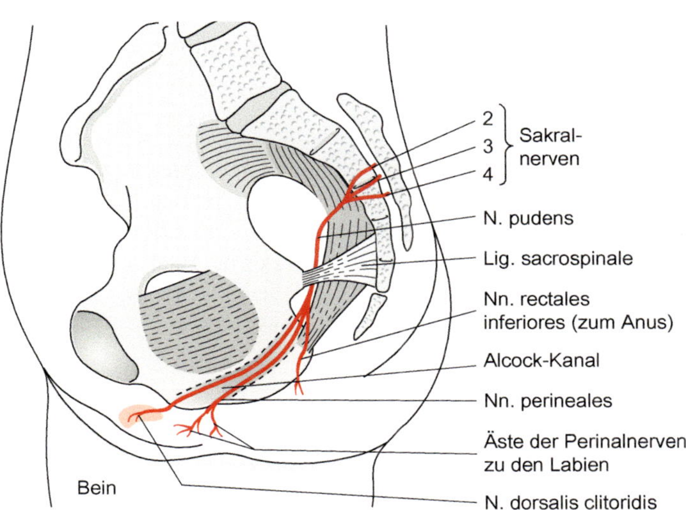

Abb. 3.18 Verlauf und Äste des N. pudendus im weiblichen Becken [L106]

Kontinenzfunktion der glatten Sphinkter verantwortlich ist (Lierse in v. Lanz/Wachsmuth).

Ausführliche Beschreibung der vegetativen Steuerung ➤ Kap. 3.4 und ➤ Kap. 4.1.

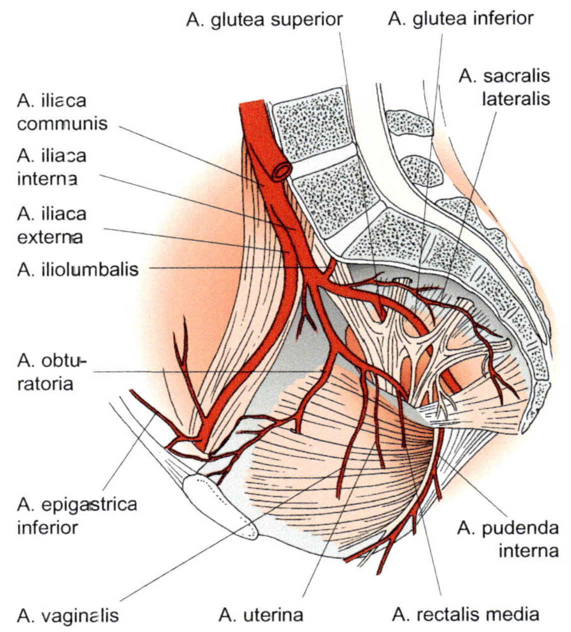

Abb. 3.19 Die arterielle Blutversorgung des Beckens [L190]

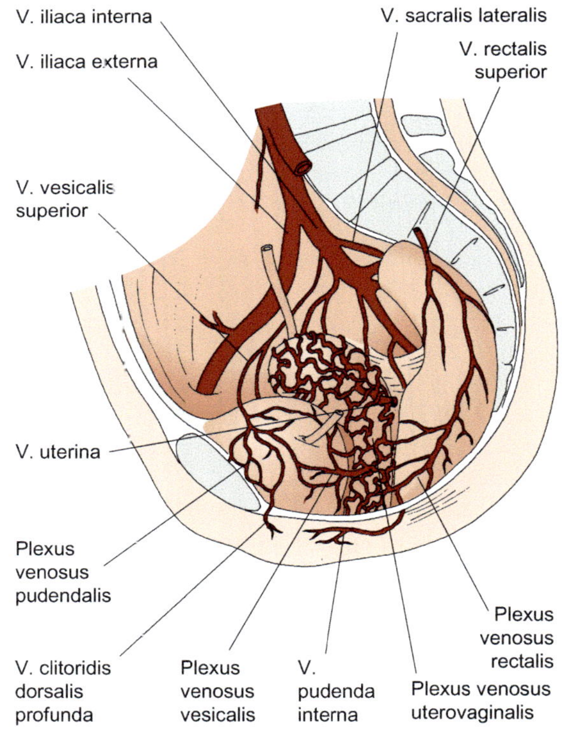

Abb. 3.20 Die venöse Blutversorgung des Beckens [L190]

Gefäßversorgung

Die arterielle Versorgung des Diaphragma pelvis erfolgt kranial über die folgenden Arterien (➤ Abb. 3.19):

- A. sacrialis mediana (direkt aus der Aortenbifurkation)
- A. sacralis lateralis
- A. obturatoria (beide aus der A. iliaca interna).

Kaudal ziehen folgende Arterien in das Diaphragma pelvis:

- A. pudenda
- A. rectalis inferior
- A. rectalis media interna (alle aus der A. iliaca interna).

Aus der A. pudenda entspringen zwei Äste, die A. rectalis inferior und die A. perinealis, die das Diaphragma urogenitale und den Damm versorgen.

Der venöse Abfluss erfolgt über die Geflechte der Blase (Plexus venosus vesicalis), der Vagina (Plexus venosus vaginalis) und des Rektums (Plexus venosus rectalis) (➤ Abb. 3.20).

Die Lymphe wird durch die Nodi lymphatici retrorectalis, iliaca und inguinalis drainiert.

3.3 Das Beckenbindegewebe

Das Bindegewebe des Beckens anhand der bestehenden Literatur einheitlich zu gliedern und zu benennen ist ein schwieriges Unterfangen. Strukturbezeichnungen und Beschreibungen wechseln von Fachbuch zu Fachbuch.

Physiotherapeuten sind aber auf eine genaue Kenntnis der Bindegewebsstrukturen und ihrer Topographie im kleinen Becken angewiesen. Nur über das konkrete Wissen der physiologischen Topographie lassen sich defizitäre Veränderungen verstehen und ihre Folgen einschätzen.

Die hier verwandte Nomenklatur orientiert sich vorwiegend an Richter und den Autoren Pawlina, Stoupis, Ross, Ros, Masterson (➤ Abb. 3.21). Wesentliche Ligamente, bindegewebige Wandstrukturen und Verschieberäume des Beckenbodengebietes werden hier topographisch zugeordnet und beschrieben.

Ligamente, Haltestrukturen der weiblichen Beckenorgane

Von den Faszien gehen folgende Haltebänder (Ligamente) zur Verankerung der Organe im kleinen Becken aus:

- **Blasen-Verankerung:** Das *Ligamentum pubovesicale* geht aus Faserzügen der Fascia pelvis visceralis hervor. Es inseriert am Arcus tendinenus und hat bei der Frau einen transversalen Verlauf.

  Zusätzlichen Halt nach kranial gibt das *Ligamentum umbilicale medianum,* eine fibröse Schnur, die aus dem ehe-

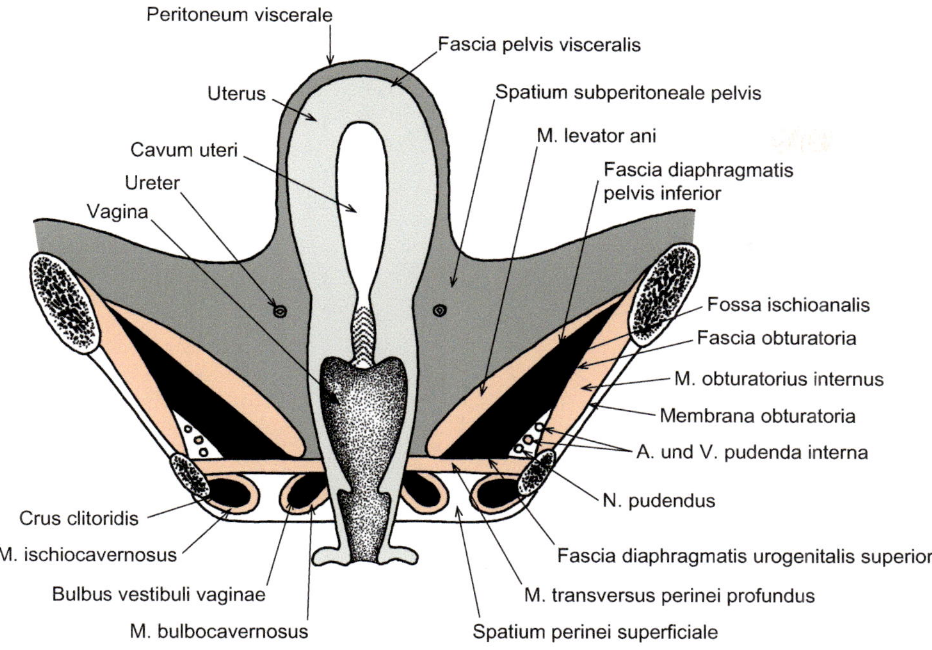

Abb. 3.21 Frontalschnitt durch das weibliche Becken [L250]

maligen Urachus (embryonaler Harnleiter) hervorgeht. Die Bandstruktur kommt vom Nabel und verläuft entlang der inneren Bauchwand bis zur Apex der Blase, wo sie verankert ist (➤ Abb. 3.28).

- **Haltebänder von Uterus und oberer Vagina:** Die *Ligamenta cardinale* und *sacrouterinum* entstammen den oberen Anteilen der endopelvinen Faszie, sie verankern den Uterus und die obere Vagina an der Beckenwand.
- **Sicherung der analen Verschlussfunktion und der Organstatik:** Das *Ligamentum anococcygeum* verbindet den Anus mit dem Beckenskelett (Os coccygis) und ist zugleich die elastische Aufhängung des Beckenbodens. Richter weist ihm einen bedeutenden Anteil an der Stabilität des Perineums, der Verschlussfunktion des Anus und für die Organstatik zu.
- **Haltebänder der Urethra:** Die *Ligg. pubourethralia* werden von Walters & Karram als urethraler Halteapparat beschrieben. Sie verlaufen von der Unterseite der Schambeine zur Urethra und werden in anteriore, posteriore und intermediäre eingeteilt. Die anterioren und posterioren Anteile werden jeweils von inferioren bzw. superioren Anteilen der Faszie des urogenitalen Diaphragmas gebildet.
  Die Bänder bilden die Stützstruktur für die Urethra und den Blasenhals zur Sicherung der Topographie und sind damit wesentlich für die urethrale Kontinenz verantwortlich.
  Untersuchungen von DeLancey beschreiben dagegen keine Ligamente als urethrale Verankerung, sondern einen schlingenförmigen Halt der proximalen Urethra und der Blasenbasis an der vorderen Vaginalwand. Diese ist bilateral mit den Musculi levatores ani sowie mit dem Arcus tendineus der pelvinen Faszie verbunden. Diese Verbindungen setzen sich nach kaudal fort und verschmelzen hier mit den superioren Fasern der Perinealen Membran bzw. dem Diaphrama urogenitale.

Becken-Faszien im Überblick

Diaphragma pelvis und Diaphragma urogenitale sowie die Organe und die Beckenwand werden von folgenden Faszien umhüllt (➤ Abb. 3.22, ➤ Abb. 3.23):

- *Fascia pelvis parietalis:* bedeckt die Wand des Beckens (s. u.)
- *Fascia pelvis visceralis:* bedeckt die Beckeneingeweide und bildet folgende Trennwände (s. u.)
  - *Septum rectovesicale:* liegt beim Mann zwischen Rektum und Harnblase/Prostata
  - *Septum retrovaginale:* liegt bei der Frau zwischen Rektum und Vagina
- *Fascia diaphragmatis pelvis superior:* bedeckt die obere Fläche des M. levator ani
- *Fascia diaphragmatis pelvis inferior:* bedeckt den unteren Teil des M. levator ani und bildet gleichzeitig die mediale Wand der Fossa ischioanalis (s. u.)
- *Fascia diaphragmatis urogenitalis superior:* bedeckt die innere Fläche des M. transversus perinei profundus und grenzt an die Fascia diaphragmatis inferior und an die Fascia obturatoria
- *Fascia diaphragmatis urogenitalis inferior:* bedeckt die äußere Fläche des M. transversus perinei profundus.

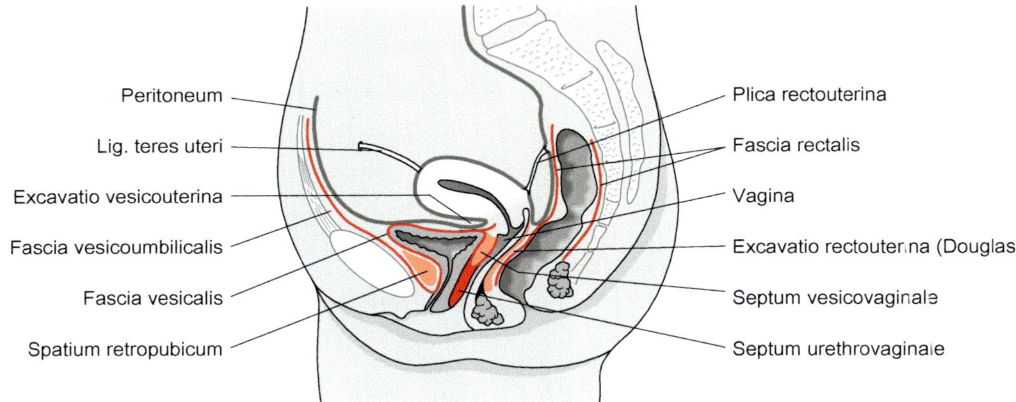

Abb. 3.22 Eingeweidefaszien (rote Linien), Bauchfell (dunkelgraue Linie) des weiblichen Beckens [L106]

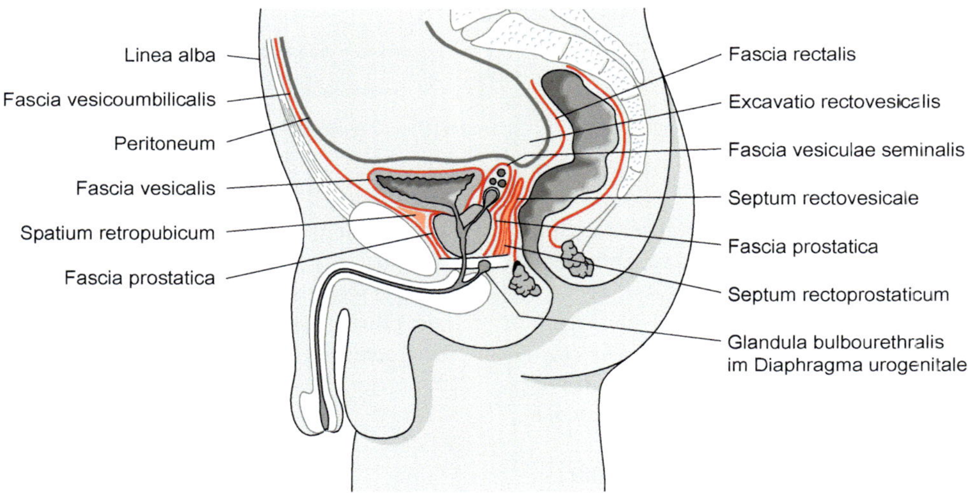

Abb. 3.23 Eingeweidefaszien (rote Linien), Bauchfell (dunkelgraue Linie) des männlichen Beckens [L106]

Die Fascia endopelvina (Pawlina, Stoupis, Ross, Ros, Masterson)

Als direkte Fortsetzung der *Fascia endoabdominalis,* die die innere Oberfläche der Bauchhöhle bedeckt, kleidet die endopelvine Faszie die Wände des kleinen und großen Beckens aus. Sie besteht aus fibroelastischem Bindegewebe, glatten Muskeln, Blutgefäßen, Nerven sowie Lymphgefäßen.

Im kleinen Beckens teilt sich die Fascia endopelvina in eine *Fascia pelvis parietalis* und eine *Fascia pelvis viszeralis* auf.

Die *Fascia pelvis parietalis* bedeckt die Innenwände des kleinen Beckens einschließlich des Beckenbodens (Diaphragma urogenitale [Perineale Membran] und Diaphragma pelvis). Ventral ist sie an der Symphysis pubica angeheftet, bedeckt lateral den M. obturatorius internus (Fascia obturatoria) und dorsal den M. piriformis (Fascia piriformis). Außerdem ist sie an der Vorderfläche des Os coccygis und des Os sacrum sowie an den Bandstrukturen fixiert, die die Hinterwand des Beckens abschließen (➤ Kap. 3.1 Tragebänder).

Die *Fascia pelvis visceralis* umschließt die Organe, die sich über dem Beckenboden befinden. So sind die Harnblase, das Rektum, der untere Anteil des Uterus und die Vagina von der Faszie überzogen.

Kontraktionen der Beckenbodenmuskulatur spannen auch die endopelvine Faszie. Dadurch erfolgt eine Lageveränderung der Urethra nach ventral und eine Erhöhung des Verschlussdrucks.

Läsionen der endopelvinen Faszie und der von ihr ausgehenden Bänder können zu einer Zystozele, einer Rektozele oder einem Uterusprolaps führen.

Verschieberäume im kleinen Becken

Septen und Spatien

Stabile Trennwände (Septen) bilden die bindegewebigen Wände der Verschieberäume (Spatien). Die Septen dienen Blut- und Lymphgefäßen sowie Nerven zur Abstützung (➤ Abb. 3.24).

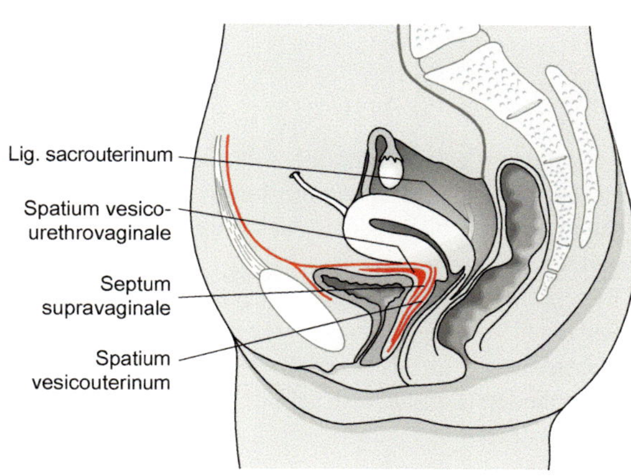

Abb. 3.24 Subperitoneale Beckenspatien im Medianschnitt [L106]

Die spaltförmigen Verschieberäume gewähren den täglich wechselnden Volumina in den Sammelorganen (Blase und Endarm) den raumfordernden Platz.

Ein extraperitonealer, mit lockerem Bindegewebe angefüllter Verschieberaum zwischen Harnblase und vorderer Bauchwand ist das *Spatium retropubicum* (bzw. *Spatium praevesicale*). Es ermöglicht die Ausdehnung der Harnblase für eine Flüssigkeitsmenge von ca. 350–600 ml. Kurzfristig können weitere Mengen aufgenommen werden (Maximalfüllung 700–800 ml).

Der größte Raumanspruch wird bei der vaginalen Geburt benötigt.

Folgende Septen sind Wände von Verschieberäumen:

- *Septum rectovaginale:* Trennwand zwischen Rektum und hinterer Scheidenwand
- *Septum vesicovaginale:* Trennwand zwischen Harnblase und vorderer Scheidenwand
- *Septum rectovesicale:* Trennwand zwischen Rektum und Blase beim Mann.

Excavationes

Die Organe des kleinen Beckens werden teilweise oder völlig vom Bauchfell (Peritoneum) überdeckt, dessen Faltungen folgende Aushöhlungen (Excavationes) bilden:

- *Excavatio rectouterina* (Douglas-Raum): kaudale Aussackung des Bauchfells im Bereich der Beckenhöhle der Frau zwischen Vorderfläche des Rektums und Hinterfläche des Uterus; tiefste Stelle der Cavitas peritonealis
- *Excavatio vesicouterina:* Einsenkung des Bauchfells zwischen Hinterfläche der Blase und Vorderfläche des Uterus
- *Excavatio rectovesicalis:* Umschlagstelle des Peritoneums von der Vorderfläche des Rektums auf die Hinterfläche der Harnblase; tiefste Stelle der Bauchfellhöhle beim Mann (➤ Abb. 3.23).

Fossa

Die Fossa (Graben) stellt einen funktionellen Raumgewinn im Beckenbodenbereich dar (➤ Abb. 3.25).

Die *Fossa ischioanalis* (früher *Fossa ischiorectalis*) ist der Raum zwischen M. obturatorius internus und M. levator ani. Ihre Grenzwände sind:

- nach kaudal: Fascia perinei
- nach kranial: kaudale Faszie des Diaphragma pelvis
- nach lateral: Fascia pelvis lateralis (Fascia obturaroria)
- nach medial: Fascia pelvis interna (Faszienteile des Rektums, der Blase, der Prostata bzw. der Vagina).

Die *Fossa ischioanalis* enthält hauptsächlich Fettgewebe und lockeres Bindegewebe, wodurch sie verformbar ist und das Öffnen der Ausgänge bei der Geburt oder beim Stuhlgang erleichtert.

Durch die Fossa ziehen die Arteria und Vena pudenda interna und der N. pudendus.

3.4 Der Harntrakt

Anatomisch-topographisch wird der Harntrakt in einen oberen und einen unteren Trakt unterteilt. Zum oberen Harntrakt gehören die Nieren und die Harnleiter (Ureter), zum unteren die Harnblase (Vesica urinaria) und die Harnröhre (Urethra). Der untere Harntrakt ist für die Harnspeicherung und die Harnentleerung verantwortlich.

Funktionell gliedert sich der Harntrakt in Harn bildende bzw. ableitende Organe. Die Nieren sind Harn bildende Organe, während Nierenbecken, Harnleiter, Harnblase und Harnröhre zu den ableitenden Organen gezählt werden.

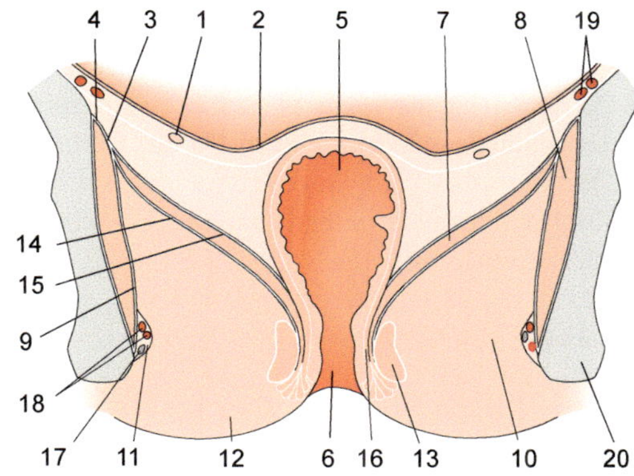

1 Ureter, 2 Peritoneum, 3 Arcus tendineus der Fascia pelvis, 4 Arcus tendineus des M. levator ani, 5 Rektum, 6 Canalis analis, 7 M. levator ani, 8 M. obturatorius externus, 9 Fascia obturatoria interna, 10 Fossa ischioanalis, 11 Canalis pudendalis (Alcock-Kanal), 12 Ischioanales Fettgewebe, 13 M. sphincter ani externus, 14 Fascia interior diaphragmatis pelvis, 15 Fascia superior diaphragmatis pelvis, 16 M. sphincter ani internus, 17 N. pudendus, 18 A. und V. pudenda interna, 19 A. und V. iliaca externa, 20 Tuber ischiadicum

Abb. 3.25 Schemazeichnung der Grenzen und des Inhalts der Fossa ischioanalis, Frontalschnitt durch das weibliche Becken in der Ebene des Canalis analis. [L190]

3.4.1 Der obere Harntrakt

Die Nieren

Die Nieren liegen unterhalb des Zwerchfells. Sie sind zwischen den vom Peritoneum (Bauchfell) umschlossenen Bauchorganen und der Rückenmuskulatur eingebettet. Dabei steht die rechte Niere etwas tiefer als die linke. Die Nieren sind dorsal durch die Rückenmuskulatur und ventrolateral durch die 11. und 12. Rippe sowie durch die Bauchorgane geschützt.

Nieren sind Filterorgane, die das Blut reinigen. Überflüssiges Wasser, Elektrolyte und Stoffwechselprodukte werden als Harn ausgeschieden.

Neben der Ausscheidung harnpflichtiger Stoffe haben die Nieren die Aufgabe der Osmoregulation (Regulation des Wasserhaushalts). Über physikalisch-chemische Beeinflussung des Wasser- und Mineralhaushalts halten die Nieren das innere Stoffwechselmilieu konstant (Homöostase).

Pro Minute werden die Nieren von 1,2 Liter Blut durchflossen. Dabei werden in den Nierenkörperchen 120 ml Primärharn ausgepresst, was einer Gesamtmenge von 170 Litern in 24 Stunden entspricht.

Pro Tag werden 1–2 Liter Urin über die Blase ausgeschieden. 168–169 Liter werden aus dem Primärharn vom Körper wieder aufgenommen. Hierbei spielen hormonelle und elektrochemische Vorgänge in den Zellen der Tubuli eine wichtige Rolle.

Das Nierenbecken

Das Nierenbecken fasst etwa 30 ml Urin und dient als Auffangbehälter für den aus den Papillen abtropfenden Urin.

Das Nierenbecken verengt sich trichterförmig zum Harnleiter. Der abfließende Urin wird in kleinen Portionen (ca. 5 ml) über die ca. 30–35 cm langen Harnleiter durch peristaltische Kontraktionen kontinuierlich in die Blase abgeleitet.

Die beiden Harnleiter

Die Muskulatur der Harnleiter zieht sich etwa 2–3-mal pro Minute zusammen, um den Harn in die Blase zu treiben.

Die beiden Harnleiter treten seitlich schräg in die Harnblase ein und verlaufen eine kurze Strecke in der Blasenwand, bevor sie in die Blasenschleimhaut münden.

Der schräge Verlauf ermöglicht einen Verschlussmechanismus gegen Reflux (Rückfluss von Urin) aus der Harnblase zu den Nieren. Denn bei zunehmender Blasenfüllung drückt die Blasenwandmuskulatur die untersten in der Blasenwand befindlichen Harnleiterteile ab.

Bei Überdehnung der Blase kann es zu einem Rückstau des Harns bis zu den Nieren kommen.

3.4.2 Der untere Harntrakt

Die Harnblase

Die Harnblase (Vesica urinaria), auch *Detrusor vesicae* oder kurz *Detrusor* genannt, ist ein muskulöses, plastisches Hohlorgan mit einer Schleimhautauskleidung. Sie besteht aus den folgenden Teilen:

- Blasenscheitel (Apex vesicae), die nach ventral gerichtete Spitze
- Blasenkörper (Corpus vesicae)
- Blasenboden (Fundus vesicae) mit Blasendreieck (Trigonum vesicae)
- Blasenhals (Cervix vesicae).

Die Harnblase liegt intra- und extraperitoneal hinter der Symphyse.

Der Blasenboden einer gesunden Frau befindet sich etwa 2 cm oberhalb und parallel der Scipp-Linie (➤ Kap. 3.2), der virtuellen Beckenboden-Orientierungslinie zwischen Schambeinunterrand und dem Übergang Kreuzbein/Steißbein.

In der Harnsammelphase dehnt sich die Blase nach kranial aus und hebt dabei das Bauchfell an. Eine gefüllte Harnblase kann deshalb mit einer langen Hohlnadel durch die Bauchwand oberhalb der Symphyse punktiert werden, ohne das Bauchfell zu verletzen.

Die Harnblasenwand besteht aus drei Hauptschichten:

- Schleimhaut mit Übergangsepithel, die sich bei gefüllter Blase glättet und bei entleerter in Falten legt
- Blasenmuskel, der aus einem Geflecht glatter Muskelfasern besteht. Diese durchziehen in Zirkulär-, Longitudinal- und in Spiraltouren die gesamte muskuläre Blasenwand. Auf diese Weise kann sich die Blase gleichmäßig verkleinern und dabei vollständig entleeren. Die Muskelfasern setzen sich nach kaudal in die proximale Harnröhre fort.
- äußere Schicht, bindegewebige Hülle bzw. das Bauchfell.

Topographie der weiblichen Harnblase

Ventral liegt die leere Harnblase der Symphyse auf, sie befindet sich im kleinen Becken. Bei zunehmender Füllung liegt sie frei verschieblich der unteren Bauchwand und dem oberen Anteil der Vorderwand der Vagina an (➤ Abb. 3.26).

Zwischen der Symphyse und der vorderen Blasenwand liegt das mit lockerem Bindegewebe ausgefüllte Spatium retropubicum. Dieser Verschieberaum macht die Ausdehnung der Blase in der Füllungsphase nabelwärts möglich.

Dorsal befindet sich zwischen der Blasenhinterwand und dem Enddarm der Uterus und unmittelbar unter dem Blasenboden die Vagina.

Kranial liegt der Uterus dem Blasendach der leeren Harnblase auf. Wenn sich die Harnblase füllt, drückt sie den Uterus nach kranial. Dieses Nachbarschaftsverhältnis erklärt den häufigen Harndrang in der Schwangerschaft. Denn durch die Größenzunahme des Uterus kann sich die Harnblase nicht mehr so weit entfalten.

Das Blasendreieck (Trigonum vesicae)

Im Bereich des Blasenbodens (Fundus vesicae) befindet sich eine dreieckige Struktur, das Trigonum vesicae. Es wird von den Einmündungen der beiden Ureteren (Ostia uretrum) und der Ausmündung der Harnröhre gebildet.

Das Dreieck besitzt eine abgeflachte, mit Schleimhaut überzogene Oberfläche.

Die beiden schlitzförmigen Uretereinmündungen sind durch eine Schleimhautfalte verbunden, sie liegen in der leeren Blase ca. 3 cm auseinander.

Das Trigonum weist zwei muskuläre Schichten auf, eine tiefe und eine oberflächliche Schicht. Die tiefe Schicht entspricht morphologisch der übrigen Detrusormuskulatur. Die oberflächliche, dünne Schicht steht in direkter Verbindung mit den longitudinalen Fasern der distalen Ureter und kaudal mit den glatten Muskeln der proximalen Urethra.

Die tiefe Schicht des Trigonums, die mit der des Detrusors identisch ist, wird autonom innerviert. Sie besitzt cholinerge Muscarin-Rezeptoren, (parasympathische) Nerven und ist relativ arm an noradrenergen (sympathischen) Nerven. In der oberflächlichen Schicht befindet sich dagegen eine relativ größere Anzahl noradrenerger Nerven (α-adrenerger Rezeptoren), aber nur wenige cholinerge Nerven. Die ungestörte Harnsammelphase – bis zum Erreichen einer funktionellen Blasenkapazität – ist noradrenerg, d. h. sympathisch gesteuert.

Die bei einer Zystitis oder nach radikaler Prostatektomie gereizten sensorischen Rezeptoren im Trigonum vesicae erklären den ständigen (passageren) Harndrang und die damit verbundene unsichere Kontinenz.

3

Die Blase und ihre Verbindungen zum Bauchfell (Peritoneum)

Die Harnblase liegt retroperitoneal. Oben vom Harnblasenscheitel, hinten und seitlich zum Blasenkörper, ist die Harnblase vom Bauchfell überzogen (➤ Abb. 3.26–28).

Bei der Frau schlägt das Peritoneum von der Harnblase auf die Vorderwand des Uterus um, wodurch die Excavatio vesicouterina entsteht. Beim Mann zieht das Peritoneum von der Hinterseite der Blasenwand bis zum Scheitel der Samenblase (Vesicula seminalis); hier schlägt es auf das Rektum um und bildet die Excavatio rectovesicalis.

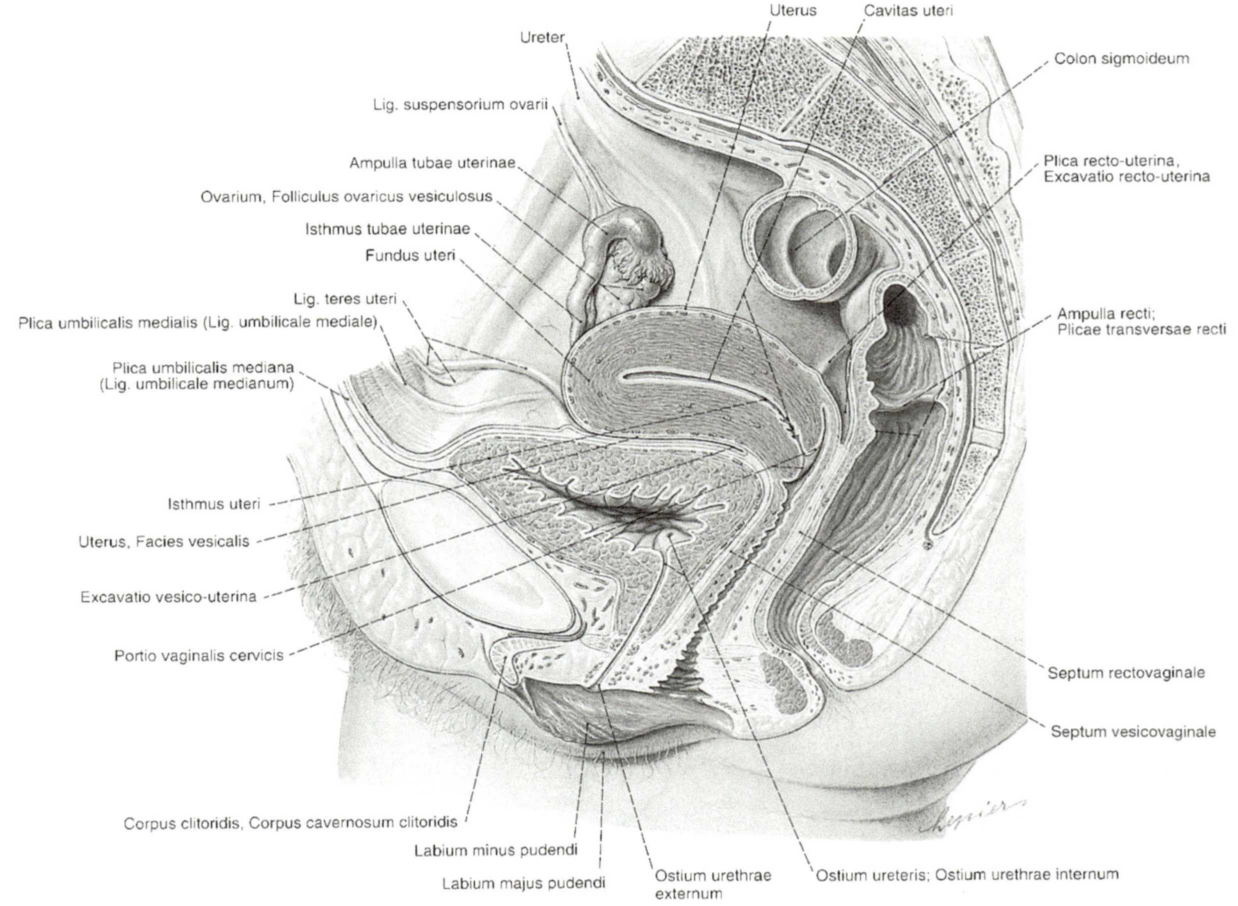

Abb. 3.26 Becken der Frau im Medianschnitt: Topographie der weiblichen Harnblase [R112]

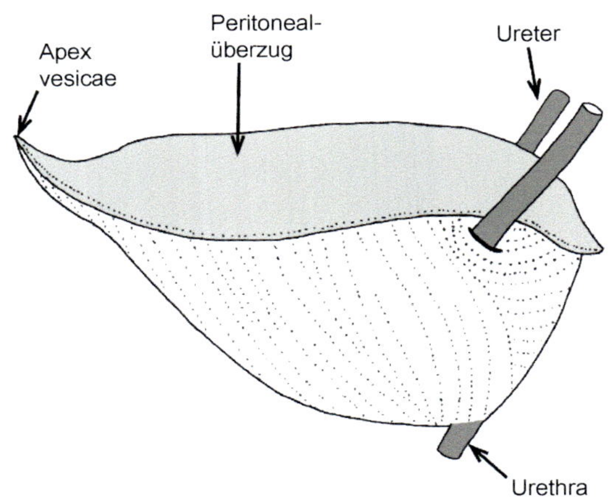

Abb. 3.27 Die Blase von lateral mit Peritonealüberzug [L250]

Auf der Innenfläche der Bauchwand ist das Peritoneum an fünf Stellen jeweils zu einer Peritonealfalte verdickt. Die fünf Falten sind:

- eine Plica umbilicalis mediana
- zwei Plicae umbilicalis medialis
- zwei Plicae umbilicalis lateralis.

Die *Plica umbilicalis mediana* zieht von der Innenseite des Nabels (umbilicus) zum Scheitel der Harnblase. In der Plica umbilicalis mediana liegt als bindegewebiger Strang die Chorda urachii, ein Relikt des im 2. intrauterinen Entwicklungsmonat obliterierten embryonalen Harnleiters (Urachus).

In den paarigen *Plicae umbilicalis medialis* liegen die obliterierten Aa. umbilicalis (Nabelarterien), deren Bauchteil nach der Geburt zu den Ligg. umbilicalis medialis (mediales Nabelband) veröden.

In den paarigen *Plicae umbilicalis lateralis* verlaufen die obliterierten Aa. und Vv. epigastricae inferiores.

Die in den Falten verlaufenden obliterierten Stränge werden häufig auch gleichlautend als Ligamente beschrieben (z. B. Lig. umbilicale mediana, Lig. umbilicalis medialis, Lig. umbilicale laterale).

Es ist vorstellbar, dass die ligamentären Verbindungen zwischen Nabel und Blase einen funktionellen Beitrag zur Kontinenzsicherung leisten. In der aufrechten, kontinenzsichernden Hustenhaltung, genannt *Hustendreh* (➤ Kap. 11.2.5), kommt es im Hustenvorgang zu einer „Streckung" des Bandes mit Zug der Harnblase nach kranial; eine Ab-

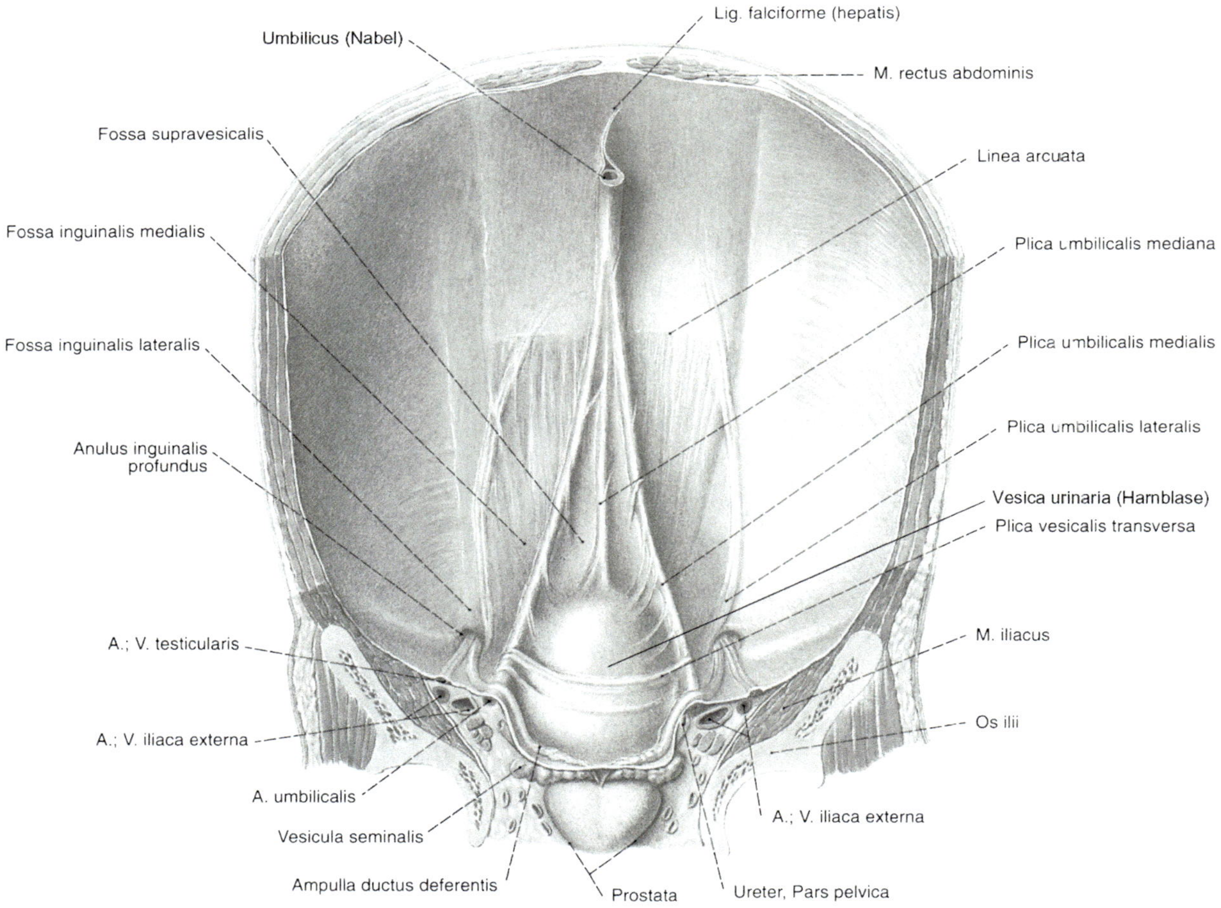

Abb. 3.28 Innenfläche der Bauchwand, Peritoneum eines männlichen Neugeborenen mit Plica mediana und Plicae medialis [R112]

wärtsbewegung nach kaudal wird verhindert. Harnblase und Urethra bleiben topographisch im günstigen intraabdominellen Druckbereich, der lageabhängige und kontinenzsichernde urethrale Verschlussdruck kann ansteigen.

Fixation von Blasenhals und Urethra bei der Frau

Blasenhals und Urethra sind mit dem Os pubis und der seitlichen Beckenwand über ein System kräftiger Bindegewebsstrukturen verbunden. Die neueren Nomina anatomica geben die Bezeichnung Ligg. pubourethralia an, in anderen Beschreibungen werden diese Strukturen Ligg. pubovesicalia genannt.

Die Ligg. pubourethralia (Urethralspangen) werden als wesentliche Stützstruktur für die Urethra, den Blasenboden und den Blasenhals beschrieben. Ihr entscheidender funktioneller Einfluss auf die Kontinenzleistung der Blase wird hervorgehoben.

Die Bänder verlaufen von der Rückseite des Schambeins zur subdiaphragmalen (distalen) Urethra. Je nach Ansatz unterscheidet man dabei einen anterioren, einen intermediären und einen posterioren Anteil.

Der Bandapparat wird der oberen und unteren Faszie des Diaphragma urogenitale (Perineale Membran) zugeordnet.

Der posteriore Anteil hat als Lig. pubourethrale posterius eine zusätzliche ventrale Verankerung im Arcus tendineus. Dieses Band fixiert vorrangig den Blasenhals.

Bei der Frau hat das Lig. pubourethrale posterius durch seine transversale Ausrichtung und seinen Ansatz am Arcus tendineus der Symphysis pubica eine seitliche Verbindung zum M. levator. Es besteht demnach eine Querverspannung der medialen Levatorschenkel. Funktionell wird der Arcus tendineus als „Zügler" des M. levator ani angesehen (➤ Kap. 3.2) und als Kraftgeber für den Katapulteffekt des Diaphragma pelvis (➤ Kap. 2.9).

> In der Übung *Knierad* (➤ Kap. 11.3.8 Q) lässt sich die Auswirkung der zügelnden Bremsarbeit des Arcus tendineus kinästhetisch erfahren und zur Tonisierung nutzen.

Der Verschluss- und Öffnungsmechanismus der Harnblase

Im Bereich des Ostium urethrae internum verbinden sich die glatten Fasern der drei Schichten der Tunica muscularis des Detrusors zu einer funktionellen Einheit, dem *M. detrusor vesicae* (früher M. sphincter urethrae internus). Die Blasenmuskulatur geht kontinuierlich in die teils längs-, ring-, schräg- oder spiralförmig verlaufende glatte Harnröhrenmuskulatur über.

Für den intrinsischen Verschluss der Harnröhre am Blasenhals liegt entgegen früherer Lehrmeinung am Übergang von der Blase zur Harnröhre kein eigenständiger „innerer Blasensphinkter" vor (Moll/Moll). Das Wissen über Bau und Funktion des Blasenhalses ist noch lückenhaft (Retzke/Methfessel).

Wahrscheinlich sichern zwei muskuläre Systeme am Blasenhals Kontinenz und Miktion. Während das erste System mit vorwiegend longitudinalem Faserverlauf parasympathisch kontrolliert wird, steht das zweite System mit meist zirkulären Fasern unter adrenergen (sympathischen) Impulsen. Ersteres dient der Öffnung, letzteres dem Verschluss des Blasenhalses (Retzke/Methfessel).

Bei der Miktion erweitern die longitudinalen Fasern des M. detrusor vesicae das Ostium. Der Verschluss erfolgt durch die Elastizität der zirkulären Fasern, die autonom gesteuert werden.

Innervation der Harnblase

Die Harnblase erhält ihre periphere autonome Innervation vom rechten und linken Plexus pelvicus, dessen feine Nervenaufzweigungen über die Blutgefäße zur Harnblase gelangen und dort als Plexus vesicalis bezeichnet werden (➤ Abb. 3.29).

Der *Plexus pelvicus* wird einerseits parasympathisch von den Nn. splanchnici pelvici gespeist, die ihren Ursprung aus dem 2.–4. Segment des sakralen Spinalmarks beziehen. Andrerseits erreichen sympathische Fasern aus Th10–L2 als Nn. hypogastrici inferiores den Plexus pelvicus. Nach Hautmann und Huland stellt der Plexus pelvicus ein sympathisch-parasympathisches nervales Netzwerk dar.

Die Blasenwand wird antagonistisch vom Sympathikus (β-adrenerge Rezeptoren) und Parasympathikus (cholinerge Rezeptoren) innerviert, dabei wird sie sympathisch gehemmt (Inhibition der Detrusorspannung) und parasympathisch aktiviert (Kontraktion des Detrusors). Der Blasenhals besitzt α-adrenerge Rezeptoren, die den Verschlusstonus in der Harnsammelphase bewirken (➤ Kap. 3.4.3).

> Der Sympathikus regelt die Füllung der Harnblase (Kontinenznerv). Sein Refexzentrum liegt im Lendenmark (N. hypogastricus, Grenzstrang, Th11–L 2).
> Der Parasympathikus regelt die Miktion (Entleerungsnerv). Sein Reflexzentrum liegt im Sakralmark (Nn. pelvici, S2–4).
> Das myogene System aus glatter und quergestreifter Muskulatur ist einer dreifachen Innervation unterstellt: adrenerg (Sympathikus), cholinerg (Parasympathikus) sowie willkürlich über den N. pudendus (➤ Kap. 3.2).
> Beide vegetativen Systemanteile enthalten afferente und efferente Fasern zu den Reflexzentren im Rückenmark und zu den übergeordneten Zentren im Gehirn.

Maße und Anpassungsfähigkeit der Harnblase

Die Kugelform (bei gegebenem Inhalt die kleinste Oberfläche) und die hohe Plastizität (Dehnfähigkeit) der Harnblase erzeugen optimale physikalische Aufnahmebedingungen (➤ Tab. 3.2).

Aus der Tabelle wird ersichtlich, wie sehr sich die Blasenwand an unterschiedliche Füllungsgrade der Blase anpassen muss. Die Anpassungsfähigkeit der Blasenwand an die Füll-

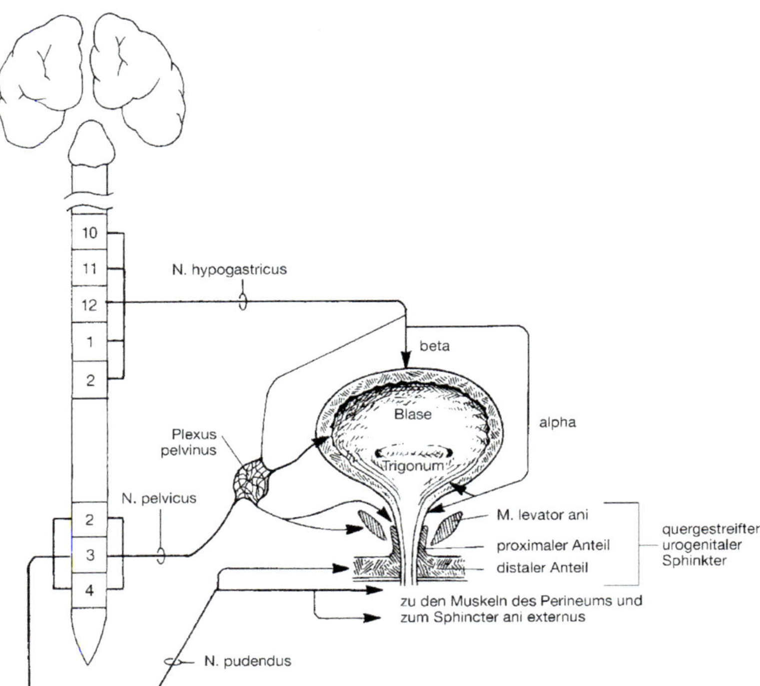

Abb. 3.29 Periphere Innervation des unteren Harntrakts bei der Frau [E975]

Tab. 3.2 Maße und Anpassungsfähigkeit der Harnblase

	leere Blase	gefüllte Blase
Länge	5–6 cm	12–14 cm
Breite	4–5 cm	8–10 cm
Wanddicke	0,8–1,5 cm	0,2–0,5 cm

menge wird als Compliance bezeichnet, die einen Durchschnittswert darstellt.

Im plastischen Hohlorgan Blase entsteht während der gesamten Füllungsphase lediglich ein intravesikaler Druck von 5 cmH_2O bis maximal $10cmH_2O$, unabhängig davon, wie viel Urin in der Blase ist. Kurz vor Erreichung der funktionellen Kapazität steigt der Druck leicht an, was zum Harndrang führt (➤ Kap. 3.4.3).

Die Harnblase kann zwei händebreit Richtung Nabel hochsteigen.

Fassungsvermögen der Harnblase

Die *funktionelle maximale Blasenkapazität* – eine normale Blasensensibilität vorausgesetzt – ist das Füllungsvolumen, bei welchem starker Harndrang verspürt wird und die Miktion nicht länger hinausgezögert werden kann.

Das Miktionsvolumen kann durch ein einfaches Trink-Miktionsprotokoll ermittelt werden (➤ Kap. 11.2.1). Nach Madersbacher (in Poll/Fröhlich) liegt dieser nicht invasiv gewonnene Messwert, der der relevanten Kapazität entspricht, meist um 30 % über dem zystometrisch ermittelten maximalen Wert. Es ist zu vermuten, dass die unaufgeregte häusliche Messsituation weniger „blasenbedrängend" ist als die vom Arzt per externer Blasenauffüllung gewonnenen Werte, wobei die Patientin auf dem Gynäkologenstuhl liegt.

Das Fassungsvermögen Erwachsener wird mit 300–500 ml angegeben, darüber hinaus tritt zwingender Harndrang ein. Aus der Literatur lässt sich keine einheitliche Definition einer „normalen Blasenkapazität" ableiten; die Werte liegen zwischen 300 und 750 ml. Es sei aber darauf hingewiesen, dass noch größere Blasenkapazitäten nicht pathologisch sein müssen. So zeigten Weir und Jaques, dass 33 % der Frauen mit einer Blasenkapazität von über 800 ml urodynamisch „normale" Werte hatten.

Frauen weisen mit 200–400 ml etwas geringere Werte der Blasenkapazität auf als Männer, deren Blasenkapazität zwischen 300–500 ml liegt. Höhere Werte nennt Palmtag (in Poll/Fröhlich 1995):

- Frauen: 500 ml (+/–100)
- Männer: 600 ml (+/–150).

1500 bis 1700 ml werden als größtmögliche Fülle beschrieben (Prof. Breul, Universität München, persönliche Mitteilung), die Blase kann dabei über die Schambeinkante zwei händebreit hochsteigen. Willkürlich können bis zu 1,5 l zurückgehalten werden.

Bei normalem Trinkverhalten entwickelt sich das Volumen der Blase folgendermaßen:

- Pro Minute kommen 1,5 ml in der Blase an, d. h. stündlich 50–100 ml.
- Der erste Harndrang stellt sich mit halbvoller Blase bei 175–200 ml ein (Hinweisdrang).

- Imperativer Drang besteht mit voller Blase bei 350–400 ml.
- Die maximale Füllung liegt bei 700–800 ml.
- Füllungen ab 1500 ml sind pathologisch.

Die Blasenkapazität entwickelt sich erst allmählich.

Generelle Formel zur Berechnung der Blasenkapazität von Kindern (in ml):
Lebensalter in Jahren × 30 + 30 ml.

Die weibliche Harnröhre

Die Urethra femina ist ein fibromuskuläres, elastisches Rohr von etwa 3–4 cm Länge, das proximal in den Blasenhals übergeht und distal im Meatus urethrae externus endet.

Seitlich am Eingang der Urethra münden die Skene-Gänge (Ductus paraurethralis), zwei 0,5–3 cm tiefe Gänge, die von den Skene-Drüsen (Glandulae urethrales) ausgehen. Das Gewebe dieser Drüsen entspricht dem der Prostata des Mannes. Eine Flüssigkeitsausscheidung aus diesen paraurethralischen Drüsen, die weibliche Ejakulation beim sexuellen Verkehr, wird immer wieder diskutiert, beschrieben und bestätigt (➤ Kap. 6.1).

Die Urethra verläuft im retropubischen Raum nach ventral leicht konvex gebogen und durchzieht das Diaphragma urogenitale (Perineale Membran) zum Vestibulum vaginae, wo sie vor der Vaginalöffnung mündet. Die Urethra verläuft parallel zur Vorderseite der Vagina und ist mit ihren unteren Zweidritteln fest mit der vaginalen Vorderwand verbunden (➤ Kap. 3.5).

Untersuchungen von DeLancey über die urethrale Verankerung beschreiben einen schlingenförmigen Halt der proximalen Urethra und der Blasenbasis an der vorderen Vaginalwand. Die Vagina ist bilateral mit dem Diaphragma pelvis (Mm. levatores ani) sowie mit dem Arcus tendineus und der pelvinen Faszie verbunden. Die Verbindungen setzen sich nach kaudal fort und verschmelzen hier mit den superioren Fasern des Diaphragma urogenitale (Perineale Membran).

Diese Strukturen werden als pubourethrale Ligamente bezeichnet (➤ Kap. 3.6). Sie entwickeln sich aus den Faszien des Diaphragma urogenitale und den am weitesten kaudal gelegenen Anteilen des Arcus tendineus fasciae pelvis, welche die distale Urethra unterhalb des Schambeins fixieren.

Zwischen dem oberen Drittel der Urethra und der Vagina besteht ein mit lockerem Bindegewebe ausgefüllter Raum. Dieser gilt als kaudaler Ausläufer des Spatium vesicovaginale.

Nach topographischen Gesichtspunkten wird die gesamte anatomische Harnröhrenlänge in einen proximalen und einen distalen Abschnitt unterteilt. Die proximale Harnröhrenstrecke misst vom Blasenhals bis zum M. sphincter urethrae externus, die distale beginnt unterhalb des Sphinkters und reicht bis zum Meatus externus der Harnröhre.

Die totale Urethralänge ist klinisch und funktionell unbedeutend. Entscheidend für die Kontinenz ist der Längenerhalt des *proximalen* Harnröhrenabschnitts. Dieser Abschnitt der Harnröhre ist die funktionelle Strecke, auf der der Urethradruck kontinenzsichernd den intravesikalen Druck übersteigt.

In der Inkontinenzdiagnostik und -therapie stehen die funktionelle, proximale Harnröhrenlänge und ihre regelrechte Positionierung im Mittelpunkt der Beachtung.
Belastungsinkontinente Patientinnen weisen häufig eine verkürzte funktionelle Urethralänge auf.

DeLancey unterscheidet vier Abschnitte der weiblichen Urethra, die sich topographisch und funktionell voneinander unterscheiden:

- proximal: glattmuskulär intramural = vegetativ gesteuerter Blasenhalsverschluss
- medial: quergestreift eigenmuskulär mit Pubourethralligamenten und Levatorverbindungen = dieser mediale Abschnitt hat den größten Anteil am urethralen Verschlussdruck.
- diaphragmal: quergestreift periurethral (Diaphragma urogenitale bzw. Perineale Membran) = Zone des M. sphincter urethrae externus, willkürliche Kontinenzsicherung
- distal: bulbovestibulär = kein Anteil an der Kontinenzsicherung.

3.4.3 Harnspeicherung und Harnentleerung

Die Leistungen der Harnblase sind gekennzeichnet durch die beiden „Betriebszustände“ Harnspeicherung und -entleerung. Voraussetzungen für das normale Funktionieren schaffen:

- das zentrale, periphere und autonome Nervensystem
- der Blasenmuskel
- die Urethra mit ihren bindegewebigen, vaskulären, und glattmuskulären Verschlussstrukturen
- der quergestreifte M. sphincter urethrae externus (➤ Kap. 3.4.4).

Außerdem greifen erlernte Verhaltensweisen – adäquat oder fehlerzogen – in die Funktion des unteren Harntrakts ein.

Entwicklungsstufen der Blasensteuerung

Der Blasen-Entleerungsreflex unterliegt einer zentralen Kontrolle durch das Gehirn (Großhirn, Hypothalamus und Stammhirn). Über willkürliche Impulse aus dem Kortex wird die Blasenentleerung ausgelöst oder gehemmt (vgl. ➤ Kap. 4.1).

Die willkürliche Blasenkontrolle muss im Kleinkindalter erst erlernt werden. Die Blasenentleerungen des Säuglings sind ungehemmt und laufen reflektorisch ab, da spinale Bahnen und kortikale Steuerungsfelder noch nicht ausgereift sind. Am Ende des ersten Lebensjahres entwickelt sich zunächst eine unbewusste und zwischen dem 2. und 3. Lebensjahr eine zunehmend bewusste Hemmung durch die Großhirnrinde. In dieser Zeit entwickelt sich das Gefühl für Harndrang.

Im Laufe des 3. Lebensjahres wird bereits die volle Blase gespürt und damit die Fähigkeit erreicht, willkürliche Blasensteuerung zu erlernen. Nach dem 4. Lebensjahr sind rund 80 % der Kinder in der Lage, bei Harndrang – wenn nötig – die Harnabgabe selbst zeitlich hinauszuzögern.

Einnässen hört meist dann auf, wenn die Blase ein maximales Fassungsvermögen von 180–300 ml erreicht hat. Etwa im Alter von 4–5 Jahren – im individuellen Reifungsprozess auch später – werden diese Werte erreicht. Bis zum Alter von 5 Jahren wird Einnässen im Rahmen eines normalen Entwicklungsverlaufs gesehen.

Mit 3 Jahren nässt noch fast jedes 2. Kind ein, mit 4 Jahren noch jedes fünfte, mit 5 Jahren noch 15 % und zwischen dem 6. und 7. Lebensjahr noch jedes zehnte Kind.

Die Harnkontinenz

Kontinenz ist die Fähigkeit, die Entleerung von Urin und Stuhl willentlich zu steuern bzw. zurückzuhalten, bis zu gelegener Zeit ein sozial akzeptabler und geeigneter Ort gefunden ist (Definition der International Society of Continence).

Kontinenz wird durch folgende Faktoren gewährleistet:

- Blasenfaktor
- Harnröhrenfaktor.

Blasenfaktor

Aus den Ureteren nimmt die Harnblase kontinuierlich und zunehmend Urinmengen auf. Der trigonale Ruhetonus lässt während der Füllungsphase den Harn nur in Richtung Blase passieren.

Im Betriebszustand des Speicherns ist die Blase zu den Ureteren von oben her offen und zur Urethra nach unten hin geschlossen.

Bis zu einer Blasenfüllung von individuell 300–600 ml kann diese Menge ohne signifikanten Druckanstieg gespeichert werden, denn in der Speicherphase wird die Kontraktion des Blasenmuskels gehemmt sowie der Blasenhals tonisiert:

- Der Blasenmuskel wird durch Stimulation der *Betarezeptoren* des Sympathikus inhibiert (Transmitter: Noradrenalin). Der plastische, elastische Blasenmuskel kann sich der Füllmenge anpassen. Blasenhals und proximale Urethra bleiben geschlossen.
- Der Blasenhals wird durch *Alpharezeptorenstimulation* der α-adrenergen Fasern des Sympathikus tonisiert und verschlossen.
  Im Normalzustand ist der M. sphincter vesicae im Blasenhals – auch bei Provokationen wie Husten, Niesen und Stolpern – ein kompetenter Verschluss. Durch die aktive und passive Drucktransmission auf die Urethra, die unten genauer beschrieben wird (➤ Kap. 3.4.4), wird die Sicherung der Kontinenz bei derartigen intraabdominellen Druckanstiegen unterstützt.

Bis die funktionelle Füllungskapazität erreicht ist und deutlicher Harndrang bewusst wird, vergehen ungefähr 2–3 Stunden (normales Miktionsintervall). Die sog. *Blasencompliance* (Anpassungsfähigkeit der Blasenwand an die Füllungsmenge) ist individuell verschieden und abhängig von Trinkverhalten, Klima, Schwitzen und anderen Einflüssen, auf die weiter unten eingegangen wird.

Kurz vor Erreichen der funktionellen Blasenkapazität steigt der Druck leicht an, was als Harndrang erlebt wird (➤ Abb. 3.30).

Harnröhrenfaktor

Neben dem Blasenfaktor sorgt der Harnröhrenfaktor für den Erhalt der Kontinenz, denn bei steigender Blasenfüllung steht dem niedrigen intravesikalen Druck von ca. 5–10cmH_2O dann ein Kontinenz sichernder intraurethraler Verschlussdruck (UVD) von ca. 40–50cmH_2O entgegen.

Unter propriozeptiver Kontrolle steigt der Druck in der Urethra parallel zur anwachsenden Blasenfüllung. Entscheidend für die Harnkontinenz ist der *höhere* Druckquotient in der proximalen Harnröhre im Verhältnis zum intravesikalen Druck.

Die wesentliche Arbeit zum Kontinenz sichernden, urethralen Druckaufbau leisten dabei die zirkuläre, äußere Urethramuskelschicht, das kollagene, bindegewebige Gitterfasergerüst der Urethra und das zirkuläre Venengeflecht unterhalb des Blasenhalses.

Der physiologische Durchschnittswert des UVD beträgt:

- bei Männern ca. 65–105cmH_2O
- bei Frauen ca. 50cmH_2O und mehr.

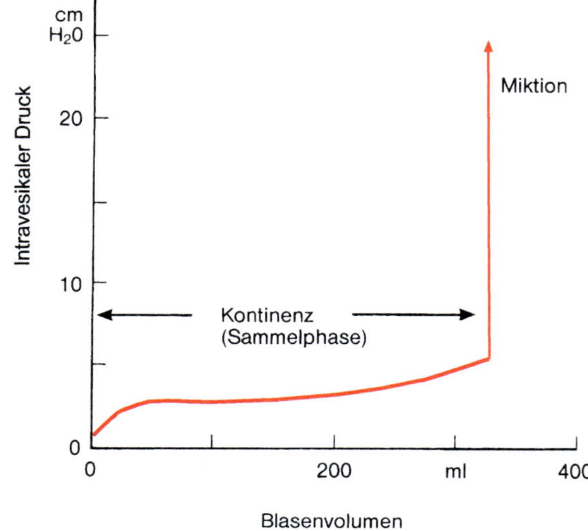

Abb. 3.30 Volumen-Druck-Diagramm der Harnblase bei langsamer (physiologischer) Füllung. Die Sammelphase ist durch den flachen Teil des Diagramms definiert. Die Miktion wird durch einen plötzlichen Anstieg des Blaseninnendrucks angezeigt [E978].

Ein niedriger, labiler Kontinenzwert liegt bei ca. 20cmH_2O.

Faustregel zur Ermittlung des Durchschnittswertes: 100 minus Alter, z. B. Alter: 45 → 100–45 = UVD 55cmH_2O.

> Der urethrale Verschlussdruck verändert sich durch Positionsveränderungen des Körpers im Raum.
> Im Stehen ist der UVD 20–30cmH_2O höher als im Liegen.

Kontrolle der Blasenfunktion

Die Regelung von Blasenkontinenz und Blasenentleerung ist ein weitgehend autonomer und reflektorischer Prozess. Sie ist der modulierenden Kontrolle durch höhere Zentren (oberer Hirnstamm, Hypothalamus und Kortex) unterstellt.

Diese neuronale Kontrolle ist einerseits von hemmender Art, notwendig zur Aufrechterhaltung der Blasenkontinenz trotz starker Blasenfüllung, andererseits von erregender Art, erforderlich zur Auslösung der willkürlichen Blasenentleerung.

Vegetative und somatische Innervation

Während der Speicherphase ist der Blasenwandmuskel relaxiert und das Verschlusssystem tonisiert, in der Entleerungsphase kehren sich die Verhältnisse um.

Wenn sich die Blase füllt, erhöht sich die Reflextätigkeit des vegetativen Nervensystems. Spannungssensitive Afferenzen aktivieren den sakralen Reflexbogen und – über die spinalen Bahnen – das Miktionszentrum im Hirnstamm. Die vegetative Innervation steuert die glatte Muskulatur der Blase:

- Zur Entleerung erregt der sakrale Parasympathikus (S2–4) den Blasenmuskel (Entleerungsnerv).
- In der Speicherphase wirkt der lumbale Sympathikus (vorwiegend aus L2–3) hemmend auf den Blasenmuskel und tonisierend auf den Verschluss am Blasenhals (Kontinenznerv).

Die somatische Innervation (N. pudendus) beschränkt sich auf den quergestreiften M. sphincter urethrae externus.

Von der Blase ausgehende Reize (Volumendruck) aktivieren N. pudendus-Impulse, die reflektorisch den Tonus im quergestreiften M. sphincter urethra an eine erhöhte Speicher-Anforderung anpassen.

Das Wissen über die tonisierende, d. h. kontinenzsichernde Auswirkung der gefüllten Blase auf das urethrale Verschlusssystem gibt belastungsinkontinenten Patienten den Mut, ein eventuell fehlgesteuertes Trink- und Entleerungsverhalten schrittweise zu verändern (➤ Kap. 11.1.2).

Entstehung des Harndrangs

Die Füllung der Harnblase wird bis zur Erreichung ihrer Kapazität von intramuralen Dehnungsrezeptoren gemessen. Über die Afferenzen des N. pelvicus, die in aufsteigende spinale Bahnen einmünden, wird die erreichte Kapazität im Hirnareal der vorderen Brücke (Pons) gemeldet. Efferente Impulse aus diesem Hirnstamm bewirken eine starke Stimulation des *sakralen* Parasympathikus, dessen zunehmende Aktivität zur reflektorischen Kontraktion des Blasenmuskels (Detrusor vesicae) führt.

Die Blasenfüllung wird erst ab einem bestimmten Füllungszustand wahrgenommen (➤ Abb. 3.30):

- Erste Anzeichen eines kurzanhaltenden Harndrangs entstehen bei einem Volumen von ca. 125–200 ml (halbvolle Blase). Der kurzfristige Hinweis über die sich füllende Blase ebbt in der Regel ohne Aufforderungscharakter wieder ab.
- Zwingender, imperativer Harndrang stellt sich je nach Blasenkapazität im Bereich von 300–400 ml ein. Der Binnendruck der Blase ist dann auf 12–15cmH_2O angestiegen.

Auch nach Erreichen der Blasenkapazität lassen sich Detrusorkontraktionen – bei gleichzeitiger reflektorischer und reaktiver Zunahme des glatten und quergestreiften Sphinktertonus – noch eine Zeitlang bewusst unterdrücken (Kontrolle der Großhirnrinde).

> In einem gesunden System kann starker Harndrang willentlich unterdrückt werden, bis ein akzeptabler Ort für die Entleerung erreicht wird.

Miktion

Der Miktionsreflex verläuft über das sakrale und pontine Miktionszentrum. Die Entleerung ist eine koordinierte, synerge Wechselwirkung zwischen Detrusorkontraktion und Sphinkterrelaxation.

Die Kontraktion der Längsmuskelfasern im Trigonumbereich des Detrusors leitet den Miktionsvorgang ein. Als Folge davon verschließen sich die Ureterostien und verhindern – trotz Blasenkontraktion und Druckanstieg – den vesikoureteralen Reflux.

Zur Entleerung der Blase wird der hemmende Einfluss des Sympathikus auf die Blasenwand aufgehoben, der intravesikale Druck steigt bis über 60cmH_2O an, das Verschlusssystem öffnet sich und der Detrusormuskel (detrudere = fortdrängen) entleert in ca. 20 Sekunden restharnfrei die gespeicherte Menge. Dabei öffnet sich der glatte M. detrusor vesicae am Blasenhals und die proximale Urethra vesikalisiert. Dies geht einher mit einer Abflachung bis Aufhebung des posterioren urethrovesikalen Winkels und einer *simultanen* reflektorischen Tonusherabsetzung in der quergestreiften Verschlussmuskulatur von Urethra und Beckenboden.

Erst dann setzt die eigentliche Kontraktion des Detrusors ein, dessen kontrahierte längsverlaufenden Muskelfasern eine weitere Öffnung des Blasenhalses bewirken.

Im physiologischen Normalbefund steigt der Detrusordruck während der Miktion ohne Mithilfe der Bauchpresse.

Durch den reziprok abnehmenden urethralen Widerstand kommt es zur Miktion, die erst nach vollständiger Entleerung der Blase durch Detrusor-Relaxation beendet ist.

Der Blasenhals schließt sich wieder. Der Tonus der urethralen und perinealen Muskulatur kehrt zurück.

Patienten mit dem Symptom der Belastungsinkontinenz (Sphinkterinkompetenz) befinden sich nicht selten in einer präliminaren Phase der Miktion mit Trichterbildung im Bereich des Blasenhalses und Verschwinden des urethrovesikalen Winkels.

Tägliche Miktionsfrequenz

Tagsüber gelten 6–7 Miktionen als normale Entleerungsfrequenz. Werden ungefähr 16 Wachstunden angenommen, ergibt sich ein Miktionsintervall von 2–3 Stunden. Diese Angaben sind Richtwerte, um Grade der Abweichungen bestimmen zu können.

Die tägliche Ausscheidungsmenge beträgt ca. 1000–1500 ml. Sie ist abhängig von verschiedenen Umständen und Einflüssen:

- Trinkmenge und ihre Verteilung über den Tag
- Art des Getränks und seine Wirkung auf die Harnproduktion
- klimatische Einflüsse
- körperliche Arbeit und die Intensität des Schwitzens
- beruflicher Einsatz der Stimme, d. h. beispielsweise viele Stunden sprechen zu müssen wie Lehrer oder Physiotherapeuten.

Nachts finden gewöhnlich keine Miktionen statt. Das im Hinterlappen der Hypophyse gebildete antidiuretische Hormon (ADH), auch Vasopressin genannt, reguliert die renale Wasserausscheidung.

ADH steigert die Wasserrückgewinnung aus dem Harn und wirkt so einem Wasserverlust des Organismus entgegen. Bei ADH-Mangel kommt es zur verstärkten Urinausscheidung.

Nachts wird mehr ADH produziert als tagsüber. Dieser unterschiedliche Tag-Nacht-Rhythmus in der Hormonproduktion verringert nachts die Urinmenge. Um ruhig durchschlafen zu können, wird nachts normalerweise halb so viel Urin pro Zeiteinheit von den Nieren ausgeschieden wie tagsüber.

Des Weiteren müssen die folgenden Voraussetzungen gegeben sein, um nicht von einer vollen Blase geweckt zu werden:

- Die Trinkmenge muss über den Tag verteilt werden.
- Am Abend darf nicht der größte Anteil der täglichen Trinkmenge zugeführt werden. Zudem regt abendlicher Alkoholgenuss die Harnproduktion an.
- Es dürfen keine diuretischen Medikamente eingenommen werden.
- Vor der Bettruhe sollte die Blase entleert werden.

Nach dem 60. Lebensjahr gelten 1–2 nächtliche Miktionen als normal. Auch bei Links- und Rechtsherzinsuffizienz ist durch Rückresorption von Flüssigkeitseinlagerungen ein- bis zweimaliges nächtliches Wasserlassen normal.

3.4.4 Das urethrale Kontinenzsystem der Frau

Der Durchmesser der Harnröhre beträgt durchschnittlich ca. 8–12 mm. Mit Ausnahme des kaudalen Fünftels ist die Urethra femina in ihrem gesamten Verlauf von glatter und quergestreifter Muskulatur mit Sphinkterfunktion umgeben. Die elastische Urethra muss vollständig verschlossen werden, um Kontinenz zu gewährleisten.

Während der Blasenfüllung erhält der *positive urethrale Verschlussdruck* die Kontinenz.

Für den urethralen Verschlussdruck verantwortlich sind folgende Faktoren, die unten genauer beschrieben werden:

- der Tonus der quergestreiften Muskulatur und die Kompetenz des Sphinkters
- der Tonus der glatten Muskulatur und die Durchblutung der Urethra und des kleinen Beckens
- die Elastizität des Bindegewebes und die ungestörte aktive und passive Drucktransmission.

Der Tonus der quergestreiften Muskulatur und die Kompetenz des Sphinkters

Während der langsamen Blasenfüllung entwickelt sich unter propriozeptiver Kontrolle ein gradueller, reaktiver Spannungsanstieg in der Sphinkter- und Beckenbodenmuskulatur. Der Druck des Volumengewichts stimuliert muskuläre Reservekräfte in der sphinkteren Muskulatur (➤ Kap. 11.1.2), die den intraurethralen Druck erhöhen und die Kontinenz trotz Blasenfüllung sichern.

Bei plötzlichen Druckerhöhungen reagiert die quergestreifte sphinktere Muskulatur mit reaktivem bzw. reflektorischem „Manschettenverschluss", der die elastische Harnröhre zuschnürt und den urethralen Verschlussdruck ansteigen lässt.

Häufige vorsorgliche Entleerungen der Blase halten das Urethradruckprofil auf niedrigem Niveau, bauen dadurch die Verschlusskraft ab und labilisieren die Kontinenz.

Der Tonus der glatten Muskulatur und die Durchblutung der Urethra

Die Natur hat folgende unterschiedliche Verschlussformen kreiert, um ein Leben ohne Harnverlust – auch bei körperlicher Belastung – zu ermöglichen:

- **Tamponverschluss**
  Die innere epitheliale Auskleidung der Urethra bildet longitudinale Falten, die die Harnröhre sternförmig abdich-

ten (im Querschnitt sichtbar). Die zusammengelegten Schleimhautfalten bewirken eine tamponartige Abdichtung des Lumens.

- **Vaskulärer Schwellkörperverschluss**
  Viele dünnwandige Venen bilden mit einer dichten zirkulären Gefäßversorgung ein weiteres Verschlusscharakteristikum. Das als „Gefäßkissen" die Harnröhre umgebende venöse Geflecht schafft durch die Kompression der Schleimhautfalten einen wasserdichten Verschluss. Diesem Venenplexus werden $^1/_3$ der urethralen Kontinenzleistung zugeschrieben.
- **Kollagener Dehnungsverschluss**
  Die glatte Harnröhrenmuskulatur besteht aus zwei Schichten, einer inneren, subepithelial gelegenen längs gerichteten und einer äußeren, zirkulär bzw. schräg verlaufenden Muskelschicht. Alle glatten Muskelfasern sind in ein Gittergerüst zugfester kollagener Fasern eingelagert. Die im Scherengitterprinzip angeordneten kollagenen Fasern bilden bei Zugeinwirkung der höher steigenden Blase (während der Blasenfüllung) einen Dehnungsverschluss, der das Lumen der Harnröhre verengt.

Die Elastizität des Bindegewebes und die ungestörte aktive und passive Drucktransmission

Voraussetzung für den urethralen Druckaufbau ist u.a. die regelrechte Topographie der Urethra. Ihre Position hinter dem Schambein macht sie zum intraabdominellen Organ, das bei Druckerhöhung im Bauchraum komprimiert werden kann. Die Kompression der Urethra gewährleistet den positiven Druckunterschied zwischen Harnröhre und Blase und damit die Kontinenz in der Füllungsphase (der intraurethrale Druck muss höher sein als der intravesikale Druck).

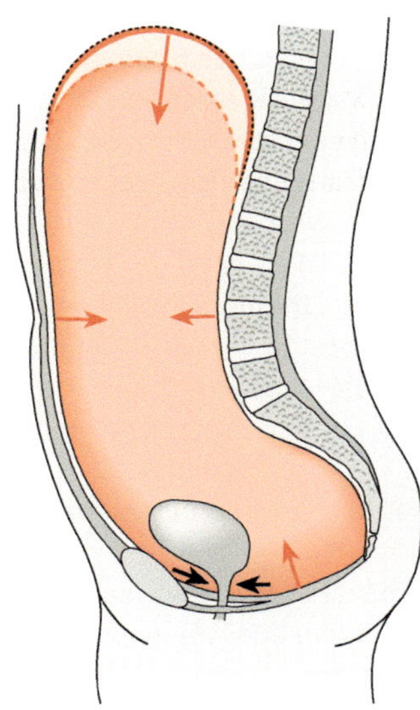

Abb. 3.31 Umriss der Bauchkapsel mit aktiver (roter Pfeil) und passiver (schwarzer Pfeil) Drucktransmission [L106]

Bei einer Schädigung des Stützapparats (z.B. der Ligg. pubourethralia) und nachfolgender Absenkung befindet sich die proximale Urethra außerhalb des abdominellen Druckfeldes. Durch die veränderte Topographie fehlt das druckgebende Widerlager. Der urethrale Verschlussapparat ist plötzlichen intraabdominellen Druckerhöhungen nicht mehr gewachsen und es kommt zur Inkontinenz.

Unter Belastung (z.B. Lachen, Husten, Stolpern) werden bei intraabdomineller Druckerhöhung zwei zusätzliche Mechanismen, ein passiver und ein aktiver, zur Kontinenzsicherung wirksam (➤ Abb. 3.31):

- **Passive Drucktransmission**
  Der passive Mechanismus oder die *passive abdominourethrale Drucktransmission* ist die direkte Übertragung (Transmission) des intraabdominellen Druckanstiegs auf die proximale Harnröhre.
  Funktionell spielen dabei die Spatien retropubicum und vesicovaginale (➤ Kap. 3.3) und die regelrechte Position der Urethra hinter dem Schambein eine wesentliche Rolle.
  Beim Husten erreicht die intraabdominelle Druckwelle in Bruchteilen von Sekunden die Spatien und komprimiert (passiv) die Urethra.
  Der gleichzeitige, plötzliche Druckzuwachs lässt sich bei Simultanmessungen in Blase und Urethra feststellen.
- **Aktive Drucktransmission**
  Der aktive Mechanismus oder die *aktive muskuläre Drucktransmission* wird als Reflex-Muskelkontraktion oder Reflex-Drucktransmission bezeichnet. Nach Retzke/Methfessel wird die reflektorische Tonuserhöhung fast ausschließlich von der periurethralen Muskulatur des Diaphragma urogenitale sowie durch Anteile des M. pubococcygeus geleistet.

Verschlussmechanismen der Urethra unter Belastung (Druck):
- passive Drucktransmission in den Spatien und Stabilisierung durch die Ligg. pubourethralia
- aktive Drucktransmission über die quergestreifte Beckenboden-Sphinktermuskulatur durch den reflektorisch gesteuerten Levator-Anstieg von kaudal nach kranial

Die funktionelle Soforthilfe *Hustendreh* (➤ Kap. 11.2.4), angewandt bei insuffizientem aktiven Druckmechanismus, unterstützt in adäquater Körperhaltung die Ausgangsposition für einen Kontinenz sichernden Reflextonus.

Fällt z.B. beim Husten die reflektorische aktive Gegendruckerhöhung aus, kehren sich die Druckverhältnisse in Harnröhre und Blase um und Harn fließt unfreiwillig und ungehindert ab.

Belastungsinkontinente Patientinnen weisen häufig einen niedrigen maximalen Verschlussdruck der Urethra in Ruhe auf.

Das Urethradruckprofil

Das Urethradruckprofil gibt Aufschluss über den Druck innerhalb der Harnröhre während der Ruhe- und Speicherphase. Die Messung erfolgt über einen in die Blase eingebrachten Druckmesskatheter, der langsam durch die Urethra zurückgezogen wird und dabei die Druckverhältnisse einzelner Harnröhrenabschnitte misst. Der höchste Wert wird in der Mitte der funktionellen Harnröhrenstrecke registriert.

Für Männer und Frauen werden folgende unterschiedliche Messwerte angegeben (Poll/Fröhlich):

- Normbereich bei Frauen: ≥ $50 cmH_2O$. Ein Wert von ca. $20 cmH_2O$ liegt im Bereich der labilen Kontinenz.
- Normbereich bei Männern: $65–105 cmH_2O$.

Das Urethradruckprofil der Harnröhre ist abhängig von intrinsischen Faktoren, z. B. der Blasenfüllung oder Alterungsprozessen, die die Qualität der intrinsischen Reaktionen durch Verlust kollagener und muskulärer Fasern verringern (➤ Kap. 6.2, ➤ Kap. 6.4). Es ist aber auch von extrinsischen Faktoren abhängig, z. B. Positionsveränderungen im Raum. So nimmt der maximale Verschlussdruck beim Aufrichten aus liegender oder sitzender Position normalerweise um $20–30 cmH_2O$ zu. Deswegen sollten therapeutische Übungen bevorzugt in aufgerichteter Körperhaltung vorgenommen werden.

Auch können bestimmte Medikamente das Urethradruckprofil beeinflussen (➤ Kap. 9.1).

Kontinenzsicherung durch den extrinsischen Sphinktermechanismus der Urethra

Bei der Frau umfasst der hufeisenförmig angelegte M. sphincter externus im Wesentlichen den ventralen Abschnitt des mittleren Drittels der Harnröhre.

Der M. sphincter urethrae externus setzt sich nach Oelrich (in Richter) aus zwei unterschiedlichen Komponenten zusammen:

- einem inneren Anteil, der sich innerhalb der urethralen Wand befindet bzw. ihr unmittelbar anliegt. Nach innen überwiegen *langsame* Fasern (STF), die eine permanente tonische Aktivität aufweisen. Über visuelle Stimulation kann der Tonus dieser Fasern willkürlich erhöht werden (Sphinkterübungen ➤ Kap. 11.3.7 B).
- einem weiter außen gelegenen Anteil *schneller* Fasern (FTF), der mit den Skelettmuskelfasern des Diaphragma pelvis in Verbindung steht und direkter willkürlicher Kontrolle zugänglich ist.

Der innere Anteil besteht aus den quergestreiften *M. sphincter urethrae,* der die proximalen zwei Drittel der Urethra umgibt, sowie dem *M. compressor urethrae* und dem *urethrovaginalen Sphinkter* (früher M. transversus perinei profundus), die aus zwei Bündeln quergestreifter Muskeln bestehen und bogenförmig an der ventralen Seite des distalen Urethradrittels angeordnet sind. Nach Oelrich (in Richter) werden diese Muskeln, die als eine Einheit fungieren, als *quergestreifter urogenitaler Sphinkter* bezeichnet. Er besteht hauptsächlich aus langsamen, kleinkalibrigen Muskelfasern, die ausgezeichnet einen längerfristigen Tonus auf das urethrale Lumen ausüben können.

Der quergesteifte urogenitale Sphinkter (M. sphincter urethrae externus) wird vom N. pudendus (S2–4) versorgt.

3.4.5 Harnstrahlunterbrechung: Eine „Übung" im Widerspruch zur Physiologie

BEISPIEL

Nach der Geburt des zweiten Kindes litt eine junge Frau unter einer Belastungsinkontinenz I. Grades. Die Patientin übte den ihr aufgetragenen Harnstopp mit großem Einsatz. Anfänglich konnte sie überhaupt nicht abbremsen, mit der Zeit gelang es ein wenig, was ihre Bemühungen verstärkte. Doch dieser „Erfolg" verschlimmerte, je länger sie übte, die Inkontinenz. Die Muskulatur hatte inzwischen ihre Fähigkeit zur Tonusanpassung eingebüßt. Die so antrainierte Detrusor-Sphinkter-Dyskoordination ließ nur noch mühsame, stoßweise Harnentleerungen zu.

Die therapeutische Empfehlung an belastungsinkontinente Patienten, beim Wasserlassen den Harnstrahl zu unterbrechen, um so den Beckenboden zu kräftigen, gehört zu den unreflektierten fragwürdigen Praktiken der Inkontinenzbehandlung. Der Harnstopp, eine willentliche, muskuläre Bremsaktivität während der Entleerungsphase, steht im Widerspruch zur Physiologie der Blasenentleerung. Denn häufiges Stoppen des Harnstrahls kann die Symptome einer Belastungs- und Dranginkontinenz verschlimmern und die autonom gesteuerte Wechselspannung zwischen Blasenwand- und Verschlussmuskulatur irritieren, indem die folgenden Widersprüche evoziert werden:

- **Nervale Fehlinformation**
  Während der *parasympathisch* gesteuerten Entleerung wird dem organischen Speicher- und Entleerungssystem eine *sympathisch* gesteuerte Verschlussphase aufgezwungen. Diese paradoxe Forderung ignoriert die physiologischen vegetativen Wechselschaltungen des Systems. Beobachtete Folge ist ein gesteigerter Dauertonus in der Blasenwand- und Verschlussmuskulatur. Einerseits verschärft sich dadurch die Drangsymptomatik der Harnblase und andererseits erschwert die neuromuskuläre Irritation das Öffnen der Verschlussstrukturen für die Entleerung.
- **Dyskoordination zwischen Blasen- und Sphinkteraktivität**
  Nach dem „Üben" bleibt häufig eine schmerzhaft stechende Unterbauchempfindung als unangenehmes Signal zurück, die Patientinnen davon abhält, diese „Übung" alltäglich zu praktizieren.
  Wird trotzdem intensiv Harnstopp betrieben, entwickelt sich durch die vielen unnatürlichen Verkrampfungen ein

starrer Tonus in der Verschluss- und Beckenbodenmuskulatur.

Im Laufe der Zeit geht die reaktive Fähigkeit der graduellen physiologischen Tonusanpassung, d. h. die Grundlage der sicheren Kontinenz- und Entleerungsfähigkeit, verloren. Nur der reaktionsfähige Tonus garantiert die schnellen, kontinenzsichernden Reflexkontraktionen in der Beckenboden-Sphinktermuskulatur bei intraabdominellen Druckerhöhungen.

Der wiederholte willentliche Harnstopp ist ein unphysiologischer Eingriff in ein komplexes, weitgehend autonom verschaltetes System. Statt Kontinenzverbesserung wird die Drang- und Belastungssymptomatik verstärkt und eine Detrusor-Sphinkter-Dyskoordination gebahnt.
Gelegentliche Harnstrahlunterbrechungen zur Überprüfung der Innervation des extrinsischen Sphinkters nach urologischer oder gynäkologischer Operation sind als seltene Ausnahme und zur Beruhigung der Patienten zu tolerieren.

3.5 Die Vagina

Zum äußeren weiblichen Genitale gehören (➤ Abb. 3.26):

- Mons pubis (Schamberg): Fettpolster vor der Symphyse
- Labia majora (große Schamlippen): Hautwölbung mit Talg-, Schweiß- und Duftdrüsen, außen behaart, innen schleimhautartig. Durch die Vereinigung der großen Labien an der hinteren Kommissur wird ein Teil des Dammes gebildet.
- Labia minora (kleine Schamlippen): Hautfalten mit Talgdrüsen. Nach hinten vereinigen sie sich zu einer Hautfalte, wodurch sich dorsal die Grenze zwischen der hinteren Kommissur und dem Vestibulum der Scheide bildet. Nach vorne umgreifen sie die Klitoris und gehen in das Präputium bzw. in das Frenulum der Klitoris über.
- Glandula vestibularis major (Bartholini-Drüsen): sie sind paarig angelegt.
- Vestibulum vaginae (Scheidenvorhof): zwischen Labia minora und Hymenalsaum. Hier münden die Vagina, die Urethra und die Ausfuhrgänge der Glandulae vestibulares major.
- Klitoris (Kitzler): Sexualorgan mit venösen Schwellkörpern.

Zum inneren weiblichen Geniale gehören:

- Tuba uterina (Eileiter): Der ca. 12 cm lange Eileiter ist Ort der Befruchtung. Etwa 5 Tage dauert die Passage eines befruchteten Eies zum Uterus (➤ Kap. 3.6).
- Ovarium, kurz: Ovar (Eierstock): Bildung befruchtungsfähiger Gameten, die durch den Prozess der Follikelreifung entstehen, Bildung der weiblichen Sexualhormone
- Uterus (➤ Kap. 3.6)
- Vagina.

Aufbau der Vagina

Die Vagina (Scheide) ist ein bindegewebiger, glattmuskulärer Schlauch (fibromuskulöses Hohlorgan) aus dünner, stark dehnbarer Wand.

Die vaginalen Wände besitzen innere Falten (Columnae rugarum), sie verstärken beim Koitus die Reibung und intensivieren das Lustempfinden. Bei einer Geburt stellen sie die notwendigen Dehnungsreserven zur Verfügung.

Die Vaginalwand ist aus 3 Schichten aufgebaut:

- *Tunica mucosa:* besteht aus mehrschichtigem, unverhorntem Plattenepithel und einer lockeren Schleimhaut-Bindegewebsschicht unter dem Epithel. Sie enthält keine Drüsen.
- *Tunica muscolosa:* besteht aus gebündelten ringförmigen und längsgerichteten glatten Muskelfasern (Faszikel), die nach dem Prinzip der Gitterbildung geordnet sind. Dieses System ermöglicht die extreme Weitstellung beim Geburtsvorgang.
- *Tunica adventitia:* äußere bindegewebige Hülle, die als ringförmige Fascia vaginalis die Scheide umgibt. Dorsal ist die Adventitia fester, daher wird die Struktur auch als Septum rectovaginale bezeichnet.

Lage, Gestalt und Befestigungen

Die Vagina liegt subperitoneal. Die Länge der Vagina beträgt 8–12 cm, der Durchmesser 3–4 cm. Die vordere Scheidenwand ist etwa 2–3 cm kürzer als die hintere. Etwa drei Viertel ihrer Länge liegen oberhalb des Diaphragma pelvis (Pars intrapelvina).

In der Längsrichtung ist sie kranial an der Cervix uteri (Gebärmutterhals), kaudal am Vestibulum vaginae (Scheidenvorhof) befestigt.

Das dorsale Ende der Vagina ist mit dem Damm (Perineum) verbunden (hintere Kommissur).

Die Portio vaginalis der Cervix uteri (Teilabschnitt des Gebärmutterhalses) bildet den oberen Abschluss. Sie ragt in die Vagina hinein und trennt ihren kranialen Abschnitt in ein vorderes und hinteres Scheidengewölbe (Fornices vaginae).

Die Wände der Vagina liegen gewöhnlich aneinander – außer im Bereich der Cervix uteri (Gebärmutterhals), die das Lumen offen hält.

In die Adventitia der Vagina ist die Urethra eingebettet (➤ Kap. 3.3). Vagina und Urethra treten im *Hiatus urogenitalis* (Levatorpforte) gemeinsam durch den Beckenboden.

Ventral grenzt die Vagina an die Urethra und an die Harnblase, dorsal an das Rektum. Kraniodorsal ist das hintere Scheidengewölbe unmittelbar der Excavatio rectouterina (Douglas-Raum) benachbart.

Die vordere Vaginalwand gibt der Urethra und dem Blasenhals stützenden Halt und Unterlage. Wand-Elastizität und Orthotopographie der Vagina tragen zur urethralen Kontinenz bei.

Kranioventral ist das vordere Scheidengewölbe von der Hinterwand der Blase durch das Spatium vesicovaginale getrennt.

Kranial des Diaphragma urogenitale lagert sich die Vagina dorsal eng an das Rektum an und ist von diesem nur durch eine fibröse Schicht, dem Septum rectovaginale, getrennt.

Im hinteren seitlichen Wandbereich, im adventitiellen Bindegewebe gelegen, befindet sich der Plexus venosus vaginalis. Bei der Kohabitation bildet der Plexus eine Art Schwellkörper, der sich reflektorisch füllt und vorwölbt und die Vagina verengt (sog. orgastische Manschette).

Der kaudale Teil der Vagina ist vom Analkanal durch den Muskelkomplex des M. sphincter ani externus (➤ Kap. 3.2) und durch das Perineum getrennt.

Ferner wird der kaudale Teil der Vagina beidseits vom M. bulbocavernosus umgeben, der das erektile Gewebe des Bulbus vestibuli überdeckt und der Vagina eine muskuläre Stütze gibt.

Das Hymen bzw. der Hymenalsaum ist der äußere Abschluss der Vagina, dem sich das Vestibulum (Scheidenvorhof) anschließt.

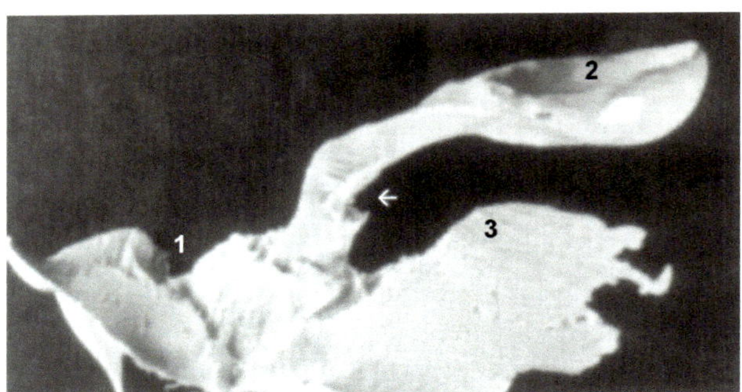

Abb. 3.32 Seitenansicht des Scheidenabdrucks einer 42-jährigen Primipara. Urethrawulst (1), die Impression der Portiovaginalis uteri (2) liegt hinter der Analgrube (3); der Pfeil zeigt die Impression der Levatoren [E979].

Ausrichtung der Vagina

Untersuchungen von Richter mittels Röntgenaufnahmen und Scheidenabdrücken von aufrecht stehenden Frauen zeigen, dass nur das untere Scheidenviertel senkrecht verläuft (➤ Abb. 3.32).

Nach der Passage der Diaphragmen ist der intrapelvine Anteil der Scheide zum M. levator ani geneigt und an ihn mit bindegewebigen Kittsubstanzen fixiert. Vagina und M. puborectalis verlaufen schräg nach dorsokranial (➤ Abb. 3.33).

In diesem Abschnitt bildet die physiologische Längsachse der Vagina zur Horizontalen einen Winkel von 60–70°. Zum Uterus steht die vaginale Achse in einem Winkel von mehr als 90° (Pawlina, Stoupis, Ross, Ros, Masterson).

> Unsere Vorstellung von der Ausrichtung der Vagina wird häufig durch postmortale Anatomie-Abbildungen beeinflusst. Postmortal verlieren die Gewebe ihren Tonus, das Diaphragma pelvis sinkt nach unten, die Scheide hängt senkrecht und die Beckenorgane verändern ihre Lage. Anatomische Abbildungen in Lehrbüchern zeigen daher fast immer die Leichenposition der Organe, d. h. eine senkrechte Vagina und einen trichterförmigen Beckenboden.

Verbindungen zwischen Vagina und Beckenbodenmuskulatur

Die Verbindungen mit den Muskeln des Beckenbodens bilden die hauptsächliche Befestigung.

Die Vagina liegt tief in der medianen Aushöhlung des M. levator ani, eingefasst von den Levatorschenkeln, die sie fixieren. Es finden sich in die Vaginalwand einstrahlende Muskelfasern, die von den Mm. pubococcygei und den Mm. puborectales stammen.

Die mittlere Vagina wird durch Verbindungen mit dem Diaphragma pelvis und von kaudalen Anteilen der endopelvinen Faszie gestützt.

Unterhalb der Levatorschenkel wird die Vagina von Fasern des M. transversus perinei profundus umfasst. Dieser Anteil wird auch als Sphincter urethrovaginalis bezeichnet.

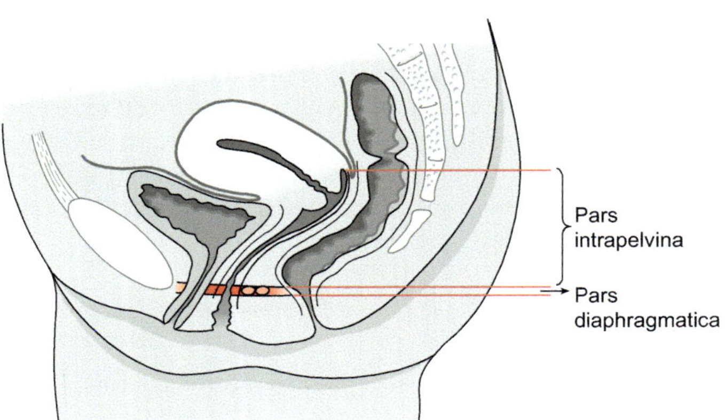

Abb. 3.33 Beziehungen der Scheide zum Beckenboden: Pars intrapelvina Pars diaphragmatica [L106]

Die Vagina erhält ihre Spannung über die Levatorschenkel, die die Scheide seitlich einengen.
Die Insuffizienz der Levatormuskulatur ist häufig die Ursache für einen Prolaps.
Das genaue Wissen und die Vorstellung über die Topographie der Vagina und ihrer Verbindung zur Beckenbodenmuskulatur sind die Voraussetzungen für erfolgreiches therapeutisches Üben der Levatormuskulatur (z. B. Aprikosenübung 11.3.6 C).

Weitere Fixierungen der Vagina:

- von hinten oben: Das Lig. uterosacrale fixiert den posterioren Teil der Fornix vaginae.
- von vorne: Das Septum vesicovaginale verbindet die anteriore Seite der Vagina mit der Basis der Blase.
- von hinten: Verbindung mit dem Septum rectovaginale
- unten: Verbindung mit dem Perineum.

Innervation

Die Vagina wird von viszeromotorischen, sympathischen Nerven des Ganglion mesentericum inferius versorgt.

Parasympathische Fasern stammen aus den 2.–4. Sakralnerven, sie erreichen die Vagnialmuskulatur über die Nn. erigentes.

3.6 Der Uterus und seine Adnexe

In der Mitte des Beckens befindet sich der Uterus mit den beiden Tubae uterinae (Eileitern) und den Ovarien (Eierstöcken) in einer mächtigen Peritonealfalte, die als Lig. latum uteri bezeichnet wird.

Der Uterus liegt subperitoneal und wird vorn und hinten fast vollständig vom Bauchfell (Peritoneum) bedeckt (➤ Abb. 3.34). Der Bauchfellüberzug ermöglicht die freie Entfaltung der Gebärmutter. Während ihres Wachstums in der Schwangerschaft verdrängt die Gebärmutter andere intraperitoneal gelegene Bauchorgane nach kranial und dorsal.

Der Uterus

Der Uterus liegt dorsal der Blase. Er ist beweglich und seine Lage ist durch die Nachbarorgane beeinflussbar. Die stark gewölbte Hinterfläche des Uterus hat Kontakt zu Dünndarmschlingen und zum Rektum.

Die Vorderfläche liegt der entleerten Harnblase auf. Im leeren Zustand der Blase überragt der Uterus kaum das Schambein. Bei zunehmender Füllung richtet er sich auf und steigt etwas höher.

Die Größe des gesunden Uterus schwankt nicht nur interindividuell, sondern zeigt bei ein und derselben Frau in verschiedenen Lebensaltern und Entwicklungsstadien der Reproduktionsorgane eine erhebliche Variationsbreite. Anatomen geben für den geschlechtsreifen Uterus eine Länge von 5–9 cm, eine Breite von 4–5 cm und eine Dicke von 3 cm an. Die Gebärmutter wiegt 50–70 Gramm.

Physiologische Position des Uterus (➤ Abb. 3.35):

- *Anteflexio* (flexio = Beugung): Winkel von 70–90° zwischen der Achse des Uterushalsteils (Zervix) und der Achse des Uteruskörpers. Der Winkel hängt vom Füllungszustand der Harnblase und des Rektums ab.
- *Anteversio* (versio = Neigung): Winkel von 90° zwischen Uteruskörper und Achse der Vagina.

Die Anteflexio und Anteversio kommen nach Moll/Moll bei 90 % der Frauen vor.

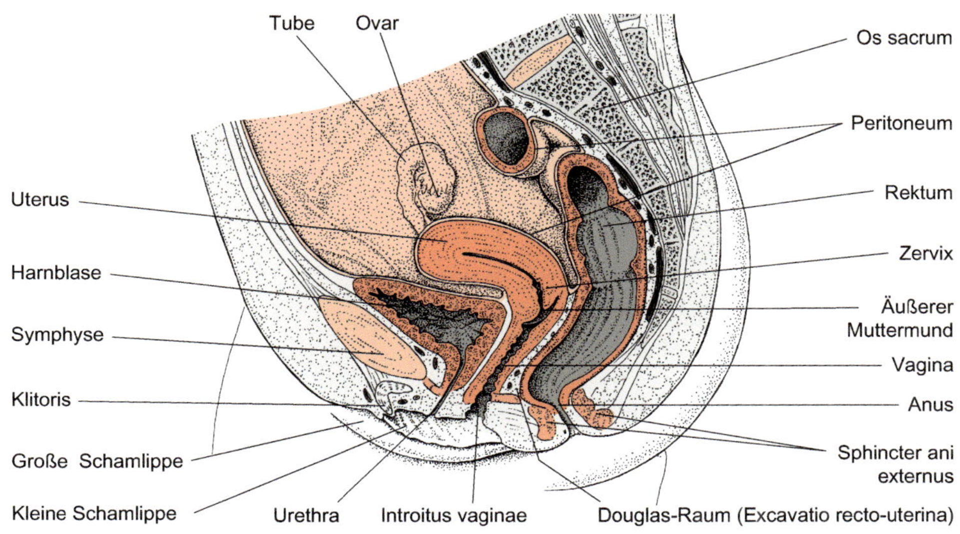

Abb. 3.34 Weibliches Becken (Medianschnitt), hellrot: Bauchfell, dunkelrot: Muskelanteile des Beckenbodens und des analen Sphinkters [L106]

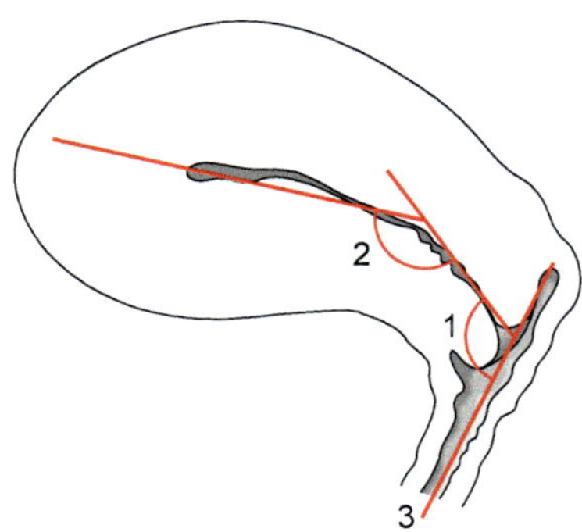

Abb. 3.35 Stellung und Haltung der Gebärmutter;
1 *Anteversio uteri:* Winkel zwischen den Achsen von Vagina und Cervix uteri, 2 *Anteflexio uteri:* Winkel zwischen den Achsen von Corpus und Cervix uteri, 3 Längsachse der Vagina [L106]

Ist der Corpus uteri gegen die Zervix nach dorsal geknickt (gebeugt), besteht eine *Retroflexio.* Es werden zwei Formen unterschieden:

- *Retroflexio uteri mobilis* mit beweglichem Corpus uteri, der bei bimanueller Untersuchung aufgerichtet werden kann und der sich während einer Schwangerschaft aufrichtet
- *Retroflexio fixata,* diese lässt sich aufgrund von Verwachsungen mit Nachbarorganen nicht aufrichten. Eine Aufrichtung ist nur operativ möglich. Nach Eintritt einer Schwangerschaft kommt es ohne Behandlung zum Abort.

Aufbau des Uterus

Das Corpus uteri besteht aus folgenden ineinander übergehenden Teilen (➤ Abb. 3.36):

- *Fundus uteri,* die obere Uteruskuppe, ist das breite, abgerundete konvexe obere Ende des Corpus uteri. Es bezeichnet das Gebiet einer gedachten Linie kranial zwischen den Tubenmündungen.
- *Corpus uteri,* der Gebärmutterkörper, umfasst die oberen ²⁄₃ des Organs.
- *Isthmus uteri,* die Uterusenge, ist der Übergang zwischen Corpus und Zervix.
- *Cervix uteri,* der etwa 2,5 cm lange Gebärmutterhals ist das untere Drittel des Uterus. Er wird in zwei Bereiche eingeteilt:
  - *Portio supravaginalis* liegt als etwa 2 cm langer Halsteil oberhalb der Vagina zwischen Isthmus und Portio vaginalis
  - *Portio vaginalis* – kurz *Portio* genannt – ragt als unterer Zervixanteil in die Vagina hinein. Die Portio ist vom Vaginalepithel überzogen.

Das *Myometrium* (Uteruswand) des Corpus uteri besteht aus glatter Muskulatur. Lierse beschreibt zwei muskuläre Anteile der Uterusmuskulatur, einen autochtonen und einen sekundären Anteil. Beide Lagen sind durch eine Gefäßschicht getrennt. Die mächtige autochtone Muskulatur ist ein Scherengittersystem, das spiralig angeordnet ist. Am inneren Muttermund sind die Muskelfasern horizontal gestellt und bilden zusammen mit den Gefäßen einen Verschlussapparat.

Unmittelbar nach der Geburt des Kindes werden nach Abstoßen der Plazenta die geöffneten Blutgefäße durch die spiralig angeordneten Muskelfasern abgeklemmt.

Das *Endometrium* (Uterusschleimhaut) des Cavum uteri ist aus Zylinderepithel aufgebaut. Es besteht aus dem Stratum basale (Basalschicht), das dem Myometrium direkt anliegt, und dem Stratum functionale, welches zyklischen Veränderungen unterworfen ist. Außerdem enthält es Drüsen.

Das *Stratum functionale* wird während des Zyklus auf etwa 8 mm Dicke aufgebaut und bei der Menstruation wieder abgestoßen. Dabei wird das Stratum basale nicht mit abgestoßen, sondern bildet während des neuen Zyklus das Ausgangsgewebe für den erneuten Aufbau des Stratum functionale.

Endometrialer Zyklus

Funktionsstadien der Uterusschleimhaut von der östrogenen über die gestagene Phase werden als endometrialer Zyklus bezeichnet. Sie dienen der Einbettung des befruchteten Eies (Nidation) und der Regeneration nach der Geburt. Die folgenden Stadien im endometrialen Zyklus lassen sich unterscheiden:

- Proliferation – durch Östrogene
- Sekretion – funktionelle Ausreifung durch Östrogene und Gestagene
- Dezidualisation – weitere Differenzierung bei Befruchtung und Implantation
- Regeneration – aus Basalis und Funktionalisresten.

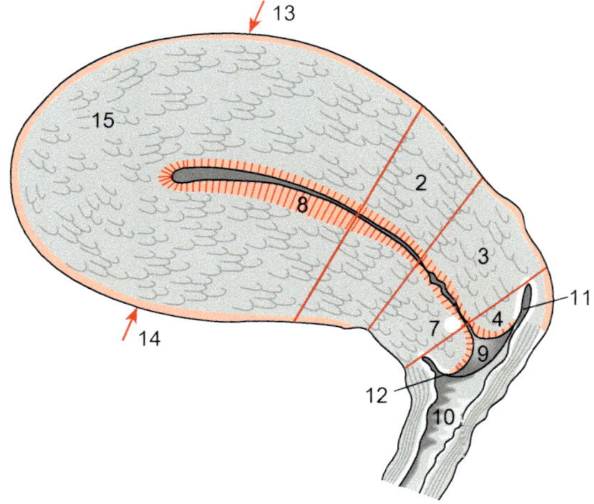

1 Corpus uteri, 2 Isthmus uteri, 3–4 Cervix uteri, 3 Portio supravaginalis cervicis, 4 Portio vaginalis cervicis, 5 Cavitas uteri, 6 Canalis cervicis uteri, 7 Ovulum Nabothi, 8 Endometrium, 9 Ostium uteri, 10 Vagina, 11 Hinteres Scheidengewölbe (Pars posterior fornicis vaginae), 12 Vorderes Scheidengewölbe (Pars anterior fornicis vaginae), 13 Facies intestinalis uteri, 14 Facies vesicalis uteri, 15 Fundus uteri

Abb. 3.36 Uterus (Medianschnitt) rot: Perimetrium, grau: Myometrium. [L106]

In der *Portio vaginalis* der Zervix, dem unteren röhrenförmigen Uterusdrittel, welches in die Vagina hineinragt, dominieren steil-schräge Muskelzüge, die aus der Vaginalwand aufsteigen oder aus der sekundären Muskulatur des Uteruskörpers stammen.

In der Schwangerschaft wird die Uterushöhle durch die vorgegebene funktionelle Anordnung des Muskelfasernsystems zu außerordentlicher Größe entfaltet und erweitert. Dabei bleiben nur die *Portio supravaginalis* (innerer Muttermund) und *Portio vaginalis* (äußerer Muttermund) der Cervix uteri verschlossen.

Im Canalis cervicis (Zervixkanal), der den inneren Muttermund mit dem äußeren Muttermund verbindet, liegt ein Schleimpfropf, der verhindert, dass Keime (Bakterien) aus der Vagina in den Uterus und durch die Tuben bis in die Bauchhöhle aufsteigen.

Andererseits hat der Schleimpfropf Bedeutung für das Aufsteigen der Spermien. Die Beschaffenheit des Zervixschleims ist zyklusabhängig. Ist ein befruchtungsfähiges Ei vorhanden, verändert sich seine physikalisch-chemische Beschaffenheit. Unter hormoneller Einwirkung wird der Schleim für Spermien besonders durchlässig und begünstigt ihre Beweglichkeit.

In der Einleitungsphase der Geburt verstreicht mit den Eröffnungswehen die Zervix. Der zervikale Abschnitt wird in die Korpus- und Vaginalwand einbezogen.

In der Geburtsphase (Austreibungsphase) arbeitet die Gebärmutter als treibende Geburtskraft.

Biologische Leistung des Uterus
- Nidationsort, Einnistung des befruchteten Eies
- Entfaltung des Ruheorgans zum „Brutraum"
- Austreibungsorgan zur Geburt des Kindes
- rasche Rückbildung zur Ruheform post partum

Ligamentäres Halterungssystem des Uterus (➤ Abb. 3.37)

- *Lig. latum uteri:* Von der Beckenwand schlägt das Ligament als mächtige Peritonealfalte auf den Uterus und seine Adnexe über.
- *Lig. teres uteri:* Band vom Tubenwinkel durch das Lig. latum uteri und Leistenkanal zu den Labia majora (Lig. rotundum)
- *Lig. vesicouterinum:* vorderes Parametrium zum Blasenpfeiler (vom Ureter durchzogen)
- *Lig. cardinale:* laterales Parametrium zur Beckenwand unter Lig. latum
- *Lig. sacrouterinum:* hinteres Parametrium pararektal zum Os sacrum.

Im Frühwochenbett kann es zu einer *passageren Retroflexion* des Uterus mit Stauung des Wochenflusses (Lochialblut) kommen. Die Ursachen sind die verlängerten Haltebänder (Ligg. teres), der noch vergrößerte, schwere Uterus und ein längeres Liegen in Rückenlage.

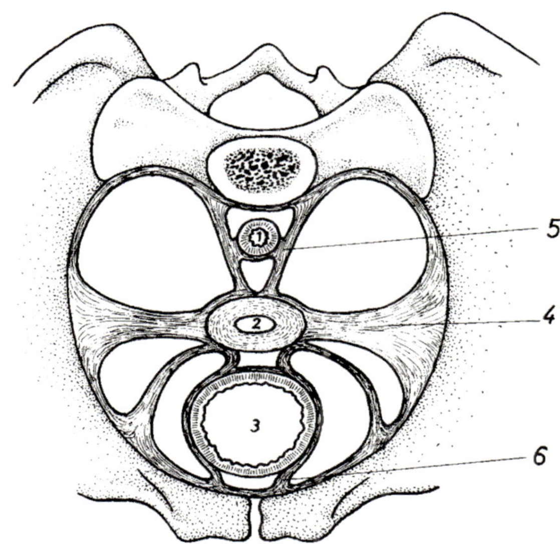

Abb. 3.37 Haltebänder des Uterus; 1 Rectum, 2 Cervix, 3 Vesica urinaria, 4 Lig. cardinale, 5 Lig. sacrouterinum, 6 Lig. pubovesicale [E995]

Die *Bauchlage auf dem Kissenberg* (➤ Kap. 7.2) mehrmals täglich in der ersten Zeit post partum ist ein probates Mittel gegen den Lochialstau und fördert gleichzeitig die Rückbildung der Gebärmutter.

Gefäßversorgung

- Arterien: A. uterina und A. iliaca interna
- Venen: Plexus venosus uterinus, Vv. uterinae, V. iliaca interna.

Innervation

Der Uterus wird sensibel durch den autonomen Plexus nervosus uterovaginalis innerviert. Die sympathischen Fasern stammen aus dem Plexus nervosus hypogastricus, die parasympathischen aus den Nn. splanchini pelvini.

Adnexe – die Anhänge des Uterus

Ovarien und die beiden Tubae uterinae werden als weibliche Adnexe bezeichnet (➤ Abb. 3.38).

Die Ovarien liegen beidseits des Uterus, die Tuben münden in die beiden oberen Winkel des Cavum uteri (Gebärmutterhöhle). Das Ovar ist die weibliche Keimdrüse, in der sich die Eizellen bis zum sprungreifen Graff-Follikel entwickeln. Als endokrine Drüse produziert das Ovar die Geschlechtshormone Östrogen und Progesteron, die nach der Pubertät folgende Aufgaben haben:

- Ausbildung der sekundären weiblichen Geschlechtsorgane
- Ausreifung der primären weiblichen Geschlechtsorgane
- Steuerung des weiblichen Zyklus.

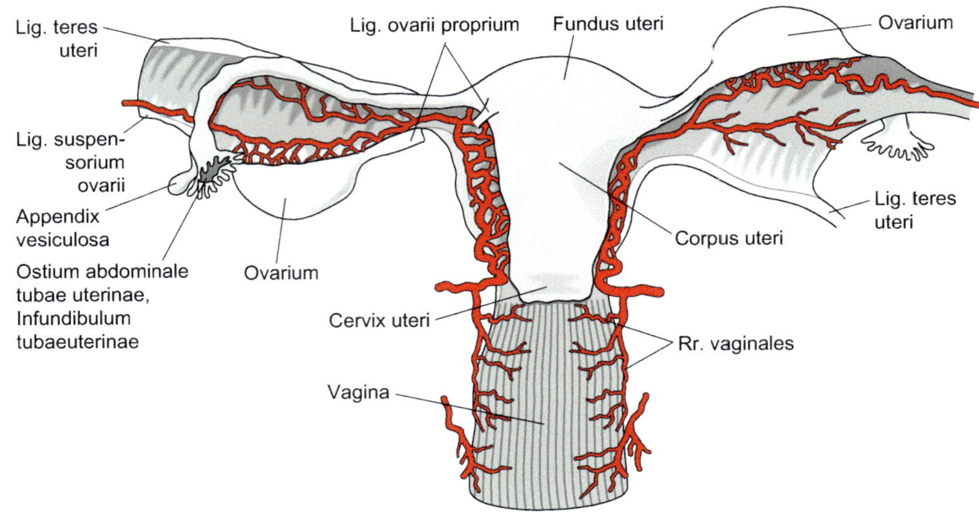

Abb. 3.38 Uterus und Adnexe [L106]

Die Tubae uterinae, Kurzform *Tuben,* sind 12–15 cm lange Schläuche, die das Ovar mit dem Uterus verbinden.

Vorn oben gleiten die *Fimbriae tubae,* faserartige Anhänge am trichterförmigen Auffangsteil der Eileiter, über das Ovar. Während der Ovulation (Eisprung) streifen die Fimbrien über das Ovar und fangen das Ei auf. Das im Eileiter befruchtete Ei gelangt durch die Tube in die Gebärmutter, wo sich der Keimling in die Schleimhaut der Uterushöhle einnistet.

Die Tuben liegen in enger Nachbarschaft zur Harnblase, weshalb eine Tubenentzündung (Salpingitis) auf die Harnblase übergreifen kann. Außerdem besteht eine topographische Beziehung zum Dünndarm (Ileum).

3.7 Das Rektum und seine Verschlüsse

Das Rektum (Mastdarm) dient der Speicherung und der geregelten Entleerung des Darminhalts. Störungen dieser Funktionen, vor allem die der Speicherfähigkeit, sind für betroffene Menschen psychisch und körperlich äußerst peinigend. Da der unfreiwillige Verlust von Stuhl meistens verschwiegen wird und darum unbehandelt bleibt, kann die selbst gewählte menschliche Isolation zu einer weiteren Lebensbelastung werden.

Bei intakter Innervation ist die *muskuläre* anale Verschlussfähigkeit trainierbar, denn jede dem Willen unterstellte Muskulatur kann durch funktionelles Üben ihre Leistung steigern.

Das hier vorgestellte Konzept aus funktionsspezifischen Übungen, Strategien bei vorzeitigem Drang, mentaler Unterstützung und physikalischen Begleitmaßnahmen kann dazu beitragen, die bedrängende Situation der Betroffenen entscheidend zu verbessern.

In diesem Kapitel sollen Struktur- und Funktionsbeschreibungen die Voraussetzung dafür schaffen, selbständig und differenziert mit der unbekannten Verschlussmuskulatur zu arbeiten. Durch die Kenntnis anatomisch-physiologischer Zusammenhänge können angstfreie Handlungsspielräume für einen Umgang mit rektaler Drangsymptomatik gewonnen werden. Das anale Kontinenztraining (➤ Kap. 11.3.6, Übungen 11.3.6 A, C, D, 11.3.7 B, D und jede „gurtende" Abwalzübung auf dem Beckenboden-Therapieball mit Manschettenschnürung) basiert auf den hier vermittelten anatomischen und physiologischen Grundlagen der Stuhlspeicherung und -entleerung.

Topographie des Enddarms

Das Rektum erstreckt sich in einer Länge von 15–19 cm vom kranialen Rand des 3. Kreuzbeinwirbels bis zum After (Anus). Dieser Endteil des Darmrohrs liegt unmittelbar vor der Vorderfläche von Kreuz- und Steißbein. Bindegewebige Verankerungen heften seine konvexe Fläche dicht an die konkave Innenfläche des Kreuzbeins.

Das Rektum zeigt in der Sagittalebene zwei Krümmungen, die Flexura sacralis und die Flexura perinealis (➤ Abb. 3.39).

In Höhe der kaudalen Krümmung, der Flexura perinealis, tritt das Rektum im Hiatus analis durch den Beckenboden, lateral und dorsal umgeben vom M. puborectalis, der Puborektalschlinge. In seinem Verlauf weist das Rektum folgende Abschnitte auf (➤ Abb. 3.40):

- *Flexura sacralis:* physiologische Krümmung des Rektums im Bereich des Kreuzbeins
- *Flexura perinealis:* physiologische Krümmung des Rektums im Bereich der Steißbeinspitze

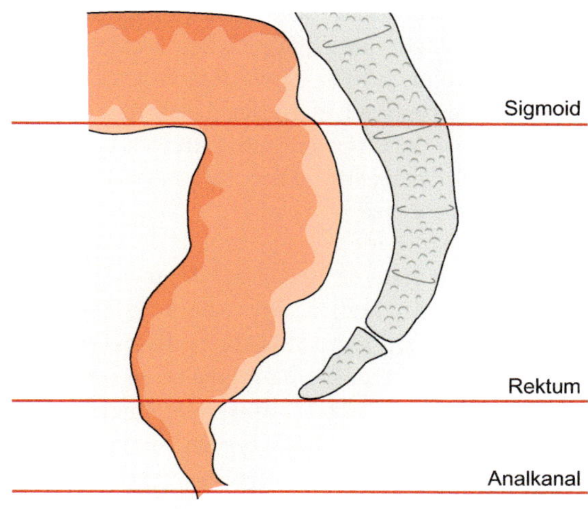

Abb. 3.39 Krümmungen und Lage des Rektums im kleinen Becken [L106]

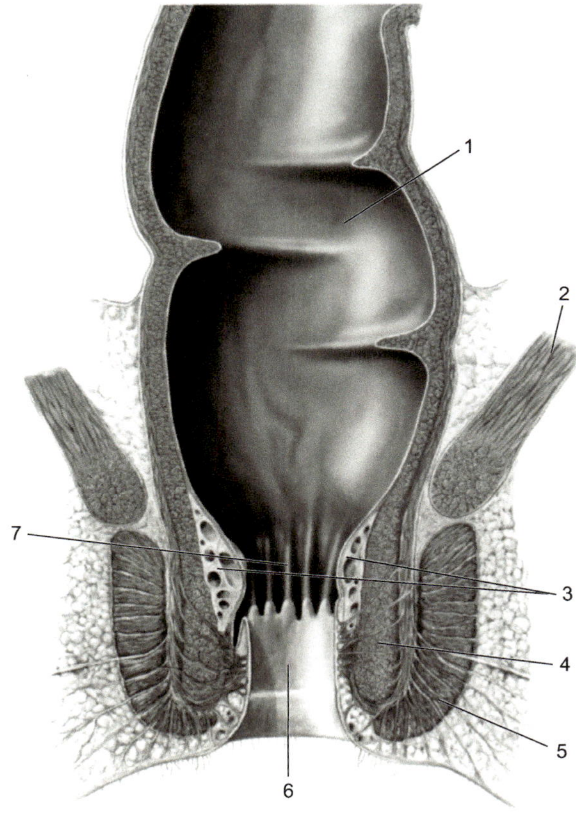

1 Ampulla recti, 2 Puborektalschlingen, 3 Corpus cavernosum recti, 4 M. sphincter ani internus, 5 M. sphincter ani externus, 6 Analkanal, 7 Columnae anales

Abb. 3.40 Frontalschnitt Rektum und Analkanal. Darstellung des externen und internen analen Sphinkters, des Corpus cavernosum recti in den Columnae analis. [U339]

- *Ampulla recti:* Sie ist weit, ihre Größe ist abhängig vom Füllungszustand. Der Umfang schwankt an der weitesten Stelle etwa von 8–16 cm, es werden sogar 30–34 cm angegeben.
- *Analkanal:* Der Ausfuhrgang des Enddarms ist ein konstruktiv enges Segment und als solches ein Teil des Kontinenzorgans, seine Länge beträgt 2,5–3 cm, sein Umfang 5–9 cm.
- *Anus.*

3.7.1 Das anale Kontinenzorgan

Das anale Kontinenzorgan besteht aus mehreren anatomischen Strukturen, deren intaktes Zusammenspiel die komplexe Kontinenzleistung ergeben:

- Anorektum, bestehend aus Rektum mit Ampulla recti und Analkanal (Canalis analis)
- rektales Schwellkörpergewebe, das Corpus cavernosum recti
- Muskeln des Diaphragma pelvis:
  - M. puborectalis, die Puborektalschlinge als additiver Knickverschluss
  - extrinsischer analer Sphinkter (➤ Kap. 3.2)
- intrinsischer analer Sphinkter
- somatische und vegetative Innervation, die Rückenmarkssegmente (S2–4)
- Großhirn.

Das Anorektum

Das Anorektum hat die Funktion der Abdichtung (Kontinenzleistung) und der Entleerung (Defäkation). Dabei unterscheidet man zwei funktionelle Teilabschnitte, den oberen Teil, die Ampulla recti (Kotblase) und den unteren Teil, den Canalis analis (Analkanal).

Ampulla recti

Im Ruhezustand ist das Rektum leer und eng. Das Reservoir des Rektums, die Ampulla recti, ist wie das Kreuzbein, dem sie anliegt, nach hinten konvex gekrümmt. Etwa auf Höhe der Steißbeinspitze nimmt die Krümmung zu und biegt rechtwinklig nach unten ab (➤ Abb. 3.15a).

Die Ampulla recti ist durch plastische Eigenschaften sehr erweiterungsfähig. Ihre Speicherfähigkeit erfüllt für den Darminhalt die Aufgabe eines Reservoirs (Kotblase).

In der Ampulla recti liegen 2–3 halbmondförmige Querfalten, die Plicae transversae recti. Diese Plicae sind aus Schleimhaut gebildet und durch Muskelanteile verstärkt. Die größte Querfalte ist die Kohlrausch-Falte. Bei Kontraktion der Ringmuskulatur des Darms werden die Querfalten einander angenähert und bilden dadurch einen inneren Verschluss.

Der s-förmige Verlauf des Rektums verhindert vorzeitigen Druck der Fäzes auf den Analkanal. Der im Rektum befindliche Stuhl drückt dadurch nicht direkt auf den After. Der Stuhl wird gesammelt – bis Dehnungsrezeptoren in der Rektumwand und im M. levator ani (puborektaler Anteil) Stuhldrang signalisieren. Bis zur willentlichen Freigabe, die den Defäkationsvorgang einleitet, ruht die Stuhlsäule auf dem Lig. anococcygeum und auf dem dorsalen Teil des M. levator ani, der Levatorplatte (➤ Kap. 3.2).

Erst während der Darmentleerung, nach Erweiterung des puborektalen Kontinenzwinkels und der Eröffnung des additiven Knickverschlusses des M. puborectalis stellt sich der Speicherteil des Rektums gerade (= rectus) über den Analkanal ein, so dass die Stuhlsäule in der Passagerichtung über dem After steht (➤ Abb. 3.15c, s. a. ➤ Kap. 3.2).

Beim Mann bestehen im oberen Rektumabschnitt enge Beziehungen zur Hinterfläche der Harnblase. Eine gefüllte Ampulla recti kann daher Blasen-Urgency oder auch Harn-Dranginkontinenz auslösen.

Analkanal

Der Analkanal ist etwa 3–4 cm lang. Er reicht von der Linea anorectalis bis zur Linea anocutanea. Die Linea anorectalis liegt in Höhe der Levatorschlinge, dicht über den Columnae anales (Aftersäulen). Sie trennt die Ampulla recti vom Canalis analis. Der Analkanal ist in drei Zonen gegliedert, die durch Grenzlinien markiert werden (➤ Abb. 3.41):

- *Zona columnaris:* reicht von der Linea anorectalis (obere Grenzlinie) bis zur Linea mucocutanea. Diese etwa 1,5 cm lange Zona columnaris ist durch Längsfalten (Columnae analis) gekennzeichnet, in die sich die vaskulären Schwellkörper des Corpus cavernosum recti vorwölben.
- *Zona intermedia:* reicht von der Linea mucocutanea bis zur Linea anocutanea
- *Zona cutanea.*

Über die sensible Haut des Analkanals können unterschiedliche Qualitäten, z. B. Luft, flüssiger oder fester Stuhl, identifiziert werden. Spezialisierte kubische Epithelzellen ermöglichen die Diskrimination des Darminhalts. So vermittelt die spezialisierte Haut, ob Wind (Flatus) oder Stuhl andrängen, ob dem Entleerungsdruck nachgegeben werden kann oder ob die Freigabe verhindert werden muss, bis eine Toilette vorhanden ist.

Anus

Der Anus ist an der Linea anocutanea fest mit dem umgebenden Gewebe verwachsen. Er ist von unverhorntem mehrschichtigem Plattenepithel überzogen. Die Übergangszone trägt keine Haare, Talg- oder Schweißdrüsen. Sie ist sehr schmerzempfindlich und dehnbar.

Die sehr elastische perianale Haut endet an der Linea anocutanea, dem äußeren Rand des Analkanals. An der perianalen Haut setzen die bindegewebigen Septen des M. sphincter ani externus an (➤ Kap. 3.2). Bei willentlichen forcierten

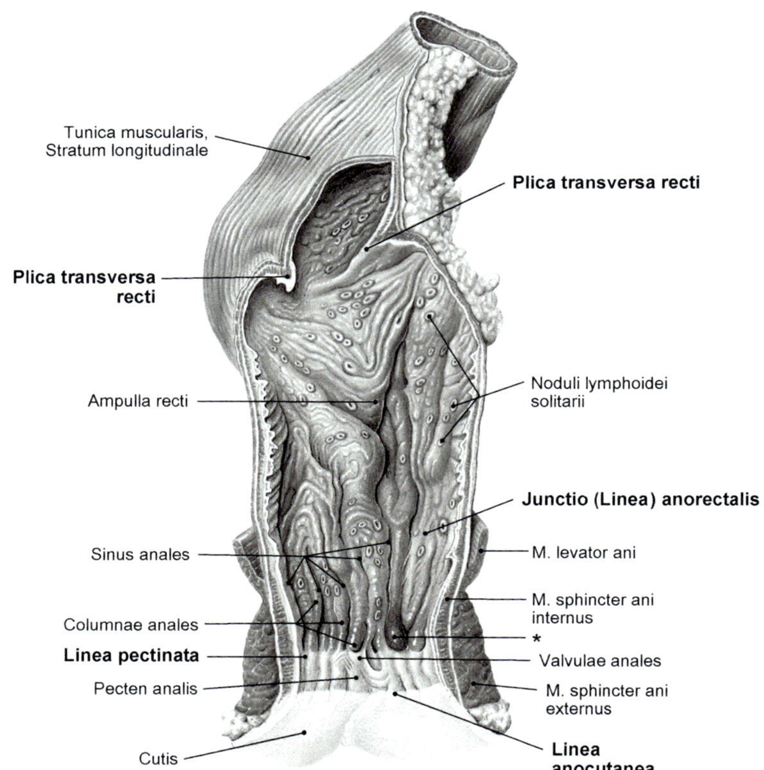

Abb. 3.41 Drei Zonen des Analkanals mit den Grenzlinien Linea anorectalis, Linea mucocutanea, Linea anocutanea [R112]

Kontraktionen ziehen diese die perianale Haut faltend und tamponierend in den Analkanal hinein. Die perianale Haut gehört deswegen zum „passiven Sphinkterorgan" (Lierse in v. Lanz/Wachsmuth).

Ihr verhorntes mehrschichtiges Plattenepithel ist stärker pigmentiert als die umgebende Haut. Sie enthält Haare, Talg-, Schweiß- und Duftdrüsen.

Äußere Hämorrhoiden
Unter der perianalen Haut sind Venen eingelagert, die sog. äußeren Hämorrhoidalvenen, die bei forciertem Pressen platzen können und schmerzhafte perianale Hämatome bilden. Nach Lierse (in v. Lanz/Wachsmuth) gibt es die viel zitierten äußeren Hämorrhoiden jedoch nicht als *Zustand,* sondern nur als „passageres Ereignis".

Corpus cavernosum recti (Rektaler Schwellkörper)

Das Corpus cavernosum recti (früher Plexus haemorrhoidales) besteht aus glatten Muskelzellen (M. canales ani) und Gefäßknäueln.

Die jeweils benachbarten Säulen (Columnae analis) sind kaudal mit Querbrücken verbunden, wodurch Buchten (sinus anales) entstehen. Durch den Druck des vaskulären Schwellkörpers ergeben Säulen und Buchten einen in sich verzahnten inneren *gasdichten* Schleimhautverschluss in der Übergangszone zwischen Rektum und Analkanal. Der vaskuläre Schwellkörperverschluss wird wegen seiner Abdichtung durch Blutflüssigkeit auch als *Wasserkissenverschluss* bezeichnet.

Die ringförmigen externen und internen Sphinkter reichten für einen absoluten Lumenverschluss nicht aus, denn: „Aus einem Ring kann man keinen Punkt machen."
Der Schwellkörperverschluss des Corpus cavernosum recti sorgt für den kompletten Feinabschluss des Analkanals gegen Winde und flüssigen Stuhl.

Das Corpus cavernosum recti wird durch den glatten M. canalis ani in seiner natürlichen Lage gehalten.

Das Corpus cavernosum recti wird von Ästen der A. rectalis gespeist. Die abführenden Venen durchqueren den M. sphincter ani internus. Auf diese Weise bestimmt der Spannungszustand des M. sphincter ani internus die Abflussmöglichkeit und -geschwindigkeit des Blutes aus dem Corpus cavernosum recti. Dadurch wird der Defäkationsvorgang eingeleitet und der Schwellkörperverschluss geöffnet.

In den Corpora cavernosa recti können sich die Columnae anales knotenartig ausweiten (Hyperplasie). Dadurch entwickeln sich die sog. inneren Hämorrhoiden, mit Blut gefüllte

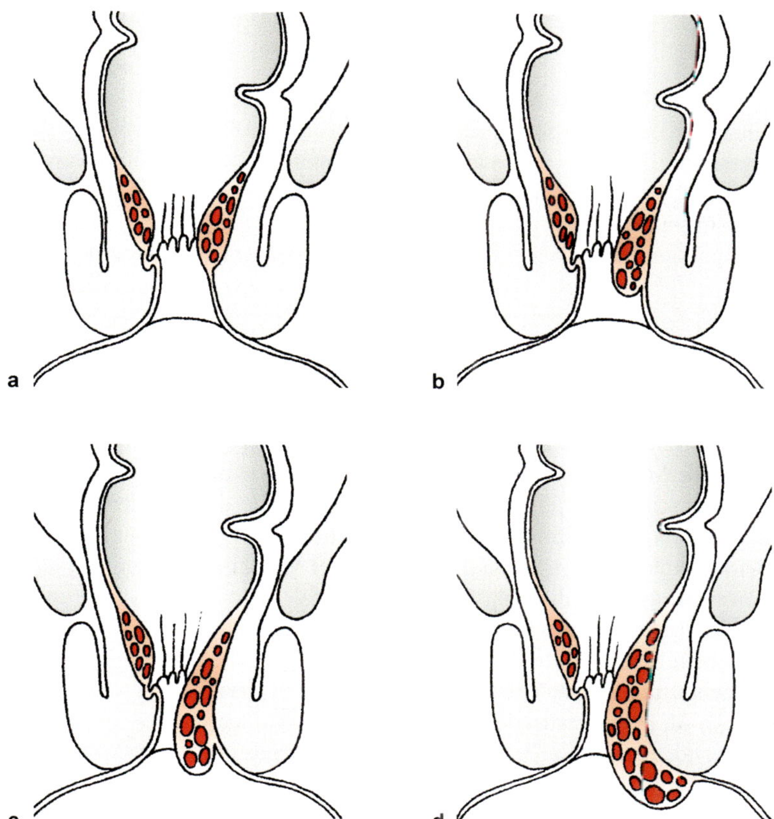

Abb. 3.42a–d. a) Hämorrhoiden 1. Grades: Sie sind nur mit dem Proktoskop sichtbar. Meist keine Beschwerden, gelegentlich schwache hellrote Blutungen. b) Hämorrhoiden 2. Grades: Beim Pressen können sie kurzfristig aus dem Analkanal heraustreten (vorfallen), sie ziehen sich jedoch spontan wieder zurück. Die typischen Anzeichen sind Juckreiz, Brennen, Nässen, Nachschmieren von Stuhl, hellrote Blutspuren am Toilettenpapier und ein Gefühl der unvollständigen Stuhlentleerung. c) Hämorrhoiden 3. Grades: Sie neigen nicht nur beim Stuhlgang, sondern auch bei körperlicher Belastung zum Vorfall. Sie können erhebliche, schmerzhafte Beschwerden verursachen. d) Hämorrhoiden 4. Grades: Sie befinden sich ständig außerhalb des Afters. Neben den typischen Beschwerden kann Stuhlinkontinenz hinzu kommen [U339].

3

Adern, aus denen das einfließende Blut nicht mehr ungestört abfließen kann.

Ihre Entstehung wird durch familiäre Disposition, häufiges Sitzen (Bewegungsmangel) und chronische Obstipation mit exzessivem Stuhlpressen sowie die Geburt in Rückenlage begünstigt (➤ Kap. 8.5).

Wie Mikrogasanalysen zeigen, ist das Blut im Schwellkörper arteriell und nicht – wie es in vielen Lehrbüchern steht – aus arteriell-venösen Anastomosen (Lierse in v. Lanz-Wachsmuth). Blutungen aus den sog. inneren Hämorrhoiden sind hellrot. Blutungen aus den sog. äußeren Hämorrhoiden haben die dunkelrote Farbe des venösen Blutes.
Innere Hämorrhoiden werden in vier Stadien eingeteilt (➤ Abb. 3.42a–d):

- Grad I: Vorwölbung ins Lumen
- Grad II: beim Pressen Austreten der Knoten in den Analkanal
- Grad III: bei Defäkation prolabierende, manuell reponierbare Knoten
- Grad IV: nicht reponierbare Knoten.

Ärztliche Maßnahmen sind je nach Zustand: Sklerosierung, Salben und Suppositorien (Rektalzäpfchen) und die Gummibandligatur (endoskopisches Anbringen von Gummiringen zur Abschnürung der Hämorrhoide, die nach einigen Tagen sklerosiert und abfällt, ➤ Kap. 10).

Muskeln des Diaphragma pelvis

Funktionell gehören der M. puborectalis (s.o.) und der M. sphincter ani externus zum analen Kontinenzorgan. Diese quergestreifte Muskulatur ist ausführlich in Kapitel 3.2 beschrieben. Der äußere, quergestreifte Schließmuskel sowie der schlingenförmige M. puborectalis werden den Muskeln des Diaphragma pelvis zugerechnet.

Extrinsischer analer Sphinkter (M. sphincter ani externus)

Die Fasern der Pars subcutanea (untere Teil des Muskels) des M. sphincter ani externus verankern mit Hilfe ihrer Septierung das Rektum an der äußeren perianalen Haut. Die septierten Längsfaserbündel der Pars subcutanea entstammen Faseranteilen des M. pubococcygeus, die sich in Höhe des Analkanals mit der glatten äußeren Längsmuskelschicht des Rektums vereinen und zur perianalen Haut ziehen.

Bei willentlicher Kontraktion (Schnürung) des M. sphincter ani externus heben die Längsfasern die perianale Haut an und falten sie tamponartig (Tamponverschluss) in den Analkanal hinein.

Die Schnürung des analen Schließmuskels verkürzt gleichzeitig den M. puborectalis, dessen Schlinge den Kontinenzwinkel verkleinert (s.o.). Der M. sphincter ani externus und der M. puborectalis fungieren als funktionelle Einheit.

Sphinkter bedeutet *Schnürer;* der zylinderartige Aufbau des M. sphincter ani kann funktionell mit einer Schnürmanschette verglichen werden. Die Schnürfunktion der Muskeln lässt sich mit „Schnür-Übungen" reaktivieren (➤ Kap. 11.3.7 B).

So kann der anale externe Sphinkter im Bedarfsfall die Verschlusskraft in Belastungssituationen (Husten) reflektorisch erhöhen, wie auch – für begrenzte Zeit bei Stuhldrang – willentlich den Drang durch eine erhöhte Verschlusskraft aufheben.

Die tonische Kontraktion des M. sphincter ani externus wird spinal-reflektorisch durch afferente Impulse aus dem Muskel und der Analhaut aufrecht erhalten.

Die Innervation wird somatisch vom N. pudendus gesteuert. Seine Wurzeln kommen von den sakralen Nerven 2 und 3 und einem perinealen Ast des 4. sakralen Nerven.

Intrinsischer analer Sphinkter

Der innere Schließmuskel, M. sphincter ani internus, ist ein glattmuskulärer Ringmuskel (Schnürmuskel), der morphologisch das distale Ende der zirkulären, glattmuskulären Rektumwand (Mastdarmwand) fortsetzt. Im Gegensatz zur übrigen Dickdarmwand ist der M. sphincter ani internus frei von parasympathischen Ganglienzellen. Dies ermöglicht seine Dauerspannung auch bei intensiver Dickdarmtätigkeit.

Nach Hansen/Stelzner verschließt der aganglionäre, glatte M. sphincter ani internus an erster Stelle den Darmausgang (➤ Abb. 3.44). Diese Aufgabe erbringt er mühelos. Das Anallumen kann aber, wie oben beschrieben wurde, trotz maximaler Kontraktion nicht vollständig verschlossen werden. Das restliche offene Lumen wird durch den Schwellkörper, das Corpus cavernosum recti, verschlossen (➤ Abb. 3.43).

Die Innervation des glatten Sphinkters untersteht vegetativer Steuerung. Der M. sphincter ani internus wird vom N. hypogastricus innerviert. Er erbringt 70–80 % der Kontinenzleistung. Seine Relaxation zur Entleerung erfolgt reflektorisch über das vegetative Darmnervensystem. Das ZNS greift in die lokalen sensomotorischen Programme, in ihre erregenden und hemmenden synaptischen Verknüpfungen, nur modulatorisch ein. Es registriert das Verhalten des Magen-Darm-Trakts über die Impulsaktivität in den viszeralen Afferenzen und passt seinen Funktionszustand an das Verhalten des Organismus an. Nach Jänig (in Schmidt/Thews) kommt dem ZNS eine mehr strategische Rolle zu; es steuert weniger individuelle Motoneurone, sondern neuronale Programme und Programmabläufe im Darmnervensystem.

Anale Verschlussformen
Unterschiedliche anatomische Verschlusskonstruktionen, die sich ergänzen, aber nicht vertreten können, gewährleisten den stuhl- und gasdichten anorektalen Abschluss:

- *Ventilverschluss:* Knickverschluss des M. puborectalis
- *Wasserkissenverschluss:* vaskulärer Schwellkörperverschluss des Corpus cavernosum recti

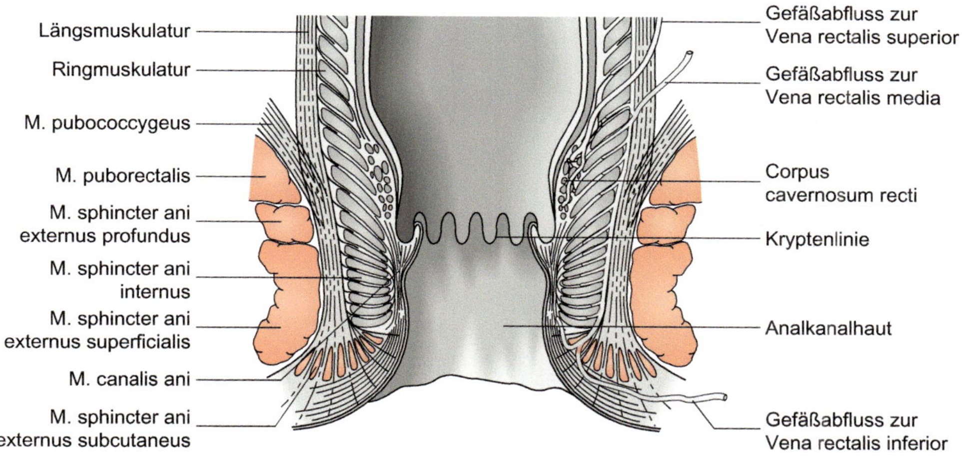

Abb. 3.43 Schematische Darstellung des anorektalen Kontinenzorgans (Frontalschnitt) [L106]

- *Konstruktiv enges Segment:* Analkanal mit spezialisierter Analkanalhaut
- *Schnürverschluss:* vegetativer Tonus des glatten M. sphincter ani internus
- *Schnür- und Tamponverschluss:* somatischer Tonus des quergestreiften M. sphincter ani externus.

Nervale Steuerung des Kontinenzorgans

- somatosensorisch (S2–4, N. pudendus): M. levator ani (Puborektalschlinge) und M. sphincter ani externus
- somatosensibel (Nn. rectales inferiores aus dem N. pudendus): perianale Haut
- viszeromotorisch sympathisch (L1–2, Ganglion mesentericum inferius, Plexus mesentericus inferior, Plexus hypogastricus)
- viszeromotorisch parasympathisch (S2–4, Nn. erigentes, intramurale Ganglien): aganglionärer Abschnitt des M. sphincter ani internus
- viszerosensibel (S2–4, Nn. splanchnici pelvini, Plexus hypogastricus).

Supraspinale, kortikale Zentren tragen durch Erregung der Motoneurone des M. sphincter ani externus und durch Hemmung der spinalen parasympatischen Reflexmotorik wesentlich zur Kontinenzsicherung bei (➤ Abb. 3.44).

Reflextätigkeit im Enddarmbereich

Gastrokolischer Reflex

Die gerichtete Transportbewegung des Darminhaltes ist besonders nach dem Essen zu beobachten. Bereits 10 Minuten nach Nahrungsaufnahme stellt sich der gastrokolische Reflex ein. Es handelt sich dabei um eine von oral nach aboral gerichtete peristaltische Welle im Kolon.

Anorektaler Inhibitionsreflex

Grundlage der Kontinenz ist die reflektorische Kontraktion der analen Sphinkter und des M. puborectalis bei gefüllter Ampulla recti und Dehnung des Rektums.

Treten Stuhlmengen in das Rektum ein, wird durch Dehnung der Rektumwand der anorektale Inhibitionsreflex ausgelöst. Der hohe Ruhedruck des inneren Analsphinkters verringert sich, Luft kann identifiziert oder die Stuhlkonsistenz differenziert werden (Diskriminierung).

Gleichzeitig kann eine Kontraktion des M. sphincter ani externus und des M. puborectalis registriert werden. Hierdurch wird das Vorwärtstreiben größerer Stuhlmengen in den Analkanal verhindert bzw. unterbrochen (intrinsischer Akkommodationsreflex).

Stuhlpartikel werden durch den von distal nach proximal gerichteten Druckgradienten des Analkanals zurück ins Rektum und in obere Darmabschnitte befördert.

Selbst andrängende Stuhlmengen von 500–750 g können per bewusster Steuerung zurückbefördert werden, wenn die Freigabe wegen einer fehlenden Toilette verhindert werden muss (Prof. Breuel, persönliche Mitteilung).

Übersteigt der anale Druck das Druckmaximum im Rektum, besteht Kontinenz.

Kontinenzreflex

Bei Provokationen (z. B. beim Husten) während der Ruhephase des Rektums verschließt die reflektorische Verkürzung der Puborektalschlinge per Knickverschluss den Analkanal (Verkleinerung des anorektalen Winkels ➤ Kap. 3.2).

Fällt die reflektorische Verkleinerung des anorektalen Winkels wegen einer Beckenbodensenkung aus, können Hustenstöße zum unfreiwilligen Verlust von Luft oder auch Stuhl führen.

Entleerungsreflex

Mechanorezeptoren in der Rektumwand und im M. levator ani lösen bei gefüllter Ampulla recti Stuhldrang aus.

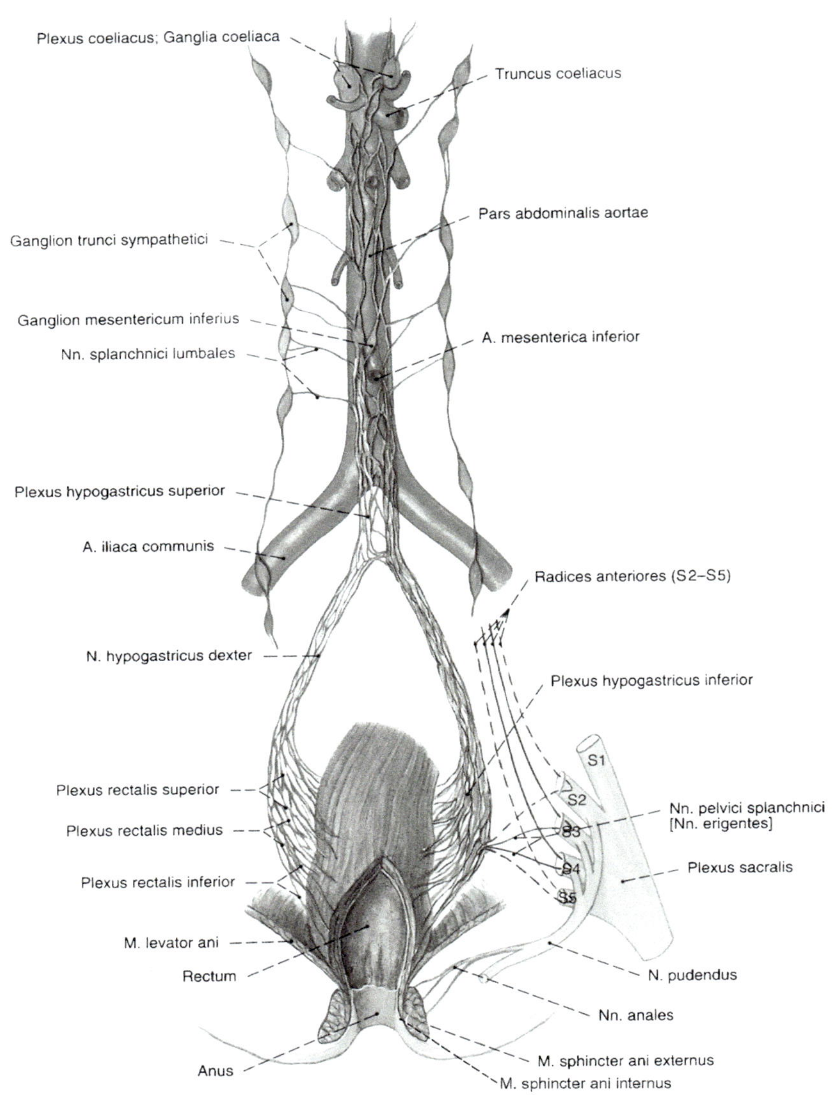

Abb. 3.44 Schematische Darstellung der Innervation des Rektums [R112]

Analreflex

Polysynaptischer, physiologischer Fremdreflex (S2–5). Durch Bestreichen der Dammhaut kontrahiert der M. sphincter ani externus (➤ Kap. 3.2).

Dieser Reflex kann perianal aktiv durch Glutäalspannung (Aufschubstrategie bei Drang ➤ Kap. 11.2.6) und passiv durch Elektrostimulation ausgelöst werden.

Gefäßversorgung des Rektums

Die arterielle Versorgung

Die arterielle Versorgung des Rektums erfolgt über drei Arterien:

- A. rectalis superior aus der A. mesenterica inferior
- A. rectalis media aus der A. iliaca interna
- A. rectalis inferior aus der A. pudenda interna (Ast der A. iliaca interna).

Der venöse Abfluss

Stauungen im Bereich der V. portae führen am Rektum zu einem Rückstau und zu Erweiterungen des Plexus venosus rectalis. Bei exzessivem Stuhlpressen können so die so genannten äußeren Hämorrhoiden in Erscheinung treten.

Aus dem gemeinsamen Plexus venosus rectalis, der eine portokavale Anastomose darstellt, ergeben sich:

- die V. rectalis superior, die über die V. mesenterica inferior Blut in das *Pfortadersystem* führt
- die V. rectalis media führt zur V. iliaca interna, weiter zur V. iliaca communis; sie mündet in die V. cava inferior.
- die V. rectalis inferior führt das Blut zur V. pudenda interna, die in die V. iliaca interna einmündet.

Die Lymphgefäße

Aus dem oberen Abschnitt des Rektums erfolgt der Lymphabfluss direkt zu den Lymphknoten des Bauchraums. Aus kaudalen Rektumabschnitten bis oberhalb des Beckenbodens erreicht die Lymphe die Nodi lymphatici iliaci interni neben den entsprechenden Gefäßen und Lymphknoten an der Innenseite des Kreuzbeins. Die Lymphe aus der Analregion gelangt größtenteils zu den oberflächlichen Leistenlymphknoten.

3.7.2 Stuhlspeicherung und -entleerung

Die Aufrechterhaltung der Darmkontinenz und die geregelte Darmentleerung (Defäkation) sind Aufgaben des Rektums und der analen Verschlussstrukturen.

Erst die Reflexverknüpfung einzelner Kontinenzelemente und ihre zentrale Kontrolle (Hemmung oder Freigabe) ermöglichen die effektive Leistung des analen Kontinenzorgans.

> Der Begriff *Darmkontinenz* beschreibt die Funktion eines automatisch gesteuerten, willkürlich zu beeinflussenden Verschlusssystems des Enddarms, das die kontrollierte Freigabe des Darminhaltes ermöglicht.
> Das anale Verschlusssystem verhindert einerseits den unwillkürlichen Abgang von Darminhalt, andererseits ermöglicht es die Darmentleerung zum geeigneten Zeitpunkt.

Faktoren der Stuhlspeicherung

Die normale anorektale Kontinenz hängt von einem ungestörten Zusammenspiel vieler verschiedener Faktoren ab. Anatomische und physikalische Faktoren sind ebenso beteiligt wie psycho-viszerale-neuro-muskuläre Einflüsse und Elemente:

- **Anatomische Kontinenzfaktoren**
  Funktionell wird die anorektale Kontinenz durch verschiedene Verschlussstrukturen mit unterschiedlicher Innervation gewährleistet, die sich ergänzen, aber nicht vertreten können:
  - die funktionelle Größe des Rektumreservoirs und die Elastizität der Rektumwand (Compliance)
  - der willkürlich innervierte quergestreifte M. puborectalis (Knickverschluss ➤ Kap. 3.2)
  - der vaskuläre Gefäßkranz des Corpus cavernosum recti zur Feinabdichtung (s. o.).
- **Physikalischer Kontinenzfaktor: Druckgradient**
  Ein Druckgradient zwischen Rektum und Kolon Sigmoid sorgt dafür, dass der Darminhalt, d. h. die Kotsäule, zunächst oberhalb des Rektums stehen bleibt. Eine weitere „Hochdruckzone“ im Bereich des Analkanals – distal der Linea dentata – wird durch Tonus und Muskelaktivität des internen und externen Sphinkters aufgebaut.
  - Als verantwortlich für den anorektalen Ruhedruck gelten neben den Mm. sphincter internus und externus die Mm. puborectales (Puborektalschlinge).
  - Matzel (in Jost 1997) vermutet, dass für den Ruhetonus die Mm. sphincter ani internus und externus jeweils zur Hälfte verantwortlich sind. Er misst der sympathischen Innervation eine große Rolle zu.
  - Der Anteil des aganglionären M. sphincter ani internus soll hierbei 55–85 % betragen und die Kontinenzleistung im Wesentlichen bestimmen.
  - Duthie und Watts schreiben hierzu, dass der M. sphincter ani externus seinen Druck nur aufbaut, wenn sich ein Bolus (kleiner Kotklumpen) im Kanal befindet. Felt-Bersma und Meuwissen gehen demgegenüber davon aus, dass der externe Sphinkter 30 % des Ruhetonus ausmacht.
  - Jost (1997) geht davon aus, dass der externe Sphinkter in Ruhe nicht aktiviert ist (so wie andere quergestreifte Muskeln), jedoch reflektorisch bei abdominellen Druckerhöhungen oder anderen Belastungen kontrahiert.
- **Mentale Funktionen:** Psychische Befindlichkeiten beeinflussen die vegetative Darmsteuerung (Alltagshektik, Mobbing, Depression, Angstzustände)
- **Stuhlvolumen und -konsistenz:** Die Kontinenzleistung wird durch die Qualität des Darminhaltes (z. B. fest oder flüssig) beeinflusst. Die Konsistenz der Fäzes spielt eine wesentliche Rolle, z. B. kann ein normalerweise kontinentes anales Verschlusssystem bei dünnflüssigem Stuhl versagen. Der normale Stuhl hat einen Wassergehalt von 70–80 %, bei 85 % ist er breiig und bei 90 % flüssig. Der harte Obstipationsstuhl weist einen Wassergehalt von 60 % auf.
- **Kolonmotilität und -transit:** Eine normale Darmperistaltik und Passagezeit wird weitgehend vom Ernährungs- und Trinkverhalten sowie vom Umfang körperlicher Bewegung bestimmt (➤ Kap. 8.5).
- **Sphinkterfunktionen**
  - M. sphincter ani externus (äußere Schnürmanschette)
  - M. sphincter ani internus (innere Schnürmanschette)
- **Sensible Wahrnehmung des Anoderms** (Identifizierung des Darminhalts): Die anale Sensiblität spielt eine Rolle für die Erhaltung der Kontinenz. Im Analkanal befinden sich Berührungs-, Schmerz- und Thermorezeptoren sowie Chemo-, Osmo- und Spannungsrezeptoren, die zuständig sind für die Identifizierung des Darminhalts zwischen fest, flüssig und gasförmig. Veränderungen oder Verletzungen des Anoderms, z. B. nach operativen Eingriffen (Fisteloperationen) oder Strahlenbehandlungen, können zur sensorischen Inkontinenz führen (➤ Kap. 11.2.7 A–B und ➤ Kap. 11.3.6).
- **Reflexe (s. o.)**
  - Gastrokolischer Reflex
  - Anorektaler Inhibitionsreflex
  - Kontinenzreflex
  - Entleerungsreflex
  - Analreflex.

3

Defäkation

Die Stuhlentleerung ist ein komplexes Reflexgeschehen mit somatisch wie vegetativ-motorischer Aktivität.

In Europa liegt die normale Stuhlfrequenz zwischen 3 Entleerungen pro Tag und 3 Entleerungen pro Woche. Die Entleerungsfrequenz wird von der Motilität des Kolons und vom Wassergehalt des Stuhls beeinflusst.

Erst kurz vor der Defäkation füllt sich die Ampulla recti, wodurch der Entleerungsreflex ausgelöst wird. Sensorischer Auslöser ist die Dehnung der anorektalen Gegend.

Die drei Phasen der Stuhlentleerung

Reflektorische Abläufe spielen mit willkürlich gesteuerten Abläufen zusammen.

- *Erste Phase:* Mit dem Übertritt des Stuhls aus dem Sigma in das Rektum kommt es zunächst zur Detonisierung der glatten Muskulatur der Darmwand. Die Stimulierung der Dehnungsrezeptoren in der Darmwand und im M. levator ani lösen den Stuhldrang aus.
- *Zweite Phase:* Intramurale Reflexe im enteralen Nervensystem bewirken eine Detonisierung des glattmuskulären M. sphincter ani internus, dessen Tonus von sympathischen adrenergen Efferenzen aufrechterhalten wurde.
  Ein kleiner Teil des Rektuminhalts (Bolus s. o.) gelangt in den oberen Analkanal und ermöglicht die Diskriminierung von Luft oder Stuhl. Gegebenenfalls können Winde entlassen werden bzw. Stuhl dann freigegeben werden, wenn der passende Ort vorhanden ist.
  Willkürlich kann andrängender Stuhl durch Tonuserhöhung des M. levator ani externus und der Puborektalschlinge gehalten werden.
- *Dritte Phase:* Die Phase ist identisch mit dem Defäkationsreflex (➤ Abb. 3.45). Dieser wird durch starke Spannung der Rektumwand, die auch willkürlich durch eine Bauchpresse erfolgen kann, ausgelöst.
  Der Defäkationsreflex wird über Zentren im Sakralmark gesteuert.
  Der quergestreifte M. sphincter ani externus wird bei Druckerhöhungen im Rektum reflektorisch geschlossen und willkürlich nur dann entspannt, wenn die Defäkation erfolgen soll.
  Nimmt der Druck im Rektum über 55 mmHg zu, erfolgt eine reflektorische Stuhlentleerung durch Relaxation beider Sphinkter.

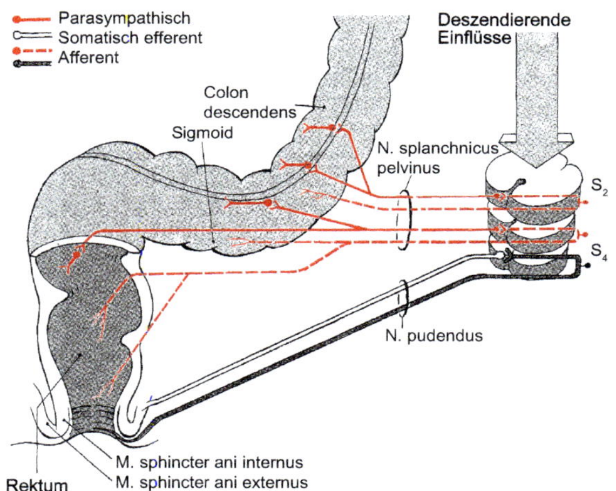

Abb. 3.45 Afferente und efferente Bahnen des spinal organisierten Defäkationsreflexes [E978]

> Im normalen Leben sind Menschen nur selten gezwungen, den M. levator ani aktiv zu kontrahieren. Beispiele für aktive Kontraktionen sind eine erregte Peristaltik und erhöhter Gasdruck.

LITERATUR

Bender, H. G., Distler, W. (Hrsg.): Der Beckenboden der Frau, Springer, Berlin 1992

Duthie, H. L., Watts, J. M.: Contribution of the external anal sphincter to the pressure zone in the anal canal. Gut 6 (1965) 64–68

El-Badawi, A., Schenk, E. A.: A new theory of the innervation of bladder musculature. IV Innervation of the vesico-urethral function and external urethral sphincter. J. Urol 111, 1974, 613–615 in: Jost, W. H. (Hrsg.): Neurologie des Beckenbodens, Chapman&Hall, Weinheim 1997

Felt-Bersma, R. J. F., Meuwissen, S. G.M: Anal manometry. Int. J. ColorectDis 5 (1990) 170–173

Fischer, W., Kölbl, H.: Urogynäkologie in Praxis und Klinik, de Gruyter, Berlin, New York 1995

GHI Referateband, 13. Deutscher Kongress der GIH Bamberg 2001

Hansen, H., Stelzner, F.: Proktologie, Springer, Berlin 1987

Hautmann, R. E., Huland, H.: Urologie, 3. Aufl., Springer, Berlin 2006

Jelkmann, W., Sinowatz, F.: Physiologie, Deutscher Ärzte-Verlag, Köln 1996

Klinke, R. et al. (Hrsg.): Lehrbuch der Physiologie, 5. Aufl., Thieme, Stuttgart 2005

Kraemer, M., Sailer, M., Fuchs, K.-H., Thiede, A. (Würzburg) S. 624–631 Ätiologie und Epidemiologie der analen Inkontinenz in: Zentralblatt für Chirurgie, Johann Ambroisius Barth, Leipzig 121 (1996) 8

v. Lanz/Wachsmuth (Hrsg.): Praktische Anatomie Becken (von Lierse, W.), Springer, Berlin 1984

Lippert, H.: Anatomie, 7. Auflage, Elsevier, München 2006

Maier, H.: Präparierkurs, Deutscher Ärzte-Verlag, Köln 1987

Moll, K. J., Moll, M.: Anatomie, 15. Auflage, G. Fischer, Lübeck, Stuttgart, Jena, Ulm 1997

Pawlina, W., Stoupis, C., Ross, M. H., Ros, P. R., Masterson B. J.: Das weibliche Becken, Ullstein Medical, Wiesbaden 1997

Poll, T., Fröhlich, G.: Urodynamik Leitfaden, Springer, Berlin 1995

Retzke, U., Methfessel, H. D.: Funktionelle Harninkontinenz der Frau, Johann Ambrosius Barth, Leipzig 1990

Richter, K.: Gynäkologische Chirurgie des Beckenbodens, Thieme, Stuttgart 1998

Rohen, J. W.: Funktionelle Anatomie des Menschen, 8. Aufl., Schattauer, Stuttgart, New York 1998

Schmidt, R. F., Thews , G. (Hrsg.): Physiologie des Menschen, 29. Auflage, Springer, Berlin 2004

Sökeland, J.: Urologie, Thieme, Stuttgart 1993

Tittel, K.: Beschreibende und funktionelle Anatomie des Menschen, 14. Auflage, Elsevier, München 2003 van den Berg, F: Angewandte Physiologie 1: Das Bindegewebe des Bewegungsapparates verstehen und beeinflussen, 2. Aufl., Thieme-Verlag, Stuttgart 2003

Voss, H., Herrlinger, R.: Taschenbuch der Anatomie, Band 2, G. Fischer, Stuttgart 1988

Wahren, J.: Die Beziehung des Diaphragma pelvis zu den Beckenorganen, in: gynäkologische praxis, Heft 3, Hans Marseille Verlag, 1999

Walters, M. D., Karram, M. M., Hettenbach, A. (Hrsg.): Gynäkologische Urologie, Ullstein Mosby, Berlin, Wiesbaden 1997

Weir, J., Jacques, P. F.: Large capacity bladder: a urodynamic survey, Urology 4:544, 1974

KAPITEL

4 Harn- und Geschlechtsorgane des Mannes

Martin Daufratshofer, Gregor Möbs

4.1 Die Harnorgane

Der in den Nieren (Renes) produzierte Urin gelangt durch das Kelchsystem (Calices) und das Nierenbecken (Pelvis renalis oder Pyelon) in die beiden Harnleiter (Ureteren) und von dort in die Harnblase (Vesica urinaria). Die Harnblase mündet trichterförmig in die Harnröhre (Urethra). In die distal vom Blasenauslass (Blasenhals) gelegene Prostata münden – im sog. Samenhügel – die Samenwege, weshalb man die Urethra von da ab auch als *Harn-Samenröhre* bezeichnet (➤ Abb. 4.1).

Die Harnröhre des Mannes unterteilt sich in:

- *Pars prostatica,* Anteil, der durch die Prostata führt
- *Pars membranacea,* Abschnitt, der durch das Diaphragma urogenitale zieht
- *Pars spongiosa,* den vom Harnröhrenschwellkörper (Corpus spongiosum) umgebenen Abschnitt, der im Penis (penile Harnröhre) verläuft
- Distal mündet die Harnröhre in der Eichel (Glans penis), sofern keine Anomalie vorliegt, wie z. B. Hypo- oder Epispadie.

4.1.1 Die Nieren

Die beiden Nieren sind von Fett- und Bindegewebe umgeben und befinden sich lateral der Wirbelsäule. Sie liegen hinter dem Peritoneum (sog. Bauchfell), also retroperitoneal. Ventral liegen z. B. der Darm, der Magen und ein Teil der Leber. Die Nieren wiegen zusammen ca. 250 bis 400 g und sind im Normalfall sehr gut durchblutet: Etwa 20–25 % der gesamten Blutmenge eines Herzschlages fließen durch sie hindurch. Das entspricht in Ruhe etwa 1,5 l pro Minute.

Die Nieren filtern aus dem Blut die Abbauprodukte des Stoffwechsels heraus. Der Salz- und Wasserhaushalt wird hier ebenso mitreguliert wie das Säure-Basen-Gleichgewicht (pH-Wert). Außerdem wird in den Nieren Vitamin D für den Knochenstoffwechsel aktiviert, Renin als Vorstufe von Angiotensin zur Regulierung des Blutdrucks und Erythropoetin für die Bildung der roten Blutkörperchen (Erythrozyten) synthetisiert.

Der Körper eines Menschen besteht zu etwa 60–70 % aus Wasser. Diese Flüssigkeit wird permanent in den Nieren gefiltert, wobei überschüssiges Wasser ausgeschieden wird. Bei relativer Wasserarmut (Dehydratation) des Organismus wird das Körperwasser zurück resorbiert und erneut diesem Kreislauf zugeführt. Auf diese Weise verarbeitet das Filtersystem unserer Nieren pro Tag etwa 170–180 Liter Wasser; es entsteht der sog. Primärharn.

Die Harnmenge, die ausgeschieden wird, beträgt etwa 1,5–2 Liter pro Tag, abhängig von der Flüssigkeitszufuhr sowie sonstigen Flüssigkeitsverlusten (z. B. über die Haut bzw. die Atmung). Von den Nieren gelangt der Urin über die beiden Harnleiter (Ureter), zwei dünne muskuläre Schläuche, in die Harnblase. Jeder Ureter ist etwa 30 cm lang. Bei regelrechter Anatomie sind die Harnleiter muskuläre „Einbahnstraßen", die den Urin durch peristaltische Wellen Richtung Harnblase transportieren. Aus sehr interessanten physiologischen Untersuchungen weiß man, dass auch bei Kopfstand der Transport Richtung Blase erfolgt.

4.1.2 Die Harnblase (Vesica urinaria)

Die Harnblase ist ein muskuläres Hohlorgan, welches den Harn sammelt und durch die Harnröhre entleert. Ihr Fassungsvermögen beträgt ca. 350–500 ml. Bei Frauen ist die Harnblase durch verschiebliche Bindegewebsschichten fest mit dem Uterus verbunden (➤ Kap. 3.4). Die individuellen Unterschiede des Fassungsvermögens sind groß, auch Gewöhnung bis zum Auftreten starken Harndranges spielt eine nicht unerhebliche Rolle. Lage und Form der Blase sind je nach Füllungszustand unterschiedlich (s. u.).

Das Fassungsvermögen kann sehr stark variieren. Bei einer kleinen, hypokapazitären Harnblase besteht bei den betroffenen Personen bereits bei Füllvolumina von teils deutlich unter 100 ml ein starker Harndrang mit dem dringenden Bedürfnis, die Blase zu entleeren. Die folglich deutlich erhöhte Miktionsfrequenz (teils mehrmals stündlich) geht häufig mit einem hohen Leidensdruck und Einschränkung der Lebensqualität einher. Im Gegensatz dazu kann es bei chronischer Überdehnung der Harnblase zu einem Blasenvolumen von über 4–5 Liter kommen. Da dieser Prozess meist schleichend und über Jahre hinweg fortschreitet (sog. Fernfahrerblase) ist eine Blasenüberdehnung häufig überraschend symptomarm. Insbesondere bei Vorliegen von Co-Morbiditäten, die mit unterschiedlichen Polyneuropathien assoziiert sind (z. B. diabetisch, äthyltoxisch) kann eine Blasendistension über lange Zeit asymptomatisch bleiben.

Anatomische Bezeichnungen der Blasenarchitektur

- *Blasenscheitel* (Apex vesicae): die zur Innenseite der ventralen Bauchdecke gerichtete Spitze der Blase
- *Blasenkörper* (Corpus vesicae)
- *Blasengrund* oder *-boden* (Fundus vesicae)
- *Blasenhals* (Collum vesicae) *mit dem Trigonum:* gedachtes Dreieck zwischen rechtem und linkem Ostium sowie dem Blasenauslass.

Die beiden *Harnleiter* münden von dorsal-kaudal schräg durch die Muskulatur der Blase. Bei Kontraktion des Blasenmuskels wird dieses schräg verlaufende Tunnelstück (intramuraler Ureteranteil) komprimiert und so ein Reflux in Harnleiter oder Nieren verhindert.

Die Muskelschicht besteht aus glatten autonomen Muskelzellen (*M. detrusor vesicae,* kurz Detrusor), die in drei Hauptlagen jeweils längs und ringförmig im Wechsel angeordnet sind. Im Bereich des Trigonum verlaufen die äußeren Muskelzüge u-förmig und bilden den sog. M. sphincter urethrae internus, welcher eine retrograde Ejakulation verhindert.

Im Inneren ist die Blase mit einer locker in Falten gelegten Schleimhaut ausgekleidet (Urothel). Durch die Fältelung wird eine unproblematische Anpassung an unterschiedliche Füllungszustände ermöglicht. Die Auskleidung mit Urothel ist die typische Schleimhaut in allen harnableitenden Organen, beginnend im Nierenbeckenkelchsystem bis über die Ureteren und die Blase in die proximale Harnröhre reichend.

Die Blase liegt im Becken hinter der Symphyse, jedoch präperitoneal, wobei die Hinterwand fest mit dem Peritoneum verwachsen ist. In ungefülltem Zustand drängt sie bei der Frau den Uterus, beim Mann die Dünndarmschlingen (Ileum) geringfügig nach oben hinten. Bei der Füllung dehnt sie sich zunächst in seitlicher Richtung und dann auch nach oben aus. Die Blase schiebt sich dann also vor dem Peritoneum an der vorderen Bauchwand ein Stück weit nabelwärts.

Befestigung der Harnblase im Becken

Fast alle Haltevorrichtungen der Blase gehen vom Fundus aus, um eine Adaptation an den (je nach Füllung) unterschiedlichen Platzbedarf zu ermöglichen. Der Blasenfundus ist fest mit der Prostatabasis verbunden (beachte: Bei der Prostata liegt die Basis kranial, während der Apex, die Spitze, kaudal liegt). Die Prostata wiederum liegt auf dem Diaphragma urogenitale und den Schenkeln des M. levator ani. Vom Schambein aus zieht beidseits das Lig. pubovesicale zum Blasenhals sowie das Lig. puboprostaticum zur Prostata. In dorsaler Richtung finden sich ebenfalls paarig die Ligg. rectovesicalia zum Enddarm (Rektum) und die Ligg. vesicosacralia. Da in diesen Ligamenten glatte Muskelfasern zu finden sind, wird in manchen Lehrbüchern von namensgleichen Muskeln gesprochen.

Beim Mann sind Blase und Prostata fest verwachsen, bei einer Frau befindet sich zur Vorderwand der Vagina und zur Zervix des Uterus eine viel weniger feste Fixierung.

Gefäßversorgung

Corpus und Apex werden aus der A. vesicalis superior von dem noch durchgängigen Teil der A. umbilicalis gespeist, der Blasengrund über die A. vesicalis inferior aus der A. iliaca interna, die dorsale Seite über die A. rectalis media versorgt.

Der venöse Abfluss erfolgt über ein submuköses, intramuskuläres und ein oberflächliches Venengeflecht. Das submuköse Netz bildet im Trigonum sowie der Harnröhrenöffnung ein venöses Polster, das bei der Abdichtung der Harnröhrenöffnung eine bedeutende Rolle spielt. Das venöse Blut gelangt über den Plexus venosus vesicalis und den Plexus vesicoprostaticus in die Vv. iliacae internae.

Innervation der Harnblase

Das Nervensystem des Menschen unterteilt sich in das zentrale (ZNS) und das periphere Nervensystem (PNS). Das ZNS besteht aus Gehirn und Rückenmark, das PNS aus den 12 Hirnnerven sowie den jeweils paarigen Spinalnerven. Der so-

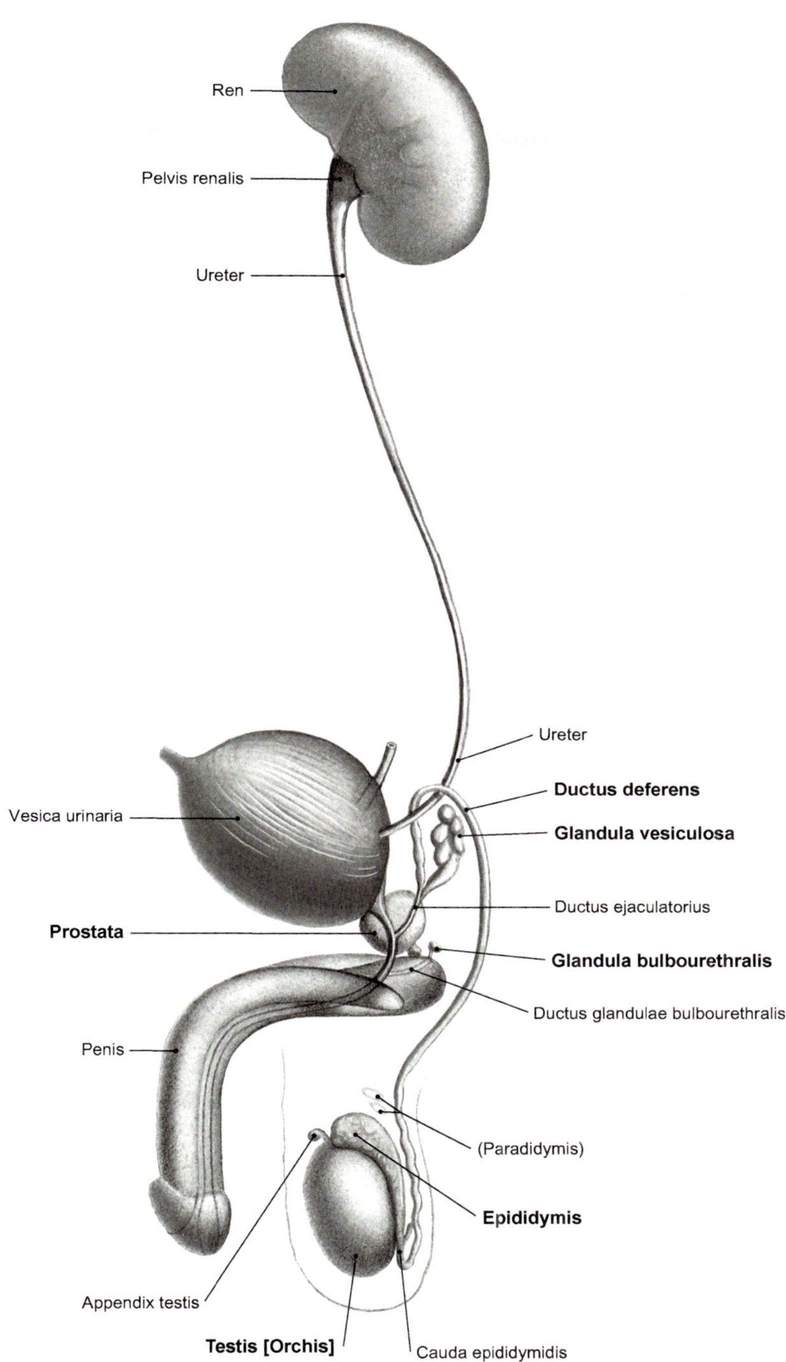

Abb. 4.1 Männliche Harn- und Geschlechtsorgane von lateral [R112]

matische Anteil des PNS innerviert die Skelettmuskulatur, der autonome Anteil unter anderem die glatte Muskulatur und die Drüsen.

Zentrales Nervensystem

Die Nervenzellkörper sind hier – unterschiedlich gruppiert – in Kernen (Nuclei) angeordnet. Die Fasern, deren Ursprung und Zielgebiet gemeinsam sind, werden als Leitungsbahnen (Tractus) zusammengefasst. Die Nervenzellkörper der Hirnrinde (Kortex) stehen über ihre Axone mit den motorischen Kernen in Hirnstamm und Rückenmark in Verbindung und sorgen so für die Feinregulation der Hirn- und Spinalnervenaktivität. Diese regulatorischen Vorgänge können exzitatorisch (steigernd) oder inhibitorisch (dämpfend) sein. Verletzungen dieser Bahnen (sog. Läsionen des ersten

Motoneurons) bewirken durch Wegfall der hemmenden Einflüsse eine kontralaterale Hyperreflexie mit spastischer Muskelschwäche.

Peripheres Nervensystem

Das PNS verfügt über somatische Reflexbahnen und autonome Bahnen. Die spinalen Nerven führen sowohl somatische als auch viszerale afferente und efferente Faserzüge. Die somatischen Reflexbögen sollen nur der Vollständigkeit halber kurz zur Wiederholung erwähnt sein.

Die autonomen Bahnen sollen dagegen ausführlicher erläutert werden: Sie versorgen die glatte Muskulatur aller Organe, das Herz und die Drüsen. Die Wirkungen sind der direkten willkürlichen Kontrolle weitgehend entzogen, deshalb spricht man vom autonomen Nervensystem. Im Gegensatz zum somatischen Nervensystem, das z. T. der willkürlichen Kontrolle unterliegt und über seine Afferenzen und Efferenzen der Kommunikation mit unserer Umgebung dient. Zentral sind beide Nervensysteme nicht exakt voneinander trennbar, jedoch in der Peripherie. Das vegetative Nervensystem dient der Aufrechterhaltung der Homöostase (Konstanz des inneren Milieus). Des Weiteren dient es der Anpassung des Organismus, z. B. bei Belastung, Nahrungsaufnahme usw., und damit der Kontrolle der Organsysteme, die unmittelbar damit in Zusammenhang stehen, wie der Magen-Darm-Trakt, die Stoffwechsel- und Ausscheidungsorgane sowie die Sexualorgane.

Die viszeralen Afferenzen und Efferenzen des autonomen Nervensystems üben ihre Funktion auf unbewusster Ebene aus. Die peripheren Faserzüge sind bis zum Erfolgsorgan über zwei Neurone miteinander verschaltet. Das präganglionäre Neuron zieht aus dem Seitenhorn des Hirnstamms oder des Rückenmarks zum vegetativen Ganglion, von dort aus werden die Impulse über das postganglionäre Neuron zum Zielorgan geleitet.

Die sympathischen Zellen der präganglionären Neurone kommen aus Brust- und Lendenmark (Th1–Th12 sowie L1–3) über die Vorderwurzeln und ziehen zu den paarigen paravertebralen Ganglien (Grenzstrang) und den unpaaren prävertebralen Bauchganglien. Von dort ziehen die postganglionären Axone zu den Zielorganen in Kopf, Brust, Bauch und Becken. Die sympathischen Fasern für die Versorgung der Beckenorgane entstammen den Segmenten Th10/11 bis L2/3. Sie ziehen zu Nervenganglien, die zumeist den gleichen Namen der benachbarten Blutgefäßverzweigungen, insbesondere der Arterien, tragen. Von den Bauchganglien (Ggl. coeliacum, mesentericum sup. und inf.) gelangen die postganglionären Fasern entlang der Arterien zu den Bauch- und Beckenorganen. Die postganglionären sympathischen Axone sind also *lang*.

Die Nervenfaserbündel des Parasympathikus enthalten Fasern der Hirnnerven III, VII, IX, X sowie aus S2–4 (Nn. splanchnici pelvini). Die präganglionären parasympathischen Fasern entstammen den Segmenten S2–4. Sie ziehen zu ihren Ganglien, die in unmittelbarer Nähe der Zielorgane liegen, weshalb die postganglionären Nervenfasern dementsprechend sehr *kurz* sind.

Die Kontraktionen des M. detrusor vesicae werden über *parasympathische Fasern des N. pelvicus* gesteuert, dessen spinales Zentrum in den Sakralsegmenten S2–4 liegt. Der Tonus der Blasenmuskulatur während der Füllungsphase wird dagegen in erster Linie von sympathischen Fasern aus den unteren Thorakalsegmenten des Grenzstranges sowie des oberen Lumbalmarks (Th12–L2) über den Nervus und Plexus hypogastricus kontrolliert. Die Aktivierung des Pl. hypogastricus verhindert die Entleerung der Harnblase (sog. *Retentionszentrum*) durch Detonisierung des Detrusors und Anspannung des Schließmuskels.

Während der Harnspeicherphase führt die Stimulation von β-Rezeptoren im Blasenmuskel zur Dilatation, die Aktivierung der α-Rezeptoren zur Tonisierung an Blasenauslass und innerem Spinkter, die Blase entleert sich also nicht.

Die erwähnten Rezeptoren dienen als Angriffspunkte für die medikamentöse Therapie von Blasenfunktionsstörungen durch entsprechende Aktivierung bzw. Blockierung (z. B. Anticholinergika, ß-Sympathomimetika – vgl. ➤ Kap. 9.1).

Autonom wird der untere Harntrakt vom parasympathischen N. pelvicus (Transmitter Azetylcholin) aus dem Ncl. intermediolateralis (S2–4) und vom sympathischen N. hypogastricus (Transmitter Adrenalin) aus dem Ncl. intermediolateralis (Th12–L2) innerviert. Detrusormuskulatur und die Muskelfasern der Harnröhre besitzen eine Doppelinnervation, wodurch eine sehr feine neuronale Abstimmung und Modulation gewährleistet ist. Im Detrusor finden sich wesentlich mehr cholinerge als adrenerge Nervenendigungen. Über den Neurotransmitter Azetylcholin (N. pelvicus) wird die Detrusormuskulatur aktiviert und die Miktion ausgelöst. Die adrenergen Neurone sind im Detrusor eher rar, dagegen nehmen sie an Dichte im Bereich von Trigonum, Blasenauslass und proximaler Harnröhre zu. Außerdem werden die glatten Muskelfasern der Harnröhre zusätzlich auch cholinerg innerviert. Der parasympathische N. pelvicus erfüllt also die Aufgabe eines Antagonisten zum sympathischen N. hypogastricus: Die Freisetzung von Noradrenalin als sympathischem Transmitter bewirkt einerseits über β-Rezeptoren die Hemmung bzw. Ruhigstellung des M. detrusor und andererseits über α-Rezeptoren die höhere Tonisierung von Blasenhals und glattmuskulärer Harnröhre. Die Kontinenz ist also gesichert.

Der M. sphincter urethrae externus wird als quergestreifter Muskel wie die Beckenbodenmuskulatur vom N. pudendus innerviert (S2–4). Die parasympathischen Pelvicus- und die somatischen Pudenduskerne liegen im Sakralmark (S2–4). Dieser Bereich wird deshalb auch als sakrales Miktionszentrum bezeichnet. Die Kerne beider Nerven sind eng verschaltet und zusätzlich über Hemmneurone miteinander verbunden. In der Hauptsache jedoch erfolgt die Koordination von Sphinkter und Detrusor über auf- und absteigende Bahnen aus dem Ncl. coeruleus des Hirnstammes, dem sog. pontinen Miktionszentrum. Weitere Kerne des Thalamus und Hypothalamus sowie der Stammganglien und Areale des Frontallappens haben ebenfalls kontrollierende bzw. überwiegend hemmende Funktion auf den Miktionsreflex.

Die Sensibilität der Blase wird durch *somatische Fasern des N. pudendus und sakrale parasympathische, sog. viszerosensible Bahnen* vermittelt. Die Rezeptoren für Schmerz, Temperatur und Berührung, die sog. Exterozeptoren, liegen unter der Blasenschleimhaut, die sog. Propriozeptoren für Dehnung in der Muskulatur. Über die Hinterstränge im Tractus spinothalamicus gelangen die Informationen ins zentrale Miktionszentrum im Hirnstamm, werden dort auf absteigende motorische Bahnen und letztendlich über die Vorderhörner des Rückenmarks und den Plexus pelvicus sowie den N. pudendus den Zielorganen wieder zugeleitet.

Funktionskreise des Miktionsreflexes

- Nervenbahnen zwischen Frontalhirn und Hirnstamm mit Querverbindungen zu Basalganglien, Thalamus und Kleinhirn. Dieser Funktionskreis dient der willentlichen Kontrolle des Miktionsreflexes. Bei Schädigung fallen also zentrale hemmende Impulse weg, was zur Blasenhyperaktivität führt.
- Spinale Bahnen ziehen vom Hirnstamm zum sakralen Miktionszentrum und sensorische Fasern der Blasenmuskulatur zum Hirnstamm. Diese Verschaltung dient der geordneten Koordination von Detrusor und Sphinkter.
- Bahnen, die die Harnblase mit dem sakralen Zentrum und dem M. sphincter urethrae externus verbinden. Dieser Funktionskreis ist für die regelrechte Zusammenarbeit von Blasen- und Harnröhrenmuskulatur sowie Beckenbodenrelaxation zuständig.
- Die Verbindungen von Großhirnrinde, Beckenboden und Sakralmark unterstehen ebenfalls einem eigenen Regelkreislauf. Hierdurch ist beispielsweise die willentliche Kontraktion des Sphinkters möglich.

Aufgrund des geschilderten, komplexen Zusammenspieles verschiedener Akteure im neuralen System, ist es nicht verwunderlich, dass nahezu alle, neurologischen Erkrankungen (ob degenerativ, traumatisch, toxisch oder neuropathisch, ob zentral oder peripher) mit Blasenfunktionsstörungen einhergehen.

Harnblasenfunktionen

Die Blase hat eine Reservoirfunktion für den ständig aus den Ureteren einfließenden Urin. Bei zunehmender Füllung steigt die Blase hinter der Symphyse hinter der ventralen Bauchdecke auf.

Speicherfunktion

Die Harnblase muss sich möglichst unproblematisch an unterschiedliche Füllungsvolumina anpassen können, ohne dass der intravesikale Druck wesentlich ansteigt. Dies geschieht durch die elastische Eigenschaft der glatten Muskulatur und indem während der Füllungsphase die motorische Aktivität des Detrusors über die sympathischen β-Rezeptoren gehemmt (→ verringerter Tonus in der Blase, Speicherbereich) und gleichzeitig die α-Rezeptoren in Blasenauslass und Urethra erregt werden (→ erhöhter Tonus im Verschlussbereich). Tatsächlich können bei zunehmender Füllung unterhalb der maximalen Blasenkapazität konstante intravesikale Drücke aufgrund dieser Akkomodation gemessen werden (*Compliance* C = Maß für die Blasendehnbarkeit → $C = \Delta V : \Delta P$). Mit Delta V ist die Änderung des Blasenvolumens gemeint, mit Delta P die Änderung des intravesikalen Drucks (P = Pressure).

Wird nun die (sub-)maximale Blasenkapazität erreicht, melden die intramuralen Dehnungsrezeptoren *Harndrang* an die zentralen Miktionszentren – das Aufsuchen einer Toilette zur Blasenentleerung wird erforderlich.

Unter Ruhebedingungen wird der sog. *urethrale Verschlussdruck* durch mehrere Teilaspekte gewährleistet:

- Tonus der glattmuskulären Harnröhre
- Tonus der quergestreiften Muskulatur von Harnröhre und Beckenboden
- angemessene Spannung des elastischen Gewebes in der Harnröhre sowie para- bzw. periurethral. Hinzu kommt der Druck des submukösen Venenplexus (unter der urethralen Schleimhaut gelegen).

Im vorderen Drittel ist überwiegend der sympathische Tonus entscheidend. Im membranösen Harnröhrenanteil des Mannes sowie im mittleren Urethradrittel bei der Frau ist der quergestreifte Sphinkter von Bedeutung.

Kontinenz unter Belastung

Belastungs- bzw. Stressbedingungen für die Verschlussmechanismen der Harnröhre stellen plötzliche abdominelle Druckerhöhungen wie Husten, Niesen, Lachen, Aufstehen oder Laufen dar. Damit der Harnröhrenverschluss auch unter diesen Belastungen gewährleistet ist, ist eine intakte aktive und passive Drucktransmission notwendig (➤ Kap. 3.4).

Mit aktiver Drucktransmission ist eine aktive reflektorische Kontraktion der quergestreiften intra- und periurethralen Muskulatur des Sphinkterbereichs gemeint. Dieser Mechanismus kommt beim Mann v. a. im Bereich der membranösen Harnröhre und bei der Frau im mittleren Harnröhrendrittel zum Tragen und kann somit den intravesikalen Druckanstieg deutlich kompensieren.

Unter passiver Drucktransmission versteht man die fortgeleitete Übertragung des intraabdominellen Druckanstiegs in das Spatium retropubicum und das Spatium rectovesicale auf Blasenhals und proximale Urethra.

Die Erhöhung des urethralen Verschlussdrucks wird unter Belastung etwa zu $^2/_3$ durch die aktive und zu $^1/_3$ durch die passive Drucktransmission bedingt.

Miktion

In der Entleerungsphase zum passenden Zeitpunkt erfolgt direkt vor der Detrusorkontraktion die aktive Relaxation des Sphinktermechanismus. Dies setzt eine exakte synerge Reaktion von Detrusorkontraktion und Sphinkterrelaxation voraus (vgl. Pathologie: bei gestörter Koordination spricht man deshalb von der sog. Detrusor-Sphinkter-Dyssynergie). Zu Anfang der Miktion senkt sich zunächst der Blasenboden, wodurch der Blasenhals zu einem Trichter wird. Bei willkürlicher gewollter Unterbrechung der Miktion schnürt der externe Sphinkter zunächst die Harnröhre zu, woraufhin sich der beschriebene Trichter durch erneute Anhebung des Blasenbodens wieder schließt.

4

Pathologie

Cave: Eine Inkontinenz, vor allem die Dranginkontinenz, kann auch durch ein Urothelkarzinom der Harnblase bedingt sein. Die Abklärung beim Urologen ist deshalb obligat.

Im weiteren Verlauf dieses Kapitels wird auf die neurologisch bedingten Formen der Blasenentleerungsstörungen und Inkontinenzformen nicht eingegangen (➤ Kap. 8.6).

Harninkontinenz

Unter Harninkontinenz versteht man den unwillkürlichen, nicht kontrollierbaren Urinverlust. Die häufigsten Formen stellen die Belastungsinkontinenz sowie die Dranginkontinenz dar. Andere Inkontinenzformen spielen eine untergeordnete Rolle, sollten jedoch vor Einleitung therapeutischer Maßnahmen ausgeschlossen werden (insbesondere extraurethrale Inkontinenz, chronische Harnretention mit Inkontinenz).

Bei der Belastungsinkontinenz steht ein ungenügender Halte-/Verschlussapparat im Fokus der Therapie (Beckenboden, Sphinkter). Im Gegensatz hierzu ist bei der Dranginkontinenz die Harnblase als Speicherorgan das organpathologische Korrelat der Therapie.

Häufig findet sich eine Mischform aus den o. g. Inkontinenzformen.

Anatomische Ursachen einer Belastungsinkontinenz

Aufgrund der engen topographischen Beziehungen zwischen den Geschlechtsorganen und der Harnblase im kleinen Becken einer Frau kann es zu vielerlei gegenseitigen statischen Beeinflussungen kommen, insbesondere beim Genitaldeszensus. Die möglichen Auswirkungen auf Kontinenz und Miktion sind v. a. abhängig von Lokalisation und Ausmaß des Deszensus sowie der Beeinträchtigung des urethrovesikalen Winkels (➤ Abb. 4.2). Bei ca. 90 % der betroffenen Frauen ist die Belastungsharninkontinenz mit einer Senkung der Urogenitalorgane assoziiert. Petros und Ulmsten beschrieben dies in ihren Veröffentlichungen als Integraltheorie. Durch die Öffnungen von Enddarm, Harnröhre und Vagina wird der Beckenboden im Vergleich zu Männern sehr instabil. Bei intraabdominellen Druckerhöhungen (Aufstehen, Husten, Niesen, Heben, Lachen, Hüpfen, Laufen o. Ä.) entsteht ein Druckgradient entlang der Urethra und die auftretenden Kräfte suchen sich den Weg entsprechend dem *locus minoris resistentiae* nach außen, es kommt also zum Deszensus. Wegen der veränderten anatomischen Verhältnisse übersteigt nun der Blasendruck den Harnröhrendruck, die Verschlussfunktion der Urethra ist beeinträchtigt, weshalb es zum unkontrollierten Harnverlust kommt.

Bei *Männern* dagegen gibt es den Deszensus in dieser Form nicht, sondern die Belastungsharninkontinenz ist in der Regel operativ (nach TUR-P oder radikaler Prostatektomie), entzündlich oder neurogen bedingt. Natürlich kann eine Belastungsharninkontinenz auch bei Frauen operativ, entzündlich oder neurogen bedingt sein.

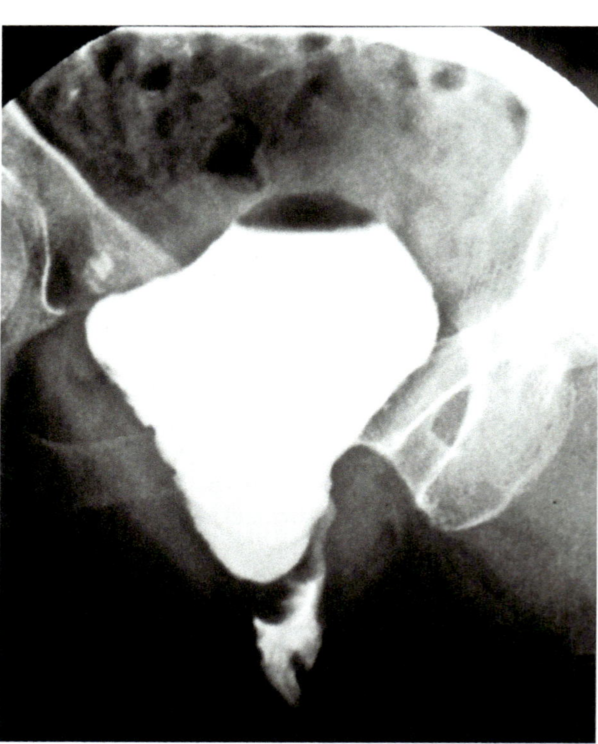

Abb. 4.2 Röntgenbild einer Zystozele, Harnblase mit Kontrastmittel über Einmalkatheter gefüllt [M603]

Dranginkontinenz

Im Gegensatz zur Belastungsinkontinenz stellt bei der Dranginkontinenz nicht der Verschlussapparat, sondern vielmehr die Blase als Speicherorgan das organpathologische Korrelat dar.

Typische Symptome sind die gehäufte Miktionsfrequenz (Pollakisurie, Nykturie) sowie der imperative Harndrang, weshalb auch vom Syndrom der überaktiven Blase (OAB – *overactive bladder*) gesprochen wird. Ist der Harndrang nicht mehr kontrollierbar, kommt es zum unwillkürlichen Urinverlust – zur Dranginkontinenz. Gleichbedeutend ist der Begriff Urgeinkontinenz (engl. *urgent* = dringend). Dabei kann es zum Verlust kleiner Urinmengen bis hin zur vollständigen Blasenentleerung kommen.

Der Begriff der sensorischen Dranginkontinenz findet in der aktuellen Terminologie keine Verwendung mehr. Die motorische Dranginkontinenz wird derzeit als nichtneurogene Detrusorhyperaktivität mit Harninkontinenz bezeichnet. Sollte der Dranginkontinenz eine neurologische Ursache zugrunde liegen, wird von einer neurogenen Detrusorhyperaktivität mit Harninkontinenz gesprochen (früher als spastische Blase/Reflexblase bezeichnet).

Neurologische und andere häufige Ursachen für Inkontinenz sind (vgl. ➤ Kap. 8.6):
- apoplektischer Insult
- Polyneuropathie
- senile Demenz
- Parkinson-Syndrom
- Multiple Sklerose
- Bandscheibenprolaps
- Spina bifida
- verschiedene Rückenmarkserkrankungen
- Diabetes mellitus
- Diabetes insipidus.

4.2 Die Geschlechtsorgane

4.2.1 Hoden (Testis) und Nebenhoden (Epididymis)

Beide Hoden (Testes) liegen im Hodensack (Skrotum). Hier werden Spermien und 90 % der Androgene des Mannes gebildet. Die restlichen 10 % der Androgene kommen beim Mann aus der Nebennierenrinde. Bei den Frauen kommen die weiblichen Hormone hauptsächlich aus den Ovarien, welche die embryologischen Äquivalente der männlichen Hoden darstellen. Analog produzieren die Nebennieren beim Mann auch weibliche Geschlechtshormone und umgekehrt die der Frauen männliche Hormone.

Den Hoden liegen auf beiden Seiten dorsomedial die Nebenhoden eng an, welche als Spermienspeicher dienen. Sie bestehen aus einem sehr dünnen Gang, welcher unzählig viele Fältelungen aufweist. Im entfalteten Zustand hat dieser Gang eine Länge von ca. 4–5 Meter pro Seite. Das Gangsystem enthält in seinem Inneren Mikrovilli und Muskelzellen, um die Spermien durch koordinierte rhythmische Kontraktionen zu transportieren.

Hoden und Nebenhoden haben einen doppelten Bauchfellüberzug, die sog. Tunica vaginalis testis. Im Lauf der Entwicklung eines Jungen im Mutterleib wandern im Normalfall beide Hoden von ihrer embryonalen Anlage in Nähe der Nieren hinab in das Skrotum (Deszensus) und nehmen dabei eine Peritonealfalte mit. Sie bleiben über die Samenstränge mit der Bauchhöhle verbunden. Zum Zeitpunkt der Geburt sollte der Descensus testis abgeschlossen sein.

> Bleiben die Hoden nach der Geburt im Leistenkanal oder auch in der Bauchhöhle, so spricht man von einem Maldescensus testis. Differentialdiagnostisch kann es sich auch um eine echte Hodenagenesie handeln. Dies sollte von einem Urologen überprüft und kontrolliert werden, da bei Hoden, die nicht bis in das entsprechende Skrotalfach deszendiert sind, ein erhöhtes Risiko für eine maligne Entartung sowie eine Fertilitätseinschränkung besteht.

Gefäßversorgung der Hoden (Testes)

Die A. testicularis versorgt den Hoden direkt aus der Aorta kommend (unmittelbar unter dem Abgang beider Nierenarterien). Der venöse Abfluss geschieht zunächst in den Plexus pampiniformis, ein Venengeflecht, welches in die V. testicularis mündet.

Auf der *linken* Seite mündet die V. testicularis in die V. renalis. Das venöse Blut der *rechten* V. testicularis fließt direkt in die V. cava inferior. Eine zusätzliche arterielle und venöse Versorgung besteht über Anastomosen mit der A. und V. ductus deferentis.

> Eine veränderte Blutzirkulation aufgrund von Erweiterungen im Plexus pampiniformis und/oder der V. testicularis wird als Varikozele bezeichnet, welche zu einer reduzierten Samenbildung bis hin zur Zeugungsunfähigkeit führen kann.

Nervenversorgung der Hoden

Grundsätzlich ist zu erwähnen, dass Skrotum und Hodenhüllen ausgesprochen gut sensibel versorgt sind. Das liegt einerseits an der zuvor beschriebenen Peritonealfalte (vgl. schmerzverzerrte Gesichter beispielsweise bei einem Balltrauma), andererseits an der Tatsache, dass Skrotum und Hoden zu den Sexualorganen gehören und der Stimulation dienen.

Samenleiter, Samenstrang und Samenbläschen

Der Samenleiter (Ductus deferens), ebenfalls mit Zilien ausgekleidet, ca. 50–60 cm lang und mit einem Durchmesser

4

von 3–4 mm, beginnt am unteren Ende, dem sog. Schwanz des Nebenhodens (Cauda epididymidis). Er gelangt von dort durch den Leistenkanal in den Samenstrang und verbindet damit den Nebenhoden mit der Harnröhre. Die Mündungsstelle in der Harnröhre ist der Samenhügel (Colliculus seminalis). Der Samenstrang (Funiculus spermaticus) entsteht aus der Zusammenlagerung folgender Strukturen:

- Ductus deferens
- A. ductus deferentis
- A. und V. testicularis
- Plexus pampiniformis
- vegetative Nervenfasern.

Kurz vor Eintritt in die Prostata erweitert sich der Samenleiter zur Ampulla ductus deferentis. Der Anteil, welcher durch die Prostata verläuft, wird Ductus ejaculatorius genannt (Länge ca. 1 cm), er nimmt den Ausführungsgang der Samenblasen (Vesicula seminalis) auf. Die beiden Samenblasen (Vesiculae seminales), die Vorsteherdrüse (Prostata) und die paarige Cowper-Drüse (Glandula bulbourethralis s. u.), zusammengefasst als akzessorische Geschlechtsdrüsen des Mannes, produzieren den Hauptanteil des Ejakulats.

Der Name „Samenblase" ist historisch zu sehen, da sie normalerweise keine Samenzellen enthält. Besser ist der selten benutzte Begriff Bläschendrüse (Glandula vesiculosa). Jedoch hat sich der Begriff Samenblase durchgesetzt. Sie liegt hinter der Harnblase seitlich der Ampulla ductus deferentis unterhalb der Einmündungsstellen der Ureteren, ist gewunden ca. 5 cm lang, gestreckt 20 cm und ca. 1 cm dick. Das hier produzierte Sekret stellt etwa 75 % der Ejakulatflüssigkeit, ist schwach alkalisch zur Pufferung des sauren Scheidenmilieu, hat eine gelatinartige Konsistenz und enthält überwiegend Proteine und Fruktose zur Ernährung der Spermien sowie Prostaglandine, um die Wanderung der Samenzellen von der Vagina in den Uterus zu ermöglichen.

Zusammenfassend lässt sich also sagen: Die im Hoden gebildeten Spermien werden im Nebenhoden gespeichert, reifen weiter und gelangen durch den Samenleiter (Ductus deferens) hindurch in den Samenhügel (Colliculus seminalis). Das Ende des Ductus deferens erweitert sich zur Ampulla ductus deferentis. Seitlich davon liegen die sog. Bläschendrüsen (Vesicula seminalis). Das dort abgesonderte Sekret gelangt durch den Ductus excretorius, der zusammen mit dem Ductus deferens den Ductus ejaculatorius bildet, in die Harnröhre.

4.2.2 Die Prostata

Die Beschreibung der Prostata fällt ausführlicher aus, da zum einen Erkrankungen der Prostata sehr häufig sind und zum anderen die folglich notwendigen therapeutischen Maßnah-

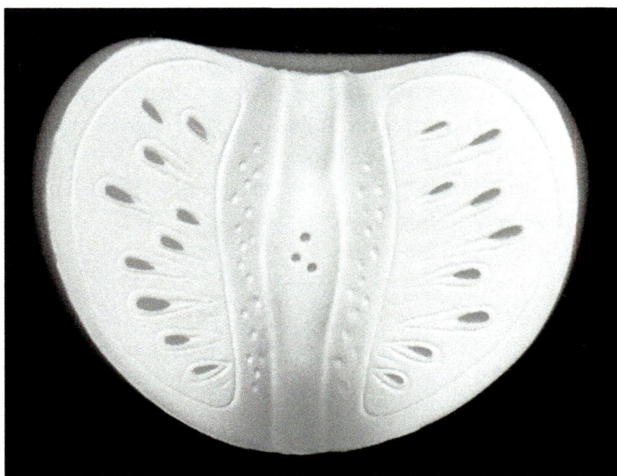

Abb. 4.3 Nachbildung einer Prostata mit Andeutung der intraprostatischen Drüsen sowie des Colliculus seminalis und der periurethralen Drüsen [M603]

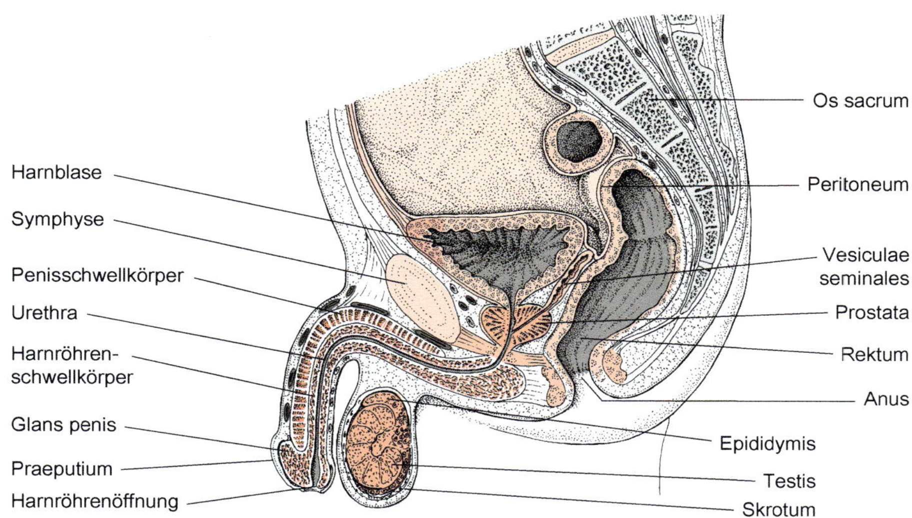

Abb. 4.4 Männliches Becken (Medianschnitt); *hellrot:* Bauchfell, *dunkelrot:* Skelettmuskulatur des Beckenbodens und des Analverschlusses [L190].

men mit einem erhöhten Risiko für eine Inkontinenz einhergehen. Somit besitzt die Prostata einen sehr hohen Stellenwert und ist häufig Schwerpunkt der täglichen medikamentösen, operativen und physiotherapeutischen Arbeit.

Der Name „Vorsteherdrüse" leitet sich von den früheren Operationen der sog. Steinschneider her, die ihre Operationen in Steinschnittlage durchführten. Der Zugangsweg war damals die Dammregion des Mannes. Aus dieser Sicht liegt die Prostata vor der Harnblase.

Die muskuläre Vorsteherdrüse (Prostata) ist ca. 20 cm^3 groß, das entspricht etwa einer größeren Kastanie und umfasst zirkulär die Harnröhre (➢ Abb. 4.3, 4.4). Sie liegt zwischen Harnblase und Diaphragma urogenitale. Die Harnröhre zieht also durch die Prostata hindurch. Die Basis des Organs ist der Blase zugewandt. Ventral befindet sich die Symphyse (fest fixiert durch das Lig. puboprostaticum), dorsal liegt sie dem Rektum eng an.

In der Prostata finden sich Drüsengänge mit Bindegewebe und Muskelzellen. Ab dem 25. bis 30. Lebensjahr setzen bereits Veränderungen der Organarchitektur ein. Es entstehen blasenartig aufgetriebene Ausführungsgänge (Acini), die häufig kondensiertes Sekret oder Prostatasteinchen enthalten. Zusätzlich kommt es zum konsekutiven Umbau des Stromas (➢ Kap. 5.1).

Organform

Die Einteilung des Pathologen McNeal aus dem Jahre 1972 ist am gebräuchlichsten.[1] Nach diesem Konzept lassen sich die Prostatadrüsen in 4 Gruppen einteilen (➢ Abb. 5.2):

- *periurethrale Zone:* liegt direkt in der Umgebung der Harnröhre und des M. sphincter internus
- *zentrale Zone:* hat die Form eines Kegels, dessen Spitze an der Mündungsstelle der Ductus ejaculatorii und dessen Basis kranial davon zu denken ist
- *periphere Zone:* liegt am Apex der Prostata
- *Transitionalzone,* die sog. Übergangszone: liegt ventral der Urethra, zwischen zentraler und peripherer Zone.

Aus dem Gewebe der Transitionalzone entsteht die gutartige Prostatavergrößerung.

Topographie der Prostata

Die Prostata ist von einer festen Kapsel umschlossen, in welche die puboprostatischen Bänder sowie Ausläufer des M. sphincter externus, des M. transversus perinei profundus und der Blasenmuskulatur einstrahlen. Die kranial gelegene Basis ist fest mit der Harnblase verwachsen (Muskelfasern aus dem Trigonum strahlen in die Prostatakapsel ein). Der Apex liegt auf dem Diaphragma urogenitale, hier umgreifen Faserbündel des M. sphincter externus und des M. transversus perinei profundus die Organspitze. An der Vorderfläche liegt die Prostata nahe der Symphyse, bleibt allerdings durch ein Venengeflecht, dem Plexus (vesico-)prostaticus und Fettbindegewebe von ihr getrennt. Die puboprostatischen Bänder mit ihren Muskelfasern verankern die Prostata nach vorne und schließen das sog. Spatium retropubicum (auch Spatium Retzii) nach unten ab. Dorsal der Prostata verläuft das Rektum, welches durch die Fascia rectovesicalis/rectourethralis (Denonvillier-Faszie) von der Hinterfläche getrennt ist. Seitlich unterhalb der Prostata liegen die beiden Schenkel des M. levator ani. Schematisch bilden die Bindegewebszüge eine Art Kreuzgurtung. Die Fixierung in Längsrichtung erfolgt durch die Ligg. puboprostaticae, der seitlichen Prostatakapsel, dem medialen Rand des Levator (M. puborectalis) mit seiner Faszie und dem Lig. rectovesicale. Quer besteht eine feste Einbettung durch die Anteile der dorsalen Prostatakapsel mit der Denonvillier-Faszie und den quer verlaufenden gebogenen Faseranteilen des äußeren Sphinkters.

Beziehungen der Prostata zum Bindegewebe

Das Bindegewebe des Beckens ist die Leitplatte für Nerven und Blutgefäße, die von seitlich-oben an die Prostata, die Samenblasen und den Blasengrund heranziehen. Wegen der hier verlaufenden erektilen Nervenfasern haben diese Strukturen bei der radikalen Prostatektomie besondere klinische Bedeutung. So wird heute, wann immer es onkologisch vertretbar ist, ein nervschonender operativer Ansatz verfolgt (nerve-sparing). Nach wie vor existiert jedoch kein objektivierbares, intraoperatives Neuromonitoring.

Blutgefäße der Prostata

Die arterielle Versorgung ist variabel. Die meisten Äste liegen lateral und dorsal. Das frische arterielle Blut kommt zumeist aus der A. vesicalis inferior, der A. obturatoria und der A. rectalis media.

Das Blut der Prostatavenen sammelt sich im stark anastomosierenden Plexus vesico-prostaticus (Plexus Santorini), der seitlich-kaudal an der Prostata liegt. Er nimmt auch die V. dorsalis penis auf. Von hier gelangt das Blut über größere Sammelvenen rechts und links in die V. iliaca interna. Einzelne kleinere Venen mit begleitenden Lymphgefäßen drainieren auch in den präsakralen venösen Plexus, welcher mit den Vv. canalis sacralis verbunden ist. Diese klappenlosen venösen Verbindungen sind im Wesentlichen für die frühe ossäre Metastasierung ins Os sacrum bzw. die LWS verantwortlich.

Lymphatischer Abfluss der Prostata

Die kleinen lymphatischen Gefäße befinden sich häufig in unmittelbarer Nachbarschaft zu den Venen und ziehen

[1] McNeal, J. E. (1972): The prostate and prostatic urethra: a morphologic synthesis. J Urol 107: 1008–1016

hauptsächlich zu den inneren und äußeren Beckenlymphknoten (Nll. lymph. iliaci interni, externi und communes). Entlang des Plexus vesico-prostaticus bis zur V. obturatoria ziehen ebenfalls mehrere Lymphgefäße aus der ventro-kaudalen bzw. lateralen Drüsenportion, die in die Noduli lymphatici obturatorii drainieren. Ausgedehnte intraglanduläre Anastomosen ermöglichen auch die Drainage kontralateraler Drüsenabschnitte zu Lymphknoten der Gegenseite.

Nervenversorgung der Prostata

Aus den Segmenten S2–4 (Nn. splanchnici pelvini) erfolgt die parasympathische Innervation, die sympathische Innervation aus den Segmenten Th12–L1 und L2 (Nervi splanchnici lumbales, Nervi hypogastrici), die an der Bildung des Plexus hypogastricus inferior bzw. pelvicus mit präganglionären viszero-efferenten und -afferenten Fasern beteiligt sind. Außerdem gibt der Nervus pudendus aus den Sakralsegmenten S2–4 somato-motorische Fasern zum Rhabdosphinkter ab.

Funktion und Sekretionsprodukte der Prostata

Die Prostata dient hauptsächlich der Produktion eines wesentlichen Volumenanteils der Samenflüssigkeit. Bei der Ejakulation ziehen sich die muskulären Drüsenanteile zusammen und pressen so das Sekret der Prostata in die Harnröhre.

Das Sekret enthält Ionen, niedermolekulare Verbindungen, Peptide, Proteine und Wachstumsfaktoren, Strukturproteine sowie Enzyme, Spermien modulierende, Metall bindende sowie immunregulatorische Proteine, Proteasen, insbesondere PSA (➤ Kap. 5.2).

4.2.3 Der Penis

Entsprechend seiner Aufgaben (Miktion und Geschlechtsverkehr) werden folgende Anteile unterschieden (➤ Abb. 4.4, 4.5):

- Die *Eichel* (Glans), das vordere Ende mit dem äußeren Harnröhrenmund (Meatus urethrae externus) ist weich und von der Vorhaut (Praeputium) schützend umschlossen.
- Der *Penisschaft* (Corpus), der bewegliche Abschnitt, welcher bei der Erektion anschwillt und sich versteift.
- Die *Peniswurzel* (Radix), das hintere Ende ist an den Schambeinen und am Diaphragma urogenitale (perineale Membran) befestigt.

Die Wurzel des Penis besteht aus den beiden Crura und dem Bulbus penis, welche auf dem Diaphragma urogenitale lie-

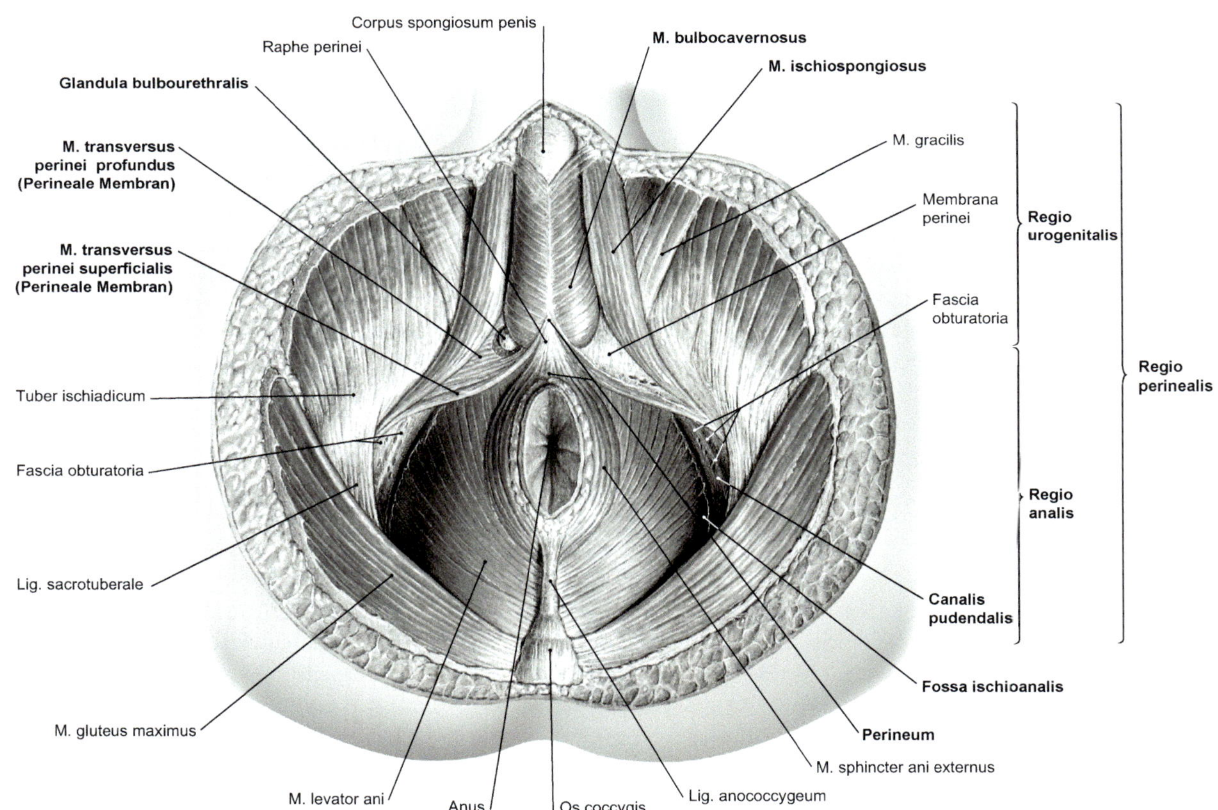

Abb. 4.5 Damm (Perineum), Beckenboden (Diaphragma pelvis) beim Mann von kaudal; Fett aus der Fossa ischioanalis entfernt, untere Faszie der Perinealen Membran (Diaphragma urogenitale) [R112]

gen. Sie vereinigen sich unterhalb der Symphyse zum Corpus penis. Die beiden Crura sind mit den Ästen von Os pubis und Os ischii fest verwachsen. Der M. ischiocavernosus (M. ischiospongiosus) überzieht die Crura penis und setzt an der Tunica albuginea an. Er komprimiert die beiden Crura und unterstützt damit die Erektion.

Der Bulbus penis wird vom Corpus spongiosum gebildet. Er liegt zwischen den beiden Crura.

Der M. bulbocavernosus (M. bulbospongiosus) entspringt vom Centrum tendineum perinei und der Raphe penis unterhalb des Bulbus und setzt an der tiefen Penisfaszie an (Fascia penis profunda). Dieser Muskel verkürzt die Harnröhre und spielt bei der Ejakulation eine wichtige Rolle. Er unterstützt ebenfalls die Erektion, indem er die V. dorsalis penis und Anteile des Corpus spongiosum komprimiert. Des Weiteren wird die Entleerung der Urethra gefördert (nach Miktion oder Ejakulation). Im Bulbus penis münden die beiden Glandulae bulbourethrales in die Urethra.

Der Corpus penis besteht aus den paarigen Corpora cavernosa und dem Corpus spongiosum (→ umschließt die Urethra und mündet in der Glans penis). Die beiden Corpora cavernosa sind durch ein Septum mit Lücken voneinander getrennt.

M. ischiocavernosus und M. bulbocavernosus unterstützen die Erektion.
Der M. bulbocavernosus fördert darüber hinaus die Entleerung der Urethra nach Miktion oder Ejakulation. Somit ist auch eine erektile Dysfunktion physiotherapeutischen Maßnahmen zugänglich.

Der Bulbokavernosusreflex

Er wird ausgelöst durch leichtes Pressen der Glans penis (oder der Klitoris) und führt über einen Reflexbogen zur Kontraktion der Mm. bulbocavernosus und ischiocavernosus sowie des M. sphincter ani externus (afferente Fasern L5–S5; efferente Fasern N. pudendus).

Dieser Reflex ist nicht bei allen Menschen auslösbar.

In Bezug auf die Frage, ob die in ➤ Kap. 11 beschriebene physiotherapeutische Aufschubstrategie des Harndrangs (Drücken der Glans penis, *Fingerdruck gegen Blasendruck* 11.2.6 A) bei Patienten nach radikaler Prostatektomie noch möglich ist, gibt es nur eine Veröffentlichung.[2] Es wurden 14 Patienten untersucht. Bei allen war zufälligerweise der Bulbokavernosusreflex präoperativ auslösbar. Nach nerverhaltender radikaler Prostatektomie ließ sich dieser Reflex ebenfalls bei allen 14 Patienten auslösen. Ob diese Tatsache verallgemeinert werden kann oder auch für Patienten gilt, die nicht modifiziert nerverhaltend operiert wurden, lässt sich derzeit meines Wissens nicht genau sagen.

Die Schwellkörper des Penis

Im Innern besitzt der Penis zwei Schwellkörper: Das *Corpus spongiosum penis* (Harnröhrenschwellkörper) und die *paarigen Corpora cavernosa* (Penisschwellkörper), welche untereinander in Verbindung stehen (➤ Abb. 4.6). Das Corpus spongiosum penis besteht aus dem Bulbus penis (Zwiebel), dem Corpus und der Glans. Es umschließt die Harnröhre (Urethra).

Der Bulbus penis liegt zwischen dem M. bulbocavernosus (M. bulbospongiosus) und M. transversus perinei profundus. Er ist das zwiebelförmig verdickte hintere Ende des Corpus spongiosum penis.

[2] Hansen, M., Ertekin C., Larsson, L., Pedersen, K.: A neurophysiological study of patients undergoing radical prostatectomy; Scand J Urol Nephrol 1989; 23: 267–273

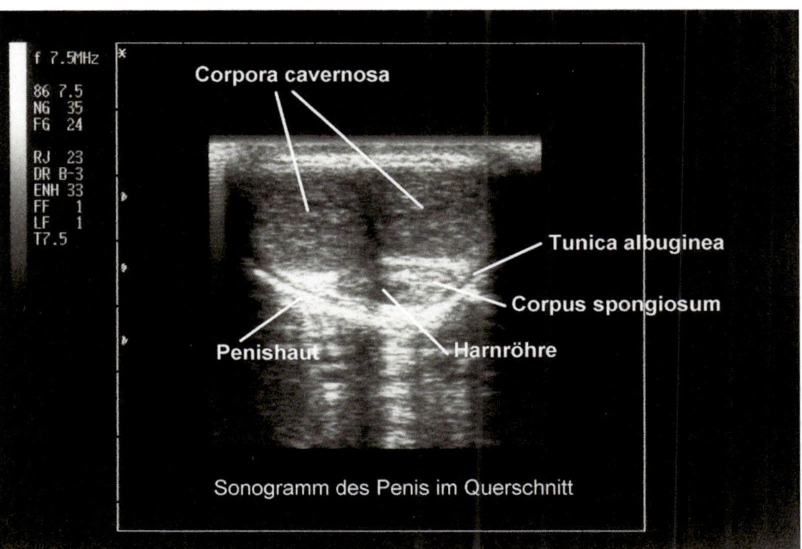

Abb. 4.6 Sonogramm des Penis im Querschnitt mit Darstellung der beiden Corpora cavernosa, des Corpus spongiosum mit Harnröhre, der Tunica albuginea sowie der Penishaut [M603]

Die paarigen Corpora cavernosa bilden das Corpus penis. Sie sind bindegewebig an den unteren Ästen des Os pubis befestigt.

Das schwammartige Gewebe der Schwellkörper besteht aus glatten Muskelzellen, netzartig verbundenen Bindegewebsbalken und Bluträumen, die mit Endothel ausgekleidet sind. In die Bluträume münden Rankenarterien, die ihr Blut aus den Aa. profundae penis erhalten. Das Blut fließt über die Vv. dorsalis penis wieder ab.

Blutversorgung des Penis

Der Bulbus erhält Blut über die A. bulbi penis aus der A. pudenda interna und aus der A. dorsalis penis.

Haut und subkutanes Bindegewebe liegen dem Penis locker an, um eine starke Verschieblichkeit zu gewährleisten. Die Vv. dorsales penis superficiales liegen hier. Sie münden in die Vv. pudendae ext., diese wiederum in die V. saphena magna. Die V. dorsalis penis profunda verläuft in der dorsalen Rinne zwischen den Corpora cavernosa und mündet in den Plexus venosus prostaticus (Santorini).

Physiologie der Erektion

Erektion

Ein kompliziertes Zusammenspiel der zerebralen (Hypothalamus, limbisches System, Medulla oblongata) und spinalen Erektionszentren (sympathische und parasympathische Kerne bzw. Ganglien), der peripheren Nervenfasern sowie der Schwellkörper ist hierzu notwendig. Die Stimulierung erfolgt durch taktile, visuelle und olfaktorische Reize sowie durch sexuelle Phantasien und erotische Vorstellungen.

Bei der Erektion wird Stickoxid (NO) in den Schwellkörpern freigesetzt, woraufhin sich die glatten Muskelzellen entspannen und die Schwellkörper mit frischem arteriellen Blut füllen können. Stickoxid stimuliert in den Schwellkörpern die Bildung von cAMP (cyclo-Adenosinmonophosphat) und cGMP. Dies wiederum aktiviert Proteinkinasen, die zelluläre Kalziumkanäle öffnen. Es kommt zum Kalziumausstrom, woraufhin die Muskelzellen der Blutgefäße relaxieren und der vermehrte Bluteinstrom in die Schwellkörper ermöglicht wird. Der Penis nimmt nun an Länge und Umfang zu, die peripher gelegenen Venen werden dadurch gestreckt und komprimiert. Auf diese Weise wird der Blutabfluss weitgehend gedrosselt bzw. blockiert.

Der Erektionsvorgang ist ein neurovaskuläres Phänomen, d. h. eine ganz fein abgestimmte Interaktion zwischen Nervensignalen und Blutgefäßen ist hierfür notwendig. Verschiedenste Reize und unterschiedliche Wahrnehmungen ergeben diesen komplexen Vorgang. Sinneseindrücke, wie beispielsweise Sehen, Hören, Riechen, Schmecken, Berühren sowie Vorstellungen, Erinnerungen und Phantasien stimulieren sexuelle Lust und die organischen Reaktionen. Im Hypothalamus werden die Reize gesammelt und zu den vegetativen Erektionszentren geleitet. Auf diese Reize hin führen parasympathische Impulse über die Nn. erigentes zur Freisetzung von Azetylcholin (ACh) und somit zur Vasodilatation der Pudendusarterien.

Die Corpora cavernosa enthalten viele glatte Muskelzellen, die sozusagen kreuz und quer von Hohlräumen (sog. Kavernen), die untereinander in Verbindung stehen, durchzogen sind. Die Erektion ist also eine durch Blutstau verursachte Versteifung des Penis.

Während der Erektion werden die Rankenarterien (Aa. helicinae) geöffnet. Die Lakunen (Bluträume) der Corpora cavernosa und das Corpus spongiosum penis (Schwellkörper) füllen sich mit Blut. Durch Ausweitung und Füllung dieser Bluträume werden die Blut abführenden, oberflächlich gelegenen Venen komprimiert, so dass der venöse Abstrom verhindert bzw. deutlich reduziert wird. Die Trabekelmuskulatur (Schwamm) erschlafft. Das eingeflossene Blut spannt die Tunica albuginea, wodurch der Penis hart und steif wird. Die Arterien pumpen also fortwährend frisches Blut in die Schwellkörper, während der venöse Abfluss reduziert ist.

Das Corpus spongiosum füllt sich während der Erektion mit weit weniger Blut und bleibt daher weich. Die in ihm liegende Harnröhre bleibt durchgängig für den Samentransport.

O. g. cGMP wird vom Enzym Phosphodiesterase 5 abgebaut. Wird diese Phosphodiesterase medikamentös inhibiert, wird cGMP nicht abgebaut und der vermehrte Bluteinstrom wird länger aufrechterhalten – hierauf basiert die Wirkung der PDE-5-Inhibitoren wie z. B. Sildenafil oder Tadalafil.

Emission/Ejakulation

Durch Reizung der sympathischen hypogastrischen Nervenäste wird Adrenalin freigesetzt, das zur Kontraktion glatter Muskelfasern um die Ampullen, die Ductus deferentes und Nebenhodenschwänze (Cauda epididymidis) führt. Dies bewirkt eine Fortbewegung der Spermatozoen in der Harnröhre. Beim Samenerguss wird das Sperma rhythmisch zur Penisspitze transportiert, gleichzeitig verschließt sich der Blasenhals, wodurch das Ejakulat nach vorne herausgeschleudert wird und nicht retrograd in die Blase abfließt.

Parasympathische Fasern aus dem unteren Lumbal- und oberen Sakralmark verursachen über Pudendusfasern Kontraktionen der bulbokavernösen Muskulatur: Der M. bulbocavernosus umhüllt den Bulbus penis und das proximale Segment des Corpus spongiosum; auf diese Weise unterstützen seine rhythmischen Kontraktionen die Ejakulation.

Das Ejakulatvolumen sollte nach 4–5-tägiger Karenz mind. 1,5 ml betragen, bei einem leicht alkalischem pH-Wert. Der Geruch ist kastanienblütenartig, die Farbe gelbweißlich-trüb. Von einer normalen Spermienkonzentration spricht man nach WHO 2010 bei mind. 15 Mio. Spermatozoen pro ml, wobei die gesamte Spermienanzahl über 390 Mio. pro Ejakulat liegen sollte. Zudem sollten mind. 32 % der Spermien eine progressive, also vorwärts gerichtete Beweglichkeit aufweisen, um von einer normaler Befruchtungswahrscheinlichkeit ausgehen zu können.

Das Ende der Erektion

Nach der Ejakulation wird die NO-Freisetzung in den Schwellkörpern beendet und die glatte Muskulatur zieht sich wieder zusammen, wodurch der Penis wieder erschlafft (Abbau des körpereigenen Energieträgers cGMP [cyclo-Guanosinmonophosphat] durch das Enzym Phosphodiesterase). Das Blut kann nun aus den Schwellkörpern wieder abfließen, die arterielle Zufuhr wird gedrosselt und die Erektion flaut ab.

Der Blutfluss in die Aa. helicinae wird also durch neurovaskuläre Impulse gedrosselt, die Tunica albuginea entspannt sich, der venöse Rückfluss ist wieder frei. Unterstützt von Kontraktionen der Trabekelmuskulatur entleeren sich die Lakunen und der Penis erschlafft.

Die autonome Innervation

Die autonome Innervation der Schwellkörper ist sympathisch und parasympathisch gesteuert. Das spinale sympathische Erektionszentrum liegt thorakolumbal (Th11–L2), das parasympathische im Sakralmark (S2–4).

Beide Erektionszentren müssen fein aufeinander abgestimmt synergistisch arbeiten und bilden die nervalen Voraussetzungen für eine normale Erektion.

Die somatosensible Innervation des Penis ist über die Nervi pudendi (S2–4) gewährleistet.

4.2.4 Die Harnröhre des Mannes

Anatomie

Die männliche Harnröhre hat zwei Aufgaben: als Harnweg führt sie den Blaseninhalt nach außen und als Samenweg befördert sie das Sperma. Man kann deshalb auch von einer *Harn-Samenröhre* sprechen.

Topographie und Verlauf

Die männliche Harnröhre (Urethra masculina) ist vom Orificium urethrae internum am Blasenauslass bis zum Orificium (Meatus) urethrae externum an der Glans penis ca. 20–25 cm lang. (Die Harnröhre bei Frauen ist dagegen nur ca. 3–4 cm lang.)

Die Länge der penilen Harnröhre ergibt keine Vorteile hinsichtlich der Kontinenz, wie oftmals vermutet. Vorteilhaft aber ist die größere Entfernung vom Meatus externus urethrae bis zum Blasenhals, da so die Ausbreitung von Keimen aus der unmittelbar benachbarten Analregion deutlich erschwert ist, weshalb Männer mit regelrechter Anatomie des unteren Harntrakts nicht an – im Vergleich zu Frauen – häufig auftretenden Blasenentzündungen leiden.

Die männliche Harnröhre besteht aus folgenden Abschnitten (➤ Abb. 4.7, 4.8):

- Blasenauslass (Blasenhals)
- Pars prostatatica
- Pars membranacea
- Pars bulbosa
- Pars spongiosa.

Die glatten Muskelfasern, welche aus dem M. detrusor vesicae in den Blasenhals auslaufen, repräsentieren den intrinsischen Blasenhalsverschluss, den Sphincter urethrae internus.

- *Pars prostatica*
  Die Pars prostatica, der proximale Abschnitt der Harnröhre (beginnend kranial an der Basis der Prostata) von etwa 3,5–4 cm Länge (je nach Gesamtgröße des Organs), ist von der Prostata umschlossen.
  In diesem Teil befinden sich glatte Muskelfasern, die das Harnröhrenlumen umgeben. Sie sind die kontinuierliche Fortsetzung der Blasenwandmuskulatur. Die Vielzahl glatter Muskelfasern aus dem Bereich der trigonalen Wandmuskulatur strahlen in den Drüsenkörper der Prostata ein.
  Kaudal, aber innerhalb der prostatischen Harnröhre, liegt der Colliculus seminalis mit der Einmündung der Ductus ejaculatorii und der Einmündung der periurethralen Drüsen.
- *Pars membranacea*
  Die Pars membranacea ist der ca. 1 cm lange Harnröhrenabschnitt, der den Durchtritt durch den Beckenboden markiert. Dieser Teil wird anatomisch von der Apex prostatae (Spitze der Prostata) bis zur kaudalen Fläche der

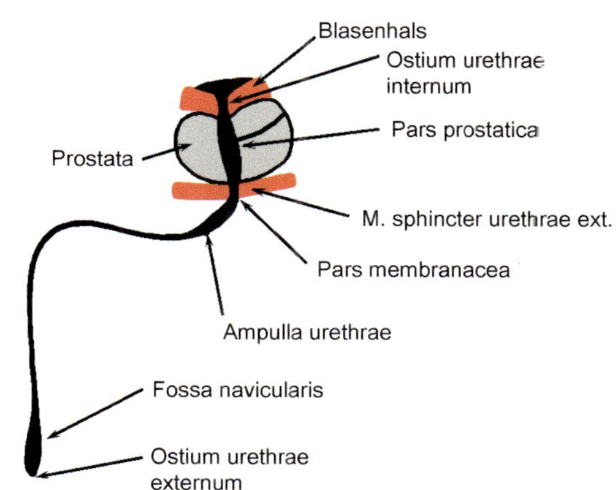

Abb. 4.7 Schematisierte Darstellung der Engen und Weiten der männlichen Harnröhre mit intrinsischer und extrinsischer Verschlussmuskulatur [L250]

4

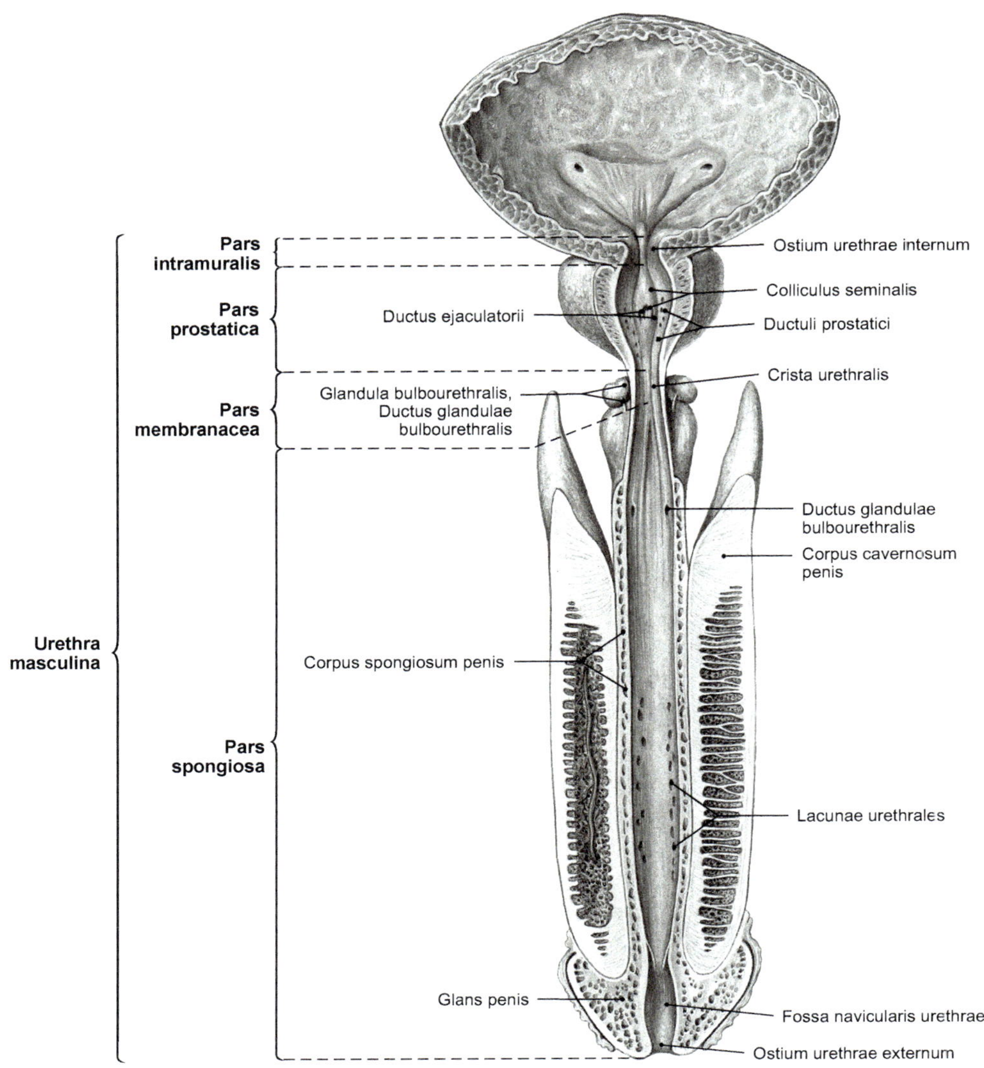

Abb. 4.8 Harnblase (Vesica urinaria) von ventral, Vorsteherdrüse (Prostata), Harnröhre (Urethra masculina), Eröffnung der Harnblase und der Harnröhre zur Darstellung des Lumens, Haut des Penis weitgehend entfernt. In der normalen Lage hat die Urethra einen bogenförmigen Verlauf [R112].

perinealen Membran (Diaphragma urogenitale) gerechnet.

- *Pars bulbosa*
  Im anschließenden Bulbusbereich (Pars bulbosa) biegt die Harnröhre rechtwinklig nach vorn um (Curvatura infrapubica). Der Bulbus penis ist das proximale Ende des Harnröhrenschwellkörpers. Hier liegen die linsengroßen Gll. bulbourethrales (Cowper-Drüsen), deren Ausführungsgänge in die bulbäre Harnröhre münden.
- *Cowper-Drüsen*
  Die paarigen Cowper-Drüsen (Glandulae bulbourethrales) produzieren ein schleimiges, alkalisches Sekret, das vor der Ejakulation entleert wird, um Harnreste auf der Schleimhaut der Urethra zu neutralisieren und wirkt zusätzlich als Gleitmittel.
  Die beiden Drüsenkörper sind in den M. transversus perinei profundus eingebettet, ihre je 1 cm langen Ausführungsgänge (Ductus glandulae bulbourethralis) münden in den Anfangsteil der Pars spongiosa urethrae.
- *Pars spongiosa*
  Vom Corpus spongiosum penis begleitet verläuft die Harnröhre über ca. 12–15 cm exzentrisch im Penis, erweitert sich im Endabschnitt zu einer kahnartig geformten Grube, der Fossa navicularis, und mündet mit dem Meatus (Orificium) externus urethrae in der Peniseichel (Glans penis).

EXKURS

Angeborene Pathologien der männlichen Harnröhre

Bei einer *Hypospadie* (Häufigkeit 1:300) mündet die Harnröhre an der Unterseite (ventral) des Penis. Meist ist der Penis gleichzeitig leicht gekrümmt. Es gibt 4 verschiedene Formen der Hypospadie,

je nach Lokalisation der äußeren Harnröhrenmündung: glandulär (am Unterrand der Glans penis), penil, penoskrotal (am Übergang von Skrotum und Penis) und perineal. Bei ca. 80 % der betroffenen Jungen ist die Hypospadie glandulär bzw. penil.
In seltenen Fällen (ca. 1:30000) mündet die Harnröhre auf der Dorsalseite des Penis. Dies wird als *Epispadie* bezeichnet.

Innervation

Die nervöse Versorgung der Schwellkörper erfolgt aus sympathischen und parasympathischen Fasern der vegetativen Beckengeflechte.

Diese Fasern treten mit der Harnröhre als Nn. cavernosi penis durch das Diaphragma urogenitale (Perineale Membran) hindurch und verbinden sich mit Ästen des N. pudendus (vgl. Abschnitt Penis).

Sphinktersysteme

Der elastische Schlauch der Urethra wird durch zirkuläre, manschettenartige Muskeln zugeschnürt (Sphinkter = Schnürer).

Blasenhals und obere Urethra werden von glatten Muskelfasern verschlossen (sog. intrinsischer Verschluss = M. sphincter urethrae internus).

Beim Durchtritt durch den Beckenboden wird die Urethra (Pars membranacea) von quergestreifter Sphinktermuskulatur (extrinsischer Verschluss = M. sphincter urethrae externus) zugeschnürt.

Blasenverschlussmechanismus und Kontinenz

Noch immer sind nicht alle Details des Blasenverschlussmechanismus vollständig geklärt. Der Verschluss ist ein komplexes Zusammenspiel glatt und quergestreifter muskulärer Strukturen sowie autonomer und somatischer Nervenbahnen mit Interaktion auf verschiedenen Ebenen.

Auch wenn die einzelnen Einheiten nicht isoliert betrachtet werden können, so lassen sich folgende Strukturen funktionell abgrenzen.

Der intrinsische, glatte, interne Verschlussmechanismus

Der M. sphincter urethrae internus umgreift hufeisenförmig den Blasenhals und die unmittelbare proximale Harnröhre und verschließt den Blasenauslass. Dieser Schließapparat arbeitet unwillkürlich, ist glatt muskulär und autonom innerviert.

Der M. sphincter internus verhindert zudem durch seinen Verschluss eine retrograde Ejakulation in die Harnblase.

Der extrinsische, externe Verschlussmechanismus

Der externe Verschlussmechanismus (*M. sphincter urethrae externus*) existiert unabhängig von der umgebenden Beckenbodenmuskulatur.

Er besteht vorwiegend aus quergestreiften Muskelfasern, ist somatisch innerviert und somit willkürlich steuerbar. Die Muskelfasern umgeben hufeisenförmig die Harnröhre unterhalb der Prostata (➤ Abb. 4.9, 4.10).

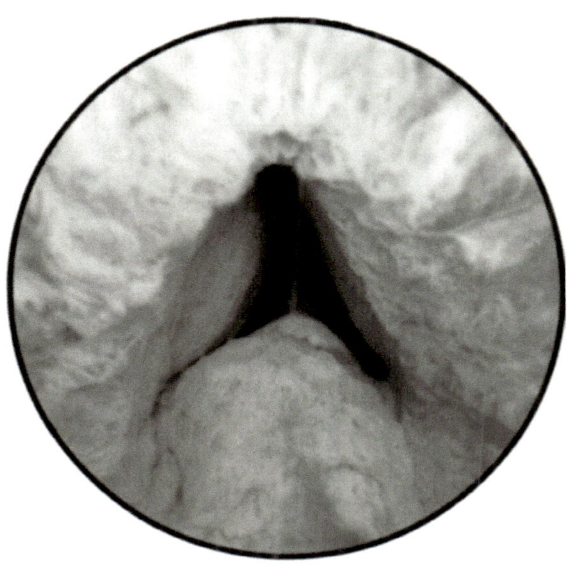

Abb. 4.9 Endoskopische Sicht auf Colliculus seminalis, M. sphincter urethrae externus sowie Prostataseitenlappen und Blasenhals im Hintergrund [M603]

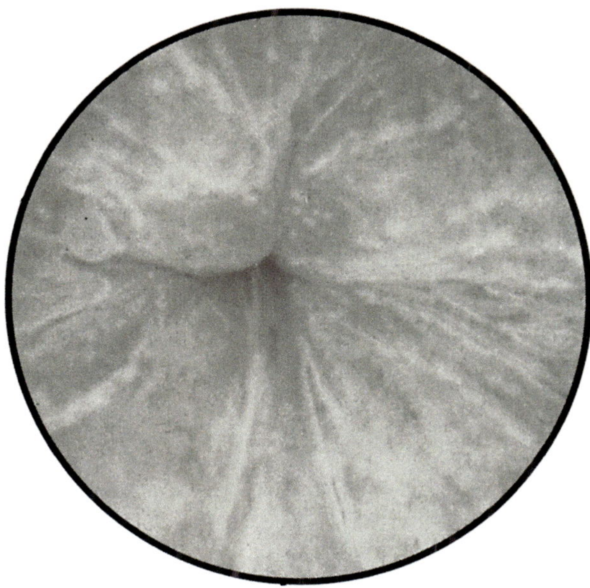

Abb. 4.10 Endoskopische Sicht auf den zirkulär geschlossenen M. sphincter urethrae externus [M603]

4

LITERATUR ZU KAP. 4 UND 5

Benninghoff: Anatomie. Makroskopische Anatomie, Embryologie und Histologie des Menschen. Herausgegeben von D. Drenckhahn und W. Zenker. Band 2. 17. Auflage, Elsevier, München 2008

Dorschner, W., Stolzenburg, J.-U., Neuhaus, J.: Anatomische Grundlagen der Harninkontinenz, Urologe (A) 2001; 40: 223–233

Dorschner, W., Stolzenburg, J.-U., Neuhaus, J.: Abschließende Stellungnahme der Autoren zum Kommentar von K.-P. Jünemann, Urologe (A) 2001; 40: 237–238

Hansen, M., Ertekin C., Larsson, L., Pedersen, K.: A neurophysiological study of patients undergoing radical prostatectomy; Scand J Urol Nephrol 1989; 23: 267–273

Jocham, D., Miller, K. (Hrsg.): Praxis der Urologie in 2 Bänden, 3. Aufl., Thieme Verlag, Stuttgart, New York 2007

Farbatlanten der Medizin. The Ciba Collection of Medical Illustrations, Band 3 Genitalorgane, Konzept und Illustrationen: Frank H. Netter. Männliches Genitale und Intersexualität herausgegeben von W. Ludvik. Weibliches Genitale herausgegeben von E. Gitsch und E. Reinold, 2. überarbeitete Auflage, Thieme Verlag, Stuttgart, New York 1987

Jünemann, K.-P.: Kommentar zum Beitrag von W. Dorschner, J. Neuhaus und J.-U. Stolzenburg: Anatomische Grundlagen der Harninkontinenz, Urologe (A) 2001; 40: 234–236

Kirby, R. S., Kirby, M. G.: Männerheilkunde. Herausgegeben von Riad N. Farah, Verlag Hans Huber, Bern, 2002

Lanz, Wachsmuth: Praktische Anatomie: Ein Lehr- und Hilfsbuch der anatomischen Grundlagen ärztlichen Handelns, begr. von T. von Lanz; W. Wachsmuth, fortgeführt und Herausgegeben von J. Lang und W. Wachsmuth, Teil 8, Band 2 A Becken, Springer-Verlag Berlin, New York, Tokyo 1984

Lierse, W., Platzer, W., Schreiber, H. W. (Hrsg.): Chirurgische Operationslehre, Band 7, Teil 1 Bauchwand, Hernien, Relaparotomie, Retroperitoneum, Urologische Notfälle, Gynäkologische Notfälle, Thieme Verlag, Stuttgart, New York 1994

McNeal, J. E.: The prostate and prostatic urethra: a morphologic synthesis. J Urol 1972; 107: 1008–1016

Moll, K. J., Moll, M.: Anatomie, 18. Auflage, Elsevier, München 2005

Petros, P., Ulmsten, U.: „An integral theory and its method for the diagnosis and management of female urinary incontinence". Scand J Urol Nephrol Suppl. 1993; 153: 1–93

Porst, H.: Manual der Impotenz: Erektions-, Ejakulations- und Hormonstörungen, Peniserkrankungen, weibliche Sexualstörungen. Uni-Med Verlag AG Bremen 2000

Rauber/Kopsch: Anatomie des Menschen. Lehrbuch und Atlas. Herausgegeben von H. Leonhardt, B. Tillmann, G. Töndury und K. Zilles. Band 2 Innere Organe. Herausgegeben und bearbeitet von H. Leonhardt, Thieme Verlag, Stuttgart, New York 1987

Renner, E. (Hrsg.): Farbatlanten der Medizin. The Ciba Collection of Medical Illustrations, Band 2 Niere und Harnwege, Konzept und Illustrationen: Frank H. Netter, 2. unveränderte Auflage, Thieme Verlag, Stuttgart, New York 1983

Staubesand, J. (Hrsg.): Atlas der Anatomie des Menschen, Bd. 1 und 2, 19., neubearbeitete Auflage Urban&Schwarzenberg, München-Wien-Baltimore 1999

Thüroff, J. W., Schulte-Wissermann, H.: Kinderurologie in Klinik und Praxis, 2. komplett überarb. Aufl., Thieme, Stuttgart, New York 2000.

Waldeyer, A., Mayet, A.: Anatomie des Menschen. Band 1 und 2, 17. Auflage, de Gruyter Berlin, New York 2003

Walsh, P. C., Retik, A. B., Darracott Vaughan, E., Jr. Alan J. Wein: Campbell's Urology. Edited by Walsh, P. C. et al., 7th ed., Volume 1–3, 1997, Printed in the United States of America

KAPITEL

5 Urologische Krankheitsbilder des Mannes, Diagnose und Therapie

Die Gesundheit der Männer – eine Herausforderung

Alexander Kress, Gregor Möbs

Für Männer hat das Thema Gesundheit eine geringere Bedeutung als für Frauen. Daran haben auch zahlreiche Aufklärungskampagnen nichts geändert. Männer reagieren auf erste Symptome eben vermeintlich männlich: Sie sind meist sorglos oder verdrängen und ignorieren sie.

Werden Männer befragt, so gehören die erektile Dysfunktion sowie der Testosteronmangel zu den am häufigsten genannten Gesundheitsproblemen. In Deutschland sind davon etwa fünf Millionen Männer betroffen. Die Dunkelziffer liegt noch höher, da die erektile Dysfunktion – ähnlich wie die Inkontinenz – sehr schambesetzt ist. Viele Männer könnten indes von einer adäquaten Behandlung profitieren, sowohl im Hinblick auf ein gesteigertes Wohlbefinden als auch durch die Senkung der Risikofaktoren.

Störungen der Potenz treten oftmals nicht isoliert auf. Die Ursache liegt in Wandveränderungen der Blutgefäße, die zu Durchblutungsstörungen führen. Diese Veränderungen betreffen nicht allein die Penisarterien, sondern auch die Herzkranzgefäße (Angina pectoris/Herzinfarkt) oder die Halsschlagadern (vorübergehender Bewusstseinsverlust, Schwindelgefühl, Schlaganfall, Lähmungen). Im Penis manifestieren sich diese Symptome wegen des recht geringen Durchmessers von 1–2 mm nur wesentlich früher. Potenzstörungen können also ein erster Hinweis auf Erkrankungen des Blutgefäßsystems sein.

Gleichzeitig sinkt mit zunehmendem Alter der Testosterongehalt im Blut. Symptome sind z. B. nachlassender Appetit auf Sex (Libidomangel), Missstimmung, Störungen des Wohlbefindens bis hin zu depressiven Verstimmungen, Übergewicht, Verminderung der Muskelmasse oder Insulinresistenz. Männer mit bauchbetontem Übergewicht haben oft geringere Testosteronspiegel und eine höhere Veranlagung für Erkrankungen der Blutgefäße, Bluthochdruck, Störungen des Fett- bzw. Zuckerstoffwechsels bis hin zum sog. metabolischen Syndrom.

Es besteht also ein enger Zusammenhang zwischen dem metabolischen Syndrom und erektiler Dysfunktion. Die Normalisierung des Testosteronspiegels hat wiederum positive Effekte auf metabolische Parameter. Der Lebensstil ist also von entscheidender Bedeutung für die Gesundheit. Empfohlen werden sanftes Ausdauertraining und moderates Krafttraining jeweils zweimal pro Woche sowie gesunde Ernährung wenigstens jeden zweiten Tag. Männer befolgen in der Regel diese Ratschläge erst, wenn sie lernen, ihr eigenes individuelles Risikopotenzial zu erkennen und einzuschätzen.

Die erektile Dysfunktion ist möglicherweise das erste Symptom einer Arteriosklerose. Des Weiteren gehören zu den Erkrankungen älterer Männer Herzkreislaufkrankheiten, Bluthochdruck, Depressionen, Diabetes mellitus, Hypogonadismus sowie die Prostatavergrößerung. In der Behandlung der erektilen Dysfunktion (ED) sind die Phospho-Diesterase-5-Hemmer (PDE-5-Inhibitoren) oft Mittel der ersten Wahl, jedoch muss auf die Assoziation mit begleitenden Erkrankungen geachtet werden. Gegebenenfalls ist also ein interdisziplinärer Ansatz zur Erhaltung oder Regeneration der sexuellen Gesundheit und der Sexualität notwendig. Die derzeit zugelassenen PDE-5-Hemmer sind alle gut wirksam, allerdings gibt es Unterschiede in der Patientenpräferenz.

5.1 Die gutartigen Veränderungen der Prostata

Alexander Kress, Gregor Möbs

5.1.1 Allgemeine Aspekte

Epidemiologie der Prostatahyperplasie

Die gutartige Vergrößerung der Prostata (Prostatahyperplasie = BPH) mit entsprechender Symptomatik (benignes Prostatasyndrom, BPS) ist ein seit Jahrhunderten bekanntes Leiden der älteren Männer. Die hohe Anzahl der Betroffenen sowie die dadurch verursachten Kosten rechtfertigen es, von einer Volkskrankheit zu sprechen. Bei Obduktionen hatten etwa die Hälfte der 60-Jährigen histologisch eine gutartige Prostatahyperplasie. In der Altersgruppe der 80-jährigen Männer weiß man, dass – zumindest histologisch – sogar alle Männer betroffen sind.

80 % der Männer über 40 Jahre leiden an irritativen und/oder obstruktiven Miktionsbeschwerden, wie sie typisch für ein BPS (benign prostatic syndrome, benignes Prostatasyndrom) sind. Die Mortalitätsrate (Sterblichkeitsrate) in der Bundesrepublik Deutschland ist relativ hoch (23/100000). Zwischen weißen und schwarzen Männern in den USA bestehen keine Häufigkeitsunterschiede. Für Asiaten liegt die Inzidenz- und Mortalitätsrate jedoch signifikant niedriger.

Prävalenz

Das benigne Prostatasyndrom (BPS) betrifft zumeist Männer ab dem fünften oder sechsten Lebensjahrzehnt. Es wird angenommen, dass sich mehr als die Hälfte der betroffenen Männer nicht unter ärztlicher Kontrolle befindet. Dies liegt daran, dass die klinische Symptomatik sehr variabel ist, subjektiv unterschiedlich störend empfunden wird und viele Männer ihre Symptome trotz medizinischer Objektivierbarkeit negieren.

Pathogenese

Kausale Pathogenese

Bei der gutartigen Prostatavergrößerung kommt es durch Proliferation des stromalen Gewebes sowie des Drüsengewebes zur Organvergrößerung. Es ist ein Zuwachs der Zellzahl zu verzeichnen. Ausgehend von der Transitionalzone (➤ Kap. 5.2) kommt es zu einer signifikanten Zunahme des stromalen Anteils. Die Transitionalzone umschließt den prostatischen Anteil der Harnröhre. Das pathologisch-anatomische Korrelat ist die benigne Prostatahyperplasie (BPH). Als Ursache wird die Reaktivierung embryonaler Wachstumsprozesse mit Proliferation des Stromas und sekundärer Epitheleinsprossung vermutet. Das stromale Wachstum scheint androgenbedingt zu sein. Tatsächlich wird im Stroma der Prostata eine deutlich höhere Aktivität der 5-α-Reduktase gefunden als in den Drüsenanteilen. Das dadurch entstehende DHT (Dihydrotestosteron) besitzt wiederum eine wesentlich höhere Affinität zum Androgenrezeptor als Testosteron. DHT reichert sich also in der Prostata an, selbst wenn das Serumtestosteron niedrig ist. Ferner ist die Proliferationsrate des sekretorischen Epithels von der Anzahl Androgenrezeptor-positiver Basalzellen abhängig. Bei der BPH wiederum liegen vermehrt Androgenrezeptor-positive Basalzellen vor, die zu sekretorischen Zellen differenzieren.

Das DHT bindet an den Androgenrezeptorkomplex und reguliert so die Transkription (intrazelluläre Syntheseleistung) in der Zelle. Dies kann sich, je nach Zelltyp, hemmend oder stimulierend auf die Proteinbiosynthese auswirken. Diejenigen Gene, die für die Proliferation der Prostatazellen die entscheidende Rolle spielen, sowie die exakten physiologisch-biochemischen Mechanismen sind noch nicht ausreichend identifiziert.

Das Prostatakarzinom entsteht – wie die gutartige Vergrößerung der Prostata – androgenbedingt, aber vermutlich durch eine Androgenrezeptor-Mutation.

EXKURS

Kleiner Exkurs durch die Geschichte der Urologie

Nach historischen Berichten wurde bereits im Altertum und später vor allem im Mittelalter vom Perineum (Dammregion) aus der sog. Steinschnitt durchgeführt. Der Bader führte einen oder auch mehrere Finger in den Enddarm des mit erhöhten Beinen und auf dem Rücken liegenden Patienten ein, drückte größere Blasensteine gegen das Perineum und schnitt sodann blind auf die Steine zu, um sie zu entfernen. Gar nicht so selten kam es bei diesem Manöver auch zu schwerwiegenden Verletzungen, so dass der Steinschneider sich in dieser Gegend einige Zeit oder gar nicht mehr blicken lassen konnte …

Man bedenke auch, dass sich erst im 19. Jh. die Prinzipien der Anti- und Asepsis durchsetzten.

Weitere wichtige historische Stichpunkte

- Bereits im 14. Jh. beschreibt Guy de Chauliac die Symptome der obstruktiven Prostatahyperplasie, insbesondere die Dysurie, Ischuria paradoxa und Strangurie.
- 1851 operiert Gustav Simon erfolgreich eine Blasen-Scheidenfistel, Heidelberg
- 1853 berichtet Paget, dass die Knoten der vergrößerten Prostata enukleirbar seien.
- 2.8.1869: erste Nephrektomie, ebenfalls durch Gustav Simon, Heidelberg
- 1887 führt Bernhard Bardenheuer in Köln die erste Zystoprostatektomie durch.
- Im letzten Viertel des 19. Jh. wagen sich erstmalig H. Küchler, Th. Billroth und O. Zuckerkandl, von perineal aus die Prostatalappen von der Harnröhre abzupräparieren.
- 1895: Eugene Fuller führt in New York die erste komplette transvesikale Enukleation der Prostata durch. Die Blutstillung erfolgte durch manuelle Kompression der Prostataloge und Spülung mit heißer Lösung. Jahre später folgte die Entwicklung spezieller Nahttechniken und Nahtinstrumente.
  Aufgrund der überlieferten Behauptung von Hippokrates, dass suprapubische Verletzungen der Harnblase, z. B. durch eine Speerspitze oder ein Schwert hervorgerufen, immer letal endeten, hatten die Uro-Chirurgen sehr großen Respekt vor dieser Operationsmethode. Die Aussage von Hippokrates stand aber auch mit den medizinisch damals nicht beherrschbaren Verletzungen von benachbarten Darmschlingen und großen Blutgefäßen in Zusammenhang.
- Im Jahre 1908 folgt die erste extravesikale retropubische Prostataenukleation. Diese Methode wird aber erst 1943 von Millin weiter entwickelt, so dass sie zu einer Standardoperation wird. Gleichzeitig konnten durch Entdeckung der Antibiotika infektiöse Komplikationen stark reduziert werden.
- 1867 unternimmt Th. Billroth den Versuch, ein Prostatakarzinom vom Perineum aus mit dem scharfen Löffel zu entfernen. Allerdings gelingt lediglich eine partielle Exzision.
- 1910 wird die erste radikale Prostatektomie durchgeführt. Erst in den 40er und 50er Jahren des 20. Jh. erfolgen weitere Standardisierungen, welchen bis heute nur noch einige Modifikationen folgten.
- 1877 entwickelt Nitze ein Zystoskop mit Optik und Platindraht als Lichtquelle.
- 1879 erfindet Edison ein Lämpchen, welches weißes Licht erzeugt.
- Ab 1885 werden die ersten Endoskope mit Lämpchen entwickelt.
- Anfang des 20. Jh. werden die Hochfrequenzströme in die Medizin eingeführt. Dadurch wird Schneiden und Koagulieren mit Strom möglich.
- Erste endoskopische Operationen mit der Elektroschlinge folgen ab 1926. Damals benötigte man aus technischen Gründen noch mehrere Stunden für minimale Gewebsabtragungen. Resektoskope, ähnlich den heutigen, werden erst in den 50er Jahren des 20. Jh. entwickelt.
- 1963: Einführung des Kaltlichtes
- 1972: Einführung des Dauerspül-Niederdruck-Resektoskops
- Es folgen in den Jahren danach Instrumente für Resektionen in der Blase, der Prostata und für die Ureterorenoskopie (Spiegelung von Harnleiter und Niere). Letztendlich sind diese auch die Grundlagen für die Instrumente, welche in der minimal-invasiven Chirurgie Verwendung finden.

Zwei erwähnenswerte Nobelpreisträger

- Werner Forßmann erhielt 1956 den Nobelpreis für Medizin und Physiologie. Trotz Verbot seines Chefarztes führte er sich im OP in Lokalanästhesie einen Ureterkatheter in eine Vene im linken Ellenbogen ein und schob diesen bis ins Herz vor. Anschließend lief er mit liegendem Katheter ins Röntgen und überprüfte seine Theorie. Die Aufnahme bestätigte ihn. Somit gehört er zu den Vorreitern der modernen Kardiologie.
- Charles B. Huggins erhielt 1966 ebenfalls den Nobelpreis für seine Entdeckung, dass das Wachstum des Prostatakarzinoms hormonabhängig ist. Schon Jahre zuvor konnte er nachweisen, dass das Mammakarzinom ebenfalls hormonabhängig ist.

Pathophysiologische Erklärung zur Entstehung der BPH

Die Androgenwirkung beginnt bereits im Uterus. Testosteron zirkuliert im Blut eines Mannes einerseits gebunden an die Plasmaproteine, Albumin sowie sexualhormonbindendes Globulin (SHBG) und andererseits frei, das heißt ungebunden. Der freie Anteil (ca. 2 % des gesamten Testosterons) gelangt durch Diffusion in die Zellen. In der Prostatazelle wird das aufgenommene Testosteron mit Hilfe des Enzyms 5-α-Reduktase zu Dihydrotestosteron (DHT) verstoffwechselt (metabolisiert). DHT bindet seinerseits an die intrazellulären Androgenrezeptoren und aktiviert spezielle Stoffwechselvorgänge (→ Transkription der Proteinsynthese). Für die Aufrechterhaltung der physiologischen Funktionen in der Prostata ist eine adäquate Versorgung von Drüsengewebe und Stroma mit Dihydrotestosteron (DHT) nötig, einem Steroidhormon, das an den Androgenrezeptor im Kern (Nukleus) bindet und dadurch die Proteinsynthese (Transkription) in der Zelle erhöht.

Voraussetzungen für die Entwicklung einer BPH sind:

- die kontinuierliche Androgenversorgung und -stimulation seit der Pubertät
- minimale lokale Fehlregulationen über Jahrzehnte, die sich zur makroskopischen Adenombildung summieren.

Zusätzlich werden einige parakrine Ursachen vermutet, die mikroskopische Veränderungen des Blutgefäßsystems, des myovaskulären Tonus, der Drüsenstrukturen und des Stoffwechsels im Organ bewirken.

Unter *parakriner Wirkung* versteht man die direkte Hormonwirkung auf benachbarte Zellen unter Umgehung der Blutbahn.

Risikofaktoren

Es werden eine Reihe von Risikofaktoren für die Entstehung einer gutartigen Prostatavergrößerung angenommen; unter anderem werden eine familiär-genetische Disposition sowie der Zusammenhang mit dem Auftreten einer Leberzirrhose, eines arteriellen Hypertonus, von Diabetes mellitus, Übergewicht, Alkohol und Nikotinkonsum vermutet. Nationale Unterschiede, sexuelle Aktivität und vorausgegangene Vasektomie wurden ebenfalls untersucht, um nur die häufigsten Parameter zu nennen. Kausale Zusammenhänge zwischen BPS und Prostatakarzinom (PC) sind nicht gesichert.

Zu diesen Themen wurden prospektive Studien mit zum Teil über 16 000 untersuchten Patienten veröffentlicht. Die dabei festgestellten Zusammenhänge waren entweder nicht signifikant oder so gering, dass sie lediglich von untergeordneter Relevanz sind.

Neue Nomenklatur

Der Begriff **benigne Prostatahyperplasie** wird oft verallgemeinernd für alle Miktionsbeschwerden bei älteren Männern verwandt, obgleich er eigentlich erst nach histologischer Untersuchung der Prostata durch den Pathologen benutzt werden dürfte. Eine Miktionsstörung kann jedoch vielfältige Ursachen haben, so dass eine genauere Differenzierung nötig ist, der eine Novellierung der Nomenklatur Rechnung zu tragen versucht (➤ Tab. 5.1):

- Der Begriff *LUTS* (*lower urinary tract symptoms* = Symptomatik des unteren Harntrakts) beinhaltet die typische irritative und obstruktive Symptomatik. Über die jeweilige Ätiologie wird dabei nichts ausgesagt. In Anlehnung an das TNM-System (➤ Tab. 5.7) wird dem histologischen Befund ein „p“ (Abk. für pathohistologisch untersucht) vorangestellt; pBPH bedeutet also histologisch gesicherte benigne Prostatahyperplasie.

Tab. 5.1 Nomenklatur der Miktionsbeschwerden bei Prostatavergrößerung

Abkürzung	Neuer Begriff (engl.)	Erklärung
LUTS	lower urinary tract symptoms	Miktionsbeschwerden allgemein
pBPH	benign prostatic hyperplasia	pathohistologisch gesicherte Diagnose
BPE	benign prostatic enlargement	klinisch diagnostizierte Vergrößerung der Prostata
BOO	bladder outlet obstruction	urodynamisch gesicherte Blasenentleerungsstörung
BPO	benign prostatic obstruction	aus BPE und BOO wird BPO
BPS	benign prostatic syndrome	beinhaltet BPE, BOO, LUTS

- Mit *BPE (benign prostatic enlargements)* ist die klinisch durch digitalen Tastbefund und Bildgebung diagnostizierte Prostatavergrößerung gemeint. Hierbei handelt es sich um eine rein morphologische und nicht funktionelle Bezeichnung.
- Der Begriff *BOO* (*bladder outlet obstruction* = Blasenauslassobstruktion) umfasst auch die Tatsache einer Obstruktion. Wenn aus BPE eine BOO resultiert, spricht man von *BPO (benign prostatic obstruction).*

Als Überbegriff sollte, anstatt wie bisher verallgemeinernd von BPH, von BPS (benign prostatic syndrom, benignes Prostatasyndrom) gesprochen werden.

Entsprechend hat der Arbeitskreis BPH der Deutschen Gesellschaft für Urologie e. V. seinen Namen korrekterweise in Arbeitskreis BPS umbenannt.

Klinische Symptome des BPS

Hinsichtlich der prostatabedingten Obstruktion lassen sich eine dynamische und eine statische Komponente unterscheiden. Der dynamische Anteil der infravesikalen Obstruktion bei der Prostatavergrößerung ist durch die glatte Muskulatur von Blasenhals und Prostata bedingt, während die statische Komponente der Obstruktion durch das Adenomgewebe hervorgerufen wird.

Irritative und *obstruktive* Symptome (LUTS) sind nicht spezifisch für ein BPS, sondern finden sich auch bei anderen pathologischen Veränderungen des unteren Harntrakts (Infektionen, traumatisch, allgemein post-operativ, nach Rektumoperationen durch operationsbedingte Nervenschäden im kleinen Becken oder begleitend bei neurologischen Erkrankungen, wie Enzephalomyelitis disseminata [MS], M. Parkinson oder nach apoplektischem Insult bzw. auch Hirnblutung).

- Obstruktive Symptome (Miktionssymptome):
  - schwacher Harnstrahl
  - unterbrochener Harnstrahl
  - verlängerte Miktion
  - Startverzögerung
  - Einsatz der Bauchpresse
  - Nachträufeln
  - zweizeitige Miktion/Harnstottern (Blasenentleerung ist nicht auf einmal möglich, sondern nur in mehreren Portionen kurz hintereinander)
  - Restharn/Harnverhalt
- Irritative Symptome (Speichersymptome):
  - imperativer Harndrang (z. B. hervorgerufen durch angehobenen Blasenboden aufgrund der vergrößerten Prostata)
  - Pollakisurie
  - Dranginkontinenz
  - Nykturie (> 2×).

Cave: Irritative Symptome können auch durch ein Urothelkarzinom der Harnblase bedingt sein, weshalb zur Abklärung ggf. eine Zystoskopie erfolgen sollte.

Die bekannte Situation, dass die Ausprägung einer BPS nicht immer mit der Schwere der obstruktiven bzw. irritativen Symptome korreliert sein muss, hängt vermutlich mit dem Einfluss von BPH-Knoten auf die Funktion der Urethralmuskulatur zusammen. Kleine, nicht obstruierende Knoten, die jedoch aufgrund ihrer ungünstigen Position das funktionelle Gefüge der Urethralmuskulatur stören und zu fehlerhaften Kontraktionen, veränderten Tonusverhältnissen, neuro-vaskulären Reflexen führen oder mechanische und insbesondere reflektorische Rückwirkungen auf die Blasenhalsmuskulatur bewirken, können deshalb eine sehr viel schwerere Symptomatik bedingen als große Knoten, die lediglich eine Makrodeformation hervorrufen (vgl. die Situation bei Uterusmyomen). Weiterhin führt der oftmals angehobene Blasenboden und der daraus möglicherweise resultierende Restharn zur Reizung der Rezeptoren am Blasenauslass, die eine vermeintliche Blasenfüllung anzeigen, auch wenn sie u. U. nicht vorhanden ist.

In den letzten Jahren wurden verschiedene Symptomenscores zur Standardisierung entwickelt, wobei verstärkt Wert auf die vom Patienten empfundenen Einschränkungen des Wohlbefindens bzw. Beeinträchtigungen der Lebensqualität durch entsprechende Symptome gelegt wurde (➢ Tab. 5.2).

In mehreren Studien ließ sich allerdings zeigen, dass die Symptomatik nicht krankheitsspezifisch ist, da die Scores von älteren Frauen und Männern nur geringe Unterschiede zeigen. Die Erfassung dysurischer Beschwerden durch Symptomen-

Tab. 5.2 Internationaler Prostata Symptom Score (IPSS) nach Empfehlung der WHO

Internationaler Prostata Symptom Score (IPSS) nach Empfehlung der WHO (Gesamt-IPSS-Score S)						
Max. 35 Score Punkte: 0–7 Punkte = leichte Symptomatik, 8–19 = mittlere Symptomatik, 20–35 = hochgradige Symptomatik Angaben beziehen sich auf die letzten 4 Wochen						
	niemals	seltener als in 1 von 5 Fällen	seltener als 50 % der Fälle	ungefähr 50 % der Fälle	in mehr als 50 % der Fälle	fast immer
Wie oft während der letzten Monate hatten Sie das Gefühl, dass Ihre Blase nach dem Wasserlassen nicht ganz entleert war?	0	1	2	3	4	5
Wie oft während des letzten Monats mussten Sie in weniger als 2 Stunden ein zweites Mal Wasser lassen?	0	1	2	3	4	5
Wie oft während des letzten Monats mussten Sie mehrmals aufhören und wieder neu beginnen beim Wasserlassen?	0	1	2	3	4	5
Wie oft während des letzten Monats hatten Sie Schwierigkeiten, das Wasserlassen hinauszuzögern?	0	1	2	3	4	5
Wie oft während des letzten Monats hatten Sie einen schwachen Strahl beim Wasserlassen?	0	1	2	3	4	5
Wie oft während des letzten Monats mussten Sie pressen oder sich anstrengen, um mit dem Wasserlassen zu beginnen?	0	1	2	3	4	5
	niemals	einmal	zweimal	dreimal	viermal	fünfmal oder mehr
Wie oft sind Sie während des letzten Monats im Durchschnitt nachts aufgestanden, um Wasser zu lassen? Zeitraum vom Zu-Bett-Gehen bis Aufstehen am Morgen?	0	1	2	3	4	5

Beeinträchtigung der Lebensqualität durch Harntraktsymptome (Lebensqualität Index L)							
	Ausgezeichnet	zufrieden	überwiegend zufrieden	gemischt (teils zufrieden, teils unzufrieden)	überwiegend unzufrieden	unglücklich	sehr schlecht
Wie würden Sie sich fühlen, wenn sich Ihre jetzigen Symptome beim Wasserlassen in Ihrem weiteren Leben nicht mehr ändern würden?	0	1	2	3	4	5	6

scores ist deshalb weder geschlechts- noch krankheitsspezifisch. Jedoch ist eine gute Beurteilung der Symptomänderung mit zunehmendem Alter oder nach erfolgter Therapie möglich.

Blasenentleerungsstörung

Die vergrößerte Prostata ist der Ausgangspunkt einer Kette sich entwickelnder Fehlprozesse, die nach Alken und Vahlensieck in 3 bzw. 4 Stadien eingeteilt werden.

3-Stadienkonzept nach Alken (➤ Tab. 5.3)

Im **Stadium I,** dem Stadium der Irritation, verspürt der betroffene Patient eine Abschwächung des Harnstrahls in Verbindung mit Pollakisurie und imperativem Harndrang.

Tab. 5.3 Stadieneinteilung der benignen Prostatahyperplasie nach Prof. Alken und Prof. Vahlensieck

Stadieneinteilung der benignen Prostatahyperplasie nach Prof. Alken	
Stadium I (Reizstadium)	Abschwächung des Harnstrahls, Pollakisurie, Nykturie verzögerter Miktionsbeginn
Stadium II (Restharnstadium)	wie bei Stadium I mit progredienter Restharnbildung, rezidivierenden Harnwegsinfekten, evtl. Blasensteinen Dranginkontinenz
Stadium III (Dekompensation)	Ischuria paradoxa (Überlaufinkontinenz), Harnstauungsnieren Niereninsuffizienz bis zur Urämie
Stadieneinteilung der benignen Prostatahyperplasie nach Prof. Vahlensieck	
Stadium I	keine Miktionsstörungen, IPSS = 0; mehr oder weniger ausgeprägte BPH, Uroflow > 15 ml/s kein Restharn, keine Trabekelblase, kein Harnstau
Stadium II	geringe bis wechselnde Miktionsstörungen, IPSS 1–7; BPH > 20 g, evtl. kleiner Mittellappen Uroflow 10–15 ml/s, Restharn < 50 ml, beginnende Trabekulierung der Harnblase, kein Harnstau der oberen Harnwege
Stadium III	permanente Miktionsstörungen, IPSS 8–19; mehr oder weniger ausgeprägte BPH > 20 g evtl. deutlicher Mittellappen, Uroflow < 10 ml/s, Restharn 50–200 ml evtl. beginnende Harnstauung in den oberen Harnwegen
Stadium IV	erhebliche permanente Miktionsstörungen, IPSS 20–35; BPH > 20 g, evtl. deutlicher Mittellappen Uroflow deutlich < 10 ml/s, Restharn > 200 ml, erhebliche Trabekulierung der Harnblase oder Dilatation der Harnblase, Harnstauung in den oberen Harnwegen

Im **Stadium II,** dem Stadium der Kompensation, entsteht eine Detrusorhypertrophie mit Ausbildung einer Trabekulierung der Harnblasenwand und Bildung von Pseudodivertikeln. Parallel entwickelt sich in diesem Stadium die Restharnbildung mit Werten > 100 ml.

Ein **Divertikel** ist eine umschriebene Ausstülpung der Wand eines Hohlorgans unter Beteiligung aller Wandschichten; unter **Pseudodivertikel** versteht man dagegen eine Ausstülpung beispielsweise der Blasenschleimhaut durch eine Lücke oder einen Riss der übrigen Wandschichten hindurch.

Im **Stadium III,** dem Stadium der Dekompensation, ist die Harnblase dann überdehnt. Es tritt eine Ischuria paradoxa, die sog. Überlaufinkontinenz auf, d. h. die Harnblase kann aufgrund der hochgradigen Obstruktion nicht mehr effektiv entleert werden und es kommt zur Überfüllung der Blase. Der Druck in der Blase übersteigt infolgedessen den Verschlussdruck der Harnröhre, wodurch es zu einem persistierenden, tröpfelnden Urinabgang kommt. Bei diesen Patienten ist der obere Harntrakt meist schon beidseitig dilatiert, die Nierenfunktion mehr oder weniger bis hin zur Urämie eingeschränkt.

4-Stadienkonzept nach Vahlensieck (➤ Tab. 5.3)

Eine andere Einteilung ist das 4-Stadienkonzept nach Vahlensieck.

Im **Stadium I** besteht ein symptomloses BPS, die regelmäßig kontrolliert, aber nicht behandelt werden muss. Das heißt, therapeutisch sollte erst bei Symptomen (Nykturie, progredienter Restharn, abgeschwächter Harnstrahl) eingegriffen werden.

Im **Stadium II und III** kommt es zu wechselnd ausgeprägten oder auch dauerhaften Miktionsbeschwerden. Die Prostatahyperplasie ist mehr oder minder stark ausgeprägt, der Harnstrahl liegt zwischen 10–15 ml/s oder auch schon darunter, die Restharnmenge steigt deutlich an, eine Trabekelblase bildet sich aus.

Die betroffenen Patienten wollen meist nicht über einen längeren Zeitraum abwarten, ob sich die Symptomatik spontan wieder verbessert. Prof. Vahlensieck betont, dass sich in diesen Stadien ein BPS unter medikamentöser Therapie in ca. 70 % der Fälle bis zur Beschwerdefreiheit bessere, weshalb ein primärer medikamentöser Behandlungsversuch zu rechtfertigen sei. Die Entscheidung ist jedoch aufgrund der fehlenden individuellen Vorhersagbarkeit der Erkrankung schwierig.

Im **Stadium IV** muss zunächst die Normalisierung der Nierenfunktion durch eine Dauerableitung der Harnblase abgewartet werden und dann im nächsten Schritt eine adäquate Behandlung eingeleitet werden. Ggf. sind die Nieren durch DJ-Katheter oder perkutane Nephrostomien abzuleiten.

5

5.1.2 Diagnostik

Diagnostik der Dysurie

Die Diagnostik dysurischer Beschwerden bedarf der genauen Differenzierung, um eine gezielte, rationelle und individuell abgestimmte wirksame Therapie einleiten zu können. Ein abgeschwächter Harnstrahl muss nicht zwangsläufig durch eine vergrößerte Prostata verursacht sein. Das Ausmaß der Vergrößerung korreliert oft nicht mit dem Grad der Obstruktion. Männer mit einer vergrößerten Prostata können durchaus unauffällige Miktionsverhältnisse aufweisen.

Die Basisdiagnostik beinhaltet Anamnese, klinische Untersuchung mit **d**igital-**r**ektaler **U**ntersuchung (**DRU** oder auch **DRE** = **d**igital-**r**ektale **E**xamination), Blut- und Urinanalyse, Harnflussmessung (Uroflow) und sonographische Restharnbestimmung.

Anamnese

In der Anamnese werden die zuvor geschilderten klinischen Symptome abgefragt. Wichtig sind außerdem Medikamente, die einen Einfluss auf die Blasenentleerung haben, wie Psychopharmaka, Anticholinergika, Cholinergika, Antiparkinsonmedikamente, α-Blocker, Diuretika.

Mögliche Begleiterkrankungen zur Abgrenzung einer Pollakisurie, wie z. B. Herzinsuffizienz, Diabetes mellitus usw. sowie die ungefähre Miktionsmenge sollten ebenfalls erfragt werden. Der Patient kann eine erste subjektive Einschätzung seiner Symptomatik mittels IPSS-Fragebogen selbst vornehmen (➤ Tab. 5.2). Hinweise auf eine Blasenentleerungsstörung neurogener Ursache können Erkrankungen wie Diabetes mellitus, vorangegangener Apoplektischer Insult, M. Parkinson, Bandscheibenprolaps, Z. n. Traumata des ZNS und Z. n. Operationen im kleinen Becken sein.

Ein Miktionstagebuch (Miktionsprotokoll, ➤ Kap. 11.2.1) zur Objektivierung der Trinkmenge und Harnausscheidung, insbesondere der Größe der Urinportionen und der tageszeitlichen Verteilung, kann die Befragung ergänzen. Kleine Urinportionen können auf eine reduzierte Blasenkapazität, aber auch auf eine Sphinkterinkompetenz hinweisen. Erfolgt die Harnausscheidung in der Hauptmenge nachts kann dies beispielsweise durch eine kardiale Insuffizienz bedingt sein (im Liegen fällt es dem Herz leichter, das im Intravasalraum vorhandene Volumen „umzuwälzen", wodurch die Nieren mehr Volumen filtrieren und die Urinausscheidung steigt → morgens sind die Beine schlanker als am Abend).

Körperliche Untersuchung

Bei der orientierenden (urologischen) körperlichen Untersuchung werden die beiden Nierenlager, das Abdomen und das äußere Genitale beurteilt. Des Weiteren erfolgt in der digital-rektalen Untersuchung die Beurteilung der Prostataform, -größe, -konsistenz (teigig und fluktuierend → liegt eine Entzündung vor? karzinomverdächtige Verhärtungen? Druckschmerz? Abgrenzbarkeit?). Zusätzlich wird der Enddarm ausgetastet (Polyp/Rektumkarzinom?) und die Farbe des Stuhls auf dem Fingerling begutachtet (Teerstuhl, Entfärbung o. Ä.).

Labordiagnostik

Die Untersuchung des Mittelstrahlurins durch Teststreifen (Urinstix) und mikroskopischem Sediment (nach Zentrifugieren) dient nicht nur dem Ausschluss einer Harnwegsinfektion (HWI), sondern auch der Überprüfung einer Hämaturie (Differentialdiagnostik der Hämaturie s. o.).

Bei Zeichen einer Harnwegsinfektion ist eine *Vierglässerprobe* (erste Urinportion, Mittelstrahlurin, Exprimat sowie Exprimaturin) und das Anlegen einer mikrobiologischen Kultur indiziert, da auch eine chronische Entzündung der Prostata (Prostatitis) Zeichen eines BPS verursachen kann. In diesem Fall kann man dem betroffenen Patienten durch eine antibiotische Therapie eine BPS-Therapie ersparen.

Im Serum werden Harnstoff, Kreatinin (Ausschluss einer Niereninsuffizienz) sowie das Prostataspezifische Antigen (PSA) zur Differentialdiagnose eines Prostatakarzinoms (PC) bestimmt. (Näheres zum Thema PSA und Bewertung für die Vorsorgeuntersuchung findet sich in Kap. 5.2). Zusätzlich erfolgt die Bestimmung der Elektrolyte und die Untersuchung des Blutbildes (Leukozytose, Anämie?).

Harnflussmessung (Uroflowmetrie)

Der Uroflow dient der objektiven Erfassung der Harnstrahlstärke (➤ Abb. 5.1). Es werden das Flussmuster, die Flussmenge pro Zeit in ml/s, das gesamte Volumen, die Dauer der Miktion (Q_{Zeit}), der maximale Harnfluss (Q_{max}) erfasst, die Fluss-Anstiegsgeschwindigkeit sowie der durchschnittliche Harnfluss (Q_{ave}). Die Flussraten sind bei Frauen (25–30 ml/s) wegen des größeren Harnröhrenlumens im Vergleich zu Männern höher (±20 ml/s). Es muss darauf geachtet werden, dass das miktionierte Volumen mindestens 150–200 ml beträgt, um ein repräsentatives Flussmuster zu erhalten. Die Messung sollte mehrmals durchgeführt werden, um eine belastungsbedingte Beeinflussung und intraindividuelle Schwankungen auszuschließen. Zunächst wird dem Patienten bzw. der Patientin die Untersuchung erklärt. Anschließend soll so entspannt wie möglich und in Ruhe die Blase über einer speziellen Vorrichtung (Trichter mit Messvorrichtung) entleert werden. Männer tun dies im Stehen, Frauen im Sitzen.

Der Miktion liegt physikalisch das Gesetz nach Ohm zugrunde. Die Stromstärke I ist direkt proportional zum Druck der Blase (U = Spannung) und indirekt proportional zum Widerstand R unterhalb der Harnblase (infravesikaler Widerstand). Ein abgeschwächter Harnstrahl kann also einerseits durch eine infravesikale Obstruktion (R ist erhöht) und

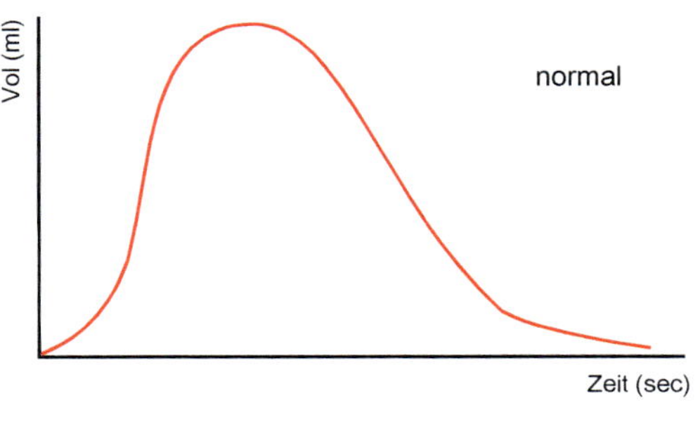

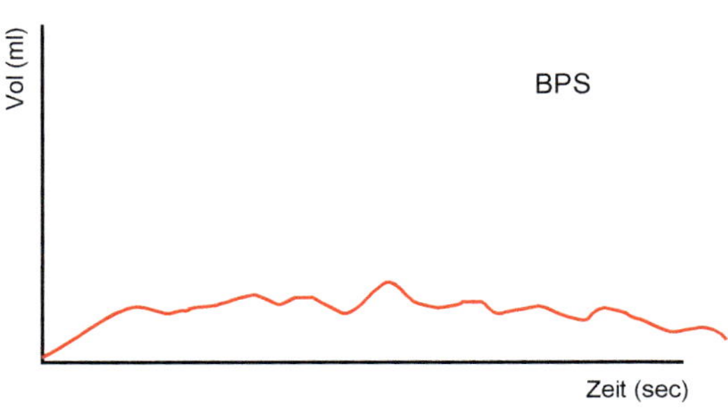

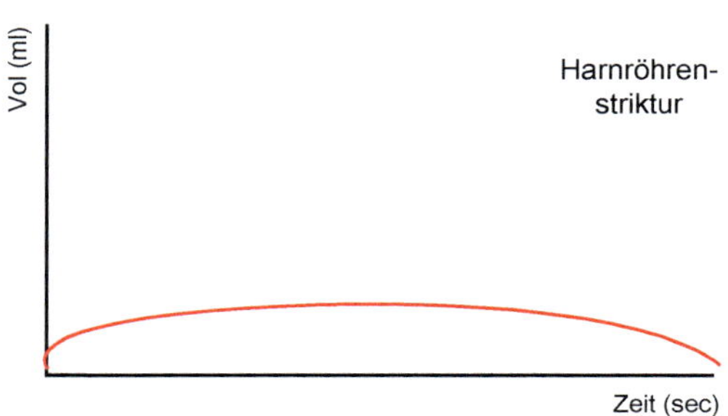

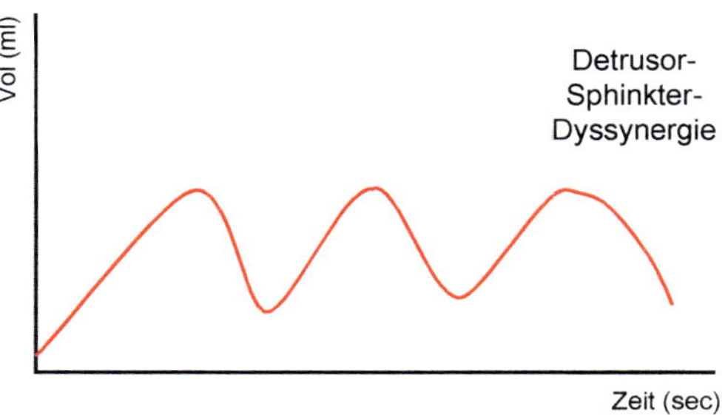

Abb. 5.1 Uroflow-Kurven [M603]

andererseits auch durch eine Detrusorschwäche (U ist erniedrigt) bedingt sein. Ist der Strahl dagegen unauffällig, kann trotzdem ein infravesikales Hindernis vorliegen: in diesem Fall wird der erhöhte Auslasswiderstand durch eine kompensatorische Steigerung des Blasendruckes, z. B. mittels Bauchpresse, ausgeglichen.

Nach der Miktion kann problemlos sonographisch der in der Blase verbliebene Rest an Harn (sog. Restharn) bestimmt werden.

Diese einfach durchzuführende Messung hat ihren festen Stellenwert in der urologischen Diagnostik als Screening-Untersuchung. Die Restharnbestimmung sollte möglichst unmittelbar im Anschluss an die Blasenentleerung erfolgen. Mengen < 50 ml gelten nicht als Restharn, da ständig neuer Harn von den Nieren produziert wird und in die Blase gelangt. Gerade diese Menge ist auch vom Hydrierungszustand des Patienten abhängig.

Komplikationen der Obstruktion

Wesentliche Komplikationen stellen der akute Harnverhalt (bis zu 35 %) mit und ohne Überlaufinkontinenz, die chronische Niereninsuffizienz (5 %), Harnwegsinfekte (ca. 15 %), die Balkenharnblase (Trabekelblase), Blasendekompensation und Blasensteine dar. Ferner kann es zu Harnblasendivertikeln und Hämaturie (Blut im Urin) kommen. Mögliche Komplikationen einer unbehandelten Prostatahyperplasie:

- Trabekelblase (Balkenblase)
- relevante Restharnmengen
- Harnblasendivertikel
- Hämaturie
- Zystitis, Prostatitis, Epididymitis
- Harnstauungsnieren
- aufsteigende Harnwegsinfektionen
- Niereninsuffizienz
- Harnverhalt (evtl. mit Überlaufinkontinenz)
  Ein akuter Harnverhalt ist bei 30 % der Patienten mit BPH für eine stationäre Einweisung verantwortlich.
- Harnsteinbildung.

Insbesondere die schmerzlose Hämaturie ist so lange malignitätsverdächtig, bis das Gegenteil durch einen Urologen bewiesen ist!

Differentialdiagnostik der Hämaturie:

- Entzündungen
- Harnsteine
- maligne Tumoren
- andere Erkrankungen der Nieren sowie der ableitenden Harnwege.

Klinische Bedeutung des Restharns

Restharnbildung ist nicht spezifisch für die Prostatahyperplasie. Differentialdiagnostisch muss von der obstruktionsbedingten Restharnbildung (Prostatahyperplasie, Harnröhrenstriktur o. Ä.) eine verminderte Detrusorkontraktilität, eine sensible und/oder motorische Innervationsstörung der Harnblase sowie medikamentös bedingte Restharnbildung (z. B. durch Anticholinergika, Antidepressiva, Antipsychotika, Antihistaminika oder β-Sympathomimetika) als Ursachen abgegrenzt werden.

Durch Restharn werden Harnwegsinfekte des gesamten Harntraktes begünstigt. Außerdem kann es zur Harnsteinbildung (V.a. Blasensteine), Divertikel- und Trabekelbildung bis hin zur Detrusordekompensation kommen.

Differentialdiagnosen

- Urologische Differentialdiagnosen:
  - Prostatakarzinom
  - Prostatitis
  - Harnblasenkarzinom
  - Zystitis
  - Blasenstein
  - Blasenhalssklerose
  - Harnröhrenstriktur
  - Harnröhrendivertikel
  - Harnröhrenstein
  - Harnröhrenkarzinom
  - Urethritis
- Sonstige Differentialdiagnosen:
  Differentialdiagnostisch sind in jedem Fall andere internistische oder neurologische Krankheitsbilder abzugrenzen, insbesondere bei Hämaturie:
  - neurogene Blasenentleerungsstörung
  - Rechtsherzinsuffizienz
  - Niereninsuffizienz und andere nephrologische Erkrankungen
  - Diabetes mellitus
  - Diabetes insipidus
  - Raumforderungen im kleinen Becken (benigner oder auch maligner Art).

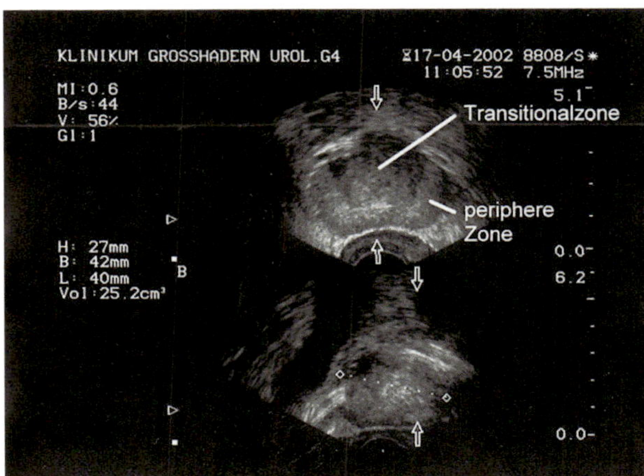

Abb. 5.2 Transrektale Sonographie der Prostata. Das obere Bild zeigt die transversale Schnittebene: deutlich unterscheidbar sind Transitionalzone und periphere Zone; das untere Bild stellt die longitudinale Schnittebene dar mit dem Longitudinaldurchmesser des Organs (gepunktete Linie) [M603].

Bildgebende Diagnostik

Transrektaler Ultraschall (TRUS)

Die sonographische Untersuchung der Prostata gelingt am besten von transrektal (➤ Abb. 5.2). Hierdurch ist eine genauere Größenbestimmung der Prostata und bessere Beurteilung des Prostataparenchyms als beim transvesikalen Ultraschall möglich (vgl. ➤ Kap. 5.2.1).

Sonographie der oberen Harnwege

Dieses Verfahren dient der Beurteilung des Nierenparenchyms (funktionelles Nierengewebe), dem Ausschluss eines Tumors bzw. einer Harnstauung sowie dem Nachweis von Nierensteinen.

Infusionsurogramm (IUG)

Synonyme für diese Röntgenuntersuchung sind Ausscheidungsurogramm (AUG) oder i.v.-Pyelogramm (IVP oder IV-Py). Da bei dieser Untersuchung Iod-haltiges Kontrastmittel intra-venös, d.h. über die Blutbahn, verabreicht wird,

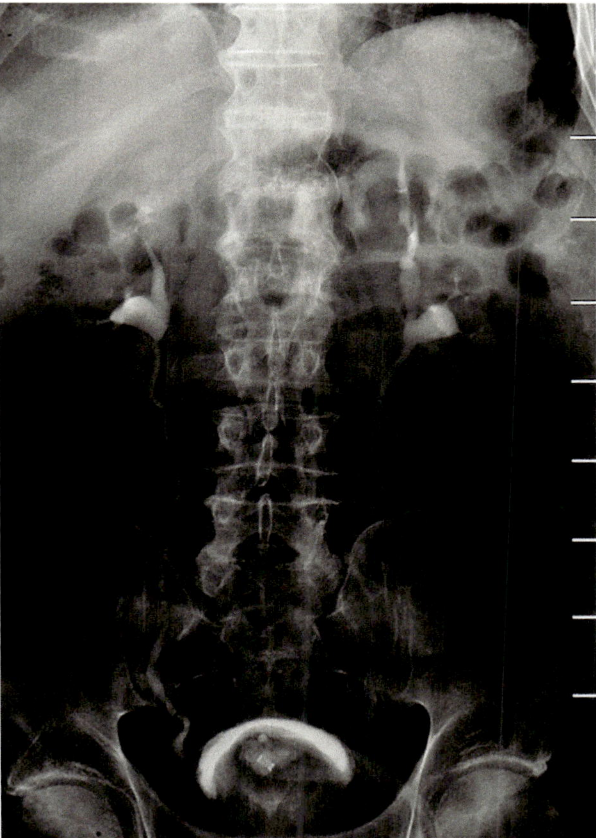

Abb. 5.3 Auf dem Röntgenbild sind das beidseitig kontrastierte Hohlsystem der Nieren sowie der durch die deutliche Prostatavergrößerung angehobene Blasenboden zu sehen [M603].

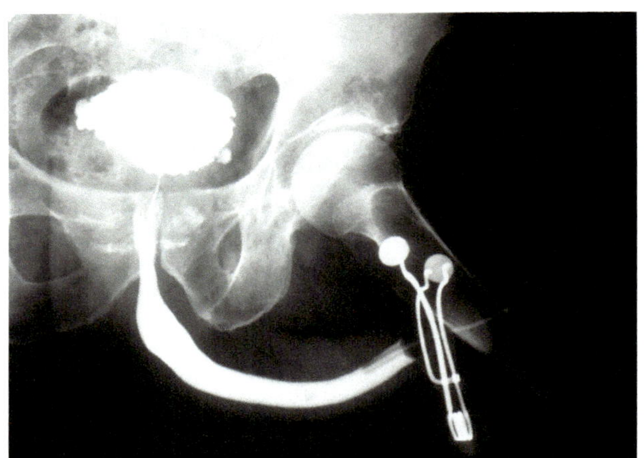

Abb. 5.4 Zysturethrogramm mit filiform verengter prostatischer Harnröhre, trabekulierter Harnblase und kleineren Blasendivertikeln [M603]

ist *vor* der der Untersuchung zu klären, ob der Patient möglicherweise an Niereninsuffizienz, Iod- oder Kontrastmittelallergie bzw. an einer Schilddrüsenfunktionsstörung leidet. Die Aufnahmen dienen dem Ausschluss verzögerter Kontrastmittelausscheidung, renaler Raumforderungen (Zysten, Tumore), Kontrastmittelaussparungen im Verlauf der ableitenden Harnwege (z. B. durch Urothelkarzinome, Koagel oder Konkremente). Ferner lässt sich der Verlauf der Harnleiter, z. B. das sog. Angelhakenphänomen, durch einen angehobenen Blasenboden (vgl. Röntgenbilder) beurteilen (➤ Abb. 5.3).

Zystourethrogramm (CUG)

Bei dieser Untersuchung wird auf die Glans penis eine mit Kontrastmittel gefüllte Spritze mit stumpfer Olive aufgesetzt und die gesamte Harnröhre einschließlich Blasenhals und Harnblase retrograd aufgefüllt. Dadurch lassen sich mögliche Divertikel von Harnröhre und Blase, die Länge der gesamten Harnröhre, mögliche Engstellen (Strikturen) in der Harnröhre sowie das Ausmaß der Verengung der prostatischen Harnröhre und des Blasenhalses darstellen (➤ Abb. 5.4). Diese Untersuchung wird aus anatomischen Gründen meist nur bei Männern durchgeführt.

Miktionszysturethrogramm (MCU)

Diese Röntgenuntersuchung dient in erster Linie der funktionellen Beurteilung des unteren Harntrakts und wird zumeist bei Frauen durchgeführt. Nach retrograder Füllung der Blase über die Harnröhre erfolgt die Miktion im Stehen unter Röntgen-Durchleuchtung. Auf diese Weise können die Kontur von Harnblase und Urethra, die funktionelle Öffnung des Blasenhalses sowie ein möglicher Deszensus während der Miktion beurteilt werden.

Radiologische Schnittbilddiagnostik der Prostata

Magnetresonanztomographie (MR oder MRT) und Computertomographie (CT) sind insgesamt sehr leistungsstarke Methoden der Radiologie, welche jedoch speziellen Fragestellungen vorbehalten sind.

MRT ist eine Untersuchung ohne Röntgenstrahlung, während beim CT der menschliche Körper, je nach untersuchten Organen, z. T. erheblicher Strahlung ausgesetzt ist.

Invasive Diagnostik

Urethrozystoskopie

Die Spiegelung der Harnblase dient dem Ausschluss eines Urothelkarzinoms bei Hämaturie und Reizsymptomatik, der Beurteilung von peniler und bulbärer Harnröhre (Tumor, Striktur, Divertikel, Fistel, Zyste, Klappe), Schließmuskel, des Obstruktionsgrades von prostatischer Harnröhre und Blasenhals (➤ Abb. 5.5). Außerdem ist es möglich, Blasenschleimhaut und Harnblasenwand sowie die Ureterostien bei vesikorenalem Reflux des Harns zu begutachten. Ferner lässt sich der Blasenhals-Colliculus-Abstand bestimmen und damit die Größe der Prostata abschätzen.

Die Urethrozystoskopie kann mit starren oder flexiblen Endoskopen durchgeführt werden. Bei der starren Spiegelung wird die Harnblase mittels verschiedener Winkeloptiken begutachtet (0°, 12°, 30°, 70°, 120°). Als Maßeinheit für den Durchmesser dieser Instrumente gilt das Charrière. Ein Charrière (Abk. Charr. oder Ch.) entspricht einem äußeren Durchmesser von $\frac{1}{3}$ mm.

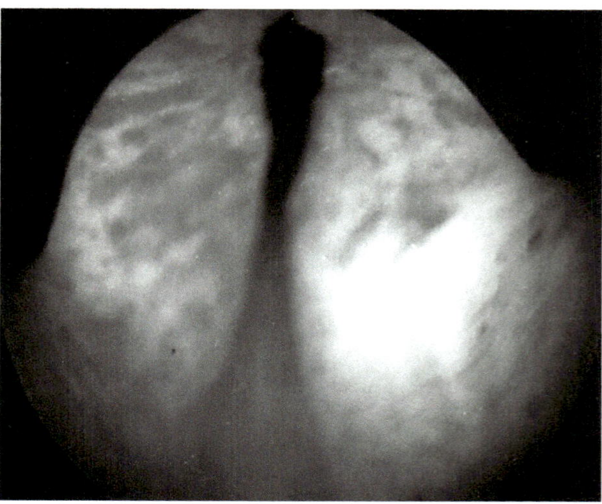

Abb. 5.5 Endoskopisches Bild der beiden obstruktiven Seitenlappen einer Prostata [M603]

- *Vorteile der starren Endoskopie:*
  Im Vergleich zu den flexiblen Instrumenten verfügt der Untersucher bei den starren Instrumenten über bessere Sichtverhältnisse zur Orientierung und einen größeren Arbeitskanal zum Einführen von Zusatzinstrumenten. Das größere Lumen des Endoskops bedeutet einen höheren Spülfluss bei transurethralen Operationen und damit wiederum bessere Sicht.
- *Vorteile der flexiblen Endoskopie:*
  Der Patient hat geringere Beschwerden durch das Instrument und die Passage durch die Harnröhre gelingt besser. Trotz der Winkeloptiken bis 120° der starren Instrumente verfügt ein flexibles Endoskop über die Möglichkeit, bis zu einem Winkel von 210° die Harnblase einzusehen.

Zystomanometrie (Urodynamische Untersuchung)

Sie dient der klinischen Objektivierung von Funktionsstörungen des unteren Harntrakts, insbesondere bei Restharnbildung und/oder obstruktiver Symptomatik ohne eindeutige Hinweise auf die Ursache (z. B. neurogene Blasenentleerungsstörungen).

Makroskopische Pathologie

Eine hyperplastische Prostata ist knotig aufgebaut und setzt sich aus teils solidem, teils zystischem Gewebe zusammen (➤ Abb. 5.6). Die Hyperplasie kann symmetrisch oder asymmetrisch isoliert die beiden Seitenlappen oder auch ausschließlich den Mittellappen betreffen. Meist handelt es sich jedoch um eine Kombination.

5.1.3 Konservative Therapieverfahren

Ein abwartendes Verhalten gänzlich ohne Therapie der Patienten ist eher selten indiziert, da ungefähr 75 % der betroffenen Männer auf lange Sicht eine unveränderte Symptomatik behalten oder gar eine Verschlechterung bzw. Komplikationen, wie oben beschrieben, erleben.

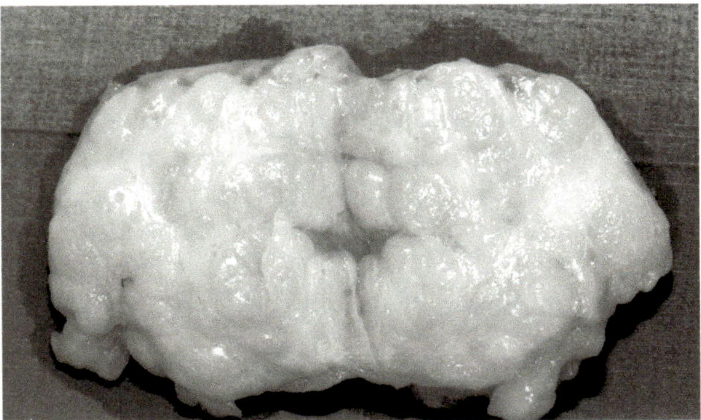

Abb. 5.6 Typische Knoten einer gutartigen Prostatavergrößerung [M603]

Bei über 50-jährigen Männern besteht bei 40 % therapeutischer Behandlungsbedarf. Bei 20 % der Männer kommt es zu einer Progression der Erkrankung. Bei 5 % wird innerhalb von 5 Jahren die Indikation zur OP gestellt.

Die Wahl des Therapiekonzepts basiert dabei auf der individuellen Erwartungshaltung des Patienten (Verbesserung der Symptome) gegen eine Risikoabwägung (unbehandelte Krankheitsbefunde versus Behandlungsrisiko). An dieser Stelle sei nochmals darauf hingewiesen, dass zwischen Größe der Prostata und Ausmaß der Obstruktion keine Korrelation besteht.

Bevor man einen therapeutischen Weg einschlägt, müssen die Ursachen der Beschwerden geklärt sein.

Die absoluten Indikationen für die Behandlung einer obstruktiven Prostatavergrößerung, wie Niereninsuffizienz, refraktäre, rezidivierende Harnverhaltungen, Blutungen aus der Prostataloge oder rezidivierende Harnwegsinfekte, sind eindeutig.

Umstritten ist jedoch, ob bei Patienten mit geringen Beschwerden des unteren Harntrakts eine Therapie eingeleitet oder ggf. noch abgewartet werden sollte. Unter dem Aspekt, dass sich die Indikation für eine therapeutische Intervention von Maßnahmen zur Lebenserhaltung hin zur Verbesserung der Lebensqualität verschoben hat, ist es um so wichtiger, die Patienten eng in die Entscheidung mit einzubeziehen.

Die Beschwerden werden je nach Alter, sozialen und allgemeinen Lebensumständen individuell verschieden empfunden.

Die Therapiekaskade beginnt mit dem kontrollierten Abwarten (watchfull waiting = ww, Beobachten des Patienten mit regelmäßigen klinischen Kontrollen durch den Urologen) und kann über die medikamentöse Therapie bis hin zur operativen Intervention eskaliert werden.

Medikamentöse Therapie

Phytopharmaka

Phytopharmaka enthalten als Wirkstoffe pflanzliche, zumeist standardisierte Extrakte, im Gegensatz zu den „chemischen Arzneimitteln“. Sie werden als Tropfen, Dragees und Tabletten etc. angeboten und bezüglich der pharmakologischen und therapeutischen Wirkung in Experimenten und klinischen Studien geprüft. Phytotherapeutika haben oft keine sichere und zweifelsfrei belegte Wirkung, erfreuen sich allerdings im deutschsprachigen Raum einer breiten Akzeptanz bei Patienten und Ärzten, zumal viele Patienten sich oftmals eine risikoarme Therapie mit Pflanzenpräparaten milder Wirkung wünschen. In den skandinavischen und englischsprachigen Ländern spielen diese Medikamente dagegen nur eine untergeordnete Rolle.

In Nordamerika hat die Food and Drug Administration (FDA) sogar den freien Verkauf pflanzlicher Prostatapräparate verboten, mit dem Argument, die Patienten würden dadurch eine effektive Therapie nur verzögern.

Die Studienlage zeigt klar und unzweifelhaft, dass Phytopharmaka in der Therapie des BPS allenfalls irritative Miktiosbeschwerden mildern, jedoch keine Verbesserung des Harnstrahls bewirken.

Welche der Inhaltsstoffe einen möglichen therapeutischen Effekt aufweisen, ist noch weitgehend unklar, da die Bedingungen im Forschungslabor häufig nur eingeschränkt auf den menschlichen Organismus angewandt werden können und außerdem die Inhaltsstoffe der Phytotherapeutika auch in den üblichen Nahrungsmitteln enthalten sind.

Aufgrund der großen Anzahl der verschiedenen Medikamente, die sich derzeit im Handel befinden, ist ein Vergleich hinsichtlich der therapeutischen Qualität problematisch. Ein erster Therapieversuch auf pflanzlicher Basis wird oft patientenseitig gewünscht. Am besten untersucht sind Therapeutika aus:

- Brennnesselwurzel
- Arzneimittelkürbissamen
- Sägepalmenfrüchten
- Roggenpollen
- Nadeln von bestimmten Nadelbäumen.

Sie greifen in den Hormonstoffwechsel ein, hemmen Wachstumsfaktoren und wirken antiödematös bzw. antiphlogistisch. Durch die dekongestionierende Wirkung (Verminderung der Organkonsistenz) bessert sich die irritative Symptomatik.

Vorteile dieser Therapie sind ihre gute Verträglichkeit sowie die relativ geringen Kosten.

Regelmäßige urologische Kontrollen sind trotzdem weiterhin nötig, um ggf. rechtzeitig zu operieren, da Phytopharmaka eine BPH nicht rückgängig machen können!

5-α-Reduktaseinhibitoren

Schon Anfang der 70er Jahre konnte gezeigt werden, dass in der Prostata nicht das Testosteron, sondern das durch eine 5-α-Reduktase reduzierte Dihydrotestosteron (DHT) das eigentliche regulatorische Steroid ist. DHT wiederum ist ein biologisch wirksameres Androgen als Testosteron und besitzt eine 3–10-fach höhere Affinität als Testosteron auf den Androgenrezeptor. Bei älteren Männern ist der Stoffwechsel in der Prostata möglicherweise dahingehend verändert, dass es zu einer erhöhten Aktivität der 5-α-Reduktase und damit vermehrten Bildung von DHT kommt. Jedoch ist eine endgültige Aussage über die Bedeutung der Reduktasen und der Steroidhormonrezeptoren bei der Pathogenese der Prostatavergrößerung derzeit nicht möglich, weil die Regulationseffekte noch nicht vollständig geklärt sind.

Als gesichert gilt jedoch die Erkenntnis, dass bei einer Zunahme des Verhältnisses von Östrogen zu Androgen (beachte: beide Hormone haben biochemisch gemeinsame Vorläufermoleküle im Steroidmetabolismus) ein relativer Mangel an männlichen Geschlechtshormonen herrscht und es auf diese Weise zu einer überaktiven Antwort der Basalzellschicht kommt, indem mehr Zellen den Androgenrezeptor exprimieren und somit auch mehr Zellen zu sekretorischem Epithel differenzieren können. Die Genese scheint multifaktoriell zu sein, wobei DHT und Östrogene einen synergistischen Effekt auf die Gewebeproliferation der Prostata haben. Östrogene stimulieren zudem die Bindung von DHT an die entsprechenden Rezeptoren. Die Konzentration zirkulierender männlicher Geschlechtshormone ist also von ganz entscheidender Bedeutung. Beispielsweise entwickelt sich bei Eunuchen, die vor der Pubertät kastriert wurden, keine Prostatavergrößerung.

Von der 5-α-Reduktase existieren 2 Isoenzyme (Typ 1 und 2). Die Funktion des Isoenzyms vom Typ 2 bewirkt beispielsweise die Virilisierung des äußeren Genitales. Dies erklärt auch, warum es bei Mangel zum sog. Pseudohermaphroditismus masculinus kommt.

Die Therapie mit dem 5-α-Reduktaseinhibitor Finasterid zeigt positiven Einfluss auf die Serumspiegel von Testosteron und Dihydrotestosteron sowie eine Abnahme des Prostatavolumens (18–20 %). In plazebokontrollierten Studien zeigte sich eine signifikante Verbesserung des IPSS, obgleich die maximale Harnflussrate

nur leicht (1,5–2 cm/sec) zunahm. Der Eintritt der Wirkung kann mitunter 6–12 Monate in Anspruch nehmen, bei Absetzen der Therapie rezidivieren die Beschwerden des BPS.

Finasterid führt zu einer Halbierung der Serum-PSA-Werte. Dieser Effekt ist in der Früherkennung des Prostatakarzinoms zu berücksichtigen.

Dennoch zeigt Finasterid eine positive Auswirkung auf die Progression der Erkrankung. Das Langzeitrisiko für das Auftreten eines akuten Harnverhalts wird gesenkt, ebenso wird das Risiko für die Notwendigkeit einer Operation gesenkt.

Stärkere Nebenwirkungen treten ansonsten selten auf. Selten kommt es zu einer Abnahme des Ejakulatvolumes (2 %), zu einer Zunahme der erektilen Dysfunktion (1–8 %), Libidoverlust (2 %) und einer Gynäkomastie (2 %).

Neben den α-Blockern gehören die 5-α-Reduktaseinhibitoren zu den am häufigsten eingesetzten Medikamenten in der Therapie des BPS.

Der Wirkstoff Finasterid senkt die DHT-Konzentration in der Prostata um ca. 80–90 % (Hemmung der Typ-2 5-α-Reduktase). Ob die neuen dualen 5-α-Reduktase-Hemmer (bezogen auf Isoenzym Typ 1 und 2) bessere Ergebnisse bringen, wird derzeit untersucht. Dutasterid (Avodart), ein neuerer 5-α-Reduktasehemmer, zeigt ein ähnlich gutes Wirkprofil wie Finasterid. Inzwischen sind 5-α-Reduktase-Inhibitors mit einem Alpha-Blocker als Kombinationspräparat verfügbar.

Wirkung der α-Blocker

An der neuromuskulären Endplatte wird Noradrenalin (NA) als Transmitter freigesetzt. Dies bindet an entsprechende Rezeptoren (sog. Adreno- oder adrenerge Rezeptoren). Je nach Rezeptortyp (es existieren im Organismus unterschiedliche α- und β-Adrenorezeptoren) und freigesetztem Transmitter wird eine ganz spezifische Signalübertragung in Gang gesetzt (= Signalinduktion), die ihrerseits je nach Endorgan einen entsprechenden Effekt hervorruft.

Die Stimulierung der α1A-Rezeptoren führt beispielsweise zu Kontraktionen des M. sphincter urethrae internus und der glatten Muskulatur in der Prostata. Wird dieser Wirkmechanismus medikamentös blockiert, kommt es zur Relaxation (Entspannung) dieser Strukturen und damit zur Verbesserung der dynamischen Komponente.

Diese Medikamente blockieren also die adrenergen α-Rezeptoren der glatten Muskelzellen von Blasenhals, Harnröhre und in der Prostata. Die Abnahme des urethralen Druckes ist die Folge. Es kommt zur Senkung des Auslasswiderstands, verbesserten Harnflussrate (20–25 %) und damit zur Besserung der Symptome. Der sympathisch vermittelte Spannungszustand der glatten Muskulatur wird also blockiert. Eine Inkontinenz entsteht nicht, da die Regelkreisläufe natürlich viel komplizierter sind und keine totale Blockade der kontinenzerhaltenden Mechanismen entsteht. Der wichtigste Kontinenzfaktor (M. sphincter externus) steht ohnehin unter willkürlicher Kontrolle. Die klinische Wirkung dieser Medikamente ist in plazebokontrollierten Studien nachgewiesen, wesentliche Unterschiede bestehen zwischen den Substanzen – bis auf ihre Rezeptorselektivität – nicht.

Nebenwirkungen der α-Blocker

Unter der Therapie kann es zum Abfall des Blutdrucks und evtl. damit verbundenen Kopfschmerzen sowie Schwindelgefühlen kommen. Außerdem können verminderte Libido und sehr selten auch ein Priapismus (prolongierte schmerzhafte Erektion ohne sexuelle Erregung) auftreten. Die neueren Präparate mit den Wirkstoffen Alfuzosin, Doxazosin, Tamsulosin oder Terazosin haben durch ihre verbesserte Selektivität vor allem bezüglich der α_1-Rezeptoren kaum noch systemische Nebenwirkungen und werden zumeist ausgezeichnet vertragen.
Die wichtigsten Nebenwirkungen der α-Blocker sind:

- orthostatische Beschwerden
- Hypotonie (erniedrigter arterieller Blutdruck), Herzklopfen
- Kopfschmerzen
- Schwindelgefühle, evtl. Synkopen oder Benommenheit
- retrograde Ejakulation, Potenzstörungen, Libidoverlust.

Für diese Art der Therapie kommen z. B. junge Patienten (< 50 Jahre) in Frage. Bei Komplikationen muss die Medikation evtl. abgebrochen werden, wobei ggf. eine begleitende antihypertensive Therapie angepasst werden muss. Falls in der Anamnese des Patienten z. B. orthostatische Dysregulationen bzw. auch eine koronare Herzerkrankung bekannt sind, ist besondere Vorsicht geboten und ggf. auch der behandelnde Kardiologe zu Rate zu ziehen. Ferner darf auch nicht vergessen werden, dass weiterhin Kontrolluntersuchungen beim Urologen nötig sind. Es ist vorteilhaft, den α-Blocker abends einzunehmen, da sich nachfolgend die Blutdrucksenkung während des Schlafes nicht so sehr klinisch bemerkbar macht.

Bewertung der α-Blocker

Die Behandlung mit α-Blockern ist für die Patienten mit dem klinischen Bild einer obstruktiven Prostatahyperplasie eine gut etablierte Therapie. In vielen Studien konnte ihre Wirksamkeit v. a. auf die subjektiven Symptome nachgewiesen werden. Auch der Harnfluss lässt sich deutlich bessern, jedoch ist der Effekt der operativen Therapie unterlegen.

Die Therapie mit α-Blockern ist neben der medikamentösen Therapie mit 5-α-Reduktaseinhibitoren die medikamentöse Erstlinientherapie beim BPS.

α-Blocker versus 5-α-Reduktaseinhibitor

Deutlicher Vorteil der α-Blocker liegt im raschen Wirkungseintritt nach bereits 2 bis 3 Tagen und der gute Effekt auf den Harnstrahl. Negativ schlagen die hypotonen Dysregulationen zu Buche. 5-α-Reduktaseinhibitoren sind als einziges Medikament in der Lage, die gutartige Prostatavergrößerung messbar schrumpfen zu lassen. Nachteilig ist die dauerhafte Einnahme mit einem Wirkungseintritt erst nach zirka 6-monatiger Therapie.

Medikamentöse Kombination von α-Blocker und 5-α-Reduktaseinhibitor

Inzwischen sind in der medikamentösen Therapie des BPS Kombinationspräparate von α-Blocker und 5-α-Reduktaseinhibitor auf dem Markt verfügbar. Ziel ist es, die Vorteile beider Wirkstoffgruppen miteinander zu verbinden.

Pharmakologen warnen jedoch immer vor der Anwendung von Kombinationspräparaten, da im Falle von unerwünschten Wirkungen eine Zuordnung nicht immer klar ist und mit dem Absetzen des Präparats gleich beide gewollten Wirkungen nicht mehr vorhanden sind. Sinnvoller ist es, die Medikamente einzeln zu verordnen.

5.1.4 Operative Therapieverfahren

Die Anzahl der multimorbiden Patienten, die sich einer operativen Therapie der BPS unterziehen, hat in den letzten Jahren stark zugenommen. In diesem Patientengut ist die Einnahme von gerinnungshemmenden Medikamenten weit verbreitet.
Inzwischen lassen sich die meisten operativen Verfahren unter der Fortführung der Einnahme von Thrombozytenaggregationshemmern, wie z. B. Acetysalizylsäure (ASS), durchführen. Im Zweifelsfall ist im Vorfeld eines geplanten Eingriffs der internistische Kollege zu konsultieren.

Endoskopische Methoden

Transurethrale Resektion der Prostata (TUR-P)

Der Goldstandard in der operativen Therapie der obstruktiven Prostatahyperplasie ist immer noch die transurethrale Resektion (TUR-P).

Nach sorgfältiger urologischer Diagnostik und Indikationsstellung muss zusätzlich der kardiale und pulmonale Status des Patienten zur Abschätzung der OP-Fähigkeit von anästhesiologischer Seite aus erhoben werden. Falls bei dem Patienten rezidivierende Harnverhaltungen oder frustrane Auslassversuche des Dauerkatheters (s. u.) vorliegen, ist vor der operativen Intervention zunächst die Entlastung der Blase (zur Retonisierung) durch eine Dauerableitung (Dauerkatheter oder suprapubische Blasenfistel) angezeigt. Das gleiche gilt auch für Patienten mit Rückstauung des Urins in die oberen Harnwege.

Scheitert ein Katheterauslassversuch unter laufender Therapie mit α-Blockern, so ist ein operativer Therapieversuch indiziert.

Auslassversuch

Der Katheter wird gezogen oder eine suprapubische Blasenfistel abgeklemmt. Daraufhin erfolgt ein Miktionsversuch mit Restharnkontrolle.

Abhängig vom Ergebnis muss die Blase erneut abgeleitet werden oder nicht.

Technik der Operation

Die Operation wird in Steinschnittlage durchgeführt: Der Patient liegt auf dem Rücken mit gespreizten Beinen, die mit gebeugten Hüft- und Kniegelenken in Beinlagerungsschalen sicher liegen. Die Liege endet unter dem Gesäß, so dass die Genital- und Anorektalregion für den Untersucher oder Operateur gut zugänglich ist. Die Elektroresektion erfolgt mit monopolarem oder bipolarem Hochfrequenzstrom, welcher automatisch an das Gewebe angepasst wird. Das Resektoskop besteht aus einem Schaft mit bewegbarem Resektionsschlitten, einer Optik (Kaltlicht) sowie Zu- und Ablaufschlauch für die Spülflüssigkeit.

Wird mit monopolarem Strom gearbeitet, so handelt es sich bei der Spülflüssigkeit um eine elektrolytfreie Zuckerlösung (z. B. Purisole). Somit ist eine Leitung des Stroms durch die Spüllösung nicht möglich. Das Arbeiten mit monopolarem Strom verbietet sich bei Patienten mit Herzschrittmachern und Defibrillator. Die Defibrillatorfunktion kann unter dem monopolaren Strom Schaden nehmen.

Hier bietet sich die Möglichkeit einer bipolaren Elektroresektion. Hier wird mit einer isotonischen (0,9%igen) Kochsalzlösung als Spüllösung gearbeitet. Ein Defibrillator nimmt unter der bipolaren Resektion keinen Schaden. Weiterhin wird bei der bipolaren Resektion nicht der gesamte Körper mit Strom durchflossen, sondern dieser verbleibt lokal an der Resektionsschlinge.

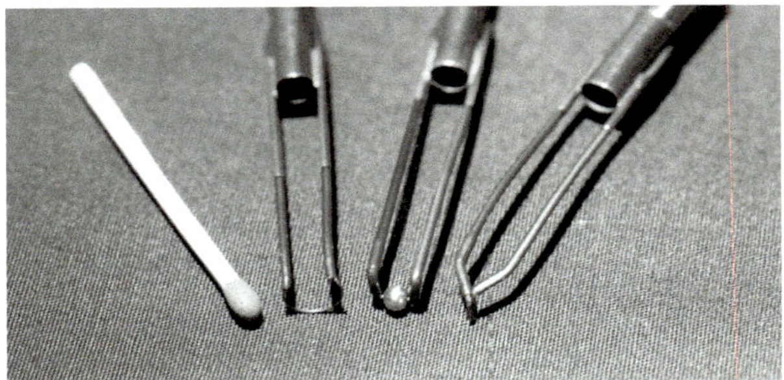

Abb. 5.7 Endoskopische Instrumente: Resektionsschlinge für TUR-P, Kugel für Elektrokoagulation, Häkchen für Harnröhrenschlitzung; zum Größenvergleich ein Streichholz [M603]

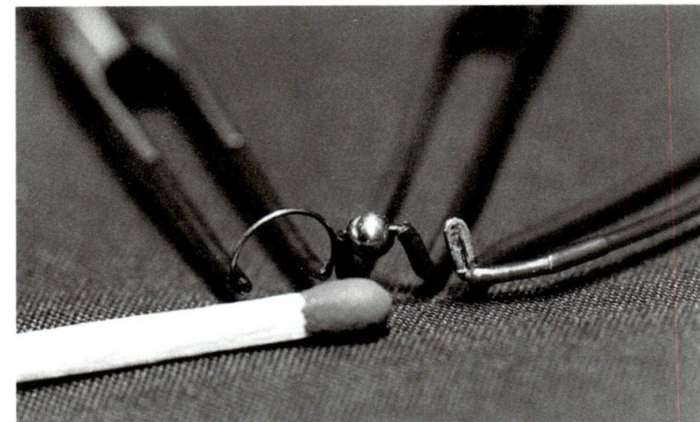

Abb. 5.8 Endoskopische Instrumente: Resektionsschlinge für TUR-P, Kugel für Elektrokoagulation, Häkchen für Harnröhrenschlitzung; zum Größenvergleich ein Streichholz [M603]

Mit Hilfe der sog. Resektionsschlinge (➤ Abb. 5.7, 5.8) wird unter Sicht das Prostatagewebe in einzelnen Resektionsspänen (Chips) abgetragen, über den Schaft des Instruments entfernt und der histologischen Untersuchung zugeführt. Die Operation erfolgt unter kontinuierlicher Spülung. Dies ermöglicht einerseits die Entfaltung von Harnröhre und Blase und andererseits werden Blut und Resektionsstücke fortgespült und damit gute Sichtverhältnisse geschaffen.

Um den Druck der Spülflüssigkeit in der Prostataloge möglichst gering zu halten und damit die Einschwemmung der Spülflüssigkeit in die Blutgefäße gering zu halten, ist eine permanente Absaugung der Spülflüssigkeit über einen suprapubischen Trokar anzustreben. Der Trokar ist mit einer Rollenpumpe verbunden, die permanent die Spülflüssigkeit absaugt (Niederdruckresektion).

Zunächst wird das mit Gleitmittel beschichtete Instrument in die Harnröhre eingeführt. Findet sich dabei ein Widerstand, z. B. eine Harnröhrenenge, so kann diese durch eine sog. Harnröhrenschlitzung (Urethrotomia interna) beseitigt werden. Hierbei erfolgt mit einem kleinen Messerchen – entweder ohne optische Kontrolle (Urethrotomia interna nach Otis) bzw. mit Sichtkontrolle (Urethrotomia interna nach Sachse) – das Durchtrennen der Gewebespangen bei 12 Uhr (an dieser Stelle ist das Risiko einer Verletzung der Schwellkörper am geringsten). Ob dieser Vorgang **o**hne Sicht (**O**tis) oder unter **S**icht

(**S**achse) vorgenommen wird, hängt von der Lokalisation der Engstelle bzw. ihrer Nähe zum äußeren Schließmuskel ab. Anschließend wird die Blase mit gerader und gewinkelter Optik ausführlich inspiziert. Finden sich etwa auch Blasensteine, so können diese in gleicher Sitzung mechanisch, elektrohydraulisch, mit Laser oder Ultraschall zertrümmert (Desintegration) und entfernt werden. Danach erfolgt die Ausresektion der Prostata unter sorgfältiger Schonung und wiederholter Kontrolle des M. sphincter ext. und des Colliculus seminalis. Die Blutstillung ist gezielt mit der Resektionsschlinge oder der Kugel unter Sicht möglich (➤ Abb. 5.7, 5.8).

Nach Beenden der OP und ausreichender Blutstillung in der Prostataresektionsloge (Resektionshöhle) wird zur Drainage ein 3-lumiger Ballon-Spülkatheter eingelegt. Der Blasenspülkatheter wird mit Ringerlösung geblockt. Der Ballon wird in der Blase geblockt, gegen den Blasenhals gezogen, wobei das Volumen des Blocks ca. 10 Milliliter über dem Volumen des Prostataresektats liegen sollte. Ein Block des Katheterballons in der Prostataloge ist zu unterlassen, um Schäden an der Prostatakapsel zu verhindern und um einen Zug auf den Sphinkter (Kontinenz!) zu vermeiden.

Wurde die Operation unter Anwendung eines Trokares durchgeführt, so ist nach Beendigung des Eingriffes ein suprapubischer Blasenkatheter einzulegen und darüber hinaus ein transurethraler Zweiwegekatheter. Nachfolgend ist eine Ringspülung (die Spülung läuft über den suprapubischen Katheter ein und über den transurethralen Zweiwegekatheter ab) anzulegen.

Der menschliche Körper besteht zum größten Teil aus Wasser, deshalb nimmt man vereinfachend $1 cm^3 = 1 ml = 1 g$ Gewebe.

Der (Ballon-)Spülkatheter ist 3-lumig:

- zum Blocken des Katheterballons
- *Zulauf* für Spüllösung (NaCl oder Purisole)
- *Ablauf* in den Beutel.

Übersicht über die Komplikationen der TUR-P

- Einschwemmung mit signifikanten Elektrolytverschiebungen
- Vollbild des TUR-Syndroms
- Bluttransfusion
- Harnwegsinfekt
- Inkontinenz
- Blasenhalssklerose
- Harnröhrenstriktur
- Retrograde Ejakulation
- Unterminierung des Blasenhalses, ggf. mit Perforation der Prostatakapsel
- Verletzung der Harnleiterostien
- Nebenhodenentzündung.

Mit geübter Hand lassen sich gutarige Prostatavergrößerungen bis zu einer Größe von zirka 12 ml Resektionsvolumen transurethral (TUR-P) resezieren.

TUR-Syndrom

Wie bereits erwähnt kommt bei der TUR-P eine Spülflüssigkeit zur Anwendung. Bei der monopolaren TUR-P handelt es sich um eine elektrolytfreie Zuckerlösung (z. B. Purisole), bei der bipolaren TUR-P um eine isotonische, 0,9%ige Kochsalzlösung.

Während der Resektion des Prostatagewebes kommt es zur Eröffnung von Blutgefäßen, Arterien und Venen. Über die eröffneten Venen kann es zu einer Einschwemmung der elektrolytfreien zuckerhaltigen Spülflüssigkeit nach intravasal kommen. Es kommt zu einer hyponatriämischer Hypervolämie mit drohendem Lungenödem.

Notfallmedikament der Wahl ist die Gabe von Furosemid intravenös.

Unter Anwendung der Niederdruckresektion mit Absaugung der Spülflüssigkeit über die Rollenpumpe über den Trokar, wird das TUR-Syndrom heute praktisch nicht mehr beobachtet.

Retrograde Ejakulation

Nahezu jeder Patient, der sich einer transurethralen Resektion der Prostata (TUR-P) unterzieht, weist nach Abheilen der Prostataloge eine retrograde Ejakulation auf, da der Blasenhals nicht mehr abdichtet. Das Ejakulat entleert sich in die Harnblase und wird mit dem Urin ausgeschieden.

Eine modifizierte Form ist die ejakulationsprotektive TUR-P. Sie findet überwiegend bei jüngeren Männern mit kleinvolumiger Prostata und Obstruktion Anwendung.

Vorübergehende Inkontinenz nach TUR-P

Relativ häufig verspüren die Patienten postoperativ Harndrang („Urge“) oder gar eine milde Belastungsinkontinenz. Die Ursachen liegen einerseits an den Manipulationen während der Operation und der noch nicht abgeschlossenen Wundheilung. Die Abheilung der Prostataloge dauert zirka 6 Wochen. Für diese Zeit ist körperliche Schonung angebracht. Insbesondere sollte das Heben schwerer Lasten vermieden werden. Ebenso ist das Radfahren zu unterlassen. Saunagänge sind ebenso zu vermeiden. Während der Heilungsphase der Prostataloge kann es immer wieder zu kleineren Nachblutungen kommen, bedingt durch eine Ablösung von Gewebsschorf aus der Resektionsloge.

Andererseits stellt natürlich eine obstruktive Prostata für sich ebenfalls einen gewissen Kontinenzfaktor dar. Nach der TUR muss sich also der äußere Schließmuskel erst wieder „daran gewöhnen“, dass er wieder vermehrt gefordert ist, den Harn zu halten, da das obstruktive Prostatagewebe abgetragen wurde.

Trotz aller Sorgfalt des Operateurs besteht zu einem kleinen Prozentsatz (ca. <1 %) die Wahrscheinlichkeit, dass ein Patient aufgrund einer Schließmuskelverletzung dauerhaft inkontinent werden kann.

Bewertung der TUR-P

Das Ausmaß der Verbesserung des Miktionsverhaltens durch die TUR-P übertrifft alle anderen Therapiemöglichkeiten, die derzeit für die Behandlung der BPS zur Verfügung stehen. Bei korrekter Indikationsstellung ist deshalb, auch unter Berücksichtigung der dargestellten seltenen Komplikationen, vorerst eine qualitativ hochwertig ausgeführte TUR-P die Therapie der Wahl zur Erzielung der besten Langzeitergebnisse. Technische Fortschritte ermöglichen gleichzeitiges Schneiden und Koagulieren, wodurch sich die Blutungskomplikationen signifikant senken lassen.

LASER in der endoskopisch-operativen Therapie der obstruktiven Prostata

LASER ist die Abkürzung für „Light Amplification by Stimulated Emisson of Radiation". Das Equipment der Laserverfahren hat hohe Anschaffungskosten und ist technisch und zeitlich sehr aufwändig.

Aber: Laser ist nicht gleich Laser! Die verschiedenen Laserarten unterscheiden sich auch physikalisch bezüglich ihrer Technik, der Wellenlänge sowie ihrer Eindringtiefe und Gewebereaktion (➤ Tab. 5.4).

Trifft Laserstrahlung auf Gewebe, so wird ein Teil an der Oberfläche und an anderen optischen Grenzschichten im Gewebe reflektiert. Ein weiterer Teil der Strahlung durchwandert das biologische Gewebe, ohne mit ihm in Interaktion zu treten. Der restliche Anteil der Strahlung wird vom Gewebe absorbiert. Die Intensität dieser Absorption bestimmt die Wirkung des LASERs. Jedes biologische Gewebe weist für jede Wellenlänge einen bestimmten spezifischen *Absorptionskoeffizienten* auf, wobei der Koeffizient von Weichgeweben überwiegend vom Absorptionskoeffizienten des darin befindlichen Wassers geprägt wird. Bei gut durchblutetem Gewebe spielt zusätzlich das Absorptionsspektrum des Hämoglobins eine Rolle. Hartgewebe wie beispielsweise Knochen zeigt wiederum ein gänzlich anderes Absorptionsverhalten. Die Laserwirkung wird neben dem Absorptionskoeffizienten des Gewebes und der Wellenlänge der benutzten Strahlung v. a. auch von der Leistungsdichte, also der eingestrahlten Laserleistung pro mm^3 sowie der Einwirkzeit bestimmt.

Bei der Prostata wird mittels LASER eine Koagulationsnekrose erzeugt (Gewebsuntergang mit vermindertem Feuchtigkeitsgehalt und Hitzeausfällung der Eiweißkörper unter Beibehaltung der groben Gewebearchitektur) mit anschließender Gewebereduzierung (Schrumpfung) durch Abstoßung bzw. auch Resorption des nekrotischen Gewebes.

Tab. 5.4 Verschiedene, in der Medizin auch außerhalb der Urologie gebräuchliche LASER und ihre Medien

LASER	Medium
Kohlendioxid	Gas
Helium-Neonlaser	Gas
Argon-Ionen-Laser	Gas
Excimer	Edelgashalogenoide
Holmium: Yttrium-Aluminiumgranat	Festkörperkristall
Neodym Yttrium-Aluminiumgranat (= Nd:YAG)	Festkörperkristall
Alexandrit	Festkörperkristall
Halbleiter-Diodenlaser	Festkörperkristall mit Halbleitereigenschaften
Kalium-Titanyl-Phosphat	Festkörper
Farbstofflaser	Farbstoff in flüssiger Lösung

Interstitielle Laserkoagulation (ILK oder auch ILC)

In der Literatur wird auch von laserinduzierter interstitieller Thermotherapie (LITT oder ITT) gesprochen.

Durch den LASER als Energiequelle werden Koagulationsnekrosen in der hyperplastischen Prostata erzeugt. Das emittierte Licht dringt aufgrund seiner geringen Wasserresorption relativ tief ins Gewebe ein.

Die Applikation kann transurethral mit einem Endoskop unter Sicht (manche Autoren sprechen deshalb auch von visueller Laserablation der Prostata=VLAP) oder seltener von perineal unter sonographischer Kontrolle vom Rektum aus erfolgen. Bei beiden Verfahren wird mit der Lasersonde mehrmals direkt in das Prostatagewebe eingestochen und eine Koagulationsnekrose erzeugt. In der Urologischen Universitätsklinik im Klinikum Großhadern wird für die ILK ein Neodym: YAG-Laser (s. o.) verwendet.

Ein Prostatakarzinom muss bei Verdacht vor der Behandlung durch Biopsie ausgeschlossen werden, da kein Gewebe für die histologische Untersuchung anfällt.

Postoperativ schwillt die Prostata stark an, so dass sich vorübergehend oft sogar eine Zunahme der Obstruktion einstellt und möglicherweise überhaupt keine Miktion mehr oder nur intermittierend möglich ist. Passager muss deshalb der Patient mit einer suprapubischen Blasenfistel versorgt werden, damit die Harnableitung gewährleistet ist. Naturgemäß ist die Katheterverweildauer bei Patienten mit großen Prostatavolumina länger.

Die PSA-Konzentration steigt nach der ILK in der Regel durch die Manipulation ebenfalls deutlich an, erreicht aber in Abhängigkeit von der Halbwertszeit nach einiger Zeit die Werte wie vor Behandlung.

Vorteile

Der wesentliche Vorteil der Laseranwendung ist der minimale Blutverlust. Es entsteht seltener eine retrograde Ejakulation, außer bei besonders aggressiver Therapie der Prostatahyperplasie am Blasenhals. Des Weiteren sind die intra- und perioperative Morbidität erheblich geringer, da Blutungs- und Einschwemmungsrisiko nahezu ausgeschlossen sind.

Nachteile

- insgesamt geringere Volumenreduktion der Prostata als bei der TUR
- verlängerte Harnableitung
- keine histologische Untersuchung
- relativ langer Zeitraum bis zur Besserung der Symptomatik, da die Gewebsnekrosen erst abgestoßen bzw. phagozytiert werden müssen, weshalb eine suprapubische Blasenfistel (s. u. Katheter in der Urologie) mehrere Wochen belassen werden muss.

Indikation der ILK

Die Indikationen entsprechen denen der transurethralen Resektion, also alle Patienten mit mäßiger bis ausgeprägter BPE. Ferner können auf diese Weise auch Patienten mit schwerwiegenden kardio-pulmonalen Erkrankungen behandelt werden, da einerseits nicht das Risiko der Einschwemmung besteht (s. o. Komplikationen der TUR-P) und andererseits der Eingriff auch in Regionalanästhesie durchgeführt werden kann.

Kontraindikationen der ILK

Kontraindikationen für die ILK sind floride Entzündungen des Urogenitaltrakts, Urothelkarzinome von Harnblase oder Urethra sowie ein kurativ behandelbares lokales Prostatakarzinom. Zusätzliche Erkrankungen wie beispielsweise Blasensteine oder Harnröhrenstrikturen können in der gleichen Sitzung ebenfalls therapiert werden.

Ergebnisse

Die transurethrale Resektion sowie die interstitielle Laserkoagulation wurden in mehreren Untersuchungen auch multizentrisch verglichen. Es zeigte sich in beiden Patientengruppen sowohl eine deutliche Symptomverbesserung als auch eine hochsignifikante Besserung des Harnflusses.

Ein Vergleich der verschiedenen Studien ist allerdings aufgrund der Verwendung unterschiedlicher LASER sowie verschiedener Applikationssysteme und Applikationstechniken schwierig. Darüber hinaus findet in gewisser Weise auch eine „negative" Auswahl der Patienten statt. So behandelten einige Studienteilnehmer nur Hochrisiko-Patienten mit einer ILK, bei welchen eine TUR-P wegen der schwerwiegenden Begleiterkrankungen nicht erfolgen konnte.

Alternative minimal-invasive endoskopische operative Verfahren bei benignem Prostatasyndrom

Es werden primär ablative und sekundär ablative Verfahren unterschieden (➤ Tab. 5.5–6). „Primär ablativ" bedeutet, dass unter Verwendung von Hitze die Vaporisation oder Resektion des Prostatagewebes erfolgt. Bei den sekundär ablativen Methoden kommt es zu einer Koagulationsnekrose, die später vom Organismus abgebaut wird.

Der Therapieeffekt hängt von der Art des verwendeten LASERs, den Laserparametern und dem Bestrahlungsmuster in der Prostata ab. Mehrere Studien zeigen eine weitgehend gleichartige Wirkung der interstitiellen bzw. transurethralen Laserkoagulation und thermischen Vaporisation mit der herkömmlichen TUR-P, bei geringerer Morbidität. Dass diese Lasermethode kaum zum Einsatz kommt, liegt v. a. an den langen OP-Zeiten und den sehr hohen Kosten. Wegen des in der prostatischen Harnröhre entstehenden Hitzeödems (Schwellung im Gewebe) ist der Heilungsverlauf dieser Verfahren wie bei allen sekundär ablativen Verfahren meist verzögert, weshalb postoperativ für einige Zeit (Tage bis Wochen) eine suprapubische Harnableitung gelegt werden muss. Durch Veränderungen der Laserapplikation ließen sich die Katheterverweilzeiten reduzieren. Seit der Einführung des Ho:YAG-Lasers (Ho = Holmium) ist durch die sog. Ho-LEP (**Ho**lmium-**L**aser-**E**nukleation der **P**rostata) ein weitgehend blutungsfreies Operieren möglich.

Tab. 5.5 Primär ablative Verfahren

Name	Abkürzung	Beschreibung
Laservaporisation	Laservaporisation, KTP (Kalium-Titanyl-Phosphat)	Die KTP- oder Diodenlasersonden werden transurethral eingeführt und das Gewebe vaporisiert (KTP 80 Watt, grüner Diodenlaser 120 Watt). Narkose erforderlich, kann ambulant erfolgen.
Elektrovaporisation	TVP/TUVP (transurethrale Elektrovaporisation der Prostata)	Statt der herkömmlichen Resektionsschlinge wird eine Rollerelektrode benutzt, um das Gewebe zu vaporisieren; ggf. auch bipolar. Narkose und stationärer Aufenthalt nötig.
Laserenukleation oder Laserresektion	Ho-LEP (Holmium-Laser-Enukleation der Prostata) Ho-LRP (Ho-Laser-Resektion der Prostata)	Im Infrarotbereich kann mit Ho:YAG oder Th:YAG (Thulium-Yttrium-Aluminium-Granat) transurethral blutungsfrei operiert werden. Bei der Enukleation wird das Gewebe anschließend in der Harnblase zerkleinert und ausgespült. Narkose und stationärer Aufenthalt nötig.
Kontakt-/Non-Kontakt-Laservaporisation/-ablation	CLAP TULAP Ho-LAP TUEP	Transurethral werden im Infrarotbereich emittierende Laserfasern eingeführt, um thermisch (Nd-YAG) oder athermisch (Ho:YAG) Gewebe zu vaporisieren oder zu abladieren. Narkose und stationärer Aufenthalt nötig.

Tab. 5.6 Sekundär ablative Verfahren

Name	Abkürzung	Beschreibung
Interstitielle Laserkoagulation	ILC/ILK	Laserfaser wird transurethral eingeführt und ins Gewebe eingestochen. Die Laserabstrahlung erfolgt diffus, es kommt zur Koagulationsnekrose; wegen des Hitzeödems meist längerzeitige suprapubische Harnableitung postoperativ nötig.
Transurethrale Laserkoagulation	VLAP	Anwendung des Lasers prograd oder seitlich (side-fire). Der Effekt hängt von der Wellenlänge (Eindringtiefe) ab. Narkose notwendig, u. U. ambulant möglich. Harnableitung postoperativ notwendig.
Transurethrale Nadelablation	TUNA	Das periurethrale Gewebe wird durch Radiofrequenzweller auf bis zu 100 °C erhitzt. Stationär und ambulant möglich, Narkose und postoperative Harnableitung nötig. Ungeeignet für Patienten mit Mittellappen oder großem Prostatavolumen. Selten Komplikationen, meist keine Beeinträchtigung der Erektion oder Ejakulation.
Hochenergie Transurethrale Mikrowellen Thermotherapie	HE-TUMT	Ein Behandlungskatheter wird in der prostatischen Harnröhre platziert und periurethral eine Nekrose erzeugt. Längere postoperative Harnableitung notwendig. Auch mit Temperaturfeedback möglich, wodurch ein genaues individuelles Temperaturmonitoring möglich ist. Insgesamt gibt es mehr als 18 verschiedene Methoden, die sich in 4 Hauptgruppen unterteilen.

5

Greenlight-LASER

Der sog. Greenlight-Laser ist eine weitere Neuerung der Laservaporisation. Die Technik ist ähnlich der Elektrovaporisation. Dieser Lasertyp findet derzeit trotz der hohen Kosten für Anschaffung und Verbrauchsmaterialien breite Anwendung. Die OP-Ergebnisse sind gut und mit denen der TUR-P vergleichbar.

Das Setting der Operationsmethode ist mit dem der TUR-P zu vergleichen. Gearbeitet wird auch hier unter Verwendung einer isotonischen Kochsalzlösung als Spüllösung. Statt der Resektionsschlinge wird eine LASER-Faser über einen Arbeitskanal eingeführt. Es wird mit Energien zwischen 60 und 180 Watt gearbeitet. Die Wellenlänge des LASERs liegt bei 532 nm. Über die LASER-Vaporisation kommt es zu einem Gewebeabtrag durch Verdampfung des Prostatagewebes. Technisch bedingt ist der Gewebeabtrag nicht in der gleichen Geschwindigkeit darzustellen wie bei einer klassischen TUR-P. Da das Gewebe verdampft, kann kein Prostatagewebe dem Pathologen zur histopathologischen Untersuchung übermittelt werden.

Nach Deobstruktion der Loge erfolgt die gleiche Katheterableitung wie nach stattgehabter TUR-P.

Transurethrale **u**ltraschallgesteuerte **l**aser-**i**nduzierte **P**rostatabehandlung (**TULIP**)

Hierbei wird die Prostata unter sonographischer Kontrolle mit einem Nd:YAG-Laser in Non-Kontakt-Verfahren behandelt.

Wenig Nebenwirkungen, aber nur geringe Volumenreduktion.

Visuelle **L**aser**a**blation der **P**rostata (**VLAP**)

Synonym wird auch der Begriff **t**rans**u**rethrale **L**aser**a**blation der **P**rostata verwendet (**TULAP**).

Unter visueller Kontrolle erfolgt die Applikation des Laserstrahls, beginnend am Blasenhals. Es entstehen wiederum kontrollierte Nekrosezonen.

Relativ effektive Methode zur Behandlung der Obstruktion, die urodynamischen Parameter und der Harnfluss verbessern sich deutlich. Parallel verbessern sich auch die subjektiven Symptome. Die Methode hat geringe Morbidität hinsichtlich ernsthafter Komplikationen. Nachteilig wirkt sich jedoch die relativ lange Zeit bis zur Verbesserung der Symptomatik sowie die verlängerte Katheterverweildauer aus. Insgesamt ist die VLAP der TUR-P aber bezogen auf die Ergebnisse unterlegen. Die Rate der „Therapieversager" ist bei der TUR geringer.

Contact **L**aser **V**aporisation der **P**rostata (**CLVP**)

Durch die Laseranwendung wird eine Vaporisation des Prostatagewebes erreicht.

Bei der *Vaporisation* wird das Gewebswasser so stark erhitzt, dass es aus dem Gewebe durch Verdampfung ausgetrieben wird. Das Gewebe verfärbt sich dadurch ins bräunliche. Die Zellen werden also langsam ausgetrocknet, aber nicht zerrissen.

Erste Ergebnisse zeigen eine recht gute Wirkung, insgesamt sind die Vaporisationsverfahren jedoch noch als experimentelle Therapieformen zu betrachten. Die Laservaporisation zeigt bessere Ergebnisse als die Elektrovaporisation (s. u.).

Laserresektion der Prostata

Verwendung finden der Holmium: YAG-Laser, der Nd:YAG-Laser und der Diodenlaser.

Diese Verfahren bewirken durch sofortige Gewebeablation recht gute Ergebnisse. Allerdings ist diese Art der Resektion technisch, finanziell und zeitlich sehr aufwändig.

Dennoch sind die funktionellen Ergebnisse in geübter Hand mit denen der TUR-P vergleichbar.

Wasserinduzierte Thermotherapie (WIT)

Über einen transurethralen Ballonkatheter in der prostatischen Harnröhre wird das Gewebe durch kontinuierlich zirkulierendes Wasser erwärmt.

Diese Methode wird von den Patienten oftmals als sehr angenehm beschrieben. Die subjektiven Ergebnisse bessern sich rasch. Die Langzeiterfolge sind noch nicht eindeutig.

Entsprechend findet das Verfahren keine Empfehlung in den Leitlinien zur operativen Therapie des BPS.

Transurethrale Nadelablation der Prostata (TUNA)

Ähnlich der interstitiellen Laserkoagulation wird das Prostatagewebe transurethral mit Radiowellen behandelt, wodurch eine Thermoablation mit Denaturierung bewirkt wird. Eine Variante stellt die perineale Radiofrequenzablation (RITA) dar.

Fokussierter Ultraschall (HIFU)

Eine dieser Behandlungsmethode ähnliche Variante ist der hoch(**hi**gh)-**f**okussierte **U**ltraschall (**HIFU**). Durch eine Ultraschallsonde im Rektum des Patienten wird eine Gewebeschädigung herbeigeführt.

Die Ergebnisse bezüglich der Obstruktionsbehandlung sind widersprüchlich und der TUR-P unterlegen. Dieses Verfahren kommt auch bei manchen Patienten mit Prostatakarzinom zum Einsatz.

Transurethrale Elektrovaporisation der Prostata (TUVP)

Vaporisieren kann man das Prostatagewebe auch mit Strom eines bestimmten Frequenzspektrums. Das Gewebswasser verdampft, wodurch das Gewebe austrocknet.

Erste Ergebnisse zeigen recht gute Wirkung, insgesamt sind die Vaporisationsverfahren jedoch noch als experimentelle Therapieformen zu betrachten.

Transurethrale mikrowelleninduzierte Thermotherapie (TUMT)

Dem Patienten wird transurethral eine Mikrowellensonde in die prostatische Harnröhre eingeführt und das Gewebe für ca. 1 Stunde auf über 43 °C erhitzt. Durch die thermische Schädigung soll es zu einer Gewebsreduktion kommen.

Die dysurischen Beschwerden der Patienten bessern sich häufig, die Langzeitergebnisse stehen denen der TUR deutlich nach.

Cave: Die Hyperthermiebehandlung der Prostata ist nicht mit der Hyperthermie in der onkologischen Therapie vergleichbar!

Prostatainjektion

Intraprostatische Injektionen werden schon seit über 100 Jahren durchgeführt. 1877 wurde dies z. B. bei Patienten mit Prostata-Abszess gemacht. Seit ein paar Jahren existieren auch Injektionen mit Botulinumtoxin A in die Prostata. Botulinumtoxin A ist ein vom Bakterium Clostridium botulinum produziertes Exotoxin, welches auch aus der kosmetischen Chirurgie („Faltenunterspritzung") oder verschiedenen anderen urologischen Erkrankungen (z. B. Neurogene Blasenentleerungsstörung mit Sphinkterspasmus oder hyperaktivem Detrusor) bekannt ist.

Auch dieses Verfahren wird in den Leitlinien nicht empfohlen.

Harnröhren-Stents

Falls Patienten aufgrund ihrer Begleiterkrankungen gänzlich inoperabel sind, bleibt die Möglichkeit zur Einlage eines intraprostatischen Stents zur Behandlung der Obstruktion. Das gemeinsame Prinzip dieser Implantate besteht darin, dass dadurch ein Platzhalter im Harnröhrenlumen geschaffen wird. Sie werden unter zystoskopischer und ggf. auch röntgenologischer Kontrolle in der Engstelle mittels eines speziellen Applikators platziert. Die Metall- oder Kunststoffspirale entfaltet sich, drängt damit das umgebende Gewebe auseinander und ermöglicht so den Urinfluss.

In den vergangenen Jahren wurden viele unterschiedliche Stentsysteme für die gesamte Harnröhre entwickelt, die sich durch Material und Konfiguration voneinander unterscheiden.

Im Grunde lassen sich passagere Stentsysteme, die für einen befristeten Zeitraum vorgesehen sind, von permanenten Systemen unterscheiden, die für einen längeren Zeitraum entwickelt wurden.

Die Vorteile sind, dass es sich um einen kleinen Eingriff handelt, der in Lokalanästhesie vorgenommen wird und gute Ergebnisse im Hinblick auf die Obstruktionssymptomatik zeigt.

Die hauptsächlichen Komplikationen sind Inkrustationen und dadurch bedingte Harnwegsinfektionen, Dislokation, mögliche Drangsymptomatik, Steinbildung und die Schleimhauthypertrophie. Um dies zu vermeiden, wurden die Implantate mit verschiedenen Beschichtungen versehen, z. B. Silber. Dies brachte Verbesserung bezüglich der Infektionsrate, bedingte jedoch wiederum andere Probleme. Inkrustationen und Dislokationen machen auch einen Stentwechsel schwierig. Jüngst wurden bioresorbierbare intraprostatische Stents entwickelt, die lediglich für eine begrenzte Zeitdauer vorgesehen sind (z. B. nach Thermotherapie) und dann via naturalis in Fragmenten die Harnröhre wieder verlassen.

Diese Form der Behandlung darf nicht als alternative Therapie zur TUR-P oder Adenomektomie gesehen werden. Die Applikation eines Stents ist als Alternative zur Katheterableitung bei Hochrisikopatienten gedacht.

Aufgrund der bestehenden Risiken und geschilderten Problematiken ist eine suprapubische oder transurethrale Katheterableitung immer der Platzierung eines intraprostatischen Stents vorzuziehen. Nachteil der Dauerkatheterableitung ist ein regelmäßiger, turnusgemäßer Wechsel des Katheters alle 6 Wochen. Dieser Wechsel wird in aller Regel im ambulanten Bereich beim niedergelassenen Urologen durchgeführt.

Der Nelaton-Katheter ist gerade und wird in der Regel bei Frauen benutzt. Der Tiemann-Katheter besitzt eine gebogene Spitze, um die bulbäre und prostatische Harnröhre besser passieren zu können (➤ Abb. 5.10). Näheres hierzu siehe bitte Lehrbücher der Urologie.

5

Zusammenfassung

Die TUR-P ist bisher in Europa und den USA immer noch die Standard-Operationsmethode in der chirurgischen Behandlung der obstruktiven Prostatavergrößerung. Um die Komplikationsrate zu vermindern, wurden in den letzten Jahren große Anstrengungen unternommen, um alternative Verfahren zu entwickeln. Verfahren ohne Gewebeabtragung gelten als nur sehr wenig wirksam.

Bei den Verfahren mit verzögerter Gewebeabtragung muss man verschiedene Begriffe streng unterscheiden: Grundsätzlich entstehen in der Prostata ab 45 °C Zellschäden, wobei es bei Erwärmung über 60 °C zu irreversiblen Gewebedenaturierungen kommt. Die *Thermotherapie* induziert eine Erwärmung zwischen 45° und 60 °C, während die *Hyperthermie* unter 43 °C bleibt. Ab einer Erwärmung auf 100 °C beginnt das Gewebewasser zu verdampfen (sog. Vaporisation).

Die interstitiellen Verfahren (z. B. ILK, HIFU, TUNA) bewirken eine Koagulationsnekrose in der Prostata mit Gewebeschrumpfung. Anschließend beginnt der Abstoßungsprozess. Je nach gesamtem Adenomvolumen und Größe der nekrotischen Areale dauert dieser Vorgang mehrere Tage bis Wochen, weshalb für diese Zeit eine passagere suprapubische Harnableitung nötig ist. Das avitale Gewebe wird abgebaut und über den Urin ausgeschieden. Deshalb sollte der Patient nicht erschrecken, wenn sich nach der Behandlung kleine Gewebepartikel im Harn befinden. Während dieser Abstoßungsphase kann eine gewisse Drangsymptomatik sowie mitunter ein Harnwegsinfekt auftreten. Von den interstitiellen Verfahren zeigt die interstitielle Laserkoagulation (ILK) gute Ergebnisse. Diese Therapieform ist wenig invasiv und zeigt relativ gute Wirksamkeit.

5.1.5 Offene operative Methoden

Adenomenukleation

Bei Patienten mit großer Prostata kommt als Alternative zur transurethralen Resektion die offene Adenomenukleation zum Einsatz. Bei welchem Prostatavolumen die Grenze zwischen beiden Operationsmethoden verläuft, hängt im Wesentlichen von der Erfahrung des Operateurs im transurethralen Operieren ab und wird damit individuell festgelegt. Eine ganz entscheidende Rolle spielt auch die Anästhesiedauer: Bei Adenomen über 120 g beispielsweise würde die transurethrale Resektion eine deutlich längere Narkosezeit erfordern. Außerdem verlängert sich aufgrund des großen Volumens die Resektionszeit erheblich und damit die Gefahr der Spülflüssigkeitseinschwemmung (TUR-Syndrom), im Gegensatz zur offenen Adenomenukleation.

Technik

Über einen Unterbauchschnitt wird das Adenom entweder transvesikal (nach Freyer) oder retropubisch transkapsulär extravesikal (nach Millin) ausgeschält.

Transvesikale Adenomenukleation

Die Harnblase wird eröffnet und der Meatus internus und beide Ostien dargestellt. Mit dem Elektrokauter wird der Blasenauslass unter sorgfältiger Schonung der benachbarten Ostien eng umschnitten. Der Schnitt wird stumpf mit dem Finger erweitert, die vordere Kommissur gesprengt und daraufhin die Adenomknoten samt prostatischer Harnröhre ebenfalls mit dem Finger aus der chirurgischen Kapsel herausgelöst. Dabei müssen Verletzungen des äußeren Schließmuskels und des direkt dorsal gelegenen Rektums vermieden werden.

Man kann die Prostata mit einer Orange vergleichen: die Schale stellt die chirurgische Kapsel und das Fruchtfleisch das Adenomgewebe dar. Nachdem also die Schale eröffnet ist, wird das Fruchtfleisch mit dem Finger stumpf herausgelöst.

Anschließend erfolgen Blutstillung, Setzen von Nähten zur Raffung, Einlegen einer suprapubischen Harnableitung und wiederum eines Ballonspülkatheters zur blutstillenden Kompression und Blasenspülung (vgl. TUR-P). Daraufhin wird die Blase durch eine doppelte Nahtreihe verschlossen. Zuletzt wird die Bauchdecke verschlossen.

Retropubische transkapsuläre Adenomenukleation (Millin)

Bei dieser OP-Variante wird nach Eingehen in den Unterbauch nicht die Blase, sondern direkt die Kapsel der Prostata eröffnet und stumpf mit dem Finger herausgelöst. Ansonsten ist das Vorgehen analog der transvesikalen Adenomenukleation.

Bewertung

Die Vorteile dieser Operation überwiegen eindeutig. Das Prostataadenom wird vollständig entfernt, die Prostatkapsel bleibt bestehen. Die offene Adenomektomie ist die Methode der Wahl, vor allem bei Patienten mit einer sehr großen Prostata (Prostatavolumen größer 120 ml) oder solchen, die noch begleitende urologische Probleme haben, die sich gleichzeitig korrigieren lassen, wie größere Steine und Divertikel der Blase. Allerdings muss die Prostata aus operationstechnischen Gründen eine bestimmte Mindestgröße haben.

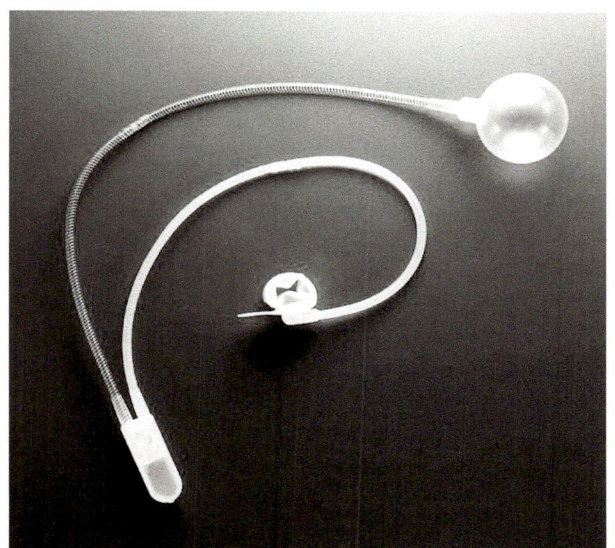

Abb. 5.9 Künstlicher Blasenschließmuskel mit einer Manschette [U341]

Implantation eines Scott-Sphinkters

Die Implantation einer artifiziellen Sphinkter-Prothese nach Scott ist eine seltene Maßnahme in der medizinischen Inkontinenztherapie (➤ Abb. 5.9).

Indikationen können z. B. bestimmte Inkontinenzformen bei neurogener Blasenentleerungsstörung sein, z. B. Spina bifida, Meningomyelozele, nach traumatischen Sphinkterverletzungen, Wirbelsäulen- oder Beckenfrakturen, als Folge operativer Sphinkterverletzungen, z. B. nach radikaler Prostatektomie.

Funktionsprinzip

Die Abdichtung bzw. die Kontinenzleistung wird über eine Manschette erreicht, die bei der Frau unterhalb vom Blasenhals, beim Mann um die bulbäre Harnröhre angelegt wird. Der Patient ist also bei gefüllter Manschette kontinent. Die dazugehörige Pumpe wird in eine Schamlippe bzw. in ein Skrotalfach eingelegt. Das Wasserreservoir liegt meist intraperitoneal.

Über die im Skrotalfach einliegende Pumpe kann die Manschette entleert oder gefüllt werden. Bei Entleerung der Manschette reduziert sich der Druck auf die Harnröhre und die Miktion wird freigegeben. Der Patient kann die Blase entleeren. Durch erneutes Betätigen des Schalters wird das Wasser zurück in die Manschette gepumpt und der Patient ist wieder kontinent.

Das System ist mit einem isotonen Kontrastmittel-Wassergemisch gefüllt. Es lässt sich radiologisch gut darstellen, was der Überwachung der Funktionstüchtigkeit dient.

Bewertung

Der künstliche Sphinkter bleibt, trotz zahlreicher Verbesserungen und Vereinfachungen, ein Implantat mit nicht häufigen, aber möglichen Problemen, z. B. Infektion und Dislokation des Fremdmaterials (vgl. Schönberger in Fischer/Kölbl, Urogynäkologie). Weitere mögliche Komplikationen sind ödematöse Schwellung in Labie oder Skrotum, gelegentlicher leichter Druckschmerz, Arrosion der Urethra, evtl. technische Defekte des Systems. Ggf. ist eine erneute Operation notwendig.

Von einer unbegrenzten Lebensdauer des künstlichen Sphinkters kann auch heute noch nicht ausgegangen werden. Die erwartete Funktionstüchtigkeit wird mit 5–10 Jahren angegeben. Trotzdem stellt der künstliche Sphinkter – für einige Patienten – die letzte Chance dar, kontinent zu leben und somit auch wieder am sozialen Leben teilnehmen zu können.

Die Kosten betragen ca. 6000 Euro.

Ergebnisse nach Implantation eines Scott-Sphinkters

Bei strenger Indikationsstellung kann eine vollständige Kontinenz bei 80 % und eine deutliche Besserung der Inkontinenz bei weiteren 10 % der so behandelten Patienten erreicht werden.

5.1.6 Die Blasenkatheterisierung

Materialien und Eigenschaften des Katheters

Die verschiedenen für Ballondauerkatheter verwandten Materialien sollen nachfolgend kurz erklärt werden.

Latex

Latex ist gut formbar, flexibel, bezüglich der Herstellungskosten günstig und sehr wasserbeständig (➤ Abb. 5.10). Allerdings ist die Oberfläche dieser Katheter äußerst unregelmäßig, so dass sich leicht Keime und Zelldetritus ansetzen

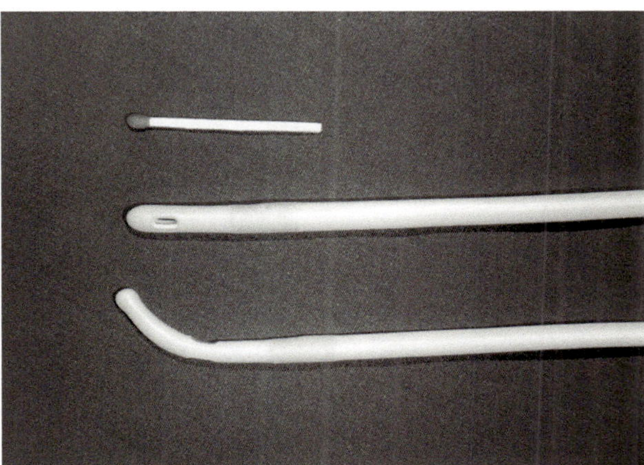

Abb. 5.10 Ein gerader Damen- (nach Foley) und ein zur besseren Passagemöglichkeit der prostatischen Harnröhre gebogener Herrenkatheter (nach Tiemann) aus Latex, welche durch die wesentlich schonenderen Silikonkatheter ersetzt werden sollten [M603].

und ablagern können, sog. Inkrustationen. Diese Ablagerungen (Biofilm) bilden den Nährboden für Harnwegsinfektionen. Der hohe Anteil an Stabilisatoren, Weichmachern und Antioxidantien wirkt sich negativ auf das Schleimhautepithel der Harnröhre aus (z. B. können Harnröhrenstrikturen und andere Läsionen entstehen).

Weiterhin ist zu beachten, dass bis zu 2 % der Bevölkerung eine Latexallergie (bis hin zum anaphylaktischen Schock) aufweist. Daher ist eine Anamnese bezüglich bestehender Allergien *vor* Kathetereinlage zwingend erforderlich. Im Zweifelsfall sind latexfreie Katheter anzuwenden.

EXKURS

Geschichte der Blasenkatheter

Schon 3000 v. Chr. wurden gedrehte Palmblätter, Schilfrohre und Strohhalme dazu benutzt, um die Blase bei Entleerungsstörungen zu katheterisieren. In Pompeji sind s-förmig gebogene Bronzekatheter aus dem Jahre 79 n. Chr. gefunden worden. Im antiken Griechenland benutzte man u. a. Gänsekiele oder auch Katheter aus Silber und Gold (weich und biegsam). Als Gleitmittel diente Fett oder auch weicher Käse.

Aus der Zeit des Mittelalters ist überliefert, dass mit Arzneilösung gefüllte Tierblasen am Ende eines Katheters für therapeutische Blasenspülungen verwandt wurden.

Der Grundstein für die Entwicklung der heutigen Blasenkatheter wurde 1844 mit der Erfindung des Gummis gelegt (Goodyear): Die wesentlichen Beiträge dazu leisteten der Pariser Chirurg Nelaton (1807–1873) und Tiemann in New York etwa um die Jahrhundertwende. Die Erfindung des selbst haltenden Ballonkatheters (1930) verdanken wir Frederic E. B. Foley. Seit den 30er Jahren des 20. Jahrhunderts konnte Latex als Material genutzt werden. Das metrische Maß für den Katheterdurchmesser geht auf den Pariser Instrumentenhersteller Joseph Charrière (1803–1876) zurück. Gemessen wird in der Medizin in Charrière (abgekürzt in Charr. oder Ch.): 1 Ch = ⅓ mm.

PVC

Reines PVC ist spröde und sehr hart und erfordert wiederum die Verwendung von Weichmachern und Stabilisatoren. Bei Verwendung ist damit ebenfalls mit Inkrustationen und Harnröhrenläsionen zu rechnen.

Poly-Urethan (PU)

PU enthält keine nennenswerten Weichmachermengen oder andere Zusatzstoffe und verfügt obendrein über eine relativ glatte Oberfläche. Es wird für Nierenfisteln, Doppel-J-Schienen und bei suprapubischen Blasenfisteln verwendet.

Silikon

Silikon zeigt insgesamt sehr gute Eigenschaften. Die Oberfläche ist sehr glatt und beständig, die Komplikationsgefahr also deutlich geringer. Allerdings sind die Verarbeitungskosten auch deutlich höher.

Beschichtung

Um die Komplikationsrate zu verringern, werden die Katheter mit unterschiedlichen Beschichtungen versehen.

- Hydrogele
  Diese Polymere zeigen eine hohe Wasseraffinität. Werden sie benetzt, entsteht eine glatte Oberfläche, die nach dem Aufquellen mit Silikon vergleichbar ist (Vermeidung von Mikrotraumen).
- Silber
  Silberbeschichtungen zeichnen sich durch ihre antimikrobielle Wirkung aus. In Untersuchungen konnte von Liedberg (1990) und Lundberg (1990) gezeigt werden, dass von 60 Patienten, die mit einem silberbeschichteten Dauerkatheter versorgt waren, nach 6 Tagen nur 6 eine Bakteriurie hatten. Im Vergleich zeigte sich bei 22 von 60 anderen Patienten mit Dauerkathetern ohne Silberbeschichtung eine signifikante Bakteriurie.

Ursachen für Katheterkomplikationen

Mechanische Ursachen

Mechanische Ursachen durch Mikrotraumen, verbunden mit Entzündungen des Urothels, führen zu Harnröhrenstrikturen. Ferner kann es zu Durchblutungsstörungen aufgrund der lokalen Druckeinwirkung kommen. Entzündliche Komplikationen können auch durch die Verlegung des Sekretabflusses aus urethralen Drüsen bedingt sein. Die oben erwähnten Materialinkrustationen entstehen durch abgeschilferte Zellen (Reibung) und Mikroorganismen.

Chemische Veränderungen an Kathetern und Schleimhäuten

Durch Herauslösen der Weichmacher und anderer Additive entstehen zytotoxische Effekte und Komplementbindungsreaktionen in der Harnröhre sowie Störungen des lokalen Milieus und des Harn-pH. Dadurch kommt es zu biochemisch-enzymatischen Abbauvorgängen mit Ablagerung von Biosekreten (Bakterien-/Blutbestandteile) auf der Oberfläche.

Pathologisch-anatomische Probleme

Zusätzlich können eine Phimose, die obstruktive Prostatavergrößerung, eine Urethritis sowie eine Harnröhrenstriktur oder die Kraurosis vulvae Probleme bedingen.

Katheterbedingte Probleme

Diese werden beispielsweise durch spontane Ballonentleerung (Materialfehler oder -ermüdung) oder auch durch falsche Handhabung hervorgerufen.

Vereinzelt sind die Katheteraugen durch Ansaugen an der Blasenschleimhaut verschlossen oder verwirrte Patienten ziehen an ihrem Katheter, es kommt zu Katheterdislokationen und evtl. zu Blutungen, weil der Katheter in der prostatischen/bulbären Harnröhre liegt. Blutkoagel, infektionsbedingte Ablagerungen und Resektionsspäne können einen Katheter ebenfalls verstopfen. In seltenen Fällen liegt die Katheterspitze in einem Blasendivertikel und fördert nicht mehr. Auch kann bei der Kathetereinlage eine via falsa entstehen, d. h. die Katheterspitze findet nicht den natürlichen Weg in die Harnblase, sondern verfängt sich beispielsweise in einer Gewebsunebenheit der Harnröhre (penil oder auch prostatisch) und es entsteht ein falscher blinder Kanal, in den sich die Katheterspitze „bohrt".

Weitere Komplikationen sind Entzündungen jeglicher Art, wie aszendierende Pyelonephritis, Steine, periurethrale Infektionen, Epididymorchitis, Prostatitis, Urethritis und bei systemischer Streuung der Keime u. U. auch eine Endokarditis.

Ein Blasenkatheter stellt immer auch eine potenzielle Eintrittspforte für Keime dar.

Nach Untersuchungen von Brühl und Kramer (1995) haben 30 % dieser Patienten einen kontaminierten Harn nach 3 Tagen Liegedauer, nach 5 Tagen 80 % und nach 8 Tagen alle Patienten. Diese Keimkontamination geschieht einerseits über eine retrograde mikrobielle Infektionsschiene aus körpereigenen Keimreservoiren (benachbarte Genito-Rektalregion) und andererseits durch mangelnde Hygiene vor pflegerischen Manipulationen (Händedesinfektion). Von diesem Problem sind vor allem die operativen Fächer und die Intensivstationen betroffen.

Im urologischen Fachgebiet steht eine zu Infektionen disponierende Pathologie des Harntrakts mit Harntransport- oder Entleerungsstörungen als „Lokalfaktor" im Vordergrund. Deshalb muss das Personal für die richtige Katheterisierungstechnik und die tägliche Katheterhygiene geschult sein. Nur durch aseptische Technik, ausreichende perineale Hygiene und Katheterhygiene sowie eine konsequente geschlossene Harnableitung kann die Prophylaxe der kathetervermittelten Harnwegsinfektionen erfolgen. Des Weiteren sollte auf ausreichende Diurese (→ Harndilution, Ausspüleffekt) geachtet werden sowie auf die Notwendigkeit, dass der Sammelbeutel sich unter dem Blasenniveau befindet (Wasser kann nur bergab fließen).

Wie oben dargestellt ist die Verwendung von Silikonkathetern mit deutlich weniger Problemen behaftet. Auf die Frage nach dem idealen Kathetermaterial kann jedoch keine abschließende Antwort gegeben werden. Die Entscheidung muss jeweils individuell in Abhängigkeit von den physikalischen/chemischen Eigenschaften, der Oberflächenbeschaffenheit und der diagnostischen/therapeutischen Situation getroffen werden.

Kathetermaterial und klinischer Anwendungsbereich

- Einmalige Anwendung (Einmalkatheterismus)
  - PVC preisgünstig
  - Frage der Biostabilität ohne Bedeutung (kurze Verweilzeit)
- Kurzzeitige Anwendung (ca. 5 Tage)
  - Hydrogel- oder silikonbeschichtete Materialien
  - vertretbar nur für kurze Zeit, da Beschichtung die Verwendbarkeit nur kurzzeitig verbessert
- Langfristige Anwendung
  - Silikon, Polyurethan
  - biostabil und biokompatibel
  - Indikation zum suprapubischen Katheter prüfen.

Katheterwechsel

Trotz modernster Kathetermaterialien lässt sich die Bildung eines Biofilms auf dem Kathetermaterial nicht verhindern. Der Biofilm wird bakteriell besiedelt. Alle Patienten mit dauerhafter suprapubischer oder transurethraler Katheterableitung weisen folglich einen Harnwegsinfekt auf. Die Beseitigung des Biofilms gelingt nur über regelmäßige Katheterwechsel z. B. im 6-Wochen-Rhythmus.

Darüberhinaus ist selbstverständlich eine tägliche DK-Pflege mit Behandlung des Meatus mit Polyvidon-Iod oder Wasser und Seife notwendig. Dies gilt sowohl für Männer als auch Frauen.

Symptomorientierter Wechsel des Katheters ist durchzuführen bei:

- Bypassing (Urin rinnt am Katheter vorbei, z. B. wegen Ablagerungen in oder an den sog. Katheteraugen)
- Brennen, Schmerz
- Tenesmen
- Makrohämaturie
- alkalischem pH
- Leukozyturie
- Sistieren des Urinflusses
- Fieber/Sepsiszeichen.

Anlegen einer suprapubischen Blasenfistel

Zunächst wird ein transurethraler Blasenkatheter gelegt und hierüber die Blase mit steriler, isotonischer NaCl-Lösung aufgefüllt. Anschließend lässt sich die prall gefüllte Harnblase (Mindestvolumen ca. 200 ml) in Lokalanästhesie etwa 2 Querfinger breit über der Symphyse (suprasymphysär) sonographiegesteuert mit einer dicken Nadel punktieren und ein Katheter einlegen (➤ Abb. 5.11).

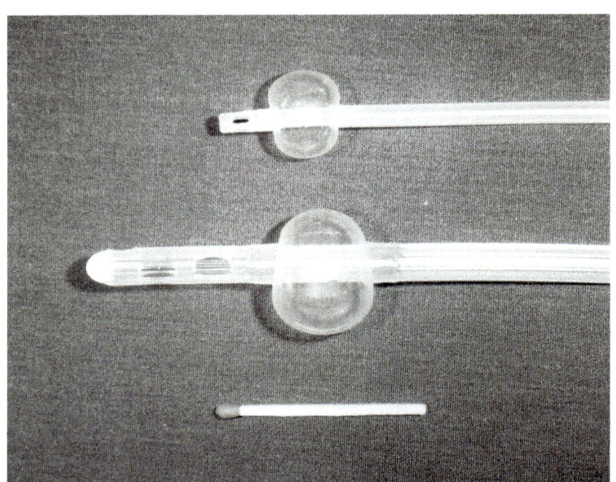

Abb. 5.11 Ein Damenkatheter und eine suprapubische Blasenfistel aus Silikon mit Ballon [M603]

Vorteile

Vermeidung von Harnröhrenengen (Strikturen), da die mechanische Irritation der Schleimhaut entfällt. Dies gilt jedoch nicht für Patienten mit dauerhafter DK-Versorgung, weil bei diesen Patienten keine Striktur entstehen kann (Katheter hält Lumen offen). Des Weiteren dient die Versorgung mit suprapubischer Blasenfistel der Vermeidung einer Adnexitis beim Mann (kanalikulär retrograd aszendierend über die Eintrittspforte DK bis in die Prostata und möglicherweise auch in die Nebenhoden/Hoden).

Oftmals herrscht die Meinung, eine suprapubische Blasenfistel verhindere im Gegensatz zum Dauerkatheter die Blasenkontamination. Das stimmt nur bedingt, da auch diese Form der Harnableitung eine potenzielle Eintrittspforte für Keime darstellt.

Kontraindikationen

- Schrumpfblase (lässt sich nicht ausreichend für die Punktion füllen)
- Störungen der Blutgerinnung (z. B. Thrombozytenaggregationshemmer, Hämophilie)
- Blasentumor (wegen der Gefahr der lokalen Ausbreitung an der Punktionsstelle über das Organ hinaus)
- evtl. abdominelle Voroperationen oder Bestrahlung (Verwachsungen)
- Schwangerschaft
- Infektionen im Punktionsbereich.

5.2 Das Prostatakarzinom

Alexander Kress, Gregor Möbs

5.2.1 Allgemeine Aspekte

Epidemiologie

In der Europäischen Union verstarben im Jahr 2013 1,3 Millionen Menschen an einem bösartigen Tumorleiden. Damit sind Krebserkrankungen für 26 % aller Todesfälle in der Europäischen Union verantwortlich. Bezogen auf Deutschland rechnet man mit 224.000 Krebstoten pro Jahr (2014). Allein das Prostatakarzinom ist für 13.900 Todesfälle (2015) in Deutschland verantwortlich. Damit steht es bei Männern an dritter Stelle der zum Tode führenden Krebserkrankungen nach dem Lungenkrebs und dem Dickdarmkrebs.

Stellt man den Zahlen der Krebstoten die Zahlen der im Straßenverkehr getöteten Personen (26.100 in der EU 2015, 3177 in Deutschland 2017) gegenüber, so bekommt man ein Gefühl für das Ausmaß der Problematik.

Während seit Jahrzehnten große Anstrengungen unternommen wurden, um die Zahl der Verkehrstoten Jahr für Jahr zurückzuführen, so steigen die Zahlen der Krebstoten Jahr für Jahr an.

Wesentlicher Grund dafür ist die Tatsache, dass Tumorerkrankungen in aller Regel Erkrankungen des höheren Lebensalters sind und somit, einhergehend mit der Überalterung unserer Gesellschaft, auch die Anzahl der Tumorkranken ansteigt.

Dabei wären die Krebstoten durch das Prostatakarzinom ganz überwiegend vermeidbar, nämlich durch die konsequente, leitliniengerechte Durchführung einer Früherkennungs-untersuchung ab dem 45. Lebensjahr. Elementarer und zentraler Bestandteil dieser Untersuchung ist ein einfacher Bluttest, der PSA-Test.

Die Kosten für diesen einfachen Test werden in der Bundesrepublik Deutschland in aller Regel nicht von den Krankenkassen übernommen und liegen bei zirka € 20.

Aufgrund der breiten Anwendung des PSA-Tests gelingt es, das Prostatakarzinom in einem frühen, lokalisierten Stadium zu detektieren. Damit ist eine kurativ intendierte Therapie möglich.

Inzidenz des Prostatakarzinoms

Während das Prostatakarzinom bei den Krebstodesursachen bei Männern an dritter Stelle steht, hat es den Lungenkrebs als den häufigsten bösartigen Tumor bei Männern bereits 1998 abgelöst. In den letzten Jahren konnte eine stetig steigende Inzidenz des Prostatakarzinoms in Deutschland nachgewiesen werden.

Die Inzidenz (jährliche Neuerkrankungsrate pro 100 000 Männer) steigt mit dem Lebensalter an. Vor dem 45. Lebensjahr ist der Tumor praktisch nicht existent. Ab dem 45. Lebensjahr steigt die Inzidenz mit dem Alter proportional an, um ab dem 70. Lebensjahr mit zirka 650 Neuerkrankungen pro 100 000 Männer ein Plateau zu erreichen.

Laut RKI waren von knapp 250 000 Krebsneuerkrankungen bei Männern über 63 000 Prostatakarzinome.

Offenbar besteht auch eine genetische Disposition. In unterschiedlichen ethnischen Gruppen wird das Prostatakarzinom mit unterschiedlicher Häufigkeit vorgefunden.

So ist die Inzidenz bei der schwarzen US-Bevölkerung gegenüber der weißen deutlich erhöht. Geographische und ethnische Unterschiede sind auffällig. Bei Asiaten liegt eine besonders niedrige, bei nordamerikanischen Schwarzen eine besonders hohe Inzidenz vor.

Ätiologie

Die Ätiologie des Prostatakarzinoms ist bis heute nicht geklärt. Neben einer genetischen Disposition werden inflammatorische und hormonelle Ursachen diskutiert, ebenso scheint die Ernährung eine Rolle zu spielen.

Wahrscheinliche und gesicherte Risikofaktoren

Als gesicherter, definitiver Risikofaktor gilt das *Alter*. Man weiß, dass mit zunehmendem Alter eines Mannes die Prävalenz für ein Prostatakarzinom steigt. 80 % aller 80-jährigen sind Träger eines Prostatakarzinomes. Des Weiteren ist gesichert, dass sich das Risiko, an einem Prostatakarzinom zu erkranken, verdoppelt, falls der Vater oder ein Bruder daran erkrankt sind oder waren (familiäres Prostatakarzinom).

Ebenso ist bekannt, dass schwarze Männer wesentlich häufiger als weiße Männer und Männer aus der westlichen Hemisphäre öfter als die der östlichen daran erkranken.

Ein wesentlicher Grund hierfür könnte *ernährungsbedingt* sein: Die Nahrung japanischer Männer enthält deutlich weniger Fett als die von Männern der USA. Seitdem auch dort die „westliche Ernährung" zunehmend en vogue ist, steigt ebenfalls die Inzidenz der Männer für ein Prostatakarzinom. Japanische Männer, die in die USA auswanderten, besitzen ein deutlich höheres Risiko als ihre Landsleute in der Heimat.

Sehr viele Studien untersuchten den Zusammenhang zwischen Karzinomentstehung und Zusammensetzung der Nahrung. Es gilt als gesichert, dass sich fettreiche und faserarme Nahrung negativ auf die Prostatakarzinom-Inzidenz auswirken. Gemüse, Getreide und Soja dagegen werden von den physiologischen Darmbakterien zu schwachen Östrogenen abgebaut, welche protektiv zu wirken scheinen. Vitamin A (β-Carotin) und Vitamin D in Maßen wirken wohl ebenfalls schützend.

Grundsätzlich kann vorbeugend – nicht nur bezüglich des Prostatakarzinoms – eine gesunde Ernährung mit reichlich Ballaststoffen, Gemüse und Obst sowie wenig tierischen Fetten empfohlen werden. Die beste Präventivmaßnahme aber ist die regelmäßige Krebsvorsorge.

5.2.2 Diagnostik

Im klinisch lokalisierten Stadium ist das Prostatakarzinom in aller Regel asymptomatisch. Oft ist es dagegen so, dass beim Verspüren von Symptomen, z. B. Knochenschmerzen, der Krebs schon weit fortgeschritten ist.

Da das Prostatakarzinom meist erst in einem sehr fortgeschrittenen Stadium zu klinischen Symptomen (v. a. Knochenschmerzen) führt, und dann in aller Regel eine Heilung nicht mehr möglich ist, ist die Vorsorgeuntersuchung des Mannes für die Diagnosestellung von erheblicher Bedeutung (vgl. ➤ Kap. 5.1.2).

Die meisten Patienten mit lokal begrenztem Tumor sind beschwerdefrei. Eine etwaige Symptomatik ist häufig schon auf Metastasen zurückzuführen.

Die Vorsorgeuntersuchung beinhaltet die rektale Palpation wie auch den PSA-Test. Auf Grund dieser einfachen klinischen Untersuchung ist eine Früherkennung eines Prostatakarzinoms im klinisch lokalisierten Stadium möglich.

Digital-rektale Examination

Die Prostata befindet sich in unmittelbarer anatomischer Nachbarschaft zum Enddarm. Die Prostata liegt dem Rektum ventral auf. Folglich ist die Prostata der rektalen-digitalen Untersuchung direkt zugänglich.

Normalerweise ist diese Untersuchung nicht unbedingt angenehm, aber auch nicht schmerzhaft und dauert nur wenige Sekunden. Sie sollte von einem Urologen durchgeführt werden, da dies die spezialisierten Ärzte mit der meisten Erfahrung auf diesem Gebiet sind.

Die Palpation liefert dem erfahrenen Untersucher sehr wertvolle Informationen hinsichtlich der Prostatagröße und Konsistenz. Weiterhin lassen sich eindeutige oder karzinomsuspekte Verhärtungen palpieren.

Bildgebende Untersuchungsverfahren

Die bildgebenden Untersuchungsverfahren zur Diagnostik des Protatakarzinoms haben sich in den letzten Jahren einem erheblichen Wandel unterzogen.

Die etablierte Bildgebung ist neben dem transrektalen Ultraschall der Prostata die Magnetresonaztomographie, die Computertomographie wie auch die Knochenszintigraphie.

Transrektaler Ultraschall (TRUS)

Die **t**rans**r**ektale **U**ltra**s**challuntersuchung (TRUS) nutzt, wie auch die rektal-digitale Untersuchung, die unmittelbare anatomische Nachbarschaft des Rektums zur Prostata.

Das Karzinom selbst lässt sich im Transrektalschall nicht darstellen. Aber der in das Rektum eingeführte Schallkopf ermöglicht die Beurteilung der Organform, -größe sowie -binnenstruktur.

Verdächtige Areale sind häufig, allerdings nicht karzinomspezifisch. Gut lässt sich jedoch meist ein Kapseldurchbruch, ein organüberschreitendes Wachstum oder eine Samenblaseninfiltration und damit ein lokal fortgeschrittenes Stadium erfassen.

Darüber hinaus ist der Transrektalschall die Methode der Wahl zur Durchführung einer ultraschallgesteuerten Prostatabiopsie.

Bei persistierend hohen PSA-Werten von >4 ng/ml und/oder suspektem rektal-digitalem Untersuchungsbefund besteht die Indikation zur Durchführung einer Prostatastanzbiopsie.

Nach wie vor ist die transrektale, sonographiegesteuerte Prostatastanzbiopsie die am weitesten verbreitete Methode zum Nachweis eines Prostatakarzinoms.

In aller Regel werden 12 Gewebsproben, entsprechend der zonalen Anatomie der Prostata (McNeal), aus unterschiedlichen Arealen entnommen. Die Biopsate werden dann formalinfixiert dem Pathologen zur histopathologischen Begutachtung übermittelt.

Magnetresonanztomographie

Synonym für **M**agnet**r**esonanz**t**omographie (MRT) wird der Begriff Kernspin(resonanz)tomographie, kurz NMR (N = lat. *nucleus,* Kern) benutzt. Es handelt sich um ein nicht-invasives Diagnoseverfahren, bei dem man sich den hohen Wassergehalt des menschlichen Körpers zu Nutze macht. Bei der Bildgebung kommen spezielle Kontrastmittel zum Einsatz. In einem starken Magnetfeld werden die Protonen kurzzeitig entsprechend der Ausrichtung des Magnetfeldes ausgerichtet, und nach dem Abschalten des Magnetfeldes kehren die Protonen in ihren Ursprungszustand zurück. Das dabei entstehende Signal wird aufgefangen und zu Bildern verarbeitet. Das Verfahren kommt ohne eine Röntgenstrahlenbelastung aus.

Magnetresonanztomographie – PI-RADS-Klassifikation

Die Magnetresonanztomographie hat zwischenzeitlich seinen fest etablierten Platz in der Diagnostik des Prostatakarzinoms. Dabei findet das Verfahren in Deutschland überwiegend seine Anwendung bei Patienten mit initial negativer Prostatastanze und weiterhin auffälligen PSA-Werten. Dabei stellt das Verfahren der Wahl das multiparametrische MRT dar (mpMRT). Das mpMRT besteht aus morphologisch hochauflösenden T2-gewichteten Sequenzen und diffussionsgewichteten, funktionellen Sequenzen.

Seit 2012 existiert eine europäische Leitlinie (European Society of Urogenital Radiology, ESUR) zur Durchführung und Befundung des mpMRT. Neben Empfehlungen zur Indikation und Mindeststandards der MR-Protokolle wurde ein strukturiertes Befundungsschema mit dem Namen „**Pro**state **I**maging-**R**eporting **D**ata **S**ystem" (PI-RADS) beschrieben:

- PI-RADS Score 1: Das Vorliegen eines klinisch signifikanten Karzinoms ist sehr unwahrscheinlich.
- PI-RADS Score 2: Das Vorliegen eines klinisch signifikanten Karzinoms ist unwahrscheinlich.
- PI-RADS Score 3: Das Vorliegen eines klinisch signifikanten Karzinoms ist fragwürdig (unklarer Befund).
- PI-RADS Score 4: Das Vorliegen eines klinisch signifikanten Karzinoms ist wahrscheinlich.
- PI-RADS Score 5: Das Vorliegen eines klinisch signifikanten Karzinoms ist sehr wahrscheinlich.

Für die Befundübermittlung wird der Ort einer jeden Läsion auf einem standardisierten, graphischen Befundschema mit minimal 16, optimal mit 27 Regionen angegeben.

Der Nutzen des mpMRT zusammen mit der PI-RADS-Klassifikation in der Diagnostik des Prostatakarzinoms konnte in mehreren Studien nachgewiesen werden. Prostatakarzinome Gleason 3+4=7 und höher konnten mit Hilfe des PI-RADS Scores mit einer Genauigkeit von 0,88 nachgewiesen werden.

Damit ist das mpMRT in der Diagnostik des Prostatkarzinoms der Kombination von rektal-digitaler Untersuchung, PSA-Wert und transrektalem Ultraschall deutlich überlegen.

mpMRT, PI-RADS und transrektaler Ultraschall

Karzinomverdächtige Läsionen werden von den Radiologen in den mpMRT-Bildern markiert und dem Urologen übermittelt. Inzwischen gibt es die technische Möglichkeit MRT-Bilder auf Ultraschallgeräte zu überspielen. Damit ist es möglich die MRT-Bilder über die zugehörigen, schichtgleichen transrektalen Ultraschallbilder zu legen. Folglich ist eine gezielte transrektale Biopsie der PI-RADS 4 und 5-Läsionen möglich.

Computertomogramm

Das **C**omputer**t**omogramm (CT) erzeugt ebenfalls Schichtaufnahmen des Körpers, im Gegensatz zum MRT jedoch mittels Röntgenstrahlung. Auch bei dieser Untersuchung liegt der Patient auf einer fahrbaren Liege in einer Röhre. Hier kommen jodhaltige Röntgenkontrastmittel zum Einsatz. Bei der Erstdiagnose eines Prostatakarzinoms und PSA-Werten größer 20 ng/ml wird eine Computertomographie von Abdomen und Thorax zur Erfassung der Ausdehnung des Tumorleidens gefordert (Lymphknotenmetastasen, Lebermetastasen, Lungenmetastasen).

Skelettszintigramm

Das Skelettszintigramm dient im Falle des Prostatakarzinoms dem Nachweis von Knochenmetastasen. Ein kurzlebiges Radionuklid wird dem Patienten intravenös verabreicht und anschließend das Skelett mit einer sog. Gammakamera abgebildet.

Gesunder Knochen nimmt diese Substanz nur in geringem Ausmaß auf. An den Orten erhöhter knöcherner Stoffwechselaktivität findet eine Mehranreicherung des Nuklids statt. Dies kann durch Entzündungen, Frakturen (Knochenbrüche) oder auch durch Skelettmetastasen bedingt sein. Der Nuklearmediziner kann in aller Regel exzellent zwischen Metastasen oder alten Frakturen oder degenerativen Veränderungen differenzieren. Im Zweifelsfall wird eine Computertomographie des betroffenen Knochenabschnitts zur Differenzierung herangezogen.

Die Indikation zur Durchführung einer Skelettszintigraphie erfolgt ab einem PSA-Wert von 10 ng/ml, insbesondere bei lokal fortgeschrittenem oder schlecht differenziertem Prostatakarzinom.

Bei der Erstdiagnose eines stanzbioptisch nachgewiesenen Prostatakarzinoms sind sowohl die Computertomographie als auch die Knochenszintigraphie zwingende Staginguntersuchungen. Nur so kann nachfolgend der Patient einer adäquaten stadiengerechten Therapie zugeführt werden.

68Ga-PSMA-PET/CT

PSMA steht für **P**rostata**s**pezifisches **M**embran **A**ntigen. Prostatakarzinomzellen tragen das PSMA als Erkennungsmerkmal auf ihrer Zelloberfläche. Nun ist es gelungen 68Ga-markierte Substanzen zu produzieren, die spezifisch an dem prostataspezifischen Membran Antigen auf der Oberfläche der Karzinomzellen binden. Mit hochmodernen PET-Geräten lassen sich die Anreicherungen von 68Ga im Gewebe detektieren. Um die Untersuchungsqualität weiter zu verstärken, wird gleichzeitig eine kontrastverstärkte CT-Untersuchung durchgeführt. Diese dient der örtlichen Zuordnung des PET-Befundes.

Das Prostataspezifische Antigen (PSA)

Eine wesentliche Hilfe zur frühen Diagnose eines Karzinoms ist die Verwendung von Tumormarkern. Dies sind Substanzen wie beispielsweise Serumproteine, Enzyme, ektope Hormone oder onkofetale Antigene, die vom wachsenden Tumor synthetisiert, sezerniert und im Serum der Patienten mit einer Neoplasie in unphysiologisch hohen Konzentrationen nachgewiesen werden können.

Seit 1938, als Gutman et al. erstmals einen Zusammenhang zwischen dem Prostatakarzinom und der sauren Phosphatase feststellten, sind Serumtumormarker Bestandteil der diagnostischen Praxis.

Heute ist das **P**rostata**s**pezifische **A**ntigen (PSA) der Marker in der Diagnose des Prostatakarzinoms. Leider handelt es sich um keinen karzinomspezifischen Marker, also keinen Tumormarker im engeren Sinn, sondern um einen Gewebsmarker für die Prostata.

Folglich findet man PSA-Werterhöhungen nicht nur bei dem Vorliegen eines Prostatakarzinoms, sondern auch bei anderen Alterationen der Prostata (Prostatitis, nach Zystoskopien, Harnverhalt, etc.). Trotz intensiver Bemühungen blieb die Suche nach einem karzinomspezifischen Serummarker für den Nachweis des Prostatakarzinoms bisher erfolglos.

Der zusätzliche Einsatz des prostataspezifischen Antigens bei der Vorsorgeuntersuchung in Kombination mit der rektalen Palpation bewirkt eine Verdopplung bis Verdreifachung der Detektionsrate für Prostatakarzinome, mit der Folge, dass nicht 40 % der so entdeckten Prostatakarzinome, sondern über 60 % organbegrenzt sind und damit kurativ behandelt werden können.

Geschichte des Prostataspezifischen Antigens (PSA)

Das Prostataspezifische Antigen (PSA) wurde 1971 erstmalig von Hara et al. beschrieben und 1978 von Sensabough aus Berkley, Kalifornien, im Sperma nachgewiesen. Im darauffolgenden Jahr, 1979, gelang es Wang et al. die vollständige Aminosäuresequenz mittels Röntgenstrukturanalyse zu klären. Drei Jahre später erkannte er als erster die diagnostische Bedeutung für Patienten mit Prostatakarzinom und ebnete so den Weg für die spätere Nutzung als Tumormarker.

Biochemie

PSA findet sich im Serum in freier Form und in gebundener Form. Der überwiegende Anteil ist an andere Serumproteine gebunden. Zu ca. 70–90 % liegt es im Serum an α-1-Antichymotrypsin, einem Serin-Protease-Inhibitor, gebunden vor und ist dadurch enzymatisch inaktiv. Ferner ist es an α-2-Makroglobulin und andere Akute-Phase-Proteine gebunden. Die Halbwertszeit liegt bei 2–3 Tagen. Der verbleibende freie Anteil von etwa 10–30 % liegt in freier Form vor.

Die Synthese des PSA erfolgt beim Mann ganz überwiegend in den Drüsenzellen der Prostata, codiert durch ein relativ großes Gen auf Chromosom 19. Der Testosteron- bzw. Dihydrotestosteron-Spiegel reguliert die Bildung in der Zelle. Deshalb führt ein Testosteron-Entzug (Deprivation), wie er häufig therapeutisch beim metastasierten Prostatakarzinom durchgeführt wird, schnell zum programmierten Zelltod (Apoptose) und damit auch zu einer geringeren PSA-Produktion. Bei Frauen wird das PSA in sehr niedrigen Mengen in den periurethralen Drüsen, in der Brustdrüse sowie im Uterusendometrium produziert.

Physiologie

PSA dient der Spaltung von Peptidbindungen ganz bestimmter Aminosäuresequenzen, verbessert im Wesentlichen die Beweglichkeit der Spermien und bewirkt die Verflüssigung des Spermas sowie der Seminalflüssigkeit.

PSA als Tumormarker

PSA-spezifisches Antiserum bindet an jegliches Prostatagewebe, unabhängig von der Dignität (benigne oder maligne), jedoch nicht an Gewebe anderer Organe, weshalb das PSA bis dato der erste wirklich gewebespezifische Marker ist, der zur klinischen Anwendung kommt. Deshalb hat sich das PSA während der letzten Jahre als wertvoller Serumtumormarker für Diagnose und follow-up des Prostatakarzinoms erwiesen.

Der für die klinische Anwendung ideale Tumormarker sollte bestimmte Voraussetzungen erfüllen. Er sollte:

- empfindlich auf die Präsenz eines bestimmten Karzinoms reagieren
- mit dem Ausmaß der Erkrankung korrelieren
- seine Serumkonzentration entsprechend dem Krankheitsverlauf verändern, sei es durch eine erfolgreiche Therapie (Abfall) oder durch Progress der Krebserkrankung (Anstieg)
- für gerade diesen malignen Prozess spezifisch sein.

Die Erfordernisse der ersten drei Punkte erfüllt das PSA sehr gut, mit Sicherheit besser als jeder andere bis heute entdeckte Tumormarker, der für das Prostatakarzinom oder überhaupt ein Malignom verfügbar ist. Der vierte Punkt allerdings trifft auf das PSA nicht zu, weil es nicht für das Adenokarzinom der Prostata spezifisch ist.

Erhöhte Werte finden sich ebenso bei benigner Prostatahyperplasie (BPH), prostatischer Ischämie, akutem Harnverhalt sowie bakterieller Prostatitis, kurzzeitig auch nach rektaler Manipulation bei der digitalen Untersuchung, dem transrektalen Ultraschall oder nach einer Prostatabiopsie sowie nach Radfahren. Der PSA-Serumwert sinkt auf den Ausgangswert im Rahmen der *Halbwertszeit (2–3 Tage)* wieder ab.

Beispiel: Bei einem Patienten mit einem passageren Wert von 100 ng/ml sinkt das PSA nach 3 Tagen auf 50 ng/ml, nach weiteren 3 Tagen auf 25 ng/ml, dann bis zum 9. Tag auf ca. 12 ng/ml usw. Die Zeitdauer bis zur Normalisierung ist also immer vom Ausgangswert abhängig.

PSA ist prostataspezifisch, aber nicht karzinomspezifisch.

Aufgrund der Tatsache, dass PSA zwar eine hohe Spezifität für Prostatagewebe, jedoch nicht für Prostatakarzinomgewebe besitzt, lassen absolute PSA-Serumkonzentrationen nur schlecht eine Differenzierung zwischen benigner Prostatahyperplasie im Rahmen eines benignen Prostatasyndroms (BPS) und organbegrenztem Prostatakarzinom zu.

Die sog. diagnostische Grauzone des Konzentrationsbereichs liegt etwa zwischen 2,0 und 10 ng/ml PSA im Serum. Hochgradige benigne Prostatahyperplasien können PSA-Werte verursachen, die deutlich über 10 ng/ml liegen.

Bei Prostatakarzinomen treten meist erst in fortgeschrittenen, metastasierten Stadien hohe PSA-Werte auf. Obgleich sich die Durchschnittswerte des PSA für das Prostatakarzinom und BPS bei größeren Kollektiven signifikant voneinander unterscheiden, kann im Einzelfall die Differenzierung zwischen BPS und lokal begrenztem Prostatakarzinom anhand des absoluten PSA-Serumwertes schwierig oder unmöglich sein. Dieses Problem versuchte man in der jüngeren Vergangenheit mit der Entwicklung verschiedener neuer Diagnosekonzepte zu verringern. Ziel war es, die Spezifität gerade im PSA-Graubereich zu erhöhen, um unnötige Biopsien vermeiden zu können.

Altersabhängige Normwerte

Der normale PSA-Wert liegt bei den meisten Männern unter 4 ng/ml, wobei er, wie Oesterling et al. nachwiesen, im Alter häufig ansteigt. Ungefähr 20 % der Patienten mit Prostatakarzinom haben aber ein PSA unter 4 ng/ml. Mit Hilfe der altersabhängigen Referenzwerte ließ sich somit die Sensitivität des PSA als Tumormarker bei den Männern in der Altersgruppe unter 60 Jahren und die Spezifität bei Männern über 60 deutlich verbessern (➤ Tab. 5.7).

Die Verwendung von altersabhängigen Grenzwerten ist jedoch nicht unumstritten.

PSA-density (Dichte)

Die Arbeitsgruppen von Babaian und Veneziano lenkten als erste die Aufmerksamkeit auf die Beziehung zwischen PSA-Konzentration und dem sonographisch bestimmten Prostatavolumen. Beide Untersuchungen konnten eine Erhöhung der Karzinomspezifität des PSA durch die zusätzliche Bestimmung des Volumens der Prostata finden.

Folgeuntersuchungen von Benson zeigten eine Überlegenheit des Prostatavolumen-korrigierten PSA-Wertes, also der

Tab. 5.7 Altersabhängige Grenzwerte für PSA nach Oesterling (1993)

Lebensalter	Referenzbereich PSA in ng/ml
40–49	< 2,5
50–59	< 3,5
60–69	< 4,5
70–79	< 6,5

Berechnung des PSA-Wertes in Relation pro Gramm Gewebe, gegenüber dem absoluten PSA-Wert.

Ein Wert von mehr als *0,15 ng/ml* PSA pro cm^3 weist in Richtung Prostatakarzinom.

PSA im Zeitverlauf (PSA-velocity = Anstiegsgeschwindigkeit)

Der Anstieg des PSA-Wertes über einen längeren Zeitraum ist beim Prostatakarzinom schneller als bei der benigen Prostatahyperplasie, da die Wachstumsgeschwindigkeit bei malignem Prostatagewebe höher ist. Eine *jährliche Zunahme von > 0,75 ng/ml* weist auf ein Karzinom hin. Dieses Konzept der Verbesserung der PSA-Spezifität wird als PSA-Velocity bezeichnet und bedeutet die PSA-Erhöhung pro Zeiteinheit, gemessen in ng/ml/Jahr.

Für die korrekte Beurteilung ist die Anstiegsgeschwindigkeit wichtig, auch wenn die gemessenen Werte für sich allein betrachtet unter dem derzeitigen Grenzwert von 4,0 ng/ml liegen sollten.

PSA-Quotient

In einer eigenen Arbeit ging ich der Frage nach, ob mit Hilfe des sog. PSA-Quotienten (freies PSA dividiert durch gesamtes PSA) die differentialdiagnostische Entscheidung verbessert werden kann und es möglich ist, so die Rate unnötig durchgeführter Prostatabiopsien zu vermindern.

In die Untersuchung wurden prospektiv alle männlichen Patienten mit einem Gesamt-PSA zwischen 2,0 und 20,0 ng/ml (Abbott MEIA) einbezogen, die zwischen dem 15. Februar und dem 31. Juli 1997 in die Urologische Klinik und Poliklinik der Ludwig-Maximilians-Universität in München im Klinikum Großhadern aufgenommen wurden.

Die Patienten suchten die Urologische Universitätsklinik aus unterschiedlichen Gründen auf und repräsentieren aufgrund dessen *keine Screeningpopulation,* aber das Klientel im Routinebetrieb einer Urologischen Universitätsklinik oder Praxis.

Die Daten aller Patienten, die operativ, medikamentös oder strahlentherapeutisch vorbehandelt waren sowie Anzeichen einer Entzündung der Prostata hatten, wurden nicht verwertet. Es wurden daher nur Daten von Patienten mit virginellem Prostatakarzinom oder unbehandelter benigner Prostatavergrößerung ausgewertet. Alle Diagnosen waren histologisch verifiziert.

Die Sensitivität und Spezifität zur Unterscheidung zwischen PC und BPH wurde sowohl für das Gesamt-PSA, das freie PSA als auch den PSA-Quotienten für verschiedene Grenzwerte berechnet und anhand von ROC-Kurven (Abk.: receiver operating characteristics) veranschaulicht. Je größer die Fläche unter der entsprechenden Kurve, desto besser ist die Diskriminierung des entsprechenden Parameters.

Die eigene Datenlage zeigte, dass in der PSA-Grauzone bis 20 ng/ml die Verwendung des PSA-Quotienten die Spezifität der Karzinomdiagnostik im Vergleich zur Verwendung des Gesamt-PSA erheblich verbessert (➤ Abb. 5.12).

Die Größe der Fläche unter der Kurve (engl. **a**rea **u**nder the **c**urve = AUC) ist ein Maß der Trennschärfe für den untersuchten Parameter, d. h. in diesem Fall, je größer die Fläche, desto besser eignet sich der untersuchte Parameter für die Differenzierung zwischen Prostatakarzinom und gutartiger Vergrößerung. Im obigen Diagramm sieht man auf den ersten Blick, dass die Fläche des PSA-Quotienten deutlich größer ist als die der anderen beiden Parameter.

Inzwischen hat sich der PSA-Quotient aufgrund der Ergebnisse vieler weltweiter Arbeitsgruppen auch international durchgesetzt.

Für die richtige Interpretation ist es wichtig, dass sowohl das Gesamt-PSA als auch der freie Anteil mit dem gleichen Assay im gleichen Labor unter gleichen Bedingungen bestimmt wird.

> Je kleiner der Quotient, desto größer ist die Wahrscheinlichkeit für ein Prostatakarzinom.
> Liegt das Gesamt-PSA über und der PSA-Quotient deutlich unter dem Normbereich, sollte eine Prostatabiopsie durchgeführt werden, um ein mögliches Prostatakarzinom auszuschließen.

Heute ist die Bestimmung des PSA-Quotienten Standard. Folglich wird heute im PSA-Test die Höhe des Gesamt-PSA-Wertes, freies PSA (fPSA), gebundenes PSA wie auch der PSA-Quotient angegeben.

Interpretation des PSA

Die Bestimmung des PSA-Wertes, PSA-Quotient, PSA-Velocity, das Prostatavolumen wie auch die rektal-digitale Untersuchung dienen dazu, zwischen dem Vorliegen einer einfa-

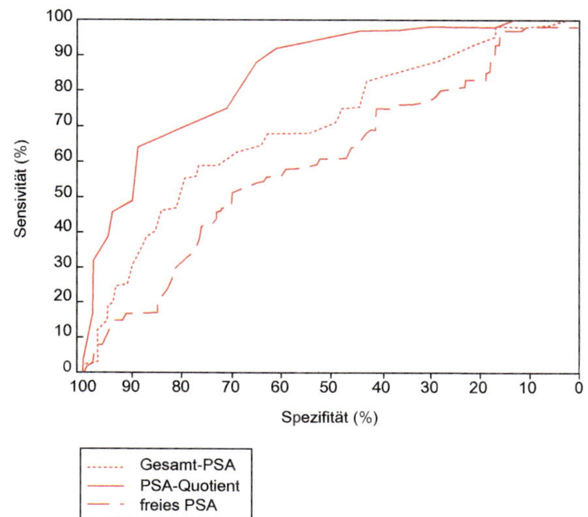

Abb. 5.12 ROC-Kurven aller unbehandelten Patienten [M603]

5

chen benignen Prostatahyperplasie und dem Vorliegen eines Prostatakarzinoms zu unterscheiden.

Damit werden unnötige weitere diagnostische Maßnahmen, wie die Prostatabiopsie, und damit eine unnötige Überdiagnostik vermieden.

Wann eine Prostatabiopsie notwendig wird bzw. noch abgewartet werden kann, hängt ganz von den sehr vielfältigen individuellen Befunden der Patienten ab. Letztendlich muss der Urologe mit dem Patienten zusammen über den besten Weg beraten und nach klinischen Gesichtspunkten entscheiden.

Es hat sich herausgestellt, dass die *Dynamik* des PSA im zeitlichen Verlauf wichtig ist, d. h. ob der Wert steigt oder fällt. Die Abschaffung eines strengen Grenzwertes von 4,0 ng/ml setzt aber voraus, dass in jüngeren Jahren, also mit dem 40. Lebensjahr bei dem Vorliegen einer familiären Belastung, ansonsten ab dem 45. Lebensjahr ein Ausgangswert bestimmt werden sollte. Damit kann die Entwicklung besser verfolgt und können die Intervalle der Vorsorgeuntersuchungen an Hand dieser individuellen PSA-Anstiegsgeschwindigkeit (individuelles Risikoprofil) angepasst werden.

Es ist medizinisch unumstritten, dass das PSA zur Frühdiagnostik des Prostatakarzinoms und damit zur frühzeitigen Behandlung einen ganz entscheidenden Beitrag leistet. Mit Früherkennung ist die Reduktion der prostataspezifischen karzinombezogenen Mortalitätsrate in der untersuchten Bevölkerung gemeint. Die Verbesserung der Diagnosemöglichkeiten führt natürlich zu einer gesteigerten Inzidenz des Prostatakarzinoms, aber zunehmend werden die Karzinome auch in früheren Tumorstadien detektiert, so dass eine kurative Therapie möglich ist.

Aufgrund der 2009 veröffentlichen US-amerikanischen „Prostate, Lung, Colorectal and Ovarian Cancer Screening Trial" (PLCO)-Studie kam der PSA-Test vorübergehend in Verruf. Die Studie hatte bei über 75.000 Männern keinen Unterschied zwischen den beiden Studienarmen, PSA-Test-Gruppe und Kontrollgruppe ohne PSA-Test, in Bezug auf die Prostatakrebs-bedingten Todesfälle ergeben. Eine Folge der Studie war eine Überarbeitung der amerikanischen Leitlinien, in denen der PSA-Test nicht weiter empfohlen wurde.

Im Nachgang wurden in der Studie schwere methodische Fehler nachgewiesen. 90 % der Männer im Kontrollarm der Studie hatten sich doch einem PSA-Test unterzogen. Folglich ist es nicht weiter verwunderlich, dass es keinen signifikanten Unterschied zwischen den beiden Studiengruppen gab.

Seriöse Schätzungen gehen davon aus, dass – in Folge des in den USA nicht mehr durchgeführten PSA-Tests – es bis zu 60.000 amerikanischen Männern bis zu Jahr 2025 das Leben kosten wird.

Heute gilt es als unzweifelhaft, dass die breite Anwendung des PSA-Tests zu einer Halbierung des Sterberisikos durch das Prostatakarzinom führt.

Dennoch ist es in Deutschland so, dass die Bestimmung des PSA-Wertes im Rahmen der routinemäßigen Krebsvorsorgeuntersuchung von Seiten der gesetzlichen Krankenkassen nicht bezahlt wird. Die Krankenkassen übernehmen die Kosten derzeit nur, wenn klinisch der Verdacht eines Prostatakarzinoms besteht oder im Rahmen der Tumornachsorgeuntersuchungen.

Aus veröffentlichten Untersuchungen weiß man jedoch, dass dieser Blutwert der empfindlichste Parameter bezüglich der Vorsorgeuntersuchung ist. Dem Patienten bleibt also in der Regel nur, die Kosten (ca. 20 Euro; Stand Herbst 2003) im Rahmen der **i**ndividuellen **Ge**sundheits**l**eistungen (**IGel**) selbst zu tragen.

Das PSA ist der wichtigste Parameter für Diagnostik und Therapieverlauf des Prostatakarzinoms. Zusammen mit der digital-rektalen Untersuchung und dem transrektalen Ultraschall erhält der Urologe einen sehr hohen Aussagewert. Häufig können deshalb Prostatakarzinome schon histologisch durch eine Biopsie frühzeitig diagnostiziert werden, bevor sie klinisch auffällig werden, und können damit *kurativ* behandelt werden.

Vor- und Nachteile des PSA

- Vorteile:
  - Das PSA ist organspezifisch.
  - einfache Bestimmung im Blut des Patienten
  - Der Wert unterliegt intraindividuell geringen Schwankungen.
  - sehr guter diagnostischer Parameter
  - sehr guter Verlaufsparameter
  - hohe Sensitivität für ein Prostatakarzinom, noch höher in Verbindung mit PSA-Quotient, -dichte und -velocity
  - hohe Spezifität für ein Prostatakarzinom ab PSA-Werten > 10–20 ng/ml
  - Nach operativer Entfernung der Prostata sinkt der PSA-Wert unter die Nachweisgrenze im Test. Ein Wiederanstieg zeigt bei Z. n. radikaler Prostatektomie das eindeutige Vorliegen eines Rezidives an.
- Nachteile:
  - diagnostische Grauzone zwischen 4,0–10,0 bzw. 20,0 ng/ml
  - Die Blutprobe ist lagerungssensibel und sollte deshalb möglichst schnell verarbeitet werden.
  - Die PSA Bewertung durch den Urologen ist von der verwendeten Bestimmungsmethode und deren Grenzwerten abhängig.
  - Beeinflussung durch Medikamente:
    In der Literatur ist eindeutig belegt, dass die Einnahme von Finasterid zur Reduzierung des PSA etwa um die Hälfte führt. Die Verwendung von LH-RH-Analoga (s. u.) führt ebenfalls zum PSA-Abfall, je nach Substanz in unterschiedlicher Größenordnung. In wie weit andere Medikamente ebenfalls zu veränderten PSA-Spiegeln im Serum führen, ist kaum untersucht.

Die Zukunft der Diagnostik

Die sog. targetspezifische Diagnostik zielt darauf ab, ein Prostatakarzinom mit hundertprozentiger Sicherheit zu erkennen, d. h. es wird nach Möglichkeiten gesucht, die Krebszellen mittels Botenstoffen an ihrer Oberfläche zu markieren. Daraus ergäbe sich auch die Möglichkeit, bestimmte therapeutische oder zytotoxische Substanzen auf der Karzinomzelle zu binden oder in diese einzuschleusen und sie dadurch gezielt zu zerstören. Diese Ansätze sind in der gesamten Medizin sehr vielversprechend, werden jedoch noch erprobt.

Biopsie

Ca. 75 % der Karzinome entstammen der peripheren Zone der Prostata, ca. 20 % haben ihren Ursprung in der Transitionalzone und ca. 5 % in der zentralen Zone.

Die transrektale Prostatabiopsie ist deshalb das geeignete diagnostische Verfahren zur Sicherung bzw. zum Ausschluss der Diagnose.

Die Infektionsgefahr durch die Prostatabiopsie ist aufgrund einer passageren Antibiotikaprophylaxe sehr gering, obwohl die Gewebeprobe mit einer dünnen Nadel durch den Darm hindurch (mittels der sog. Biopsiepistole) entnommen wird.

Dennoch sind die Patienten vor Durchführung über die Risiken der Biopsie aufzuklären. Am häufigsten finden sich Makrohämaturien (bis zu 60 %), Hämospermien, die bis zu 6 Wochen anhalten können. Darüber hinaus seltener Fieber, Schüttelfost und eine Sepsis (Blutvergiftung). Patienten mit Fieber nach einer Prostatastanzbiopsie sollten hospitalisiert werden mit Durchführung einer kalkulierten intravenösen antibiotischen Therapie.

Eine Prostatastanze unter laufender ASS-Therapie ist zu vertreten, nicht jedoch unter doppelter Thrombozytenaggregationshemmung oder Antikoagulation mit Marcumar. Hier ist eine entsprechende Pausierung der Medikation nach Rücksprache mit dem Internisten anzustreben mit einem vorübergehenden Umsetzen der Medikation auf Heparine.

Durch die Prostatastanze bedingt steigt unmittelbar nach Entnahme der Gewebeproben des PSA-Wert an.

Manche Patienten befürchten eine Streuung des Prostatakrebses durch die Biopsie. Dafür gibt es bislang keine Beweise.

Histologie

Mostofi beschrieb 1976 eine histopathologische Einteilung des Prostatakarzinoms unter Berücksichtigung der *Differenzierung* und der *Kernaplasie.*

- Differenzierung: Je weniger oder niedriger die Zellen eines bösartigen Tumors differenziert sind, um so aggressiver gilt sein Wachstum.
- Kernaplasie: bestimmte pathologische Veränderungen der Zellkerne.

Die **U**nion for **I**nternational **C**ancer **C**ontrol (UICC) sowie der Pathologisch-urologische Arbeitskreis Prostatakarzinom beziehen sich auf diese Klassifikation, weshalb sie die in Deutschland am häufigsten verwendete Einteilung ist.

Histopathologischer Gleason-Score

Der Pathologe Gleason beschäftigte sich ebenfalls mit den histopathologischen Kriterien des Gradings eines Prostatakarzinoms und daraus ableitbarer Prognosefaktoren. Er berücksichtigte vor allem das Wachstumsmuster der Zellen. In diesem Score werden für verschiedene Parameter der Drüsenstruktur eines Prostatakarzinoms sowie der Begrenzung eines Krebszellherdes und eine eventuelle Stroma-Invasion jeweils verschiedene Punktzahlen von je 1–5 für ein primäres und ein sekundäres Differenzierungsmuster der Prostatadrüsen vergeben. Die daraus errechenbare Summe ergibt eine Zahl zwischen 2 und 10. Grob kann festgestellt werden, je höher der Gleason-Score liegt, desto aggressiver verhalten sich die Karzinomzellen. Zytologische Veränderungen werden dabei nicht berücksichtigt.

Auch dieses Prognosesystem kann nur richtungsweisend sein und keine 100%-ige Aussage treffen, wie dies für alle biologischen Scores gilt.

Zytologie

Zusätzlich existiert ein *zytologisches Gradingsystem.* Mit einer sehr dünnen längeren Nadel, die eine Verlängerung des rektal palpierenden Fingers darstellt, lassen sich ganz gezielt auch sehr kleine, fraglich suspekte Herde oder fächerförmig bestimmte Areale punktieren. Dabei werden unter Sog mit einer Spritze Zellen aus der Prostata gewonnen, welche auf einem Objektträger ausgestrichen werden (sog. Aspirationszytologie). Das Zellmaterial wird anschließend nach entsprechender Fixierung und Färbung unter dem Mikroskop begutachtet. Die morphologischen Dignitätskriterien sind:

- Kerngröße
- Kernordnung
- mittlere Nukleolengröße
- Kern- und Zelldissoziation
- Nukleolenvariabilität (Form, Größe, Zahl)
- Kerngrößenvariabilität.

Die Treffsicherheit hängt wie bei der Stanzbiopsie von der Qualität der Biopsietechnik und der Erfahrung des befundenden Arztes ab.

Bei der Feinnadelaspirationsbiopsie werden fächerförmig aus einem relativ größeren Gebiet Prostatazellen gewonnen und zytologisch beurteilt. Bei der Prostatastanzbiopsie werden dagegen einige kleine Gewebszylinder aus dem Organ entnommen. Durch die Kombination beider Verfahren kann die Treffsicherheit gesteigert werden, und so ist die Gefahr des Undergradings geringer als bei alleiniger Stanzbiopsie.

Bei der Stanzbiopsie wird Gewebe aus der Prostata für die histologische Beurteilung entnommen, während es sich bei der Feinnadelaspiration um eine zytologische Methode handelt.

Staging

Staging ist der international gebräuchliche Begriff für die Bestimmung des Tumorstadiums.

Das PSA korreliert gut mit dem Tumorgrading, dem Tumorvolumen, den Lymphknoten- und Knochenmetastasen und wird außerdem zur Verlaufsbeobachtung und Therapiekontrolle verwendet. Ab einer Konzentration des PSA von etwa 20 ng/ml steigt das Risiko für die Organüberschreitung eines Prostatakarzinoms steil an, bei PSA-Werten > 50 ng/ml sind organbegrenzte Tumoren eher die Ausnahme. Die Überlappung zwischen PSA-Konzentration und jeweiligem Tumorstadium ist sehr groß, jedoch ist eine Vorhersage des Tumorstadiums anhand des PSA-Wertes alleine nicht möglich. Durch die Kombination mit den anderen oben beschriebenen, präoperativ erhebbaren Befunden steigt der Vorhersagewert des PSA für das Tumorstadium deutlich.

Zur endgültigen Sicherung der Diagnose steht die transrektale Stanz- oder die Saugbiopsie (Feinnadelbiopsie) zur Verfügung, wobei die Übereinstimmung beider Methoden bei etwa 90 % liegt.

Klinische Einteilung des Prostatakarzinoms

Bemerkenswert sind die Unterschiede zwischen der Prävalenz des Prostatakarzinoms und der klinisch manifesten Erkrankung. So kann bei ca. 5–7 % der wegen benigner Prostatahyperplasie durchgeführten Operationen histologisch ein Prostatakarzinom (inzidentelles Prostatakarzinom) nachgewiesen werden. 25 % aller Männer über 50 Jahre sind Karzinomträger, obwohl nur bei 5 % das Leiden manifest wird.

Je nachdem, ob das Prostatakarzinom auf sich aufmerksam gemacht hat oder nicht, unterscheidet man vier verschiedene klinische Gruppen:

- *Manifestes Karzinom:* Karzinom, welches klinisch und bioptisch gesichert ist
- *Latentes Karzinom:* zufälliger Befund anlässlich einer Obduktion
- *Okkultes Karzinom:* klinische Manifestation von Metastasen, bevor der Primärtumor entdeckt wird
- *Inzidentelles Karzinom:* klinisch stummes Karzinom, wird zufällig durch eine transurethrale Resektion oder Adenomektomie bei der histologischen Aufarbeitung gefunden.

Pathologische Einteilung des Prostatakarzinoms

Bei der histopathologischen Aufarbeitung der Tumore finden sich zu fast 100 % Adenokarzinome. Prostatasarkome sind sehr selten, sie machen lediglich einen Anteil von ca. 0,1–0,3 % aller malignen Tumoren der Prostata aus.

Der Pathologe teilt das Prostatakarzinom auch nach seinem Differenzierungsgrad, dem sog. Grading, ein. Nach der WHO werden folgende Gruppen unterschieden:

- Gx: Differenzierungsgrad ist nicht beurteilbar
- G1: leichte Anaplasie, hochdifferenziertes Karzinom
- G2: mäßige Anaplasie, mäßigdifferenziertes Karzinom
- G3: gering- bis entdifferenziertes Karzinom mit starker Kernatypie.

Anaplasie

Dieser Begriff meint den Übergang höher differenzierter Zellen in Zellen mit geringerer Differenzierung (ein Malignitätskriterium).

In verschiedenen Studien wurde dazu festgestellt, dass die Prognose um so besser ist, je höher der Differenzierungsgrad ist (s. Lehrbücher der Pathologie und Urologie).

Eine exakte Prognose ist unmöglich zu stellen. Die Ausbreitung des Prostatakarzinoms erfolgt zunächst lokal in der Prostata, anschließend durch die Organwand (Prostatakapsel). Von dort wächst der Krebs meist in die Samenblasen und paraprostatischen Gefäß-Nervenbündel. Das weitere Wachstum erfolgt meist in Harnblase, Harnröhre, Nachbarorgane und in die untere Wirbelsäule sowie das knöcherne Becken. Durch Streuungen (Metastasen) kann dieser Prozess auch sprunghaft vor sich gehen, wodurch der Tumor auch in entferntere Organe gelangt.

TNM-Klassifikation

Nach der Union for International Cancer Control (UICC) gilt seit 1997 die sog. TNM-Klassifikation (➤ Tab. 5.8).

Metastasierung

Das Prostatakarzinom entsteht zumeist in der peripheren Zone der Drüse, breitet sich von dort aus und infiltriert die Organkapsel unter Invasion von Lymphspalten und Nervenscheiden. Es metastasiert in der Regel zunächst lokal in die regionären Lymphknoten des kleinen Beckens und führt sekundär zu einer hämatogenen Ausbreitung, vorrangig in das Skelett, selten in Leber und Lunge.

Prognosefaktoren des Prostatakarzinoms

Wesentlich für die Prognose ist die Tumorausdehnung nach der international gebräuchlichen TNM-Klassifizierung. Allgemein gilt, je schlechter das Karzinom eingestuft wird, desto ungünstiger ist die Prognose. Die Progressionstendenz und damit die Prognose ist also eng mit seiner Differenzierung verknüpft.

Tab. 5.8 TNM-Klassifikation. Ein c vor dem TNM-Stadium bedeutet „gemäß dem klinischen Eindruck", ein p bedeutet ein histopathologisch nachgewiesenes Stadium, z. B. cT2a oder pT3b, pN0.

T-Stadium	
T	Primärtumor
Tx	Primärtumor kann nicht beurteilt werden
T0	kein Anhalt für Primärtumor (amerikanisches Stadium 0)
T1	klinisch nicht erkennbarer Tumor, der weder tastbar noch in bildgebenden Verfahren sichtbar ist
T1a	Tumor, zufälliger histologischer Befund („incidental carcinoma") in 5 % oder weniger des resezierten Gewebes (amerikanisches Stadium A1)
T1b	Tumor, zufälliger histologischer Befund („incidental carcinoma") in mehr als 5 % des resezierten Gewebes (amerikanisches Stadium A2)
T1c	Tumor, durch Nadelbiopsie diagnostiziert (z. B. wegen eines erhöhten PSA)
T2	Tumor begrenzt auf die Prostata
T2a	Tumor in < 50 % eines SL (amerikanisches Stadium B1)
T2b	Tumor in > 50 % eines SL (amerikanisches Stadium B2)
T2c	Tumor in beiden SL (amerikanisches Stadium B3)
T3	Tumor durchbricht die Prostatakapsel
T3a	extrakapsuläre Ausbreitung, einseitig oder beidseitig (amerikanisches Stadium C1)
T3b	Tumor infiltriert Samenblase(n) (amerikanisches Stadium C2)
T4	Tumor ist fixiert oder infiltriert andere benachbarte Strukturen als Samenblasen, z. B. Blasenhals, M. sphincter externus, Rektum, und/oder Levatormuskel und/oder ist an der Beckenwand fixiert (amerikanisches Stadium C3).
N-Stadium	
Nx	Regionäre Lymphknoten können nicht beurteilt werden
N0	keine regionären Lymphknotenmetastasen
N1	Metastase in solitärem Lymphknoten, 2 cm oder weniger in der größten Ausdehnung (amerikanisches Stadium D1)
N2	Metastase(n) in solitärem Lymphknoten, mehr als 2 cm, aber nicht mehr als 5 cm in der größten Ausdehnung, oder in multiplen Lymphknoten, keine mehr als 5 cm in der größten Ausdehnung
N3	Metastasen in Lymphknoten, mehr als 5 cm in der größten Ausdehnung
M-Stadium	
Mx	Metastasen nicht beurteilbar
M0	keine Metastasen
M1	Metastasen vorhanden (amerikanisches Stadium D2)
M1a	extraregionärer LK-Befall
M1b	Knochenfiliae
M1c	andere Manifestationen
R-Stadium	
R	Resektionsrand
R0	tumorfreier Resektionsrand
R1	von Tumor befallener Resektionsrand
LV-Stadium	
LV0	nicht befallene Lymphgefäße
LV1	befallene Lymphgefäße

Das T-Stadium klassifiziert die lokale Tumorausbreitung, das N-Stadium gibt den Befall regionärer Lymphknoten und das M-Stadium das Auftreten von Fernmetastasen an.

Des Weiteren ist für die Prognose der Wert und der Verlauf des PSA von Bedeutung. Häufig wird ein Anstieg des PSA vor dem Auftreten von klinisch manifesten Symptomen beobachtet.

PSA kann in begrenztem Maße Auskunft über das Tumorstadium geben, allerdings nur außerhalb des Graubereichs zwischen 2,0 und 20,0 ng/ml. Der PSA-Wert steigt jedoch nicht unbedingt kontinuierlich mit der Größenzunahme des Tumors an. Die Ursache dafür liegt zum einen daran, dass es verschiedene Karzinomtypen der Prostata gibt und zum anderen an der Tatsache, dass es auch sog. PSA-negative Karzi-

5

nome der Prostata gibt, welche kein oder nur wenig PSA produzieren. Manchmal kann es so zu paradoxen Situationen für Urologen und Patienten kommen: Der PSA-Wert liegt im Normbereich, obwohl sich das Karzinom vielleicht schon bis ins kleine Becken ausgebreitet hat, oder der Blutwert ist hoch, wobei der Tumor noch auf die Prostata beschränkt ist. Betont sei an dieser Stelle nochmals, dass dies *nicht die Regel* ist.

Ein hohes Ausgangs-PSA deutet eher auf einen ungünstigeren Krankheitsverlauf hin. Cooper et al. konnten in diesem Zusammenhang zeigen, dass bei Patienten mit einem anfänglichen PSA von <20 ng/ml erheblich seltener eine Progression nach Therapie auftritt als bei Patienten mit einem Ausgangs-PSA von >20 ng/ml.

Prognosefaktoren im Überblick
- PSA-Wert vor der Operation
- Lymphknotenbefall
- Tumorstadium
- Absetzungsränder (histologischer Karzinomnachweis: ja/nein)
- Differenzierung
- Penetration der Prostatakapsel
- Gleason-Score (Stanzbiopsie oder Prostatektomiepräparat)
- Infiltration der Samenblasen

5

5.2.3 Therapie des Prostatakarzinoms

Prinzipiell sollten Diagnostik und Therapie des Prostatakarzinoms in einem durch Onkozert® (Deutsche Krebsgesellschaft, DKG) zertifizierten Prostatakarzinomzentrum durchgeführt werden. Diese Zentren werden jährlich einem Audit unterzogen und müssen Mindeststandards erfüllen. Diese Mindeststandards sorgen für eine hohe Ergebnisqualität.

Grundsätzlich erfolgt die Therapie stadienadaptiert, abhängig von der Gesamtsituation des Patienten (Wunsch des Patienten, biologisches Alter, Lebenserwartung, Allgemeinzustand und Begleiterkrankungen), (➤ Tab. 5.9).

Tab. 5.9 Therapieoptionen des Prostatakarzinoms

Tumorstadium	Therapieoptionen
T1, T2: Tumor lokalisiert auf die Prostata	Radikale Prostatektomie Strahlentherapie active surveillance
T3, T4: Tumor über die Prostata hinaus ausgebreitet	Radikale Prostatektomie Strahlentherapie Hormontherapie
N+, M+: Metastasen in Lymphknoten und/oder Knochen	Hormontherapie Chemotherapie Strahlentherapie gezielt bei Schmerzen watchful waiting best supportive care

Ist das Prostatakarzinom lokal (auf die Prostata) begrenzt, erfolgt eine lokale Therapie. Ist es nicht mehr lokal begrenzt, so erfolgt eine systemische Therapie.

Des Weiteren wird ein kurativer sowie ein palliativer Therapieansatz unterschieden:

- Kurativer Therapieansatz:
  Eine *Heilung* des Patienten ist nach den medizinischen Befunden *möglich*, es wird ein entsprechendes Therapieschema vom Arzt festgelegt.
- Palliativer Therapieansatz:
  Eine *Heilung* des Patienten ist nach den medizinischen Befunden *nicht möglich*, weil die Erkrankung weit fortgeschritten ist oder der Patient zu gebrechlich ist.
  Die Behandlung zielt darauf ab, den Krebs in seinem Wachstum einzudämmen bzw. die Lebensqualität des Patienten zu verbessern und etwaige Beschwerden zu lindern.

Experimentelle Verfahren

Hierzu gehören der **h**och **i**ntensivierte **f**okussierte **U**ltraschall (HI-FU) und die Kryotherapie (griech. *kryo:* kalt). Das Prostatagewebe wird durch therapeutischen Ultraschall oder durch flüssiges Gas (Stickstoff/Helium/Argon) zerstört. Beide Methoden müssen aber noch zu den experimentellen Anwendungen gezählt werden.

Bei der sog. Kryotherapie (auch Kryoablatio) wird entweder endoskopisch durch die Harnröhre oder vom Damm aus mittels flüssigem Stickstoff das Prostatagewebe buchstäblich vereist. Erste Ergebnisse zeigen, dass die Patienten kaum Probleme mit der Kontinenz haben. Etwas häufiger können Potenzprobleme auftreten. Man vermutet als Ursache eine Mitvereisung der periprostatischen Nervenbündel. Bisher existieren keine langfristigen Studien, die die Wirksamkeit der Kryoablation eindeutig beweisen.

Auch die **Photo**dynamische **T**herapie (PDT) der Prostata hat experimentellen Charakter. Das Verfahren kommt bei vielen anderen Tumorarten bereits zur Anwendung. In der Urologie besteht die größte Erfahrung im Bereich des Urothelkarzimoms der Harnblase, sowohl bei der Diagnostik als auch der Therapie. Das Prinzip beruht auf der selektiven Anreicherung einer photosensiblen Substanz im Tumorgewebe (lokal oder intravenös appliziert). Licht einer bestimmten Wellenlänge kann den Tumor sichtbar machen und durch die Freisetzung zytotoxischer Substanzen zerstören.

Therapie des Prostatakarzinoms gemäß den S3-Leitlinien der Deutschen Gesellschaft für Urologie

Die Therapie des Prostatakarzinoms richtet sich nach der Risiko-Klassifikation nach D'Amiko. Hierbei wird in ein Prostatakarzinom mit einem niedrigen, mittleren und hohen Risiko unterschieden. Es geht um das Risiko einer Progression der Karzinomerkrankung.

- Niedriges Risiko: klinisches Stadium cT1c–cT2a und PSA <10 ng/ml und Biopsie Gleason-Score <6
- Mittleres Risiko: klinisches Stadium cT2b oder PSA 10,1–20 ng/ml oder Biopsie Gleason-Score 7
- Hohes Risiko: klinisches Stadium >cT2b oder PSA >20 ng/ml oder Biopsie Gleason-Score 8–10.

Natürlich sind auch die Begleiterkrankungen, die Lebenserwartung und die Patienten-Präferenz zu berücksichtigen. Idealerweise erfolgt die Therapie interdisziplinär.

Therapie-Optionen bei niedrigem Risiko

- Active surveillance: Die Lebenserwartung sollte über 10 Jahre betragen, das klinische Stadium nicht höher als cT1c–cT2a sein, der PSA-Wert unter 10 ng/ml liegen. Ferner sollten < = 2 Stanzbiopsien positiv und < = 50 % Karzinomvolumen in einer Prostatastanze vorliegen.
  Es geht dabei um die aktive Überwachung des Karzinoms durch den Urologen. Wichtig ist bei dieser Behandlungsform vor allem die hohe Compliance seitens des Patienten. Die PSA-Kontrollen sollten weiterhin alle 3 Monate erfolgen. Eine Re-Biopsie wird nach 12 Monaten empfohlen.
- Eine Intervention (radikale Prostatektomie oder Strahlentherapie) erfolgt, wenn die Verdopplungszeit des PSA weniger als 2 Jahre beträgt oder wenn sich in der Re-Biopsie eine Progression im Sinne einer Verschlechterung des Gleason-Score herausstellt.
- Nervschonende radikale Prostatektomie: Die Lymphadenektomie ist in diesem Fall verzichtbar, Ziel ist die Erhaltung von Kontinenz und Potenz.
- Perkutane Bestrahlung: CT-gesteuerte perkutane Bestrahlung ist der Standard mit einer Strahlendosis von 74 Gy.
- LDR-Brachytherapie: Voraussetzungen sind ein IPSS < 10, Prostatavolumen < 60 ml, ausreichender Harnstrahl von < 15 ml/sec und ein minimales Restharnvolumen.
- Watchful waiting: Kommt zur Anwendung bei ausgeprägten Begleiterkrankungen des Patienten bzw. bei einer Lebenserwartung von < 10 Jahren. Eine Therapie erfolgt erst bei Symptomen, z. B. subvesikaler Obstruktion, Harnstauungsniere oder Metastasen.

Therapie des Prostatakarzinoms mit mittlerem Risiko

- Radikale Prostatektomie (ggf. nervschonend) und extentierte pelvine Lymphadenektomie
- Bei positiven Resektionsrändern sollte eine adjuvante Strahlentherapie folgen.
- Perkutane Bestrahlung: Strahlendosis von 74 Gy, evtl. zusätzlich Hormontherapie
- HDR-Brachytherapie
- Watchful waiting: Die Voraussetzungen, dass watchful waiting bei Prostatakarzinom mit mittlerem Risiko zur Anwendung kommt, sind eine Lebenserwartung < 10 Jahre und ausgeprägte Begleiterkrankungen des Patienten.
  Die Therapie erfolgt ebenfalls in palliativer Absicht erst bei Auftreten von Symptomen: subvesikaler Obstruktion, Harnstauungsniere oder Metastasen.
- Androgen-Deprivation: nur im Einzelfall bei Patientenwunsch.

Therapiemöglichkeiten bei Patienten mit high risk-Prostatakarzinom

- radikale Prostatektomie und extentierte pelvine Lymphadenektomie (mindestens 13 Lymphknoten)
- adjuvante zusätzliche Therapie bei R 1-Resektion, positiven Lymphknoten und postoperativ persistierendem PSA
- perkutane Bestrahlung und Antiandrogene Therapie: Strahlendosis 76–81 Gy, Hormontherapie zusätzlich über 2 – besser 3 Jahre
- HDR-Brachytherapie:
  - Watchful waiting
  - Androgen-Deprivation.

Radikale Prostatektomie

Der bisherige goldene Standard für die Therapie eines auf die Prostata beschränkten Karzinoms (klinische Stadien T1 und T2) ist die in kurativer Absicht durchgeführte radikale Prostatektomie oder eine Strahlentherapie.

Ist das Tumorwachstum allerdings organüberschreitend und liegt eventuell auch ein Befall der Lymphknoten vor, so gibt es klare Hinweise aus dem Münchner Krebsregister, dass Patienten nach radikaler Prostatektomie länger leben. Leider handelt es sich um eine retrospektive Auswertung. Ergebnisse prospektiv randomisierter Studien zu diesen Thema fehlen.

Die therapeutischen Möglichkeiten reichen vom sorgfältigen Abwarten, z. B. bei älteren multimorbiden Patienten (*wait and see, watchful waiting*) über die radikale Prostatektomie, ggf. mit adjuvanter oder verzögerter Hormontherapie – je nach Fortschreiten der Erkrankung – bis zur alleinigen antihormonellen Behandlung (medikamentös oder operativ) oder Strahlentherapie.

Indikation zur radikalen Prostatektomie

Klassischerweise sollte das Karzinom auf die Prostata beschränkt sein (klinisches Stadium T1–T2), die Lebenserwartung des Patienten mehr als 10 Jahre betragen und der Gesundheitszustand gut sein.

Im klinischen Stadium T3 wird die Indikationsstellung derzeit kontrovers diskutiert. Nach neueren Literaturangaben *könnten* die Überlebensraten und die bessere Lebensqualität der operativ behandelten Patienten tendenziell der Strahlentherapie und der Hormontherapie überlegen sein. Im Stadium T3 N0 M0 sollte bei jungen Patienten mit einer Lebenserwartung über 10 Jahre ebenfalls eine radikale Operation angestrebt werden.

Radikale retropubische Prostatektomie

Über eine mediane Unterbauchlaparotomie vom Nabel bis zur Symphyse erfolgt die retropubische Präparation. Die Harnblase wird dabei nach kranial und dorsal abgedrängt. Nach lateral wird das Peritoneum ausreichend gelöst, so dass die Iliakalgefäße nahe der Aortenbifurkation bis zum knöchernen Rand des kleinen Beckens zu verfolgen sind.

Es folgt die extraperitoneale Staginglymphadenektomie. Es werden die Lymphknotenketten beidseitig entlang der A./V. iliaca externa bis zum Abgang der A./V. liaca interna, danach die der A./V. iliaca interna und der Obturatoriusgrube entfernt und mittels Schnellschnittuntersuchung vom Pathologen auf Krebsbefall untersucht.

An die Lymphadenektomie anschließend folgt die Eröffnung der endopelvinen Faszie und Durchtrennung der Ligg. puboprostatica. Daraufhin kann der Plexus venosus prostaticus unterbunden werden. Unter sorgfältiger Schonung des äußeren Schließmuskels wird unterhalb des Apex der Prostata die Harnröhre durchtrennt. Nach Lösung vom muskulären Dammzentrum und Durchtrennung des Septum rectourethrale (Denonvillier-Faszie) wird dann lateral der Prostata die Ablösung der Beckenfaszie vorgenommen. Nach zuvorigem Durchtrennen der Prostatapfeiler folgt das Abtrennen der Prostata vom Blasenhals. Zusammen mit den Vesiculae seminales und den durchtrennten Ductus deferentes wird die Prostata entfernt. Weil Prostata und Samenblasen komplett und radikal entfernt werden, spricht man auch von der sog. *radikalen Prostatovesikulektomie.*

Der Blasenhals wird anschließend mit Einzelknopfnähten gerafft und leicht auswärts gewendet (evertiert). Über einen transurethralen Katheter werden der Harnröhrenstumpf und der Blasenhals mit Hilfe von 5–6 Nähten anastomosiert. Die exakte Adaptation der Blasenschleimhaut an die Urethra und das Evertieren der Blasenmukosa über die Ränder des Detrusors tragen zur Strikturprophylaxe und ggf. auch zur Kontinenz bei. Schichtweiser Wundverschluss beendet den Eingriff.

Der eingelegte Blasenkatheter dient der dauerhaften Harnableitung, damit die Harnröhrenanastomose möglichst ungestört abheilen kann und sich der Urin nicht den Weg ins Becken sucht. Nach etwa 7 Tagen erfolgt durch Kontrastmittel, welches retrograd über den Dauerkatheter in die Harnblase appliziert wird, die röntgenologische Überprüfung, ob die Heilung der Anastomose bereits soweit fortgeschritten ist, dass kein Extravasat (Leck) auftritt. Ist dies der Fall, kann der Katheter entfernt werden. Im anderen Fall muss er noch einige Tage belassen werden und ggf. eine erneute Überprüfung erfolgen, je nachdem wie ausgeprägt das Extravasat war.

Radikale perineale Prostatektomie

Der operative Zugang erfolgt über einen Dammschnitt, die Hautinzision erfolgt am hinteren Skrotalansatz. Nach Durchtrennung des Dammzentrums erscheint dorsal des Bulbus penis der membranöse Anteil der Harnröhre und unmittelbar anschließend der Apex prostatae. Auch bei dieser Methode werden die gesamte Prostata einschließlich ihrer chirurgischen Kapsel und die Samenblasen entfernt sowie die Ductus deferentes durchtrennt.

Der Vorteil dieser Operationsmethode liegt darin, dass das Zugangstrauma geringer ist als bei der retropubischen Methode. Post-OP kommen Sitz- und Stuhlbeschwerden vor. Eine Lymphadenektomie ist ggf. nur bedingt möglich (2. Eingriff von ventral laparaskopisch oder offen). Deshalb sollte dieser Eingriff nur bei Patienten erfolgen, die ein geringes Risiko für einen Befall der Lymphknoten haben.

Minimalinvasive endoskopische extraperitoneale radikale Prostatektomie

Die minimalinvasive Chirurgie hat auch auf dem Gebiet der radikalen Prostatektomie vor zwei Jahrzehnten Einzug gehalten.

Die Patienten wünschen in aller Regel keine offene Schnittoperation, sondern einen minimalinvasiven Eingriff mit schnellerer Rekonvaleszenz und besserem kosmetischem Ergebnis. Wundheilungsstörungen und Wundinfekte werden praktisch nicht beobachtet.

Für den Operateur besteht der Vorteil der erheblichen Vergrößerung der anatomischen Strukturen am Monitor. Eine gezielte Schonung von Beckenboden und Kontinenzorgan ist möglich. Ebenso lassen sich die neurovaskulären Bündel beim nerverhaltenden Vorgehen deutlich besser darstellen.

Minimalinvasive robotische radikale Prostatektomie (DaVinci®)

Eine Weiterenwicklung der konventionellen minimalinvasiven Chirurgie ist die Prostatektomie unter Zurhilfenahme des DaVinci®-Systems (Fa. Intuitive).

Der Operateur sitzt an der Konsole und bedient die zuvor eingebrachten Instrumente. Neben einer dreidimensionalen Sicht auf den Situs bietet das System alle Freiheitsgrade der menschlichen Hand in der Bewegung der Instrumente. Das System arbeitet nicht selbstständig, sondern führt nur zeitgleich die Bewegungen aus, die der Operateur an der Konsole vorgibt. Unterstützt wird der Operateur durch seinen Assistenten oder Assistentin, welche mit dem Sauger den Situs von Blut freihält und Clips zur Blutstillung appliziert.

Es gibt in Deutschland schätzungsweise 70–100 Konsolenoperateure, die ganz überwiegend in Onkozert®-zertifizierten Zentren tätig sind.

Komplikationen der radikalen Prostatovesikulektomie

Die typischen Komplikationen sind eine meist passagere Inkontinenz, oft jedoch eine bleibende Impotenz.

Sehr selten ist eine Enddarmverletzung möglich. Häufiger dagegen ist die Ausbildung von Lymphozelen möglich, insbesondere nach ausgedehnter Lymphadenektomie im kleinen Becken oder der Lymphadenektomie mit dem Vorliegen von Lymphknotenmetastasen. Seltener kommt es zur Ausbildung von Anastomosenengen. Ferner können allgemeine Komplikationen bedingt durch den chirurgischen Eingriff oder die Vollnarkose auftreten.

Für die möglichst reibungslose Heilung der Anastomose ist in der ersten postoperativen Zeit ein weiches Sitzkissen oder ein Sitzring zu empfehlen. Der Anastomosenbereich befindet sich unter dem Perineum und kann auf diese Weise gut entlastet werden.

Postoperative Inkontinenz

Es gilt, je jünger die Patienten sind, die sich einer radikalen Prostatektomie unterziehen, umso besser ist der postoperative Kontinenzstatus. Patienten über dem 75. Lebensjahr sollte man keiner radikalen Prostatektomie mehr unterziehen, da hier postoperativ mit einem unbefriedigendem Kontinenzstatus zu rechnen ist.

Die Patienten müssen zunächst die Heilungsphase abwarten, gezieltes Sphinktertraining erlernen und regelmäßig einüben. Eine Anschlussheilbehandlung nach radikaler Prostatektomie und Klinikaufenhalt wird dringend empfohlen.

Wir wissen, dass Patienten, die sich einer Anschlussheilbehandlung unterziehen, langfristig einen besseren Kontinenzstatus aufweisen.

Abschließend lässt sich der Kontinenzstatus 6 Monate nach stattgehabter Operation beurteilen. Nachfolgend ist in aller Regel nicht mehr mit einer Verbesserung der Kontinenzsituation zu rechnen.

In der *präoperativen Phase* kann es sehr nützlich für den Patienten sein, bereits mit der Visualisierung seiner Kontinenzorgane und ggf. auch mit der Einweisung in das Sphinktertraining zu beginnen, um besser auf eine mögliche Belastungsinkontinenz und ihre physiotherapeutische Behandlung vorbereitet zu sein (➤ Kap. 5.3). Ich persönlich halte diesen Gedanken für sehr gut, möchte aber nicht verschweigen, dass es auch Autoren gibt, die diesen Ansatz kontrovers sehen.

In den ersten postoperativen Wochen sollte Sitzen auf harten (s. u. Anastomosenentlastung) oder kühlen Flächen vermieden werden, da dies zu einer zusätzlichen Reizung der Blase mit verstärktem Harndrang führen kann. Gegebenenfalls kann ein Kissen oder Sitzring untergelegt werden, um den Heilungsvorgang zu unterstützen und so die Anastomose zwischen Blase und Harnröhre zu entlasten (Gefahr der Anastomoseninsuffizienz). Unter dem Perineum lag vor der Operation die Prostata, postoperativ befindet sich die Anastomose dort.

Liegen, Laufen und auch das Treppensteigen sind erlaubt. Das Radfahren verbietet sich bis zur 6. postoperativen Woche.

Bei den meisten Patienten verbessert sich die anfangs mögliche Inkontinenz- und Drangsymptomatik im Laufe der Zeit und Heilung. Dauert die Inkontinenz länger als ein Jahr an oder ist sehr ausgeprägt, kann ein künstlicher Schließmuskel implantiert werden (➤ Kap. 5.1).

Radikale Prostatektomie mit Potenzerhalt

Gemeint ist mit diesem Begriff die Durchführung der radikalen Prostatektomie unter Erhalt der für die Erektion notwendigen neurovaskulären Bündel (modifizierte radikale Prostatektomie).

Die neurovaskulären Bündel liegen direkt, ganz überwiegend, der seitlichen Prostata-oberfläche auf. Es existiert ein links- und ein rechtsseitiges neurovaskülares Bündel.

Nicht jeder Patient eignet sich zur Durchführung einer nervschonenden radikalen Prostatektomie. Ausgeschlossen sind auf alle Fälle Patienten, die bereits seit Jahren eine erektile Dysfunktion aufweisen.

Patienten mit fortgeschrittenem Tumorleiden sind in aller Regel von einer nervschonenden Operation auszuschließen. Es besteht ein hohes Risiko von positiven Schnitträndern. Das bedeutet, Karzinomanteile bleiben im kleinen Becken zurück und sind Ausgangspunkt für ein Rezidiv der Erkrankung.

Gelingt es dem Operateur, ein neurovasuläres Bündel zu schonen, so besteht eine 25%ige Chance auf den Erhalt der erektilen Funktion. Bei beidseitigem Nerverhalt erhöht sich der Anteil auf 50 %. Oder im Umkehrschluss formuliert, 50 % der beidseits nervschonend operierten Männer sind nicht zu einer spontanen Erektion fähig, die für den Geschlechtsverkehr ausreichend ist.

Oftmals verzichten die Männer im Vorgespräch auf den Nerverhalt zugunsten eines onkologisch kurativen postoperativen Ergebnisses.

Die betroffenen Männer haben also – trotz radikaler Prostatektomie – wie zuvor völlig normale Gefühle und Empfindungen, in gleichem Maße Sexualtrieb wie präoperativ und die Fähigkeit, einen Orgasmus (keine Ejakulation!) zu bekommen.

Der Verlust der sexuellen Aktivität hat jedoch bei den meisten Patienten einen geringeren Einfluss auf die Lebensqualität als die Tatsache, mit einer wahrscheinlich kurativen Therapie behandelt worden zu sein. In der Tat entscheiden sich mehr Männer für die operative Radikalität zugunsten eines optimalen onkologischen Ergebnisses.

Kurative Strahlentherapie

Bestrahlung als Primärtherapie

Nur alleinige Bestrahlung von außen (extern)

Die Prostata wird zuvor mit drei kleinen Goldmarkern markiert, da die Prostata selbst nicht röntgendicht ist. Alternativ

5

werden Fixpunkte auf der Haut tätowiert oder mit wasserfesten Markern versehen. Während der Strahlenapplikation kann so die Einstellung des Strahlenfeldes exakter nachjustiert werden, da die Prostata wie alle Organe verschieblich ist. Auf diese Weise können potenzielle Nebenwirkungen wie Beeinträchtigungen des Enddarmes und der Harnblase bzw. des Schließmuskels deutlich reduziert werden.

Wichtig ist es, die Harnblase während der Bestrahlung gefüllt zu halten, damit diese nicht in das Strahlenfeld gerät.

Brachytherapie

Die LDR (low dose rate)-Brachytherapie bedeutet Einbringen von Strahlenquellen mit niedriger Dosisleistung (2 Gy/h). In der HDR (high dose rate)-Brachytherapie finden dagegen Strahlenquellen mit hoher Dosisleistung (12Gy/h) Verwendung.

Die Strahlentherapie kann als Hochvoltradiotherapie oder Brachytherapie durchgeführt werden. Nach dreidimensionaler Planung erfolgt eine Mehrfelderbestrahlung mit Gesamtdosis von mehr als 70 Gy.

Die Bezeichnung Brachytherapie (griech. *brachys:* kurz) bezeichnet eine Bestrahlung, die lokal auf kurze Distanz direkt im Organ wirkt (wenige Millimeter). Es werden radioaktive Stäbchen (Seeds) von der Größe eines Reiskornes unter sonographischer Kontrolle von perineal direkt in die Prostata eingebracht und verbleiben dort. Zusätzlich erfolgt ggf. eine externe Aufsättigung.

Die Seed-Implantation erfolgt ambulant in Vollnarkose und dauert etwa eine Stunde. Die Nebenwirkungsrate ist wegen der geringen Invasivität niedrig. Entzündungen der Harnwege oder des Enddarms sind selten. Die sexuelle Potenz bleibt meist erhalten, Probleme mit der Kontinenz liegen unter 1 %. Die Tumornachsorge erfolgt wie bei anderen Therapieverfahren alle drei Monate. Der niedrigste bzw. tiefste PSA-Wert nach der Behandlung (PSA-Nadir) wird meistens nach $1-1^1/_2$ Jahren erreicht. Ein vorübergehender Anstieg (sog. PSA-Bounce) kommt in Folge des vermehrten Zellabbaus bei ⅓ der Patienten vor. Ein mögliches Rezidiv zeigt sich in drei konsekutiven PSA-Anstiegen nach Erreichen des Nadirs und/oder PSA-Anstieg nach Nadir auf über 2,0 ng/ml (ASTRO-Kriterien).

Die Vorteile von Afterloading und Brachytherapie sind sehr hohe Strahlendosen an begrenzten lokalen Stellen, ohne das umliegende Gewebe zu stark in Mitleidenschaft zu ziehen.
Indikation:
- PSA im Serum ≤ 10 ng/ml
- Gleason-Score ≤ 6 (low-risk Karzinom)
- Klinisches Stadium ≤cT2a (auf die Prostata begrenzt)
- Prostatavolumen ≤ 60 ml
- IPSS <15 (Internationaler Prostata-Symptomen Score ➤ Tab. 5.2)

Nebenwirkungen der Bestrahlung

- Akute Nebenwirkungen:
  Von Akutnebenwirkungen spricht man definitionsgemäß, wenn sie innerhalb von 3 Monaten nach der Therapie auftreten. Davon können vor allem das Gastro-Intestinum (→ Durchfälle) und die Harnblase (→ Dysurie, Pollakisurie, Nykturie, Drangsymptomatik, Hämaturie) betroffen sein. In der Regel lassen sich diese Symptome sehr gut mit ausreichenden Trinkmengen und Spasmolytika und/oder Antidiarrhoika beheben.
- Späte Nebenwirkungen:
  Mit späten Nebenwirkungen sind Symptome gemeint, die nach mehr als 3 Monaten noch bestehen oder auftreten. Hierzu gehören v. a. die chronische Proktitis, sog. Strahlenzystitis, Blasen-Darm-Fisteln, Darmstenosen, Inkontinenz.

EXKURS

Physiologie und Biochemie verschiedener Hormone

Im menschlichen Organismus existieren mehrere – teils sehr komplizierte – Regulationsmechanismen für Bildung und Ausschüttung verschiedener Hormone.

Ein Regelkreislauf geschieht über die Hypothalamus-Hypophysen-Achse. Diese Achse steuert und kontrolliert die wichtigsten Regulationsvorgänge im Körper, so z. B. Wach- und Schlafrhythmus, Blutdruck, Wärmehaushalt, Atmung, Wasser- und Fettstoffwechsel, Sekretion der Schweißdrüsen sowie die Funktionen der inneren und äußeren Genitalien.

Der Hypothalamus ist eine im sog. Zwischenhirn gelegene Region des zentralen Nervensystems unterhalb des Thalamus (hypo = griech. unter).

Die Hypophyse (Hirnanhangsdrüse) ist ein an der Schädelbasis gelegenes Organ etwa von der Größe einer Kirsche, welches direkt mit dem Hypothalamus verbunden ist. Der Hypothalamus produziert unter anderem verschiedene sog. Releasing-Hormone (RH), die ihrerseits den Hypophysenvorderlappen dazu veranlassen, seine Hormone auszuschütten (Hypophysenvorderlappen = HVL).

Der Hypophysenhinterlappen (HHL) dient der Speicherung des antidiuretischen Hormons (ADH) zur Regulierung des Wasserhaushalts und des Oxytozins (→ Uteruskontraktionen, Milcheinschuss und Stillen).

Die Hypophysenvorderlappen (HVL)-Hormone stimulieren wiederum periphere Hormondrüsen, wie Nebenniere, Schilddrüse, Hoden oder Ovarien. Unter anderem werden vom HVL folgende Hormone gebildet:
- **ACTH** (**A**drenocorticotropes **H**ormon), welches die Nebennierenrinde für die Cortisolproduktion bei Stress stimuliert
- **STH** (**S**omato**t**ropes **H**ormon): Wachstum
- **TSH** (**T**hyroidea **s**timulierendes **H**ormon): Schilddrüse (Glandula thyroidea)
- **FSH** (**F**ollikel **s**timulierendes **H**ormon)
  - stimuliert die Ovarien und regt die Östrogenbildung an
  - stimuliert die Spermatogenese im Hoden
- **LH** (**L**uteinisierendes **H**ormom):
  - sorgt für Follikelbildung, Eisprung, Östrogen- und Progesteronbildung
  - stimuliert die Leydig-Zellen im Hoden zur Androgenbildung.

Für alle diese Hormone existieren entsprechende Releasing-Hormone bzw. Liberine aus dem Hypothalamus. Damit diese kaskadenartige Stimulation nicht ins Unendliche läuft, wirken die Hormone der peripheren Zielorgane hemmend auf HVL und Hypothalamus (negative Rückkopplung). Der Hypothalamus seinerseits produziert verschiedenartige Hormone, die die Hypophyse bremsen (sog. inhibiting factors).

5.2.4 Palliative Therapiemöglichkeiten

Palliative Strahlentherapie

Erfolgt eine Bestrahlung nach der OP, z. B. wenn der PSA-Wert steigt und deshalb der Verdacht auf ein Rezidiv nach radikaler OP besteht, so nennt man diese *adjuvant.*

Androgenblockade oder -ablation

Wenn der Prostatakrebs bereits organüberschreitend wächst bzw. auf Lymphknoten oder Knochen übergegriffen hat, ist eine Behandlung nur in begrenztem Ausmaß möglich. Das Therapieziel heißt dann, das Karzinom einzudämmen, um mögliche Schmerzen zu lindern oder um die Zeit für den Patienten zu verlängern, in der keine Symptome oder Schmerzen auftreten.

Um es vorweg zu sagen, zu diesem Thema existieren viele verschiedene Expertenmeinungen: Allen ist die sog. Hormon-Entzugstherapie zu eigen, d. h. medizinisch wird die Wirkung der männlichen Sexualhormone, die die Prostata versorgen und den Krebs im Wachstum stimulieren, ausgeschaltet. Die strittigen Fragen sind, ob sofort oder erst bei Auftreten von Symptomen mit dieser Behandlung begonnen werden sollte.

Werden sämtliche männlichen Geschlechtshormone (aus Hoden und Nebennierenrinde) blockiert, so spricht man von totaler Androgenblockade.

Das Faktum, dass das Wachstum der Prostata hormonabhängig ist, ist seit Ende des 18. Jahrhunderts bekannt. Anfang des 20. Jahrhunderts fand man heraus, dass das Testosteron der wesentliche Schlüssel ist (➤ Kap. 5.1.1).

Ferner wurde entdeckt, dass das weibliche Geschlechtshormon Östrogen die Testosteronsynthese herabsetzt. Durch die Hormonblockade wird der „Pflanze“ (Prostata) das „Wasser“ (Androgene) entzogen, welches sie für ihr Wachstum benötigt.

Letztlich lässt sich auch durch die Hormonblockade das Krebswachstum in der Prostata *nicht* aufhalten. Bei manchen Betroffenen versagt diese Therapie erst nach mehreren Jahren, bei anderen bereits nach kürzerer Zeit. Der Grund liegt darin, dass durch die Blockierung der männlichen Hormone die androgensensiblen (= abhängig von der Versorgung mit männlichen Hormonen) Prostatazellen zum Absterben gebracht werden, was natürlich der gewünschte Effekt ist. Gleichzeitig werden jedoch die *hormonunabhängigen* Zellen herausselektiert und gewinnen im Wachstum die Oberhand, weshalb der Tumor progredient wachsen kann.

Ca. 9 von 10 Männern verlieren bei der Androgenablation ihre Libido und ihre Erektionsfähigkeit. Es sei nochmals gesagt, mit der Hormontherapie lässt sich ein Prostatakarzinom nur gewisse Zeit unter Kontrolle halten, aber der Verlauf der Erkrankung ist letztlich nicht aufzuhalten.

Positive Wirkungen der Androgenablation:

- Tumor schrumpft
- Serum-PSA fällt
- evtl. subjektiv größeres Wohlbefinden

Negative Wirkungen:

- Impotenz
- Klimakterium virile
- Brustwachstum (Gynäkomastie)
- evtl. Leistungsknick.

Die Androgenablation erreicht Ansprechraten von ca. 60–80 %, Remissionsraten von ca. 18 Monaten und eine Überlebensdauer von ca. 3 Jahren.

5

Chirurgische Kastration

Die Hormonausschüttung lässt sich beim Mann auf zwei Wegen verhindern:

- chirurgische Kastration: plastische Orchiektomie nach Riba
- chemische Kastration: Einnahme von Medikamenten (s. u.)

Über einen Skrotalschnitt wird die Tunica albuginea beider Hoden eröffnet und die Hodenkanälchen komplett entfernt. Anschließend erfolgt der Verschluss der Hodenhüllen. Diese werden im Skrotum versenkt und die Skrotalhaut verschlossen. Kosmetisch und optisch ist häufig zum vorhergehenden Zustand nur ein geringer Unterschied festzustellen. Dieses Verfahren wird als *plastische* oder *subkapsuläre Orchiektomie* nach Riba bezeichnet.

Die plastische Orchiektomie ist eine sehr einfache und kostengünstige Methode, um die Androgensynthese des Mannes im Hoden zu unterbinden. Der Aufenthalt im Krankenhaus ist kurz, kann ggf. auch in Lokalanästhesie durchgeführt werden.

Der Testosteronwert im Serum des Patienten sinkt bereits einige Stunden postoperativ um ca. 90–95 % des Ausgangswertes ab. Die restlichen 5–10 % des Testosterons stammen aus der Nebennierenrinde des Patienten. Die Werte verbleiben auf Dauer im sog. Kastrationsbereich; eine physiologische Kompensation durch die Nebenniere ist nicht möglich.

- Mögliche Nebenwirkungen:
  - Verlust des Geschlechtstriebes
  - Verlust des „männlichen Selbstwertgefühls“
- Vorteile der chirurgischen Kastration (➤ Tab. 5.9):
  - Kastration ist praktisch sofort wirksam
  - Effekt bleibt dauerhaft
  - keine tägliche Medikamenteneinnahme nötig

- Nachteile:
  - Kastration ist nicht mehr rückgängig zu machen
  - mögliches Anschwellen der Brüste (Gynäkomastie)
  - Impotenz (ca. 10 % der Männer bleiben potent)
  - evtl. vermehrtes Schwitzen bzw. Hitzewallungen (medikamentös behandelbar)
  - Schwund der Muskelmasse, evtl. mit Haarausfall.

Auch bei Impotenz gilt es, dem Leben außerhalb der Potenz schöne Seiten abzugewinnen. Die Beratung durch den Urologen bzw. die Teilnahme an einer Selbsthilfegruppe ist oft hilfreich. Viele Männer legen mit zunehmendem Alter physiologischerseits weniger Wert auf Potenz, ohnehin lässt oft auch die Lust nach. Ein Mann braucht trotz Impotenz nicht asexuell zu leben.

Ganz überwiegend wurde die chirurgische Kastration verlassen.

Kastration durch Medikamente

5

Die medikamentöse Kastration kann mit Hinblick auf die oben erklärte Hypothalamus-Hypophysen-Achse auf dreierlei Wegen erfolgen:

- Unterbrechung der Verbindung Hypothalamus – Hypophyse
- Blockade der Androgensynthese im Hoden
- Inhibition der Testosteronwirkung auf die Prostata.

LH-RH-Analoga

Die LH-RH-Analoga besitzen eine höhere Bindungsfreudigkeit (Affinität) zum LH-RH-Rezeptor der Hypophyse als das physiologische, vom Organismus gebildete LH-RH. Die Rezeptoren werden von dem Medikament besetzt, weshalb der Körper „denkt", er müsse kein LH-RH produzieren. Die Kaskade ist unterbrochen.

Zunächst steigt das Serum-Testosteron noch an (sog. Flare-up Phänomen) und fällt nach 3–4 Wochen auf Kastrationsniveau ab. Das Kastrationsniveau liegt bei einem Testosteronspiegel von 0,5 ng/ml. Das Flare-up-Phänomen beruht auf einer anfänglich kompensatorischen Mehrausschüttung von LH und damit konsekutiv auch Testosteron. Aus diesem Grund wird in den ersten Wochen zusätzlich ein Antiandrogen wie Flutamid gegeben.

Zumeist werden diese Präparate in das Unterhautfettgewebe verabreicht (4-Wochen-Depotspritze). Decapeptyl, Enantone, Zoladex, Leuprorelin (z. B. Enantone/Trenantone), Buserelin, Triptorelin oder Goserelin (z. B. Zoladex) sind einige der internationalen Freinamen dieser Medikamente.

Werden die Nebenwirkungen für den Patienten zu ausgeprägt, so lässt sich diese Therapieform unterbrechen oder beenden. Es handelt sich also um eine reversible kontrasexuelle Therapie. Die Reversibilität fordert vom Patienten ausgesprochene Disziplin, da regelmäßige Arztbesuche nötig sind.

- Vorteile der medikamentösen Hormonablation:
  - keine Operation notwendig
  - Gynäkomastie seltener
  - reversible Therapieform
- Nachteile:
  - Hitzewallungen
  - Compliance des Patienten erforderlich (Disziplin).

LH-RH-Antagonisten

Der pharmakologische Mechanismus beruht auf einer Rezeptor-Blockade des LH-RH-Rezeptors an der Hypophyse. Es kommt zu einer schnellen Senkung der Serumspiegel von LH und FSH mit Senkung des Testosterons. Die Wirkung ist nach Therapieende reversibel. Präparate: Abarelix (i. m.-Injektion), Degarelix (subkutan injiziert).

Nichtsteroidale Antiandrogene

Die Wirkung beruht auf der Verdrängung der Androgene am Androgen-Rezeptor der Prostatazellen. Durch die Blockierung der Rezeptoren kann das Testosteron nicht mehr in die Prostatazellen aufgenommen werden, der Testosteron-Serum-Spiegel bleibt jedoch im physiologischen Bereich, und somit bleiben Libido und Potenz in der Regel erhalten.

Androgenunabhängiges, metastasiertes, kastrationsresistentes Prostatakarzinom (mCRPCA)

Die Therapie des metastasierten, kastrationsresistenten Prostatakarzinoms hat sich in den letzten Jahren einem erheblichen Wandel unterzogen.

Bei Erreichen der Kastrationsresistenz waren die Therapieoptionen nur sehr begrenzt, der Therapieansatz nur palliativ. Eine Lebensverlängerung war kaum möglich. Dies hat sich mit der Einführung einer zytotoxischen Chemotherapie mit Docetaxel erheblich gewandelt.

Wie bereits dargestellt, ist die hormonablative Therapie mit LH-RH-Analoga nur über einen begrenzten Zeitraum wirksam. Meist spricht das Prostatakarzinom über einen Zeitraum von 1,5 bis 2,5 Jahren auf die Hormontherapie an. Nachfolgend wird das hormonsensitive Prostatakarzinom zu einem kastrationsresistenten, hormonunempfindlichen Prostatakarzinom. Der Patient mit mCRPCA zeigt unter laufender LH-RH-Therapie steigende PSA-Werte, wobei der Testosteronwert im Kastrationsbereich liegt.

Eine Möglichkeit, um die hormonempfindliche Zeit des Prostatakarzinoms zu verlängern, kann durch eine intermittierende hormonablative Therapie erreicht werden. Das bedeutet, dass die Hormonablation durch LH-RH-Analoga immer wieder unterbrochen wird.

Ist dennoch aus einem hormonsensitiven ein kastrationsresistentes Prostatakarzinom geworden, so gilt es, die Therapie auszuweiten. Hier stehen heute drei Therapieoptionen zur Verfügung:

1. Komplette Hormonblockade
   Das bedeutet, die Therapie mit LH-RH-Analoga wird durch die zusätzliche Gabe von Antiandrogenen ergänzt.
2. Chemotherapie mit Docetaxel oder Cabazitaxel
   Auch hier läuft die Therapie mit LH-RH-Analoga fort und wird durch eine Chemotherapie mit z. B. Docetaxel ergänzt. Docetaxel konnte beim metastasierten, hormonrefraktären, kastrationsresistenten Prostatakarzinom (mCRPCA) in der TAX 327-Studie seine Überlegenheit gegenüber der bis dahin applizierten Standardtherapie mit Mitoxantron zeigen. Docetaxel zeigte hier einen Vorteil im Gesamtüberleben von 3 Monaten.
3. Androgenentzugstherapie mit dem Syntheseblocker Abirateron
   Auch hier wird die Therapie mit LH-RH-Analoga fortgeführt und durch die Gabe von Abirateron ergänzt. Wie bereits zuvor beschrieben unterbindet die LH-RH-Therapie nicht die Produktion von Androgenen aus den Nebennieren oder dem Tumor selbst. Abirateron dagegen hemmt das Enzym CYP17 in der Androgensynthese, es kommt zu einem kompletten Androgenentzug.
   Abirateron ist frei von den typischen Nebenwirkungen einer Chemotherapie, wie Neutropenie, Abgeschlagenheit, Übelkeit, Haarausfall etc. Aber es kommt häufiger zu einer schweren arteriellen Hypertonie, einer Hypokaliämie sowie gelegentlich zu einem Anstieg der Leberwerte.

Definition des kastrationsresistenten Prostatakarzinoms
- Testosteron im Serum unter 20–50 ng/dl
- 3-maliger PSA-Anstieg hintereinander
- Absetzen der Antiandrogene für mindestens 4 Wochen
- PSA-Progression trotz sekundärer Hormonmanipulation
- Klinischer Progress von Knochen- und Weichteil-Metastasen

Palliative Therapie von Knochenmetastasen

- Lokale perkutane Bestrahlung bei lokalisierten Knochenschmerzen, erhöhte Frakturgefahr, drohender Querschnitt
- Radionuklide bei multiplen Knochenmetastasen mit ungenügender Schmerzkontrolle, z. B. Radium-223 Dichlorid (Xofigo®, Fa. Bayer)
  Seit November 2013 besteht eine Zulassung für Patienten mit einem mCRPCA und Knochenmetastasen. Radium-223 ist radioaktiv, reichert sich hauptsächlich im Knochen an und bestrahlt damit unmittelbar vor Ort die Knochenmetastasen.
  Es handelt sich um einen palliativen Therapieansatz. Die Knochenmetastasen werden zurückgedrängt, aber nicht komplett beseitigt. Folglich gehen die Knochenschmerzen zurück und damit auch der Schmerzmittelbedarf. Die Applikation erfolgt intravenös, alle 4 Wochen über 6 Zyklen.

Tab. 5.10 Hormon-Klassifikation

LH-RH-Analoga	• Buserelin (Profact) • Goserelin (Zoladex) • Leuprorelin (Eligart, Trenantone) • Histrelin (Vantas) • Triptorelin (Decapetyl)
LH-RH-Antagonisten	• Abarelix (Plenaxis) • Degarelix (Firmagon)
Nichtsteroidale Anti-Androgene	• Bicaloutanid (Casodex) • Flutamid (Fugerel)
Steroidale Antiandrogene	• Cyproteron-Acetat (Androcur)
CYP17 Hemmer	• Abirateron
Beachte: Adrenale Androgen-Inhibitoren haben keine offizielle Zulassung zur Therapie des Prostatakarzinoms in Deutschland.	

- Bisphosphonate (z. B. Zometa, 4 mg alle 4 Wochen i. v.) zur Prävention von Skelett-Komplikationen bei Knochenmetastasen oft in Kombination mit Calcium und Vitamin D oder als ergänzende Schmerztherapie bei Knochenmetastasen bei Patienten mit hormonrefraktärem Prostatakarzinom. Die Bisphosphonate erreichen über eine direkte Hemmung der Osteoklasten (Knochenabbau) eine Reduktion skelettbedingter Komplikationen. Patienten sollten vor Durchführung einer Therapie mit Bisphosphonaten sich einer zahnärztlichen Konsultation unterziehen, da Bisphophonate in seltenen Fällen zu Kiefernekrosen führen können.
- RANK-Ligant-Inhibitoren, z. B. Denosumab, ein humaner monoklonaler Antikörper, wird subkutan verabreicht.

Ausblick der Systemtherapie des metastasierten, kastrationsresistenten Prostatakarzinoms

Heute stehen uns ein ganzes Armentarium wirksamer Therapieoptionen (Docetaxel, Cabazitaxel, Abirateron, Zoledronsäure, Denosumab, Enzalutamid) zur Therapie des fortgeschrittenen, metastasierten, kastrationsresistenten Prostatakarzinoms (mCRPC) zur Verfügung. Unklar bleibt bis heute die Reihenfolge, in der diese Medikamente zur Anwendung kommen sollten. Laufende Studien zu diesem Thema werden in Zukunft Klarheit bringen. Dennoch gelingt es mit diesen Medikamenten, Patienten auch in fortgeschrittenen Tumorstadien lange, über Monate und Jahre, in einem stabilen Krankheitsverlauf (stable disease) zu halten.

Schmerztherapie

Bei Auftreten von Schmerzen sollte frühzeitig mit der Schmerzbehandlung nach dem Stufenschema der WHO behandelt werden (Nicht-Opioide, mittelstarke Opioide, starke Opioide). Besonders wichtig ist, dass der Patient seine Medikation regelmäßig einnimmt, damit er nicht erneut in einen schmerzhaften Zustand „hineinrutscht“. Dies ist einerseits für das Wohlbefinden des Patienten positiv, andererseits werden in der Summe weniger Schmerzmedikamente verbraucht als wenn der Patient aus einem fulminanten Schmerzzustand herausgeholt werden muss. Es stehen verschiedene Applikationsformen der Medikamente zur Verfügung (oral, Pflaster, Infusionen).

Eventuell sind entsprechend dem szintigraphischen Befund auch lokale Bestrahlungen zur Schmerzlinderung notwendig. Dies kann als externe Strahlentherapie oder z. B. auch mit radioaktivem Strontium erfolgen. In diesem Fall müssen regelmäßige Blutbildkontrollen erfolgen und in den ersten 48 Stunden der Harn separat entsorgt werden.

Fallbeispiele zur Therapie des Prostatakarzinoms

Im Folgenden soll durch einige Fallbeispiele zur Therapie des Prostatakarzinoms das Gelesene vertieft und erläutert werden.

1. Fallbeispiel:

58-jähriger Patient, bioptisch gesichertes Gleason 3+3=6 Prostatakarzinom, 1/12 Stanzen rechtsseitig positiv, cT1c, PSA 5,8 ng/ml, keine Nebenerkrankungen; insgesamt niedriges Risiko nach D'Amiko.
Folgende Therapieoptionen kommen für den Patienten in Frage: a) active surveillance mit 3-monatigen PSA-Kontrollen und jährlicher Re-Biopsie der Prostata b) kurativ intendierte radikale Prostatektomie mit Nerverhalt bds. ohne pelvine Lymphadenektomie c) kurativ intendierte Radiatio

2. Fallbeispiel:

64-jähriger Patient, bioptisch gesichertes Gleason 3+4=7 Prostatakarzinom, 4/12 Stanzen bds. positiv, cT2a rechts, PSA 8,9 ng/ml, insgesamt mittleres Risiko nach D'Amiko.
Nebenerkrankungen: Koronare Herzkrankheit, Z. n. Myocardinfarkt, Z. n. 2-fach Coronar-stent, Thrombozytenaggregationshemmung mit ASS 100 mg/die
Folgende Therapieoptionen kommen für den Patienten in Frage: a) kurativ intendierte radikale Prostatektomie, ggf. nervschonend links b) kurativ intendierte Radiatio

3. Fallbeispiel:

54-jähriger Patient, bioptisch gesichertes Gleason 4+5=9 Prostatakarzinom, 10/12 Stanzen bds. positiv, cT2c, PSA 23 ng/ml, CT-Abdomen: fraglich suspekte Lymphknoten A. iliaca ext. rechts, Knochenszintigraphie negativ, keine wesentlichen Nebenerkrankungen, insgesamt hohes Risiko nach D'Amiko.
Folgende Therapieoptionen kommen für den Patienten in Frage: a) radikale Prostatektomie, nicht nervschonend mit ausgedehnter pelviner Lymphadenektomie, insgesamt hohes Risiko für eine R1-Situation mit nachfolgendem multimodalem Vorgehen (plus adjuvante Radiatio nach stattgehabter Prostatektomie mit hormonablativer Therapie) b) Radiatio mit hormonablativer Therapie c) hormonablative Therapie d) primäre zytotoxische Hormon/Chemotherapie mit Docetaxel
Nach den Therapieoptionen b), c) und d) ist jeweils im Verlauf auch noch eine radikale Salvageprostatektomie denkbar.

4. Fallbeispiel:

73-jähriger Patient, bioptisch gesichertes Gleason 4+4=8 Prostatakarzinom, 12/12 Stanzen positiv, cT3, PSA 43 ng/ml, CT-Abdomen: deutlich vergrößerte Lymphknoten bis 2 cm im Bereich der A. iliaca ext. rechts und links, Knochenszintigraphie mit Nachweis von Knochenmetastasen im Bereich des rechten Femur, der rechten Scapula wie auch im Bereich der Brustwirbelkörper 5–10. Hohes Risiko nach D'Amiko.
Folgende Therapieoptionen kommen für den Patienten in Frage: a) hormonablative Therapie mit LH-RH-Analoga b) primäre Hormonchemotherapie mit Docetaxel und LR-RH-Analoga c) primäre Hormontherapie mit Abirateron und LH-RH-Analoga
in allen Fällen osteoprotektive Therapie mit Zometa®, 4 mg i. v. alle 4 Wochen oder Denosumab nach zahnmedizinischer Konsultation, ggf. Radiatio der Brustwirbelkörper bei Schmerzen und/oder drohendem Querschnitt, adäquate Schmerztherapie

5. Fallbeispiel:

76-jähriger Patient, Erstdiagnose Prostatakarzinom vor 3 Jahren, PSA initial 8,9 ng/ml, Gleason 4+3=7 in 7/12 Stanzen bds, cT2c, art. Hypertonie, Diabetes mellitus, Adipositas, seit 3 Monaten steigende PSA-Werte, Testosteron im Kastrationsbereich. Hohes Risiko nach D'Amiko.
Folgende Therapieoptionen kommen für den Patienten in Frage: a) Erweiterung der LH-RH-Analogontherapie durch Gabe eines Androgenantagonisten (z. B. Bicalutamid) b) Gabe von Abirateron zuzüglich der weiter laufenden LH-RH-Therapie c) zytotoxische Hormonchemotherapie mit Docetaxel

6. Fallbeispiel:

82-jähriger Patient, vor 5 Jahren Erstdiagnose eines Gleason 4+4=8 Prostatakarzinoms, 6/12 Stanzen positiv, cT2b links, seitdem laufende hormonablative Therapie mit LH-RH-Analogon, seit zirka zwei Jahren Therapie mit Abirateron bei CRPCA; jetzt bei Knochenschmerzen klinisches Restaging. CT-Abdomen mit dem Nachweis von Lymphknotenmetastasen, in der Knochenszintigraphie Nachweis einer ubiquitären Skelettmetastasierung. Hohes Risiko nach D'Amiko.
Folgende Therapieoptionen kommen für den Patienten in Frage: a) zytotoxische Hormonchemotherapie mit Docetaxel b) Therapie mit Xofoigo

In beiden Fällen osteoprotektive Therapie mit Zometa®, 4 mg i. v. alle 4 Wochen oder Denosumab nach zahnmedizinischer Konsultation, ggf. Radiatio der Brustwirbelkörper bei Schmerzen und/oder drohendem Querschnitt, adäquate Schmerztherapie.

5.2.5 Sexuelle Impotenz nach radikaler Prostatektomie oder Bestrahlung

Eine subjektiv vom Patienten sehr gefürchtete Komplikation nach der radikalen Prostatektomie ist der Verlust der sexuellen Potenz. Mit sexueller Potenz ist die Fähigkeit gemeint, eine Erektion zu bekommen, die ausreichend ist, um in die Vagina einer Frau einzudringen und lange genug anhält, um einen Orgasmus zu erreichen (Potentia coeundi).

In diesem Zusammenhang geht es also *nicht* um die Zeugungsfähigkeit eines Mannes bzw. seine Fähigkeit ejakulieren zu können, sondern um Erektionen.

Rigidität: Steife des Penis
Tumeszenz: Anschwellen
flaccide: schlaff
Erektion: aufgerichteter Penis
erektile Dysfunktion: Es können keine ausreichenden Erektionen erreicht werden.

Im Kapitel über die operative Therapie des Prostatakarzinoms wurde bereits die modifizierte nerverhaltende radikale Prostatektomie dargestellt. Die Erfolgsaussichten liegen nach Literaturangaben, abhängig von der Ausdehnung des Tumors sowie dem Alter des Patienten, bei ca. 50 %, auch wenn der Erhalt dieser Nervenfasern die vollständige Entfernung des Tumors beeinträchtigen kann. Etwa ein Drittel bis knapp die Hälfte der Patienten sind also trotz versuchtem Nerverhalt postoperativ impotent.

Nach einer externen Bestrahlung sind dagegen zunächst fast alle Prostatakarzinom-Patienten potent. Die Erfahrungen zeigen jedoch, dass ca. die Hälfte der Patienten ebenfalls nach etwa 2 Jahren impotent ist.

Es kann also sowohl nach radikaler Prostatektomie als auch nach Bestrahlung Impotenz auftreten, weil keine ausreichenden Erektionen mehr erreicht werden können.

An der Sensibilität (Empfindungsfähigkeit) des äußeren Genitales und dem Geschlechtstrieb sowie der Orgasmusfähigkeit ändert sich im Vergleich zum vorhergehenden Zustand meist nichts.

Zum Vergleich: Statistisch leiden mindestens ¼ bis ⅓, wenn nicht gar die Hälfte aller Männer zwischen 55 und 70 Jahren, auch ohne Prostatektomie, an Impotenz (Alterserscheinungen, Bluthochdruck, Zuckerkrankheit, Fettstoffwechselstörungen, Alkohol- und Nikotingenuss, Bandscheibenvorfälle, psychische Ursachen etc.).

Nach einer radikalen Prostatektomie kann keine *Ejakulation* mehr erfolgen, da Prostata und Samenbläschen entfernt sowie die beiden Samenleiter durchtrennt wurden. Die sog. trockene Ejakulation ist die Folge.

Es sei nochmals betont, dass die *Orgasmusfähigkeit* trotz Operation oder Bestrahlung erhalten bleibt. Natürlich kann sie aber nicht besser sein als zuvor. Bei der Androgendeprivation (antihormonellen Therapie) kommt es dagegen häufig auch zum Libidoverlust. Der betreuende Urologe kann in einem Gespräch ausführlich beraten. Die Patienten und ihre Partner und Partnerinnen haben oft Hemmungen, sich bezüglich ihrer sexuellen Probleme offen und ehrlich zu äußern. Man sollte allerdings im Hinterkopf behalten, dass nur so die Probleme richtig angegangen werden können.

Physiologischerseits dienen die spontanen Erektionen dazu, den Penis mit frischem arteriellen Blut zu versorgen. Sind die erektilen Nervenfasern nach einer radikalen Prostatektomie oder Strahlentherapie so stark geschädigt, dass keine Erektion mehr möglich ist, so kommt es bereits nach wenigen Wochen bis Monaten zur sog. Schwellkörperfibrose, d. h. in den Schwellkörpern des Penis findet ein Umbauvorgang statt. Es entsteht Bindegewebe, der funktionstragende Anteil der Hohlräume in den Schwellkörpern wird immer kleiner, bis nur noch eine unzureichende oder keine Erektion mehr möglich ist.

Aus diesem Grund sollte bereits kurze Zeit nach der Operation (4–6 Wochen) versucht werden, durch orale Medikamente oder SKAT (Schwellkörperautoinjektionstherapie) regelmäßig Erektionen herbeizuführen. Unter Umständen kann es auch sinnvoll sein, orale Medikamente und SKAT zu kombinieren (z. B. in wöchentlichem Wechsel). Wichtig scheint auf alle Fälle zu sein, dass die Schwellkörper „trainiert" und benutzt werden.

Die Schwellkörperautoinjektionstherapie (SKAT)

Mit unterschiedlichen Medikamenten, die eine blutgefäßerweiternde Wirkung (→ erhöhte Blutzufuhr) besitzen, lässt sich eine Erektion herbeiführen. Zusätzlich findet eine Entspannung der Schwellkörpermuskulatur sowie Verengung der Venen statt. Beispiele für die verwandten Medikamente sind das Prostaglandin E1 Alprostadil (z. B. Caverject oder Viridal), Papaverin/Phentolamin (Androskat). Diese Substanzen werden direkt intracavernös mit einer kleinen dünnen Nadel injiziert. Der Urologe testet zunächst die niedrigste erforderliche Dosis aus und lernt dann den Patienten an, die Injektionen selber durchzuführen. Nach der Applikation sollte die Einstichstelle für einige Minuten komprimiert werden. Aus der Erfahrung lässt sich dies durchaus auch lustvoll in das Vorspiel integrieren.

Bei Patienten mit Problemen von Herz, Kreislauf oder Blutgefäßen sollte ggf. vor der Anwendung dieser Substanzen eine internistische Abklärung erfolgen.

M. U. S. E. (medicated urethral system for erection)

Das Medikament für die intraurethrale Anwendung heißt Alprostadil und gehört in die Gruppe der Prostaglandine. Von der Harnröhre gelangt die Substanz in die Schwellkörper und bewirkt die Relaxation der Schwellkörper. Die Effektivität gegenüber der intracavernösen Injektionstherapie scheint jedoch geringer zu sein. Auch bei dieser Methode gelten ggf. die internistischen Einschränkungen bezüglich Herz und Blutgefäßen.

Die intracavernöse Applikation von Prostaglandinen führt etwa bei 70 %, die intraurethrale Gabe bei ca. 50 % der Patienten nach radikaler Prostatektomie zum Erfolg (Potentia coeundi).

Orale Therapie der erektilen Dysfunktion

Phosphodiesterase-5-Inhibitoren wie Sildenafil, Tadalafil oder Vardenafil finden heute in der Therapie der erektilen Dysfunktion ihren breiten Einsatz. Es handelt sich um Erstlinienmedikamente. Ihr Einsatz ist jedoch nach radikaler Prostatektomie nur sinnvoll nach nervschonender Operation. Ca. 1 Stunde nach Einnahme zeigt Sildenafil seinen höchsten Wirkspiegel im Blut. Die Wirkung tritt jedoch nur mit gleichzeitiger sexueller Stimulation ein.

- Sildenafil
  - wirkt auch auf die Phosphodiesterase im Auge, was die möglichen Sehstörungen als Nebenwirkung erklärt
  - bewirkt nach radikaler Prostatektomie bei etwa 70 % der Patienten eine ausreichende Erektion
  - wirkt auch bei Diabetes mellitus (40–50 %)
  - Hauptnebenwirkungen: Herz und Kreislaufbelastung, Kopfschmerzen
- Vardenafil
  - ähnliche Molekülstruktur wie Sildenafil
  - erreicht schneller den maximalen Spiegel als Sildenafil
  - es scheinen geringere Dosen erforderlich zu sein
  - soll auch bei schlecht eingestellten Patienten mit Diabetes mellitus gute Effekte zeigen
  - ähnliches Nebenwirkungsspektrum wie Sildenafil
- Tadalafil
  - andere Molekülstruktur als Sildenafil oder Vardenafil
  - sehr lange Plasma-Halbwertszeit und dadurch evtl. Gefahr der Akkumulation!

Vorsicht gilt besonders für Patienten mit bekannten Herz- und Blutgefäßerkrankungen sowie bei Verwendung von Nitraten. Im Zweifel sollte unbedingt ein Kardiologe zu Rate gezogen werden, da aufgrund fehlerhafter Anwendung sogar Todesfälle beschrieben sind. Über Wirkungen und Nebenwirkungen der Substanzen sowie mögliche Folgeerscheinungen und Kosten kann der Urologe ausführlich beraten.

Alternativen zu SKAT oder oraler Therapie der erektilen Dysfunktion

Penisimplantate

Penisprothesen müssen operativ implantiert werden. Es existieren verschiedene Modelle. Die semirigiden Implantate bestehen aus zwei dickeren flexiblen Silikonstiften, die anstelle der Corpora cavernosa eingesetzt werden. Von Hand lässt sich dann der Penis in die gewünschte Stellung für den Geschlechtsverkehr bringen.

Hydraulische Penisprothesen

Es werden wiederum zwei Zylinder anstelle der Corpora cavernosa eingesetzt. Diese sind mit einem Wasserreservoir und einer Pumpe über kleine Leitungen verbunden. Ähnlich wie beim artifiziellen Sphinkter nach Scott wird die Pumpe in ein Skrotalfach eingelegt. Das Wasserreservoir liegt meist intraperitoneal. Durch Betätigen eines kleinen Schalters an der betriebenen Pumpe wird das Wasser aus dem Reservoir in die „neuen" Schwellkörper gepumpt, wodurch eine Erektion entsteht. Nach der Kohabitation wird das Wasser zurück gepumpt, die künstlichen Schwellkörper entleeren sich und der Penis ist wieder schlaff.

Eine Komplikation ist eine mögliche Protheseninfektion. Die Implantate sind heute mit einem Antibiotikum beschichtet, um dieses Risiko zu minimieren. Nach Literaturangaben beträgt das Risiko ca. 1–3 %. Die Haltbarkeit der Systeme liegt bei durchschnittlich 8 Jahren.

Vakuumpumpe

Die Vakuumpumpe wird über den Penis gestülpt und ein Vakuum erzeugt, wodurch Blut in die Schwellkörper einschießt. Anschließend wird nach Erreichen einer kräftigen Erektion ein Gummiring um die Peniswurzel gelegt und der Blutrückstrom unterbrochen. Von Nachteil ist die rötlich-livide Färbung des Penis, der sich in aller Regel kühl anfühlt, was von der Partnerin als unangenehm empfunden wird.

Welche Art der Therapie entsprechend der individuellen Konstellation des Patienten die Beste ist, ist nach ausführlicher Beratung durch den Urologen zu entscheiden. Die oben vorgestellten Methoden können nur oberflächlich dargestellt werden, da zu viele Besonderheiten und Details eine Rolle spielen können.

5.2.6 Prophylaxe des Prostatakarzinoms

Oxydativer Stress, der z. B. durch chronische Erkrankungen, emotionalen Stress, körperliche Belastung, Nikotin und hohe Arbeitsbelastung entsteht, kann zu Herz-Kreislauf-Erkrankungen führen. Er führt zu Müdigkeit und Abgeschlagenheit, erhöhten Blutfetten und bewirkt einen vorzeitigen Alterungsprozess sowie die Entstehung von Tumoren und Impotenz. Der Schutz vor diesen freien Radikalen ist wichtig, da durch chemische Reaktionen im menschlichen Organismus aggressive Schäden an den Blutgefäßen und den Zellen entstehen, welche zur Tumorgenese beitragen.

Der Verbrauch der Antioxydantien durch den Organismus muss mit der Aufnahme durch die Ernährung wieder ausgeglichen werden. Der Bedarf steigt rapide an, sobald der Körper seine Abwehrfunktionen aktivieren muss. Durch einseitige Ernährung, Entzündungen sowie Umweltbelastungen (Ballungsräume) und chronische Krankheiten fallen mehr „freie Radikale" an.

Durch wissenschaftliche Studien wurde belegt, dass die Inhaltsstoffe des Granatapfels ein hohes Schutzpotential gegen „freie Radikale" aufweisen, z. B. grüner Tee, Preiselbeersaft, Blaubeersaft und Orangensaft. Das im Granatapfel enthaltene Apigenin führt eine Verkleinerung der Prostata herbei sowie eine verminderte Zellteilung.

Des Weiteren senken die Inhalte des Granatapfels den arteriellen Blutdruck. Sie schützen vor Arteriosklerose (Bildung von Plaques und Stenosen in Blutgefäßen) und senken die Rate von Schlaganfällen. Die Antioxydantien des Granatapfels hemmen zudem das Krebswachstum in der Prostata und verzögern die Zellteilung. Auch im Falle eines Rezidivs des Prostatakarzinoms kann Granatapfelsaft den Anstieg des PSA-Wertes verlangsamen und vermutlich auch die Entstehung von Metastasen verhindern bzw. reduzieren.

In der westlichen Welt werden der Genuss von Tabak und schlechte Ernährungsgewohnheiten für 50–70 % der Krebs-Todesfälle verantwortlich gemacht. Ferner ist es notwendig, mehr Augenmerk auf die produktive Wirkung verschiedener Nährstoffe zur legen.

Vitamin A

Die Spaltprodukte von Vitamin A konnten in Versuchen maligne in benigne Zelllinien überführen. Jedoch ließ sich bei sehr hohen Vitamin-A-Dosen ein tumorinduzierender Effekt nachweisen.

Vitamin C

Vitamin C ist der wichtigste wasserlösliche Radikalfänger. Vitamin C kann auch die Erbgut-Schädigung durch Konservierungs- und Farbstoffe aus der Nahrung verringern.

Vitamin D

Es besteht ein erhöhtes Risiko für ein Prostatakarzinom bei erniedrigtem Vitamin D-Spiegel ab einem Alter von 50 Jahren. Es ist daher davon auszugehen, dass Vitamin D-reiche Ernährung (Buttermilch, Eier, Fisch) vor Prostatakarzinom schützt.

Nahrungsfett

Es besteht ein Zusammenhang zwischen aufgenommener Fettmenge sowie Entstehung und Sterberate der Patienten mit Prostatakarzinom. Hochkalorische Ernährung fördert sogar das Wachstum bestimmter hormonabhängiger Prostatakarzinomzellen. Das Risiko für ein Prostatakarzinom verdoppelt sich bei Aufnahme von mehr als 30 g tierischer Fette täglich gegenüber einer Aufnahme von < 10 g.

Ballaststoffreiche Lebensmittel

Komplex aufgebaute Kohlehydratketten werden im Dickdarm abgebaut, sie bewirken eine schnellere Darmpassage der Lebensmittel und damit eine kürzere Einwirkzeit möglicher karzinogener Metabolite aus der Nahrung. Sie senken auch den Östrogen- und Androgen-Spiegel durch Erhöhung des Sexualhormon-bindenden Globulins (SBHG).

Ballaststoffreiche Lebensmittel sind Vollkornprodukte sowie zellulosereiches Gemüse und Obstsorten (Kiwi, Beeren, Kohl) und Hülsenfrüchte (Reis, Linsen, Erbsen, Bohnen).

Vitamin E

Die Aufnahme von Vitamin E aus pflanzlichen Ölen und Weizenkeimen senkt das Risiko für ein Prostatakarzinom.

Selen

Es zeigt sich ebenfalls ein schützender Effekt, Vorkommen in Getreide und Fisch.

Mikro-Nährstoffe

Flavonoidreiche Lebensmittel sind Zitrusfrüchte, Bohnensalat, Tomaten, Kern- und Steinobst sowie Wein- und Hopfen-haltige Getränke.

Lignanreiche Lebensmittel

Dazu gehören Sesam, Soja, Bananen, Ananas, Spargel, Broccoli, Hafer und Getreide. Sie besitzen eine antioxydative Wirkung und hemmen damit das Prostatawachstum und die Neoangiogenese, welche zur Tumorausbreitung notwendig ist.

LITERATUR

Boehmer, D., Buchali, A., Deger, S., Loening, S., Budach, V. (2000): Stellenwert der Strahlentherapie in der Urologie, Urologe A 39: 120–125

Boehmer, D., Dinges, S., Budach, V. (2000): Radiotherapie des Prostatakarzinoms, Onkologe 6: 130–136

Boehmer, D., Koswig, S., Budach, V. (2000): Strahlentherapie von Fernmetastasen urologischer Malignome, Urologe A 39: 133–140

Fowler, J., Braswell N. (1995): Experience with radical prostatectomy and radiation therapy for localized prostate cancer at a Veterans Affairs Medical Center, J Urol 153: 1026–1031

Srivastava, P. K.: Immunotherapy of human cancer: lessons from mice, Nature Nov. 2000 Vol. 1

Yoshinori M., Kunio, D., Katsuaki, E. et al.: Toll-like receptor 4 surface expression on human monocytes and B cells by IL-2 and IL-4, Immunology Letters 81 (2002) 71–75

siehe auch Literatur in ➢ Kapitel 4

5

5.3 Psychosomatik in der Urologie

Gregor Möbs

Wiederholte Harnwegsinfektionen, chronische Prostatitis, Reizblase oder Libidomangel können Ausdruck psychischer Konflikte sein: Wenn psychosoziale Konflikte sich körperlich äußern, treten psychosomatische Beschwerden auf. Probleme können einem im Wortsinne „zu Herzen gehen“, „auf den Magen schlagen“ oder „an die Nieren gehen“. Oftmals werden organmedizinisch keinerlei pathologische Befunde gefunden.

Gleichwohl müssen – auch bei Verdacht auf psychosoziale Konflikte – immer andere differentialdiagnostisch relevante organische Erkrankungen ausgeschlossen werden. Wenn dann allerdings eine aufwändige Diagnostik und verschiedene Therapieversuche nicht weiterhelfen, kann der verunsicherte Patient auch in einen Circulus vitiosus geraten, der seine Schmerzen verstärkt und im Schmerzgedächtnis verfestigt.

Also müssen die inneren und zwischenmenschlichen Konflikte angeschaut und soweit möglich bearbeitet werden. Ich sage dies mit der Einschränkung, da funktionelle Störungen der Harn- und Geschlechtsorgane oft sehr weit zurück in der kindlichen Entwicklung liegen und ihre Wurzeln nicht so ohne Weiteres erreichbar sind – wie jeder aus seiner eigenen Geschichte weiß. Viele geäußerte Beschwerden haben keine direkte fassbare oder messbare Ursache, sind aber Hinweise auf Probleme.

„Urin statt Tränen“

In der Speicherphase des Urins muss sich der Blasenmuskel entspannen, während die muskulären Verschlussstrukturen des Beckenbodens ihre Spannung erhöhen, um den Urin zu halten. Bei der Miktion ist es umgekehrt, Beckenboden und Sphinkter entspannen und der Blasenmuskel gewinnt an austreibender Spannung. Dieses Wechselspiel ist für unseren Organismus sehr aufwändig und muss exakt koordiniert werden. Man beachte, dass Kinder viel früher sitzen, laufen und sprechen lernen als sie die Kontrolle über ihre Ausscheidungen beherrschen.

Die Anfälligkeit dieser Regulation für psychische Konflikte liegt auf der Hand, es entsteht z. B. häufiger Harndrang in Belastungssituationen („Pennälerblase“ vor Prüfungen). Unsere Umgebung hat großen Einfluss auf die Blasenentleerung; das psychosoziale Umfeld eines von Enuresis betroffenen Kindes sollte in die Therapie unbedingt mit einbezogen werden. Manche Kinder „weinen“ durch ihre Harnblase und wollen wegen eines Problems Aufmerksamkeit und Anerkennung gewinnen.

Abzugrenzen sind eine neuronale Reifungsverzögerung oder eine Systemerkrankung (z. B. Meningomyelozele). Ferner müssen ein Harnwegsinfekt, Restharn oder eine Obstruktion ausgeschlossen werden. Ein Trink-Miktionsprotokoll ergibt weitere Hinweise.

Die Gründe für eine Reizblasensymptomatik bis hin zur Dranginkontinenz sind sehr vielfältig. Dahinter stecken z. B. Probleme in der Kommunikation innerhalb der Familie oder Partnerschaft, larvierte Depressionen, Sexualfunktionsstörungen, erlerntes Fehlverhalten, Somatisierung von starken Emotionen, z. B. Angst, Zorn, Wut oder Ärger, und daraus resultierende vegetative Dysfunktionen.

Wiederholte Harnwegsinfekte

Wegen der deutlich kürzeren Harnröhre leiden Frauen häufiger als Männer an rezidivierenden Harnwegsinfekten, die bei verminderter Immunabwehr in den oberen Harntrakt aufsteigen können. Aber auch eine verschlechterte periphere Durchblutung (kalte Füße/Frösteln) tragen dazu bei. Derartige Beschwerden aber, die regelmäßig am Wochenende oder im Urlaub auftreten, lassen an andere Ursachen denken. Ständige Harnwegsinfekte verunsichern, was wiederum zu Verspannungen des Beckenbodens führen kann.

Vegetatives Urogenitalsyndrom des Mannes und Urethralsyndrom der Frau

Beim vegetativen Urogenitalsyndrom des Mannes und dem Urethralsyndrom der Frauen finden sich keine Infektionen, auch wenn immer wieder an eine chronische Prostatitis oder Harnwegsinfekte gedacht wird. Ohne Restharn oder Harnwegsinfekt muss auch bei diesem Symptomkomplex an eine andere Genese gedacht werden. Meist treten die Beschwerden bei Belastung oder Konflikten auf; Wut, Zorn und Ängste werden ähnlich wie bei der Reizblase somatisiert. Der Hintergrundkonflikt muss also offen gelegt werden.

Sexuelle Schwierigkeiten

Sexualität bedeutet nicht nur Geschlechtsverkehr. Zuwendung und Zärtlichkeit sind wie die genitale Sexualität wichtig. Dies ist vielen Menschen nicht bewusst und sollte angesprochen werden. Gerade in der Sexualität zeigen sich Ängste und Schamgefühle aus der frühen Kindheit. Stichworte hierzu sind Konflikte mit Nähe und Distanz, Abhängigkeit und Autonomie, unterschiedliches Erleben, gegenseitiges Vertrauen und gegenseitige sexuelle Befriedigung. Die Sexualität ist das intimste und engste Verhältnis, das wir Menschen miteinander eingehen können. Es liegt auf der Hand, dass Störungen in der Partnerschaft sich auch in der Sexualität zeigen. Der Leistungsgedanke, wie ihn die Werbung suggerieren will, ist hier fehl am Platz. Eine liebe- und verständnisvolle gegenseitige Annährung ist notwendig und erstrebenswert; hier kann z. B. die sog. syndiastische Therapie hilfreich sein.

5.4 Ambulante Physiotherapie nach radikaler Prostatektomie

Renate Tanzberger

Als Folgesymptom nach einer radikalen Prostatektomie kann kurzfristig (einige Wochen) oder auch längerfristig (bis zu einem Jahr) Harninkontinenz auftreten. Unmittelbar nach der Operation sind 60–90 % der Patienten inkontinent. Zu einer bleibenden Inkontinenz kommt es hingegen nur bei 5–10 % der operierten Patienten.

Verursacht durch den transurethralen Dauerkatheter oder den operativen Eingriff am Blasenhals können als postoperative Irritationen zusätzlich imperativer Harndrang (Urgency) und Dranginkontinenz auftreten.

Dauern Belastungsinkontinenz und Drangproblematik nach der Wundheilung an, sollte die Physiotherapie frühzeitig einsetzen. Sie vermittelt den Verschlussstrukturen funktionsspezifische Informationen und stimuliert im Rhythmus der Atemphasen den urethralen externen Sphinkter (Schnürfunktion). Der Bewegungskontakt zum externen urethralen Sphinkter wird – wie bei der weiblichen Kontinenzschulung – über das mental repräsentierte anatomische Leitbild aufgebaut (Wissensvermittlung). Darüber hinaus sollten Verhaltensmöglichkeiten im Umgang mit der Drangproblematik besprochen und erprobt werden.

Das Übungsprogramm nach radikaler Prostatektomie legt den Schwerpunkt auf das aktive Sphinktertraining. Weitere Behandlungsschwerpunkte und ihre Ziele sind der Tabelle 5.11 zu entnehmen.

Wissensvermittlung – Aspekte aus Anatomie und Physiologie

Der Aufbau mental repräsentierter anatomischer Leitbilder (➤ Kap. 2.4) ist eine unverzichtbare therapeutische Vorleistung, mit deren Hilfe der Patient erst willentlich Sphinkter- und Beckenbodenmuskeln stimulieren und aktiv in Bewegung bringen kann.

Entscheidend in der Unterstützung der Übungstherapie sind Kenntnisse der intrinsischen Kontinenzfaktoren (➤ Kap. 11.1.2). Um den endogen reaktivierten Tonus im urethralen Sphinkter zu fördern, müssen die funktionellen, systemischen Wechselwirkungen zwischen der Harnblase und den Verschlussstrukturen bekannt sein.

Schulung der kinästhetischen Wahrnehmungsfähigkeit

Mit Hilfe der erlernten stenosierten Ausatemtechnik auf dem vorderen CH (➤ Kap. 11.3.2 B) werden während der Atemphasen die Mitbewegungen der Bauchwandmuskeln bewusst erspürt (➤ Kap. 11.3.2 C). Wahrgenommen werden die unterschiedlichen Spannungszustände während der Ein- und Ausatmung. Darauf aufbauend entsteht die Fähigkeit, *während der Ausatemphase* mit Hilfe der stenosierten Ausatemtechnik die konzentrischen Bewegungen der Bauchmuskeln, der Beckenbodenmuskeln sowie die Zuschnürung des externen urethralen und/oder analen Sphinkters willentlich zu intensivieren.

Therapeutische Sphinkterübungen

Die Bewegungseinleitung erfolgt mit Hilfe der visuellen Stimulation. Das visualisierte Manschettenbild des Sphinkters gibt auf diese Weise den Primärimpuls für die zuschnürende Bewegung. Die weitere Bewegungsführung geschieht in gerichteter Aufmerksamkeit (➤ Kap. 2.5). Dabei wird die Bewegungskontrolle durch kinästhetisches Feedback gewährleistet (➤ Kap. 11.1.1).

Ausgangsstellungen

Die Ausgangsstellungen richten sich nach dem therapeutischen Ziel und werden dem Befinden des Patienten angepasst:

- Rückenlage
  - postoperativ (Bauchschnitt)
  - zur Atemwahrnehmung (Hände als Wahrnehmungshilfe)

Tab. 5.11 Behandlungsschwerpunkte und Ziele bei radikaler Prostatektomie

Behandlungsschwerpunkte	Ziele
Wissensvermittlung	relevante körperliche Strukturen und Funktionen kennen und visualisieren können
Wahrnehmungsschulung	kinästhetische Empfindungsfähigkeit verfeinern
therapeutische Sphinkterübungen	Sphinkterkompetenz
funktionelle Soforthilfen	Kontinenzsicherung beim Husten und Niesen
intrinsisches Kontinenztraining	Erhöhung der funktionellen Blasenkapazität und der urethralen Verschlusskraft
Begleittherapien	Durchblutungsanregung
Selbstmanagement im Alltag	• Aufschubstrategien bei vorzeitigem Drang • Belastungsreduzierung bei Haltung und Bewegung • Vermeidung von Atempressen bei anstrengenden Tätigkeiten

- Bauchlage auf fester Unterlage
  - zur Atemwahrnehmung (Unterlage als Wahrnehmungshilfe)
  - zum Üben gegen Widerstand (Unterlage als Gegenkraft)
  - zum Sphinktertraining (Ko-Kontraktion der Bauchmuskulatur erhöht den Ausgangstonus in der Beckenboden-Sphinktermuskulatur)
- Sitz auf dem Hocker
  - für anale Reiskissen-Spürhilfe sowie Sphinkter- und Diaphragma pelvis-Training (Puborektalschlinge)
  - für reaktive Ko-Kontraktionen des Beckenbodens beim Bauchmuskeltraining
- Sitz auf dem Therapieball
  - zum Kraftaufbau der ST-Fasern
  - zum Bewegen gegen Widerstand (Begrenzungen)
  - zur Stimulation der FT-Fasern
  - zur Provokation (Test) der urethralen Verschluss- und Kontinenzfähigkeit.

Übungsfolge

Die aufgelisteten Übungen gehören zum Kernprogramm des funktionellen Sphinktertrainings.

Wichtig für Patienten sind die Erfahrung und die Erkenntnis, dass die Schulung der Reaktionsfähigkeit nicht über eine massive maximale Kraftanstrengung der muskulären Verschlussstruktur angestrebt wird, sondern über dynamisch fließendes Anspannen und Lösen. Rhythmisches Üben entspricht der Muskelphysiologie (➤ Kap. 11.1.1). Die arbeitenden Muskelfasern profitieren auch von der alternierenden Innervation.

Die beiden ersten Übungsabläufe wecken eine subtilere Empfindungsfähigkeit, sie schulen die Wahrnehmung der muskulären Spannungsveränderungen unter stenosierter Atemführung. Die dritte Übung fördert durch Krafteinsatz gegen den Bodenwiderstand die Innervation der Beckenboden-Sphinkter-Einheit. Der vierte und fünfte Bewegungsablauf übt rhythmisch und differenziert das Schnüren und Lösen:

- Die sehenden Hände (➤ Kap. 11.3.2 C)
- Manschettenübung (➤ Kap. 11.3.7 B)
- Der Boden gibt die Kraft zurück (➤ Kap. 11.3.6 A)
- Reiskörner im Griff (➤ Kap. 11.3.6 D)
- Schlussaktion (➤ Kap. 11.3.6 B)

Im Kontinenztraining, besonders nach urologischen Operationen, hat die Übungsarbeit auf dem Beckenboden-Therapieball u. a. durch die alternierende Innervation den besten Einfluss auf die Reaktivierung der Beckenboden-Sphinktermuskeln (➤ Kap. 10.3.9). Als besonders geeignet erweisen sich die folgenden Übungen:

- Senkrechte Wandwalze (➤ Kap. 11.3.9 K)
- Schräge Wandwalze (➤ Kap. 11.3.9 L)
- Die gezeichnete Urethra (➤ Kap. 11.3.9 H)
- Auf dem Ball zu zweit (➤ Kap. 11.3.9 A)
- Die vordere Stützbrücke (➤ Kap. 11.3.9 I)
- Die Rückhandbremse (➤ Kap. 11.3.9 J)
- Hopp und Hopp mit Armschwung (➤ Kap. 11.3.9 R)
- Kick und Kick mit Geste (➤ Kap. 11.3.9 S)
- Hirtenstab (➤ Kap. 11.3.9 M)

Funktionelle Soforthilfen

Funktionelle Soforthilfen beim Husten und Niesen gegen Belastungsinkontinenz:

- Hustendreh bzw. Niesrück (➤ Kap. 11.2.5)
- Akupressur, Reizausschaltung bei unproduktivem Reizhusten (➤ Kap. 11.2.5)

Intrinsisches Kontinenztraining

Das wachsende Volumengewicht in der Harnsammelphase ruft in den muskulären Verschlussstrukturen propriozeptiv eine vermehrte Verschlussspannung ab, die den kontinenzsichernden urethralen Verschlussdruck erhöht. In diesem Konzept wird diese Wechselwirkung „intrinsisches Training" genannt (➤ Kap. 11.1.2).

Ausreichende Flüssigkeitsaufnahme, mindestens 2 l über den Tag verteilt, das Erreichen einer Speicherkapazität von 250 ml (später von ca. 350 ml) und eine Pause zwischen den Miktionen von 1,5–2 Std. (später 2–3 Std.) erhalten die Blasencompliance und fördert das intrinsisches Kontinenztraining.

Begleittherapien

- Durchblutungsförderung: Kaltwasser-Abklatschen des Beckenausgangs (➤ Kap. 11.2.4)
- ggf. Ernährungsberatung bei Obstipation oder Diarrhö (in schwierigen Fällen professionelle Fachberatung ➤ Kap. 8.5), denn die Darmentleerung sollte grundsätzlich beckenbodenschonend erfolgen
- Empfehlungsliste für Sport und Freizeit:
  - (Nordic) Walking
  - bergauf wandern
  - Fahrrad fahren mit leicht geneigtem Sattel
  - Schwimmen
  - Langlauf
  - Tanzen
  - Singen, prononciertes Sprechen oder Geschichten vorlesen.

Selbstmanagement im Alltag

Um die Kontinenz in unterschiedlichen Lebenssituationen zu gewährleisten, können die folgenden Verhaltensstrategien mit den Patienten besprochen und eingeübt werden.

Aufschubstrategien bei vorzeitigem Drang

- Mentale Führung durch das Speichergespräch (➤ Kap. 11.2.6 D)
- Auslösung des Bulbokavernosusreflexes bei intaktem sakralen Reflexbogen (➤ Kap. 11.2.6 A)
- Virtuelles Bonbonlutschen (➤ Kap. 11.2.6 B)
- Tip–Tip–Tip (➤ Kap. 11.2.6 C)

Kontinenzsicherndes Stehen, Aufrichten, Bücken und Heben

- Dynamisches Stehen – symmetrische Beckenbodenbelastung (➤ Kap. 11.3.1 D)
- Kontinentes Aufstehen
  Während des Aufstehens – von der Rückenlage in den Stand – verändert sich die Richtung des hydrostatischen Drucks in der Blase. Im Liegen richtet sich der Volumendruck gegen die dorsale Blasenwand, in aufgerichteter Haltung wirkt er kaudalwärts auf den Blasenhals Richtung Harnröhre. Deshalb kann bei intrinsischer und/oder extrinsischer Sphinkterinkompetenz während des Aufrichtens unfreiwillig Harn verloren gehen.
  - Ein kurzes Sphinkter-Reaktivierungsprogramm vor der Aufrichtung kann morgens zum „trockenen" Erreichen der Toilette verhelfen (➤ Kap. 11.3.1 G).
  - Um die Kontinenzfähigkeit zu erhalten, kann es ausreichend sein, sich unter Abstützungen (Hände, Arme, Füße) über eine Körperseite vom Liegen in die Senkrechte zu bewegen. Dadurch wird die Druckerhöhung im Bauchaum verringert (➤ Kap. 11.3.1 A).
- Kontinenzsicherndes Bücken, Anheben und Absetzen schwerer Lasten (➤ Kap. 11.3.1 C)

Inkontinenz am Nachmittag

In der Rekonvaleszenz erleben Patienten nicht selten eine labilere Kontinenzsituation in der zweiten Hälfte des Tages.

Für einen vollen Tag in aufgerichteter Körperhaltung scheint der physiologische, kontinenzsichernde Dauertonus des externen Sphinkter noch nicht wieder in vollem Umfang vorhanden zu sein. Die ständige (unbewusste) Muskelarbeit, die in aufrechter Haltung gegen die Schwerkraft erbracht werden muss, ist noch erschöpfbar. Folgende, direkte Durchblutungsförderungen helfen dabei, die labile Kontinenzsituation zu verbessern:

- Kaltwasser-Abklatschen (➤ Kap. 11.2.4)
- Warmer Bauch (➤ Kap. 11.3.4 B)
- Kalter Guss auf den Damm zur Stoffwechselanregung nach der Stuhlentleerung, evtl. mit Spezial-Kneipp-Gussschlauch oder mit einstellbarem Duschkopf.

Sicherheitsvorlage

Wenn über einen längeren Zeitraum und unter unterschiedlichen Situationsbelastungen die Fähigkeit zur Kontinenz hergestellt ist, sollten Patienten versuchen, auf die sog. Sicherheitsvorlage zu verzichten. In der Übergangszeit werden am besten Gelegenheiten ausgewählt, in denen das Risiko eingegangen werden kann, eventuell doch noch Urin zu verlieren.

Ständiges Vorlagentragen, aus einem Sicherheitsbedürfnis heraus und zur seelischen Beruhigung, hat erfahrungsgemäß einen verzögernden Einfluss auf den Rehabilitationsprozess. Der sensorische Hautkontakt zur Vorlage vermittelt den entsprechenden Zentren im Kortex die Information, dass Urin aufgefangen werden kann. Es ist anzunehmen, dass die Steuerung der Blase davon nicht unbeeinflusst bleibt.

Nachträufeln nach der Blasenentleerung

Treten nach einer Blasenentleerung Urintropfen aus, was Männern aller Altersstufen zu schaffen macht, hat dies in der Regel keine ernsthafte Bedeutung. Gründe sind die anatomische Länge der männlichen Harnröhre oder ein nicht ausreichender Tonus in der Muskulatur, die den Penis umgibt (M. bulbocavernosus). Gängige Techniken zur Entfernung der Tropfen sind:

- mit zwei Fingern die vorhandenen Tropfen aus der Harnröhre „melken", bevor der Penis ein letztes Mal geschüttelt wird
- Akupressur auf der Mitte des Damms (Akupunkturpunkt KG 1), diese beibehalten und gleichzeitig mit der anderen Hand sanft vom Penisansatz zur Peniskuppe streichen.

Besonders nach urologischen Operationen bemerken Patienten häufig ein Nachträufeln nach der Blasenentleerung. Der Verschlussdruck des Harnröhren-Schließmuskels setzt nicht spontan, sondern verzögert ein. Techniken sind zur Tonuserhöhung sind:

- Fingerdruck auf die Mitte des Dammes zur Tonisierung des M. levator ani. Die kurze Reizung des Punktes erhöht den Druck im periurethralen Gewebe.
- Sitzpendel (➤ Kap. 11.3.8 D) aus den Hüftgelenken – sitzend auf der Toilette. Die Aktivierung der Bauchmuskulatur erhöht über Ko-Kontraktionen die Spannung in den Beckenbodenmuskeln.
- Schlussaktion mit Schnürgeste (➤ Kap. 11.3.6 B).

Fahrradsattel

In der Regel raten Ärzte, nach einer radikalen Prostatektomie drei Monate auf Fahrradfahren zu verzichten, egal ob der operative Zugang einen perinealen Schnitt oder einen Bauchschnitt zur Folge hatte. Diese Anweisung stammt aus der Zeit, in der ein Herrensattel schmal und hart war. Das Gewicht des Oberkörpers wird hierbei über die kleine Dammfläche auf die harte Sattelfläche übertragen. Die ungünstige hohe Druckeinwirkung setzt die Durchblutung des betroffenen Gewebes herab. Folgen einer länger andauernden Kompression sind Abschwächung der muskulären Arbeitsleistung (Kontinenzleistung) sowie auch Irritation nervaler Strukturen (passagere Impotenz).

Empfehlungen:

- Spezielle, den Damm entlastende Sattelmodelle lösen das Problem; sie können beim Fachhandel durch Probefahren individuell geprüft werden. Es gibt verschiedene Modelle u.a. mit Aussparungen (Loch) im Bereich des Dammes, damit die relevante sensible Zone keinen Kontaktdruck hat.

- Eine leichte Schrägstellung des Sattels ermöglicht aktives Sitzen. Dabei ist die Sattelnase minimal tiefer gestellt als die Sattel-Kontaktstelle der Sitzknochen.
- Die Sitzknochen können während der Fahrt gegen den Sattel stemmen. Diese leichte Druckaktivität reaktiviert eine muskuläre Brückenspannung zwischen den Sitzknochen, die eine sichere Harnkontinenz gewährleistet.

KAPITEL

6 Der Beckenboden in unterschiedlichen Lebensphasen

6.1 Sexualität und Inkontinenz

Annette Kuhn

Harninkontinenz und Erkrankungen des Beckenbodens sind in allen Altersgruppen häufig und können zu einer markanten Einschränkung der Lebensqualität führen.[1]

Inkontinenz kann in vielfältiger Weise mit dem Alltag interferieren und eine deutliche Verminderung sozialer Aktivität bewirken. Inkontinenz bleibt immer noch ein Tabuthema; Frauen, die unter Inkontinenz beim Geschlechtsverkehr leiden, wagen es oft nicht einmal, sich ihrem Partner anzuvertrauen.[2] Sexuelle Kontakte werden vermieden und Ausreden benutzt, um Peinlichkeiten beim Geschlechtsverkehr aus dem Weg zu gehen. Das Selbstwertgefühl der Betroffenen kann dabei sehr eingeschränkt sein.

Pathophysiologie

Die Frage, warum es beim Geschlechtsverkehr zur Inkontinenz kommt, ist nur theoretisch zu beantworten, da Untersuchungen dieses Themas auf Schwierigkeiten in der Durchführung stoßen.

Wir können einerseits davon ausgehen, dass das Einführen des Penis in die Vagina zu einer Lageveränderung des Blasenhalses führt, welche den Kontinenzmechanismus negativ beeinflusst,[3] andererseits die mechanischen Bewegungen den Trigonumbereich reizen und so eine motorische Detrusorkontraktion provozieren können. Letzteres ist rein spekulativ.

Senkungserkrankungen können aus mechanischen, atrophiebedingten oder therapeutischen Gründen Geschlechtsverkehr erschweren oder unmöglich machen. Eine Inkontinenz kann bei Patientinnen mit einer Zystozele, die sonst kontinent sind, beim Geschlechtsverkehr durch den aufgehobenen Quetschhahnmechanismus auftreten und peinlich und störend sein.

Patientinnen mit Senkungen berichten, dass beim Verkehr „etwas im Weg" sei. Eine lange bestehende Senkung kann zu einer verminderten Lubrikation (Gleitfähigkeit) und Ulzera der prolabierten Organe führen. Pessartherapien können je nach Art des benutzten Pessars entweder den Geschlechtsverkehr zumindest temporär unmöglich machen (Würfelpessare, Shelfpessare) oder erlauben (Urethralpessar, Ringpessar). Eine Instruktion der Patientin, wie sie das Pessar selbst herausnehmen und wieder einführen kann, ist wünschenswert und ermöglicht der Patientin sexuelle Kontakte.

Die Frage der weiblichen Ejakulation wird seit langem viel diskutiert und kann angesichts mangelhafter Daten nicht

---

1 Johansson, M., Oçonnor, R. M., Kobelt Nguyen, A.: Willingness to pay for reduced incontinence symptoms. Br J Urol 1997, 80: 557–562

2 Wheeler, W.: A new kind of loving? The effect of continence problems on sexuality. Professional Nurse 1990, June: 492–496

3 Vierhout, M. E., Gianotten, W. L.: Mechanism of urinary loss during sexual activity. Eur J Obstet Gynecol Reproduct Biol 1993; 52: 45–47

konklusiv beurteilt werden. In einer anonymen Umfrage, die in den USA durchgeführt wurde, wurden 2350 Frauen hinsichtlich sexueller Aktivität, Urin- und Flüssigkeitsverlust beim Verkehr befragt. 40 % gaben an, während des Orgasmus größere Mengen Flüssigkeit von sich zu geben und 10 % berichteten über einen häufigen und regelmäßigen Urinverlust beim Orgasmus.[4]

Seitdem Grafenberg 1950 die weibliche Ejakulation als Ausscheidung großer Mengen von Flüssigkeit beim Orgasmus zur Diskussion stellte,[5] ist die Ätiologie dieser Flüssigkeit viel diskutiert worden. Eine Flüssigkeitsausscheidung aus den paraurethralen Skene-Drüsen ist möglich.

Andere Autoren beurteilen diese Flüssigkeit als Urin und halten den Flüssigkeitsverlust für eine Form der Inkontinenz beim Geschlechtsverkehr.[6]

Aufgrund der Intimität des Geschlechtsverkehrs lassen sich objektive Beobachtungen nur schwerlich durchführen; nach meiner Meinung ist ein Urinverlust, insbesondere wenn es sich um größere Mengen Flüssigkeit handelt, wahrscheinlich.

Inkontinenz kann einen sehr negativen Einfluss auf die Sexulität eines Paares haben und zu Vermeidungstendenzen führen. Die Diskussion um die weibliche Ejakulation ist somit nicht abgeschlossen und wird kontrovers beurteilt. Eine Flüssigkeitsentleerung der Skene-Drüsen ist möglich und sozial sicher akzeptierter als Urininkontinenz.

Inkontinenz beim Geschlechtsverkehr: Häufigkeit

Die genaue Prävalenz von Inkontinenz beim Geschlechtsverkehr ist immer noch unbekannt. In einer von Hilton durchgeführten Studie erwähnten von 324 sexuell aktiven Frauen ungefragt nur zwei das Problem der Inkontinenz beim Geschlechtsverkehr.[7]

Suthurst und Brown fanden bei 73 von 208 inkontinenten Frauen eine geringere Häufigkeit des Koitus, und 17 gaben an, den Geschlechtsverkehr wegen ihrer Inkontinenz ganz eingestellt zu haben.[8]

Andere Studien belegen, dass bei Frauen mit Inkontinenz der sexuelle Kontakt in mehr als 50 % gestört ist.[9]

[4] Anderson, K. E., Darling, C., Davidson, J. K., Conway-Welch, C.: female ejacultation: perceived origins, the Grafenberg spot/area and sexual responsiveness. Arch Sex Behav 1990, 19: 29–47

[5] Grafenberg, E.: The role of the female urethra in female orgasm. Int J Sexol 1950; 3: 145–48

[6] Cardozo, L. D.: Sex and the bladder. Br Med J (Clin Res Ed) 1988; 296: 587–588

[7] Hilton, P.: Urinary incontinence during sexual intercourse: A common but rarely volunteered symptom. Br J Obstet Gynecol 1988; 95: 377–81

[8] Suthurst, J. R., Brown, M.: Sexual dysfunction associated with incontinence in women. Nursing Clinician North America, 1980, 10, 3

[9] Norton, C.: The effects of urinary incontinence in women. International Rehabilitation Medicine, 1982, 4; 1

Tab. 6.1 Prävalenz der koitalen Inkontinenz

Autoren	Anzahl sexuell aktiver Frauen	Sexuell aktive Frauen mit koitaler Inkontinenz
Hilton 1988	324	24
Korda 1989	839	23
Thiede 1990	235	27
Vierhout 1993	254	34
Walters 1990	42	62

Eigene, noch unveröffentlichte Daten aus Bern betreffend postpartaler Inkontinenzproblematik bestätigen dies. Von 128 befragten Patientinnen litten drei bis zwölf Monate postpartal 31 unter Belastungsinkontinenz mit einer koitalen Inkontinenz, nur eine Patientin hatte dies mit einer Fachperson besprochen. Die Angst, als unsauber zu gelten oder unangenehm nach Urin zu riechen, ist verbreitet und offenbar von so viel Schamgefühl begleitet, dass nicht einmal mit dem Partner oder einer medizinischen Fachperson darüber gesprochen werden kann.

Bei einer medizinischen Beratung kann es helfen, wenn der bzw. die Behandelnde den ersten Schritt unternimmt und die Patientin auf das Problem anspricht. Als Einleitung können Sätze wie „Viele Frauen leiden unter Urinverlust beim Geschlechtsverkehr – ist das für Sie ebenfalls ein Problem?“ helfen, die ersten Berührungsängste abzubauen.

Tabelle 6.1 gibt eine Übersicht über die Prävalenz der koitalen Inkontinenz.[10]

Frauen mit Detrusorinstabilität haben eine signifikant höhere Inzidenz sexueller Dysfunktion als Frauen mit Belastungsinkontinenz (60 % verglichen mit 29 %).[11] Die zitierten Ursachen für die Vermeidung von Geschlechtsverkehr waren Dyspareunie, Bettnässen, peinliche Gefühle gegenüber dem Partner, Depression, Urinverlust beim Geschlechtsverkehr und Unstimmigkeiten mit dem Partner.

Therapeutische Möglichkeiten

Abgesehen von den anderen therapeutischen Möglichkeiten für Inkontinenz (konservative physiotherapeutische Therapien, chirurgische Verfahren wie Injektionen, TVT oder Kolposuspension) gibt es speziell für das Problem der Inkontinenz beim Geschlechtsverkehr zusätzliche Maßnahmen, die helfen können.

Insbesondere bei Frauen mit Destrusorinstabilität kann Imipramin 50 mg, am Abend eingenommen, helfen.[12] Eine andere Option ist die Therapie mit Anticholinergika (Solifenacin, Fesoterodine, Darifenacin, Tolterodin, Oxybutinin, Trospiumchlorid).

[10] Cardozo, L. D., Staskin, D.: Textbook of female Urology and Urogynaecology, Isis Medical, 2001, 960

[11] Sutherst, J., Brown, M.: Sexual dysfunction and urinary incontinence. Urol Int 1980, 35; 414–416

[12] Cardozo, L.: Sex and the bladder. Br Med J 1988, 296: 587–88

Als letzte Möglichkeit der Therapie kann auch die Injektion von Botulinumtoxin (Botox®) in den Detrusormuskel erwogen werden.

Blasenentleerung vor dem Verkehr kann – über die Vorstellung „leere Blase“ – eine psychische Hilfe sein und die Sorge verringern oder abbauen.

Vertikale Stellungen tonisieren die kontinenzsichernden Strukturen (Anstieg des intraurethralen Drucks), wohingegen horizontale Positionen den Tonus senken. Die klitorale Stimulation kann wegen des tonisierenden Bulbokavernosusreflexes vor Inkontinenz schützen.

Bei Frauen mit Inkontinenz können Beckenbodenübungen sexuelle Probleme signifikant verringern, wie eine Studie aus Norwegen zeigte.[13] Dabei wurden 59 Patientinnen mit nachgewiesener Belastungsinkontinenz randomisiert in eine Gruppe mit Beckenbodenübungen unter physiotherapeutischer Anleitung und eine Kontrollgruppe ohne diese Intervention eingeteilt. Die Beckenbodengruppe zeigte eine signifikante Verbesserung des Sexuallebens, Verbesserung der sozialen und körperlichen Aktivitäten.

Uringeruch entsteht dann, wenn es zu einem längeren Kontakt von Urin und Luft kommt. Bei Inkontinenz kann unangenehmer Geruch durch häufige Waschungen vermieden werden. Für Frauen kann das mittels eines „Bottlewash“ auf der Toilette sitzend durchgeführt werden. Der Inhalt einer Flasche mit Wasser wird dabei über das Genitale geleert, das danach sorgfältig abgetrocknet wird. Bei Inkontinenz größerer Urinmengen sollte eine vollständige Waschung durchgeführt werden, da sich Urin häufig in die Perianalregion ausdehnen kann.

Bei Dyspareunie, einem häufigen Problem bei inkontinenten postmenopausalen Frauen, können Gleitmittel Abhilfe schaffen.

Bei der Auswahl des Gleitmittels ist zu beachten, dass es hier große Variationen der Inhaltsstoffe gibt. Gleitmittel auf Wasserbasis wie z. B. K-Y Jelly sind nicht so lange wirksam wie Gleitmittel auf Silikonbasis, die einen Film auf der Haut bilden und für längere Gleitfähigkeit sorgen. Gleitmittel sind in der Apotheke oder im Sex-Shop erhältlich; notfalls ist in den meisten Haushalten Olivenöl verfügbar, das zusätzlich einen hautpflegenden Charakter hat und für die Befeuchtung außerordentlich hilfreich ist. Der Frauenarzt verschreibt zusätzlich bei vaginaler Trockenheit hormonhaltige Salben, die zusätzlich Abhilfe schaffen.

Wichtig ist eine möglichst offene Kommunikation der Sexualpartner über die Inkontinenz, die den Umgang mit diesem Problem erleichtert und vor peinlichen Situationen schützt. Ein Gespräch über Inkontinenz und Sexualität erfordert Vertrauen und Einfühlungsvermögen von beiden Seiten und sollte von medizinischer Seite unterstützt werden.

Inkontinenz beim Geschlechtsverkehr ist mit 20–30 % ein häufiges Problem bei inkontinenten Frauen, das immer noch ein Tabuthema ist, welches vom medizinischen Personal gebrochen werden sollte. Beckenbodenübungen, hygienische Maßnahmen und Medikamente können helfen, damit umzugehen.

Sexualfunktion nach chirurgischen Eingriffen im Beckenbereich

Obwohl bei Prostataoperationen sehr wohl auf Nerven schonende Verfahren zurückgegriffen wird, wenn immer dies möglich ist, ist die Erhaltung der weiblichen Sexualfunktion bei großen Eingriffen im Becken ein eher vernachlässigtes Gebiet.

Innere und äußere Narbenbildung, Durchtrennung von Nerven und klimakterische Veränderungen durch Entfernung der Ovarien können zu einer Beeinträchtigung der Sexualfunktion postoperativ führen.

Poad fand bei 66 untersuchten Patientinnen in 29 % eine verminderte Libido, in 38 % eine verminderte Lubrikation und in 18 % ein vermindertes Gefühl beim Geschlechtsverkehr.[14] Eingeschlossen waren in diese Studie ausschließlich Patientinnen, die sich einer Operation ohne Karzinomdiagnose unterzogen hatten. Mehr als die Hälfte dieser Patientinnen gab an, vor der Operation nicht genug über diese Art der Nebenwirkungen informiert worden zu sein. Die Information über diese möglichen Nebenwirkungen sollte Bestandteil des präoperativen Aufklärungsgesprächs sein und auch dokumentiert werden.

Sexuelle Störungen können nach operativen Eingriffen im Beckenbereich aus verschiedenen Gründen auftreten. Sie sollten ernst genommen werden und Patientinnen sollten diesbezüglich präoperativ aufgeklärt werden.

Einige Eingriffe können – insbesondere bei Senkungen – allerdings auch die Sexualfunktion verbessern, wie eine Studie aus Bern belegt hat (Brandner et al. 2010).

[13] Bø, K., Talseth, T., Vinsnes, A.: Randomized controlled trial on the effect of pelvic floor muscle training on quality of life and sexual problems in genuine stress incontinent women. Acta Obstet Gynecol Scand 2000, 79: 598–603

[14] Poad, D., Arnold, E. P.: Sexual function after pelvic surgery in women. Aust NZ Obstet Gynaecol 1994, 34: 4: 471

6.2 Das Klimakterium – Die Wechseljahre der Frau

Renate Tanzberger

Der Zeitraum zwischen dem Ende der fortpflanzungsfähigen Phase und dem Beginn des Seniums wird als Klimakterium bezeichnet.

Nach Empfehlungen der WHO wird dieser Abschnitt unterteilt in Prämenopause, Perimenopause, Menopause und Postmenopause.

- **Prämenopause (Präklimakterium)**
  Im prämenopausalen Zeitraum, d. h. vor dem Beginn des Auftretens unregelmäßiger Zyklen, besteht noch die volle Reproduktionsfähigkeit, obwohl ab dem 30. Lebensjahr die Wahrscheinlichkeit einer Befruchtung durch Anstieg der anovulatorischen Zyklen vermindert ist.
- **Perimenopause (Klimakterium)**
  Der Zeitraum erstreckt sich vom Beginn des Auftretens unregelmäßiger Zyklen bis 12 Monate nach der letzten, spontanen Menstruationsblutung.
  Die Reproduktionsfähigkeit der Frau ist durch vermehrte anovulatorische Zyklen verstärkt eingeschränkt, aber noch nicht völlig erloschen. Ausgeprägte physiologische Veränderungen der hormonellen Sekretion, die als Hauptursache des Klimakterischen Syndroms angesehen werden, kennzeichnen diesen Zeitraum.
- **Menopause**
  Die Menopause ist der Zeitpunkt, der retrospektiv nach 12 Monaten ohne ein weiteres Auftreten einer Blutung als Termin feststeht.
- **Postmenopause (Postklimakterium)**
  Die Postmenopause beginnt 12 Monate nach der letzten spontanen Menstruationsblutung und reicht bis zum Beginn des Seniums.
  In dieser Phase sind die großen physiologischen Veränderungen abgeschlossen und die Fortpflanzungsfähigkeit endgültig erloschen. Die hormonelle Instabilität der Perimenopause wird durch eine stabilere hormonelle Situation abgelöst.

Das Klimakterische Syndrom

Das Klimakterische Syndrom ist der Oberbegriff verschiedener Zustandsbilder. Hauptsymptome sind Hitzewallungen in Kombination mit Schweißausbrüchen, 65–70 % der klimakterischen Frauen leiden unter diesem Zustandsbild. Darüber hinaus gehören Schlaflosigkeit, Involution (normale Rückbildungsprozesse) des Urogenitaltrakts sowie die Osteoporose zum Klimakterischen Syndrom.

Mit den Wechseljahren gehen folgende physiologische Veränderungen einher:

- Involutionserscheinungen des Urogenitaltrakts:
  - 25–30 % aller klimakterischen Frauen klagen über Beschwerden im Bereich des Urogenitaltrakts.
  - Die Symptomatik betrifft vor allem die Blase, die Urethra und die Vagina.
  - Östrogenmangel instabilisiert die urethrale Kontinenz.
- Veränderung der Nervenleitfunktion:
  Der altersbedingte Abbau des Myelins der Markscheiden beeinträchtigt die Nervenleitfunktion, verschlechtert die Blasensteuerung und führt zum Anstieg der Dranginkontinenz. Dies betrifft beide Geschlechter.
- Veränderung des urethralen Venenplexus:
  - Die hormonell induzierte Minderdurchblutung des vaskulären Schwellkörperverschlusses führt zum Tonusverlust im urethralen Venenplexus.
  - Ein Drittel der Kontinenzleistung, die in einer adäquaten Erhöhung des Verschlussdrucks während der Speicherphase oder bei abdominalen, spontanen Druckerhöhungen besteht, wird der Druckkraft des urethralen Venenplexus zugeschrieben.
- Veränderung der urethralen Mukosa:
  - Während der Speicherphase und verstärkt bei reflektorischen Verschlussanforderungen (Husten/Niesen) dichten die urethralen Schleimhautfalten das Lumen ab.
  - Die Atrophie der urethralen Mukosa (Schleimhaut) ist ebenfalls ein Kennzeichen des Östrogenmangels.
  - Bei Schwund der Mukosa wird der von den urethralen Schleimhautfalten gebildete sog. Tamponverschluss unzuverlässig.
- Veränderung des Beckenboden-Sphinktertonus:
  - Östrogenmangel ist zudem für eine Verlangsamung der Zellerneuerung und für die Verringerung der Gewebeelastizität verantwortlich, was zum Tonusverlust in der Beckenbodenmuskulatur führt.
  - Der für eine reflektorische Spannungserhöhung erforderliche muskuläre Grundtonus ist vermindert, spontane Druckerhöhungen (z. B. Hustenstöße) werden nicht immer sicher kontinent überstanden. Erste Anzeichen der Belastungsinkontinenz bzw. der Sphinkterinkompetenz weisen auf einen postmenopausalen Östrogenmangel hin.
- Veränderungen der Vulva und der Vagina:
  Auch hier führt das Östrogendefizit zu einer Verringerung der Durchblutung und zur Schleimhautatrophie sowie zu einem Anstieg des pH-Wertes im vaginalen Milieu. Die Folge sind eine erhöhte Infektionsgefahr, Entzündungen (atrophische Urethritis mit sensorischer Dranginkontinenz) und sexuelle Probleme.

Noch nicht überall, doch zunehmend häufiger gibt es das Angebot präventiver Gruppenstunden in Frauenkliniken, physiotherapeutischen Fachpraxen oder Volkshochschulen. Unter dem Motto „Kontinent bleiben und den Auswirkungen der Osteoporose begegnen“ oder einem ähnlich lautenden Titel werden Inhalte der Beckenbodenschule (➤ Kap. 11.4) mit Übungen des Rückenschulprogramms kombiniert, praktiziert und parallel zu gesundheitsfördernden Verhaltensweisen eingeübt. Beim Nachweis eines Rückenschulzertifikats und einer Fortbildungsbestätigung zum Thema Inkontinenz (mindestens 36 Unterrichtseinheiten) beteiligen sich Krankenkassen häufig an den Kosten.

LITERATUR

Jaszmann, L.: Epidemiology of the climacteric syndrome. In: Campell, S. (Hrsg.) The management of the menopauseal years. MTP Press, Lancester 1976, 11–24

Kirchengast, S.: Frauen in den Wechseljahren, Campus, Frankfurt 1999

Pavelka, M. S. M., Fedigan, L. M. (1991): Menopause: A comparative life history perspective. Yearb. Phys. Anthrop. 34:13–38

Huber, J.: Klimakterium – Diagnose und Therapie, Grosse Verlag, Wien 1995

Brandner, S., Monga, A., Mueller, MD., Herrmann, G., Kuhn, A. Sexual function after rectocele repair J Sex Med. 2011 Feb;8(2):583–8. doi: 10.1111/j.1743–6109.2010.02101.x. Epub 2010 Nov 3

6.3 Beckenboden, Inkontinenz und weibliche Hormone

Annette Kuhn

Sowohl der untere Harntrakt als auch der Genitaltrakt der Frau gehen embryologisch aus dem gleichen gemeinsamen urogenitalen Sinus hervor und entwickeln sich in dichter anatomischer Nähe im ersten Drittel der Schwangerschaft.

Da Östrogenrezeptoren in der Urethra, in der Scheide und im Trigonum der Harnblase sowie im M. levator ani nachgewiesen sind,[15] sind Überlegungen hinsichtlich hormoneller Einflüsse auf den unteren Harntrakt und Beckenboden sinnvoll und erklären pathologische urogenitale Zustände in der Menopause.

Progesteronrezeptoren werden in unterschiedlicher Verteilung im unteren weiblichen Harntrakt gefunden und sind vom Östrogenstatus abhängig.[16] Die Rolle der Androgenrezeptoren in der weiblichen Harnblase und Urethra ist bis heute ungeklärt.[17]

Eine Östrogensubstitution kann den Kollagengehalt an der Harnblase reduzieren und die Sensitivität für cholinerge Substanzen herabsetzen,[18] was die Reizschwelle der Harnblase senken und so Urgebeschwerden lindern kann.

Trotz dieser Tatsachen aus dem Bereich der Grundlagenforschung wird der Nutzen der Hormonsubstitution bei Inkontinenz und Beckenbodenbeschwerden kontrovers beurteilt und soll im Folgenden genauer in Abhängigkeit der Beschwerden diskutiert werden.

Hormone können lokal vaginal als Cremes, Tabletten oder Vaginalring eingesetzt werden, dies vor allem, um lokale atrophiebedingte Beschwerden zu lindern und eine präoperative Östrogenisierung mit Verbesserung der Gewebequalität zu erreichen oder in Kombination mit einer Pessartherapie (➤ Kap. 9.3).

Neuerdings ist auch eine lokale Lasertherapie zur Therapie der Atrophie möglich. Hierbei regt die vaginale und vulväre Lasertherapie sowohl die Vermehrung der Kollagenfasern subepithelial an als auch die lokale Durchblutung, was die Atrophie insbesondere bei solchen Frauen therapiert, die wegen Nebenerkrankungen keine Hormone nehmen sollen.

Eine systemische Hormonsubstitution ist mittels Pflaster, Tabletten oder Gels möglich.

Bei der Entscheidung, welches Hormonpräparat für welche Patientin am besten geeignet ist, sollten folgende prinzipielle Überlegungen getroffen werden:

- Möchte die Patientin eine blutungsfreie Substitution oder sind Perioden erwünscht? Dementsprechend kann ein sequenzielles oder kontinuierliches Präparat gegeben werden.
- Ist die Patientin hysterektomiert oder nicht? Bei vorhandenem Uterus darf das Östrogen nicht allein gegeben werden, sondern in Kombination mit einem Gestagen, um die Gefahr des Endometriumkarzinoms zu reduzieren.
- Liegen Kontraindikationen für eine Substitution vor? Hormonabhängige Tumoren, Störungen der Blutgerinnung oder Allergien auf das Präparat sind von einer systemischen oder lokalen Hormonersatztherapie auszuschließen.

Menopause und urogenitale Beschwerden

Der Zeitpunkt, in dem 12 Monate nach der letzten Periode ohne eine vaginale Blutung vergehen, ist als Menopause definiert.

Symptome der Menopause können vielfältig sein, müssen aber nicht bei jeder Frau auftreten und können sich als Schlafstörungen, Hitzewallungen, Depressionen, urogenitale Beschwerden und Gereiztheit äußern. Diese Symptome kön-

[15] Ingelman-Sundberg, A., Rosen, J., Gustafsson, S. A.: Cytosol oestrogen receptors in urogenital tissues in stress incontinent women. Acta Obstet Gynecol Scand 1981, 60: 585–586
Iosif, C. S., Batra, S., Ek, A.: Estrogen receptors in the human lower urinary tract. Am J Obstet Gynecol 1981, 141: 817–820

[16] Batra, S. C., Iosif, C. S.: Progesterone receptors in the female urinary tract. J Urol 1987, 138: 1301–1304

[17] Blakeman, P. J., Hilton, P., Bulmer, J. N.: Androgen receptors in the female urinary tract. Int Urogynecol J, 1997, 8: S54

[18] Eika, B., Salling, L. N., Christensen, L. L., Andersen, A., Laurberg, S., Danielsen, C. C.: Long-Term observation of the detrusor smooth muscle in rats. Its relationship to ovariectomy and estrogen treatment. Urological Research, 1990, 18: 439

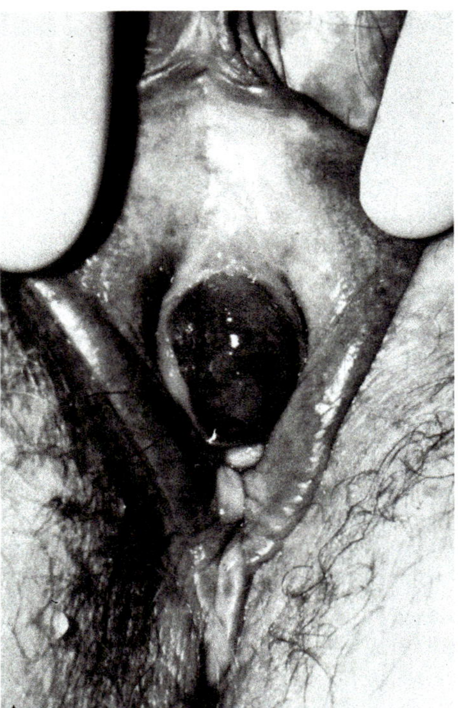

Abb. 6.1 Urethralkarunkel als Beispiel für ein Östrogendefizit. Es handelt sich um eine gutartige Veränderung, die mit einer hormonellen Therapie meist zurückgeht [M602].

nen bereits in der Perimenopause auftreten, die der Menopause vorausgeht und in der die Perioden unregelmäßig sein können (➤ Kap. 6.2).

Prävalenz

Urogenitale Beschwerden in der Menopause sind häufig und können durch den gemeinsamen embryonalen Ursprung der Gewebe und die Hormonrezeptoren erklärt werden. Ein Beispiel stellt das Urethralkarunkel dar (➤ Abb. 6.1).

Kohortenstudien mit postmenopausalen Frauen haben eine Inzidenz von urogenitalen Beschwerden von 48–70 % gezeigt,[19] eine bemerkenswert hohe Zahl, wobei nur die wenigsten Patientinnen fachkompetente Hilfe suchen. Von den Patientinnen, die Rat in einer Menopausenklinik suchen, hat ein Fünftel eine ausgeprägte Drangsymptomatik, und ungefähr die Hälfte leidet unter Belastungsinkontinenz.[20]

Inkontinenz und Beckenbodenprobleme verstärken sich häufig im Alter oder treten neu auf. Die Therapie dieser Erkrankungen ist jedoch nicht vom Alter abhängig und wird höchstens durch Begleiterkrankungen beeinflusst; Alter allein sollte also kein Grund sein, Therapieempfehlungen zu unterlassen oder zu ändern.

Symptome

Die Hormonrezeptoren des Urogenitalsystems erklären spezifische Symptome, die in oder nach der Menopause entstehen oder sich verstärken und in ihrer Intensität und ihrem Einfluss auf die Lebensqualität sehr unterschiedlich sein können. Diese Symptome sind:

- Postmenopausenblutungen
- Pruritus vulvae
- Störungen der Sexualität
- Urininkontinenz
- Pollakisurie
- Drangsymptomatik
- Rezidivierende Harnwegsinfekte
- Stuhlinkontinenz.

Jede postmenopausale Blutung sollte ernst genommen und in der Regel mittels Ultrasonographie, Hysteroskopie und Histologie abgeklärt werden.

Vulvärer Juckreiz kann ein sehr störendes Symptom sein, was oft zusammen mit einem Trockenheitsgefühl in der Scheide oder im Vulvabereich spontan oder beim Geschlechtsverkehr auftritt. Prämaligne Veränderungen, Infekte und andere Vulvaerkrankungen sollten bei chronischem Juckreiz ausgeschlossen werden.

Störungen der Sexualfunktion können vielfältig sein und zusammen mit anderen Beschwerden im Beckenbereich auftreten. Häufig kann ein trockenes Gefühl in der Scheide zu Problemen beim Geschlechtsverkehr führen. Unparfümierte Gleitcremes und topische (örtliche) Östrogencremes können hier helfen.

Es gibt eine Reihe von genitalen und extragenitalen Gründen, die eine Urininkontinenz bei älteren Menschen begünstigen können.[21] Zu den reversiblen Gründen für Urininkontinenz zählen:

- Harnwegsinfekt
- Obstipation
- Östrogendefizit
- eingeschränkte Beweglichkeit
- Medikamente
- Depression
- Verwirrtheit.

Auf diese Punkte sollte bei der Anamnese eingegangen werden. Eine Therapie dieser Erkrankungen ist wünschenswert, aber nicht immer möglich.

---

[19] Iosif, C. S., Bekassey, Z.: Prevalence of genito-urinary symptoms in the late menopause. Acta Obstet Scand 1984; 63: 257–260
Barlow, D. H., Cardozo, L. D., Francis, R. M. et al: Urogenital ageing and its effect on sexual health in older British women Br J Obstet Gynaecol 1997; 104: 87–91

[20] Jolleys, J. V.: Reported prevalence of urinary incontinence in a general practice. Br Med J 1988; 296: 1300–1302

[21] aus: Textbook of female Urology and Urogynaecology, Cardozo, L., Staskin, D. (Hrsg.), Isis Medical Media, 2001, 998

Hormonsubstitution

Geschlechtshormone können theoretisch zur Behandlung von Urininkontinenz in der Menopause hilfreich sein, da sie an mehreren Systemen, die die Kontinenz beeinflussen, angreifen:

- am *Detrusormuskel* selbst über eine Modifikation von muskarinartigen Rezeptoren und durch Inhibition von extrazellulärem Kalzium in die Muskelzellen sowie durch eine Reduktion der Kontraktionsamplitude und -frequenz[22]
- an der *urethralen Verschlussfunktion* mittels Erhöhung des urethralen Verschlussdrucks und über vasodilatatorische Effekte.

Östrogene bei Belastungsinkontinenz

Der Einsatz von Östrogenen allein bei Belastungsinkontinenz wird viel diskutiert. In einer Metaanalyse von Fantl,[23] in der 166 Artikel zusammengefasst wurden, wird eine 64–75%ige Verbesserung der Inkontinenz durch Östrogene beschrieben, wobei allerdings der Plazeboeffekt immerhin 10–56% ausmacht.

Eine subjektive Verbesserung der Belastungsinkontinenz ist sehr wahrscheinlich auf eine Steigerung des allgemeinen Wohlbefindens zurückzuführen.

Östrogene alleine scheinen nicht effektiv genug zu sein, um eine Belastungsinkontinenz zu therapieren; in Kombination mit Phenylpropanolamin kann allerdings eine Belastungsinkontinenz objektiv gebessert werden.[24] Diese Therapie wird nicht häufig angewandt, ist aber vor allem für Patientinnen geeignet, die keine Operation wünschen.

Östrogene bei Drangsymptomatik

Eine Multizenterstudie, in der Patientinnen mit Drangsymptomatik entweder einer Therapie mit Östriol oder mit Plazebo unterzogen wurden, konnte keinen Vorteil der Hormone belegen.[25]

Eine Behandlung von Drangsymptomatik mit Östrogenen ist seit vielen Jahren verbreitet, obwohl zuverlässige Daten hinsichtlich der Wirksamkeit fehlen.

In der Praxis wird bei einer ausgeprägten Urogenitalatrophie mit Drangsymptomatik häufig eine lokale Behandlung mit Hormonen durchgeführt, was auch der Empfehlung der Internationalen Kontinenzgesellschaft (ICS) entspricht.

[22] Elliott, R. A., Castleden, C. M., Miodrag, A.: The effect of in vivo oestrogen pretreatment on the contractile response of rat detrusor muscle. Br J Pharmacol 1992; 107: 766–70

[23] Fantl, J. A.: The lower urinary tract in women-effect of aging. Exp Gerontol 1994, 29(3–4): 417–22

[24] Hilton, P., Tweddel, A. L., Mayne, C.: Oral and intravaginal estrogens alone and in combination with alpha adrenergic stimulation in genuine stress incontinence. Int Urogynecol J 1990; 12: 80–86

[25] Cardozo, L. D., Rekers, H., Tapp, A.: Oestriol in the treatment of postmenopausal urgency: A multicentre study. Maturitas 1993; 18: 47–53

Östrogene und rezidivierende Harnwegsinfekte

Harnwegsinfekte bei Frauen sind häufig, und bei älteren Patientinnen sind asymptomatische Bakteriurien verbreitet. Bis zu 50% der älteren Patientinnen und 20% der Männer über 80 Jahre haben asymptomatische Bakteriurien,[26] die ohne komplizierende Begleiterkrankungen wie Diabetes, Steinleiden oder Reflux nicht behandlungsbedürftig sind.

Symptomatische Harnwegsinfekte sollten immer behandelt werden; bei Rezidiven sind Antibiogramme sinnvoll, um eine resistenzgerechte Therapie zu gewährleisten.

Veränderungen der Vaginalflora nach der Menopause sind häufig, und eine Besiedlung mit gramnegativen Keimen, die uropathogen sein können, ist verbreitet. Laktobazillen verschwinden, wodurch es zu einem höheren pH-Wert der Vagina kommt und die Infektanfälligkeit steigt. Die enge anatomische Nähe von Anus, Vagina und der kurzen weiblichen Urethra wirkt ebenfalls begünstigend auf Infektionen.

Mehrere Studien belegen die Wirksamkeit von lokalen Östrogenen zur Prävention von rezidivierenden Harnwegsinfekten;[27] wahrscheinlich ist dieser Bereich der urogenitalen Beschwerden und hormonellen Therapie am besten belegt.

Bei manchen Patientinnen, die bereits eine systemische Hormonersatztherapie haben, reicht diese Menge nicht aus, um eine genitale Atrophie ganz zu vermeiden, und gelegentlich ist eine zusätzliche Medikation mit einer lokalen Östrogencreme von Nutzen.

Andere Maßnahmen wie Miktionshygiene, die Gabe von Laktobazillus, ausreichende Trinkmenge, Impfungen und wenn nötig prophylaktische Antibiotikatherapie und Preiselbeersaft können darüber hinaus helfen, Harnwegsinfekte zu verhindern. Andere Substanzen wie D-Mannose, die rezeptfrei in der Apotheke oder dem Reformhaus erhältlich sind, können ebenfalls zur Infektprophylaxe helfen.

Asymptomatische Bakteriurien sollten nur in der Schwangerschaft und vor urologisch-gynäkologischen operativen Interventionen therapiert werden! Bei allen anderen ist eine Therapie infektiologisch nicht sinnvoll, dementsprechend auch das Screening nicht.

> Eine hormonelle Therapie kann lokal oder systemisch erfolgen und richtet sich nach den Beschwerden der Patientin. Sie wird bei atrophiebedingten Beschwerden und Inkontinenz empfohlen und hat einen nachgewiesenen positiven Einfluss auf rezidivierende Harnwegsinfekte.

[26] Gray, R. P., Malone-Lee, J. G.: Urinary tract infection in elderly people – time to review management? Age and Aging, 1995; 24: 341–5

[27] Eriksen, B.: A randomised open parallel group-study on the preventive effect of an estradiol-releasing vaginal ring (Estring) on recurrent urinary tract infections in postmenopausal women. Am J Obstet Gynecol 1999, 180: 1072–1079

6

6.4 Inkontinenz und Beckenbodenprobleme: Besondere Aspekte beim älteren Menschen

Annette Kuhn

Inkontinenz und Beckenbodenprobleme gehören nicht automatisch zum Alterungsprozess und sind definitiv nicht als „normal" bei älteren Patienten anzusehen, auch wenn Belastungsinkontinenz, Drangprobleme, Inkontinenz für Flatus und Stuhl mit zunehmendem Alter ansteigen.[28] Inkontinenz führt beim älteren Menschen zusätzlich zu vermehrten Stürzen und zur Heimeinweisung.

Auch wenn der Peak der Belastungsinkontinenz bei Frauen um die 45–54 Jahre liegt, nehmen Symptome, die mit Drang verbunden sind, bei Männern und Frauen erst über 60 Jahren stetig zu. Tabelle 6.2 stellt die Änderung der Prävalenz in Abhängigkeit des Alters und des Geschlechts dar, verglichen werden die Prävalenz mit 35 und mit 75 Jahren.

Tab. 6.2 Inkontinenz in Abhängigkeit von Alter und Geschlecht[29]

Prävalenzänderung: 35 Jahre → 75 Jahre	Frauen	Männer
Belastungsinkontinenz	30 % → 40 %	2 % → 8 %
OAB (überaktive Blase)	19 % → 39 %	3 % → 20 %
Flatus	10 % → 20 %	4 % → 10 %
Stuhl	4 % → 8 %	1 % → 5 %

Begleiterkrankungen und Medikamente können Inkontinenz auslösen oder verstärken (➤ Tab. 6.3). Wenn das Absetzen dieser Substanzen nicht möglich ist, kann häufig eine Änderung der Substanzklasse oder der Tageszeit der Einnahme die Situation verbessern.

Insbesondere beim Einsatz von Anticholinergika sollte beachtet werden, dass die Gedächtnisfunktion ein cholinerger Prozess ist, der durch Anticholinergika negativ beeinflusst werden kann. Anticholinergika sind bei geriatrischen Patienten nicht kontraindiziert, sollten aber mit einer geringeren Dosis verordnet werden und wenn nötig einschleichend benutzt werden.

Bei *Halluzinationen* ist eine Dosisanpassung oder ein Absetzen des Medikaments ratsam.

Ältere Menschen nehmen häufig eine Vielzahl von Medikamenten ein, und *Interaktionen* zwischen verschiedenen Substanzen müssen bei der Verschreibung in Betracht gezogen werden.

[28] MacLennan, A.H., Taylor, A.W., Wilson, D.H., Wilson, D.: The prevalence of pelvic floor disorders and their relationship to gender, age, parity and mode of delivery. Br J Obs Gynaecol 2000; 107: 1460–1470

[29] Abrams, P., Cardozo, L., Khoury, S., Wein, A.: Incontinence, 2nd edition 2002, Paris

Tab. 6.3 Medikamente und deren mögliche Nebenwirkungen bei älteren Menschen[30]

Medikament	Effekt
Diuretika	verstärkte Drangbeschwerden, Dranginkontinenz, unbemerkte Inkontinenz, Polyurie
Kalziumkanalblocker	Polyurie, Nykturie
Anticholinergika (Anti-Parkinsonmedikamente, Antihistaminika, Spasmolytika, u. a. inbegriffen)	Verwirrtheit
Alphaantagonisten	Belastungsinkontinenz
Alphaagonisten	Harnretention
Opiate	Harnretention, Obstipation, Sedation
Angiotensin converting Enzyme Hemmer (ACE Hemmer)	Belastungsinkontinenz
Vincristine	Harnretention
Alkohol	Polyurie, Pollakisurie, Delirium, Mobilitätseinschränkung, Inkontinenz
Benzodiazepine und Neuroleptika	Inkontinenz durch Benommenheit, Reduktion der Blasenwahrnehmung, Muskelrelaxation des Beckenbodens

Bei einer *Niereninsuffizienz* muss eine Dosisanpassung bei renal ausgeschiedenen Substanzen beachtet werden. Laborchemisch wird eine Niereninsuffizienz erst dann apparent, wenn ca. 50 % der Nephrone nicht mehr arbeiten, was auch bei einigen Antibiotika eine Anpassung der Dosis erfordert.

Bei älteren Patientinnen, die die oralen Medikamente nicht vertragen haben oder bei ungenügender Wirksamkeit, kann eine Botoxinjektion in den Detrusor erwogen werden, da sich die Untersuchungen mehren, die eine gute und sichere Wirksamkeit von Botox auch bei idiopathischer hyperaktiver Blase zeigen.

Viele nicht-medikamentenbedingte *Nebenerkrankungen* können eine Inkontinenz verschlechtern oder auslösen, z. B.:

- Krankheiten, die die Mobilität beeinflussen, wie Arthrose, Kontrakturen, vaskuläre Erkrankungen, zerebrovaskulärer Insult oder Morbus Parkinson können den Patienten daran hindern, rechtzeitig zur Toilette zu gelangen. Dies in Kombination mit Sehproblemen kann insbesondere in der Nacht zum Problem werden. Ein Nachtstuhl neben dem Bett kann hier helfen, das Mobilitätsproblem und die Wahrnehmungsunsicherheit zu verbessern.
- Jegliche Erkrankungen des ZNS, die die Vigilanz und die allgemeine Körperwahrnehmung negativ beeinflussen, können Inkontinenz auslösen. Wenn der gefüllte Darm oder die Blase nicht mehr wahrgenommen werden können oder die Wahrnehmung nicht zu der richtigen Aktion

[30] adaptiert nach Wagg, A., Malone-Lee, J. in: Bladder Problems, 1999: Martin Dunitz Ltd, London, 45–47

führt (dem Gang zur Toilette), kann ein regelmäßiges Toilettentraining helfen, Inkontinenzepisoden zu verhindern (➤ Kap. 9.6).
- Endokrinopathien wie Diabetes mellitus können Polyurie und eine periphere Neuropathie zur Folge haben, die wiederum Drangprobleme verursachen können.
- Verstopfung kann zu Urinretention und Stuhlinkontinenz im Sinne einer Überlaufinkontinenz führen und sollte adäquat behandelt werden.

Nykturie ist ein häufiges Problem älterer Patienten und kann durch viele Faktoren verursacht werden (➤ Tab. 6.4).

Nach Möglichkeit sollten die Ursachen der Nykturie therapiert werden; ist dies nicht möglich, ist der alleinige oder kombinierte Einsatz von Anticholinergika und/oder Antidiuretischem Hormon möglich. Beide Maßnahmen sollten mit einer Flüssigkeitsrestriktion nach 16 Uhr kombiniert werden, um einen größtmöglichen Effekt zu gewährleisten. Vor Einsatz des Antidiuretischen Hormons sollte eine arterielle Hypertonie ausgeschlossen werden und in den ersten Wochen eine Kontrolle der Serumelektrolyte und des Blutdrucks vorgenommen werden.

Tab. 6.4 Mögliche altersbedingte Ursachen der Nykturie[31]

volumenbedingte Ursachen	• übermäßige Flüssigkeitszufuhr • Diuretika • Koffein • endokrin bedingt: Diabetes, Hyperkalzämie • periphere Ödeme: Herzinsuffizienz, Hypalbuminämie, vaskuläre Erkrankungen, Medikamente
schlafbedingte Ursachen	• Schlaflosigkeit • Schmerzen • Dyspnoe • Depression • Medikamente
durch den Harntrakt bedingte Ursachen	• verminderte Blasenkapazität • Detrusorinstabilität • prostatabedingt • verminderte Blasenkompliance • sensorische Urgency • Überlaufinkontinenz

Patienten mit *Orientierungsstörungen* sollten möglichst in 2-stündlichen Intervallen gefragt werden, ob sie den Drang verspüren, die Blase oder den Darm zu entleeren, was die Inkontinenzepisoden um 50 % reduzieren kann (Toilettentraining).[32]

Urin- und Stuhlinkontinenz wird im Alter häufiger, ist aber niemals als normaler Alterungsprozess anzusehen.

[31] Resnick, R. M.: Noninvasive diagnosis of the patient with complex incontinence. Gerontology 36, suppl 2, 8–18, 1990

[32] Engel B. T. Burgio, L. D., McCormick, K. A.: Behavioral treatment of incontinence in the long-term care setting. J Am Geriatr Soc 1990, 38: 361–63

Die Therapie ist prinzipiell die gleiche wie bei jüngeren Patienten und setzt sich aus Medikamenten, Physiotherapie und chirurgischen Verfahren zusammen. Besondere Vorsichtsmaßnahmen sollte bei Medikamenten wegen Interaktionen und erhöhter Sensitivität älterer Menschen getroffen werden, und eine Dosisanpassung ist oft nötig. Regelmäßige Miktionen können helfen, eine Inkontinenz zu behandeln. Bei älteren Patienten mit Inkontinenzproblemen sollte auch eine asymptomatische Bakteriurie therapiert werden.

Geriatrische Patienten und Beckenbodengymnastik

Alter allein ist kein Grund, keine Physiotherapie zu verordnen. Wie mehrere Studien gezeigt haben, haben Alter, Ausmaß der Symptome, vorangegangene chirurgische Therapien und Parität keinen negativen Einfluss auf den Erfolg der Physiotherapie, sondern lediglich die Motivation der Patienten.[33]

Aus eigener Erfahrung lässt sich das nur bestätigen. Die älteste Patientin, die bei uns mit Physiotherapie von ihrer Belastungsinkontinenz kuriert wurde, war 87 Jahre alt. Die Motivation der Patienten ist vermutlich der Schlüsselfaktor zum Erfolg; es hat keinen Sinn, jemandem Beckenbodengymnastik zu verordnen, der bereits in der Sprechstunde zugibt, daran kein Interesse zu haben.

Chirurgische Verfahren bei älteren Patienten

Solange die Patientin bzw. der Patient in guter physischer und psychischer Verfassung ist, ist das Alter allein kein Grund, von einer chirurgischen Therapie abzusehen.

Aufgrund einer oft evidenten Multimorbidität werden minimal invasive Verfahren bevorzugt diskutiert, da sie in der Regel auch unter Lokalanästhesie oder Spinalanästhesie möglich sind.

Katheter

Die Einlage eines Katheters als Routinemaßnahme bei Inkontinenz bei älteren Menschen ist obsolet, vielmehr sollte eine Therapie der Ursache je nach Gesamtsituation versucht werden. Studien belegen, dass medizinisch unnötige Kathetereinlagen das Mortalitätsrisiko um das 2,5-fache erhöhen.

Ist dies nicht möglich, kann aus pflegerischen Gründen eine Katheterisierung durchgeführt werden. Da in dieser Situation Selbstkatheterismus meist nicht möglich ist, kommt entweder ein suprapubischer oder ein transurethraler Katheter in Frage. Bei nur kurzfristiger Katheterisierung kann ein transurethraler Katheter eingelegt werden, bei längerfristiger Katheterisierung ist die suprapubische Drainage vorzuziehen, da diese für den Patienten mehr Komfort bietet und für die ersten Wochen zu weniger Infekten führt.

[33] Hofbauer, J., Preisinger, F., Nurnberger, N.: Der Wert von Physiotherapie bei weiblicher Stressinkontinenz. Z Urol Nephrol 1990, 83: 249–54
Henalla, S. M., Kirwan, P., Castledon, C. M., Hutchins, C. J., Breeson, A. J.: The effect of pelvic floor exercises in the treatment of genuine urinary stress incontinence in women at two hospitals. Br J Obstet Gynecol 1988, 95: 602–6

KAPITEL

7 Schwangerschaft, Geburt und Rückbildung

7.1 Veränderung des Beckenbodens durch Schwangerschaft und Geburt

Annette Kuhn

Veränderungen des Beckenbodens in der Schwangerschaft

Die Schwangerschaft hat aufgrund hormoneller und anderer physiologischer Veränderungen einen Einfluss auf die benachbarten Organe.

Blasenbeschwerden sind in der Schwangerschaft und postpartal häufig. Es gibt nur wenige Studien über den Einfluss der normalen Schwangerschaft auf Beckenboden und Blase, allerdings geben viele Patientinnen an, dass ihre Beschwerden mit der Schwangerschaft und Geburt eines Kindes begonnen hätten. Der Einfluss der Geburt auf die Stuhlinkontinenz ist gesichert.

Eine der ersten Veränderungen in der Schwangerschaft ist die Erhöhung der Urinproduktion durch eine vermehrte Nierendurchblutung um etwa 25 %. Darüber hinaus wird das Antidiuretische Hormon (ADH) vermindert produziert.[1] Dieser Mechanismus bewirkt häufigere Miktionen und Nykturie.

Hormonelle Einflüsse insbesondere des Progesterons führen zu einer Relaxation der glatten Muskulatur:

- Varizen und Hämorrhoiden können sich ausbilden oder verschlimmern.
- Der Beckenboden wird elastischer, es kann zu Belastungsinkontinenz kommen.
- Die Ureteren sind weitergestellt als außerhalb der Schwangerschaft und begünstigen aufsteigende Harnwegsinfekte (Pyelonephritiden).
- Es kann zu Verstopfung kommen.

Mit zunehmendem Wachstum des Uterus nimmt der intraabdominale Druck zu. Im dritten Trimenon vermindert der kindliche Kopf die Platzverhältnisse der Blase. Als Folge wird die funktionelle Blasenkapazität kleiner, und die Schwangeren müssen häufiger Wasser lassen. Dieses Problem gibt sich in der Regel nach der Geburt und hat keinen Einfluss auf die postpartale Inkontinenz.

Der Blasenhals senkt sich im Verlauf der Schwangerschaft und begünstigt so die Entstehung der Belastungsinkontinenz.[2]

Die Schwangerschaft selbst kann zu einer Verminderung der Nervenleitfähigkeit führen; während der Geburt können

[1] Dewhurst, J., DeSwiet, M., Chamberlain, G. (Hrsg.): Physiology, Basic Sciences in Obstetrics and Gynaecology; London, Churchill Livingstone, 1986, 128–206

[2] Lange, R., Walther, D., Hundertmark, S.: Veränderungen des Beckenbodens in gravitate: Blasenhalstopografie und Muskelfunktionalität. Eine Longitudinalstudie. Geburtshilfe u. Frauenheilkunde 2001: 970–76

diese Störungen insbesondere des N. pudendus durch den Durchtritt des Kopfes erheblich verstärkt werden.

Hormonelle Veränderungen

Die hormonellen Veränderungen lassen sich sowohl durch Östrogen- als auch Progesteronrezeptoren an Blase, Beckenboden und Scheide erklären.[3]

Progesteron vergrößert die Blasenkapazität und macht Bänder und Faszien dehnbarer als außerhalb der Schwangerschaft. Wenn man postuliert, dass der gleiche Effekt am gesamten Bindegewebe eintritt, erklärt das die vergrößerte Blasenhalsmobilität und Belastungsinkontinenz.[4]

Inzidenz von Blasenbeschwerden

Die Inzidenz der Blasenbeschwerden in der Schwangerschaft ist häufig und äußert sich in unterschiedlichen Formen:

- Pollakisurie (häufiger Harndrang)
- Nykturie
- Belastungsinkontinenz
- Drangbeschwerden.

Blasenbeschwerden kommen je nach Gestationsalter bei etwa einem Drittel bis der Hälfte aller Frauen vor und sollten initial nicht beunruhigen (➤ Tab. 7.1).

Tab. 7.1 Inzidenz unterschiedlicher Blasenbeschwerden in Früh- und Spätschwangerschaft (modifiziert nach Freeman[5])

Symptom	Frühschwangerschaft (%)	Spätschwangerschaft (%)	Autor
Pollakisurie	59,5	81	Francis[6]
	45	85	Stanton[7]
Nykturie	58	66	Parboosingh[8]
OAB (überaktive Blase)	66	40	Cutner[9]
	–	35	Viktrup[10]
OAB mit Inkontinenz	–	26	Cutner[11]
	–	12	Viktrup[12]

Pollakisurie ist ein verbreitetes Symptom in der Schwangerschaft, welches sich aber postpartal meist bessert; immerhin sind dann noch 17–22 % von häufigen Miktionen betroffen.[13] Blasentraining kann hier als erste Maßnahme helfen.

Es ist wichtig, der Patientin zu versichern, dass sich die Blasenfunktion in der Regel sechs Wochen postpartal normalisiert.

Störungen der Blasenfunktion sind präpartal durchaus häufig und können sich aufgrund physiologischer Veränderungen in Form von Pollakisurie, Drangsymptomatik und Belastungsinkontinenz äußern.

Abklärungen und Therapien in der Schwangerschaft

Invasive Abklärungen wie eine urodynamische Untersuchung sind nicht zu empfehlen, da die Gefahr von iatrogenen Harnwegsinfekten vorhanden und die Aussagekraft sehr eingeschränkt ist. Belastungsinkontinenz und Detrusorinstabilitäten können oft nicht bestätigt werden,[14] und die Therapien sind limitiert.

Selbstverständlich werden bei Belastungsinkontinenz in der Schwangerschaft keine operativen Therapien erwogen; die Spontanheilungsrate und der natürliche Verlauf sprechen dagegen. Außerdem werden Wahleingriffe in der Schwangerschaft in der Regel nicht ausgeführt, sondern auf die postpartale Periode verschoben.

Beckenbodenübungen bei Patientinnen, die in der Schwangerschaft unter Belastungsinkontinenz leiden, reduzieren nachweislich postpartale Inkontinenz[15] und sind die Methode der Wahl. Es gibt keine Nebenwirkungen und keine Risiken, und die Compliance der Patientinnen ist in der Regel gut.

Auch in der Stillzeit sollte noch keine definitive Beurteilung der Inkontinenz stattfinden. Aufgrund des relativen Östrogendefizits ohne regelrechte Zyklen ist der endgültige Zustand des Beckenbodens und der Beckenorgane noch nicht erreicht. Falls eine Inkontinenz nach der Stillzeit fortbesteht, sollte sie wie immer abgeklärt und therapiert werden. Pessare und intensive Beckenbodengymnastik können über die Wartezeit bis zur Abklärung und Therapie hinweghelfen (➤ Kap. 9.3).

Eine neu auftretende postnatale Belastungsinkontinenz ist eher selten; die Mehrzahl der Patientinnen hat bereits antenatal Symptome.[16]

3 Miodrag, A., Castleden, C. M., Vallance, T. R.: Sex hormones and the female lower urinary tract, Drgs 1988; 36: 491–504

4 Green, T. H.: Urinary stress incontinence: differential diagnosis, pathophysiology and management, Am J Obstet Gynecol 1975; 122: 368–400

5 Freeman, R. M.: The effect of pregnancy on the lower urinary tract and pelvic floor, in: Incontinence in women, MacLean AB Cardozo L, RCOG Press, 2002

6 Francis, W. J.: The onset of stress incontinence, J Obstet Gynecol Br Cwith 1961b, 67: 899–903

7 Stanton, S. L., Kerr-Wilson, R., Harris, G. V.: The incidence of urological symptoms in normal pregnancy, Br J Obstet Gynaecol 1980, 87: 897–900

8 Parboosingh, J., Doig, A.: Studies of nocturia in normal pregnancy, J Obstet Gynaecol Br Cwith 1973, 80: 888–95

9 Cutner, A., Cardozo, L. D.: The lower urinary tract in pregnancy and puerperium, Int Urogynecol Pelvic floor Dysfunct 1992, 3: 317–23

10 Viktrup, L., Lose, G.: Epidural anaesthetic and stress incontinence after delivery, Obstet Gynaecol 1993; 82: 87–89

11 Cutner, A., Cardozo, L. D.: The association between pregnancy and abnormal detrusor activity, J Obstet Gynaecol 1996; 143–45

12 Viktrup, L., Lose, G., Rolf, M., Barfoed, K.: The frequency of urinary symptoms during pregnancy and puerperium in primipara, Int Urogynecol, J 1993, 4: 27–30

13 Stanton, S. L., Kerr-Wilson, R., Harris, G. V.: The incidence of urological symptoms in pregnancy and puerperium, Br J Obstet Gynaecol 1980, 87: 897–900

14 Chaliha, C., Bland, J. M., Monga, A., Stanton, S. L., Sultan, A. H.: Pregnancy and delivery: a urodynamic view point, Br J Obstet Gynaecol 2000, 107: 1354–9

15 Shutter, H. W.: Care of the bladder in pregnancy, labour and the puerperium, J Am Assoc 1992; 79: 449–53

16 King, J. K., freeman, R. M.: Is antenatal bladder neck mobility a risk factor for postpartum stress incontinence? Br J Obstet Gynaecol 1998; 105: 1300–7

7

Invasive Abklärungen und Therapien sind in Schwangerschaft und Stillzeit wegen guter Spontanheilungstendenz und Infektgefahr nur im Notfall indiziert.
Bei präpartaler Belastungsinkontinenz und Drangbeschwerden helfen Blasentraining und Physiotherapie, postpartale Probleme zu reduzieren.

Der Beckenboden unter der Geburt

Während der Geburt kann es zu Verletzungen im Bereich des Blasenhalses, der Urethra und des gesamten Beckenbodens kommen.

Die endopelvine Faszie, die aus kollagenreichem Bindegewebe besteht, verbindet den Blasenhals und die Urethra mit dem Arcus tendineus fascia pelvis („White Line") und überträgt bei einer Kontraktion des Levators die Kraft auf die Urethra und den Blasenhals. Kommt es unter der Geburt zu einer Verletzung dieser Strukturen, können daraus Belastungsinkontinenz und Senkungszustände resultieren. Peripartale Zerreißungen und Abrisse der Haltestrukturen können mittels MRI dokumentiert werden.[17] Besondere Risikofaktoren hierfür sind:

- ein großes Kind (> 3800 Gramm), insbesondere bei einer kleinen Frau (< 165 cm)
- höheres maternales Alter insbesondere beim ersten Kind (> 35-jährig wird in der Regel als Cut-Off angenommen, aber es gibt bereits vorher eine jährliche Erhöhung der Inzidenz)
- die Geburt aus hinterer Hinterhauptslage (occiput posterior rotierter Kopf)
- Schulterdystokie
- vaginaloperative Entbindungen, hierbei Zangengeburten mehr als Saugglockenentbindungen.

Hereditäre (erbliche) Faktoren, die die Kollagenqualität beeinflussen, spielen ebenfalls für die Entwicklung der Inkontinenz eine Rolle. Studien am Kollagen von Frauen mit Belastungsinkontinenz, die nie geboren haben, zeigten einen verminderten Kollagengehalt.[18]

Der protektive Wert der Episiotomien ist umstritten (➤ Exkurs Kap. 7.4); zwei amerikanische Studien dokumentieren eine Abnahme der Beckenbodenkontraktion drei Monate nach Episiotomie im Vergleich zu Frauen mit intaktem Damm oder Dammrissen.[19] Auch verhindern Episiotomien Risse nicht und sollten primär nur aus kindlicher Indikation eingesetzt werden.

Da die Levatoren nicht der direkten Sichtkontrolle ausgesetzt sind, fällt eine klinische Beurteilung postpartal schwer. MRI Untersuchungen haben eine verminderte Dicke sowie eine Vergrößerung des Levatorwinkels und des Hiatus postpartal gezeigt,[20] was das morphologische Korrelat für die Belastungsinkontinenz bilden könnte.

Bei sehr langwierigen Geburtsverläufen muss bei postnataler Inkontinenz auch an eine Nekrosebildung mit konsekutiver Fistelbildung gedacht werden. Diese Befunde sind allerdings eher in sich entwickelnden Ländern ohne geburtshilfliches Management zu finden und in unseren Breiten selten.

Entstehung von postpartaler Belastungsinkontinenz

Man nimmt an, dass Veränderungen am Beckenboden nach Geburten stattfinden, aber oft später noch zusätzliche Einflüsse hinzukommen, die Beckenbodenerkrankungen und Inkontinenz begünstigen. Alterungsprozesse der Gewebe und die Menopause gehören dazu.

EXKURS

Sektio zum Schutz des Beckenbodens?

Die viel diskutierte Frage, ob dem Wunsch nach einem intakten Beckenboden mit einem primären Kaiserschnitt nachgegeben werden sollte, sollte jeder Geburtshelfer für sich selber beantworten.

Studien an mehr als 3000 Frauen haben gezeigt, dass nicht nur der Geburtsmodus, sondern auch die Schwangerschaft an sich zu Veränderungen am Beckenboden führen kann, die Belastungsinkontinenz und Senkungen begünstigen.[21]

Faundes fand in einer anderen Studie bei Frauen, die alle mittels Sektio entbunden wurden, eine Inkontinenzrate von 10 %.[22] Das Argument, dass eine Kaiserschnittentbindung den Beckenboden vollständig vor Inkontinenz und Senkungen schützt, ist somit entkräftet.

Wir gehen aktuell von einem gewissen protektiven Wert der Sektio aus, der sich allerdings bei mehreren Schwangerschaften relativiert und ab dem dritten Kind im Vergleich zur Vaginalgeburt nicht mehr vorhanden ist.

Dazu kommt eine höhere mütterliche Morbidität nach Sektio durch Infektionen, Wundheilungsstörungen oder einer intraoperativen Verletzung der Nachbarorgane. Die Rekonvaleszenz nach einer Sektio dauert länger als nach normaler vaginaler Geburt. Zudem besteht nach der Sektio die Möglichkeit, dass bei einer nachfolgenden Schwangerschaft die Plazentation gestört ist oder dass es zu einer Uterusruptur kommt.

[17] DeLancey J. O.: MR Imaging of the urethral support system: anatomic considerations, Neurourol Urodyn 1996; 15: 362–3

[18] Chaliha, C., Kalia, V., Stanton, S. L., Monga, A., Sultan, A. H.: Antenatal prediction of postpartum urinary and faecal incontinence, Obstet Gynecol 1999; 94: 689–94

[19] Rockner, J., Jonasson, A., Olund, A.: The effect of mediolateral episiotomy at delivery on pelvic floor muscle strength evaluated with vaginal cones, Acta Obstet Gynecol Scand 1991; 70: 51–4
Klein, M. C., Gauthier, R. J., Robbins, J. M., Kaczorowski, J., Jorgensen, S. H., franco, E. D. et al: Relationship of episiotomy to perineal trauma and morbidity, sexual dysfunction and pelvic floor relaxation, Am J Obstet Gynecol 1994; 171: 591–8

[20] Tunn, R., DeLancey, J. O., Howard, D., Thorp, J. M., Ashton Miller, J. A., Quint, L. E.: MR Imaging of levator ani muscle recovery following vaginal delivery, Int Urogynecol J 1999; 10: 300–7

[21] MacLennon, A. H., Taylor, A. W., Wilson, D. H., Wilson, D.: The prevalence of pelvic floor disorders amd their relationship to gender, age, parity and mode of delivery, Br J Obstet Gynaecol 2000; 107: 1460–70

[22] Faundes, A., Gaurisi, T., Pinto-Neto, A. M.: The risk of urinary incontinence of pareous women who delivered only by cesaerean section, Int J Gynecol Obstet 2001; 72: 41–6

Eine sorgfältige Aufklärung über diese Risiken ist bei der Diskussion nach einer Wunschsektio notwendig.
Nach erfolgreichen Inkontinenzoperationen und Eingriffen am M. sphincter ani wird eine primäre Sektio zur Erhaltung der Kontinenz empfohlen; eine vaginale Geburt in dieser Situation gefährdet das Operationsergebnis, was mit der Patientin sorgfältig besprochen und dokumentiert werden muss.

Beckenbodenübungen

Prä- und postpartale Beckenbodenübungen haben erwiesenermaßen einen positiven Einfluss auf die Belastungsinkontinenz.[23] Langfristige Erfolge sind dokumentiert.

Für Patientinnen ist die postpartale Periode oft eine Zeit der Umstellung und der Konfrontation mit einer neuen Situation: Sie haben als Mutter eine neue Rolle nach der ersten Geburt; bei Multiparae müssen die familiären Strukturen neu organisiert werden. Dammrisse, Sektionarben und Episiotomien können schmerzen, und dieser Hintergrund macht es für viele schwierig, auch noch an die Beckenbodengymnastik zu denken. Von ärztlicher und pflegerischer Seite sollten wir die Wichtigkeit betonen.

Eine Instruktion durch eine kompetente Physiotherapeutin, die die Übungen kontrolliert und supervisiert, ist erfolgreicher als eine alleinige verbale Instruktion oder die Abgabe von Informationsbroschüren ohne weitere Erklärungen.

Diese Daten zeigen, dass es sich lohnt, Patientinnen zur Physiotherapie zu motivieren. Beckenbodenübungen sind darüber hinaus nicht invasiv und haben keine Nebenwirkungen.

Beckenbodenübungen können eine bereits in der Schwangerschaft bestehende Inkontinenz bessern oder heilen und die Inzidenz von permanenten postpartalen Problemen mindern.

7.2 Das Gebärverhalten der Frau – Ethnomedizinische Betrachtungen

Liselotte Kuntner

Die Geburt als einer der Eckpfeiler menschlicher Existenz bewegte den Homo sapiens von seinen Anfängen an.

Lange bevor ein bewusster Einblick in die Biologie und Physiologie des Geburtsvorgangs vorausgesetzt werden kann, bot die Geburt Anlass zu Reflexionen verschiedenster Art, denn von erfolgreichen Geburten hing das Überleben der Gesellschaft ab.

Dazu ein kurzer Exkurs über Afrika als „Wiege der Menschheit“: Nach einer Theorie, die „Out of Africa“ heißt, ist vor etwa 100000 Jahren die Spezies Homo sapiens aus Afrika über den mittleren Orient nach Europa gelangt und hat langsam die dort herrschende Sippe der Neandertaler verdrängt. Homo sapiens muss seine Art zu gebären aus Afrika mitgebracht haben. Wir wissen, dass Homo sapiens die Sprache entwickelte, und man darf annehmen, das diese mithalf, vom rein Instinktmäßigen der Geburt zu einer geregelten Handlung vorzustoßen. Vor rund 30- bis 40-Tausend Jahren erfolgte ein Wechsel sowohl in der Anatomie als auch in der geistigen Entwicklung des Homo sapiens. Es entstand, was man den anatomisch „modernen“ Menschen nennt. Er widmete sich nicht mehr nur den Aufgaben, die das Überleben sichern, sondern begann darüber hinaus auch künstlerisch tätig zu werden (➤ Abb. 7.1).

Diesem Umstand ist es zu verdanken, dass uns Zeugnisse über Geburten, insbesondere über die Gebärhaltung, vorliegen. Es handelt sich um Felsmalereien und Skulpturen. Einige davon sind über 30000 Jahre alt (Kuntner 2000).

In fast allen Kulturen hat dieser Vorgang in aufrechter Körperhaltung stattgefunden. Als effektive Einflussnahme auf den Geburtsverlauf kommt anscheinend der Gebärhaltung eine besondere Bedeutung zu. Man kann hier von Universalien in der Geburtshilfe sprechen.

Aus der Sicht der Humanethologie (Verhaltensforschung des Menschen) ist für alle Phasen der Geburt ein biologisch gesichertes Verhaltensrepertoire der Gebärenden anzunehmen, das insbesondere über Schmerzreize gesteuert wird (Schiefenhövel). Als eine der wesentlichen Möglichkeiten zur Verhaltensmodifikation auf Grund von Schmerzsignalen steht der Gebärenden in den verschiedenen Phasen des Geburtsverlaufs die Veränderung der Körperhaltung zur Verfügung. Wissenschaftliche Untersuchungen bestätigen den günstigen Einfluss der vertikalen Gebärhaltung auf Geburts-

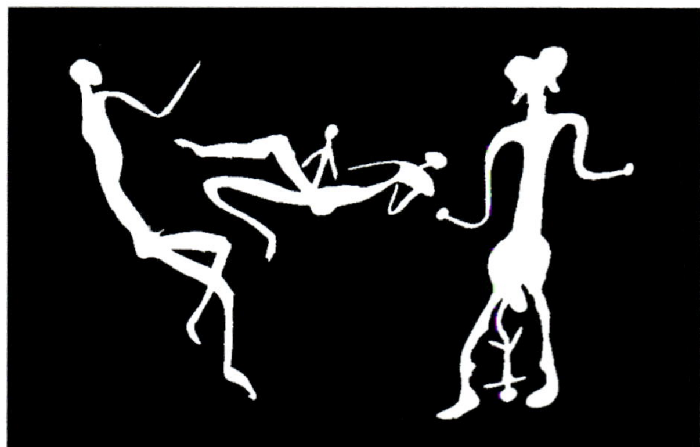

Abb. 7.1 Prähistorische Geburtsdarstellung. Felsbild aus dem Tassiligebirge, Algerien. Das Felsbild ist etwa 6000 Jahre alt. Dargestellt sind 2 Phasen der Geburt, zuerst die liegende, dann die stehende Phase. Die Geburt des Kindes samt Nabelschnur und Plazenta ist eindrücklich dargestellt. Die geballten Fäuste der Gebärenden deuten vermutlich auf den Geburtsschmerz hin [M604].

[23] Morkved, S., Bo, K.: Prevalence of urinary incontinence during pregnancy and postpartum, Int Urogynecol J 1999; 10: 394–8

7

parameter, Geburtsschmerz und Geburtstraumata (Kuntner 1991, Schmidt 2000). Die Mobilität der Frau ist daher von großer Bedeutung. Die Gebärende darf in ihrer Bewegungsfreiheit nicht eingeschränkt werden, sie braucht die Kontrolle über ihre Motorik, um über endogene und exogene Reize die Schmerzsignale verarbeiten zu können (Kuntner 1994 [1], 2000).

EXKURS

Exkurs zur Wiedereinführung der vertikalen Gebärhaltung in der modernen Geburtshilfe

Die verschiedenen vertikalen Gebärpositionen (mit oder ohne Gebärstuhl) lassen sich in allen Gesellschaften aus prähistorischen Zeiten bis heute verfolgen.

Die Geschichte des Gebärstuhls nahm vor mehr als zweitausend Jahren ihren Anfang (➤ Abb. 7.2). Seine Entwicklung sowie der Gebrauch dieses wichtigen Requisits, seine Blütezeit über vier Jahrhunderte in ganz Europa und sein Verschwinden in der Mitte des 18. Jahrhunderts ist in meinem Buch *Die Gebärhaltung der Frau* umfassend dargestellt (Kirchhoff 1979, Kuntner 1994 [1]).

Der Gebärstuhl wurde erst um 1950 wieder Gegenstand wissenschaftlicher Auseinandersetzung. Seit den 60er Jahren belegen zahlreiche Studien ein internationales Forschungsinteresse am Thema der aufrechten Gebärhaltung. Bahnbrechende Veränderungen setzten in Europa jedoch erst wesentlich später ein.

Am Ende des 20. Jahrhunderts wurden die vertikale Gebärhaltung und andere Geburtspositionen sowie der Gebärhocker Maia vielerorts in die moderne Geburtshilfe eingeführt. Wertvolle Anregungen über ein vermutlich phylogenetisch fixiertes, sinnvolles Verhaltensrepertoire während der Geburt ergaben sich aus der Sicht der Ethnomedizin (Kirchhoff, Kuntner 1994 [1], Schiefenhövel).

Der weltweit am meisten angewandte Geburtsmodus ist die sog. Schoßgeburt, z. B. im Schoß einer Helferin, sitzend auf einem Stein oder einem Hocker. Es sind aber auch stehende, kniende, hockende Stellungen sowie die Knie-Ellenbogenlage üblich.

1987 wurde der Gebärhocker Maia von Blanca Landheer, Louise Daemen und mir entwickelt (➤ Abb. 7.3, 7.4). Er ermöglicht der Gebärenden die Geburt im Sitzen und daneben eine große Bewegungsfreiheit mit vielen Varianten von Körperpositionen (Kuntner 1991, 1994 [1], 1994 [2]).

Seit dieser Zeit wurden diverse wissenschaftliche Arbeiten zur aufrechten Gebärhaltung verfasst. Es wurden die Vor- und Nachteile der Geburt auf dem Hocker und im Liegen dargestellt und auf die in der Geburtshilfe relevanten Parameter eingegangen, wie Geburtsverlauf, Haltungswahl, Dammverletzungen, Episiotomie (Helle). Die Frauen, die eine vertikale Gebärhaltung auf dem Hocker einnahmen, profitierten von einer signifikant niedrigen Rate an Dammrissen III. und IV. Grades sowie einer insgesamt signifikant höheren Rate intakter Dämme (Schade).

Weiter wurden wichtige Daten wie medikamentöse Geburtseinleitung, Wehen- und Schmerzmittel, Plazentakomplikationen, Apgar-Score, Nabelschnur-pH ermittelt. Auch die subjektive Beurteilung der Gebärenden des Geburtsverlaufs und der Geburtsbegleitung wurde beachtet (Helle).

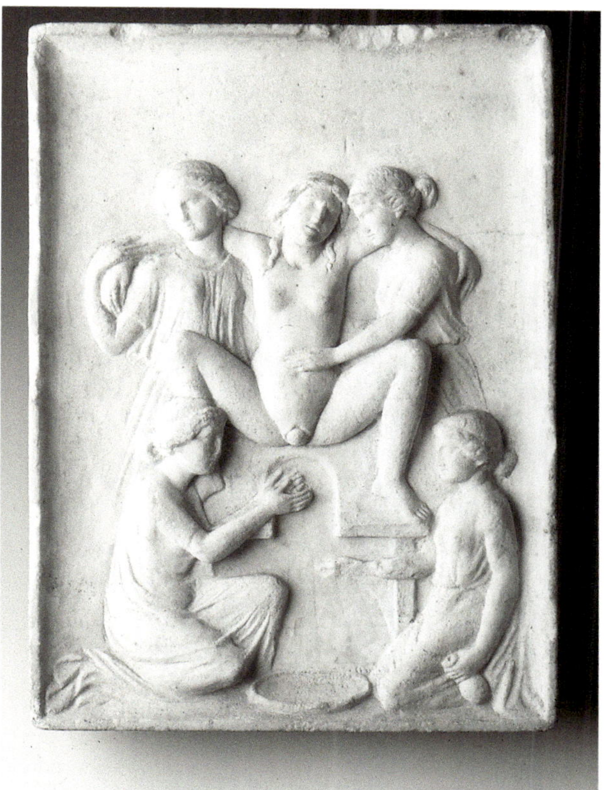

Abb. 7.2 Darstellung einer vertikalen Geburtsposition aus der Antike. Süditalien, 5. Jh. v. Chr., Kopie spätes 18. Jahrhundert. Das Marmorrelief zeigt eine Geburt auf dem Gebärhocker. Die Gebärende wird von 4 Frauen begleitet – die Geburt als soziales Ereignis. Die Frau sitzt mit weit gespreizten Beinen und aufgestellten Füßen auf dem Gebärhocker. Sie stützt sich auf die beiden Helferinnen, die seitlich neben ihr stehen. Die Helferin auf der rechten Seite unterstützt mit etwas Druck auf den Fundus uteri den Geburtsvorgang. Sehr eindrucksvoll ist der Austritt des Kopfes dargestellt, das sog. *crowning* (wörtlich: „krönen", sinngemäß: „etwas zu einem glücklichen Ende führen"). Die Hebamme kniet vor der Gebärenden, um das Kind in Empfang zu nehmen. Sie hat dazu ein Tuch in den Händen. Eine weitere Helferin hält ein Fläschchen in den Händen, möglicherweise mit Wasser gefüllt, für das erste Bad des Kindes. Dazu steht eine Schale bereit. Die spezifische Gebärhaltung und die Anordnung der vier Helferinnen müssen schon in der Spätantike einer jahrhundertealten geburtshilflichen Tradition entsprochen haben. Soranus von Ephesus beschreibt Anfang des 2. Jh. n. Chr. in seinem Lehrbuch diese Art der Geburtshilfe [M604].

Zum Einfluss der Gebärpositionen auf den Beckenboden

Bei der Diskussion über die Schonung des Beckenbodens bei der Geburt sollten außer den geburtsphysiologischen, geburtsmechanischen und neurophysiologischen Aspekten auch Erkenntnisse aus der Verhaltensphysiologie, der Sensomotorik und Psychomotorik berücksichtigt werden (Kuntner 1991, 1994 [1]).

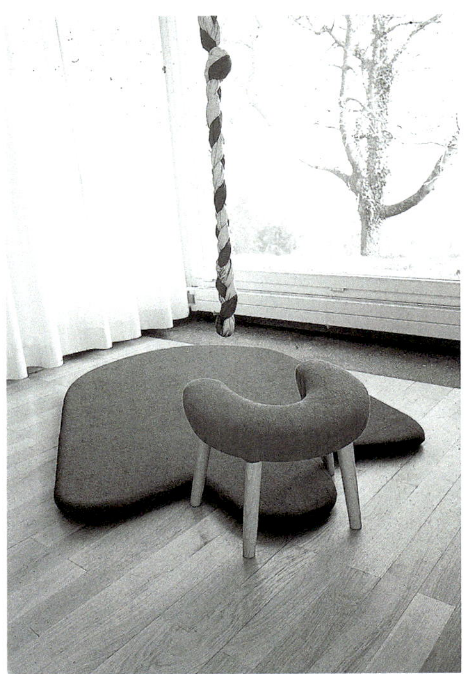

Abb. 7.3 Gebärhocker Maia mit Matte [M604]

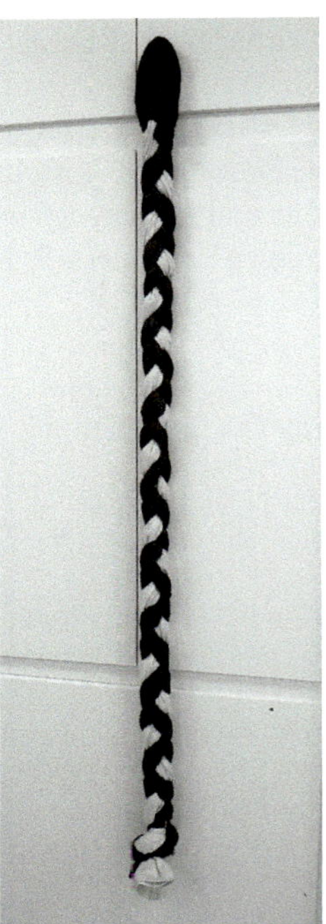

Abb. 7.4 Haltezopf für die Geburt (nach Kuntner) [M604]

Nicht zuletzt sind auch Ergebnisse aus der angewandten Forschung der Ergonomie, der viszeralen Osteopathie sowie der Physio- und Manualtherapie einzubeziehen.

Bei den Letzteren denke ich an ein blockiertes Sakroiliakalgelenk oder an ein disloziertes Os coccygis und dessen Einfluss auf den aktiven und passiven Halteapparat (Muskeln und Bänder). Gerade in diesem Fall erweist sich der Wechsel von der Rückenlage in die stehende, hängende oder sitzende Stellung oder in die Kauerstellung als geburtsfördernd (Maggi).

Die Körperhaltung und ihre Wirkung auf die Sensomotorik

Bekanntlich ist es dem Menschen nur in aufrechter Haltung unbeschränkt möglich, sich mit Hilfe von optischen, akustischen, taktilen und anderen Sinneswahrnehmungen von seinem Körper aus zu orientieren. In der Rückenlage können funktionelle, neurologische und sensomotorische Vorgänge nur beschränkt kontrolliert, aktiv gesteuert und unterstützt werden.

Die Körperhaltung hat erwiesenermaßen Einfluss auf die geschlossene muskuläre Rumpfkapsel. Durch Veränderung der Körperpositionen wird der gesamte Tonus der Skelettmuskulatur entweder im Sinne einer Tonusverminderung oder einer Tonuserhöhung reguliert. Die physiologische Tonusregulation schützt vor Überbelastung, Übermüdung und Schmerz. Infolge einer starken Schmerzempfindung bei der Geburt besteht die Möglichkeit, auf einen muskulären Schmerzabwehrreflex, dem sog. *défense musculaire,* adäquat zu reagieren, z. B. mit Wechseln der Köperstellungen und Einnehmen von abgestützten Geburtspositionen; dazu gehört auch die Knie-Ellenbogenlage als geburtserleichternde Stellung. In diesen Geburtspositionen wird der muskuläre Abwehrreflex herabgesetzt und so die Dehnbarkeit des Beckenbodens begünstigt, um Schädigungen des Gewebes zu verhindern.

Um mit der Körperhaltung eine Wirkung auf die geburtshilfliche Situation zu erzielen, ist nicht die Wahl einer einzigen Position maßgebend, sondern der Wechsel der Körperstellung mit den verschiedensten Varianten.

Historische, geburtshilfliche Hinweise zur Schonung des Perineums

Im Zusammenhang mit der Schonung des Beckenbodens in verschiedenen vertikalen Geburtspositionen sowie mit der Anwendung von Gebärstühlen und Gebärhockern sind gewisse geburtshilfliche Anweisungen von Interesse (Kuntner 1991, 1994 [1]). Soranus von Ephesus (frühes 2. Jh. n. Chr.), ein bedeutender griechischer Geburtshelfer, gibt in seinem Werk eine erste ausführliche Beschreibung eines Gebärstuhls. Von besonderer Bedeutung waren die „Querhölzer", an denen sich die Gebärende festhalten konnte. Zur Verwendung des Gebärstuhls bemerkt Soranus, dass sich die Frau erst nach der vollständigen Eröffnung des Muttermundes auf den Gebärstuhl setzen soll, so dass die Geburt des Kindes durch die aktive Mitarbeit der Frau erfolgen kann.

Ein weiteres Anliegen von Soranus war die Schonung des Perineums; so mahnt er, während einer Wehe niemals einen Finger einzuführen, um Risse und andere Schädigungen zu vermeiden. Der Dammschutz erfolgt mit einer in warmem Öl getränkten Wollkompresse, die eine der seitlich stehenden

Helferinnen unterlegt. Bei den verschiedenen konservativen Maßnahmen, wie Wärme in jeder Form, mit äußerlichen und innerlichen Anwendungen, geht es Soranus darum, eine möglichst weitgehende Entspannung der Weichteile herbeizuführen und die Geburtswege weich zu machen. Der Dammschutz in der erwähnten, sanften Form wird in der Geburtshilfe der Antike zum ersten Mal bei Soranus erwähnt. Sein Wert besteht hauptsächlich darin, späteren Senkungen des Genitales vorzubeugen. Die Naht möglicher Dammrisse wird in der Antike nirgends beschrieben.

Im Zusammenhang mit den Anomalien der Geburtswege beurteilt Soranus als erster die Bedeutung der Weichteilbeschaffenheit richtig. Unter seinen Vorschriften für die geburtshilfliche Therapie ist die Knie-Ellenbogenlage beachtenswert; er verordnete diese Lage bei Hemmnissen der Geburt.

Über die ergonomischen Bedingungen für die Geburt

Für die vertikale Körperhaltung hat E. von Siebold (1801–1861), Professor für Geburtshilfe in Berlin, insbesondere auf die Wichtigkeit der Halte- und Stützmöglichkeiten für die Gebärende hingewiesen. Er war im 19. Jahrhundert einer der bekanntesten „Gebärstuhldesigner". Auch in volksmedizinischen geburtshilflichen Aufzeichnungen finden wir interessante Hinweise, z. B. aus dem schweizerischen Lötschental; dort wurde noch 1925 kniend und stehend, sich am Seil haltend geboren.

Sehr aufschlussreich sind japanische und chinesische geburtshilfliche Lehrbücher zu diesem Thema, z. B. das chinesische Lehrbuch von Yang Zze Chien aus dem Jahre 1078 mit dem Titel *Eine Abhandlung über zehn Bedingungen für die Geburtshilfe* (Übersetzung Prof. Ma Kan Wen, Peking). Zitat aus dem Kapitel *Die sitzende Entbindung zur Erleichterung des Geburtsvorganges:* „Wenn bei der Geburt der Fötus im Begriffe ist, auszutreten, muss in der Höhe der Gebärenden ein Tuch aufgehängt und verankert werden, so dass sich die Gebärende daran halten kann. Sie soll sich, die Beine leicht gebeugt, an dem Tuch halten, so dass der Fötus heraustreten kann. Die Gebärende darf beim Austritt des Kindes nicht auf etwas sitzen, sonst werden die Geburtswege blockiert und die Geburt des Kindes behindert" (➤ Kap. 7.3).

Halten und Stützen als Voraussetzung für die vertikale Gebärhaltung

Viele Geburtsdarstellungen, Schilderungen von Geburtsabläufen im Rahmen der ethnomedizinischen Forschung oder auch aktuelle Geburtsberichte lassen erkennen, dass bei fast allen Frauen ein großes Bedürfnis besteht, sich während der Wehen festzuhalten oder zu stützen und dabei den Schultergürtel zu fixieren.

Dazu benötigt die Gebärende Hilfsmittel, wie Stangen, Balken, Sprossen, Pfosten, aber auch Seilschlingen, geknotete Tücher und Ähnliches. Sie kann sich auch bei Hilfspersonen abstützen. Die Motorik des menschlichen Körpers umfasst Haltung und Bewegung. Jede vertikale Körperhaltung und -bewegung bedingt Anpassungsarbeit an die Schwerkraft.

Durch die vertikale Körperposition mit Halten entsteht ein longitudinaler Zug mit Wirkung auf die funktionelle Einheit der Bauchkapsel. Die Stabilisierung der Haltung mit Fixation des Schultergürtels bewirkt muskuläre Tonusveränderungen. Die Muskelspannung baut sich nach kranial auf, während sie sich gleichzeitig nach kaudal abbaut. Der Tonus der abdominellen Muskeln und des Beckenbodens verringert sich. Diese Wirkung wird nicht erreicht, wenn die Gebärende von Hilfspersonen nur gestützt, am Schultergürtel gehalten oder passiv hochgezogen wird. So hängt sie passiv in ihren Ligamenten, d. h. im aktiven und passiven Halteapparat. Dadurch wird der Bereitschaftstonus der Muskulatur herabgesetzt. Der differenzierte Einsatz von Muskelkraft, z. B. in der Geburtsphase, wird erschwert. Selbstständiges Halten und Abstützen sind aus der Sicht der Sensomotorik und der Neurophysiologie Voraussetzungen zur Bewältigung einer körperlichen Leistung (Kuntner 1991, 1994 [1]).

> Aus neurophysiologischer und funktioneller Bewertung sind stehende, sitzende, kauernde Positionen mit Halt sowie die Knie-Ellenbogenlage die günstigsten Stellungen, um den Beckenboden zu schonen.

In diesen Gebärpositionen sind die Wände der Bauchkapsel physiologisch exzentrisch gespannt, was durch den Einsatz der Stimme unterstützt wird. Ein weiterer Vorteil der erwähnten abgestützten Geburtspositionen ist, dass durch die Fixation des Schultergürtels die Atemhilfsmuskulatur aktiviert wird. Der Thorax und das Diaphragma befinden sich in Inspirationsstellung, der intraabdominelle Druck erhöht sich. Das Zwerchfell arbeitet mit konzentrischer Muskelkraft, wobei das Diaphragma pelvis exzentrisch gedehnt wird. Hängend bzw. abgestützt wird die Einatmung funktionell erheblich erleichtert. So erhält die Mitarbeit der Frau in der Austreibungsphase eine natürliche, effiziente Unterstützung (➤ Abb. 7.5).

Analyse von hockenden Stellungen mit Halten

Zu den entlastenden Stellungen zählen wir kauernde Körperpositionen, wie die tiefe Hocke und andere Varianten. Durch wechselndes Einnehmen dieser verschiedenen Positionen wird erfahrungsgemäß ein Vulvaödem vermieden.

Das Durchtrittstempo des kindlichen Kopfes ist beeinflussbar. Es kann von der Gebärenden in abgestützter aufrechter Haltung besser dosiert werden. Sowohl die Reduzierung der Geschwindigkeit des Kopfdurchtritts als auch die Gebärhaltung als solche wirken schonend auf Beckenboden und Damm.

Das gilt auch für die sitzende Position auf dem Gebärhocker, wobei durch Halten an einem Hilfsmittel (Tuch oder Haltezopf [nach Kuntner, ➤ Abb. 7.4]) in der Austreibungsphase das Becken spontan etwas abgehoben wird (➤ Kap. 7.3).

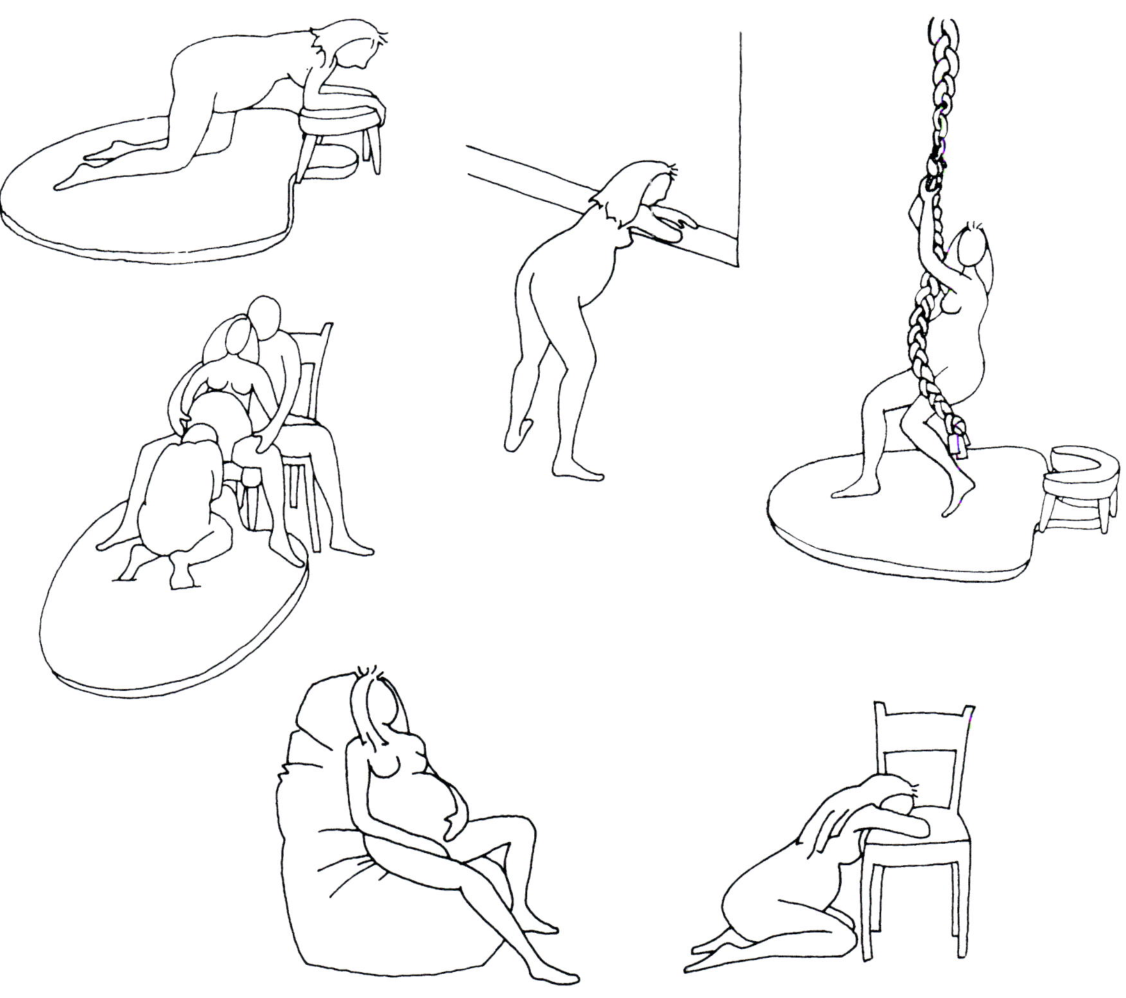

Abb. 7.5 Mögliche Geburtspositionen für die Eröffnungs- und Austreibungsphase [M604]

Dr. Moyses Paciornik, Geburtshelfer in Brasilien, bestätigt das geringere Verletzungsrisiko von Beckenboden und Damm durch aufrechte Positionen (➤ Abb. 7.6): „Verschiedene Faktoren erklären, warum in der Hockstellung Läsionen am Damm kleiner und weniger häufig sind. In der Hocke erweitert sich der Vaginalkanal. Kreuz- und Steißbein können dem vorangehenden Teil des Fötus nach hinten nachgeben. Durch das Zusammenwirken aller dieser Faktoren nimmt der anteriore-posteriore Durchmesser des Beckens um ungefähr 20 % zu. Die Symphyse bewegt sich ein paar Millimeter auseinander. Die Muskeln des Beckenbodens und die Organe des Beckens werden beiseite geschoben" (Paciornik).

Gleichzeitig erweitert sich, als Auswirkung der Nutationsbewegung des Kreuzbeins, nicht nur der von Paciornik beschriebene anterior-posteriore, sondern auch der quere Durchmesser des Beckenausgangs (➤ Kap. 7.3).

Bekanntlich liegt bei der Geburt in Rückenlage eine verminderte Schubkraft vor sowie eine fehlende Unterstützung durch die Schwerkraft. Durch äußeren Druck auf den Uterusfundus (das Kristellern) wird versucht, den Durchtritt oder Austritt des vorangehenden Teils des Kindes zu beschleunigen.

Da Zwerchfell, abdominelle Muskeln und der Beckenboden reflektorisch miteinander verbunden sind, wird dieser Synergismus beim Kristeller Handgriff – ausgeführt bei der Geburt in Rückenlage – auf negative Weise ersichtlich. Neben der gewünschten Anspannung der abdominellen Muskeln wird synergistisch eine unerwünschte, reflektorische, konzentrische Anspannung des Diaphragma pelvis ausgelöst und damit die natürliche Beckenbodenanpassung während des Durchtritts des Kindes erschwert. Der Hiatus urogenitalis ist in seiner Nachgiebigkeit eingeschränkt und folglich erheblich mehr belastet und gefährdet.

Bei der Geburt in der sog. halb sitzenden Geburtsposition (hochgestelltes Kopfteil im Bett) wird die Wirbelsäule abgestützt. Diese dorsale Abstützung des Rumpfes führt gleichfalls zur Herabsetzung des Bauchwandtonus und damit zu

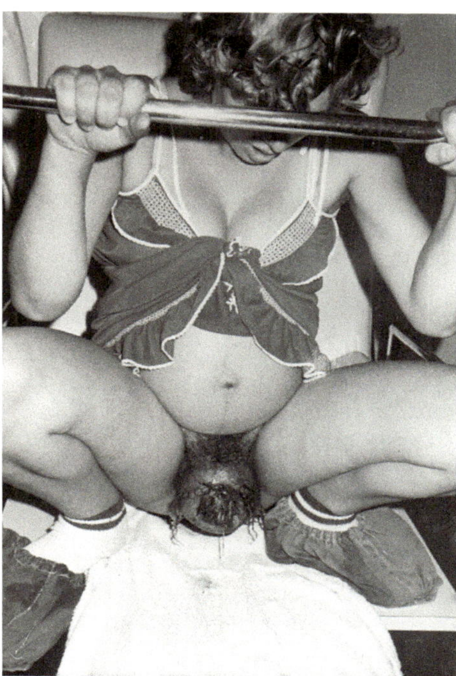

Abb. 7.6 Geburt auf dem Gebärstuhl von Moyses und Claudio Paciornik [M604]

verminderter Schubkraft, was Hilfe von außen (das Kristellern) nötig erscheinen lässt. Wegen der negativen Auswirkungen ist dieser Handgriff zwar nicht unumstritten, wird aber trotzdem an vielen Orten praktiziert.

In der traditionellen Geburtshilfe verschiedener Völker wird zwar auch manueller Druck auf den Fundus uteri zur Beschleunigung der Geburt oder zur Unterstützung der Plazentaphase ausgeübt, jedoch nur in vertikalen Geburtspositionen. Der massive Druck auf den Fundus uteri und die Bauchdecke wird dadurch verringert und das Perineum geschont.

Vorteile der vertikalen Gebärhaltung: geburtsmechanische, physiologische bzw. geburtsphysiologische, hämodynamische, hormonelle, sensomotorische und psychologische Aspekte

- Durch die Stellung des Beckens und der Lendenwirbelsäule in stehender und hockender Stellung ist der Verlauf des Geburtskanals gestreckt und fast lotrecht. Das Tiefertreten des kindlichen Kopfes wird dadurch erleichtert. Der sagittale Durchmesser des Geburtskanals erweitert sich etwa um 1,5 cm, der Beckeneingang um 0,5 cm, der Beckenausgang um 1,5 cm. Die Beweglichkeit des Beckens ist fast optimal, am größten in der Hängehaltung.
- Nur bei einer aufrechten Gebärhaltung unterstützt das Zusammenspiel von beckenauswärts treibender Muskelkraft und herabziehender Schwerkraft die Geburtsdynamik. Die Muttermunderöffnung wird erleichtert und gefördert. Eröffnungszeit und gesamte Geburtsdauer werden verkürzt.
- Die Kontraktionen der Gebärmutter sind stärker, regelmäßiger und häufiger. Dabei können die Wehen durch Bewegen (Umhergehen) und Wechseln der Körperstellung entsprechend den Bedürfnissen der Frau besser verarbeitet werden. Schmerzempfindungen werden durch angepasstes und wehengerechtes Verhalten gemindert.
- Zwischen den Wehen ist Entspannung besser möglich. Dadurch verringert sich der Verbrauch von Medikamenten (Wehen-, Entspannungs- und Schmerzmittel).
- Die Beckenbodenmuskulatur wird gleichmäßiger gedehnt und passt sich physiologisch dem Tiefertreten des Kopfes an. Dadurch werden das Risiko eines Dammrisses und die Notwendigkeit eines Dammschnittes (Episiotomie) verringert.
- Die Frau ist aktiv, leistungsfähig und hat eine bessere Kontrolle über ihren Körper. Die Bauchpresse wirkt kräftiger bei minimaler Muskelanstrengung.
- Durch eine nach vorne geneigte, abgestützte Körperhaltung wird erwiesenermaßen das uterovaskuläre Syndrom (syn. Vena-Cava-inferior-Syndrom = aortakavales Kompressionssyndrom) verhindert.
- Die mütterliche Atmung wird nachweisbar verbessert. Erhöhung der Lungenvolumina um 10 %. Dadurch wird insbesondere im Vierfüßlerstand (Schmidt) die Sauerstoffsättigung von Mutter und Kind erhöht:
  - Mütterliche Kreislaufstörungen treten seltener auf. Der Blutdruckabfall wird verhindert.
  - Die Plazenta wird besser durchblutet, wodurch sich die kindliche (fetale) Kreislaufsituation verbessert.
  - Die fetale Herzfrequenz wird verbessert. Eine fetale Mangelversorgung (*fetal distress*) im Zusammenhang mit der venösen Rückflussbehinderung wird verhindert. Dadurch verbessern sich die Apgar-Werte des Kindes.
- Die Hormonausschüttung (Prostazykline und Endorphine) wird begünstigt. Insbesondere steigt beim Wechsel von der Seitenlage zum Stehen nachweisbar der Prostazyklinspiegel und wirkt dadurch Wehen anregend.
- Der Körperkontakt mit helfenden Personen wirkt entspannend auf die Gebärende. Über Regulationsmechanismen des limbischen Systems können Endorphine freigesetzt werden. Durch Abbau von Stress, Angst und Spannung wird die Wirkung des Hormons Oxytozin unterstützt. (Wärmeanwendungen haben die gleiche Wirkung.)
- Die emotionale Mutter-Kind-Bindung wird durch den sofortigen visuellen Kontakt in aufrechter Haltung unterstützt und gefördert.

Visionen zum Thema

In Anbetracht der beängstigenden Tatsache, dass die Entbindung per Sektio zunehmend ein Mittel der Wahl wird, um den Beckenboden zu schonen, fordern wir für die schwangeren Frauen eine gewissenhafte, fachliche Aufklärung über präventive Maßnahmen, die den Beckenboden bei der Geburt schonen. Die Vermittlung sollte Folgendes beinhalten: Kenntnisse über die allgemeine Funktion des Beckenbodens, über die speziellen physiologischen Verhältnisse bei der Geburt, insbesondere aber über die Möglichkeit, durch entsprechendes Verhalten, d. h. durch gewisse Köperpositionen, den Beckenboden zu entlasten, um damit mögliche irreparable Schädigungen zu vermeiden.

7

Falls noch nicht vorhanden, sollte entsprechendes, modernes, inspirierendes, vielsprachliches Informationsmaterial entwickelt werden, welches die Visualisierung der Probleme zum Ziel hat. Hier sollte man nichts unversucht lassen. Der mentale Trainingserfolg ist z. B. in der Sportmedizin hinlänglich bekannt. Naturgemäß sind die Frauen in der Schwangerschaft an der Prophylaxe allgemein, aber auch an der Verhinderung von Schädigungen des weiblichen Genitales sehr interessiert, zumal das Thema in unserer Gesellschaft breit diskutiert wird und bereits verschiedene Lösungen (Wunschsektio) zur Verhinderung von Pathologien angeboten werden.

Es wäre wünschenswert, die Frauen aktiv in die Prävention einzubeziehen. Das heißt, der Stellenwert der Aufklärung über Sinn und Zweck der geburtserleichternden Körperstellungen, über den Einfluss von Maßnahmen wie Massage, gezielte Wärme- oder Kälteanwendungen sowie über die Wirkung der Verfahren der Manualmedizin bzw. Manualtherapie sollte unbedingt erhöht werden. Sie alle dienen letzten Endes der Schmerzerleichterung.

Die Anwendung der gesamten – oder einzelner – Maßnahmen könnte ein umfassendes Schutzsystem für den Beckenboden bieten.

Voraussetzung für die Umsetzung eines solchen Maßnahmenpakets in der Praxis ist eine interdisziplinäre Zusammenarbeit aller Beteiligten in der Geburtshilfe – die betroffenen Frauen mit einbezogen.

Abschließende Betrachtungen

Da die Geburt ein wichtiges soziales Ereignis darstellt, welches jedoch mit gewissen Gefahren verbunden ist, haben sich weltweit Strategien entwickelt, um diesen Vorgang erfolgreich zu bewältigen. Aus der Erkenntnis, dass mit prophylaktischen und therapeutischen Maßnahmen die Gefahren vermindert werden können, bildeten sich überall Geburts- und Schutzsysteme mit vielen sinnvollen Praktiken und Methoden, um Mutter und Kind zu schützen.

Viele der Vorkehrungen sind weltweit verbreitet und können als Universalien in der Geburtshilfe verschiedener Gesellschaften betrachtet werden (Kuntner 2002).

In der westlichen Geburtshilfe wurde auch bezüglich der Gebärhaltung ein Wandel eingeleitet und altbewährtes Wissen und sinnvolle Praktiken in die moderne geburtshilfliche Praxis umgesetzt. Den Frauen wurde ermöglicht, sich während der Geburt frei zu bewegen und die ihr zusagende Gebärhaltung zu wählen (Kuntner 1994 [1], 1994 [2]).

Die Durchsetzung der neuen Ideen in unseren Geburtssystemen ist dem Zusammenführen von Erkenntnissen aus verschiedenen Forschungsbereichen zu verdanken. Die Verhaltensforschung, Volkskunde, Ethnologie und Geschichte, aber auch die Medizin hat ihren Teil dazu beigetragen. Innerhalb der Medizin sind vor allem die Forschungsarbeiten aus der Ethnomedizin, der Geburtshilfe und der Physiotherapie zu nennen.

Die neuen Formen des Umgangs mit der Geburt – hier speziell der Gebärhaltung – haben für die Frauen sowohl aus der Sicht der Biomedizin als auch der Psychologie und der Prävention eine nicht zu unterschätzende Bedeutung erlangt.

LITERATUR

Eldering, G., Gutke, A.: Entwicklung der alternativen Geburtshilfe am Beispiel der Frauenklinik Bensberg. In: Alternativen der klinischen Geburtshilfe. Hans Marseille Verlag, München 1995

Helle, U.: Vergleichende Untersuchung von Geburten auf dem Maia Hocker und im Gebärbett. Diss. Univ. München, VWB Verlag, Berlin 1999

Kirchhoff, H.: Die Gebärhaltung der Frau von der Prähistorie bis auf den heutigen Tag. Gynäkol. Prax. 3, 203–223, Hans Marseille Verlag, München 1979

Kuntner, L.: Neue Erkenntnisse und Ansichten über die Gebärhaltung. Der Gebärhocker Maia. 2. Auflage, Hans Marseille Verlag, München 1991

Kuntner, L.: Die Gebärhaltung der Frau. Schwangerschaft und Geburt aus geschichtlicher, völkerkundlicher und medizinischer Sicht. 4. Auflage, Hans Marseille Verlag, München 1994 [1]

Kuntner, L. : Das Gebärverhalten der Frau. Faltblatt mit Text und Zeichnungen 1994 [2]. Erhältlich beim Schweiz. Hebammenverband, Bern.

Hiervon liegen Übersetzungen in verschiedenen Sprachen vor.

Kuntner, L.: Geburt und Mutterschaft im Kulturvergleich. In: Gebärhaltungen im Wandel; Kulturhistorische Perspektiven und neue Zielsetzungen. Jonas Verlag, Marburg 2000

Kuntner, L.: Geburt und Mutterschaft in verschiedenen Gesellschaften. In: Aller Anfang; Begleitbuch und Katalog zur Ausstellung im Österreichischen Museum für Volkskunde Herausgeber und Verlag Österreichisches Museum für Volkskunde Wien 2002

Maggi, B.: Manualtherapie unter der Geburt. In: Manuelle Medizin 1997. 35: 114–117, Springer Verlag, Berlin 1997

Paciornik, M., Paciornik, C.: Birth in the Squatting Position (Film/Video), Boston: Polymorph Films

Schiefenhövel, W.: Geburtsverhalten und reproduktive Strategien der Eipo. Habilitationsschrift. Dietrich Reimer Verlag, Berlin 1988

Schmidt, S.: Perinatalmedizinische Aspekte der Gebärhaltung. In: Gebärhaltungen im Wandel; Kulturhistorische Perspektiven und neue Zielsetzungen. Jonas Verlag, Marburg 2000

Schade, U. K.: Integration komplementärer Geburtsmethoden in ein modernes geburtshilfliches Gesamtkonzept. Wasser-, Gebärhocker- und Gebärstuhlgeburten am Beispiel der Frauenklinik des Evangelischen Krankenhauses Bethesda zu Duisburg GmbH 1995–1997. Diss. Heinrich Heine Universität Düsseldorf, 1999

7.3 Beckenboden und Beckenring in der Schwangerschaft und unter der Geburt

Renate Tanzberger

In diesem Kapitel werden Möglichkeiten der aktiven Mitarbeit im Geburtsverlauf vorgestellt, durch die die Gebärende auf die Anpassungen und den Schutz des Beckenbodens einwirken kann. Es werden spezielle Zusammenhänge zwischen Beckenboden, Beckenanpassungen in Schwangerschaft und unter der Geburt diskutiert, die inhaltlich Teil von Geburtsvorbereitungskursen sind.

Um aktiv mitarbeiten zu können, sollten in der Geburtsvorbereitung nicht nur praktische Fähigkeiten, sondern auch theoretische Kenntnisse vermittelt werden. Denn das vegetativ gesteuerte Geburtsgeschehen wird angstfreier erlebt und sinnvoller unterstützt, wenn es von fundiertem Wissen und geburtsspezifischen Vorstellungen begleitet ist. Kenntnisse von biochemischen Vorbereitungen, die der Organismus trifft, um Schwangerschaft und Geburt zu ermöglichen, stärken nicht nur das Vertrauen der Schwangeren in die Fähigkeiten des eigenen Körpers, auch übermäßige Erwartungsängste verlieren an Bedrängnis.

Die eindruckvollste, adaptative Leistung des weiblichen Körpers ist das Öffnen der muskulären Levatorpforte im Beckenboden zur Freigabe des Kindes. Über diesen einzigartigen Vorgang besitzt das Bewusstsein keine *konkreten* Bewegungsvorstellungen. Obwohl eine Fülle von Literatur für Laien die Themen Schwangerschaft und Geburt behandelt, werden in diesem Zusammenhang selten Kenntnisse über geburtserleichternde physiologische Anpassungen des muskulären Beckenbodens oder des knöchernen Beckens vermittelt.

Welche Vorstellungsbilder Schwangere besitzen, zeigt sich, wenn innerhalb physiotherapeutischer Geburtsvorbereitung die kognitive und kinästhetische Beziehung zum Beckenboden aufgebaut wird. Der Beckenboden wird als ein „knöcherner Boden" bezeichnet, diffus als „Bodenmuskulatur" oder als „ringförmiger Muskel", der ausschließlich für Blasenentleerungen zuständig sei: eine Vorstellung, die wohl auf der bekannten, aber gänzlich unphysiologischen „Übung" Harnstoppen basiert (➤ Kap. 3.4.5).

Sehr vage Vorstellungen werden über die Größe der Geburtsöffnung (Hiatus genitalis) in Relation zur Größe des kindlichen Kopfes geäußert; bei Nachfragen fällt diese eher beängstigend klein aus. Wenige nur bringen den Beckenboden mit dem sexuellen Akt in Verbindung.

Falsche Vorstellungen aber führen zu falschem Verhalten. Die daraus resultierende Verunsicherung im Geburtsgeschehen setzt intuitives Verhalten außer Kraft. Fundiertes Wissen über die große Anpassungsfähigkeit der Levatorpforte hat dagegen entscheidenden Einfluss auf das innere Mitgehen der Gebärenden während der Geburtsarbeit. Der Tonus des Beckenbodens, der Dehnungsschmerz und die Ängste sind in ihren Ausprägungen unmittelbar mit gegenwärtigen Vorstellungen und Einstellungen der Gebärenden verknüpft.

Bezüglich des Beckenbodens sollte Geburtsvorbereitung die folgenden Themen umfassen, die unten im Einzelnen beschrieben werden:

- Kenntnisse über Struktur, Lage und Funktion des Beckenbodens
- Aufbau mental repräsentierter Bilder
- Kenntnisse über biochemische Begleiter vor und während der Geburt
- Beckenbodenwahrnehmung mit bewusster Beeinflussung des Tonus
- Mitarbeit zum richtigen Zeitpunkt
- Mitarbeit durch Leitworte, die ermutigen, bewegen, bekräftigen
- Hinweis auf kontraproduktive Worte, Bilder und Gedanken
- Mitarbeit durch Kraft und Lösung im Schrei
- Kenntnisse und experimentelle Erfahrungen mit unterschiedlichen Gebärhaltungen
- Experimentelle Erfahrung des Schiebens zur Geburt
- Beckenbeweglichkeit unter der Geburt – räumliche und muskuläre Anpassungen durch Stellungswechsel des Beckens.

Kenntnisse über Struktur, Lage und Funktion des Beckenbodens

Um die Anpassungen des Beckenboden unter der Geburt mit Hilfe der Vorstellungskraft unterstützen zu können, sollten im Kursunterricht entsprechende Kenntnisse der Anatomie und Muskelphysiologie, speziell des Hiatus genitalis im Diaphragma pelvis, vermittelt werden (➤ Kap. 3).

Aufbau mental repräsentierter Bilder

Das mental repräsentierte Leitbild der sich öffnenden Levatorpforte programmiert den Tonus der Beckenbodenmuskulatur und die Bewegung (➤ Kap. 2.4).

Im Geburtsvorbereitungskurs besteht die Chance, dieses Leitbild für den Durchtritt des Kindes während der Geburt über anatomisches Bildmaterial aufzubauen und mit seiner Unterstützung die Arbeitsweise und Anpassung der Levatormuskulatur darzustellen. In der Knie-Ellenbogenlage lassen sich die Puborektalschlinge und die Mm. pubococcygei mit dem Hiatus genitalis vom Steißbein aus hängend vorstellen (➤ Abb. 7.7a). Beim Austritt des kindlichen Kopfes wird ein seitliches Ausweichen der Levatorschenkel und eine Verlängerung des Hiatus in anteriorer und posteriorer Richtung erleichtert. Steißbein und Sitzknochen können – weil sie nicht fixiert sind – nach dorsal bzw. zu Seite ausweichen. Es ist leicht nachvollziehbar, dass diese Geburtserleichterungen in Rückenlage mit stark gebeugten Hüftgelenken nicht genutzt werden können, denn in dieser Haltung der Gegennutation können Steißbein und Sitzbeine nicht nach dorsal bzw. lateral ausweichen und der M. levator ani befindet sich zusätzlich in Kontraktionsspannung (➤ Abb. 7.7b).

Mit Hilfe des Therabandes kann die Nachgiebigkeit der Muskulatur und die Fähigkeit, sich zu öffnen, sichtbar gemacht werden (➤ Abb. 7.7c–d).

7

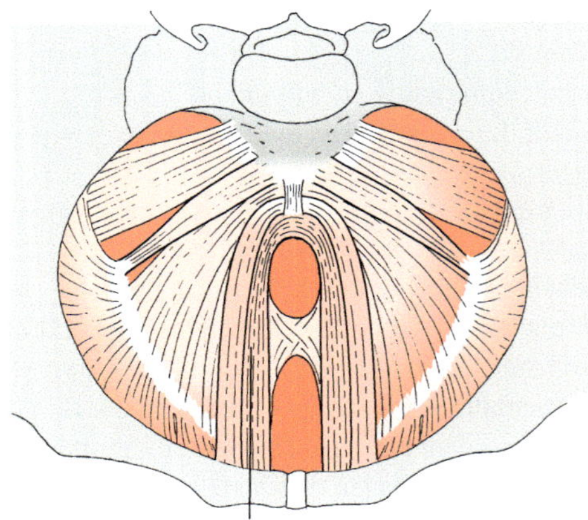

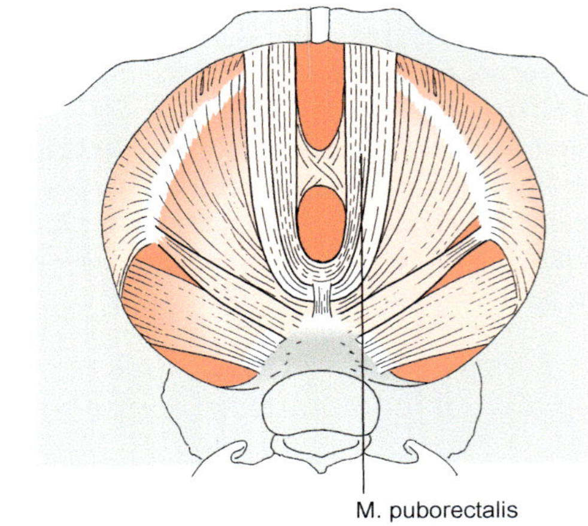

Abb. 7.7a–b Position des M. puborectalis: a) in der Knie-Ellenbogenlage, b) in Rückenlage [L190]

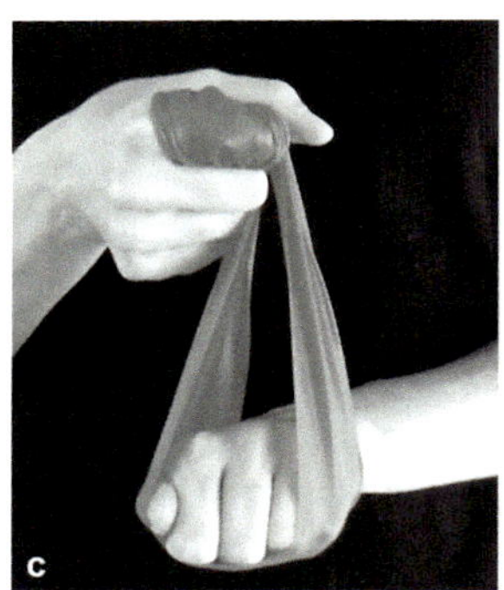

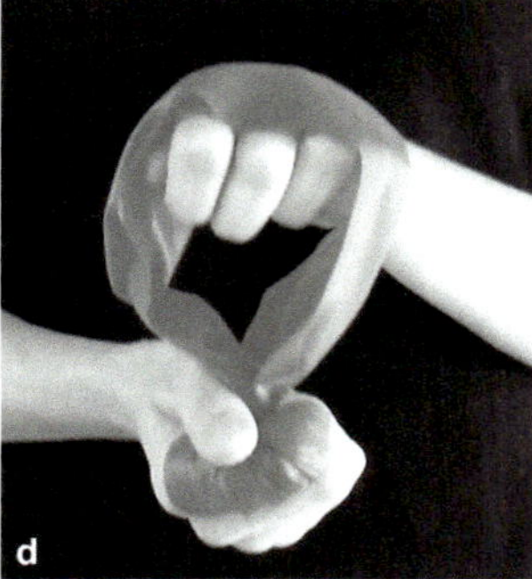

Abb. 7.7c–d c) Levatorschenkel in Rückenlage: Verringerte seitliche Weitung des Hiatus genitalis durch muskuläre Längsdehnung beim Durchtritt des kindlichen Kopfes, d) Levatorschenkel in Vierfüßlerpositionen: Seitlich ausschöpfbare muskuläre Weitung des Hiatus genitalis beim Durchtritt des kindlichen Kopfes [M605]

Kenntnisse über biochemische Begleiter vor und während der Geburt

Hormone sind die über das Blut übermittelten biochemischen Informationen, die die Schwangerschaft sichern und die Geburt erleichtern. Der knöcherne und muskuläre Geburtsweg wird über das weibliche Sexualhormon *Relaxin* an den Geburtsvorgang angepasst. Die hormonellen Auswirkungen sind:

- bindegewebige Auflockerung der Symphyse und der Sakoiliakalgelenke (SIG) mit Weitung des Beckenringes
- Verlängerung der ligamentären uterinen Haltestrukturen
- Quellung der kollagenen Fasern mit erhöhter Dehnfähigkeit von Haut und Muskelfaszien
- Erweiterung des Hiatus genitalis („Tor zur Welt").

Der Symphysenspalt beträgt bei einer nicht schwangeren Frau 3–5 mm. Im 8. Schwangerschaftsmonat ist er auf 6–8 mm erweitert. Normwerte werden 4–5 Monate nach der Geburt wieder erreicht.

In den letzten Wochen der Schwangerschaft und unter der Geburt kommt es zu vermehrter Ausschüttung von *Endorphinen.* Endorphine sind endogene Morphine, d.h. körpereigene Opiate mit starker analgetischer Wirksamkeit, ohne dass andere Sinnesmodalitäten wesentlich beeinflusst werden. Sie blockieren an den Synapsen der Nervenzellen die Weiterleitung der Schmerzinformation.

Das im Hypophysenhinterlappen gebildete Hormon *Oxytozin* regt die Kontraktionen der Uterusmuskulatur an (Wehentätigkeit), die den Gebärmutterhals (Zervix) öffnen. Die Dehnung der Zervix führt zur weiteren Freisetzung von Oxytozin.

In der Austreibungsphase gelangen die Erregungen aus der Zervix über somatische Afferenzen auch in das Rückenmark. Dort werden sie auf motorische Bahnen umgeschaltet, die die Bauchmuskulatur innervieren. Über diese Innervation entsteht eine reflektorische „Pressmotorik" bzw. reflektorische Anspannung der Bauchmuskeln, die die Wirkung der Uteruskontraktionen, das Ungeborene durch den Geburtsweg vorwärts zu drängen, verstärkt.

Beckenbodenwahrnehmung mit bewusster Beeinflussung des Tonus

Verschiedene Wahrnehmungs- und Atemübungen aus Kap. 11.3 eignen sich besonders in der Schwangerschaft zur Wahrnehmungsschulung des Beckenbodens.

Die bewusste Stimulierung des Beckenbodens und die kinästhetische Wahrnehmung seiner Spannung gelingt mit Hilfe der stenosierten Ausatemtechnik auf CH (oder mit Verschlusslauten) beim Üben in gerichteter Aufmerksamkeit. Zuständig sind folgende Übungen:

- Die Seerose (➤ Kap. 11.3.7 A), mit Aufmerksamkeit für die Phase des Öffnens der Blüte

7

- Der Schwamm (➤ Kap. 11.3.7 D), mit Beachtung des Ausdehnens während der Einatemphase
- Lick – Lack – Lock (➤ Kap. 11.3.3 E)
- Der Beckenboden im Fadenkreuz (➤ Kap. 11.3.7 E)
- Summen auf „M" (➤ Kap. 11.3.9 F)
- Reis einsammeln und loslassen mit Beachtung des Lösungsgefühls (➤ Kap. 11.3.9 G).

Mitarbeit zum richtigen Zeitpunkt

Während der Gebärmutterarbeit unterstützt die Gebärende aktiv gemeinsam mit der sog. reflektorischen Pressmotorik die Austreibungswehe. In aufgerichteter, abgestützter oder hängender Körperhaltung oder in (abgewandelten) Vierfüßlerstandpositionen kann die Bauchmuskulatur wegen ihrer Brückenaktivität willentlich am effektivsten mitarbeiten (➤ Kap. 7.2).

Wenn der kindliche Kopf auf dem Beckenboden steht und die Levatorpforte sich zu dehnen und zu weiten beginnt, lösen Druckrezeptoren (Barorezeptoren) in der Beckenbodenmuskulatur den imperativen Drang (Pressdrang) zum Mitschieben aus.

Der physiologische Zeitpunkt zur Mitarbeit wird in der eiligen heutigen „Macherzeit" nicht immer abgewartet. Häufig werden Frauen aufgefordert, *ohne* den zwingenden Drang zu pressen. Abgesehen von der ungünstigen Vokabel „pressen", die eine unphysiologische Information enthält (s. u.), verursacht der aktive Eingriff zum falschen Zeitpunkt Nachteile für die Gebärende und das Kind. Denn vorzeitiges, uneffektives Mittun verbraucht Energien, die nicht so schnell, wie sie benötigt werden, regenerieren können. Die erschöpfte Frau muss trotzdem weiter mitarbeiten. Oft gelingt dies nur mit „verbissener" Kraft gegen den sich zunehmend anspannenden Beckenboden.

Die Schubkraft der Gebärmutter entfaltet ihre stärksten, vorwärts treibenden Kräfte, wenn die Druckrezeptoren stimuliert sind und dadurch weiteres Oxytozin ausgeschüttet wird. Die Effektivität der Geburtsarbeit erhöht sich, wenn der Einsatz der Frau und die uterine Schubkraft synchron verlaufen.

Mitarbeit durch Leitworte

Gedachte oder sich selbst laut zugesprochene oder von außen kommende Leitworte können ermutigen, bewegen, bekräftigen oder erschweren. Hilfreiche Worte geben Beistand, sie können durch die stärksten Herausforderungen tragen, z. B. das „Jaaa" zur Kraft der Wehe, das „Kooom" zum Kind.

Erfahrungen zeigen, dass unter der Geburt Frauen so suggestibel sind wie in kaum einer anderen Lebenslage. In dieser Situation spielen positive wie negative Botschaften in Worten und Gedanken eine überdimensionale Rolle. Gedanken, d. h. die richtigen inneren Worte, haben großen Einfluss auf die Akzeptanz der spannungsreichen, schmerzhaften Eröffnungswehen und auf den Dehnungsschmerz des Beckenbodens in der Geburtsphase.

So kann die verbale Koppelung *Mundboden weich → Beckenboden weich,* konditioniert über kinästhetische Wahrnehmungsübungen in der Geburtsvorbereitung, den Beckenbodentonus während einer spannungsgeladenen, schmerzhaften Wehe oder einer vaginalen Untersuchung günstig beeinflussen. Zur Vorübung eignet sich in hervorragender Weise die Mundraumlösung (➤ Kap. 11.2.8 A).

Schieben statt pressen

Ein Leitwort, das den Geburtsvorgang eher erschwert, ist die ungünstige Vokabel *pressen* (oder *mitpressen*), durch die Geburtshelfer seit unzähligen Jahren versuchen, die Mitarbeit der Frau zu verstärken.

Pressen kommt aus dem Lateinischen (*pressus*) und bedeutet dort gedrängt, gedrückt, zurückhaltend (!), das Wort *pressieren* geht auf dieselbe Wurzel zurück und hat die Bedeutung drängen, treiben, in Eile sein. *Pressen* steht in dem gedanklichen Zusammenhang, jemand durch Gewalt zu etwas zu zwingen, ihm etwas abnötigen und ihn bedrängen zu wollen (*erpressen*). Die mechanische Funktion des Pressens bewirkt ein Zusammendrücken bzw. ein Zusammendrängen. Bildhaft auf die Levatorpforte bezogen verkleinert diese Aktivität eher die Geburtsöffnung. Das Erinnerungsbild einer halbierten Zitrone, aus der Saft herausgepresst wird, drängt sich auf.

Das Aufforderungswort *drücken* ist während des Geburtsvorgangs ebenso ungünstig. Denn Druck braucht eine Gegenfläche, um sich aufzubauen. Wenn auch unbewusst impliziert dies einen festen Beckenboden, gegen den gedrückt wird. Das jedoch ist kontraproduktiv.

Das Wort *pressen* wurde schon vor über 40 Jahren von Ruth Menne, der anerkannten Lehrerin für Geburtsvorbereitung, als falsches Leitwort mit verfehlender Wirkung in der Geburtsarbeit erkannt und abgelehnt. Sie sah in dem Wort *schieben* oder *mitschieben* die richtige Bedeutung mit der entsprechenden Wirkung.

Schieben ist ein Wort der Fortbewegung, z. B. „das Geschiebe" durch Wasser oder Eis, das schwere Gesteinsbrocken verschiebt. Schiebetür – Schiebedach – Schub – Schubkraft sind ähnliche Begriffe, die die Qualitäten *Öffnen* und *Bewegen* vermitteln. Das Bild einer sich öffnenden Schiebetür wird nicht selten von Hebammen als hilfreiches Leitbild angeboten.

Schieben beinhaltet auch, dass mit Hilfe einer schiebenden Person jemand oder etwas transportiert oder vorwärts bewegt wird. Ein Vorstellungsbild könnte auch sein, dass das Kind durch eine sich langsam öffnende Flügeltür (ausweichende Levatorschenkel) geschoben wird.

> Kein Mensch „presst" seinen Kinderwagen durch den Park – man schiebt ihn!

7

Mitarbeit durch Kraft und Lösung im Schrei

Seufzen, Stöhnen und der Schrei sind natürliche Lautäußerungen. Vor allem der Schrei gibt dem Schmerz kraftvollen Ausdruck, er öffnet den Mund und besitzt damit gleichzeitig lösende und befreiende Funktion. Die wichtigste Kraftquelle ist das Zwerchfell; seine elastische Bewegungskraft unterstützt die Stimme.

Beim Durchtritt des Kindes kann mit der Stimmspannung des Schreis die elementare Kraft und Dynamik von Lauten erlebt werden. Instinktive Schreie auf Öffnungsvokalen, ahhh, ohhh oder uiihhh, tragen zum intraabdominellen Druckaufbau bei. Das konzentrisch gespannte Zwerchfell wird von den exzentrisch gespannten Bauchmuskeln gezügelt und gehalten (Zwerchfellstütze).

Der Ton intensiviert und verlängert die Einatmungsspannung von Zwerchfell und Bauchkapselmuskeln, wodurch die Wirkung der Austreibungswehen wesentlich erhöht wird. Über die Stimmtätigkeit vergrößert sich – ohne Zutun – die Nachatmung; dies sollte nicht gestört werden. Nachfolgende Einatmungen vertiefen sich und die Kraft bleibt.

Die dabei erhaltene Dehnspannung in den Muskeln der Levatorpforte, der kaudalen Wand der Bauchkapsel (➤ Kap. 11.1.2), erleichtert es dem andrängenden Kopf, die Geburtspforte zu entfalten und auseinander zu schieben.

Der Ton ist außerdem das beste Mittel gegen Atempressen, gegen den gefürchteten Valsalva-Effekt, der den Rückstrom des venösen Blutes zum Herzen erschwert und die notwendige Arterialisierung verhindert.

Valsalva-Versuch (nach Antonio Valsalva, 1666–1723, Anatom und Chirurg Bologna): Nach tiefer Inspiration führt Pressen mit angehaltenem Atem gegen die geschlossene Stimmritze (Glottis) zur intrathorakalen Druckerhöhung und zur Drosselung des venösen Rückflusses zum Herzen mit Verringerung von Schlagfrequenz, Schlag- und Minutenvolumen.

Experimentelle Erfahrungen mit unterschiedlichen Gebärhaltungen

In der Regel wird bereits in der Schwangerschaft über Vorteile unterschiedlicher Gebärhaltungen informiert, entscheidend aber für ihren tatsächlichen Einsatz unter der Geburt ist das *Ausprobieren* in der Geburtsvorbereitung. Das experimentell praktisch Erlebte kann dann während der herausfordernden Situation der Geburt als hilfreiche körperliche Anpassung erinnert und angewandt werden.

Die Eröffnungsarbeit der Gebärmutter wird erfahrungsgemäß durch Positionswechsel – mit verschiedenen Stütz- und Sitzhilfen – wesentlich erleichtert (➤ Kap. 7.2). Die bewusste Mitarbeit in diesen unterschiedlichen Körperstellungen wird von Frauen angenehmer, entlastender, Kräfte sparend und schmerzärmer erlebt.

Die physiologisch notwendigen Anpassungen für den Durchtritt des Kindes in der Geburtsphase (Austreibungsphase) können optimal ausgeschöpft werden, wenn die Mobilität der Beckenknochen nicht – wie in der Rückenlage – von außen eingeschränkt wird (s. u. Nutationsbewegungen). Auf der Grundlage dieses Wissens wird mit hängenden oder

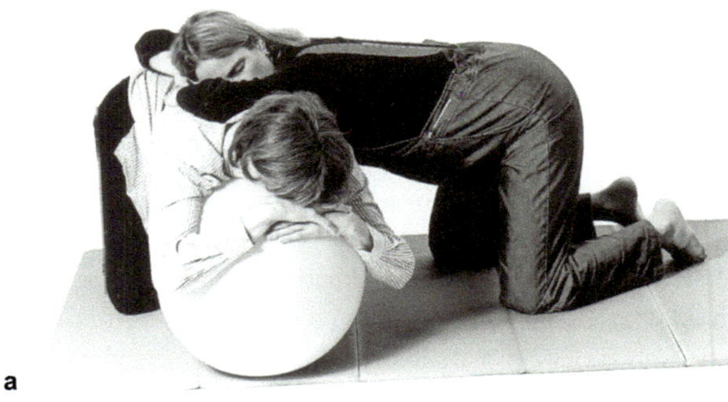

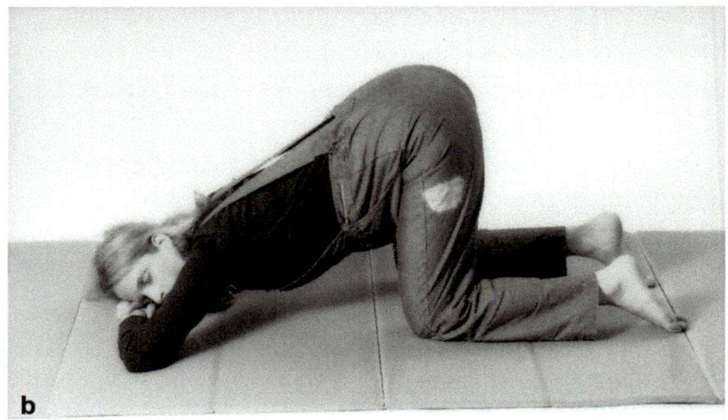

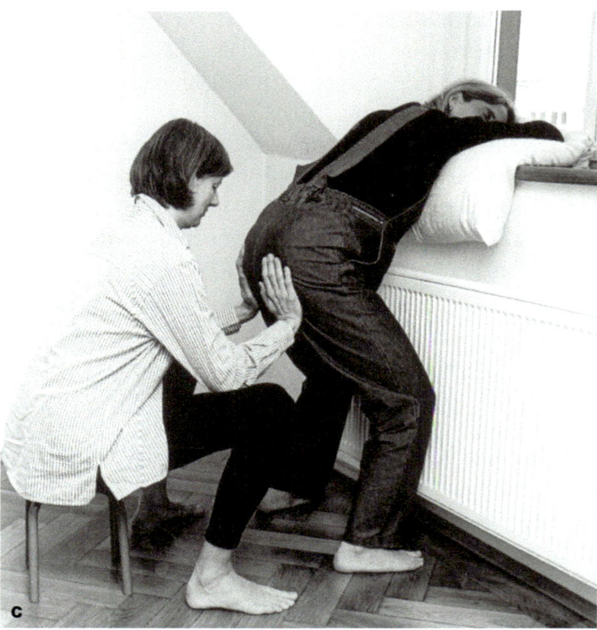

Abb. 7.8a–c Gebärhaltungen; a) abgewandelter Vierfüßlerstand, b) Knie-Ellenbogenlage, c) abgestützter Stand, Partnerin gibt lösenden Halt am Becken [K335]

kauernden Positionen (Knie-Ellenbogenlage usw.) experimentiert, damit ein Vorrat verschiedener Stellungen mit unterschiedlicher körperlicher Reaktion zur Verfügung steht (➤ Abb. 7.8a–c).

Auch der Maia-Hocker (➤ Kap. 7.2) bietet Möglichkeiten des Positionswechsels und des Abstützens, z. B. angelehnter Sitz an den Partner mit Abstützen auf seinen Knien oder gegen seine Widerstand gebenden Hände. Im Vierfüßlerstand können Kopf und Arme auf der gepolsterten Sitzfläche des Gebärhockers abgestützt werden.

Experimentelle Erfahrung des Schiebens zur Geburt

Die Kursleiterin zeigt zuerst mit dem Demonstrationsbecken und einer Puppe die Passage des Kindes durch das mütterliche Becken. In der Vorstellung wird dieser Vorgang gedanklich als eigenes Geschehen durchgespielt und dann mit verhaltenem aktivem Schubeinsatz erspürt.

Eine gute Ausgangsstellung für die körperliche Erfahrung des Schiebens ist die kniende, nach vorne abgestützte Haltung. Geübt wird mit Abstützung gegen einen Therapieball (von einer Wand gehalten) oder vor einer niedrigen Behandlungsbank (in der Klink normales Bett) oder kniend vor dem sitzenden Partner, in dessen Schoß Kopf, Schultern und Arme der Schwangeren ruhen.

Frauen bestätigen, dass sich deutliche Schubempfindungen nach unten entwickeln bei gleichzeitigem Öffnungsgefühl im Beckenausgangsbereich, wenn damit die intensiv vorgestellte Bewegung des Kindes mit dem in die Länge gezogenen, kraftvoll gesprochenen Wort „Kooom" verbunden wird. Im Vergleich dazu wird der Versuch, mit angehaltenem Atem zu *pressen*, beengend, stagnierend und als erfolgsarme Anstrengung erlebt.

Zum Abschluss der Übungseinheit sollte niemals versäumt werden, gedanklich das Kind wieder in die Gebärmutter einzubetten und den gedanklich geöffneten Geburtsweg wieder aktiv schnürend zu verschließen, am besten begleitet von der stenosierten Ausatmung auf CH.

Die Empfindung des Öffnens und der Vorwärtsbewegung kann auch für eine erschwerte Darmentleerung genutzt werden. In einer leicht nach hinten geneigten Position, wie sie der auf dem Gebärhocker entspricht, unterstützt tönendes Schieben, z. B. auf ahhh, die Weiterbewegung der Stuhlsäule. Der weitende, öffnende Schubdruck entlässt den Stuhl unter Schonung der Beckenbodenstrukturen.

In der Schwangerschaft können so zwei Lernziele gleichzeitig erreicht werden: ein verbessertes Entleerungsverhalten zum Schutz des Beckenbodens und die Vermittlung einer gewissen Vorerfahrung für die Mitarbeit unter der Geburt.

Beckenbeweglichkeit unter der Geburt – räumliche und muskuläre Anpassungen

Normalerweise finden in den Beckenringverbindungen nur geringe Bewegungen statt. Lewit (1973) spricht von einer elastischen Pufferfunktion des SIG zwischen dem Achsenskelett und der unteren Extremität. Von kaudal oder kranial auf das SIG wirkende Kräfte werden in ihren Bewegungstendenzen von dem kräftigen Bandapparat gestoppt (➤ Kap. 3.1). Erst unter der Geburt spielen die Nutations- und Gegennutationsbewegungen des Kreuzbeins eine wesentliche Rolle. Die knöchernen und muskulären Anpassungen erleichtern die Geburt des Kindes und schonen die faszialen, muskulären und nervalen mütterlichen Strukturen.

Die hormonelle Auflockerung der Symphyse und der Sakroiliakalgelenke bereiten in der Schwangerschaft die Erweiterung des Beckenringes für die Geburt vor: den Beckeneingang zum Eintritt (Einstellung) des Köpfchens und den Beckenausgang zum Austritt bei der Geburt. Für die Passage des Kindes durch das Becken entstehen so zusätzliche kleine, aber entscheidende Bewegungsräume. Die Gelenkverbindungen der Symphysis pubica und der Sakroiliakalgelenke erweitern sich um jeweils 2–3 mm; das bedeutet einen Raumgewinn von 6–9 mm (v. Lanz, Wachsmuth).

Darüber hinaus verändern Bewegungen des Beckens nach ventral und dorsal entscheidend die räumlichen Verhältnisse der Beckeneingangs- und Beckenausgangsebene. Denn die Kippbewegungen des Beckens haben raumschaffende Bewegungen des Kreuzbeins zur Folge, die als Nutation bzw. Gegennutation bezeichnet werden und mit Synchronbewegungen der Sitzbeine (ossa ischii) sowie der Hüftbeine (ossa ilii), genauer der Alae ossis ilii, einhergehen. Diese Bewegungen werden In-Flare- bzw. Out-Flare-Bewegung genannt (➤ Kap. 3.1). Sie spielen eine wesentliche Rolle unter der Geburt.

Kapandij gibt bei sakraler Nutations- und Gegenutationsbewegung am Beckeneingang eine Veränderung des dorsoventralen Durchmessers um 3–13 mm und am Beckenausgang um 15–17,5 mm an.

Die Nutation des Kreuzbeins (ventrale Nickbewegung)

Bei der Nutation wird die Beckeneingangsebene (Conjugata vera) von vorne nach hinten kleiner, denn der obere Teil des Kreuzbeins (Basis ossis sacri) nähert sich mit dem Promontorium (L4, L5 plus Bandscheibe) der Schambeinfuge (Symphysis pubica).

Mit der Nutation des Kreuzbeins gehen die Darmbeinflügel (Alae ossis ilii) durch Bewegungen in den Sakroiliakal- und Koxofemoralgelenken nach medial Richtung Körpermittellinie (In-Flare-Bewegung). Die Sitzbeine bewegen sich nach lateral, weg von der Mittellinie des Körpers. Dadurch werden die folgenden Abstände der Beckenausgangsebene größer (➤ Abb. 3.6):

7

- die Distanz zwischen der Steißbeinspitze und dem Unterrand der Schambeinfuge (Diameter sagittalis des Beckenausgangs, syn. Distantia pubococcygea, Conjugata recta)
- der quere Abstand (Diameter tuberalis zwischen den Tubera ischiadica).

Die knöchernen und muskulären Anpassungen erleichtern die Geburt des Kindes und schonen die mütterlichen faszialen, muskulären und nervalen Strukturen.

Die Verminderung des sagittalen Durchmessers der Beckeneingangsebene (Conjugata vera) bei der Nutation des Kreuzbeins ist mit einer Vergrößerung des sagittalen und queren Durchmessers der Beckenausgangsebene (Distantia pubococcygea und Diameter tuberalis) assoziiert.

Während der Passage des Kindes durch das mütterliche Becken lösen Druck- und Schubempfindungen reaktiv die Nutations- bzw. die Gegennutationsbewegung aus. Der vom Beckeninnenraum ausgehende erste Bewegungsimpuls läuft weiter in die Koxofemoral- und Lendenwirbelgelenke. Wenn die mütterliche Bewegungsfreiheit gegeben ist und Beweglichkeit der Nachbargelenke nicht behindert wird, können die Beckenknochen ihre Stellung zueinander verändern (z. B. durch In-Flare- bzw. Out-Flare-Bewegungen).

Die bei ventraler Nickbewegung des Kreuzbeins nach kranial weiterlaufende Bewegung lordosiert die Lendenwirbelsäule. Die nach kaudal weiterlaufende Bewegung vergrößert die Flexion in den Hüftgelenken vom proximalen Hebel (Becken) aus. Der Bewegungsablauf wird durch ein potenziell bewegliches Becken und in Positionen mit bereits gebeugten Hüftgelenken begünstigt, z. B. Vierfüßlerstand, Knie-Ellenbogenlage, stehend nach vorne abgestützt mit gebeugten Knie- und Hüftgelenken oder in Seitenlage (➤ Kap. 7.2).

Die Gegennutation des Kreuzbeins (dorsale Nickbewegung)

In der Gegennutationsbewegung kehren sich die knöchernen Bewegungen und die Verhältnisse der Distanzen um: Die Beckeneingangsebene vergrößert sich, die beiden Beckenausgangsebenen verkleinern sich.

Die dorsale Bewegung der Basis ossis sacri mit dem Promontorium vergrößert die Beckeneingangsebene (Conjugata vera) zwischen Promontorium und Symphyse (➤ Abb. 3.7). Simultan bewegt sich der untere Pol des Kreuzbeins mit dem Steißbein nach ventral. Dadurch vermindert sich die Distanz zwischen der Steißbeinspitze und dem Unterrand der Symphyse (Distantia pubococcygea oder Conjugata recta). Gleichzeitig entfernen sich die Darmbeinflügel (Alae iliacae) von der Körpermittellinie nach lateral, wodurch sich die Sitzbeine nach medial bewegen, zur der Mittellinie des Körpers (Symmetrielinie). Ihre quere Distanz (Dia-meter tuberalis) vermindert sich.

Die Vergrößerung des sagittalen Durchmessers der Beckeneingangsebene (Conjugata vera) bei der Gegennutation des Kreuzbeins ist mit einer Verminderung des sagittalen und queren Durchmessers der Beckenausgangsebene (Distantia pubococcygea und Diameter tuberalis) assoziiert.

Die Gegennutation des Kreuzbeins wird durch Kyphosierung der Lendenwirbelsäule und einer geringen extensorischen Bewegung der in Flexion befindlichen Hüftgelenke vom proximalen Hebel (Becken) möglich. Das Erscheinungsbild entspricht einer kyphosierten Sitzhaltung.

Die Nutationsbewegungen in der Geburtshilfe

Unter dem Einfluss der hormonellen Auflockerung ergeben Nutation und Gegennutation des Kreuzbeins mit unterschiedlichen Parallelbewegungen der Darmbeinflügel und der Sitzbeine einen messbaren Raumgewinn für die Passage des Kindes durch das Becken, z. B. zwischen Schambein und Steißbein von ca. 2 cm (➤ Kap. 3.1).

Mit der Gegennutationsbewegung des Kreuzbeins steht dem kindlichen Köpfchen zum *Eintritt in das kleine Becken* mehr Raum zur Verfügung. Mit der Nutation des Kreuzbeins nach ventral gewinnt das Köpfchen für seinen *Durchtritt durch die Beckenausgangsebene* zusätzlichen Raum (➤ Abb. 7.9a–d).

Die Bewegungen des Kreuzbeins ergeben zweifachen Raumgewinn im Ablauf der Geburt, zunächst die Vergrößerung der Beckeneingangsebene durch die Gegennutation, dann die Vergrößerung der Beckenausgangsebene durch die Nutation.

In der Geburtshilfe des 19. Jahrhunderts gab es bereits ein größeres Interesse an der Funktion des Beckenringes. Dvorak führt dazu aus, dass verschiedene Autoren auf die Änderungen der Messwerte der Beckeneingangsebene hinweisen und dass die Verminderung des Durchmessers der Beckeneingangsebene jeweils mit einer Vergrößerung der Ausgangsebene assoziiert ist. Erklärt wurden die Veränderungen durch die Bewegung der Sakroiliakalgelenke.

Die Geburt in Rückenlage, häufigste Gebärposition bis heute, zeigt, dass die damals bereits benannten physiologischen Anpassungen des Beckens unter der Geburt dennoch unberücksichtigt blieben.

Die durch Bewegung veränderlichen räumlichen Verhältnisse des Beckens werfen ein neues Licht auf das Spontanverhalten von Gebärenden. Intuitives, plötzliches In-die-Hocke-Gehen beim Senken des Kindes – also die Gegennutation des Kreuzbeins – erleichtert es dem Köpfchen, die Beckeneingangsebene zu passieren. Die spätere ebenso intuitive spontane Beckenbewegung mit ventraler Nutation bei gestreckter Lendenwirbelsäule (als Hohlkreuzhaltung diffamiert) erwei-

7

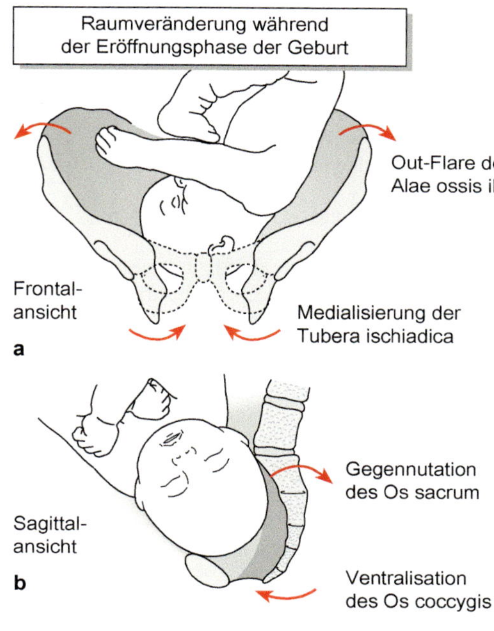

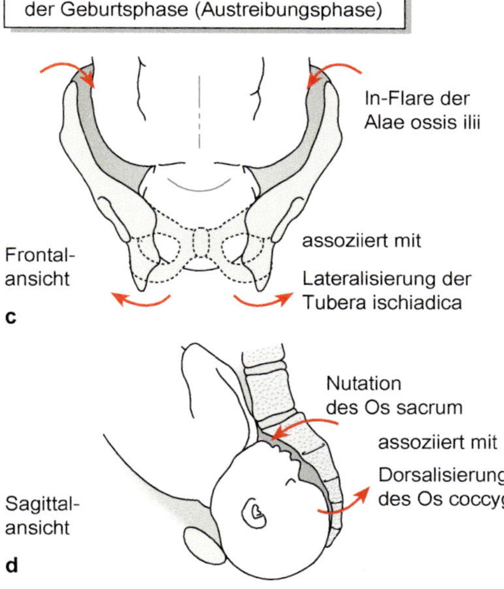

Abb. 7.9a–d Raumveränderungen des Beckens durch Nutation und Gegennutation; a–b) Die Gegennutationsbewegung erleichtert dem kindlichen Kopf den Eintritt in den Beckeneingang durch Out-Flare der Alae ossis ilii und Medialisierung der Tubera ischiadica; a) Sicht von frontal, b) Sicht von lateral; c–d) Die Nutationsbewegung schafft zusätzlichen Raum während der Austreibungsphase durch In-Flare der Alae ossis ilii und Lateralisierung der Tubera ischiadica, c) Sicht von frontal, d) Sicht von lateral [L106]

tert den Beckenausgangsraum zum Durchgang des Kindes. Diese Bewegungsimpulse, die sich instinktiv einstellen, wenn sie nicht durch kontraproduktive Haltungen verhindert werden, lassen ein biologisches Verhaltensrepertoire von Gebärenden vermuten (➤ Kap. 7.2).

Fälschlicherweise ist die gestreckte Haltung mit lordosierter Lendenwirbelsäule, die Gebärende gegen Ende der Austreibungsphase intuitiv einnehmen, in der gesteuerten Rückenlagegeburt als „Verweigerungshaltung“ bzw. als Abwehrlordose in der Geburtshilfe verpönt und unerwünscht. Es ist aber gerade diese Haltung, die die (sagittale und quere) Beckenausgangsebene vergrößert und in den Minuten der Geburt entscheidend mehr Raum gibt als die früher eingeschulte sog. Hingabestellung. Diese Beckenposition mit flektierter Wirbelsäule entspricht der dorsalen Gegennutationsbewegung, die den Beckenausgang verkleinert!

Geburtspositionen, die eine Nutationsbewegung und die Erweiterung des Beckenausgangs behindern:
- Rückenlage
- Sitz mit fixierten Sitzknochen auf einer Sitzfläche

Funktionell gesehen bedingen die Spindelform des Beckens mit dem querovalen Eingang und dem längsovalen Ausgang sowie die raumschaffenden Einflüsse von Nutation und Gegennutation des Kreuzbeins unterschiedliche Gebärhaltungen des Beckens mit spontan angepassten individuellen Variationen.

Hebammen und Frauen, die die Austreibungsphase außerhalb eines Kreißbettes, z. B. mit Unterstützung des Gebärhockers oder in anderen Positionen erlebten, berichten über folgende Beobachtungen: In der Endphase der Geburt wird häufig das intensive Bedürfnis verspürt, den Sitz auf dem Gebärhocker aufzugeben und von ihm weg in die Knie-Ellbogenlage zu wechseln. Spontan werden auch stehende oder kniende, am tief hängenden Seil sich festhaltende Stellungen bevorzugt. Diese Haltungsveränderungen geben die Sitzknochen frei, entlasten sie vom Körpergewicht und ermöglichen eine freie Einstellung der Lendenwirbelsäule und somit die sagittale und frontale Weitstellung des Beckenausgangs.

Geburtspositionen, die eine unbehinderte Nutationsbewegung mit Erweiterung des Beckenausgangs ermöglichen:
- Vierfüßlerstand
- kniend abgestützt auf einer Stützhilfe (z. B. Partner, Gebärhocker, Therapieball oder niedriges Bett)
- alle aktiv hängenden Stellungen
- Seitlage im Bett

Immer mehr Frauenkliniken ermöglichen die Geburt im Wasser. Zu den Vorteilen, die das Gebären im warmen Wasser bietet, zählt besonders die spontane Wahlmöglichkeit zwischen mehreren Geburtspositionen (Vierfüßlerstand, kniend abgestützt oder sich haltend am Seil, Seitenlage oder schwebende Rückenlage mit Halt durch die Arme), in denen die Nutationsstellung beim Austritt des Kindes eingenommen werden kann. Unter dem Einfluss der Wärme und durch den Auftrieb tritt im Wasser ein Schwebe- und Leichtigkeitszustand ein. Die Muskulatur entspannt sich und ihre Dehnfähigkeit nimmt zu. Die hormonell vorbereitete Beckenringlockerung kann besser genutzt werden. Hüft- und Wirbelsäulengelenke können die Stellung des Beckens nuanciert verändern, so dass sich die Knochen des Beckenrings dem jeweiligen Raumbedarf des tiefertretenden Kindes anpassen.

Die Ausschüttung der Neurotransmitter Tryptophan, Serotonin und der Endorphine steigert das Wohlbefinden im Wasser, Geburtsschmerzen verlieren an Heftigkeit (Schulz).

Die Wassergeburt trägt physikalisch und biochemisch, psychisch und physisch zur Geburtserleichterung bei.

Der Spannungszustand des Diaphrama pelvis bei der Gegennutation

Ein anderes, wesentliches Argument gegen das nach dorsal gekippte Becken beim Austritt des Kindes (Gegennutation) ist der in dieser Position erhöhte Spannungszustand des M. levator ani. Denn zum Funktionsbereich der Mm. levator ani und coccygei gehört die Gegennutationsbewegung des Kreuzbeins als gemeinsame Kontraktionsleistung. Die dabei entstehende Tonuserhöhung und Verkürzung der Levatorschenkel erschweren das Dehnen und Öffnen der Levatorpforte.

Die Geburt in unphysiologischer Gegennutationshaltung (auf dem Rücken mit stark gebeugten Hüftgelenken) erhöht das mütterliche Verletzungsrisiko (Dammriss, ligamentäre Verletzung, Zerrungsschaden des N. pudendus) und die Gefahr von Senkungen und Inkontinenzbeschwerden. Gleichzeitig steigen die Belastungsfaktoren für das ungeborene Kind (fetal distress). Günstigere Bedingungen für die Dehnung des Hiatus genitalis erzeugt hingegen die Nutationsposition des Kreuzbeins, unterstützt von den weiterlaufenden Bewegungen, die Lendenwirbelsäule und Hüftgelenke betreffen.

In einer Vergleichsstudie beobachteten Gardosi, Sylvester, B-Lynch (1989) das körperliche Verhalten von 151 Erstgebärenden in der Austreibungsphase. Eine Gruppe der Erstgebärenden setzte vertikale Stellungen ein (Hocken, Knien, Sitzen oder Stehen), die andere Gruppe horizontale Lagen (Rückenlage, Seitenlage). Die Ergebnisse zeigen, dass 74 % der Frauen in vertikalen Positionen diese über die volle Austreibungsphase beibehielten, dabei war die kniende die bevorzugte Position. In vertikalen Positionen war die Damm-intakt-Rate (inkl. Dammriss 1. Grades) höher als in der Vergleichsgruppe (chi-Quadrat = 3,89; $p < 0{,}05$).

Beobachtungen von Hebammen (persönliche Mitteilungen der Hebammen E. Enhuber und M. Bäurle, München) bestätigen ebenfalls weniger Dammverletzungen in der Position des abgestützten Kniens (Vierfüßlerstand), in der die Nachgiebigkeit des knöchernen Beckenausgangs und die der Levatormuskulatur von der Ausgangsstellung des Beckens profitieren.

Intuitives oder körperlich bewusstes Verhalten der Gebärenden im Sinne der physiologischen Beckenraumveränderung und der muskulären Anpassung sollte bei regelrechtem Geburtsverlauf von der Geburtsleitung mit Zustimmung (vielleicht mit „innerer Nickbewegung") begleitet werden.

LITERATUR

Dvorak, J., Dvorak, V.: Manuelle Medizin, 3. Auflage, Thieme, Stuttgart 1988

Calais-Germain, B.: Anatomie der Bewegung, 2. Auflage, Fourier, Wiesbaden 1999

Gardosi, J., Sylvester, S., B-Lynch, C. (1989): Alternative positions in the second stage of labor: a randomized controlled trial. British Journal of Obstetrics and gynaecology. Heft 11. Vol 96, 1290–1296

Kapandji, I. A.: Funktionelle Anatomie der Gelenke, Band 3, 2. Auflage, Enke, Stuttgart 1992

Meert, G. F.: Das Becken aus osteopathischer Sicht, Elsevier, München 2006

v. Lanz, T., Wachsmuth, W. (Hrsg.): Praktische Anatomie zweiter Band – Teil 8B, Becken in der Schwangerschaft und das Neugeborene, von W. Lierse, Springer, Berlin, Heidelberg, New York, London, Paris, Tokio 1988

Lewit, K.: Manuelle Therapie im Rahmen der ärztlichen Rehabilitation, Barth, Leipzig 1973

Schulz, M.: Bewegen und Bewegtsein im Wasser, Pflaum, München 1999

7.4 Wochenbett und Rückbildungszeit

Renate Tanzberger

Die Frauenheilkunde unterteilt das Wochenbett (Puerperium) in Frühwochenbett und Spätwochenbett. Das Wochenbett umfasst den 6- bis 8-wöchigen Zeitraum nach Ausstoßung der Plazenta bis zur Abheilung der plazentaren Wundfläche. Die ersten 10 Tage post partum zählen zum Frühwochenbett, die anschließenden 6 Wochen zum Spätwochenbett.

Die veraltet klingenden Bezeichnungen stehen zeitlich mit dem Heilungsverlauf der plazentaren Wundfläche und der Veränderung des Wochenflusses – der uterinen Wundsekretion – in Verbindung. Beide Begriffe enthalten außerdem den Hinweis auf die notwendige nachgeburtliche Erholungszeit.

Die mütterlichen Bedürfnisse nach Ruhe, Rückzug und Neuorientierung sind natürliche Reaktionen auf die körperlichen und seelischen Veränderungen in der Schwangerschaft, auf die Verarbeitung des Geburtsereignisses, auf organische Rückbildungsprozesse, auf hormonelle Umstellungen und die Abheilung der genitalen Verletzungen – und nicht zuletzt auf die große persönliche Lebensumstellung, die das intensive Leben mit einem Säugling und einer sich wandelnden Partnerschaft mit sich bringt.

In der Regel entfällt inzwischen die physiotherapeutische Wochenbettgymnastik auf der Station, da Frauen meistens am 2. oder 3. Tag post partum die Klinik verlassen (nach Sektio am 4. oder 5. Tag) oder eine ambulante Geburt bevorzugen. Die häusliche Nachsorge wird von einer selbst gewählten Hebamme übernommen (während der ersten 10 Tage 2 mal täglich, je nach Bedarf bis 12 Wochen post partum).

Die organischen Rückbildungsprozesse in den ersten 6 Wochen post partum betreffen den Abbau der schwangerschaftsbedingten Flüssigkeitseinlagerungen, die Rückbildung der Gebärmutter und der Genitalorgane sowie die perineale und uterine Wundheilung.

Die Rückbildung der Gebärmutter wird in verschiedene Stadien eingeteilt, dabei wird post partum der Fundusstand gemessen:

- 1. Tag: Fundus in Nabelhöhe
- 5. Tag: Fundus zwischen Nabel und Symphyse
- 7. Tag: Fundus 2 Querfinger über der Symphyse
- 10. Tag: Uterus äußerlich nicht mehr tastbar
- ca. 4. Woche: Uterus in Normalgröße und -konsistenz.

Bis zum Abschluss der uterinen Wundheilung dauert der physiologische Wochenfluss (Lochien, bzw. Einzahl Lochia) aus der Wunde der plazentaren Haftstelle ca. 6 Wochen.

Gelegentlich setzen die Blutungen nach ca. 3 Wochen post partum aus und treten später wieder auf. Das Phänomen kann auf eine verzögerte Rückbildung des Uterus hinweisen. Physiotherapeutische Empfehlung: Bauchlagerung auf dem festen Kissenberg (➤ Kap. 7.4.1).

Bestehen Blutungen über die 8. postpartale Woche hinaus oder beginnen sie von neuem, muss der Arzt aufgesucht werden. Plazentareste im Uterus können für die Blutung verantwortlich sein und eine Kürettage erforderlich machen. Wichtig zu wissen: Ein Plazentarest beeinträchtigt durch seine hormonelle Aktivität mit Bildung von Schwangerschaftshormonen die Milchbildung. Die Prolaktin-Bildung und -Ausschüttung werden gehemmt. Eine unzureichende Milchbildung kann somit schon viel früher zur Diagnose eines in der Gebärmutter verbliebenen Plazentarestes führen.

Normaler Wochenfluss ist in den ersten 5–10 Tagen blutig (Lochia cruenta oder rubra), dann einige Tage bräunlich (Lochia fuscia), danach gelblich (Lochia flava), nach der 3. bis zur 6. Woche weißlich (Lochia alba). Die uterine Schleimhaut besitzt ungefähr nach 3–4 Wochen ihre normale Beschaffenheit.

Innerhalb der ersten postpartalen Tage kann es durch Mangel an Bewegung oder durch Verstopfung der Zervix mit Blutkoageln zur Lochialstauung kommen.

- Die Symptome einer Abflussbehinderung sind:
  - keine oder nur geringer, stark riechender Lochienfluss
  - Uterus vergrößert, weich und druckdolent
  - plötzlicher Temperaturanstieg
  - Kopfschmerz
- Ursachen:
  - Abflussbehinderung an der Zervix
  - Retroflexio uteri (mit Knickverschluss)
  - Überfüllung von Rektum und/oder Blase
- Physiotherapie:
  - Kissenlagerung (➤ Kap. 7.4.1)
  - Stimulation über die Bauchmuskulatur (➤ Kap. 11.3.7 D)
  - Bauchmassage (Kolonmassage) im Uhrzeigersinn bzw. im Dickdarmverlauf (nicht beschrieben, Allgemeingut der Physiotherapie)
  - Beballung mit dem Igelball (➤ Kap. 11.3.8 L)
  - viel Bewegung: z. B. Gehen mit Rückantwort (➤ Kap. 11.3.1 F)
- Allgemeine Unterstützung des Wochenflusses durch:
  - Stillen
  - regelmäßige Entleerung von Blase und Darm.

Verletzungen des Geburtsweges

Zu den Verletzungen des Geburtsweges gehören:

- *Scheidenrisse:* Verletzung der Scheidenhaut und der darunter liegenden Muskulatur bis ins Scheidengewölbe
- *Zervixrisse:* Rissverletzung der Zervix meist bei 3 und 9 Uhr, starke Blutung
- *Klitorisrisse:* Einrisse der Schwellkörper mit starker Blutung
- *Labienrisse:* Risse und Abschürfungen der kleinen und/oder großen Schamlippen
- *Vulvahämatome:* nach vaginal-operativen Eingriffen oder nach Wundversorgung des Dammes
- *Dammverletzungen* (s. u.)
- *Scheidendammschnitte* (s. u.).

Dammverletzungen

Bei einem Dammriss (DR) ist immer die hintere Vaginalwand betroffen. Dammrisse werden in vier Schweregrade eingeteilt:

- *Dammriss 1. Grades:* oberflächlicher kleiner Riss der Scheidenschleimhaut, oberflächlicher Riss bzw. Schürfung des Dammes ohne Verletzung der Dammmuskulatur
  Therapie: Dammrisse 1. Grades müssen häufig nicht genäht werden.
- *Dammriss 2. Grades:* Riss der Dammmuskulatur (M. bulbocavernosus – bis an den M. sphincter ani externus heran) häufig mit ausgeprägtem Scheidenriss
  Therapie: Dammrisse 2. Grades können meist unter Lokalanästhesie versorgt werden und heilen in der Regel ohne Komplikationen.
- *Dammrisse 3. Grades:*
  a. < 50 % des M. sphincter ani externus
  b. > 50 % des M. sphincter ani externus
  c. Riss des M. sphincter ani externus und internus
  Therapie: Dammrisse 3. Grades können ernsthaftere Folgen haben, sie sollten fachärztlich versorgt werden, um Stuhlinkontinenz oder rektale Fisteln zu vermeiden.
- *Dammriss 4. Grades:* zusätzlich Verletzung der Rektumvorderwand
  Therapie: s. Dammriss 3. Grades.

Scheidendammschnitt (Episiotomie)

Scheidendammschnitte werden vorgenommen, um den Geburtskanal zu vergrößern. Dabei werden verschiedene Schnittrichtungen unterschieden (➤ Abb. 7.10):

- mediane Episiotomie: Schnitt von der Medianlinie Richtung Anus
- mediolaterale Episiotomie: Schnitt 3–4 cm in Richtung Tuber ischiadicum
- laterale Episiotomie: wird heute nicht mehr ausgeführt; beschrieben als rechtwinklig von der Scheide ausgehend.

Umgang mit einer frischen Dammnaht

Frühes Sitzen auf einer harten Sitzfläche – auf der anfangs wegen der örtlichen Betäubung noch relativ unempfindlichen Naht – ist eine probate Hilfe gegen das Anschwellen der genähten Wunde. Das feste Widerlager der Sitzfläche gibt dem gedehnten Gewebe Kompression und reduziert so die Ödembildung. Außerdem finden die Sitzknochen Gegenhalt, so dass die Muskulatur zwischen den Sitzknochen in eine natürliche Arbeitsspannung kommen kann, was den Abtransport der serösen Wundflüssigkeit begünstigt.

Frauen sollten von diesen Zusammenhängen wissen, um die Angst vor dem ersten „Daraufsitzen" überwinden zu können.

Das scheinbar entlastende Sitzen auf einem elastischen Sitzring führt hingegen zu dehnender Fehlbelastung des Gewebes. Die Schwellung wird eher gefördert ebenso wie das schmerzhafte Einschneiden des Nahtmaterials im Bereich des äußeren Genitales. Schmerzfreies Sitzen ohne Ring wird dann erst nach längerer Zeit wieder möglich.

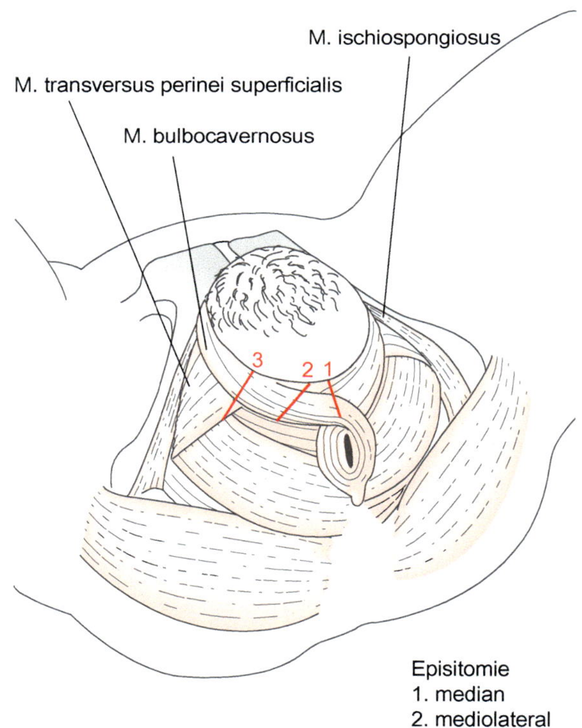

Abb. 7.10 Schnittführung bei Episiotomie [L138]

EXKURS

Dammschnitt oder Riss?

Annette Kuhn

Für die Entscheidung pro oder kontra Dammschnitt bzw. Riss beim Durchtritt des Kindes gibt es nur wenige studiengestützte Empfehlungen. So wird über den routinemäßigen, prophylaktischen Dammschnitt seit Jahren kontrovers gedacht und entsprechend gehandelt.

Ärztliche Ausbildung und Erfahrung und das geburtshilfliche Kliniksystem entscheiden über den Modus, ob ein prophylaktischer Dammschnitt oder Riss den Durchtritt des Kindes erleichtern sollen.

Höhergradige Dammrisse (3.–4. Grades) treten mit einer Inzidenz von 0,6–2,3 % auf.[24] Nicht alle höhergradigen Dammrisse bewirken eine Inkontinenz; diese liegt bei 20–57 % aller höhergradigen Risse. Der Hauptdiskussionspunkt ist evident: Lassen sich höhergradige Dammrisse, die wegen der Spätfolgen der Stuhlinkontinenz gefürchtet sind, mit Episiotomien vermeiden?

Diese Frage lässt sich anhand der Literatur nur schwer beurteilen, es gibt keine sehr beweiskräftigen Studien, die den Nutzen der Episiotomie zur Vorbeugung eines Dammrisses belegen. Ein aktives Eingreifen der Hebamme mit Dammschutz bzw. Temporegulierung führt eventuell zu einer verminderten Inzidenz von höhergradigen Dammrissen.[25]

Die Frage, ob Episiotomien Stuhlinkontinenz vermeiden können, kann ebenfalls nicht eindeutig beantwortet werden. Eine Episiotomie wird generell bei Vakuum- und Zangengeburten empfohlen, Risse können aber trotzdem entstehen. Diese sind nicht immer eine Verlängerung der Episiotomie, und der protektive Wert einer Episiotomie für den Analsphinkter ist nicht belegt.[26] Zangengeburten haben – insbesondere bei Erstgebärenden mit einem großen Kind – ein erhöhtes Risko für Sphinkterschäden zur Folge.[27] In dieser Situation vermindern Episiotomien größere Risse jedoch nicht.[28]

Der Scheidendammschnitt ist dann unbestritten, wenn die Gesundheit des Kindes geschützt werden soll: Ist aus kindlichen Gründen (*fetal distress*) eine möglichst rasche Entbindung erwünscht, so ist insbesondere bei einem rigiden Damm der Erstgebärenden die Episiotomie sinnvoll. Wahrscheinlich ist dies die beste Indikation.

---

[24] Walsh, C. J., Mooney, E. f., Upton, G. J., Motson, R. W.: Incidence of thirddegree perineal tears in labour and outcome after primary repair, Br J Surg 1996; 83: 218–21
Zander, L.: Episiotomy: has familiarity bred contempt? J R Coll Gen Pract 1982; 32: 400–1
Sleep, J., Grant, A., Elbourne, D. Spencer, J., Chalmers, J.: West Berkshire perineal management trial, BMJ 1984; 289: 587–90

[25] McCandlish, R , Bowler, U., van Asten, H. et al.: A randomised controlled trial of care of the perineum during the second stage of labour, Br J Obstet Gynaecol 1998; 105: 1262–1272

[26] Gei, A. f., Belfort, M. A.: forceps assisted vaginal delivery, Obstet Gynecol Clin North Am 1999; 26: 345–70
Carroli, G., Belizan, J.: Episiotomy for vaginal birth (Cochrane review) The Cochrane library Issue 1, Oxford: Update software, 2000

[27] Sultan, A. H., Kamm, M. A., Bartram, C. L., Hudson, C. N.: Perineal damage at delivery, Contem Rec Obstet Gynaecol 1994, 6: 18–24

[28] Henriksen, T. B., Bek, K. M., Hedegaard, M., Secher, N. J.: Methods of consequences of changes in the use of episiotomy, Br Med J 1994; 309: 1255–58

7

Phasen der Wundheilung

Die Heilungsprozesse aller Wunden sind in wesentlichen Abläufen gleich. Der komplexe Prozess beginnt unmittelbar nach der Verletzung.

Die biologischen Reparatur- und Regenerationsabläufe zielen auf die Wiederherstellung der Funktion des geschädigten Gewebes.

Die Endphase der Neuformung ist die längste Phase. Sie beginnt ca. ab dem 10. bis 14. Tag nach der Verletzung bzw. der Naht und dauert durch Reorganisation der Kollagenfasern und der zellulären Umbauprozesse der Narbe mehrere Monate (ein Jahr und länger). Erst dann ist die Reißfestigkeit gewährleistet (z. B. empfohlener zweijähriger Schwangerschaftsabstand nach einer Sektio).

Entzündungsphase (0. bis 5. Tag)

Die Entzündungsphase wird unterteilt in eine vaskuläre und eine zelluläre Phase.

Wenige Stunden nach einer Verletzung wandern Lymphozyten, Granulozyten und Makrophagen in das Verletzungsgebiet. Sie phagozytieren Bakterien, Zelltrümmer und abgestorbene Gewebezellen. Die dabei freiwerdenden Substanzen führen zu einer lokalen Entzündung. Über Freisetzung von gefäßerweiternden Substanzen entsteht eine erhöhte Blutzufuhr mit den klassischen Symptomen der Erwärmung, Rötung, Schwellung und Schmerz. Dieser Vorgang wird als *vaskuläre Phase* der bezeichnet.

Schwellung und Schmerz entstehen durch erhöhten Flüssigkeitsaustritt und Plasmaproteinen von der Blutbahn in das Gewebe. Am Schmerzgeschehen während der Entzündungsphase sind auch permeablitätssteigernde Faktoren (z. B. Histamin, Bradykinin, Prostaglandin) beteiligt.

Die *zelluläre Phase* innerhalb der ersten Wundheilungsphase reicht vom 3. bis zum 10. Tag. Es kommt zur Neubildung von Blutgefäßen (Angiogenese) und durch verstärkte Kollagenbildung zur Entwicklung von Fibroblasten bzw. Myofibroblasten.

Die mechanische Belastbarkeit einer Wunde, d. h. des neuen Gewebes, ist während der Entzündungsphase reduziert. Deswegen besteht die normale chirurgische Nachbehandlung bei Wundheilungen während der ersten fünf Tage aus Entlastung oder Immobilisierung des verletzten Körperabschnitts.

Eine strikte Ruhigstellung des Beckenbodens während des Naht- bzw. Rissheilungsprozesses wird von vornherein durch seine funktionelle Einbindung in alltägliche vitale Aufgaben aufgehoben.

Das Bewegungssystem der Bauchkapsel, das Atem-, untere Harntrakt- und Verdauungssystem und nicht zuletzt der Einfluss der Schwerkraft auf den Beckenboden in aufrechter Haltung erzeugen nicht zu verhindernde, natürliche Belastungsreize.

Zusätzlich aber können auch noch starke Druckbelastungen des Diaphragma pelvis bei falscher Husten- bzw. Niestechnik, bei ungünstigem Hebe- und Bückverhalten, unfunktionellem Aufstehen und Hinlegen und bei erschwerter Darmentleerung entstehen.

Physiotherapie hat die wichtige Aufgabe, den Heilungsprozess der genähten Risswunde oder der Episiotomie durch entlastende Verhaltensweisen vor den oben genannten unnötigen Druckbelastungen zu schützen.

Neben den therapeutischen Entlastungsangeboten in den ersten Tagen sind physiologische Belastungen während der Wundheilung die notwendigen Reize zur Organisation und Ausrichtung der Kollagenmoleküle des Gewebes in die Funktionsrichtung. So hängt die Funktionsfähigkeit des neugebildeten Gewebes von dosiert ausgeführten frühzeitigen Bewegungen ab.

Adäquate Funktionsreize, gesetzt durch Atemlenkung, Atembewegung und stenosierte Ausatmung auf CH mithilfe der Beckenboden-Vorstellungsbilder Blüte, Welle, Schwamm (➤ Kap. 11.4) in den Ausgangsstellungen Rückenlage oder Bauchlage über dem Kissenberg stimulieren belastungsarme (hubarme) Mitbewegungen des Diaphragma pelvis.

> Isolierte starre Kontraktionen des Beckenbodens, wie „alles in sich hinein zu ziehen und zuzukneifen" etc., sind nicht nur unwirksam, sondern in Bezug auf die Wundheilung sogar kontraindiziert.

Proliferationsphase (5. bis 21. Tag)

Die Zellen mit „Aufräumfunktion" (Phagozytose), d. h. die Lymphozyten, Makrophagen und Granolozyten, werden allmählich abgebaut.

Bei primärer Wundheilung ist der heilende Entzündungsprozess ab dem 10. bis 14. Tag beendet. Fibroblasten und Myofibroblasten machen das neugebildete Gewebe im Rahmen physiologischer Beanspruchung belastbar.

Dieser Zeitpunkt ist der funktionell günstigste Termin für den Beginn der Rückbildungsgymnastik, d. h. für eine dynamisch dosierte physiotherapeutische Unterstützung der muskulären Rückbildungsprozesse.

Beginn der Stillzeit

Das Ende der Geburt ist der Anfang der Stillbeziehung.

Beim Anlegen des Kindes baldmöglichst nach der Geburt unterstützt das Saugen an der Mamille die Lösung und Austreibung der Plazenta (durch vermehrte Ausschüttung von Oxytozin).

Das Kolostrum (sog. Vormilch, bis zum 4.–6. Tag post partum) enthält wichtige immunisierende Stoffe für das Kind. Kolostrum hat mehr Kalorien als die anschließende Muttermilch.

Der „Einschuss" der Muttermilch wird in der Fachsprache heute als „Initiale Brustdrüsenschwellung" (IBDS) bezeichnet. Nicht die Milchentwicklung ist dabei schmerzhaft, sondern die Stauung von Lymphflüssigkeit als Folge einer starken Durchblutung der Brust, die wiederum durch den Abfall der plazentaren Hormone im Körper der Wöchnerin initiiert ist. Die Milchbildung wird durch die hohe Durchblutung angeregt. Stillt die Mutter von Beginn an nach Bedarf des (gesunden) Kindes, ist die IBDS weniger stark ausgeprägt und dadurch weniger schmerzhaft. Das bedeutet eine Stillhäufigkeit von mindestens 8 bis 10 mal in den ersten 24 Stunden nach der Geburt, danach mindestens 10 bis 12 mal in 24 Stunden. Bei Beschwerden kann eine Tiefdruckmassage in Richtung des Lymphflusses Erleichterung schaffen (Mitteilung von M. Achermann-Weinert, Hebamme IBCLC = Internal Board Certified Lactation Consultant).

Vor allem Mehrgebärende erleben das Phänomen der sog. Nachwehen. Diese beginnen wenige Stunden post partum und dauern etwa 2–3 Tage. Nachwehen verkleinern den Uterus, dienen der uterinen Wundversorgung (Verkleinerung der Wundfläche) und verringern dadurch die Gefahr aufsteigender Infektionen. Eine positive Einstellung zu den oft sehr kräftigen Nachwehen hilft, den „gesunden" Schmerzen besser begegnen zu können.

Es ist hilfreich, während der Nachwehe bewusst den Atem zu lenken, um die Schmerzspannungen zu verringern, z. B. mithilfe der Vorstellung „um die Gebärmutter herum atmen" oder mit dem Seerosen-Atembild (➤ Kap. 11.3.7 A).

Stillhaltungen

Der Säugling braucht häufige Mahlzeiten, um sich gesund entwickeln zu können. Je nach individuellem Bedürfnis schafft bewusstes Umgehen mit dieser Zeit Erholungs- und Übungszeiträume. Soll die Zeit zum Ruhen genutzt werden, kann man liegende Stillpositionen ausprobieren, die auch für den Beckenboden erholsam sind. Wird im Sitzen gestillt, ist es wohltuend, sich in der Dauerhaltung vom Stillkissen, Sessel oder dem großen Therapieball unterstützen zu lassen.

Auch ein Schaukelstuhl mit langer Rückenlehne und Armlehnen sowie eine Fußbank bieten wohltuende Entlastung für Rücken und Beckenboden.

Ist die Stillbeziehung zum Kind bereits so gefestigt, dass ständige Aufmerksamkeit und Zuwendung nicht notwendig sind, kann die „stille" Zeit sehr gut für ruhige Beckenboden- und Sphinkterübungen genutzt werden. Werden die Bewegungsabläufe an den Atemrhythmus gebunden, beeinträchtigen sie weder die Mutter-Kindbeziehung noch den Milchfluss. Stillen regt spürbar uterine Rückbildungsvorgänge an (Oxytozin); hierbei lassen sich rhythmische Beckenbodenbewegungen über die Vorstellungsbilder Seerose, Aprikose in der Beckenbodenhand, Schwamm oder Welle (➤ Kap. 11.3.6 C, ➤ Kap. 11.3.7 A, C, D) leicht einbinden.

Das Thema „wunde Brustwarzen" ist komplex, die vielfältigen Ursachen müssen individuell betrachtet werden. Bei wunden Brustwarzen oder auch bei Milchstau können ungewöhnlich anmutende Stillpositionen notwendig werden; in der schmerzhaften Situation sind sie hilfreich für Mutter und Kind.

Mastitis puerperalis – Brustentzündung der stillenden Mutter

Die infektiöse Mastitis gehört in die medizinische Zuständigkeit der Hebamme, der Laktationsberaterin oder des Facharztes für Gynäkologie und Geburtshilfe; sie wird hier nicht näher beschrieben.

Die nicht infektiöse Milchstauung hat häufig einen sozialen oder psychischen Hintergrund wie Stress durch Arbeitsüberlastung, Ärger oder Ängste. Dieses sind Ursachen für vermehrte Adrenalinausschüttung, die den Oxytozinspiegel im Blut herabsetzt und damit den Milchfluss beeinträchtigt. Milchdrüsen brauchen Oxytozin, um sich zu kontrahieren und die Milch in die Milchgänge zu befördern. Ein Milchstau kann auch mechanische Ursachen haben, z. B. wenn der BH, der Autositzgurt oder der Tragriemen einer Tasche einen Milchgang abdrückt. Weitere Ursachen für einen Milchstau können ein verstopfter Milchgang (Haut über einer Ausführung eines Milchgangs an der Mamille) sowie ein ineffektives Entleeren seitens des Kindes sein.

Symptome der Abflussbehinderung bzw. der unzureichenden Entleerung sind:

- Vergrößerung der Brust
- lokale Verhärtung einer klar umschriebenen Schwellung
- Entzündungssymptome (Wärme, Rötung, klar umschriebene Schwellung)
- schmerzhaft gespannte Brust
- Fieber
- Schüttelfrost.

Als Therapie beiten sich die folgenden Maßnahmen an:

- Grundsätzlich muss die Brust beidseits entleert werden, das jedoch am besten durch das Kind, wenn es effektiv saugen kann. Dabei soll das kindliche Kinn zur betroffenen, gestauten Stelle zeigen, damit diese Region bestmöglich bearbeitet wird (M. Achermann-Weinert).
- warme Umschläge, heiß duschen, ggf. abpumpen, Brust von Hand entleeren
- Prophylaktisch sollte immer alternierend angelegt werden, so dass eine Brust ganz entleert wird.
- Abstillen ist bei Milchstau kontraindiziert. Auch bei Mastitis wird von zertifizierten Laktationsberaterinnen und Ärzten Abstillen nur äußerst selten als Behandlung eingesetzt. Hilfreich ist es, sich in Ruhe (Stille – Stillen) mit dem Kind zurückzuziehen und das hilfreiche Oxytozin wirken zu lassen.

„Baby-Blues" oder „Heultage"

Zwischen dem sog. Baby-Blues und der echten Wochenbettdepression bzw. der Wochenbettpsychose muss unterschieden werden. Baby-Blues bezeichnet ein kurzfristiges Stimmungstief in den ersten zehn Tagen nach der Entbindung. Es entsteht meist zwischen dem 3. und dem 5. Tag. Bei einer „smiling depression" verbirgt die Wöchnerin die Depression hinter einem Lächeln.

Vor allem die drastische hormonelle Veränderung mit einem Hormon-Tal am 5./6. Tag post partum und die Auseinandersetzung mit dem – eventuell traumatischen – Geburtserlebnis können depressive Verstimmungen auslösen. Dazu kommt eine vollkommen neue Gefühlsintensität dem Kind gegenüber und latente, meist nicht differenzierte Zukunftsängste. Ein Ankämpfen dagegen – selbst mit realen Argumenten – hilft selten aus dem Tief heraus. Eher wird die Situation dadurch festgehalten und ihr „Wegfließen" verhindert.
Typische Kennzeichen der Verstimmung sind:

- Traurigkeit und häufiges „grundloses" Weinen
- Empfindsamkeit und Stimmungsschwankungen
- Müdigkeit und Erschöpfung
- Schlaf- und Ruhelosigkeit
- Ängstlichkeit und Reizbarkeit
- Konzentrationsschwierigkeiten.

Erfahrungsgemäß reduziert sich die Anfälligkeit für depressive Stimmungen, wenn das Kind bei der Mutter ist (Rooming in).

Frauen, die über diese Stimmungslage informiert sind und wissen, dass sie temporär und situationsbedingt ist, können meist „fröhlich" vor sich hinweinen und darauf warten und vertrauen, dass es am nächsten Tag vorüber sein wird.

Hält der depressive Zustand an oder verschlimmert er sich, muss an tiefergehende psychische Störungen gedacht und ein Facharzt zugezogen werden.

Tendomuskuläre Rückbildungsprozesse post partum

Extreme Auswirkungen der Geburt auf neuromuskuläre, myofasziale und knöcherne Strukturen betreffen:

- die maximale Dehnung des Hiatus genitalis
- okkulte Fasereinrisse an den Levatorschenkeln
- starke Dehnungen der faszialen Strukturen (tendomyogene und ligamentäre Beckenbodenverankerungen)
- Traktion des N. pudendus mit passagerer Denervierung (normal bis 6 Wochen post partum)
- Dehnung der Schambeinfuge (Symphyse)
- asymmetrische Dehnung der Sakroiliakalfugen (SIG).

Die vollständige Rückbildung der gelockerten und geweiteten Beckenbodenmuskulatur, der Bauchmuskulatur, der gelockerten und verlängerten uterinen Ligamente und der Bandstrukturen des Beckenringes benötigt mindestens 6 Monate.

Wann sind sportliche Anstrengungen wieder verträglich?

Wichtig in dieser Zeit ist die Selbstwahrnehmung bei sportlichen Aktivitäten, damit Grenzen der körperlichen Belastbarkeit nicht überschritten werden. Zurückhaltung ist bei solchen Bewegungsabläufen angezeigt, die ständig longitudinale Druckschwingungen Richtung Beckenausgang auslösen.

Der Trampolineffekt des Beckenbodens, der kontinenzsichernd den Verschlussdruck der Urethra erhöht und den Zusammenhalt der Organe garantiert, erfordert eine ausreichende reaktive Rückfederkraft des Beckenbodens (➤ Kap. 2.9, ➤ Kap. 11.3.10).

> Ungefähr zwischen dem 3. und 6. Monat post partum ist – abhängig von individuellen Voraussetzungen – eine normale Reaktionsfähigkeit der Beckenbodenmuskeln auf Druckeinwirkungen zu erwarten.

Jogging ohne Nebenwirkung verlangt einen perfekten Laufstil und elastisches Schuhwerk. Neben der „Lauflust" sollte der Zeitpunkt der Wiederaufnahme von einer reaktionsfähigen Beckenbodenkraft abhängig gemacht werden.

Die Empfehlung für den Wiederbeginn des Joggings liegt bei frühestens 6 Monaten nach der Geburt. In Anbetracht der verlängerten uterinen Haltebänder ist es am Anfang günstiger, bergauf statt bergab zu laufen, denn dabei entstehen weniger starke intraabdominelle Schwingungsdrücke Richtung Beckenboden und die Ballenabdruckaktivität reaktiviert den Beckenboden (Gehen mit Rückantwort ➤ Kap. 11.4.1 F). Beim Laufen bergab und auf ebener Strecke verursachen die Stauchungen der Ballen gegen den Boden größere Schwingungen, die erst nach Rekonstruktion der Ligamente (6 Monate) risikoloser aufgefangen werden.

Bei unauffälligen Beckenringverbindungen sind Sportarten wie Walking, Nordic Walking oder Inlineskaten zeitlich eher zu empfehlen. Die länger dauernden rhythmischen Bewegungsabläufe und die sog. Arbeitsatmung – größere Einatemzüge und schnellere Atemfrequenz – intensivieren die rhythmischen Mitbewegungen des Beckenbodens.

Zur Orientierung einer „gesunden Belastungsdauer" kann das momentan erlebte Gesamtbefinden dienen. Nach Hollmann und Hettinger sind erste Anzeichen der Ermüdung Lustlosigkeit, Antriebsverlust, gestörte Koordination und verlangsamte und unsichere Motorik.

Der Ermüdung wird eine natürliche Schutzfunktion zugeschrieben, die besonders in der Rückbildungszeit bei sportlichen Aktivitäten ernst zu nehmen ist.

> Jede zu frühe körperliche Überforderung gefährdet die Lage der Beckenorgane, die Kontinenzfähigkeit und kann außerdem die Stillbeziehung negativ beeinflussen.

Wiederaufnahme der sexuellen Aktivität

Vor der Wiederaufnahme der Sexualität muss der Verschluss der Gefäße des Plazentabettes im Cavum uteri abgeschlossen sein. Dies ist nach 4–6 Wochen der Fall. Über Verhütung sollte gesprochen werden, da auch in der Stillzeit eine neue Schwangerschaft eintreten kann.

Riss oder Episiotomie können beim ersten Mal unangenehme Gefühle oder auch Schmerzen verursachen. Bei persistierenden Schmerzen (nach ca. dem dritten Mal) sollte der Arzt konsultiert werden.

Nach Geburten kann – trotz sexueller Erregung – die Scheide trocken bleiben. Hormone sind während der Stillzeit Grund für eine mehr oder weniger ausgeprägte Scheidentrockenheit. Lubrikationsmittel (schleimhautverträgliche Gleitmittel, z. B. Vagisan Feuchtcreme) schaffen Abhilfe.

Anstelle des Kontaktgefühls kann ein Gefühl der Weite erlebt werden, was sich im Laufe der Rückbildungszeit aufhebt. Unterstützend wirken die folgenden spezifische Übungen:

- Der Schwamm (➤ Kap. 11.3.7 D)
- Die Aprikose in der Beckenbodenhand (➤ Kap. 11.3.6 C)
- Die Seerose (➤ Kap. 11.3.7 A)
- Manschettenübung (➤ Kap. 11.3.7 B)
- Die Welle (➤ Kap. 11.3.7 C)
- Reiskörner im Griff (➤ Kap. 11.3.6 D)
- Schlussaktion mit Gesten (➤ Kap. 11.3.6 B)
- Spiel mit Grenzen (➤ Kap. 11.3.9 C)
- Senkrechte und Schräge Wandwalze (➤ Kap. 11.3.9 9 K–L)

7.4.1 Physiotherapie: Frühwochenbett (1.–10. bzw. 14. Tag post partum)

Im Folgenden werden physiotherapeutische Maßnahmen und Übungen nach vaginaler Geburt beschrieben. Physiotherapie nach Sektio s. ➤ Kap. 7.4.4.

Befund

Orientierung am Krankenblatt oder Befragung der Wöchnerin:

- Alter? Schwangerschaftsverlauf?
- wievieltes Kind? Geburtsgewicht?
- Spontangeburt? Dauer? Geburtsposition? Geburtshilfliche Eingriffe?
- Damm intakt? Episiotomie? Dammriss welchen Grades? Naht?
- Blutverlust?

Inspektion

- im Liegen
  - Beinhaut: Varikosis? (ausgedehnte Krampfaderbildung)
  - Bauchform: Epigastrischer Winkel? Oberbauch? Unterbauch?
- im Stehen
  Im Frühwochenbett darf die Inspektion im Stehen wegen der geweiteten Gefäße und der damit verbundenen Kollapsgefahr nur als schneller „Check-up" vorgenommen werden. Unter guter Beobachtung der Kreislaufsituation der Wöchnerin wird der Status zügig und professionell gewonnen:
  - Haltung: Abweichungen von der neutralen Wirbelsäulenhaltung? Schubbelastungen und reaktive Hyperaktivität?
  - Füße: Fußgewölbe? Fersenstellung: Eversion? Inversion? Neutral?
  - Kniegelenke?
  - Beckenstellung?
  - Kurzer Einbeinstand mit Gleichgewichtssicherung: Beckenringschmerz? (Symphyse/Iliosakralgelenke)
  - Brustkorbhaltung?
  - Kopfhaltung?
  - Beinhaut: Varikosis? (Varikosis begünstigt die Entstehung von Thrombose und Thrombophlebitis)
  - Tonus der Bauchmuskulatur:
    Bauchform (s. o.)
    Rektusphänomen (s. u.)
    Beckenbodenempfindung: unauffällig bzw. neutral? Durchhängegefühl? Wundschmerz?

Ganganalyse

Die Analyse des Ganges sollte auf einer Strecke von mindestens 6 Metern stattfinden:

- Ökonomisches Gangtempo (ca. 108–120 Schritte/min)
- Spurbreite, in der normalen Gangspurbreite berührt die Spielbeinferse beim Überholen fast die Standbeinferse.
- Schrittlänge.

Die Umstände des Frühwochenbettes und die kurze Zeit des Klinikaufenthalts erlauben in der Regel nur eine stark verkürzte Form der Analyse des Ganges nach den Beobachtungskriterien der Funktionellen Bewegungslehre (FBL). Bei postpartalen Gangauffälligkeiten sollte in Rückbildungsgruppen auf Gangschulung Wert gelegt werden (Hauswald). Die Rückgewinnung des ökonomischen Ganges soll eventuelle Spätfolgen verhindern (Dysbalancen im Lenden- und Schulter-Nackenbereich sowie Schmerzen), die aus einem automatisierten, unökonomischen Gangbild der Schwangerschaft weiterhin bestehen können.

Therapeutische Übungen

Neben speziellen Übungen sind Hinweise zur Entlastung des geweiteten (bzw. manchmal denervierten) Beckenbodens bei alltäglichen Anforderungen (z. B. Husten, Niesen, Darmentleerung) von großer Bedeutung. Auch sollten Kenntnisse über einen schonenden Umgang mit den gelockerten myofaszialen Strukturen des Beckenausgangs in Haltung und Bewegung vermittelt werden (z. B. Bücken und Heben, sich Niederlegen und Aufstehen sowie Vermeidung des Pressatems bei körperlicher Anstrengung).

Die folgenden Übungen und Maßnahmen sind geeignete Angebote der Körperwahrnehmung und des Spannungsausgleichs:

- Mundraumlösung (➤ Kap. 11.2.7 A)
- Die sehenden Hände (➤ Kap. 11.3.2 C)
- Thromboseprophylaxe (s. u.)
- Bauchlagerung auf festem Kissenberg (s. u.)

- Arbeit mit den Füßen (Igelball) (➤ Kap. 11.3.8 L)
- Bewegung und Haltung im Alltag (➤ Kap. 11.3.1)
- beckenbodenschonendes Verhalten beim Husten und Niesen (➤ Kap. 11.2.4)
- vorbereitende Hilfen zur Darmanregung (Bauchmassage im Dickdarmverlauf vom Therapeuten bzw. in Selbstbehandlung nach Instruktion).

Thromboseprophylaxe

Durch die sog. Virchow-Trias und die Wirkung des Progesterons kommt es in der Schwangerschaft zur Tonussenkung in der Gefäßwandmuskulatur. Es erfolgt eine Erweiterung der Gefäße, wodurch sich der Blutrückstrom verlangsamt und die Gerinnungsgefahr des Blutes steigt.

Varikosis und Bettlägerigkeit erhöhen das Risiko einer Thrombophlebitis, d. h. einer Entzündung der Veneninnenwand verbunden mit Thromben. Weitere Risikofaktoren für eine Thrombophlebitis sind:

- höheres Gebäralter
- Multiparität
- Gestose
- Diabetes mellitus
- vaginaloperative Entbindungen (Zange, Vakuum) und Sektio (wegen der eingeschränkten Mobilität).

Ziel der Therapie ist die Thromboseprophylaxe durch frühe Mobilisation, Anregung der Venenpumpe.

- Übungsabläufe im Bett:
  Ein Übungsgang besteht aus hintereinander ablaufenden Bein- und Armbewegungen, die 3-mal wiederholt werden sollen. Die Bewegungen müssen vor jedem Aufstehen durchgeführt werden, bzw. sollten 1-mal stündlich stattfinden.
  - Bewegen der Zehengelenke → Sprunggelenke → Kniegelenke
  - isometrischer Spannungsaufbau in Fuß-, Unterschenkel- und Oberschenkelmuskulatur (Druckaktivität gegen die Matratze)
  - Hand- und Armbewegungen zur Entstauung
- Übungsabläufe außerhalb des Bettes
  - Fußmassage mit dem Igelball – Übung *Igel-Beballung* (➤ Kap. 11.3.8 L)
  - Gehen mit bewusstem Abrollen der Füße (➤ Kap. 11.3.1 F)
  - zur dynamischen Stabilisation des Brustkorbs (erhöhtes Brustgewicht, Tragen des Kindes) eine Fantasiebrosche auf der Mitte des Brustbeins vorzeigen (reaktive bzw. ökonomische Erhöhung der Rückenmuskelaktivität).

Thrombophlebitis

Symptome einer oberflächlichen Thrombophlebitis sind:

- ziehende Schmerzen im Venenverlauf
- lokaler Wärmeanstieg
- gerötete Haut über der betroffenen Vene
- Schwellung des betroffenen Bereichs.

Physiotherapie (frühe Mobilisation) und ärztliche Therapie (Heparinsalbe und Stützstrümpfe) kommen zur Anwendung. Bei unklarer Situation ist immer eine tiefe Thrombose mittels Blutentnahme und Venendoppler auszuschließen, da sich diese in der Therapie markant unterscheidet.

Bei Verdacht einer Thrombose werden die typischen Druckschmerzpunkte untersucht:

- Unterschenkelvenen
  - Innenseite der Fußsohle
  - Region zwischen Fersenbein und medialem Knöchel
  - im unterem Unterschenkeldrittel
  - medial der Tibiakante
- V. poplitea
  - Kniekehle
  - 3–4 cm unterhalb der Kniekehle, Mitte des M. gastrocnemius
- V. femoralis
  - Adduktorenschlitz
  - Leistenbeuge.

Eine tiefe Bein- und Beckenthrombose ist an folgenden Symptomen erkennbar:

- Schmerzen, Schwellungen und Schweregefühl im betroffenen Bein
- livide Hautverfärbung
- im Gehen Wadenschmerz beim Abrollen.

Die ärztliche Therapie ist grundsätzlich anders als die der oberflächlichen Thrombose. Die Patientin erhält Blut verdünnende Mittel (initial intravenös, dann oral). Bis die Werte im therapeutischen Bereich sind, ist Bettruhe einzuhalten. Manchmal sind Schmerzmittel nötig. Kompressionsstrümpfe sind zu empfehlen.

Bauchlage über einem festen Kissenberg

Eine wesentliche prophylaktische und gleichzeitig rückbildungsfördernde Anwendung ist die tägliche Lagerung über einen festen Kissenberg. Die Lagerung sollte im frühen Wochenbett (nicht am Tag des Milcheinschusses) beginnen. Die Vorteile sind:

- verbesserte Kontraktion des Uterus und damit Senkungsprophylaxe
- Der Wochenfluss fließt nach vorne ab und nicht nach hinten über eine eventuell vorhandene Naht.
- Der Uterus nimmt die regelrechte Anteflexionsstellung ein. Dadurch wird ein Lochialstau bei anatomisch/funktioneller Einengung im Bereich der Cervix uteri schnell und wirksam behoben. (Die Rückenlage fördert die Retroflexion des Uterus und damit den Lochialstau.)
- Bei mangelhafter Gebärmutter-Rückbildung löst der Kissendruck in Bauchlage mechanisch Nachwehen aus. Durch anhaltende, kräftige Kontraktionen entsteht Mangeldurchblutung (Schmerz), die erzeugte Ischämie baut überzählige Muskelfasern ab.
- Stimulation der abdominalen Atembewegungen mit stenosierter Ausatmung auf CH (➤ Kap. 11.3.2 E) durch

7

Druckreiz bzw. Kissenwiderstand, Tonuserhöhung der Bauchkapselwände durch das Druck- und Sogphänomen bei widerständiger Atmung (➤ Kap. 2.2)

- Prophylaxe gegen Obstipation durch Gegendruck des Kissens und abdominelle Atemführung
- Reaktivierung des Muskeltonus der Beckenboden- und Bauchmuskulatur in Verbindung mit den Übungen *Die Seerose* (➤ Kap. 11.3.7 A), *Der Schwamm* (➤ Kap. 11.3.7 D), *Der Boden gibt die Kraft zurück* (➤ Kap. 11.3.6 A) und *Die Welle* (➤ Kap. 11.3.7 C)
- freier Rückfluss aus den Unterbauchgefäßen → Rückstromförderung
- Entlastung der ligamentären Strukturen im lumbopelvinen Übergang, im Bereich der Sakroiliakalgelenke (SIG) und der Facettengelenke der Lendenwirbelsäule
- lang entbehrte, wohltuende Körperlage.

Ein schmaler, fester Kissenberg wird aufgeschichtet bzw. zusammengerollt und – da in den ersten Tagen noch blutiges Sekret abfließen kann – durch ein Moltontuch geschützt.

Die Frau kniet vor dem Kissenberg, fixiert mit einer Handfläche den Kissenberg und lagert sich darüber. Der Unterbauch (Bereich zwischen Schambein und Nabel) soll mit dem Kissen in Kontakt sein, je nach Wohlgefühl kann auch der Oberbauch abgestützt werden. Eine angemessene Höhe des Kissenberges ermöglicht den Brüsten, drucklos auf der Unterlage zu liegen. Die seitliche Anordnung der gebeugten Arme kann, wenn nötig, das Gewicht des oberen Brustkorbs zur Unterlage ableiten (➤ Abb. 7.11).

Der beste Zeitpunkt für eine Lagerung ist die Zeit nach dem Stillen, vor dem Essen und nach einer Blasenentleerung.

Die Zeitspanne richtet sich nach dem Wohlbefinden und den äußeren Bedingungen. Eine Lagerung von 10–15 Minuten (individuell auch 30 Minuten), die 2–3-mal täglich durchgeführt wird, fördert die oben genannten Abläufe.

Bei einem Dammriss 3. und 4. Grades, Nahtkomplikationen oder Hämorrhoiden empfiehlt es sich, die Bauchlage auch länger einzunehmen, z. B. auch nachts zum Schlafen (persönliche Mitteilung von I. O'Beirne, ehem. leitende PT der Uni-Frauenklinik Tübingen).

Die Rückbildung der Gebärmuttermuskulatur dauert insgesamt etwa 6–8 Wochen. Für diesen Zeitraum sollte jeder Frau die Weiterführung der Entlastungsposition als tägliche Maßnahme der Senkungs- und Inkontinenzprophylaxe empfohlen werden.

Vorbereitende Hilfen zur Darmanregung

In den ersten Tagen post partum haben viele Frauen keinen Stuhldrang und keine Darmentleerung (Wochenbettobstipation). Von Seiten des Pflegepersonals wird sehr auf die Entleerung des Darms – nach maximal 3 Tagen – geachtet, weil ein voller Darm Lochialstau verursachen kann. Eine obstipierte, beckenbodenbelastende Darmentleerung sollte vermieden werden. Nötigenfalls wird die Darmentleerung medikamentös ausgelöst.

Die Wöchnerin kann die Darmtätigkeit durch verschiedene Verhaltensweisen und diätetische Maßnahmen selbst anregen:

- Verzicht auf weißes Brot oder Brötchen, Vollkornbrot bevorzugen
- viel trinken
- Dörrpflaumen oder Pflaumensaft zu sich nehmen
- Joghurt mit geschroteten Leinsamen essen
- täglich 1 Esslöffel Leinöl dem Salat oder Müsli zufügen
- Massage der Fußsohlen (Reflexzonen) mit einem Igelball
- Bauchmassage im Dickdarmverlauf
- Reflexzonentherapie durch Physiotherapeuten.

7.4.2 Physiotherapie: Spätwochenbett (14. Tag bis 6 Monate post partum)

Ziele der Rückbildungsgymnastik nach der Geburt:

- Senkungsprophylaxe und Inkontinenzprophylaxe
- Prophylaxe gegen lumbale Schmerzen
- Retonisierung des muskulären Bauchkapselsystems.
- Vermeidung von Folgeschäden, z. B. Gebärmuttersenkung, Zystozele, Rektozele.

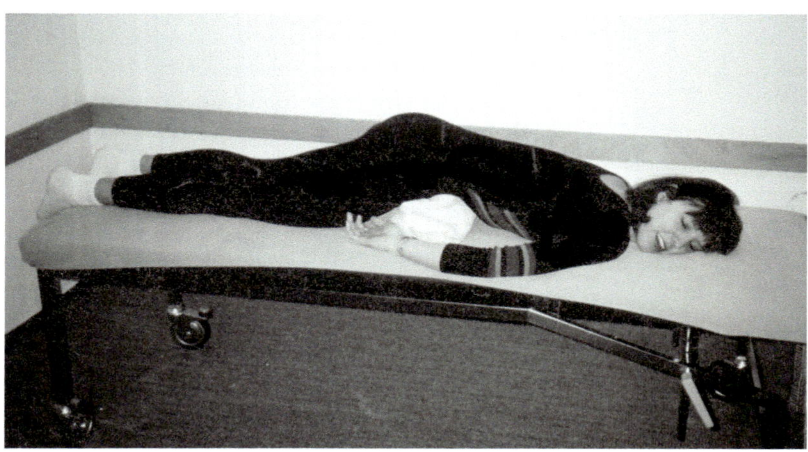

Abb. 7.11 Lagerung auf dem Kissenberg [K335]

Die Empfehlung, Rückbildungsgymnastik erst nach der 6. Woche post partum zu beginnen, entbehrt jeder physiologischen und medizinischen Grundlage. Die funktionsspezifische Unterstützung der Rückbildungsprozesse und das beckenbodenschonende Alltagsverhalten sind besonders in den ersten Wochen post partum eine unverzichtbare Prophylaxe gegen Deszensus und Inkontinenzprobleme. Die Wöchnerin ist nur dann gefährdet, wenn unphysiologisch, d. h. fehlbelastend geübt wird.

Es folgt eine Auswahl geeigneter therapeutischer Übungen für das muskuläre Bauchkapselsystem. Die Auswahl ist auf die gezielte Beanspruchung einer bestimmten Muskelgruppe aus dem Gesamtsystem ausgerichtet. Die genaueren Beschreibungen der Übungen sind Kap. 11.3 zu entnehmen.

Bewegungsimpulse für die Beckenboden-Sphinktermuskulatur

- Knieellbogenposition
  - Das vergnügte Schwänzlein (➤ Kap. 11.3.3 A)
  - Malende Sitzknochen (➤ Kap. 11.3.3 B)
  - Brrr (➤ Kap. 11.3.3 D)
- Bauchlage
  Dabei unterpolstern stillende Frauen den Oberbauch, so dass die Brüste drucklos auf der Unterlage liegen, mit einm Kissen von ca. 40×40 cm, zusammengefaltet auf 20×40 cm. Auf diese Weise macht die Ausgangsstellung keine Probleme.
  - Die Seerose (➤ Kap. 11.3.7 A)
  - Die Welle (➤ Kap. 11.3.7 C)
  - Der Schwamm (➤ Kap. 11.3.7 D)
  - Sphinktertraining (Manschettentraining) (➤ Kap. 11.3.7 B)
- Stand
  - Beckenboden im Fadenkreuz (➤ Kap. 11.3.7 E)

Bewegungsimpulse für die Bauchmuskulatur

- Bauchlage
  - Der Boden gibt die Kraft zurück (➤ Kap. 11.3.6 A)
- Sitz
  - Das Sitzpendel (➤ Kap. 11.3.8 D)
  - Matschagallalapa I und II (➤ Kap. 11.3.8 E–F)
- Stand
  - Das Stehpendel (➤ Kap. 11.3.8 I)
- Knieunterarmstütz
  - Brückenbäuche (➤ Kap. 11.3.8 H).

Bewegungsimpulse für die Rückenmuskulatur

- Stand
  - Bürzelwippen (➤ Kap. 11.3.8 K), spricht über den M. multifidus das lokale Muskelsystem an
- Sitz
  - Bronner Zeitung lesen (➤ Kap. 11.3.8 B)
  - Das Dreieck (➤ Kap. 11.3.8 A), spricht über den M. erector spinae das globale Muskelsystem an.

Beteiligung aller Bauchkapselwände

- Stand
  - Körperhaus verschieben (➤ Kap. 11.3.8 P).

Rollübungen auf dem Beckenboden-Therapieball (ST-Fasern)

Die Sitzknochen des Beckens walzen den Ball langsam in unterschiedliche Richtungen. Sie stimulieren und reaktivieren die unterschiedlichen Faserrichtungen der langsamen Zuckungsfasern des Diaphragma pelvis. Geeignet sind die folgenden Rollübungen:

- Die goldene Kugel (➤ Kap. 11.3.9 E)
- Die untergehende Sonne (➤ Kap. 11.3.9 D)
- Die gezeichnete Urethra (➤ Kap. 11.3.9 H)
- Die Rückhandbremse (➤ Kap. 11.3.9 J)
- Die vordere Stützbrücke (➤ Kap. 11.3.9 I)
- Auf dem Ball zu zweit (➤ Kap. 11.3.9 A): Widerstandsübung mit Partner zur Wahrnehmungsverbesserung und zum Kraftaufbau
- Rollübungen mit Geräten: Hirtenstab, Schulterstab, Unterschenkelstab, Variation mit Theraband (➤ Kap. 11.3.9 M–P).

Wippübungen auf dem Beckenboden-Therapieball (FT-Fasern)

Längeres Gehen auf harten Böden lösen Stauchungseffekte aus, die das noch nicht wieder vollständig restrukturierte myofasziale Gewebe nach einer Schwangerschaft schneller ermüden lassen.

Mit rhythmisch-federnden Wipp- oder Aufprallbewegungen können die schnellen Zuckungsfasern dosiert stimuliert und reaktiviert werden. Sie schulen die myofasziale Reaktionsschnelligkeit des Diaphragma pelvis und können dem Rückbildungsstatus der Übenden in Ausmaß und Frequenz individuell angepasst werden. Die Reihenfolge der folgenden Übungen entspricht der wachsenden Reaktionsfähigkeit:

- Schnelle Fersen (➤ Kap. 11.3.9 Q)
- Hopp und Hopp mit Armschwung (➤ Kap. 11.3.9 R)
- Kick und Kick mit Geste (➤ Kap. 11.3.9 S).

Übungsinhalte der Gruppenbehandlung

Im ersten Babyjahr leiden Frauen häufig unter massiven Belastungsschmerzen in den durch Schwangerschaft, Stillhaltung und die Versorgung des Neugeborenen beanspruchten Regionen.

Das physiotherapeutische Programm für Rückbildungsgruppen sollte neben den reaktivierenden Beckenboden- und Sphinkterübungen für schnelle und langsame Zuckungsfasern auch Bauch- und Rückenmuskelübungen, therapeutische Übungen für den Schultergürtel, die Wirbelsäule, Fuß- und Beingelenke enthalten (➤ Kap. 11.4, ➤ Kap. 11.3.10). Bei Abweichungen vom normalen Gangbild ist Gangschulung angezeigt.

7.4.3 Störungen in der Rückbildungszeit

Störungen in der Rückbildungszeit können die folgenden Symptome hervorrufen:

- Symphysenlockerung
- ausgedehnte Weitung der Mm. recti abdomini
- Gelenkschmerzen
- labile Sphinkterkompetenz.

Symphysenlockerung

Unter Einfluss der Östrogene kommt es in der Schwangerschaft zur faszialen Gewebsauflockerung im Bereich von Knochenverbindungen und Gelenken. Der Beckenring erweitert sich um ca. 1 cm. Auf diese Weise wird unter der Geburt der Durchgang des Kindes durch das knöcherne Becken – gemeinsam mit der Konfiguration des Köpfchens – erleichtert (➤ Kap. 7.3).

Post partum ist eine länger anhaltende Symphysenlockerung selten. Die mit einer Lockerung verbundenen Schmerzen im Beckenring, besonders in der Symphyse, sowie Gehbeschwerden verlieren sich meisten ab dem 5. bis 7. Tag nach der Geburt. Die Schmerzen dauern selten länger als 14 Tage. Eine Symphysenzerreißung ist eine extreme Seltenheit.

Bei anhaltenden Bewegungsschmerzen im knöchernen Beckenring (Symphyse, Sakroiliakalgelenke) sollte ein osteopathisch arbeitender Arzt/Ärztin oder Physiotherapeut(in) konsultiert werden, denn bei Dislokation der Symphyse und der Sakroiliakalgelenke ist eine osteopathische Behandlung angezeigt (➤ Kap. 11.2.9).

Der ärztliche Rat bei Symphysenlockerung lautet: Ruhen, wenig Bewegung in den ersten postpartalen Tagen. Der Einsatz von nichtsteroidalen Schmerzmitteln kann sehr hilfreich sein.

Wegen der Nachteile längerer Ruhigstellung (Wirbelsäulenschmerzen durch ständige Rückenlage, Thrombose, Embolie) wird der Fixationsverband nach Naujoks (Becken-Schlaufenverband mit rechts und links von der Bettkante hängenden Schlaufenenden mit eingearbeiteten Taschen für Gewichte von 500–1500 g) nicht mehr empfohlen.

Eine breite Bauch- bzw. Beckenbinde mit Druckpelotten über den Trochantern stellt eine schnelle Übergangshilfe dar, wenn wegen Gangunfähigkeit orthopädische Hilfe nötig ist. In seltenen Fällen muss ein orthopädischer Beckengürtel angepasst werden (Symphysengurt Ergoloc der FA Spektramed).

Physiotherapie bei Symphysenlockerung

Bei Lockerung der Symphyse sind asymmetrische Belastungen des Beckens zu vermeiden. Beim Gehen finden asymmetrische Beckenring-Belastungen statt, die bei gelockerter Symphyse und gelockertem Sakroiliakalgelenk den typischen Watschelgang auslösen. Belastungsschmerzen werden ausgelöst durch alternierende Beinbewegungen in Rückenlage, Beinekreuzen, Einbeinstand, Treppengehen und längeres Gehen.

Folgende Übungen sollten vermieden werden:

- Übungen auf der Ballblase
- Übungen mit Einsatz der Oberschenkel-Adduktoren
- Wippübungen auf dem Beckenboden-Therapieball.

Die Physiotherapeutin sollte die folgenden Bewegungsanleitungen für den Alltag vermitteln:

- Aufstehen vom Liegen ohne einseitige Beckenbelastung: Beide Beine aneinander legen → gemeinsam beugen → en bloc in Seitenlage umwenden → mit Hilfe der Arme zum Sitz hochstemmen → Füße gleichzeitig auf den Boden stellen
- Sitzen auf flacher, fester Unterfläche (➤ Kap. 11.3.1 E)
- Hustendreh und Niesrück (➤ Kap. 11.2.5) ohne Wirbelsäulendrehung ausführen lassen
- Wenn Einkäufe nicht per Auto gemacht werden können, ist das Fahrrad – vorsichtiges Auf- und Absteigen und asphaltierte Fahrradwege vorausgesetzt – die bessere Alternative zum Gehen. Der Beckenring ist hierbei vor Verschiebungen und Belastungen besser geschützt.

Geeignete Rückbildungsübungen bei Symphysenlockerung ohne Dislokation sind:

- Der Boden gibt die Kraft zurück mit allen Variationen (➤ Kap. 11.3.6 A)
- Das Sitzpendel (➤ Kap. 11.3.8 D)
- Das Stehpendel (➤ Kap. 11.3.8 I).
- Abwalzübungen auf dem Beckenboden-Therapieball; Vorbedingungen:
  - Bewegungsablauf nur symmetrisch in anterior-posteriorer Richtung
  - kurzer Bewegungsweg
  - harter Beckenboden-Therapieball
  - mit Ballschale
  - sorgfältige Anleitung.

Ausgedehnte Weitung der Mm. recti abdomini

Das wachsende intrauterine Kind machte eine raumschaffende Ausdünnung und Lateralisierung der Mm. recti abdomini notwendig. Deshalb haben post partum Übungen im längsgerichteten Faserverlauf der Mm. recti abdomini besonderen Vorrang (z. B. Das Sitzpendel, Das Stehpendel, Matschagallalapa I und II, Brückenbäuche ➤ Kap. 11.3.8 D–F, H)

Bauchmuskelübungen sollten in Bauchlage (z. B. Der Boden gibt die Kraft zurück ➤ Kap. 11.3.6 A) im Sitzen (z. B. Matschagallalapa I und II) bzw. im Unterarm- und Zehenstand (z. B. Brückenbäuche) stattfinden.

Übungen für Beckenboden- und Bauchmuskulatur in Rückenlage sind obsolet. Unphysiologisch belastende Rektusübungen sind z. B. Sit-ups, Crunches oder der sog. Powerhouse-Spannungsaufbau im Liegen oder Stehen. Im besten

Fall sind sie nutzlos, im schlimmsten schädigend. Der intraabdominelle Druckaufbau provoziert senkungsfördernde kaudale Schubkräfte, die die Lage der Blase, des Uterus, der Vagina und des Beckenbodens im kleinen Becken ungünstig verändern. Bauchmuskelübungen in Rückenlage provozieren außerdem die sog. Rektusdiastase bzw. das Rektusphänomen als Ausdruck einer künstlich herbeigeführten aktiven Insuffizienz der Oberbauchmuskulatur (obere Anteile der Mm. recti abdomini und des M. transversus abdominis).

Das Rektusphänomen

Das Phänomen der mittigen Oberbauch-Vorwölbung wird üblicherweise als Rektusdiastase (griech.: auseinander stehen) bezeichnet. Provoziert wird diese Vorwölbung, wenn in Rückenlage der Kopf angehoben wird und dabei die Brustwirbelsäule flektiert.

Die „Rektusdiastase" sollte besser als Rektusphänomen bzw. Rektussyndrom bezeichnet werden; bereits 1961 beschrieb der schweizer Gynäkologe H. Winzeler in Zusammenarbeit mit A. Brügger das Rektusphänomen als „sinnvollen Selbstschutzmechanismus der schwangeren Frau". Zur intraabdominellen Druckregulierung und zur Ausschaltung einer direkten mechanischen Druckwirkung auf die Vena cava inferior (Vena cava-Schocksyndrom) werden die Mm. recti abdomini in der Schwangerschaft aktiv neurogen immobilisiert. Der münchner Anatom Prof. Loeweneck wies darauf hin (persönliche Mitteilung), dass die hypoton eingestellten Mm. recti sich in der Schwangerschaft ausdünnen und lateralisieren. Aufgabe der physiotherapeutischen Rückbildungsgymnastik sei es, speziell die gerade Bauchmuskulatur so zu tonisieren, dass die Mm. recti sich wieder medialisierten (➤ Abb. 7.12a–c).

Winzeler stellte fest, dass im Wochenbett der Rektus innerhalb der Vorwölbung (Test in Rückenlage) hypoton gespürt wird. Nur auf der Kuppe der Vorwölbung besteht eine kleine Verbreiterung (Diastase).

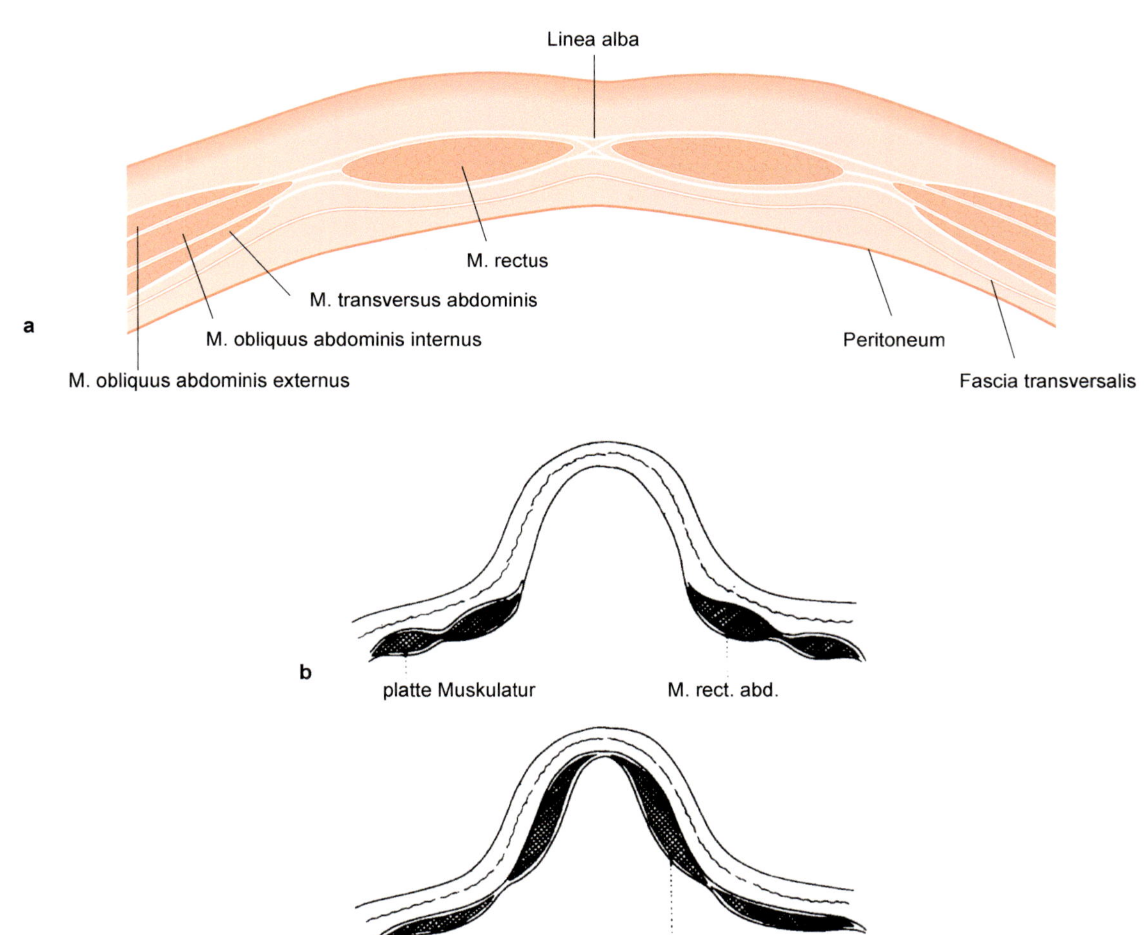

Abb. 7.12a–c M. rectus abdominis; a) Aufbau der Rektusscheide oberhalb der Linea arcuata [L190]; b–c) M. rectus abdominis in der Schwangerschaft, b) alte Vorstellung der sich zur Seite verschiebenden Mm. recti abdomini („Rektusdiastase"), c) neue Konzeption der Ausdünnung und hypotonen Einstellung der Mm. recti abdomini (Rektusphänomen) [E976]

7

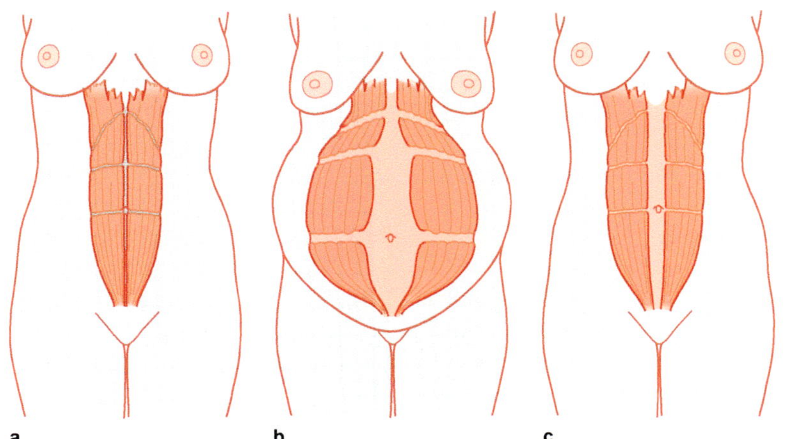

Abb. 7.13 a–c Stadien des M. rectus abdominis; a) Rektusscheide vor der Schwangerschaft; b) während der Schwangerschaft; c) nach der Schwangerschaft [E1009]

In der Test-Ausgangsstellung (Rückenlage) bewirkt die Annäherung von Ursprung und Ansatz der Oberbauchmuskulatur, speziell die des Rektus, eine aktive Insuffizienz, die sich in der typischen Vorwölbung zeigt (➤ Abb. 7.13).

Die unphysiologische Ausgangsstellung ergibt also ein falsches Testergebnis! Das Ergebnis des nicht erkannten Methodenfehlers hat über Jahrzehnte die Übungstherapie im Wochenbett und in der Rückbildungsgymnastik bestimmt. Das für die Rückbildungszeit postulierte Gebot hieß, nicht die graden Bauchmuskeln zu trainieren, sondern die schrägen! Auf diese Weise sollte das Phänomen „Vorwölbung", d. h. die sog. Rektusdiastase, vermieden und die Diastase verengt werden.

Funktionelles Bauchmuskeltraining inszeniert dagegen die Arbeit der geraden Bauchmuskeln unter Ausschluss von Fehlbelastung (Vermeidung der Rückenlage als Ausgangsstellung), so dass der Tonus adäquat zurückgewonnen wird und die Mm. recti sich medialisieren.

Die Rektushernie

Bei einer Hernie (lat. Bruch) besteht eine abnorme Bauchwandlücke. Der fasziale Bauchwandbruch im Bereich der Linia alba kann mit einem Vorfall von Dünndarmschlingen verbunden sein, die unter der Bauchhaut sichtbar werden. Nach chirurgischer Schließung ist ein funktionsgerechtes Bauchmuskeltraining zwingend und ausschlaggebend für die Rehabilitation.

Gelenkschmerzen

Fuß- und Kniegelenke wurden in der Schwangerschaft durch die normale Gewichtszunahme von ca. 13–15 Kilo zusätzlich belastet. Die generalisierte Wassereinlagerung kann die Gelenkmechanik durch Aufquellung beeinflussen, was Schmerzen auslösen kann.

Labile Sphinkterkompetenz

Durch Stillen erfährt der mütterliche Organismus weitreichende Veränderungen. Die Unterdrückung der Ovarialfunktion, d. h. der Östrogenproduktion, verringert den Turgor des Gewebes sowie die Durchblutung und lässt die Schleimhaut atrophieren.

Die Gewebespannung in genitalen Strukturen wird herabgesetzt, woraus sich eine labilere Kontinenz in diesem Zeitraum ergeben kann. Dieses Phänomen muss keinen Anlass zur Sorge geben. Die kontinenzsichernde Kraft der Verschlussstrukturen baut sich nach dem Abstillen normalerweise wieder auf.

In dieser für die Beckenausgangsstrukturen etwas „kritischen" Zeit sorgen Übungen der Wochenbett- und Rückbildungsgymnastik sowie die Anwendung der funktionellen Soforthilfen Hustendreh und Niesrück (➤ Kap. 11.2.5) für Senkungsprophylaxe und unterstützende Reaktivierung.

Die wesentliche Aufgabe der weiterführenden Rückbildungsgymnastik besteht deshalb in einer begleitenden Unterstützung der Rückbildungsprozesse, dem Minimieren von Alltagsbelastungen und dem Angebot, mit Basis-Übungen des Kontinenztrainings funktionelle Schwächen zu beheben.

7.4.4 Geburtshilfliche Operationen

Zu den operativen Geburten gehören die:
- Zangenextraktion
- Vakuumextraktion
- Sectio caesarea.

Zangenextraktion

Die Geburtszange (Forzeps) ist ein Zuginstrument aus zwei zusammensetzbaren Löffeln zur schnellen Beendigung der vaginalen Geburt. Die Indikationen sind u. a.:

- Geburtstillstand in der Austreibungsphase (Geburtsphase)
- Erschöpfung der Gebärenden
- drohende Asphyxie des Ungeborenen.

Mögliche Verletzungsfolgen beim Kind sind Zangenmarken am Kopf. Die Mutter kann durch die Zangenextraktion ausgeprägte Weichteilverletzungen an Damm, Scheide und Zervix erleiden.

Vakuumextraktion

Die Vakuumextraktion beschleunigt die Geburt mit Hilfe einer Saugglocke, die auf die Kopfschwarte des kindlichen Schädels gesetzt wird und nach Erzeugung des Unterdrucks fest haftet.

Am kindlichen Kopf findet sich dann eine entsprechend geformte Geburtsgeschwulst. Mögliche Folgen für die Mutter sind ausgeprägte Weichteilverletzungen. Die Indikationen entsprechen denen der Zangenextraktion.

Sectio caesarea – Schnittentbindung

Die Sectio caesarea ist eine abdominale Entbindung durch Laparotomie (Bauchschnitt) und Uterotomie (Gebärmutterschnitt).

Je nach vorangegangener Situation wird die Sektio in primäre oder sekundäre Sektio unterschieden. Als Notsektio wird die schnellstmögliche primäre (z. B. vorzeitige Plazentalösung) oder sekundäre Sektio bei akuter Lebensgefahr von Mutter und/oder Kind bezeichnet.

Primäre Sektio: Schnittentbindung vor Geburtsbeginn

- Mütterliche Indikationen sind:
  - Präeklampsie – Eklampsie
  - Plazenta praevia
  - Lageanomalien (Querlage, Beckenendlage)
  - Beckenanomalien
  - Missverhältnis kindlicher Kopf und mütterliches Becken
  - Gebärmutteroperationen
  - mehrere Schnittentbindungen
  - Erfolgreiche Inkontinenzoperationen und Analsphinkteroperationen
- Kindliche Indikationen sind:
  - Einstellungsanomalie (hoher Gradstand)
  - bestimmte kindliche Fehlbildungen
  - manche Mehrlingsschwangerschaften
  - manche Frühgeburten.

Sekundäre Sektio: Schnittentbindung während der Geburt

Indikationen:

- drohende Asphyxie (kindlicher Herztonabfall im CTG)
- Nabelschnurkomplikationen (Umschlingung, Knoten, zu kurze Nabelschnur)
- Blutungen
- fehlender Geburtsfortschritt
- Lageanomalie.

Der uterine Gesundungsprozess

Der uterine Heilungsprozess nach einer Schnittentbindung wird nach der sog. Siebener Regel beschrieben:

- Nach 7 Tagen ist die uterine Wunde geheilt und nach spätestens 2 × 7 Tagen das Nahtmaterial resorbiert.
- Nach 7 Wochen sind alle akuten Wundheilungsentzündungen und Schwellungen abgebaut.
- Nach 7 Monaten entspricht der anatomische Zustand des Uterus dem Zustand vor der Sektio.

Modernes Nahtmaterial und die heutige Nahttechnik geben der geschlossenen Wunde eine große Stabilität und Reißfestigkeit.

Physiotherapie nach Sektio

Die Physiotherapie sollte innerhalb von 24 Stunden nach der Schnittentbindung beginnen. Ihre Ziele sind:

- Thromboseprophylaxe (s. o.)
- Pneumonieprophylaxe → Atemanregungen im Sitzen mit hochgestelltem Kopfteil
- ggf. Sekretlösung → Ausstreichen der Interkostalräume → therapeutische Packegriffe zur Atemanregung
- Aufstehen am 1. Tag nach der Schnittentbindung → *Gehen mit Rückantwort* (➤ Kap. 11.3.1 F)
- ab 6. Tag *Türmchenspiel* bzw. *Das Sitzpendel* (➤ Kap. 11.3.8 D)
- Seitenlagerung mit einem festen Kissen unter dem Bauch als Erholungsvariante zur Rückenlage
- ab 6. Tag Kissenlagerung in Bauchlage mit Atem- und Spannungsübungen (s. o.)
- in den Tagen vor der Klinikentlassung:
  - Übungsanleitung für beckenbodenschonendes Verhalten (s. o.)
  - Bewegung und Haltung im Alltag (s. o.)

Ab der 3. Woche kann Rückbildungsgymnastik gemeinsam mit Frauen, die vaginal geboren haben, begonnen werden. Voraussetzung ist fachkompetente physiotherapeutische Unterweisung nach funktionsspezifischen Kriterien und das Respektieren von Schmerzgrenzen. Für die Bildung eines elastischen Narbengewebes sind die Figuren aus dem Orientalischen Tanz (➤ Kap. 2.9, ➤ Kap. 11.3.10) besonders zu empfehlen.

LITERATUR

Hauswald, D.: Der Gang einer Schwangeren – Analyse des Bewegungsablaufs mittels der FBL Klein-Vogelbach in: Krankengymnastik – Zeitschrift für Physiotherapeuten 8/2002, S. 1244–1253

Hebammengemeinschaftshilfe e. V., Haack, M., Halbach, M., Huhn, I., Pahsmann, R., Steger, M., Tometten-Iseke, A., Hannover, Leitfaden Schwangerschaft – Geburt – Wochenbett, 1999, HGH Schriftenreihe N. 8

Hollmann, W., Hettinger, Th.: Sportmedizin – Arbeits- und Trainingsgrundlagen, 3. Auflage, Schattauer Verlag, Stuttgart, New York 1990

Sichere Mutterschaft – Betreuung der normalen Geburt – Praktischer Leitfaden. Deutsche Ausgabe herausgegeben von: Bund Deutscher Hebammen e. V., Österreichisches Hebammengremium, Schweizer Hebammenverband – World Health Organisation – CH-1211 Geneva 27, 1996

Winzeler, H.: Das Symphysen-Schmerzsyndrom als medizinische Konzeption, Wilhelm Maudrich Verlag, Wien, München, Bern 1976

KAPITEL

8 Krankheitsbilder und ihre Pathophysiologie

8.1 Kleine Geschichte der Beckenbodenerkrankungen: Ein Rückblick auf 4000 Jahre Therapie

Annette Kuhn

Altertum

Die erste Dokumentation von Beckenbodenerkrankungen geht auf 1550 v. Chr. zurück.

Hippokrates (griech. Arzt, 460–375 v. Chr.) beschreibt als Erster den Prolaps als Ursache für Sterilität und empfiehlt ein heftiges Schütteln der auf den Kopf gestellten und an eine Leiter gebundenen Patientin, bis der Vorfall sich reponiert. Die Prozedur sollte 3–5 Minuten dauern.

Er gab seiner Meinung Ausdruck, dass kalte Füße, Ermüdung und sexuelle Exzesse insbesondere nach einer Geburt zu Beckenbodenerkrankungen führen können und somit tunlichst vermieden werden sollen.

Kleopatra empfiehlt zur Behandlung des Vorfalls die Applikation von adstringierenden Substanzen.[1]

Polybus führt gleichzeitig in seiner Abhandlung *Frauenkrankheiten* ebenfalls die Benutzung von adstringierenden Tinkturen auf; die Einlage eine Schwamms in die Vagina oder eines halben Granatapfels in die Scheide wird als eine erste Beschreibung der Pessartherapie dokumentiert. 350 v. Chr. kommt die Empfehlung hinzu, den halben Granatapfel in Essig zu tauchen, bevor er eingesetzt wird, möglicherweise als zusätzliche adstringierende Substanz.

Die Annahme, der Uterus sei ein im Körper frei bewegliches Organ, führt im klassischen Griechenland zu der Folgerung, dass zu heftige Bewegung des Uterus zu „Hysterie" führten – *hystera* ist das griechische Wort für Uterus und man nahm an, dass dieser Zustand spezifisch für Frauen sei.

Die Vorstellung des frei beweglichen Uterus war sehr verbreitet. Der Arzt Aretaios aus Kappadokien, der Anfang des 2. Jh. n. Chr. praktizierte, beschreibt den wandernden Uterus wie folgt: „Bei den Frauen liegt der Uterus in einem Hohlraum unter dem Brustkasten. Er ist einem unabhängigen Tier sehr ähnlich, da er sich nach eigenem Belieben im Körper bewegt und unberechenbar ist. Wenn er wohlriechende Substanzen bemerkt, bewegt er sich auf sie zu, aber er ist schlecht Riechendem abgeneigt und bewegt sich davon weg … Störungen, die durch den Uterus verursacht werden [gemeint ist der Prolaps], sollten mit schlecht riechenden Substanzen behandelt werden."[2] Dementsprechend wird die folgende Therapie angewendet: Der Patientin wird ein Parfum unter die Nase gehalten und faulende, übel riechende Substanzen unter den Prolaps appliziert, auf dass dieser sich zurückziehen möge. Die Erfolgsrate dieser Therapie ist nicht überliefert.

Soranus und Evenor, bedeutende Gynäkologen des 2. Jh. n. Chr., schlagen ein Stück Fleisch als Pessar oder feuchte Asche vor; beide Therapien waren nicht sehr erfolgversprechend. Soranus geht bei der Prolapsbehandlung noch mehr ins Detail und beschreibt ein genaues Therapieschema: Die Patientin sollte Bettruhe einhalten und nur wenig Flüssigkeit und Nahrung zu sich nehmen. Wenn der Uterus nicht nach der Hippokrates-Methode (s. o.) reponiert werden konnte, sollten die Beine für drei Tage zusammengebunden werden. Wohlriechende Substanzen wurden der Patientin zu riechen gegeben, was den Uterus hochziehen sollte, und schlecht riechende vor die Vagina appliziert, was den Uterus zum Rückzug bewegen sollte. Zusätzlich wurden Einläufe und adstringierende Substanzen verabreicht. Eine chirurgische Therapie wurde nur beim Gangrän empfohlen und bestand meistens in der Strangulation der prolabierten Organe mit starken Fäden, welche täglich immer mehr angezogen wurden, bis das Organ schließlich abfiel.

Mittelalter bis 19. Jahrhundert

Im Mittelalter wurden unterschiedliche Versuche der Hysterektomie probiert, einerseits durch ähnliches sukzessives Abschnüren der prolabierten Teile bis zum Abfallen, andererseits chirurgisch. Die erste Hysterektomie wurde vermutlich von Berengario in Capri durchgeführt. Nachbehandlungen mit Wein, Honig und Öl werden beschrieben.

Der Arzt Paré erfindet im 16. Jahrhundert Pessare aus Kupfer und gewachstem Kork und entwickelt einen Gürtel aus Kupfer und Edelmetallen, der um die Hüfte getragen wird und den prolabierten Uterus zurückhalten soll. Bauhin erfindet 1588 Pessare in verschiedenen Größen und Formen.

Der Anatom William Harvey dokumentiert 1653 eine Schwangerschaft in einem total prolabierten Uterus, welche mit einer Frühgeburt endete und das Kind nicht überlebte.

1664 veröffentlicht der dänische Arzt und Mathematiker Bartholinus ein Buch über eine Operation am prolabierten Uterus, die von zwei italienischen Chirurgen durchgeführt wird.

Johann Peyer, ein Gynäkologe aus der Schweiz, beschreibt im 17. Jahrhundert erstmals eine Zystozele und prolabierende Viszera; bis zu diesem Zeitpunkt waren keine Differenzierungen der prolabierten Organe erfolgt, sondern lediglich Senkungen oder Vorfall als Ganzes beschrieben worden.

Die eigentliche Entwicklung chirurgischer Techniken erfolgt im 19. Jahrhundert unter dem Einfluss der sich entfaltenden Anästhesie, die eine Schmerzfreiheit der Patientin ermöglicht.

Die Klassifikation der prolabierenden Strukturen wird jetzt nach anatomischen Gesichtspunkten durchgeführt, und Begriffe wie Urethrozele, Zystozele, Rektozele und Urusprolaps tauchen in der Literatur auf. Choppin führt die erste

[1] Emge, L. A., Durfee, R. B.: Pelvic organ prolapse: four thousand years of treatment, A Obs Gynae 1966, 9: 997–1032

[2] Medical Writings 2.11.1–3

vaginale Hysterektomie 1861 explizit für Prolaps in den USA durch. Die Patientin wird postoperativ den staunenden Studenten mit dem Uterus in ihrer Hand vorgeführt, um zu demonstrieren, dass sie den Eingriff überlebt hat, was in dieser Zeit durchaus keine Selbstverständlichkeit ist.

Andere Verfahren aus dieser Zeit verschlossen die Vaginalöffnung, um ein Tiefertreten des Prolaps zu vermeiden (Fricke 1832).

20. Jahrhundert

Im 20. Jahrhundert findet eine Variation der chirurgischen Techniken statt; Catgut, ein neues Nahtmaterial aus zunächst Katzendarm, später Schafdarm, wird als Nahtmaterial eingeführt und verschiedenste anatomische Strukturen als Suspension benutzt.

1908 beschreibt Donald eine Amputation der Zervix mit vorderer und hinterer Plastik, die im gleichen Jahr von Fothergill modifiziert wird und heute noch als *Manchester Repair* bekannt ist.

In seiner bekannten Veröffentlichung aus dem Jahre 1913 dokumentiert Kelly[3] erstmals verschiedene Techniken zum Management der Inkontinenz:

- Kathetereinlage
- Verschluss der Urethra mit Schaffung einer vesiko-abdominalen Fistel
- Kompression der Urethra mittels vorderer Plastik
- Periurethrale Injektion von Paraffin.

Darüber hinaus vertritt Kelly die Ansicht, dass zerrissene insuffiziente Bänder im Bereich des Blasenhalses mit zwei oder drei Nähten vereinigt werden sollten.

1934 beschreibt Heany seine Resultate für vaginale Hysterektomien bei 565 Patientinnen, und Gellhorn erfindet ein Jahr später ein Pessar für inoperablen Prolaps.

1948 wird eine retropubische Inkontinenzoperation von Marshall beschrieben, und 1949 veröffentlichen Marshall, Marchetti und Krantz ihre Version der vesikourethralen Suspensionsoperation. 1961 kommt es zu einer Modifikation dieser Operation durch John Burch, der eine retropubische Fixation der Vagina am Cooperschen Ligament vornimmt.

Seit Anfang der 90er Jahre hat das retropubische TVT (Tension Free Vaginal Tape) Einzug in die Inkontinenzchirurgie gehalten und als minimal invasives Verfahren den abdominalen Verfahren den Rang des goldenen Standards streitig gemacht. Das retropubische Verfahren wird seit einigen Jahren durch die transobturatorische Schlingeneinlage ergänzt.

Ebenfalls relativ neu ist der Einsatz künstlicher Materialien zur Rekonstruktion des Beckenbodens und in der Deszensuschirurgie.

[3] Kelly, H.A.: Incontinence of urine in women, Urol Cutan Rev 1913; 17:29

8.2 Erscheinungsbild und Häufigkeit von Beckenbodenerkrankungen

Annette Kuhn

Erkrankungen des Beckenbodens oder eine Beckenbodenschwäche können sich vielfältig äußern und stellen für die Patientin oft eine Einschränkung der Lebensqualität dar.

Folgen der Beckenbodenschwäche können Inkontinenz und Senkung der Beckenorgane sein, die sich in Form von Harnblasen- und Darmfunktionsstörungen, gestörter Sexualfunktion und Schmerzen äußern können.

Als Ursache spielen Schwangerschaften, Geburten, chronischer Husten, Nikotinabusus,[4] Adipositas und Alterungsprozesse sowie genetische Faktoren, die Defekte des Bindegewebes verursachen, eine Rolle.

8.2.1 Senkung der Beckenorgane

Eine Senkung liegt dann vor, wenn eine Struktur oder ein Organ innerhalb des Beckens tiefer als seine normale Position tritt. Der Grad III einer Senkung wird als Vorfall bzw. Prolaps bezeichnet (s. unten). Hierbei treten Teile des inneren Organs aus der natürlichen Körperöffnung Scheide heraus.

Eine Senkung der Organe Harnblase, Gebärmutter, Scheide und Enddarm, die durch die gurtende Funktion des Beckenbodens und durch ligamentäre Strukturen an ihrem Platz gehalten werden sollten – tritt bei Frauen, die geboren haben, mit einer Häufigkeit bis 50 % auf, wovon jedoch nur 10–20 % Beschwerden beschreiben. Ca. 2 % der Frauen, die nie schwanger waren, können unter Senkungserkrankungen leiden, die mit einer Störung der Kollagensynthese erklärt werden.

Das lebenslange Risiko für eine Frau, je einen chirurgischen Eingriff wegen Inkontinenz oder Senkungen zu haben, wird mit 11,1 % angegeben,[5] was beträchtliche wirtschaftliche Bedeutung hat.

Asymptomatische Senkungen erfordern keine Therapie; Empfehlungen für ein Beckenboden schonendes Verhalten können in diesem Fall sinnvoll sein und eine Verschlimmerung vermeiden.

[4] Tampakoudis, P., Tatanassis, T., Grimbizis, G., Papaletsos, M., Mantalenakis, S.: Cigarette smoking and urinary incontinence in women – a new calculative method of estimating the exposure to smoke, Eur J Obstet Gyneco Reprod Med 1995, 63: 27–30

[5] Olson, A.I., Smith, V.J., Bergstrom, J.O. et al.: Epidemiology of surgically managed pelvic organ prolapse and urinary incontinence, Obstet Gynecol 1997; 89: 501–506

Terminologie und Einteilung in Schweregrade

Senkungserkrankungen des Beckenbodens können die Organe Harnblase, Gebärmutter, Scheide und Enddarm in unterschiedlicher Weise betreffen:

- Urethrozele: Senkung der Harnröhre
- Zystozele: Senkung der Harnblase durch die vordere Scheidenwand
- Zystourethrozele: als Kombination der beiden oben genannten Senkungen (➤ Abb. 4.2)
- Descensus uteri: Senkung des Uterus (➤ Abb. 8.1)
- Rektozele: Senkung des Enddarms durch die hintere Scheidenwand (➤ Abb. 8.2)
- Enterozele: Senkung des Enddarmes mit Dünndarmbeteiligung
- Vaginalstumpfprolaps meist nach Hysterektomien.

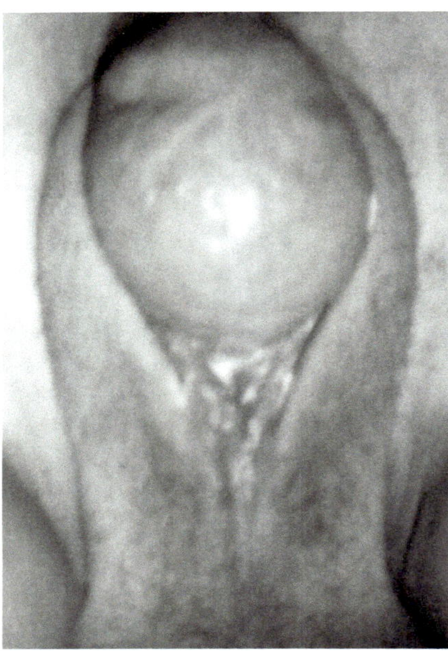

Abb. 8.1 Vaginalstumpfprolaps (total) [M602]

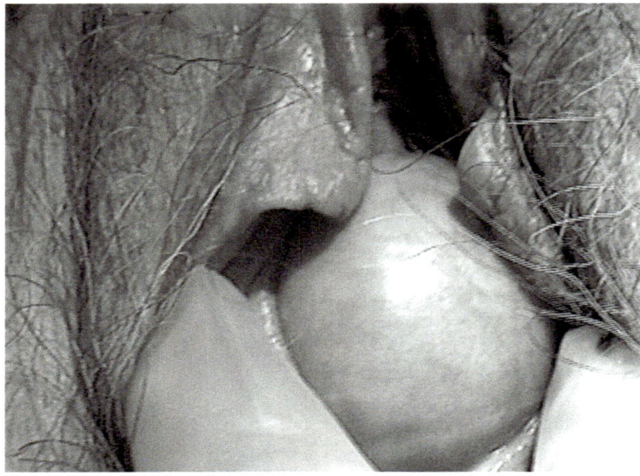

Abb. 8.2 Rektozele [M602]

Eine isolierte Urethrozele ist selten und tritt meistens gemeinsam mit einer Zystozele auf.

Häufig liegt eine Kombination von mehreren Kompartimenten vor. Die Mitbeteiligung der Scheidenwand ist durch die nur mehrere Millimeter betragende anatomische Nähe von Blase und Darm zur Vaginalwand zu erklären, und die Senkung entspricht einem Bruch (Hernie).

Die Beschwerden können in spezifische und unspezifische Symptome eingeteilt werden und sind von den beteiligten Organen abhängig. Die Symptome können mit und ohne Inkontinenz auftreten. Unspezifische Symptome sind:

- Rückenschmerzen
- Fremdkörpergefühl in der Scheide
- störendes Gefühl oder Schmerzen beim Geschlechtsverkehr.

Organspezifische Symptome sind Beschwerden, die durch den Prolaps betreffende Organe entstehen:

- Harnblasenfunktionsstörungen wie Inkontinenz, Dranggefühl (Urgesymptomatik) mit häufigen Blasenentleerungen, Dranginkontinenz, Restharngefühl, Nykturie, und Restharngefühl mit oder ohne rezidivierende Harnwegsinfekte bei einer Zystozele oder Zystourethrozele
- unvollständige Darmentleerung, schwer unterdrückbarer Drang, den Darm zu entleeren oder Verstopfung bei einer Rektozele oder Enterozele
- Rückenschmerzen bei Gebärmuttersenkung durch Dehnung der Gebärmutterbänder.

Bei ausgeprägtem Vorfall der Blase ist eine Mitbeteiligung der oberen Harnwege im Sinne einer Nierenstauung, die ein- oder beidseitig sein kann, durch Abknickung der Harnleiter möglich. Symptome können ein- oder beidseitige Flankenschmerzen sein, die permanent oder intermittierend sein können. In diesem Fall sollten präoperative Abklärungen der Nieren mittels Ultraschall oder iv-Urogramm sowie eine Bestimmung der Nierenfunktion beinhalten, um präoperativ die Mitbeteiligung der Harnwege zu dokumentieren und intraoperativ auf anatomische Lageanaomalien vorbereitet zu sein.

Sowohl bei Rektozelen als auch bei Zystozelen berichten Patientinnen gelegentlich, dass sie Blase oder Darm besser entleeren können, wenn sie den Vorfall mit einem Finger reponieren (Digitation), das Perineum anheben oder ihre Position auf dem WC verändern.

Ein lange bestehender Prolaps kann durch die nicht physiologische Verlagerung von normalerweise intravaginal gelegenem Vaginalepithel nach außen zu einer verstärkten Gewebsatrophie führen, die Blutungen, Schmerzen und Ulzerationen verursachen kann.

Initial kann eine mit einer Östrogensalbe kombinierte Pessartherapie die Symptome beheben und ist einer präoperativen Gewebsvorbereitung dienlich.

Das Ausmaß der Beschwerden ist nicht von der Größe des Prolaps abhängig; eine Grad I Senkung kann einigen Patientinnen erhebliche Beschwerden verursachen, während andere Patientinnen mit einem Totalprolaps vollständig beschwerdefrei sind.

Senkungszustände sowohl der vorderen Vaginalwand, der Gebärmutter oder der hinteren Vaginalwand können in die folgenden Grade eingeteilt werden:

- **Grad I:** Der tiefste Punkt der Senkung befindet sich innerhalb der Scheide bis zu einem Zentimeter oberhalb des Introitus.
- **Grad II:** Der tiefste Punkt der Senkung befindet sich zwischen einem Zentimeter oberhalb des Scheideneingangs bis einen Zentimeter unterhalb des Introitus.
- **Grad III:** Der tiefste Punkt der Senkung befindet sich mehr als einen Zentimeter außerhalb der Scheide (sog. Prolaps).

Andere Klassifizierungen bestehen.

Die Gradeinteilung sollte unter maximalem Pressen der Patientin durchgeführt werden und wird durch eine vaginale Untersuchung festgestellt.

Gelegentlich berichten Patientinnen, dass sie in Rückenlage nicht ausreichend pressen können oder das typische Prolapsgefühl nur stehend haben; in diesem Fall lohnt es sich, die Untersuchung im Stehen mit angewinkeltem Bein der Patientin durchzuführen.

Eine neuere und exaktere Messung der Senkung ist durch die Senkungsmessung der Internationalen Kontinenzgesellschaft (ICS) möglich (➤ Kap. 8.2.4).

Diese Form der Senkungsmessung ist exakter als eine Einteilung 1.–3. Grades und lässt vor allem eine genauere Beurteilung posttherapeutischer Erfolge oder Rezidive zu. Mit etwas Übung nimmt die Messung etwa zwei Minuten in Anspruch und ist auch bei verschiedenen Untersuchern gut reproduzierbar.

8.2.2 Urininkontinenz

Es gibt zahlreiche unterschiedliche Definitionen der Urininkontinenz, was den Vergleich der vielen Studien über die Häufigkeit der Inkontinenz erschwert. Die aktuell weltweit akzeptierte Definition wird von der Internationalen Kontinenzgesellschaft geliefert:

Urininkontinenz liegt vor, wenn unwillkürlicher Harnabgang zum sozialen oder hygienischen Problem wird. (Definition der ICS)

Mit dieser Definition lässt sich Urininkontinenz definieren, ohne sie von Häufigkeiten oder Mengen der Inkontinenz abhängig zu machen.

Mit zunehmendem Alter der Bevölkerung ist Inkontinenz ein wachsendes Problem. Die Häufigkeit nimmt mit höherem Alter zu und liegt in der Altersgruppe der 15–44-Jährigen bei etwa 5 %, bei den 45–64-Jährigen bei etwa 10 % und bei den über 65-Jährigen bei 20 % (vgl. Kap. 1.3). Bei Heimbewohnern kann die Inkontinenz bis 60 % erreichen[6] und ist der zweithäufigste Grund für eine Heimeinweisung überhaupt.

Inkontinenz ist immer noch ein Tabuthema – dies unabhängig vom Alter – und muss oft erst von einer Fachperson angesprochen werden, da betroffene Patientinnen nicht gerne darüber reden. Viele benutzen seit langer Zeit Inkontinenzeinlagen oder sogar Windeln und Gummihosen, um ihre Inkontinenz zu verbergen. Aus Schamgefühl gehen sie nicht zu einer Fachperson, um ihre Grunderkrankung abklären und sich ausreichend beraten zu lassen.

EXKURS

Die Toilette – Eine Institution macht Geschichte

Vermutlich hätten die Athener nicht den Peloponnesischen Krieg verloren, hätte es Toiletten gegeben – hat doch das Fehlen dieser wichtigen Einrichtung für die Verbreitung der Cholera bei den Athenern gesorgt.

Bereits 1500 v. Chr. heißt es in einem arischen Skript, dem Manusmriti Vishnupuran: „Eine Darmentleerung sollte immer mindestens 100 Meter von der Trinkquelle entfernt stattfinden" – der erste Hinweis auf eine Trennung von Trinkwasser und Fäkalien zur Vermeidung von Kontamination der Nahrungsmittel.

Einen interessanten Überblick über die Welt der Toiletten gibt das Sulabhh International Museum of Toilets in New Delhi, Indien. Der Formenreichtum der hier ausgestellten Toiletten umfasst WCs in Form von Globen, Thronen und Büchern – letztere interessanterweise hauptsächlich aus Frankreich stammend und versehen mit englischen Titeln; gewissermaßen ein Politikum der Exkremente.

Das Museum enthält auch eine Kopie des ersten tragbaren WCs, welches von den praktisch orientierten Engländern auf Jagdpartien mitgenommen wurde.

Im Kontrast dazu wird auch die moderne amerikanische Mikrowellentoilette ausgestellt, welche die menschlichen Ausscheidungen innerhalb von 20 Sekunden in eine Handvoll Asche verwandelt.

Warum ein Toilettenmuseum gerade in Indien angesiedelt ist, lässt sich nur erahnen; immerhin waren es vor 4000 Jahren die Inder, die die ersten ins Haus integrierten Wassertoiletten installierten.

Bedenken wir die Zeit, die wir während eines Jahres auf dem WC verbringen – und das können bis 25 Tage bei Patienten mit Drangproblematik sein im Vergleich zu den normalen 10 Tagen bei Gesunden[7] – so ist es vielleicht wert, etwas Zeit in die Einrichtung, Ausstattung und Bequemlichkeit dieser Örtlichkeit zu investieren.

Inkontinenzformen und Schweregrade

Generell kann Urininkontinenz ihren Symptomen entsprechend folgendermaßen eingeteilt werden:

- *Belastungsinkontinenz:* Urinverlust bei plötzlichem Anstieg des intraabdominalen Drucks, z. B. beim Husten, Niesen, Lagewechsel

[6] Aus: Causes, management and provision of services; Royal College of Physicians of London, 1995

[7] Kuhn, A., Monga, M.: Economic, ecologic and time influences of patients with urgency-frequency syndrome, noch nicht veröffentlichte Daten, bei der Autorin erhältlich

8

- *Dranginkontinenz:* Urinverlust mit einem heftigen, nicht unterdrückbaren Drang, Wasser zu lassen
- *Gemischte Inkontinenz:* Mischbild aus Belastungs- und Dranginkontinenz
- *Urininkontinenz seltener Ursachen:* Diese sind bei Frauen seltener, z. B. Überlaufinkontinenz bei Unfähigkeit, die Blase zu entleeren, neurogene Inkontinenz beispielsweise bei Multipler Sklerose, nach zerebrovaskulärem Insult, Überlaufinkontinenz nach Inkontinenzeingriffen, Fisteln nach operativen Eingriffen oder Geburten oder angeborene Missbildungen.

Belastungsinkontinenz

Eine Belastungsinkontinenz besteht bei Urinverlust bei körperlicher Aktivität, z. B. beim Husten, Lachen und beim Sport. Die Behandlungsbedürftigkeit wird allein durch das Ausmaß entschieden, in dem die Patientin sich durch ihre Inkontinenz gestört fühlt. Es gibt Frauen, die sich durch einen gelegentlichen Urinabgang von wenigen Tropfen beim Sport massiv gestört fühlen und die behandelt werden sollten, und es gibt andere Patientinnen, die sich selbst durch massiven täglichen Urinverlust nicht gestört fühlen und keinen Therapiebedarf haben.

Harnwegsinfekte können eine bestehende Inkontinenz verschlimmern und sollten bei störender Inkontinenz immer behandelt werden, auch wenn sie ansonsten beschwerdefrei sind.

Dranginkontinenz

Drangbeschwerden (Urgency) oder Dranginkontinenz äußern sich in häufigen Miktionen kleiner Urinportionen. Diese Patientinnen leiden häufig unter einem nicht oder nur schwer unterdrückbaren Harndrang, der mit oder ohne Inkontinenz auftreten kann.

Auch ohne Urinverlust können Drangbeschwerden den Tagesablauf der betroffenen Patientin bestimmen. Aus Angst vor Inkontinenzepisoden suchen sie häufig das WC auf und wagen es kaum, sich in Situationen zu begeben, in denen Toiletten schwer verfügbar sind.

Häufige Miktionen von mehr als zwei pro Nacht werden als *Nykturie* bezeichnet und gehören ebenfalls in den Symptomkreis Drangproblematik. Nykturie kann auch andere kardiale oder endokrinologische Ursachen haben, die dann der Grunderkrankung entsprechend behandelt werden sollte (➤ Kap. 6.4).

Die tatsächliche Inzidenz der Drangblase ist unbekannt; ca. 10 % asymptomatischer Männer und Frauen zwischen 10 und 50 Jahren ist betroffen, und das steigert sich bis 35 % in der Altersgruppe der über 75-Jährigen.[8]

Pathophysiologische Ursache der Dranginkontinenz sind unwillkürliche Harnblasenkontraktionen, deren Auslöser oft unbekannt bleibt. Diese Detrusorkontraktionen treten auch im Rahmen von Harnblasenentzündungen (Zystitis) auf. Darüber hinaus kommen neurologische Erkrankungen wie Multiple Sklerose und degenerative Erkrankungen (des Zentralnervensystems und nach ausgeprägten operativen Eingriffen im Beckenbereich) sowie Bestrahlungen als Ursachen für unwillkürliche Detrusorkontraktionen in Frage.

Ob es im Rahmen von Drangbeschwerden auch zu Inkontinenz kommt, ist letztlich auch von der Beckenbodenfunktion abhängig: Wenn die Beckenbodenmuskulatur einen guten Verschluss der Harnröhre gewährleistet, kann die Kontinenz erhalten bleiben.

Gemischte Inkontinenz

Die aus den beiden Komponenten Belastungs- und Dranginkontinenz bestehende gemischte Inkontinenz ist bei Frauen ein sehr häufiges klinisches Bild.

Eine genaue Anamnese hilft, die vorwiegenden Beschwerden herauszufinden, und urodynamische Abklärungen können im Zweifelsfall zur Diagnosestellung beitragen.

Therapeutisch sollte die im Vordergrund stehende Komponente behandelt werden. Wenn beide Formen etwa gleich betroffen sind, können auch beide gleichzeitig behandelt werden. Vor chirurgischen Eingriffen ist es empfehlenswert, die Drangkomponente möglichst behandelt und kontrolliert zu haben, da Belastungsinkontinenzeingriffe die Drangbeschwerden auch negativ beeinflussen können (➤ Kap. 9.5).

Urininkontinenz seltener Ursachen

Die drei erwähnten Urininkontinenzen (Belastungs-, Drang- und gemischte Inkontinenz) machen zusammen etwa 90 % aller weiblichen Urininkontinenzen aus. Die verbleibenden ca. 10 % gehören zu einem sehr unterschiedlichen Ursachenspektrum:

- angeborene Fehlbildung wie Fehlmündungen der Harnleiter, Spina bifida occulta, Blasenextrophie
- Überlaufinkontinenz bei akontraktiler Harnblase aus verschiedenen Ursachen, Abflussbehinderung wie Urethrastrikturen oder nach Inkontinenzeingriffen
- vesikovaginale oder ureterovaginale Fisteln nach Geburten, Operationen, Bestrahlung nach malignen Tumoren und bei entzündlichen Erkrankungen des Beckens
- Urethradivertikel
- fibrosierte Urethra nach operativen Eingriffen, Bestrahlung
- medikamenteninduzierte Inkontinenz: Benzodiazepine, Diuretika und andere Medikamente können eine Inkontinenz verursachen und verstärken.

Die Behandlung sollte sich in diesen Fällen nach der Therapie der zugrunde liegenden Erkrankung richten.

8 Kirby, R. S.: The clinical assessment of benign prostatic hyperplasia, Cancer 1992, 70: 285–9

Ursachen von Vorfallerkrankungen und Inkontinenz

Meistens spielen bei der Entstehung von Vorfallerkrankungen mehrere Faktoren eine Rolle, die sich gegenseitig in ihrer Wirkung verstärken können:

- *Schwangerschaften und Geburten:* vaginale Geburten können einen entscheidenden Einfluss auf die Entstehung von Vorfällen haben, wobei die Größe des Kindes, die Dauer der Austreibungsperiode und die Benutzung von Instrumenten (Zangen und Vakuum) eine Rolle spielen. Studien haben darüber hinaus gezeigt, dass Schwangerschaft allein bereits zu Senkungen und Inkontinenz führen kann. Diskutiert wird als Grund die Druckerhöhung im Bauchraum.
- *angeborene Faktoren:* 2 % der Patientinnen mit Vorfallerkrankungen haben keine Schwangerschaften gehabt; darüber hinaus ist bekannt, dass Schwarze seltener an Vorfallerkrankungen und Inkontinenz leiden, was an genetische Unterschiede denken lässt.

Alter: Der Alterungsprozess kann am Beckenboden mit einem Verlust von Kollagenfasern einhergehen. Nach den Wechseljahren (Menopause) kann dieser Effekt durch mangelnde Östrogene noch verstärkt werden (➤ Kap. 6.2). Resnick[9] kreierte das Merkwort „Diapers“ (engl.: Windeln) als Faktoren für die Inkontinenzentstehung im Alter: Delirium, Infektion, Atrophie, pharmakologische Gründe, psychologische Ursachen, ekzessive Urinausscheidung, eingeschränkte (restricted) Mobilität und Stuhlverhalten tragen bei geriatrischen Patientinnen zur Urininkontinenz bei.

- *postoperativ:* Einige Operationen im Beckenbereich können später Vorfallerkrankungen verursachen, z. B. Scheidenstumpfvorfall nach Gebärmutterentfernung (Hysterektomie), Rektozelen nach Anhebungen des Blasenhalses (Kolposuspension).
- *chronische Krankheiten, die zu einer Druckerhöhung im Bauchraum führen:* Rauchen und Asthma kann durch chronischen Husten zu Vorfallerkrankungen führen; chronische Obstipation kann den gleichen Effekt haben.

Senkungen und Inkontinenz

Senkungen und Inkontinenz können unabhängig voneinander und gemeinsam auftreten.

Manchmal können große Zystozelen eine Urininkontinenz maskieren, und eine präoperativ kontinente Patientin kann nach erfolgreicher Operation inkontinent werden. Urodynamische Abklärungen (➤ Kap. 8.2.5) können helfen, diese Patientinnen zu identifizieren.

Rektozelen sind in der Regel allein keine Ursache für Stuhlinkontinenz, können durch unvollständiges Entleeren jedoch zu einem Stuhlschmieren beitragen. Die Stuhlinkontinenz muss bei Persistenz nach einer Operation gesondert mittels Endoanalsonographie und Manometrie abgeklärt werden.

8.2.3 Stuhlinkontinenz

Leichte Stuhlinkontinenz wird als unwillkürlicher Verlust von Wind oder Stuhl bei Durchfall definiert, eine schwere Stuhlinkontinenz liegt bei Verlust von geformtem Stuhl mehr als zweimal wöchentlich vor (vgl. ➤ Kap. 8.4 und ➤ Kap. 10.5).

Der Einfluss von Stuhlinkontinenz auf das soziale Leben der Betroffenen ist meist erheblich. Man kann sich vorstellen, dass auch eine leichte Stuhlinkontinenz gesellschaftlich nicht toleriert wird und für die Betroffenen durch Geruch und Geräusche zu sehr peinlichen Situationen führen kann. Patienten mit Stuhlinkontinenz vermeiden Sport und andere soziale Anlässe.

Stuhlinkontinenz tritt meist in mittlerem Alter auf und ist bei Frauen achtmal häufiger als bei Männern. Geburten, frühere operative Eingriffe am Analkanal wie Hämorrhoidaloperationen, Entfernung von Kondylomen oder Hämorrhoiden an sich sind als Ursache anzusehen.

Untersuchungen nach Geburten bei Erstgebärenden zeigen Defekte am Schließmuskel bei 35 % der Untersuchten und bei 44 % der Mehrgebärenden.[10] Davon sind allerdings nur ein Drittel bis die Hälfte der Frauen symptomatisch.

Der Schließmuskel, der in einen inneren und einen äußeren Teil eingeteilt wird (M. sphincter ani internus und externus) ist für die willkürliche Stuhlentleerung zuständig. Eine Verletzung des inneren Sphinkters kann zu einem unwillkürlichen Stuhlverlust für Wind und flüssigen Stuhl führen, eine Verletzung des äußeren Sphinkters führt je nach Größe des Defektes zu einer schweren Stuhlinkontinenz mit Verlust von festem Stuhl (➤ Kap. 8.4 und ➤ Kap. 10.5).

Wenn nur der innere Sphinkter defekt ist, ist eine chirurgische Therapie kaum Erfolg versprechend. Therapeutisch kommen obstipationsfördernde Diät und Medikamente wie Codein in Kombination mit Einläufen in Frage, die das Rektum reinigen und vor ungewolltem Stuhlverlust schützen können. Physiotherapie spielt eine wichtige Rolle in der konservativen Therapie der Stuhlinkontinenz.

Operative Therapien durch Rekonstruktion der Sphinkteren oder künstliche Schließmuskel sind den Defekten des äußeren Sphinkters vorbehalten. Da das operative Outcome häufig unbefriedigend ist, sollte eine konservative Therapie in jedem Fall der erste Schritt sein.

[9] Resnick, N. M.: Geriatric incontinence, Urol Clin North Am 1996; 23: 55–74

[10] Sultan, A. H., Kamm, M. A., Hudson, C. N.: Anal sphincter disruption during vaginal delivery, N Engl J Med 1993, 329: 1905–11

8.2.4 Klinische Untersuchungen bei Beckenbodenerkrankungen

Die Abklärungen umfassen eine klinische Untersuchung mit:

- Palpation des Abdomens
- Inspektion des Anogenitalbereiches: Feststellen von Hämorrhoidal- oder sonstigem Prolaps, Stuhlverschmutzung, Narben, Infektzeichen, Aussehen und Länge des Perineums
- vaginale Untersuchung mit Spekula und Beckenbodentesting, Feststellen der Kontraktionskraft, der Östrogenisierung, Vorhandensein von Senkungen, bimanuelle Untersuchung von Ovarien und Uterus
- Palpation des Analkanals: Bestimmen des Sphinktertonus, Dehiszenzen (Klaffen), Narben, schmerzhafte Bereiche.

Weiterführende apparative Abklärungen beinhalten die Endoanalmanometrie, den endoanalen Ultraschall, und möglicherweise können weitere bildgebende Verfahren wie MRI und eine Defäkographie hilfreich sein und Aufschluss über anatomische Defekte oder funktionelle Störungen geben (vgl. ➤ Kap. 10.1).

Nicht jede Patientin braucht diese Abklärungen. Bei Versagen der konservativen Therapie und sicherlich vor rekonstruktiven Operationen sollten diese Untersuchungen in jedem Fall vorliegen.

- Die **Endoanalmanometrie** ist eine einfache und relativ wenig invasive Methode, um die Funktion des inneren und äußeren Sphinkters zu dokumentieren. Drucke werden über einen wassergefüllten Ballon oder Mikrotipkatheter gemessen. Die Manometrie ist zur Zeit die einzige Methode, die Funktion des inneren Sphinkters objektiv zu messen. Die manometrische Untersuchung des äußeren Sphinkters erfordert eine sehr gute Kooperationsfähigkeit der Patientin.
- Der **endoanale Ultraschall** eignet sich für die Darstellung von Strukturdefekten des inneren und äußeren Sphinkters und wird mit einer in den Analkanal eingeführten Ultraschallsonde durchgeführt. Zwischen äußerem und innerem Sphinkter kann deutlich unterschieden werden und Narben so dokumentiert werden.
- Die **Defäkographie** gibt Hinweis auf Stuhlretention und objektiviert damit das Gefühl unvollständiger Stuhlentleerung, die neurogen oder anatomisch bei Rektozelen bedingt sein kann. Das Rektum wird mit einem röntgendichten Kontrastmittel gefüllt und vor, während und nach der Entleerung geröngt. In den meisten Kliniken werden heute MR-Defäkographien angeboten, idealerweise sitzend.

Klinische Untersuchung bei Senkung

Bevor eine chirurgische Therapie geplant werden kann, ist es sehr wichtig, die Organe, die in den Vorfall involviert sind, zu identifizieren. Diese können sein:

- Urethra
- Harnblase
- Rektum und Dünndarm
- Omentum
- Vagina
- Uterus und Adnexe.

Eine Kombination mehrerer Kompartimente ist häufig.

Daneben sollten eine Atrophie, Ulzera, entzündliche Veränderungen und andere Pathologien vermerkt und wenn nötig präoperativ abgeklärt und behandelt werden.

Die Untersuchung der Patientin wird in der Regel in der liegenden Position vorgenommen. Sims-Spekula (nach J. M. Sims, amerikanischer Gynäkologe) eignen sich besonders gut zur Untersuchung, da damit die Senkung einfacher und übersichtlicher beurteilt werden kann (➤ Abb. 8.3).

Manchmal kann es für die Patientin jedoch schwierig sein, in der liegenden Position zu pressen, und die Senkungen sind

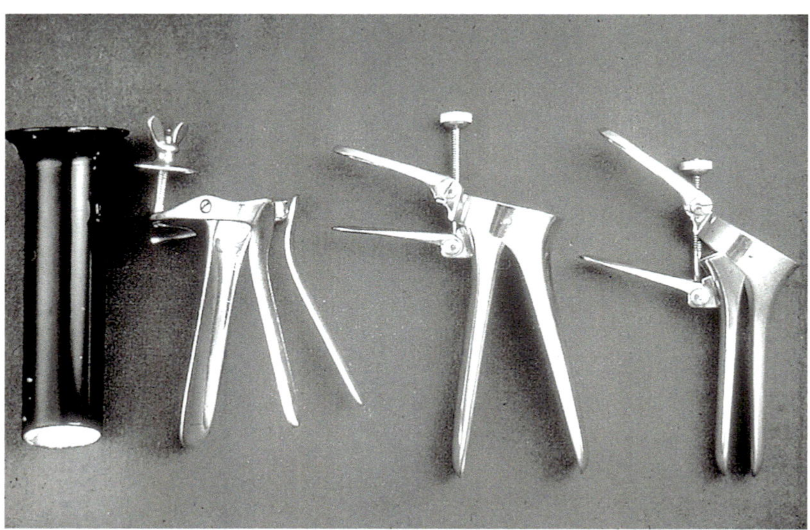

Abb. 8.3 Spekula zur vaginalen Untersuchung [M602]

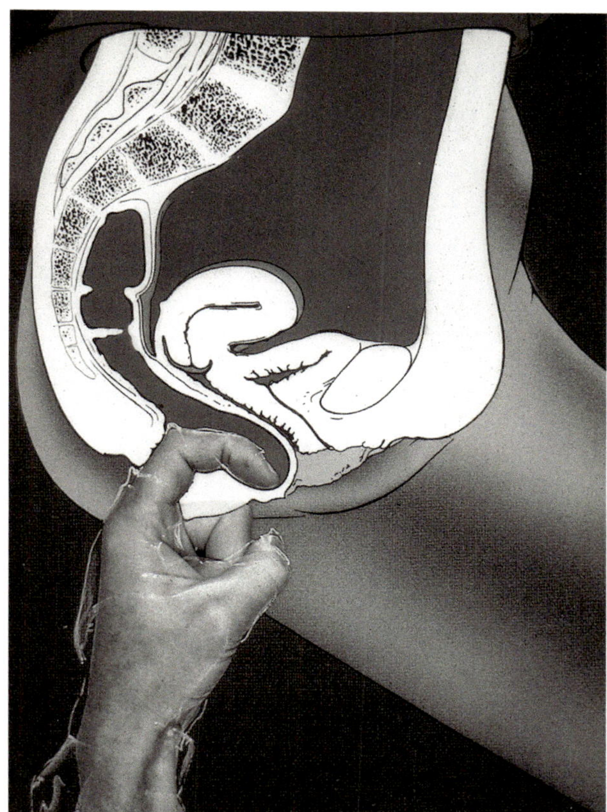

Abb. 8.4 Untersuchung einer Rektozele von rektal [M602]

nicht gut darstellbar. Deswegen empfiehlt es sich, die Patientin auch in der stehenden Position zu untersuchen und den Prolaps unter maximalem Pressen zu dokumentieren (➤ Abb. 8.4).

Anstelle des Pressversuchs kann die Patientin auch angewiesen werden zu husten.

Zur Dokumentation wird der ICS POP (Pelvic Organ Prolapse) Score[11] empfohlen, bei dem neun verschiedene Messwerte die Senkung beschreiben (➤ Abb. 8.5). Auf diese Weise kann eine gute Reproduzierbarkeit und eine genauere Dokumentation des Prolaps erreicht werden, womit beispielsweise ein Vergleich zwischen prä- und postoperativem Status einfacher wird.

Zur Messung kann ein Holzspatel, der vorher mit einem Zentimeter markiert wurde, oder ein kleines Lineal verwendet werden.

Punkt D ist nach Hysterektomien nicht darstellbar, und alle Punkte werden in Zentimetern gemessen. Der genitale Hiatus, die vaginale Länge und das Perineum werden in Ruhe gemessen, die anderen Punkte unter maximalem Pressen.

Der Referenzpunkt ist der Hymenalsaum, oberhalb dessen bekommen die gemessenen Punkte ein –, unterhalb ein + vorgestellt, um die Tiefe des Deszensus zu beschreiben.

Will man eine Enterozele ausschließen, so empfiehlt sich, das Septum rectovaginale zu untersuchen. Am einfachsten ist dies, indem der Zeigefinger des Untersuchers in das Rektum eingeführt wird und der Daumen in die Scheide; das Septum befindet sich dann zwischen den beiden Fingern. Die Patientin wird gebeten zu pressen, während der Untersucher feststellt, ob sich der Dünndarm in das Septum, d.h. zwischen die beiden untersuchenden Finger stülpt.

Der Senkungszustand des Uterus oder des Vaginalstumpfes ist nicht immer an der wachen Patientin optimal zu untersuchen, insbesondere, wenn es sich um Senkungen 1.–2. Grades handelt, weil Zysto- oder Rektozelen die Sicht auf die Zervix oder den Vaginalstumpf behindern können. Zum Festlegen des operativen Vorgehens sind auch die Größe des Introitus, die Größe und Mobilität des Uterus und vorangegangene Operationen im Abdominalraum wichtig, da diese Verwachsungen bewirkt haben können, die ein vaginales Vorgehen sehr erschweren können.

8.2.5 Urodynamik und weitere Abklärungen

Der untere Harntrakt besteht aus der Harnblase und der Urethra, die gemeinsam eine funktionelle Einheit bilden. Ihre Aufgabe ist es, den Urin zu sammeln und ihn bei geeigneter Gelegenheit vollständig zu entleeren.

Jegliche Störung dieser beiden Funktionen kann zu verschiedenen Dysfunktionen und Symptomen wie Drangsymptomatik, Inkontinenz und Harnblasenentleerungsstörungen führen.

Die Anamnese kann zwar wichtige Hinweise auf die Art der Funktionsstörung und die Unterscheidung zwischen Belastungs- und Dranginkontinenz geben, die Harnblase wird aber allgemein als *unreliable witness*[12] bezeichnet: Wir können uns also nicht allein auf die Anamnese verlassen, sondern brauchen zusätzliche Mittel, um die Symptome zu objektivieren. Die angegebenen Symptome stimmen nicht immer mit der zugrunde liegenden Pathophysiologie überein, und dies wird vor allem dann wichtig, wenn eine Inkontinenzoperation vorgenommen werden soll. Detrusorinstabilitäten können nach Inkontinenzoperationen gebessert werden, gleich bleiben oder sich verschlimmern. Eine Drangkomponente sollte präoperativ kontrolliert sein; neu auftretende Dranginkontinenz postoperativ ist häufig schwer zu therapieren.

8

[11] Anasthasiou, S., Hill, S., Gleeson, C., Anders, K., Cardozo, L. (1995): Validation of the ICS proposed pelvic organ prolapse describtive system. Neurourol Urodyn 14: 414–415 (Abstrakt des ICS Kongresses 1995)

[12] Chapple, C., MacDiarmid, S.; Urodynamics made easy, Churchill Livingstone, 2nd edition, 2000

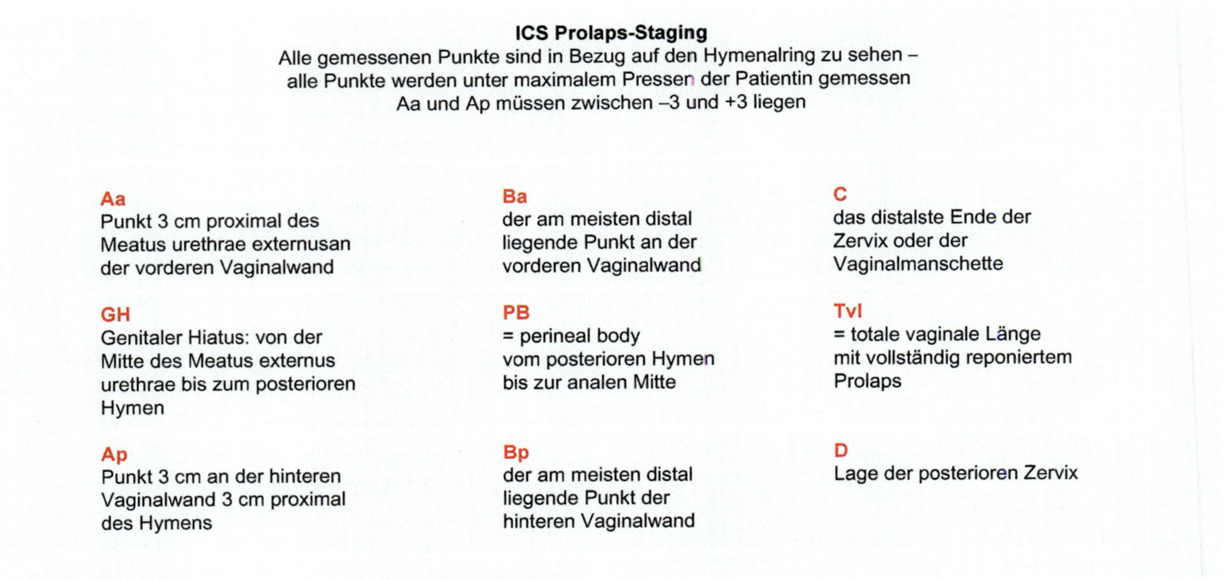

ICS Prolaps-Staging
Alle gemessenen Punkte sind in Bezug auf den Hymenalring zu sehen – alle Punkte werden unter maximalem Pressen der Patientin gemessen
Aa und Ap müssen zwischen –3 und +3 liegen

Aa Punkt 3 cm proximal des Meatus urethrae externusan der vorderen Vaginalwand	**Ba** der am meisten distal liegende Punkt an der vorderen Vaginalwand	**C** das distalste Ende der Zervix oder der Vaginalmanschette
GH Genitaler Hiatus: von der Mitte des Meatus externus urethrae bis zum posterioren Hymen	**PB** = perineal body vom posterioren Hymen bis zur analen Mitte	**Tvl** = totale vaginale Länge mit vollständig reponiertem Prolaps
Ap Punkt 3 cm an der hinteren Vaginalwand 3 cm proximal des Hymens	**Bp** der am meisten distal liegende Punkt der hinteren Vaginalwand	**D** Lage der posterioren Zervix

Abb. 8.5 ICS POP Score [M602]

Die urodynamische Untersuchung dient dazu,

- vor Inkontinenzoperationen Detrusorinstabilitäten zu identifizieren und eine Belastungsinkontinenz zu objektivieren
- bei unklarer Anamnese die Diagnose zu ermöglichen und zu einer korrekten Therapie beizutragen
- bei neurogenen Blasenstörungen hohe intravesikale Miktionsdrucke zu identifizieren, die zu vesikorenalem Reflux führen können
- objektive Ergebnisse als funktioneller Test der Harnblase und der Urethra zu geben.

Die urodynamische Untersuchung sollte als zusätzliche Untersuchung unternommen werden, nachdem eine ausführliche Anamnese, körperliche Untersuchung inklusive gynäkologisch-proktologischer Untersuchung und gegebenenfalls neurologischem Status, Urinstatus und wenn nötig andere Laboruntersuchungen stattgefunden haben.

Sicherlich braucht nicht jede Patientin, die unter einer Inkontinenz oder Blasenbeschwerden leidet, eine urodynamische Untersuchung. Solange es sich um unkomplizierte Blasenbeschwerden handelt, die vorgesehene Therapie nebenwirkungsarm, wenig belastend und nicht invasiv ist, ist eine Behandlung ohne Urodynamik durchaus angezeigt. Zu den unkomplizierten Blasenbeschwerden gehören:

- reine Belastungsinkontinenz
- Dranginkontinenz ohne komplizierende Faktoren wie neurologische Leiden, Makrohämaturie, rezidivierende Harnwegsinfekte, Restharn
- gemischte Inkontinenz.

Komplizierte Blasenbeschwerden sind:

- Rezidivinkontinenzen nach Inkontinenzoperationen
- Inkontinenzen mit neurologischen Erkrankungen
- Blasenentleerungsstörungen mit signifikantem Restharn
- Dranginkontinenz, die nicht auf konservative Maßnahmen wie Blasentraining und Medikamente anspricht
- Inkontinenz, die unmittelbar nach oder im Zusammenhang mit Operationen im Beckenbereich auftritt.

Reproduzierbarkeit

Urodynamische Untersuchungen sind nicht ohne Tücken. Viele der gemessenen Parameter sind subjektiv, variabel und schwer reproduzierbar. Ein gutes Beispiel dafür ist das Füllungsvolumen beim ersten Harndrang; hier kommt es auf die Information der Patientin durch den Untersucher, Sensibilität und Verständnis der Patientin und deren Kooperationsbereitschaft an.

Neuere Studien stellen immer wieder in Frage, ob die Urodynamik einen Einfluss auf die Erfolgsrate nach Behandlung hat, seien sie operativ oder konservativ.

Andere Messwerte – beispielsweise die maximale Blasenkapazität, die Blasenstabilität und Urethradruckwerte bei standardisierter Technik[13] – sind objektiver.

Die urodynamische Untersuchung

Es gibt verschiedene Tests, die während einer urodynamischen Untersuchung zur Anwendung kommen können. Die am häufigsten verwendeten Tests sind:

- Zystomanometrie und Videourodynamik
- Valsalva Leak Point Pressure

[13] Blaivas, J. G. et al.: Urodynamic procedures: Recommendations of the urodynamic society, Procedures that should be available for routine urological practise. Neurourol Urodyn 1982, 1: 51–56

- Urethradruckprofil
- Druck-Flussstudien
- Eiswassertest
- Miktiometrie
- Beckenboden-Elektromyogramm (EMG)
- Perinealsonographie.

Die Auswahl der Tests sollte je nach Problemstellung individuell gemacht werden. Andere Diagnostika wie Videourodynamik, ambulante Urodynamik, Zystoskopie und iv-Urogramm können bei bestimmten Fragestellungen nötig sein.

Zystomanometrie und Videourodynamik

Bei der Zystomanometrie wird die Harnblase mit einer definierten Geschwindigkeit mit körperwarmer isotoner Flüssigkeit gefüllt. Die Untersuchung wird bei 45° aufrecht sitzender Patientin durchgeführt. Notiert werden:

- der erste Harndrang: der Zeitpunkt, wenn die Patientin das erste Gefühl von Harndrang hat, aber noch warten könnte, um die Blase zu entleeren;
- der zweite Harndrang: Harnblasenfüllung, bei der sie nicht mehr länger warten würde, um die Harnblase zu entleeren;
- die Blasenkapazität: maximale Füllung der Harnblase.

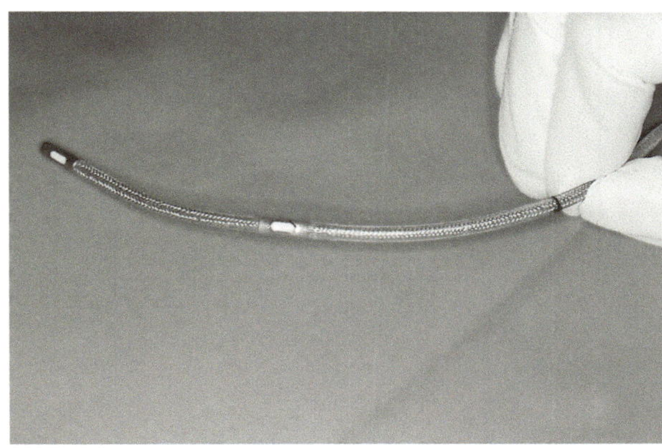

Abb. 8.6 Mikrotip-Messkatheter [M602]

Während der Füllung werden Harndrang, Detrusorinstabilitäten und Urinverlust vermerkt. Gemessen werden die folgenden Drucke:

- Abdominaldruck (p abd): Druckwerte im Abdomen
- Vesikaldruck (p ves): Gesamtdruck in der Harnblase, der sich aus Abdominaldruck plus dem von der Harnblase erzeugten Druck zusammensetzt
- Detrusordruck (p det): entspricht der Substraktion von p abd minus p ves; entspricht demjenigen Druck, der meist von der Harnblase selbst durch Detrusorkontraktionen erzeugt wird.

Die Drucke werden mit Hilfe eines Rektalkatheters, den es in Form von Ballons oder Mikrotipkathetern gibt, und eines Blasenkatheters gemessen. Letzterer wird wie ein gewöhnlicher transurethraler Katheter in die Blase eingeführt und ist ebenfalls als Mikrotipkatheter und Einwegkatheter erhältlich (➤ Abb. 8.6).

Bei der Videourodynamik wird als Füllmedium ein röntgendichtes Medium benutzt, und zu verschiedenen Zeitpunkten der Urodynamik können mittels Röntgenbildern Harnblasenkonfiguration, gegebenenfalls Reflux und Inkontinenz dokumentiert werden.

Eine Videourodynamik kann bei bestimmten Indikationen wie neurogene Blasenentleerungsstörungen oder Verdacht auf vesikoureteralen Reflux hilfreich sein, bringt in der Routineuntersuchung für Inkontinenz jedoch keine zusätzlichen Informationen.

Valsalva Leak Point Pressure

An eine gewöhnliche urodynamische Untersuchung kann die Bestimmung des Valsalva Leak Point Pressures angegliedert werden. Der Leak Point Pressure kann aber auch für sich bestimmt werden; benötigt werden lediglich ein Rektalkatheter, mit dem derjenige intraabdominale Druck gemessen wird, bei dem Inkontinenz auftritt.

Die Patientin wird gebeten, den intraabdominellen Druck langsam zu erhöhen. Der Druck, bei dem Urinverlust auftritt,

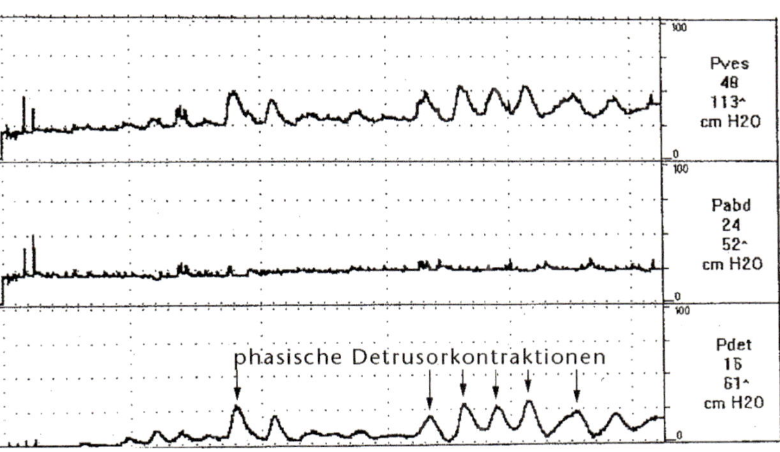

Abb. 8.7 Urodynamik, instabile Harnblase. Man sieht die phasischen Kontraktionen mit Druckanstieg in den Kurven, die die Harnblaseninstabilität zeigen [M602].

wird notiert. Derzeit wird als ein niedriger Leak Point Pressure ein Druck von < 60cmH_2O definiert.

Urethradruckprofil

Das Urethradruckprofil misst die Druckverhältnisse in der Harnröhre.

Kontinenz wird erreicht, wenn der Druck in der Urethra denjenigen in der Blase überschreitet; wird der urethrale Druck ohne gewollte Miktion demjenigen in der Harnblase gleich oder fällt darunter, wird die Patientin inkontinent. Der Druck wird mit Mikrotip- oder Einwegkatheter gemessen, indem der intravesikale Katheter mit einer definierten Geschwindigkeit von 1 mm/sec mit einer Rückzugseinheit zurückgezogen wird und der Druck an jedem Punkt der Urethra gemessen wird (➤ Tab. 8.1).

Tab. 8.1 Faktoren des Urethradruckprofils

Funktionelle Urethralänge (FUL)	Norm: 20–30 mm*
Maximaler Urethraverschluss druck (MUCP)	Norm: 100 minus Alter; < 20cmH_2O = Niederdruck-urethra*
Maximaler Urethradruck (MUP)	Idem
Anatomische Länge (AL)	30–40 mm*
* Normwerte bei der Frau[14]	

Klinische Bedeutung hat davon jedoch nur der maximale Urethraverschlussdruck. Patientinnen mit einer Niederdruckurethra neigen nach Inkontinenzoperationen häufiger zu Rezidiven.

Diese Untersuchung wird halbsitzend mit definiertem Blasenfüllvolumen durchgeführt, was angenehmer als stehend ist. Es gibt keine Druckunterschiede in Abhängigkeit der Patientenposition,[15] wohl aber hinsichtlich der Position des Katheters. Die Katheteröffnung sollte nach 3h oder 9h lateral orientiert sein, um verlässliche Resultate zu erreichen.

8

Druck-Flussstudien

Die Druck-Flussstudie gibt über die intravesikalen Drucke während der Miktion und damit auch über die Detrusorfunktion an sich Aufschluss. Die Patientin miktioniert mit intravesikal liegendem Katheter und Rektalkatheter bei Blasenkapazität auf dem speziellen Miktionsstuhl, der gleichzeitig den Urinfluss misst.

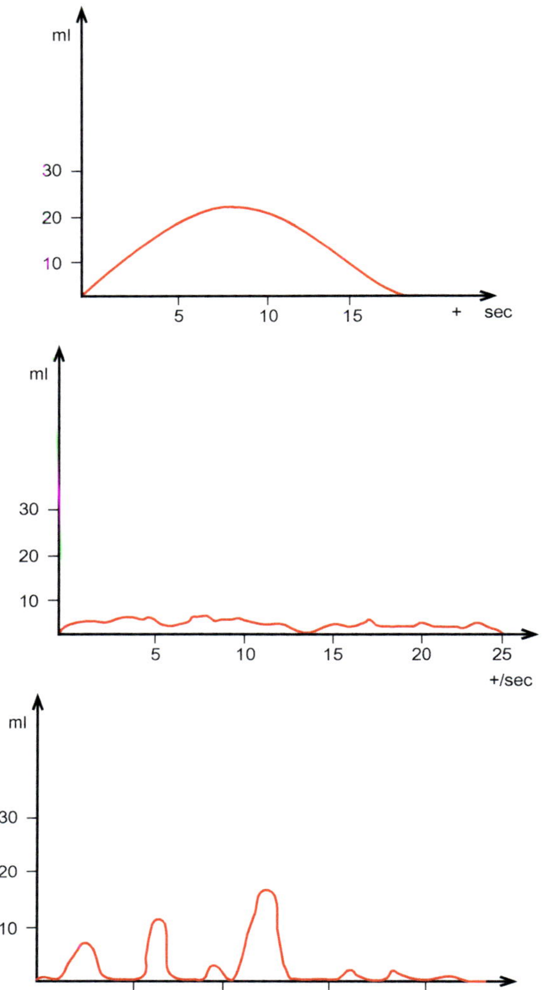

Abb. 8.8a–c Miktiometrie, Beispiele; a) normale Miktiometrie, b) Obstruktion/Detrusordysfunktion, c) Stakkatomiktion [M602]

Diese vor allem in der Urologie weit verbreitete Untersuchung gibt Hinweise auf infravesikale Obstruktionen, wie sie bei Prostatahypertrophie, urethralen Stenosen oder Prolaps gefunden werden können.

Druck-Flussstudien erlauben auch eine Aussage über die Detrusorfunktion; gibt es keinen Anstieg in der Detrusorkurve, so handelt es sich um einen akontraktilen Detrusor. Sehr hohe Miktionsdrucke von über 100cmH_2O können wie erwähnt ein Hinweis auf eine Obstruktion oder bei Patienten mit neurologischen Leiden auf eine Detrusor-Sphinkter-Dyssynergie sein, die durch Reflux die oberen Harnwege gefährden (s. u. Beckenboden-Elektromyogramm).

Eiswassertest

Dieser Test ist ein Provokationstest für Detrusorinstabilitäten, bei dem 4 °C warmes Wasser in die Blase infundiert wird.

[14] van Geelen, J. M., Doesburg, W. H., Thomas, C. M. G., Martin, C. B.: Urodynamic studies in the normal menstrual cycle: the relationship between hormonal changes during the menstrual cycle and the urethral pressure profile. Am J Obstet Gynaecol 1981, 141: 384–92
Versi, E.: Discriminant analysis of urethral pressure profilometry data for the diagnosis of genuine stress incontinence. Br J Obstet Gynaecol 1990; 97: 251–259

[15] Dörflinger, A., Gorton, E., Dreher, E., Stanton, S. L.: Urethra Pressure Profile: Is it affected by patient's position? Neurourol Urodyn 2001

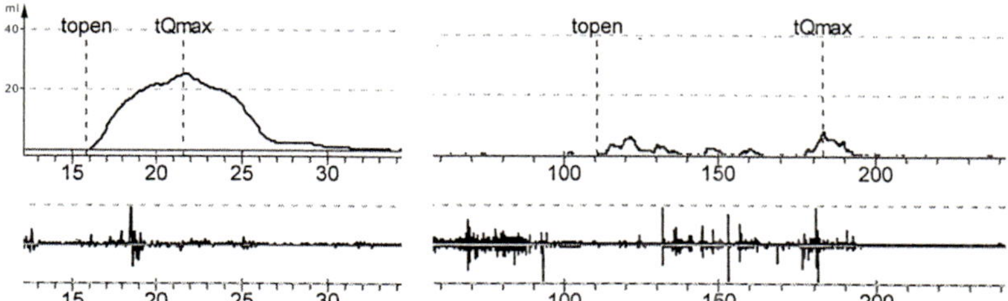

Abb. 8.9a–b Beckenboden-EMG
a) Normalbefund; initial Artefakt bei 18 sec;
b) Detrusor-Sphinkter-Dyssynergie [M602]

Miktiometrie

Die Miktiometrie misst den Urinfluss auf einem speziellen Toilettenstuhl; die Patientin sollte auf diesem ihre möglichst volle Blase entleeren. Meistens wird diese Untersuchung zu Beginn einer urodynamischen Abklärung durchgeführt; sie ist nicht invasiv und misst den Urinfluss in Abhängigkeit der Zeit.

Der maximale Urinfluss sollte über 15 ml/sec liegen und die aufgezeichnete Kurve idealerweise glockenförmig sein (➤ Abb. 8.8a). Pathologische Kurven können durch eine infravesikale Obstruktion, eine Detrusordysfunktion (➤ Abb. 8.8b) oder Detrusor-Sphinkter-Dyssynergie bedingt sein. Zu beachten ist bei der Interpretation allerdings auch, dass die Untersuchung die Patientinnen in einer Situation erfasst, die normalerweise unbeobachtet und ohne Zeugen stattfindet. Die Intimsphäre muss also auch hier wie bei allen urodynamischen Untersuchungen gewahrt werden, und die realistischsten Kurven erreicht man durch das Alleinlassen der Patientin für diese Untersuchung.

Die Mindesturinmenge für eine aussagekräftige Miktiometrie sollte nicht unter 150 ml liegen,[16] da ein zu kleines Blasenvolumen die Miktiometrie verfälschen kann. Eine Kurve wie in Abb. 8.8b kann auch bei zu kleiner Blasenfüllung oder durch die Untersuchungsbedingungen einer gehemmten Patientin produziert werden.

Eine Stakkatomiktion kann durch mangelnde Beckenbodenrelaxation wie bei Detrusor-Sphinkter-Dyssynergie verursacht werden, durch Miktion via Abdominalpresse bei akontraktilem Detrusor oder als Artefakt bei durch die Untersuchung gehemmter Patientin (➤ Abb. 8.8c).

Wir führen nach der Miktiometrie eine Restharnbestimmung durch; die Kombination von Miktiometrie und Restharnbestimmung erlaubt bereits eine grobe Einschätzung der Blasenfunktion.

Beckenboden-Elektromyogramm (EMG)

Das Beckenboden-Eletromyogramm leitet elektrische Potenziale vom Beckenboden während der Miktion ab.

Physiologischerweise nimmt die Aktivität der Beckenbodenmuskulatur bei zunehmender Füllung der Harnblase zu. Wird die Miktion eingeleitet, entspannt der Beckenboden, die Harnblase kontrahiert und die Miktion beginnt. Nach der Entleerung nimmt der Beckenboden seinen Grundtonus wieder auf und der Zyklus von Harnspeicherung und Miktion beginnt von Neuem (➤ Abb. 8.9a–b).

Die elektrischen Potenziale können mit Nadelelektroden abgeleitet werden, die zwar eine genauere Lokalisation der untersuchten Muskelgruppen zulassen, aber für die Patientin schmerzhafter sind, verglichen mit den Klebeelektroden oder intravaginalen Oberflächenelektroden.[17] Wir bevorzugen für wissenschaftliche Untersuchungen Nadelelektroden und für die klinische Praxis Klebeelektroden.

Das Beckenboden-EMG kann sehr störanfällig sein und hat für die Routineinkontinenzdiagnostik wenig Nutzen; bei Patienten mit neurologischen Erkrankungen hingegen kann der Einsatz des EMGs sinnvoll sein.

Perinealsonographie

Als bildgebendes diagnostisches Verfahren hat in den letzten Jahren die Perinealsonographie zunehmend die vorher übliche Abklärung mittels Zystogramm im lateralen Strahlengang abgelöst.

Der Vorteil der Perinealsonographie liegt in der verbreiteten Verfügbarkeit der Sonographie, der fehlenden Strahlenbelastung und der nicht invasiven Untersuchung im Vergleich zum Zystogramm.

Die Aussagekraft der Perinealsonographie betrifft vor allem die Mobilität des vesikourethralen Übergangs, des Blasenhalses und des retrovesikalen Winkels.

Die direkte real time Visualisierung des Blasenhalses macht die Benutzung der Perinealsonographie als Biofeedback möglich.

Perinealsonographie ist eine dynamische Untersuchung, die mit einer definierten Blasenfüllung durchgeführt wird und Urethra, Blasenhals und Blasenboden in Ruhe und unter Pressen oder Husten darstellt.

---

[16] Stanton, S. L. in: Stanton, S. L., Tanagho, E. A. (Hrsg.): Surgery of female incontinence Ch 2: Investigation of incontinence. 2nd edition. Berlin; Springer Verlag, 1986, pp 23–56

[17] Lose, G., Tanko, A., Colsturp, H., Andersen, J. T.: Urethral sphincter electromyography with surface electrodes: a comparison with sphincter electromyography recorded via periurethral coaxial, anal sphincter needle and perianal surface electrodes. J Urol 1985, 133: 815–18

Benutzt wird meistens eine Curved Array Ultraschallsonde mit einer Frequenz von 3,5–5 MHz, die direkt auf den Introitus aufgelegt wird. Die Untersuchung kann halbsitzend oder stehend durchgeführt werden.

Zusätzliche Hinweise auf die Funktion der Harnblase kann die Harnblasenwanddicke geben, die mit urodynamischen Diagnosen und Symptomen korreliert.

Urodynamische Untersuchungen dienen dazu, Inkontinenz zu objektivieren und zwischen Dranginkontinenz und Belastungsinkontinenz zu unterscheiden, was für die Therapie entscheidend ist. Insbesondere vor Inkontinenzoperationen ist eine urodynamische Abklärung indiziert. Wir führen je nach Fragestellung Zystomanometrie, Videourodynamik, Valsalva Leak Point Pressure, Urethradruckprofile, Druck-Flussstudien, Miktiometrie, Beckenboden-Elektromyogramm oder Perinealsonographie durch.

8.3 Inkontinenzprobleme in der Kindheit und Adoleszenz

Annette Kuhn

8.3.1 Kindheit

Das heranwachsende Kind wird im Allgemeinen bis zum Schulalter trocken. Im Alter von 5 Jahren sind ca. 10 % der Kinder nicht völlig kontinent, und mit 12–14 Jahren haben immer noch 2 % Probleme mit der Kontinenz; dabei ist ein nächtliches Bettnässen bei Jungen zweimal häufiger als bei Mädchen.[18]

Die folgenden physiologischen und unphysiologischen Faktoren tragen dazu bei, dass Inkontinenzepisoden auftreten können:

- kleine Harnblasenkapazität
- unreifes Nervensystem mit sehr spätem Bemerken einer vollen Blase
- lange Tiefschlafperioden
- nächtliche vermehrte Urinausscheidung
- psychische Faktoren
- Genuss von blasenirritierenden Stoffen (Aspartam, Koffein)
- Druck von einem gefüllten Rektum bei Verstopfung auf die Blase
- Harnwegsinfekte.

Bei Kontinenzstörungen sollten standardisierte Definitionen benutzt werden.

Primäre Enuresis
Inkontinenz bei einem Kind, das nie trocken war, über eine Periode von wenigstens 6 Monaten
Sekundäre Enuresis
Inkontinenz, die nach einer Periode der Kontinenz von mindestens sechs Monaten beginnt
Nächtliche Enuresis
Nächtliche Inkontinenz

Inkontinenz kann entweder pathologisch-anatomisch oder funktionell bedingt sein.

Normalerweise werden beim gesunden Heranwachsenden zwei Drittel des Urins tagsüber produziert und ein Drittel in der Nacht; dies regelt der zirkadiane Rhythmus der ADH-Produktion (Antidiuretisches Hormon). Bei einigen Kindern ist allerdings der zirkadiane Rhythmus der ADH-Sekretion gestört, was zu einer vermehrten Ausscheidung des Urins in der Nacht führt.

Eine genetische Prädisposition für Bettnässen mit gehäuftem familiärem Auftreten ist beschrieben.[19]

Bei allen Kindern und Jugendlichen, die mit einem Inkontinenzproblem vorgestellt werden, sollte nach Möglichkeit Morgenurin als Urinstatus und Kultur untersucht werden.

Proteinurie, Hämaturie, Glukosurie und eine gestörte Konzentrationsfähigkeit (Norm: 1022 spezifisches Gewicht im Morgenurin) können Aufschluss über andere Erkrankungen liefern. Chronisches Bettnässen, Nykturie oder Polyurie können z. B. ein Hinweis auf Diabetes mellitus, psychische Faktoren oder eine Nierenfunktionsstörung sein und sollten weiter abgeklärt werden.

Eine Obstipation sollte behandelt werden.

Pathologisch-anatomische Störungen

Bei primärem Bettnässen sollte an angeborene Störungen gedacht werden, die in drei Gruppen eingeteilt werden können: Störungen der Speicherfunktion, Sphinkterpathologie oder infrasphinktäre Pathologie (➤ Tab. 8.2)[20].

Störungen der Blasenspeicherfunktion

Die Blasenexstrophie tritt mit einer Häufigkeit von 1/30000 Lebendgeborenen auf und ist bei Knaben häufiger als bei Mädchen. Es handelt sich um einen Verschlussdefekt der Bauchwand und der Harnblase, welche normalerweise während der ersten Lebenstage operativ verschlossen wird. Durch Narbenbildung ist eine verminderte Compliance

[18] Doleys, D.: Behavioral treatments and risk factors for childhood nocturnal enuresis, Irish Med J 1991, 84:118–20

[19] Norgard, J. P., Djurhuus, J. C., Watanabe, H.: Experience and current status of research into the pathophysiology of nocturnal enuresis, Br J Urol 1997, 79: 825–35

[20] Kirsch, A. J. M., Snyder, H. M.: Paediatric urogynaecology, in: Textbook of female Gynaecology and Urogynaecology, Isis Medical Media, Cardozo-Staskin (editors), 2001: p 795

Tab. 8.2 Differentialdiagnose angeborener Störungen bei primärem Bettnässen

Störungen der Blasenspeicherfunktion	Sphinkterpathologie	Infrasphinktäre Pathologie
• Blasenextrophie	• Epispadie	• ektope Ureter
• Kloakenbildung	• urogenitale Sinusformation	• vesikovaginale Fistel
• Blasenagenesie	• neurogene Störungen	

(Dehnbarkeit) der Harnblase möglich, was zu Störungen der Speicherfunktion führen kann.

Auch Fehlbildungen, die in der frühen Embryonalzeit passieren, wie etwa eine Kloakenbildung, führen letztendlich zu einer Störung der Speicherfunktion: Der Urin läuft über die Kloake ab.

Bei Kindern ist eine der häufigsten neurogenen Komponenten die Myelomeningozele oder Spina bifida, die zu Störungen der Speicherfunktion und/oder Sphinkterfunktion führen können. Die Prävalenz dieser Erkrankung ist in den USA 1/1000 Lebendgeborenen. Anamnestisch liegt meist ein konstanter Urinverlust vor.[21] Die Behandlung umfasst das Erlernen des Selbstkatheterismus in Kombination mit Anticholinergika.

Störungen der Sphinkterfunktion

Eine Störung der Sphinkterfunktion kann den anatomischen Teil des Sphinkters (z. B. bei Epispadie, einer anderen Verschlussmissbildung) betreffen oder ebenfalls neurogen bedingt sein, wie bei Myelomeningozele oder Spina bifida. Rekonstruktive Eingriffe können je nach Ausmaß bei Epispadien nötig sein und manchmal sekundäre Kollageninjektionen am Blasenhals erfordern.

Infrasphinktäre Pathologien

Wenn ein oder beide Ureteren distal des Sphinkters münden, kann keine Kontinenz erlangt werden, und es kommt zum permanenten, meist tropfenweisen Urinverlust.

Die Therapie ist chirurgisch und besteht in einer Neuimplantation der Ureteren proximal des Sphinkters, was die Kontinenz bei erhaltener Sphinkterfunktion wieder herstellt.

Eine vesikovaginale Fistel muss ebenfalls operativ verschlossen werden, um die Patienten kontinent zu machen.

Funktionelle Störungen

Die o. g. Erkrankungen sind pathologisch-anatomische Veränderungen, die zur Inkontinenz bei Kindern und Heranwachsenden führen.

In den meisten Fällen handelt es sich bei Kindern aber um funktionelle Störungen, die entweder von alleine verschwinden oder sich durch die folgenden einfachen Maßnahmen behandeln lassen:

- Verhaltenstraining
- Klingelalarm
- Medikamente.

Das Verhaltenstraining kann über die Physiotherapie vermittelt werden und sollte eine Aufklärung über eine entspannte Miktion sowie eine regelmäßige Miktion in Zeitintervallen von 2–2 ½ Stunden zur Vermeidung von Inkontinenzepisoden tagsüber beinhalten. Koffein – besonders in Cola und in schwarzer Schokolade – und künstliche Süßstoffe sollten gemieden werden, um eine zusätzliche Blasenirritation zu reduzieren.

In der Nacht kann ein Klingelalarm, der bei Beginn der Miktion ausgelöst wird, helfen, das Bettnässen zu behandeln. Der Alarm besteht aus einem Flüssigkeitsdetektor, der im Bett oder den Schlafanzughosen getragen wird und der durch Kontakt mit Flüssigkeit aktiviert wird. Diese Methode erfordert recht viel elterliche Unterstützung. Es wird empfohlen, dass eine Person mit dem betroffenen Kind im Zimmer schläft, um es beim Einsetzen des Alarms zur Toilette zu begleiten.

Ein Medikament, das zur Therapie des Bettnässens eingesetzt wird, ist das Antidiuretische Hormon, das häufig als Nasenspray verabreicht wird. Damit wird die Urinproduktion während der Nacht gehemmt und die Inkontinenzepisoden signifikant gemindert. Diese Therapie wird nur zur Nacht eingesetzt und darf nicht gleichzeitig tagsüber durchgeführt werden, da sonst die Urinausscheidung gänzlich gehemmt wird. Ist das Antidiuretische Hormon allein nicht ausreichend, so kann es noch zusätzlich mit Anticholinergika kombiniert werden (➤ Kap. 9.1). Es gibt Studien, die einen erfolgreichen Einsatz von ADH und Oxybutinin dokumentieren.[22] Eine zusätzliche Einschränkung der Flüssigkeitszufuhr nach 17 Uhr ist sinnvoll.

8.3.2 Pubertät

In der Pubertät, ohnehin einer Zeit der Unsicherheit, ist ein Problem der Inkontinenz nur schwer zu verkraften.

In dieser Phase ist oft ein Ungleichgewicht zwischen Wachstum, bei Mädchen relativem Östrogendefizit und funktioneller Einheit des Beckenbodens zu bemerken: Die ovarielle Funktion ist noch nicht ausgereift, um eine völlige Östrogenisierung zu erreichen, was einen negativen Einfluss auf die Kontinenz haben kann. Klinisch kann sich das in einer Form der Belastungsinkontinenz äußern, die häufig

[21] Thomas, D.f.: Surgical treatment of urinary incontinence, Arch Dis Child 1997, 76: 377–80

[22] Neveus, T.: Oxybutinin, Desmopressin and Enuresis, J Urol 2001, 166, 2459–62

beim Kichern auftritt und deswegen auch als Giggle-Inkontinenz (engl. *giggle,* kichern) bezeichnet wird.

Das Wichtigste ist, nach Ausschluss einer Pathologie der Patientin zu versichern, dass es sich um eine *funktionelle* Störung handelt, die wieder verschwinden wird. Ein Beckenbodentraining mit einer erfahrenen Physiotherapeutin ist empfehlenswert. Vor invasiven chirurgischen Maßnahmen ist abzuraten, da sich das Problem mit Unterstützung eines gesunden Beckenbodens und eines angemessenen Miktionstrainings geben wird.

Inkontinenz bei Kindern und Heranwachsenden ist ein häufiges Problem. Meistens handelt es sich um eine funktionelle Störung, aber Harnwegsinfekte, Nierenerkrankungen und Diabetes mellitus sollten ausgeschlossen werden. Nächtliches Bettnässen ist bei Jungen häufiger als bei Mädchen.
Angeborene Störungen umfassen Störungen der Speicherfunktion der Blase, Sphinkterpathologien und infrasphinktäre Pathologien und sollten der Ursache entsprechend behandelt werden. Bei der Giggle-Inkontinenz sollte ein Beckenbodentraining veranlasst und auf invasive Eingriffe verzichtet werden.
Andere therapeutische Optionen bei Kindern sind Blasentraining, diätetische Veränderungen, Klingelalarm und als Medikamente Anticholinergika und das Antidiuretische Hormon.

8.4 Anismus und anale Drangbeschwerden

Annette Kuhn

Blasen- und Darmfunktion sind hinsichtlich Speicher- und Entleerungsfunktion analog. Patientinnen mit „Reizblase" haben auch oft einen leicht irritierbaren Darm, und kombinierte Beschwerden sind häufig.

Eine koordinierte Stuhlspeicherung und -entleerung erfordert:

- eine intakte neuronale Versorgung
- einen intakten inneren und äußeren Sphinkter
- einen funktionell intakten Beckenboden.

Zur Physiologie von Stuhlspeicherung und -entleerung vgl. ➤ Kap. 3.7.2.

Selbst bei gesunden Patienten kann unter bestimmten Umständen, z. B. starkem Durchfall oder massiver Flatulenz, eine Stuhlinkontinenz oder Inkontinenz für Flatus auftreten.

Tab. 8.3 Analogie der Blasen- und Darmbeschwerden

Blase	Darm
Detrusorinstabilität, Drangbeschwerden	Drangdarm
Belastungsinkontinenz	Stuhlinkontinenz
Blasenentleerungsstörungen	Verstopfung
Hinman-Syndrom*	Anismus

* funktionelle Blasenentleerungsstörung (➤ Kap. 8.7)

Eine regelmäßige Inkontinenz für flüssige oder feste Stühle oder Flatus sollte abgeklärt werden. Es handelt sich um sehr invalidisierende Beschwerdebilder, die das soziale Verhalten der Betroffenen massiv einschränken und sich schlechter verstecken lassen als eine Urininkontinenz.

Beschwerden der Blase und des Darms können analog betrachtet werden (➤ Tab. 8.3).

Anismus

Als Anismus wird die fehlende Relaxation des äußeren Sphinkters und/oder des Beckenbodens mit dem gleichzeitigen Drang der Stuhlentleerung bezeichnet.

Anismus ist ein Fehlverhalten des analen Verschlussapparates, der bei dem Versuch der Defäkation kontrahiert statt entspannt und dadurch Beschwerden wie Obstipation, schmerzhafte Defäkation und unvollständige Stuhlentleerung hervorrufen kann. Dieser oft sehr belastende Zustand kann dazu führen, dass Patienten viel Zeit auf dem WC verbringen und dennoch das Rektum nicht oder nicht vollständig entleeren können.

Anismus kann im Rahmen eines spastischen Beckenbodens auftreten, welcher eine funktionelle Störung darstellt. Zu den Symptomen eines spastischen Beckenbodens gehören:

- schmerzhafte lange Defäkation
- Verstopfung
- langes Pressen
- manuelles Ausräumen des Rektums.

Der reichliche Gebrauch von Abführmitteln und kleinen Einläufen wird häufig von den Patienten angegeben, und Folgeschäden am Beckenboden wie Senkungen der vorderen oder hinteren Vaginalwand oder des Uterus werden häufig beobachtet.[23]

Untersuchungen wie eine Defäkographie, ein Beckenboden-Elektromyogramm (EMG) und der Ausschluss einer malignen Erkrankung helfen bei der Diagnosestellung (➤ Kap. 8.2.5).

Da es sich um eine funktionelle Störung handelt, ist eine chirurgische Therapie ausgeschlossen,[24] und nur eine Verhaltensänderung kann Besserung bringen.

Entspannende Maßnahmen und Biofeedback werden als Therapie des Anismus empfohlen.

Bleijenberg untersuchte 10 Patienten mit einem spastischen Beckenboden und Darmentleerungsstörungen und

[23] Kuijpers, H. C., Bleijenberg, G., de Morree, H.: The spastic pelvic floor syndrome. Large bowel obstruction caused by pelvic floor dysfunction: a radiological study, Int J Colorectal Dis 1986; 1:44–8

[24] Kuijpers, H. C., Schreve, R. H., ten Cate Hoedermakers, H.: Diagnosis of functional disorders of defecation causing the solitary rectal ulcer syndrome, Dis Col Rect 1986, 29: 126–9

fand mit dieser Methode eine Heilung von sieben Patienten und eine Besserung der übrigen drei.[25] Die Therapie in dieser Studie war aufwändig und umfasste ein EMG Feedback, welches den Patienten über Lichtsignale die korrekte Entspannung der Sphinktermuskulatur signalisierte. Eine Entspannung der Muskulatur während des Pressens sollte erlernt und so die Stuhlentleerung ermöglicht werden. Um eine Stuhlentleerung zu simulieren wurde ein mit 60cc Wasser gefüllter Ballon zuerst in den Analkanal eingeführt und dann langsam herausgezogen bei gleichzeitigem Biofeedback.

Zusätzlich wurden die Patienten angehalten, sich sechsmal am Tag einen Brei aus 300cc Haferporridge über eine Kanüle in das Rektum einzuführen und damit eine Stuhlentleerung zu simulieren.

Dieses Therapieregime erscheint sehr aufwändig und kompliziert.

Physiotherapie bei Anismus sollte:

- eine bewusste Wahrnehmung der physiologischen Abläufe bei der Defäkation schulen
- eine bewusste Entspannung des Beckenbodens bei gleichzeitiger Erhöhung des intraabdominalen Druckes erreichen
- wenn nötig mittels Biofeedback die Wahrnehmung des Beckenbodens, der Sphinkteren und deren Funktion fördern.

Zusätzliche Ernährungsberatung und wenn nötig psychologische Beratung können sinnvoll sein. Im Einzelfall können begleitende, entspannende Maßnahmen aus der Physiotherapie (➤ Kap. 11.3.7 A–F), dem autogenen Training, Balneotherapie oder Yoga helfen.

Die Information des Patienten über die normalen physiologischen Abläufe mit einer Erklärung der funktionellen Anatomie ist der erste Schritt der Therapie.

> Die Therapie bei Anismus zielt auf Verhaltensänderung der Betroffenen und soll:
> - ein unphysiologisches langes Pressen auf dem WC und dessen Folgeschäden vermeiden
> - Abführmittelabusus verhindern
> - die Defäkation wieder so physiologisch wie möglich werden lassen.

Anale Drangbeschwerden (Drangdarm) und Stuhlinkontinenz

Anismus ist eine fehlende Relaxation bei der Stuhlentleerung; anale Drangbeschwerden entsprechen einem Reizdarm und können mit und ohne Stuhlinkontinenz auftreten.

Stuhlinkontinenz tritt mit einer Inzidenz von 4,8 % für festen Stuhl auf. Eine deutsche Studie, in der 500 Erwachsene befragt wurden, berichtet sogar über knapp 20 % Inkontinenz für Wind, feste, liquide oder Fettstühle.[26]

Der Einfluss der Stuhlinkontinenz auf die Lebensqualität ist erheblich. Stuhlinkontinenz nach Geburten ist immer noch ein Tabuthema; Schamgefühl und das Gefühl der gestörten körperlichen Integrität tragen dazu bei, dass dieses Problem von Patientinnen nicht gern angesprochen wird.[27] Der Umgang mit Betroffenen erfordert Sensibilität und Taktgefühl.

Bei Füllung des Rektums wird der innere Sphinkter kurzfristig relaxiert, und die Kontrolle, ob eine Defäkation möglich ist, unterliegt dem Kortex. Kontinenz erfordert:

- ein dehnbares gesundes Rektum
- eine normale Sensorik für die rektale Füllung
- eine intakte Nervenversorgung
- eine intakte Muskulatur.

Die Kontinenz ist am besten, wenn die Passagezeit des Stuhls normal ist; bei massivem Durchfall, der mit fäkalem Drang auftritt, können selbst ansonsten kontinente Individuen Inkontinenzprobleme haben.

Für eine adäquate Speicherphase muss das Rektum dehnbar und sensibel sein; Bestrahlungen und Tumoren können diese beiden Eigenschaften stören.

Die intakte Nervenversorgung gewährleistet eine normale Sensorik und Innervation der willkürlichen und unwillkürlichen Muskulatur.

Ein Stuhldrang, der zwar bemerkt, aber auch bei normaler Stuhlpassagezeit regelmäßig *nicht* unterdrückt werden kann, deutet auf einen Defekt des äußeren Sphinkters hin.

Wenn anale Drangbeschwerden auch nach Therapie persistieren oder zusammen mit peranalem Blutabgang auftreten, muss in jedem Fall ein Tumor mittels klinischer Untersuchung und Koloskopie ausgeschlossen werden. Tumoren können maligne und benigne sein.

Hämangiome, deren Hauptsymptom Urgedarmbeschwerden waren, sind beschrieben worden.[28]

Bereits die klinische Untersuchung kann Hinweise auf Sphinkterdefekte geben; bei größeren Defekten fehlt oft die radiäre Fältelung der perianalen Haut. Zusätzlich kann eine endoanale Ultraschalluntersuchung den Sphinkterdefekt genau lokalisieren (➤ Abb. 8.10, 8.11).

Zusätzliche Informationen über intakte inhibitorische Reflexe, Druckprofile und den Analkanal gibt die anale Manometrie.

---

25 Bleijenberg, G., Kuijpers, H. C.: Treatment of spastic pelvic floor syndrome with biofeedback, Dis Col Rect 1987, 30: 108–111

26 Giebel, G. D., Lefering, R., Troidl, H., Blöchl, H.: Prevalence of fecal incontinence: What can be expected? Int J Colorect Dis 1998, 13: 73–77

27 Leigh, R. S., Turnberg, L. A.: faecal incontinence: the unvoiced symptoms, Lancet 1982; 1: 1349–51

28 Bungay, H. K., Pal, C. R., Morrtensen, J., McC Moore, N. R.: Imagining diffuse vavernous haemangioma of the rectosigmoid, Colorect Dis 1999, 1: 192–196

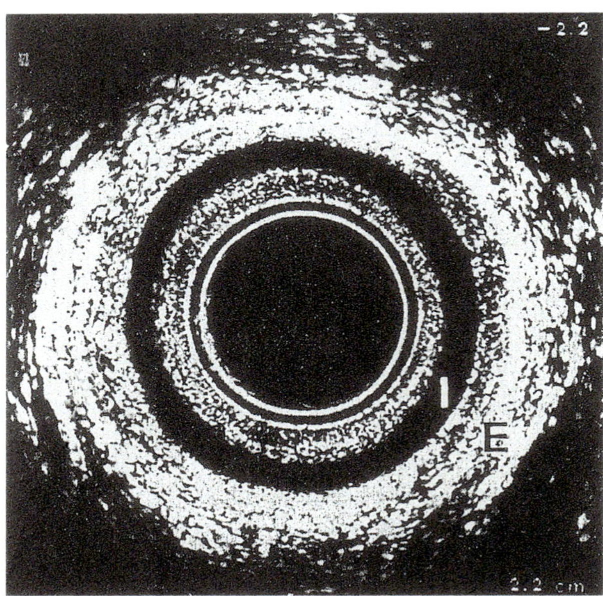

Abb. 8.10 Normale Endoanalsonographie [M602]

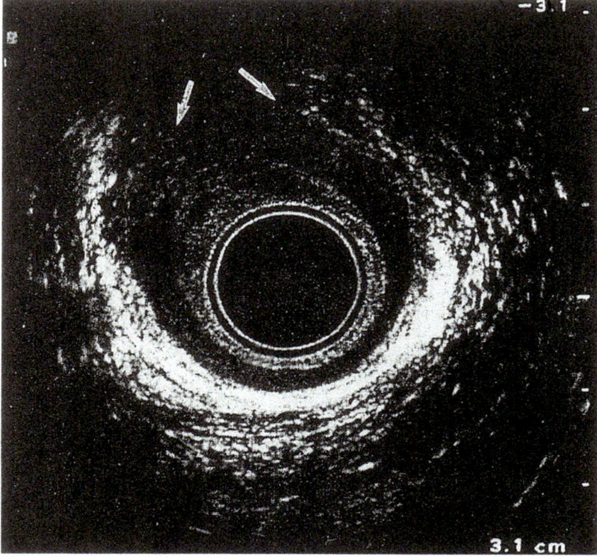

Abb. 8.11 Defekt des M. sphincter ani externus, mit Pfeilen markiert [M602]

Prävention und Therapie von Drangbeschwerden und Stuhlinkontinenz

Ein wichtiger Aspekt der Prävention ist die korrekte Therapie von geburtshilflich verursachten Sphinkterschäden. Die Entbindung mittels Zange kann insbesondere bei Erstgebärenden mit einem großen Kind zu vermehrten Sphinkterverletzungen führen,[29] und eine Episiotomie verhindert anders-

[29] Sultan, A.H., Kamm, M.A., Batram, C.I., Hudson, C.N.: Perineal damage after delivery Contem, Rev Obstet Gynaecol 1994, 6: 18–24

ortige Risse nicht.[30] Deswegen ist speziell nach Zangenentbindungen, aber auch generell postpartal eine genaue Identifikation der gerissenen anatomischen Strukturen obligat. Die Rekonstruktion der Sphinkteren sollte von einer erfahrenen Person unter sterilen Kriterien in Leitungsanästhesie oder Vollnarkose und Antibiotikaprophylaxe erfolgen.[31]

Sphinkterrisse können okkult sein und sich erst nach Jahren oder in der Menopause bemerkbar machen.

Bei Neigung zu Durchfall sollten die folgenden möglichen Ursachen abgeklärt werden:

- Infektionen
- entzündliche Darmerkrankungen
- Hyperthyreose
- Neoplasmen bei sich plötzlich änderndem Stuhlverhalten.

Sind die Befunde negativ, können Medikamente wie Loperamid, die die Stuhlpassagezeit herabsetzen, und eine diätetische Beratung mit hohem Anteil der Ballaststoffe helfen.

Die Kontraktionskraft des M. levator ani sowie des externen Sphinkters sind maßgeblich, um Stuhl zurückhalten zu können. Nach Ausschluss eines Sphinkterdefektes ist Sphinktertraining zur Verbesserung der Kontraktionsfähigkeit indiziert.

Bei größerem Defekt des Sphinkters und perisistierenden Problemen kann eine sekundäre Sphinkterplastik diskutiert werden. Allerdings zeigen die Langzeitresultate nach sekundären Plastiken Kontinenzraten von nur 50 % oder weniger;[32] Therapieversager haben oft gleichzeitig eine Neuropathie des N. pudendus.

Bei persisitierenden Beschwerden können künstliche Sphinkter, eine Grazilisplastik oder eine permanente Kolostomie nötig sein.[33]

Da diese Eingriffe sehr invasiv sind, wird ein Ausschöpfen der konservativen Therapien vor einer Operation empfohlen, da diese keine Nebenwirkungen und Risiken haben.

Ein Drangdarm kann mit oder ohne Stuhlinkontinenz auftreten und kann Folge von traumatischen vaginalen Geburten sein. Entzündliche, parasitäre und neoplastische Ursachen sollten ausgeschlossen werden.
Die Therapie zielt auf eine Verbesserung der Sphinkterfunktion, Reduktion der Stuhlpassagezeit oder Therapie einer Grunderkrankung. Physiotherapie kann die Kontraktionsfähigkeit des Levators und äußeren Sphinkters verbessern, wenn dieser anatomisch intakt ist.

[30] Henriksen, T.B., Bek, K.M., Hedegaard, M., Secher, N.J.: Methods and consequences of changes in use of episiotomy, Br Med J 1994; 309: 1255–58

[31] Sultan, A.H., Monga, A.K., Kumar, D., Stanton, S.L.: Primary repair of obstetric sphincter rupture using the overlap technique, Br J Obstet Gynaecol 1999, 106: 318–23

[32] Gilliland, R., Altomare, D.F., Moreira, H., Oliveira Gilliland, J.E., Wexner, S.D.: Pudendal neuropathy is predictive of failure following anterior sphincteroplasty, Dis Colon Rectum 1998; 41: 1516–22

[33] Kamm, M.A., faecal incontinence, Br Med J 1998; 316: 528–32

8.5 Entleerungsstörung Obstipation

Renate Tanzberger

Der Mensch nimmt täglich durchschnittlich 2 Liter Flüssigkeit durch Trinken und Essen von Obst, Salat und Gemüse auf. Der Speisebrei wird gemeinsam mit Körpersäften durchmischt und in feinste Bestandteile zerlegt. Die Nährstoffe werden ins Blut aufgenommen; der nicht verwertbare Rest wird vom Dünndarm weiter in den Dickdarm transportiert. Dabei wird ihm Wasser entzogen, bis sich weicher Stuhl gebildet hat. Der Körper erhält die Energie und die Baustoffe, die er benötigt. Die jeweilige Füllung regt die Darmtätigkeit an und sorgt normalerweise für eine regelmäßige, mühelose Stuhlentleerung.

Die Funktionsstörung chronische Obstipation bzw. Verstopfung gilt als das häufigste Leiden der zivilisierten Menschheit. Leidet ein Patient mit urethraler oder analer Kontinenzstörung zusätzlich an Obstipation, müssen möglichst gleichzeitig mit dem physiotherapeutischen Kontinenztraining die Auslöser der Obstipation beseitigt werden. Denn das Beckenboden-Sphinktertraining hat wenig Aussicht auf Erfolg, wenn die Obstipation bestehen bleibt.

Um die gesundheitlichen Nachteile einschätzen zu können, sind Physiotherapeuten und Patienten auf Basiskenntnisse über die Obstipation angewiesen, d. h. über:

- normale Passagezeiten
- unphysiologische Passagezeiten
- Entstehungsmechanismen
- Folgen der Obstipation
- Aspekte der Verdauungsphysiologie
- Formen der Obstipation
- Gefahren und Schäden für das Kontinenzsystem
- Hinweise zur Ernährung und zum Trinkverhalten
- physiotherapeutische Möglichkeiten zur Unterstützung der Entleerung.

Obstipation ist eine Veränderung der Defäkation (Stuhlentleerung), die durch eine geringere Häufigkeit des Stuhlgangs bei erschwerter Entleerung (harter, trockener Stuhl) und durch übermäßig lange Passagezeiten gekennzeichnet ist.

Frequenz der Stuhlentleerung als Parameter der Obstipation

Es besteht noch keine Obstipation, wenn der von den meisten Menschen angestrebte tägliche Stuhlgang *nicht* eintritt. Eine Defäkationsfrequenz von 3 Stühlen pro Woche bezeichnen Proktologen als normale Verdauungsleistung.

Obstipation besteht, wenn die Stuhlfrequenz:

- weniger als 3 Stühle pro Woche beträgt
- wenn mehr als 25 % der Stühle nur mit exzessivem Pressen abgesetzt werden können
- oder wenn mehr als $\frac{1}{4}$ der jeweiligen Entleerungszeit mit körperlicher Anstrengung verbunden ist.

Normalerweise ist die Stuhlentleerung ein reflektorisch gesteuerter Vorgang, der automatisch geschieht und allenfalls von einer kurzen Bauchpresse am Anfang des Ablaufs unterstützt wird.

Normale und verzögerte Passagezeiten

Die Stuhlfrequenz ist abhängig von der gastrointestinalen Transitzeit. Die normale Passagezeit beträgt etwa 30–48 Stunden, die stark verlängerte Darmpassagezeit liegt bei über 70 Stunden. Die mittlere Transitzeit nimmt mit dem Alter zu.

Transitzeiten und Lebensalter:

- Bei jungen Säuglingen variiert die normale Stuhlfrequenz zwischen 0,3 und 9 Stuhlentleerungen am Tag.
- In Einzelfällen können voll gestillte, gesunde Säuglinge nur alle 7–10 Tage eine Defäkation haben, ohne dass dem ein Krankheitswert zugemessen wird.
- 8–9 Std. Transitzeit während der ersten 3 Lebensmonate
- 16 Std. zwischen dem 4.–24. Monat
- 26 Std. zwischen dem 3.–13. Lebensjahr
- 30–48 Std. bei Adoleszenten und Erwachsenen.

Funktionelle Entstehungsmechanismen der Obstipation

Verantwortlich für trockenen, harten Stuhl sind selten ernsthafte organische Erkrankungen. Vielmehr sind es Lebensgewohnheiten, die verlängerte Transitzeiten verursachen, durch Wasserentzug die Stuhlkonsistenz verfestigen und Obstipation auslösen, z. B.:

- schlackenarme Kost
- geringe Flüssigkeitszufuhr
- langjährige Unregelmäßigkeiten und Unterdrücken des Stuhlgangs, z. B. durch Hektik im Berufsleben
- vorwiegend sitzende Tätigkeit.

Als psycho-vegetative Auslöser kommen folgende Störungen in Frage: Stress, Ärger, Aggression, Angst, Depression, Schmerzen.

Auch Änderungen im gewohnten Tagesablauf können sich negativ auf die Passagezeit auswirken.

Folgen der chronischen Obstipation

Entwickelt sich aus der anfänglichen Funktionsstörung eine chronische Obstipation, nehmen die neuromuskulären Strukturen des Beckenbodenausgangs Schaden. Verantwortlich sind die wiederholten, starken Druckbelastungen während der gewaltsamen Entleerungen und der häufige Einsatz von Abführmitteln und Einläufen. Folgen von mechanischen Druck- und Zugbelastungen sind:

- Zerstörungen am vaskulären Schwellkörperverschluss mit der Entstehung von Hämorrhoiden (➤ Kap. 3.7)
- Absenkung des Beckenbodens (Veränderung der Topographie)
- Verschlechterung einer vorhandenen Harn-Belastungsinkontinenz
- Überdehnung des N. pudendus (Traktionsneuropathie) mit Denervierung (Lähmung) der quergestreiften Beckenboden-Sphinktermuskeln
- Wind- und Stuhlinkontinenz durch Schädigung des N. pudendus.
- erhöhte Drangbereitschaft der Blase (durch gesteigerten intraabdominellen Druck).

8.5.1 Formen der Obstipation

Die situative Obstipation

Zu einer vorübergehenden, d. h. situativen Obstipation, zählen: Reise-, Schwangerschafts-, emotionale und ernährungsbedingte (Tee/Kakao) Obstipationen.

Obstipation oder das Gegenteil, die Diarrhö (Durchfall), können auch seelisch bedingt sein. Die von autonomen Nervengeflechten in der Dickdarmwand gesteuerten Darmbewegungen werden durch psychische Einwirkungen beeinflusst.

Parasympathikus und Sympathikus bewirken je nach Vorherrschen des einen oder des anderen eine Verstärkung (parasympathische Stimulation = Diarrhö) oder eine Hemmung (sympathische Stimulation = Obstipation) der Darmtätigkeit.

Eine situative emotionale Obstipation bei kleinen Kindern kann z. B. folgendermaßen entstehen: Aus Angst vor dem „Toilettenschlund“, den sie hinter ihrem Rücken wissen, sitzen Kleinkinder oft innerlich verkrampft und äußerlich schlaff mit hängenden Beinen, ohne Bodenkontakt unsicher auf dem hohen Rand und sollen „Großes machen“ oder „Kacka hergeben“. Vorstellbar ist, dass die Angst, vielleicht auf Nimmerwiedersehen in dem großen Loch zu verschwinden, der Grund für das nicht seltene Verdrücken des „Bauchwehs“ ist, das oft den Anfang einer frühkindlichen Obstipation markiert. Sicherheit geben aufsetzbare Toilettensitze, die der kindlichen Anatomie entsprechen, sowie guter Halt unter den Füßen. Geeignet wäre eine passend hohe und genügend lange Fußbank oder eine Stufenhilfe für Kinder aus dem Fachhandel.

Slow-transit Obstipation

Die Slow-transit Obstipation ist eine schwere Obstipation mit stark verlangsamtem Kolontransit.

Diese Form wird als chronisch funktionelle Obstipation bezeichnet. Diagnostisch fehlt die propulsive Motorik im Kolon. Die Transitzeit beträgt mehr als 72 Stunden. Zu den Ursachen und Entstehungsmechanismen gehören:

- zu geringe Flüssigkeitszufuhr
- zu geringe Nahrungsaufnahme
- zu geringe Ballaststoffzufuhr
- Schilddrüsenunterfunktion
- zu wenig körperliche Bewegung
- Immobilität
- fehlende Privatsphäre (Pflege im Mehrbettzimmer)
- seelische Probleme
- chronischer Missbrauch von Arzneien und Einläufen
- Medikamente: Eisenpräparate, Schmerzmittel, Psychopharmaka, Opiate, Morphium, Atropin.

Outlet-obstruction Obstipation

Die Outlet-obstruction Obstipation ist eine obstruktive Defäkationsstörung des anorektalen Abschnitts.

Ursachen:

- Rektozele, Sigmoideozele, Enterozele
- Megacolon congenitum (Morbus Hirschsprung)
- rektale (intraanale) Intussuszeption (Synonym: interner rektaler Prolaps)
- Hämorrhoiden
- Rhagaden
- Analfissuren.

Ursachen für psychogene Stuhlentleerungsstörungen

Eine Outlet-obstruction Obstipation (Anismus) ist durch paradoxe, unwillkürliche Kontraktion der Mm. sphincter ani externus und puborectalis bedingt. Als weitere neuromuskuläre Störung wird die fehlende Relaxation des glatten Schließmuskels (M. sphincter ani internus) beschrieben.

Die Ursache für Anismus wird psychogen vermutet, z. B. können Erwachsene im Krankenhaus sich nicht entleeren, wenn andere Menschen in der Nähe sind.

Weitere Ursachen:

- Depressionen können verantwortlich sein.
- Introvertierte Menschen können betroffen sein. Ihre Schwierigkeit sei, das „Innerste nicht nach außen kehren zu können“ (Mitteilung Dr. Schmelzer/Proktologe, München).
- Eine schmerzhafte Analfissur kann die notwendige Entspannungsfähigkeit des Sphinkters für eine Defäkation aufheben.
- Aus Angst vor schmerzhaftem Stuhlgang kommt es zur psychogenen Stuhlverhaltung.

BEISPIEL

Fallgeschichte einer psychogenen Stuhlverhaltung

Eine 42-jährige Patientin wurde seit ihrer Kindheit von starken Blähungen geplagt und war immer in Angst, Winde zu verlieren.

Um das Windproblem in der Öffentlichkeit zu bewältigen – sie arbeitete als Erzieherin – hatte sie sich seit vielen Jahren das zusätzliche Anspannen der analen Verschlussmuskulatur angewöhnt. Die Folge des erhöhten Dauertonus war eine Analfissur, die ihrerseits einen äußerst schmerzhaften Proktospasmus (anhaltende Enddarmverkrampfung) nach jeder Stuhlentleerung auslöste. Die durch Schmerz und Spasmus öfter aufgeschobenen Darmentleerungen wirkten sich wiederum verschärfend auf die entzündliche Symptomatik der Analfissur aus. Flüssigkeitsresorption und harter Stuhl steigerten die Spirale von Entzündung, Schmerz und Spasmus.

Mit Hilfe von Verhaltensänderungen (u. a. Winde freigeben in neutraler Umgebung, Ernährungsumstellung) und gleichzeitiger Lösungstherapie (➤ Kap. 11.2.8 A–G, ➤ Kap. 11.3.7 A–F) gelang es, den Circulus vitiosus aus Hypertonus, Schmerz, Verkrampfung und psychogener Obstipation aufzuheben. Sogar die Analfissur heilte ohne die vom Arzt bereits vorgesehene operative Maßnahme.

Obstipation durch Transportbehinderung im Darm

Raumfordernde oder raumverengende Dickdarmerkrankungen können die Stuhlpassage behindern. Als organische Ursachen sind bekannt:

- größere Polypen
- Kolonkarzinom
- Divertikel
- Verwachsungen nach Operationen
- Strikturen nach chronisch entzündlichen Darmprozessen bei Divertikulitis.

Verstopfungsbedingte Überlauf-Inkontinenz

Im Alter ist eine vermehrt auftretende Obstipation zu beobachten, aus der sich eine verstopfungsbedingte Überlauf-Inkontinenz entwickeln kann.

Der unfreiwillige Abgang von Schmierstühlen bei Älteren ist nicht dem Abbau von Hirnleistungen zuzuschreiben, sondern meistens einer verstopfungsbedingten Überlauf-Inkontinenz. Im verstopften Darm bilden sich sog. Kotsteine oder Skybala. Die gereizten Schleimhäute sondern vermehrt Schleim ab, um den harten Kot loszuwerden. Darmschleim (Schmierstuhl) und dünner Stuhl, die nur schwer zurückgehalten werden können, fließen um den harten Kotballen herum und aus dem Darm heraus. Mit der Zeit werden die Stuhlmassen im Rektum nicht mehr wahrgenommen.

Die verstopfungsbedingte Überlauf-Inkontinenz wird auch als *paradoxe Diarrhö* bezeichnet.

Kotballen können aber auch auf die Harnblase drücken, mechanisch die Blasenwand reizen und Dranginkontinenz auslösen.

Arzneimittel mit der Nebenwirkung Obstipation

Folgende Medikamente können Obstipation auslösen: Anticholinergika, Psychopharmaka, Antidepressiva, Antiepileptika, Antihypertensiva, Antiparkinsonmittel, Diuretika, Lipidsenker, Neuroleptika, Sedativa, Schmerzmittel, Eisenpräparate, Opiate, Morphium und Atropin.

Abführmittel regen die Darmperistaltik auf unnatürliche Weise an. Der ständige Anstoß von außen fördert die Trägheit des Darms, der sich an eine tägliche Einnahme gewöhnt, so dass immer stärkere Abführmittel genommen werden müssen.

Da Laxantien Ganglienzellgifte sind, verursachen diese bei übermäßigem Gebrauch nervale Schäden. Anamnestische Angaben (Hansen/Stelzer) zeigen, dass die Entstehung der Analfissur und ein Großteil der Hämorrhoiden auf chronischen Laxanzienabusus (Missbrauch von Abführ-Medikamenten) zurückzuführen sind.

Obstipationsfördernde Medikamente können die Entleerung erschweren und damit Inkontinenzsymptome verstärken. Bei Kontinenzstörungen muss in der physiotherapeutischen Befunderhebung nach der Einnahme von Medikamenten gefragt werden.

8.5.2 Therapie der Obstipation

Allgemeine Ernährungsvorschläge

Ballaststoffe erhöhen das Volumen des Darminhalts. Über die Dehnung der Darmwand wird die Passagezeit in dem betreffenden Darmabschnitt verkürzt.

Ernährungsberater empfehlen, zur Unterstützung der Stuhlpassage täglich ca. 30 g Ballaststoffe in Form von Obst, Gemüse oder Salat zu essen. Auch Weizenkleie, Leinsamen und Vollkorn gehören zu den bekannten Ballaststoffen mit großem Wasseraufnahmevermögen. Sie quellen im Darm auf und machen den Stuhl weicher und voluminöser. Dadurch wird die Darmtätigkeit angeregt.

Ballaststoffe müssen immer mit viel Flüssigkeit zusammen eingenommen werden, um genügend aufquellen zu können. Es sollten mindestens 2–3 Liter getrunken werden, wobei stilles Wasser, grüner Tee und Säfte zu bevorzugen sind. Wird nicht genug getrunken, kann sich die Verstopfung verstärken.

In Kurzform eine generelle Empfehlung und Warnung bei Obstipation:

- „Hart rein und weich raus."
- „Weich rein und hart raus."

Die Mittel zur Anregung und Erleichterung der Darmentleerung können ganz einfach sein. Eine kleine Auswahl von „Privatrezepten“, die am häufigsten im Einsatz sind:

- vor dem Frühstück einzunehmen (zur Auswahl):
  - Essigwasser: 1 Esslöffel Obstessig auf ein Glas Wasser
  - 3 Kiwis oder saures Obst (z. B. Äpfel, Zitronen, Pampelmusen)
  - eine Kalzium-Brausetablette
  - ein Glas warmes Wasser
  - 3 Teelöffel Distelöl
  - Leinsamen (mit ausreichender Flüssigkeitszufuhr)
- Vorschläge für das Mittagessen:
  - sauer vergorene Nahrungsmittel wie rohes Sauerkraut. Da sie Milchsäurebakterien in großer Zahl enthalten, regen sie den Darm an.
  - Spaghetti bolognese (Öl und Spaghettigewicht haben einen günstigen Einfluss auf die Passagezeit.)
  - Aubergine mit Olivenöl weich kochen (persönliche Mitteilung: sicherer Erfolg in wenigen Tagen)
- Weitere Tipps:
  - Wenn blähende Ballaststoffe, z. B. Pflaumen (Steinobst), nicht angezeigt sind, kann auf Produkte mit Pektin ausgewichen werden.
  - Energiereiche Mahlzeiten, insbesondere Fett, steigern die Motilität des Darms.
- Hinweis für Weinliebhaber:
  Nach Frau Dr. Willkomm, die den Nutzen eines Glases Wein bei Obstipation beschreibt, erhöht Wein die Durchblutung der Verdauungswege und führt zur verstärkten Durchblutung der Magenwände (spürbar am Wärmegefühl im Oberbauch). Zudem erhöht Wein die Kontraktion der Magen- und Darmwand und fördert die Durchmischung der Nahrung. Am besten wird er deswegen zum Essen getrunken. Generell ist bekannt, dass Wein durch die Durchblutung des Verdauungstrakts die Funktion der Verdauungsdrüsen anregt. Es werden vermehrt Verdauungssäfte von Bauchspeicheldrüse und Leber ausgeschüttet.
  Bei Neigung zur Darmträgheit sollte neben ballastreicher Nahrung deshalb ruhig Wein zum Essen getrunken werden. Säurebetonte Weine (Riesling) regen besonders die Peristaltik des Darms an. Glyzerinreiche Weine (extraktreiche Weine wie Auslesen), anstelle eines Desserts genossen, können leicht abführend wirken.

Wenn diese einfachen Maßnahmen nicht helfen, sollte die Darmtätigkeit mit einem schonenden Abführmittel angeregt werden. Empfohlen werden *Movicol/Macrogol,* Mittel, die auf physiologische Weise wirken.

Alltagsverhalten zur Förderung der Darmentleerung

Vermehrte Darmbewegungen entstehen nach dem Essen. Wenn sich morgens nach dem Frühstück der physiologische Entleerungsdrang (gastrokolischer Reflex) einstellt, sollte dieser möglichst genutzt werden.

Wird in der Frühe für Entleerung gesorgt, kann sich der natürliche Entleerungsrhythmus einspielen.

Es ist ratsam, sich im richtigen Moment (z. B. nach dem Frühstück) Zeit für die „Entleerungsforderung“ des Darms zu nehmen, anstatt sie zu unterdrücken und verspannt zur Arbeit zu hasten. Wird Stuhldrang unterdrückt, verlernt es der Darm schnell, das Signal zur physiologischen Entleerung zu geben.

Physiotherapie bei Obstipation

Die Physiotherapie kann aus dem Repertoire der Tonus senkenden Maßnahmen Hilfen zur Erleichterung der Darmentleerung ableiten und anbieten. Zur Tonusregulierung bei hypertonen Beckenboden-Sphinkterstrukturen bieten sich folgende therapeutische Methoden zur Entspannung an:

- **Mundraumlösung** (➤ Kap. 11.2.8 A)
  Die empirisch bekannte Wechselwirkung zwischen Mundbodenspannung und Beckenbodenspannung, z. B. gelernt in der Geburtsvorbereitung und bestätigt in ihrer Wirkung unter den Wehen, kann auch bei erschwerter Darmentleerung Verspannungen lösen.
  Eine bewusste Mundbodenlösung verändert simultan den Tonus der Beckenbodenstrukturen. Mundraumlösung ist leicht zu erlernen; sie eignet sich bei hypertoner Muskulatur, nicht bei hartem, trockenem Stuhl.
- **Visualisierung des Entleerungsvorgangs**
  Generell verändern Gedanken und Vorstellungen den Tonus der Muskulatur. So kann ein begleitendes, konkretes inneres Bild (z. B. das sich öffnende Lumen des Analkanals) informativ den Öffnungstonus des Analkanals günstig beeinflussen.
- **Tönende Ausatmung auf dem Vokal „a“ (Öffnungslaut)**
  Eine langsame Ausatmung auf dem Laut „aah“ stellt die Glottis weit, erhält während der Ausatmung die dynamisch-exzentrische Kontraktion des Zwerchfells und die exzentrische Spannung der Bauchkapsel (➤ Kap. 11.1.2). Es entsteht ein schonender intraabdomineller Druckanstieg, der die Stuhlpassage fördert.
  Die exzentrisch gedehnten Beckenbodenmuskeln (hier der M. puborectalis) geben der Stuhlsäule den Raum nach unten frei.

Als Entleerungshilfen werden die oben genannten entspannenden Methoden in folgender Reihenfolge eingesetzt:

- Mundraumlösung
- tönende Ausatmung mit reaktiver exzentrischer Beckenbodendehnung
- Visualisierung des Entleerungsvorgangs
- schonende Bauchpresse.

Zusätzlich sollte das Steißbein etwas in Richtung Toilettenschüssel absinken, um die Stuhlsäule in die Passagerichtung zu lenken und ihr dehnendes Gewicht wirken zu lassen.

Bleiben die sanften Entleerungsbemühungen erfolglos, sollte man die „Sitzung" zum Schutz der Strukturen beenden und sie auf später verschieben. Denn forciertes Stuhlpressen ist schädlich. Die bessere Lösung ist zusätzliches Trinken, Bewegung und in Ruhe abwarten.

Zur Anregung von Rhythmus und Bewegung im Bauch- und Beckenraum eignen sich die folgenden Übungen auf dem Therapieball:

- Die goldene Kugel (➤ Kap. 11.3.9 E)
- Hopp und Hopp mit Armschwung (➤ Kap. 11.3.9 R)
- Kick und Kick mit Geste (➤ Kap. 11.3.9 S).

LITERATUR

Jost, W. H. (Hrsg.): Neurologie des Beckenbodens, Chapman & Hall, Weinheim 1997

Hahn, J. M.: Checkliste Innere Medizin, Thieme, Stuttgart 1997

Hansen, H., Stelzner, F.: Proktologie, 2. Auflage, Springer, Berlin 1987

Grond, E.: Pflege Inkontinenter, Brigitte Kunz Verlag, Hagen 1993

Willkomm, R.: Natürlich mit Wein heilen, Midena, Augsburg 1998

Schmidt, R. F., Thews, G. (Hrsg.): Physiologie des Menschen, 29. Auflage, Springer, Berlin 2004

8.6 Die neuropathische Blase

Annette Kuhn

Die beiden Funktionen der Harnblase sind Harnspeicherung und Harnentleerung. Neurogene Blasenstörungen können beide Funktionen beeinträchtigen und ein sehr vielfältiges klinisches Bild verursachen.

Bei Neugeborenen füllt und entleert sich die Harnblase rhythmisch ohne kortikale Kontrolle. Dieser Zyklus wird während der ersten fünf Lebensjahre zunehmend einer willkürlichen Kontrolle unterzogen. Die Entwicklung der willkürlichen Kontrolle erfordert:

- einen gesunden und entwickelten Beckenboden
- kortikales Erkennen propriozeptiver Signale der Blasenfüllung
- die Fähigkeit der Miktionsunterdrückung.

Für eine normale Miktion und Harnspeicherung müssen folgende Strukturen und deren Informationsübermittlung intakt sein:

- Detrusormuskel und Beckenboden
- Periphere Nerven
- Zentrales Nervensystem.

Im folgenden Kapitel werden wir uns auf die Physiologie und Pathophysiologie konzentrieren und einige der häufigen neurologischen Krankheitsbilder im Zusammenhang mit Miktionsstörungen diskutieren.

Praktisch alle generalisierten neurologischen Erkrankungen können eine Blasensymptomatik verursachen. Dabei hängen die individuellen Symptome von der Lokalisation und dem Ausmaß der Schädigung ab.

Periphere Nerven, Spinalkanal und ZNS können durch folgende Erkrankungen in ihrer Integrität gestört werden:

- Periphere Nerven
  - Verletzungen des Plexus pelvicus
  - Diabetische Neuropathie
  - Operationen im Beckenbereich: Low anterior resection, radikale Hysterektomien, Karzinomoperationen
  - traumatische Geburten
  - Unfälle.
- Spinalkanal
  - Infektionen: Polyomyelitis, Tabes dorsalis, Borreliose, Spondylitis
  - Multiple Sklerose
  - Amyotrophe Lateralsklerose
  - Guillain-Barré Syndrom
  - Diskuserkrankungen
  - Paraparesen
  - Trauma des Spinalkanals
  - Tumoren des Spinalkanals
  - Myelomeningozelen.
- Zentrales Nervensystem (ZNS)
  - Zerebrovaskulärer Insult
  - M. Parkinson
  - Multiple Sklerose
  - Alzheimer und andere demenzielle Syndrome
  - benigne und maligne Tumoren
  - Shy-Drager Syndrom (Multisystematrophie).
- Alle Lokalisationen
  - HIV, Herpes Zoster, Tuberkulose.

8.6.1 Physiologie und Pathophysiologie

Der Detrusor ist das muskuläre Zielorgan der neuronalen Versorgung. Eine intakte Nervenversorgung mit gesundem Detrusor gewährleistet sowohl die Harnspeicherung, das Bemerken einer vollen Blase, und – wenn die Situation sozial angemessen ist – die koordinierte Miktion.

Die Harnspeicherung unterliegt dem Sympathikus, die Harnentleerung wird über den Parasympathikus vermittelt (vgl. ➤ Kap. 3.4.3).

Harnspeicherung

Eine zunehmende Blasenfüllung erregt über den N. pudendus den Sphinkter und führt zu einer Zunahme des Tonus. Afferente sympathische Impulse über den N. hypogastricus bewirken eine Detrusorrelaxation.

Propriozeptoren, d. h. diejenigen Rezeptoren, die die Dehnung innerer Organe registrieren, melden die Harnblasenfüllung über langsame parasympathische C-Nervenfasern der sakralen Segmente S2–S4, die in den dorsalen Bahnen des Rückenmarks über die Pons bis in den Kortex gehen und dort die Information der Blasenfüllung geben.

Nozizeptoren übermitteln Informationen über Temperatur und Schmerzen und kommen aus der Blasenmukosa; eine normale Miktion ist niemals schmerzhaft.

Die Füllung der Harnblase ist kein rein passiver Mechanismus; EMG-Untersuchungen konnten eine Zunahme der Beckenbodenaktivität bei Harnblasenfüllung dokumentieren, was für die Kontinenz wichtig ist (➤ Kap. 11.1.2).[34]

Harnentleerung

Die Information der vollen Blase wird über den N. pelvicus zum Spinalkanal und darüber zum pontinen Miktionszentrum (Stammhirn) geleitet. Das Frontalhirn entscheidet, ob eine Miktion möglich und notwendig ist, und das pontine Miktionszentrum erregt durch deszendierende Nervenbahnen eine Inhibition des N. pudendus: es resultiert eine Relaxation des Sphinkters und des Beckenbodens. Gleichzeitig werden parasympathische Nervenfasern erregt, die die Detrusorkontraktion bewirken. Die Koordination dieses komplexen Vorgangs unterliegt dem pontinen Miktionszentrum.[35]

Pathophysiologie

Störungen dieser Regelkreise bewirken unterschiedliche Einschränkungen der Blasenfunktion:

Großhirn

Störung der Kontrolle, wie z. B. bei Zustand nach Hirninfarkt oder Demenz, fehlende Einschätzung der Situation oder fehlende Inhibition. Die Patienten sind in der Regel inkontinent ohne Restharnbildung. Eine einseitige Läsion hat in der Regel keinen Einfluss auf die Kontinenz.[36]

- Pontines Miktionszentrum
  Störung der Koordination von Detrusorkontraktion und Sphinkterrelaxation. Symptome wie unterbrochener Harnstrahl, lange Miktionszeit mit Restharngefühl sind häufig, und urodynamisch findet sich eine Detrusor-Sphinkter-Dyssynergie, wie z. B. bei Multipler Sklerose. Hohe Miktionsdrucke können die oberen Harnwege wegen eines vesikoureteralen Reflux gefährden.
- Spinalkanal
  Je nach Höhe und Ausmaß der Läsion sind die Verbindung zum pontinen Miktionszentrum, die sympathische oder parasympathische Versorgung gestört. Urodynamische Befunde können Detrusor-Sphinkter-Dyssynergie, fehlende Detrusorkontraktion mit Restharnbildung bis zur Überlaufblase und Stressinkontinenz sein.

Periphere Nerven

Ist der N. pudendus oder der N. hypogastricus betroffen, kann die Sympathikusfunktion, d. h. die Harnspeicherung gestört sein, also klinisch eine Belastungsinkontinenz auftreten. Bei einer Beeinträchtigung der parasympathischen Fasern ist die Harnentleerung gestört bis unmöglich. Urodynamisch findet sich eine akontraktile oder hypokontraktile Blase,[37] die einen positiven Carbacholtest zeigt, d. h. nach Injektion von Carbachol kommt es zu einer normalen Harnblasenkontraktion.

Bei neurogenen Blasenstörungen handelt es sich urodynamisch um:
- eine Detrusorhyperreflexie (Detrusorinstabilität bei neurologischen Erkrankungen)
- eine Detrusor-Sphinkter-Dyssynergie
- einen hypo- oder akontraktilen Detrusor.

Dementsprechend treten die folgenden Symptome auf:
- Drangsymptomatik mit oder ohne Inkontinenz
- Störungen der Blasenentleerung mit Unterbrechung des Harnstrahls und langer Miktion mit und ohne Restharnbildung.

Eine Belastungsinkontinenz kann bei gestörter sympathischer Nervenversorgung, also hauptsächlich Pathologien des N. pudendus, gesehen werden.

8.6.2 Häufige neurologische Krankheitsbilder

Neurologische Krankheiten betreffen häufig auch die Blasenfunktion. Sowohl die Speicherphase als auch die Entleerungsphase kann pathologisch sein und zu Drangproblemen, Inkontinenz und Harnblasenentleerungsstörungen führen.

Neurologische Erkrankungen, die mit Miktionsstörungen einhergehen, können eine erhebliche Einschränkung der Lebensqualität bedeuten und insbesondere bei rollstuhlbedürftigen Patienten ein schwerwiegendes pflegerisches und persönliches Problem sein.

Zu den Krankheitsbildern, die häufig Blasenstörungen verursachen, gehören:
- Morbus Parkinson
- Zerebrovaskulärer Insult

[34] Steers, W. D., Persson, K.: Neurophysiology of bladder and urethral function Whitfield HN (editor): Textbook of genitourinary surgery, 2nd edition, Oxford, Blackwell Science, 1998

[35] Blaivas, J.: The neurophysiology of micturition: A clinical study of 550 patients, J Urol 1982; 127: 958–63

[36] Dörflinger, A., Monga, A.: Voiding dysfunction Current opinion in Obstetrics and Gynecology 2001, 13: 507–12

[37] Fowler, J. W., Bremner, D. N., Moffat, L. E. F.: The incidence and consequence of damage of the parasympathetic nerve supply tp the bladder after abdominoperineal resection of the rectum for carcinoma, Br J Urol 1978; 50: 95–98

8

- Multiple Sklerose
- Demenz
- Spinales Trauma
- chirurgische Denervation
- HIV.

Die Urodynamik ist ein wichtiges Mittel zur Diagnostik, da damit hohe Miktionsdrucke erfasst werden können, die die oberen Harnwege gefährden und vermieden werden müssen. Therapeutisch kommen Sphinkterotomien, Anticholinergika und Selbstkatheterismus zur Anwendung.

Morbus Parkinson

Parkinson ist eine Erkrankung des extrapyramidalen Nervensystems, die mit einer Inzidenz von 20,5 auf 100000 Personen meist zwischen dem 60. und 70. Lebensjahr auftritt.[38]

Die Erkrankung kann langsam progredient oder schneller und schubweise verlaufen. Durch eine Zelldegeneration in der Substantia nigra kommt es zu einer Dopamindefizienz, die medikamentös behandelt werden kann.

Die Patienten leiden unter Dyskinesie, Tremor, Rigor und Miktionsstörungen. Miktionsstörungen sind häufig und äußern sich in Drangbeschwerden, Pollakisurie und Dranginkontinenz.

Urodynamische Untersuchungen bestätigen bei 90 % der Patienten eine Detrusorhyperreflexie.[39]

Elektrophysiologische Studien haben gezeigt, dass eine Stimulation der Substantia nigra und subthalamischer Bereiche zu einer Detrusorinhibition führt, was diese Symptome erklärt.[40]

Insbesondere bei Männern, die unter Parkinson und Miktionsproblemen leiden, ist eine urodynamische Abklärung indiziert, da Kombinationen von prostatabedingter Obstruktion und neurogenen Komponenten möglich sind.

Die Therapie umfasst – wenn keine obstruktiven Symptome gefunden werden – Anticholinergika, andere blasenrelaxierende Medikamente und Blasentraining. Die Therapie der Grunderkrankung versteht sich von selbst.

Zerebrovaskulärer Insult (CVI)

Miktionsprobleme und Inkontinenz nach CVI sind häufig. Brocklehurst fand Inkontinenz bei 52 Patienten von 135 nach einem zerebrovaskulären Insult.[41] Gangunsicherheit, Gefühlsstörungen, geistige Residuen und generalisierte Schwäche tragen zu einer Verstärkung der Inkontinenzprobleme bei. Borrie[42] untersuchte prospektiv 151 Patienten nach CVI, wovon 17 % vor dem CVI unter Inkontinenz litten. Inkontinenzprobleme waren in diesem Kollektiv nach 1, 4 und 12 Wochen regredient von 60 % über 42 % zu 29 %.

85 % der Patienten hatten eine Detrusorhyperreflexie, die urodynamisch nachgewiesen werden konnte. Inkontinenz war bei den Patienten mit massiver Bewegungseinschränkung häufiger als bei denjenigen mit nur leichten motorischen Einschränkungen.

Die Blasenkapazität ist häufig deutlich eingeschränkt und lag in einer Studie von Khan bei ca. 200 ml.[43]

Die Therapie mit Anticholinergika mit Blasentraining ist in dieser Situation angezeigt.

Multiple Sklerose

Multiple Sklerose ist eine Erkrankung des zentralen Nervensystems, bei der die Nervenscheiden demyelinisiert werden und damit die Informationsübertragung behindert wird.

In den USA und Europa sind je ca. 250000 Patienten betroffen.[44]

Die Prävalenz zeigt große regionale Unterschiede, und genetische Faktoren werden als Ursache diskutiert.

Blasensymptome sind nach Augensymptomen die häufigsten initialen Zeichen und können sich in Form von Drangbeschwerden oder Entleerungsstörungen äußern.

Detrusorhyperreflexie liegt bei 66–99 % der Patienten mit MS vor,[45] und eine häufige urodynamische Diagnose ist die Detrusor-Sphinkter-Dyssynergie, die oft mit Restharnbildung einhergeht.

Pathophysiologisch ist die spinale Informationsweiterleitung gestört, die das spinale Zentrum mit dem pontinen Miktionszentrum verbindet. Der Nachweis der Dyssynergie erfordert eine Urodynamik mit gleichzeitigem EMG.

Der Erhalt der Kontinenz ist aus sozialen und persönlichen Gründen sehr wichtig, und die Therapie sollte den

38 Raiput, A.H., Offord, K.P., Beard, C.M., Kurland, L.T.: Epidemiology of parkinsonism: incidence, classification and mortality, Ann Neurol 1982; 16, 272

39 Berger, Y., Blaivas, J.G., DeLaRocha, E.R., Salinas, J.M.: Urodynamic findings in Parkinsons disease J Urol 1987, 138: 436–8

40 Lewin, R.V., Dillard, G.V., Porter, R.W.: Extrapyramidal inhibition of the urinary bladder, Brain Res 4: 301:1967

41 Brocklehurst, J.C., Andrews, K., Richards, B., Laycock, P.J.: Incidence and correlates of incontinence in stroke patients, J Am Geriatr Soc 1985, 33: 540–2

42 Borrie, M.J., Campbell, A.J., Caradoc-Davies, T.H., Spears, G.F.: Urinary incontinence after stroke: A prospective Study, Age and Ageing 1986; 15: 177–81

43 Khan, Z., Starer, P., Yang, W.C., Bhola, A.: Analysis of voiding disorders in patients with cerebrovascular accidents, Urology 1990; 3: 265–70

44 Wakeman, B.H.: Multiple Sclerosis the mystry disease. Infectious diseases, 1981, Vol 10, 4

45 Fowler, C.J., van Kerrebroek, P.E.V., Nordenbo, A., Poppel, H.: Treatment of lower urinary tract dysfunction in patients with multiple sclerosis, J Neur Neurosurgery and Psychiatry 1992, 55: 986–89

individuellen Problemen angepasst werden: Bei Drangbeschwerden können Anticholinergika und Elektrostimulation eingesetzt werden. Bei Restharnbildung ist der Selbstkatheterismus zu empfehlen, solange dies möglich ist. Eine Kombination von Anticholinergika und Selbstkatheterismus ist dann notwendig, wenn der Patient Drangbeschwerden hat und Urin retiniert. Auf einen Dauerkatheter sollte solange wie möglich verzichtet werden, um Infekte zu vermeiden; manchmal kann dieser aber wegen eingeschränkter Fingerfertigkeit nötig werden.

Der Selbstkatheterismus ist eine sichere und einfache Methode, mit der in einer Studie von Webb 94 % der Patienten ihre Kontinenz wiedererlangten und keine nennenswerten Komplikationen beobachtet wurden.[46] Der prophylaktische Einsatz von Antibiotika ist unnötig; unter Klinikbedingungen sollte der Katheterismus allerdings zur Vermeidung nosokomialer Keime steril erfolgen.

Die Blasenentleerung mittels Credé-Manöver (Pressen mit dem Handballen in der suprapubischen Region) oder durch Benutzen der Abdominalpresse ist nicht sinnvoll, da das Problem die fehlende Urethrarelaxation ist. Alphablockierende Substanzen können versucht werden, eine Blutdruckkontrolle ist nötig, da diese Medikamente Blutdruck senkende Eigenschaften haben. Muskelrelaxantien wie Baclofen oder Dantrolen kommen ebenfalls zum Einsatz, können aber die oft problematische allgemeine Müdigkeit verstärken.

Demenz

Die Angaben über Inkontinenzprobleme bei Patienten mit Demenz variieren zwischen 11–90 %.[47] Sicher ist, dass Inkontinenz die Morbidität dieser Patienten erheblich verstärkt und maßgeblich zur Heimeinweisung beiträgt.

Die häufigsten Formen der Demenz sind Morbus Alzheimer und die Multiinfarktdemenz.

Die Ursache der vermehrten Inkontinenz ist das Fehlen des hemmenden Einflusses des Großhirns auf die Miktion sowie eine Detrusorhyperreflexie, die die Blase ganz entleeren kann. Eingeschränkte Mobilität und eine fehlende Motivation, den Miktionsreiz zu unterdrücken, tragen darüber hinaus dazu bei, die Inkontinenz zu verschlimmern.

Dennoch gibt es Therapiemöglichkeiten der Inkontinenz bei Demenz:

- Die Blase wird – wenn keine zusätzlichen obstruktiven Komponenten vorliegen – vollständig entleert.
- Das Management kann in dieser Situation schwierig sein; die Umgebung sollte hinsichtlich einer Vereinfachung der Toilettenerreichbarkeit und Optimierung von Sehvermögen und Gehör angeschaut werden.
- Ein Miktionsprotokoll, das von den Pflegenden ausgefüllt werden kann, gibt Aufschluss über Trinkmenge, Häufigkeit und Zeit der Inkontinenzepisoden, und ein regelmäßiger Toilettengang kann Inkontinenz bessern.
- Verstopfung sollte behandelt werden und Medikamente, die die Inkontinenz verstärken können, sind nach Möglichkeit zu vermeiden.

Wenn der Patient kooperativ ist, können Beckenbodenübungen versucht werden, und der probatorische Einsatz von Anticholinergika ist nach Ausschluss von signifikantem Restharn gerechtfertigt.[48]

Als Basisuntersuchung sollten eine Restharnbestimmung und eine Urinuntersuchung helfen, eine Harnwegsinfektion auszuschließen und eine Überlaufinkontinenz zu entdecken. Eine komplette urodynamische Untersuchung ist oft nicht möglich, und die Indikation hierzu sollte der Gesamtsituation angepasst sein.

Ein Dauerkatheter sollte den Patienten mit Harnretention vorbehalten bleiben, die anders nicht behandelt werden können. Ein Katheter kann kurzfristig hilfreich sein, um Dekubitalgeschwüre abheilen zu lassen oder um terminalen Patienten aus Komfortgründen zu helfen.

Kann die Inkontinenz nicht anders behandelt werden, sollte auf hochsaugfähige Einlagen und spezielle Unterwäsche zurückgegriffen werden. Wenn Inkontinenz gerochen werden kann, ist etwas falsch am Management.

Spinales Trauma

Je nachdem, auf welcher Höhe des Rückenmarks die Schädigung ist, können sympathische oder parasympathische (S2–S4) Funktionen betroffen sein.

Läsionen zwischen dem Rückenmark und der Pons können sich in Detrusorhyperreflexie und Detrusor-Sphinkter-Dyssynergie äußern, da inhibitorische Zentren keine Informationen senden können und die Koordination der Pons nicht mehr stattfinden kann. Es ist sehr wichtig, dies zu diagnostizieren, um hohe intravesikale Drucke, die zu Reflux führen können, festzustellen.

Durch fehlende Koordination des Detrusors und Sphinkters ist die Harnblasenentleerung erschwert.

[46] Webb, R. W., Lawson, A. L., Neal, D. E.: Clean intermittent self catheterisation in 172 adults, Br J Urol 1990, 65: 20–3

[47] Teri, L., Borson, S., Kiyak, A.: Behavioral disturbance, cognitive dysfunvtion and functional skill. Prevalence and relationship in alzheimer's disease, J Am Geratr Soc 1989, 37: 109–16
McLaren, S. M., McPherson, F. M., Sinclair, F.: Prevalence and severity of incontinence among hospitalised female psychogeriatric patients, Health Bull 1981, 39: 157–61

[48] Skelly, J., flint, A. J.: Urinary incontinence associated with Dementia, JAGS 1995, 43: 286–94

8

Unbehandelte Detrusor-Sphinkter-Dyssynergie kann bei 50 % der Patienten zu schwerwiegenden Komplikationen der oberen Harnwege führen.[49]

Historisch gesehen sind Patienten nach spinalen Traumen früher häufig an urologischen Komplikationen wie Niereninsuffizienz, Reflux oder chronisch rezidivierenden Infektionen gestorben. Mit Behandlungen wie Spinkterotomien, bei denen der Sphinkter eingeschnitten wird, Medikamenten und Selbstkatheterismus sieht man diese Komplikationen heute kaum noch.

Chirurgische Denervationen

Nach großen pelvinen Eingriffen kann die nervale Versorgung der Harnblase gestört sein. Meistens handelt es sich um radikale Karzinomchirurgie, bei der mehr Gewebe entnommen wird, um das Karzinomgewebe vollständig entfernt zu haben: Radikale Wertheim-Hysterektomien, abdomino-perineale Rektumamputationen und radikale Prostatektomien gehören dazu.

Dabei werden Nerven durchtrennt, die die Blase versorgen und auch für die Sexualfunktion wichtig sind.

Anatomische Studien haben gezeigt, dass man den parasympathischen Nerven bei Hysterektomien aus benigner Indikation nicht zu nahe kommt, wohl aber nach radikalen Hysterektomien.[50] Eine andere Studie konnte belegen, dass es nach abdominoperinealer Rektumamputation in 59 % zu einer Denervation der parasympathischen Nervenfasern kommt, was bei 90 % der Patienten zu Blasenentleerungsstörungen führte.[51]

Wichtig ist es, postoperative Entleerungsstörungen rasch zu erkennen und zu behandeln, da eine lange bestehende Harnverhaltung zu nicht reversiblen Problemen führen kann: Die Muskelfasern werden durch Kollagen ersetzt.

Meistens werden diese Patienten initial über Selbstkatheterismus die Blase entleeren müssen. Der Verlauf wird dann zeigen, ob sich die Blasenfunktion erholt. Der Einsatz von oralen Cholinergika ist meist nicht erfolgreich, wohl aber der parenterale.

Selektivere Operationstechniken, die intraoperativ Nerven schonend sind, haben Erfolg versprechende Ansätze, sind aber sehr zeitaufwändig. Ein Vergleich der herkömmlichen Operationstechnik mit der neuen Nerven schonenden Methode zeigte eine signifikante Verbesserung der Blasenfunktion.[52]

HIV

Eine Infektion mit dem Human Immunodeficiency Virus (HIV) führt in 30–40 % zu einer Beteiligung des Nervensystems.[53] Die neurologische Beteiligung kann in Form von Infektionen, immunologischen Einflüssen auf das Nervensystem und Tumoren geschehen.

Urodynamische Studien haben gezeigt, dass in einigen Kollektiven Blasenstörungen bis zu 87 % nachweisbar waren.[54] In dieser Studie waren zerebrale Toxoplasmose und HIV Enzephalitis das häufigste neurologische Problem.

Die Befunde sind Detrusorhyperreflexie, Detrusor-Sphinkter-Dyssynergie und hypoaktiver Detrusor und sollten dementsprechend therapiert werden.

Symptome und urodynamische Befunde der häufigsten neurogenen Blasenstörungen sind zusammenfassend der ➤ Tabelle 8.4 zu entnehmen.

Tab. 8.4 Neurogene Blasenstörungen, ihre Symptome und urodynamischen Befunde

Erkrankung	Symptome	Urodynamik
M. Parkinson	Drang, Pollakisurie	Detrusorhyperreflexie
Zerebrovaskulärer Insult	Drang, Inkontinenz	Detrusorhyperreflexie verminderte Blasenkapazität
Multiple Sklerose	unterbrochener Harnstrahl Entleerungsstörungen Drang Inkontinenz	Detrusor-Sphinkter-Dysynergie Detrusorhyperreflexie
Demenz	Inkontinenz	Detrusorhyperreflexie
Spinales Trauma	Inkontinenz	Detrusorhyperreflexie Detrusor-Sphinkter-Dysynergie
Chirurgische Denervation	Entleerungsstörungen	akontraktiler Detrusor
		positiver Carbacholtest
AIDS	Entleerungsstörungen Drang	Detrusor-Sphinkter-Dysynergie Detrusorhyperreflexie hypokontraktiler Detrusor

[49] Blaivas, J. G., Barbalias, G. A.: Detrusor-external sphincter dyssynergia in men with multiple sclerosis: An ominous urologic condition, J Urol 1984; 131: 91–94
Borges, P., Hackler, R. H.: The urologic status of the Vietnam paraplegic: a 15-year prospective follow up, J Urol 1982, 127: 710–11

[50] Mundy, A. R.: An anatomical expalantion for the bladder dysfunction following rectal and uterine surgery, J Urol 1982, 54: 501–4

[51] Fowler, J. W., Bremner, D. N., Moffat, L. E. F.: The incidence and consequence of ddamage to the parasympathetic nerve supply to the bladder after abdominoperineal resection of the rectum for carcinoma, Br J Urol 1978; 50: 95–98

[52] Kuwaba, Y., Suzuki, M., Hashimoto, M.: New method to prevent bladder dysfunction after radical hysterectomy for uterine cervical cancer, J Obstet Gynaecol Res 2000; 1: 1–8

[53] Levy, R. M., Bredesen, D. E., Rosenblum, M. L.: Neurological manifestations of acquired immunodeficiency syndrome: expreiences at UCSf and review of the literature, J Neurosurg 1985, 62: 475

[54] Hermieu, J. F., Delmas, V., Boccon Gibod, L.: Micturition disturbances and human immunodeficiency virus infection, J Urol 1996, 156: 157

8.7 Entleerungsstörungen der Harnblase

Annette Kuhn

Die normale Blasenfunktion besteht aus zwei Phasen:

- Speicherphase
- Entleerungsphase.

Während der Speicherphase füllt sich die Harnblase mit Urin, bis die Blasenkapazität erreicht ist. Die Entleerungsphase beginnt – gesteuert vom Großhirn und koordiniert vom pontinen Miktionszentrum – mit einer synchronen Relaxation des Beckenbodens und damit der Urethra und des Blasenhalses und einer Kontraktion des Detrusors (➤ Kap. 3.4.3). Wenn der sinkende Urethraldruck sich dem intravesikalen Druck angleicht, beginnt die Miktion.

Blasenentleerungsstörungen sind häufig und haben vielfältige Ursachen.

Wir unterscheiden den akuten Harnverhalt von der chronischen Restharnbildung:

- Als *akuter Harnverhalt* wird ein Zustand definiert, in dem der Patient über 12 Stunden nicht Wasser lassen kann und bei dem ein Volumen gleich oder größer als die Blasenkapazität mittels Katheter entfernt werden muss. Die Angabe der 12 Stunden ist hier je nach Trinkmenge relativ.
  Normalerweise ist eine akute Retention schmerzhaft, kann aber bei gleichzeitiger Präsenz einer neurologischen Läsion schmerzfrei sein.
- *Chronische Restharnbildung* ist meist ein schleichender und schmerzloser Prozess. Die Restharnmenge beträgt zwischen 100 ml und 50 % der Blasenkapazität. Chronische Restharnbildung kann zu rezidivierenden Harnwegsinfekten und Inkontinenz führen und ohne klare Ursache insbesondere bei älteren Patienten auftreten.

Bevor Frauen eine akute oder chronische Entleerungsstörung erleben, werden normalerweise zwei Phasen durchlaufen:

- Die erste Phase der asymptomatischen Entleerungsstörung, in der die Patientin sich ihrer Beschwerden nicht bewusst ist. Der Harnfluss ist reduziert und die maximale Flussrate liegt unter 15 ml/sec, eine Restharnbildung fehlt.
- Die zweite Phase ist durch eine Dekompensation der Blase charakterisiert und verursacht Symptome wie initiales Warten, Bauchpresse zur Miktion und eine verlängerte Miktionszeit. Die maximale Flussrate liegt unter 15 ml/sec und es besteht Restharnbildung.

Harnblasenentleerungsstörungen können akut oder chronisch auftreten.
Ursachen können durch eine zentrale oder periphere nervliche Störung, Detrusordysfunktion, infravesikale Obstruktion oder funktionelle Zustände sein.

Tab. 8.5 Mögliche Störungen der Harnblasenentleerung

Störung	Beispiel
Nerval	zerebrovaskulärer Insult
	operative Nervendurchtrennung, Querschnittslähmung
	degenerative Prozesse: Multiple Sklerose, Parkinson, Diabetes mellitus
Muskulär	akuter/chronischer Harnverhalt
	degenerative Prozesse
	Bestrahlung
	Medikamente
	Blasensphinktersklerose
Iatrogen	Periduralanästhesie
infravesikale Obstruktion	Urethralstenosen
	Z. n. Inkontinenzoperationen
	Prostatahyperplasie/Karzinom
	Prolaps
	entzündliche Prozesse
	Sphinkterhypertrophie
	pelvine Tumoren
funktionelle Störungen	Hinman-Syndrom
	psychogene Entleerungsstörungen
	Detrusor-Sphinkter-Dysfunktion, Beckenbodenspastik (sofortige Kontraktion des Muskels bei Dehnung)

Harnblasenentleerungsstörungen beinhalten eine Störung der Entleerungsphase. Tabelle 8.5 zeigt mögliche Gründe:

- neurologische Erkrankungen
- Schädigung des Detrusors
- iatrogene Ursachen
- infravesikale Obstruktionen
- funktionelle Störungen.

Harnblasenentleerungsstörungen bei *neurologischen Erkrankungen* sind häufig und können durch periphere und zentrale Läsionen verursacht sein.

Eine *Schädigung des Detrusors* kann durch Überdehnung der Muskelfilamente bei akuter oder chronischer Retention entstehen; eine Entlastung und Harnableitung ist in diesem Fall die erste und wichtigste Maßnahme, um weitere Schäden zu vermeiden.

Retention kann zu einer ischämischen Schädigung des Detrusormuskels führen, und die zuerst betroffene Struktur ist das basale Urothel.[55] Betroffene Strukturen werden durch nicht kontrahierendes Kollagen ersetzt und werden damit

[55] Tong, Y. C., Monson, F. C., Erika, B., Levin, R. M.: Effects of acute in vitro distension of the rabbit urinary bladder on DNA synthesis. J Urol 1992; 148: 1347–50

für die Blasenfunktion nutzlos.[56] Wenn sich die Harnblasenfunktion nach vier Wochen nicht erholt hat, ist die langfristige Prognose meistens schlecht.

Medikamente, die einen Harnverhalt provozieren können, sind einerseits Substanzen, die mit der Freisetzung und Aufnahme von Azetylcholin an der neuromuskulären Endplatte interferieren (wie Anticholinergika) oder Substanzen, die den Auslasswiderstand heraufsetzen (wie Antidepressiva und Alpharezeptorstimulanzien). Zu klinisch apparenten Problemen kommt es meistens, wenn schon eine noch kompensierte Detrusorinsuffizienz vorliegt.[57] Bei Patienten mit Hinweisen auf eine Harnblasenentleerungsstörung sollte deswegen vor dem Einsatz von Anticholinergika ein Restharn ausgeschlossen werden.

Eine Therapie mit Botoxinjektionen in die Harnblase kann eine Störung der Entleerung bewirken, die allerdings meist nur passager für einige Wochen bis Monate besteht, solange das Botox wirkt.

Die häufigste *iatrogene Ursache* für eine Harnretention stellt die Periduralanästhesie zur Geburtserleichterung dar.

Postpartal ist es wichtig, auf die Miktion spätestens nach 4–6 Stunden zu achten und im Zweifelsfall den Restharn zu messen.

Infravesikale Obstruktionen sind bei Männern durch ihre Anatomie (Prostata) häufiger als bei Frauen. Pelvine Tumoren – gutartige Myome, Fibrome und Karzinome – können eine Harnabflussstörung verursachen.

Senkungen und Prolaps können zu Restharnbildung durch eine Abknickung der Urethra führen; dieses Phänomen wurde bei höhergradigem Prolaps bei bis zu 33 % der Patientinnen beschrieben.

Eine Sphinkterhypertrophie bei Frauen ist selten, kann aber in Kombination mit fehlender Relaxation zu Entleerungsstörungen führen. Die Diagnose wird mittels charakteristischer elektromyographischer Signale gestellt.[58]

Pelvine Tumoren können – ob gut- oder bösartig – durch Kompression oder Infiltration zu Blasenentleerungsstörungen führen.

Die Diagnose einer *funktionellen Entleerungsstörung* darf erst nach Ausschluss einer zugrundeliegenden Pathologie gestellt werden.

Eine Sonderstellung nimmt das Hinman-Syndrom ein, das auch *non-neurogene neurogene Blasenstörung* genannt wird und welches eine willkürliche Kontraktion des Sphinkters während der Miktion umfasst. Die Häufigkeit ist 2 % in Kollektiven mit Blasenentleerungsstörungen.[59] Die Therapie besteht in einer Verhaltens- und Entspannungsschulung (➤ Kap. 11.2.8).

Untersuchungen

Die Anamnese kann mit Fragen nach Restharngefühl, initialem Warten, unterbrochenem Harnstrahl oder rezidivierenden Harnwegsinfekten bereits einen Hinweis auf Entleerungsstörungen geben. Eine genaue neurologische und Medikamentenanamnese hilft, Ursachen zu finden, und frühere Inkontinenzeingriffe sollten ebenfalls erfragt werden.

Die neurologische, abdominelle und gynäkologische körperliche Untersuchung entdeckt Tumoren, neurogene Störungen und eventuell bereits eine vergrößerte Blase, die ca. ab 200 ml palpabel ist.

Ein Infekt sollte immer mittels Urinstatus ausgeschlossen werden.

Die einfachsten weiterführenden Untersuchungen sind die Messung des Urinflusses und die Restharnbestimmung mittels Ultraschall oder – wenn dieser nicht verfügbar ist – mittels Einmalkatheter. Der Ultraschall ist wegen geringerer Invasivität und fehlender Infektgefahr vorzuziehen.

Normwerte für den Urinfluss und Restharn sind:

- Flow: > 15 ml/sec bei einem Miktionsvolumen von > 150 ml
- Restharn: < 100 ml (gemäß ICS).

Bei einem Miktionsvolumen von weniger als 150 ml ist der Flow nicht verwertbar.

Eine Restharnbildung von 50–100 ml ist in der Grauzone und sollte wiederholt werden.

Eine einmalige Restharnbildung ist ebenfalls nicht aussagekräftig und sollte wiederholt werden, da sie auch situationsbedingt zustande kommen kann.

Zur Abklärung gehören die Anamnese, die klinische gynäkologische, neurologische und abdominelle Untersuchung sowie die Messung des Urinflusses und des Restharns. Ein Infekt muss immer ausgeschlossen werden.

Therapie

Beim akuten Harnverhalt ist eine medikamentöse Therapie nicht ratsam.

Die Katheterisierung verschafft dem Patienten Erleichterung. Wenn eine kurzzeitige Katheterisierung erwartet wird, reicht meist ein transurethraler Katheter aus; wenn länger dauernde Entleerungsstörungen erwartet werden, ist die Ein-

[56] Chaikin, D. C., Romanzi, L., Rosenthal, J. et al.: The effects of genital prolapse on micturition. Neurourol Urodyn 1998; 17: 426–427

[57] Dörflinger, A., Monga, A.: Voiding dysfunction, Current opinion, Gyn Obstet 2001; 13: 507–12

[58] Fowler, C. J., Kirby, R. S.: Abnormal electromyographic activity in the striated urethral sphincter in 5 women with urinary retention, Br J Urol 1985, 57: 67–70

[59] Groutz, A., Blaivas, J. G., Pies, C., Sassone, A. M.: Learned voiding dysfunction among adults, Neurourol Urodyn 2001; 20: 259–268

lage eines suprapubischen Katheters aus Komfortgründen und wegen weniger Harnwegsinfekten ratsam.

Da chronische Restharnbildung zu Infekten, Infektsteinen, Harnstau mit Niereninsuffizienz führen kann, sollte sie therapiert werden.

Der Einsatz von cholinergen Substanzen, Prostaglandinen und Progesteron ist meist nicht Erfolg versprechend, Alpharezeptor blockierende Medikamente können versucht werden.

Bei Patientinnen mit präoperativ vor Kontinenzeingriffen bestehenden schlechten Flussraten ist die präoperative Instruktion des Selbstkatheterismus ratsam.

Langfristig sollte die Ursache therapiert werden, wenn dies nicht möglich oder nicht erwünscht ist, kann der Selbstkatheterismus empfohlen werden.

Selbstkatheterismus

Die intermittierende Selbstkatheterisierung wurde initial bei neurologischen Patienten beschrieben[60] und stellt für die chronische Retention die beste Therapie dar, da sie am wenigsten zu Infektionen führt, die Patientin keinen dauernden Fremdkörper in der Blase hat und von äußeren Systemen unabhängig ist.

Katheter sind in verschiedenen Größen und Präparationen erhältlich, und ein Salzüberzug erleichtert bei Kontakt mit Wasser die Gleitfähigkeit.

In der Regel wird der so genannte *saubere* Selbstkatheterismus empfohlen im Gegensatz zum *sterilen* Selbstkatheterismus, der bei hospitalisierten neurologischen Patienten angewendet wird und eine sterile Technik erfordert.

Bei Männern wird der Katheter unter direkter Sicht eingeführt, bei Frauen wird initial ein Spiegel benutzt, um die Urethralöffnung zu sondieren. Später ist der Spiegel dazu normalerweise nicht mehr nötig. Ein Minimum an Fingerfertigkeit ist hierfür erforderlich.

Andere Entleerungshilfen

Ein in die Urethra einsetzbarer kleiner Katheter, der eine Miniturbine enthält und über eine Steuerung von außen aktiviert und deaktiviert werden kann, ist das *In Flow System.*

Das System muss regelmäßig gewechselt werden und kann Infektionen, Dyspareunie und Migration verursachen.[61]

> Die Therapie sollte die Ursache wenn möglich beheben, ist dies nicht möglich, so kommen Selbstkatheterismus oder die Einlage eines suprapubischen oder transurethralen Katheters in Frage.

8.8 Harnwegsinfekte

Annette Kuhn

Urin ist normalerweise steril, und Bakterien in der Urethra werden idealerweise mit dem Urin und Schleimbeimengungen weggespült.

Ein Harnwegsinfekt (Zystitis) ist eine bakterielle Entzündung der Harnblase meist unter Mitbeteiligung der Urethra. Die Chance, als Frau irgendwann während ihres Lebens eine Zystitis zu bekommen, wird mit 50 % angegeben;[62] Harnwegsinfekte bei Frauen sind damit häufig. Sie sind 8-mal häufiger betroffen als Männer, und 3 % erleiden immer wieder Infekte. Schon bei Schulkindern ist die Prävalenz bei Mädchen ca. 10-mal höher als bei Jungen.[63] Die enge anatomische Nähe von Rektum und weiblichem Harntrakt und die vergleichsweise kurze Harnröhre begünstigen eine Infektion, bei der meistens E. coli identifiziert werden kann, aber auch Klebsiellen, Pseudomonas, Staphylokokken, Trichomonaden, Amöben und Hefepilze vorkommen können. Keime, die eine Zystitis verursachen, stammen in der Regel von den benachbarten Organen:

- Darm
- Perineum
- Introitus.

Falsche Genitalhygiene – beispielweise Abwischen von hinten nach vorne nach der Miktion, häufige Waschungen mit desinfizierenden Substanzen auch intravaginal, Tragen von wenig atmungsaktiver Unterwäsche – trägt zur Infektion nicht unerheblich bei.

Der Mann hat durch seine längere Harnröhre den Vorteil, seltener zu erkranken. Prädisponierend für eine Blasenentzündung bei Männern ist die infravesikale Obstruktion, die meist nach Prostatahyperplasie, aber auch nach Harnröhrenstrikturen oder Prostatakarzinomen entsteht. Eine Zystitis beim Mann ist immer durch den Urologen abklärungsbedürftig.

Harnwegsinfektionen können auch Ursache für Harninkontinenz sein und besonders beim älteren Patienten keine anderen Symptome als die Inkontinenz zeigen.[64] Eine Behandlung des Infekts allein kann in diesen Fällen die Inkontinenz beheben.

Harnwegsinfekte werden folgendermaßen eingeteilt:

- untere Harnwegsinfekte, die Blase und Urethra betreffend (Zystitis)
- obere Harnwegsinfekte mit Nierenbeteiligung (Pyelonephritis).

[60] Lapides, J., Diokno, A. C., Silber, S. J., Lowe, B. S.: Clean intermittent self catheterisation in the treatment of urinary tract disease, J Urol 1972; 107: 458–61

[61] Krishna, N. S., Glen, E. S.: A remote controlled intraurethral insert for artificial voiding: a new concept for treating women with voiding dysfunction, J Urol 2000, 163: 1258

[62] Asscher, A. W.: Urinary tract infections, J R Coll Physicians London 1981, 128: 232–238

[63] MacLachlan, M., Meller, S., Johns, E. et al.: Urinary Tract in schoolgirls with covert bacteriuria. Arch Dis Child 1975; 50: 253–258

[64] Yoshikawa, T. T., Norman, D. C.: Approach of fever and infection in the nursing home. J Am Geriat Soc 1996, 44: 74–82

Bis zu drei Zystitiden pro Jahr werden bei der Frau noch als normal angesehen. Mehr als drei Zystitiden sind abklärungsbedürftig und sollten in der Anamnese erfasst werden.

Wichtig ist die Frage, ob jeweils Keime mittels Urinkultur nachgewiesen wurden oder ob die Patientin nur das Gefühl einer Zystitis hatte, da es sich häufig nur um zystitisähnliche Symptome im Sinne einer Reizblase handelt, die nicht auf eine Therapie mit Antibiotika ansprechen.

Eine *Pyelonephritis* (Entzündung des Nierenbeckens und der Niere) entsteht meist durch Aszension der Keime von der Blase über die Ureter. Die schmerzhaften Entzündungen sind von hohem Fieber begleitet. Sie sind meist einseitig und kommen in der Schwangerschaft häufiger vor und werden durch die progesteronbedingte Weitstellung der Harnwege erleichtert.

Reflux von infiziertem Urin in die Niere ist möglich. Der Grund ist der nicht mehr funktionierende Ventilmechanismus der Uretermündungen (➤ Kap. 3.4), was – wenn er über längere Zeit besteht – zu einer chronischen Niereninsuffizienz mit Nierenversagen führen kann.

Typisch ist der Symptombeginn mit zystitisähnlichen Beschwerden, die dann in eine Pyelonephritis mit Flankenschmerzen und meist massiver Beeinträchtigung des Allgemeinbefindens übergehen.

Ätiologie

Begünstigend für die Entstehung einer Zystitis können folgende Umstände wirken:

- iatrogene Ursachen: Katheterisierung, Urodynamik oder Zystoskopie
- häufige Sexualkontakte: Honeymoon-Zystitis
- Benutzen von kontrazeptiven Barrieremethoden, z. B. Diaphragma und Spermizide
- Schwangerschaft

Menopause: verminderte Mucusbildung infolge Östrogenmangels[65]

- angeborene Fehlbildungen des Harntrakts
- Resturin.

Selten sind chemische oder physikalische Noxen, z. B. Radiatio (Bestrahlung), Fremdkörper oder einige Medikamente wie Methotrexat. Fremdkörper können Blasensteine, Nahtmaterial nach vorangegangenen Operationen oder andere in autoerotischer Tätigkeit eingeführte Materialien sein, die durch ihre Keimbesiedlung zu chronischen Infekten führen und zur Sanierung entfernt werden müssen.

Andere lokal begünstigende Faktoren sind Störungen des Blasenepithels und das Tamm-Horsfall-Protein, welches aus den Nieren ausgeschieden wird und E. coli leicht binden kann und so einen lokalen Abwehrmechanismus darstellt. Patienten mit Pyelonephritis und anderen Infekten des Harntrakts haben gehäuft Antikörper gegen dieses schützende Protein.[66]

Symptome

Meist beginnt eine einfache Blasenentzündung mit einem Brennen beim Wasserlassen, welches sich in einen Dauerschmerz über der Schambeinfuge fortsetzen kann. Weitere Zeichen sind:

- Pollakisurie
- imperativer Harndrang
- terminaler Miktionsschmerz
- Blasentenesmen (Krämpfe)
- stinkender, trüber Urin (geringe Sensitivität).

Diese Symptome können vorhanden sein, müssen aber nicht gleichzeitig auftreten und können in der Schwangerschaft, bei Diabetikern, älteren Patienten und neurologischen Erkrankungen abgeschwächt sein oder fehlen.

Fieber ist bei einer einfachen Zystitis selten und kann ein Zeichen einer Nierenbeteiligung sein.

Besonders bei älteren Patienten kann ein Harnwegsinfekt Ursache für Inkontinenz sein, ohne dass andere Symptome vorhanden sind; die Therapie des Infektes kann in dieser Situation die Inkontinenz heilen

Größere Blutbeimengungen färben den Urin sichtbar rot und sind dann ein Zeichen einer hämorrhagischen Zystitis. Zusätzlich zu den üblichen Symptomen sind dann oft noch die Folgenden vorhanden:

- Mikro- oder Makrohämaturie
- Fieber
- Leukozytose.

Insbesondere die Makrohämaturie beunruhigt die Patienten verständlicherweise. Der eigentliche Blutverlust ist allerdings nur gering.

8.8.1 Formen der Harnwegsinfekte

Zystitis in der Schwangerschaft und im Wochenbett

Eine asymptomatische Bakteriurie kann bei 4–7% der Schwangeren festgestellt werden.[67] Obwohl dies sonst nicht therapiebedürftig ist, sollte hier trotz fehlender Symptome be-

[65] Mullholland, S., Qureshi, S., fritz, R.: Effect of hormonal depriviation on the bladder defence mechanism. J Urol 1982, 127: 1010–1013

[66] Hanson L. A., fasth, A., Jodal, U.: Auto-antibodies to Tamm-Horsfall protein, a tool for diagnosing the level of urinary tract infection. Lancet 1976; 1: 226–228

[67] Kass, E. H.: Bacteriuria and pyelonephritis of pregnancy. Arch Int Med 1960, 105: 194–98

handelt werden, da die Wahrscheinlichkeit besteht, dass die Bakteriurie wegen der progesteronbedingten Weitstellung der ableitenden Harnwege in eine Pyelonephritis übergeht. Diese kann u. a. zu Frühgeburtlichkeit führen, und etwa 20 % der Patientinnen mit Pyelonephritis in der Schwangerschaft entwickeln schwerwiegende Komplikationen inklusive Sepsis.[68]

Eine frühe Entdeckung der Bakteriurie kann klinische Infekte signifikant vermindern und rechtfertigt Screening-Methoden für Harnwegsinfekte in der Schwangerschaft, welche bei den üblichen Schwangerschaftskontrollen durchgeführt werden.

Die therapeutische Zuständigkeit liegt bei dem Facharzt für Gynäkologie und Geburtshilfe.

Im Wochenbett besteht ebenfalls eine vermehrte Anfälligkeit für Harnwegsinfekte durch folgende Faktoren:

- Katheterisierungen unter der Geburt
- vermehrte Restharnbildung post partum durch ödematöse Schwellung der Urethra, PDA
- vermehrte Keimbesiedlung durch die Lochien
- vermindertes Gefühl des Miktionsdranges.

Insbesondere bei Patientinnen nach PDA (Periduralanästhesie) unter der Geburt, nach vaginaloperativen Geburten und nach häufigen Katheterisierungen sollte auch bei unspezifischen Beschwerden an einen Harnwegsinfekt gedacht werden und dieser resistenzgerecht behandelt werden.

Interstitielle Zystitis (Bladder Pain Syndrome: BPS)

Bei der interstitiellen Zystitis ist die Ätiologie unklar und Bakterien nicht nachweisbar (➤ Abb. 8.14). Die oft langjährigen Beschwerden sind suprapubische Schmerzen, Pollakisurie, Nykturie und nicht unterdrückbarer Harndrang, ohne dass eine Bakterienkultur positiv für einen Infekt ist. Eine Infektion mag als Trigger in Frage kommen; mit großer Wahrscheinlichkeit handelt es sich um einen immunologischen Prozess.

Häufig findet sich urodynamisch eine non-compliance Harnblase von kleiner Kapazität (< 200 ml), die definitive Diagnose wird mittels Blasenbiopsie gestellt.

Bei der Zystoskopie zeigen sich nach Ablassen der Füllflüssigkeit typische konglomerierende Blutungen, und die Zystoskopie wird unter lokaler Anästhesie der Urethra oft nur schwer ertragen.

Die Therapie ist meistens langwierig; Anticholinergika und Elektrostimulation helfen hier nur wenig weiter. Ein Therapieversuch mit intravesikal instilliertem Heparin und Lokalanästhetikum vermischt, welches wöchentlich über sechs Wochen via Katheter verabreicht wird, kann unternommen werden. Die Lösungsmenge sollte solange wie möglich in der Blase behalten werden. Andere, gut dokumentierte Substanzen zur Instillation sind die Hyaluronsäure und DMSO.

Andere Therapieversuche gehen in Richtung einer Immunsuppression mit Kortikosteroiden, die jeden zweiten Tag in unterschiedlicher Dosierung eingenommen werden.

Andere Optionen sind die Implantation eines Neurostimulators, Antiallergika oder – erst als Ultima Ratio – chirurgische Interventionen.

Radiozystitis

Eine Strahlenzystitis kann als Komplikation einer Strahlentherapie von Genitalkarzinomen vorkommen. Es findet sich dabei eine negative Urinkultur mit den typischen Symptomen einer Zystitis. Durch die Bestrahlung kann es Nebenwirkungen am Darm und an der Blase geben, die recht schwierig zu behandeln sind. Eine Therapie mit Anticholinergika, wenn nötig intravesikal verabreicht, Physiotherapie zur Verbesserung der Beckenbodenfunktion sowie Blasentraining sind sinnvoll. Bei schwerer Strahlenzystitis ist dies jedoch oft nicht ausreichend, und je nach Gesamtsituation kann eine chirurgische Intervention erwogen werden.

Rezidivierende Harnwegsinfekte

Bei mehr als zwei Harnwegsinfekten pro Jahr spricht man von rezidivierenden Infekten, die jeweils mit Mittelstrahlurin und einer Bakterienkultur abgeklärt werden sollten. Nach Ausschluss von anatomischen Gründen und Fremdkörpern (Zystoskopie, Ultraschall der Nieren, bei Verdacht auf Reflux Miktionszystourethrogamm) kann eine Langzeitantibiotikatherapie erwogen werden.

Normalerweise kommen hierbei Nitrofurantoin oder Cotrimoxazol zur Anwendung,[69] die über sechs Monate in einer Einmaltagesdosis gegeben werden.

Preiselbeersaft hilft als Infektprophylaxe (s. u.), und eine ausreichende Trinkmenge ist wichtig. Bei postmenopausalen Patientinnen ist eine lokale Östrogentherapie zu empfehlen. Auch die vaginale Applikation von Lactobazillus hilft zur Infektprophylaxe.[70]

Harnwegsinfekte in der Schwangerschaft, hämorrhagische Zystitis, Pyelonephritis, rezidivierende Harnwegsinfekte sowie Harnwegsinfekte mit Infektsteinen und Restharnbildung sollten durch den Spezialisten betreut werden.

[68] Millar, L. K., Cox, S. M.: Urinary tract infections complicating pregnancy. Infect Dis Clin North Am 1997; 11: 13–26

[69] Cattell, W., Chamberlain, D., Fry, I.: Long Term control of bacteriuria with Trimethoprim-sulphonamide, Br Med J 1971; 1: 1112–1114

[70] Baerheim, A., Lrsen, E., Digranes, A.: Vaginal applications of Lactobacilli in the prophylaxis of recurrent lower urinary tract infections in women, Scand J Prim Health Care 1994; 12: m239–243

8.8.2 Therapie der Harnwegsinfekte

Ärztliche Therapie

Eine spontane Heilung einer Zystitis ohne Antibiotikatherapie ist in 5–7 % nach zwei Tagen zu erwarten.[71]

Unkomplizierte, einmalige und auf die Harnblase beschränkte Infektionen können mit einer Einmaldosis Antibiotika oder über drei Tage behandelt werden, ohne dass vorher Antibiogramme erstellt werden. Ein Streifentest, der positive Werte für Leukozyten und Nitrit anzeigt, reicht zusammen mit der Anamnese und der klinischen Untersuchung aus.

Komplizierte Harnwegsinfekte benötigen eine genauere Diagnostik mit Mittelstrahlurin und Antibiogramm sowie eine längere Therapie mit dem geeigneten Antibiotikum.

Komplizierte Harnwegsinfekte sind:

- Pyelonephritis
- Harnwegsinfekte in der Schwangerschaft
- Harnwegsinfekte bei Steinleiden
- Harnwegsinfekte bei Diabetikern
- Harnwegsinfekte bei nachgewiesenem Reflux und angeborenen Missbildungen der ableitenden Harnwege.

Infektsteine sollten nach Möglichkeit saniert werden, wenn der akute Infekt abgeklungen ist.

Anticholinergika und Spasmolytika können helfen, die Blasenspasmen im Akutstadium zu beruhigen.

Begleitende Maßnahmen

Folgende Maßnahmen können begleitend eingesetzt werden: durch Urinansäuerung (Preiselbeersaft) ein saureres Milieu in der Blase herstellen. In einem alkalischen Milieu wachsen urologische Keime am schnellsten. Durch Preiselbeersaft wird Hippurinsäure metabolisiert und führt über diesen Weg zur Ansäuerung des Urins.[72] Die empfohlene Menge liegt bei 300 ml pro Tag.

Eine amerikanische Studie mit Bewohnern von Alters- und Pflegeheimen hat gezeigt, dass die Bakteriurie durch die regelmäßige Gabe von 300 ml verdünntem Preiselbeersaft pro Tag urologische Keime stark eindämmt. Die Zystitiden gingen signifikant zurück.[73]

- für eine erhöhte Diurese sorgen (2–3 l pro Tag – Wasser/Kräutertee), eine insgesamt zu geringe Trinkmenge kann durch höhere Urinkonzentration zu einem Reizzustand (scharfer Urin) und dem erneuten Auslösen einer Blasenentzündung führen:
  - so viel trinken, bis die Harnmenge pro 24 Std. auf 1500 bis 2500 ml steigt
  - morgens genügend Tee und stilles Wasser bereitstellen
  - aus großen Gläsern trinken, damit die tägliche Menge leichter erreicht wird
  - darauf achten, dass am Morgen viel und am Abend weniger getrunken wird, um nachts nicht durch Harndrang geweckt zu werden.
  - D-Mannose
- Während der Entleerung auf der Toilette sitzend sich leicht noch vorne neigen, um die Blase möglichst vollständig zu entleeren.
- Feuchte Wärme (Wärmflasche) wird meist als angenehm empfunden und kann die Reizbeschwerden lindern.
- Zudem gehört zur Selbstbehandlung das Vermeiden von Reizstoffen, die Irritationen der Blasenschleimhaut auslösen. Reizauslösende Stoffe sind: kohlensäurehaltige Getränke, Fruchtsäfte, Kaffeesorten, die viele Röstreizstoffe und Kaffeesäuren enthalten, übermäßig gesalzene oder gewürzte Speisen und Wein.
- Wegen der Abwehrschwäche der Schleimhäute ist die Förderung der Durchblutung wichtig. Kälte an den Füßen vermindert die Durchblutung im kleinen Becken.
- Möglichkeiten der Naturheilmethoden sind: Phytotherapie, Balneologie, Homöopathie und Akupunktur; über die Effektivität dieser Verfahren gibt es jedoch keine Daten.

Therapeutisch helfen Antibiotika, Spasmolytika, eine ausreichende Trinkmenge, Preiselbeersaft sowie begleitende Maßnahmen wie Homöopathie, Balneotherapie und eine vernünftige Genitalhygiene.

8

8.9 Zystoskopie

Annette Kuhn

Die Zystoskopie oder Blasenspiegelung wird seit dem frühen 19. Jahrhundert zur weiteren Diagnostik bei Blasenproblemen eingesetzt und erstmals von Bozzini beschrieben.[74] Bozzini dokumentiert hier die Möglichkeit, von außen in die Blase hinein zu sehen, eine Technik, die mangels fehlender Lichtquelle vorher nicht durchführbar war. Durch seine Konstruktion mit einer Kerze, einem Reflektor und einer Konstruktion aus hohlen Röhren ermöglichte er die erste Blasenspiegelung. In der Folge verbesserten zahlreiche Innovationen diese doch sehr einfache Konstruktion; das generelle Prinzip blieb jedoch das gleiche.

[71] Arav-Boger, R., Leibovici, L., Danon, Y. L.: Urinary tract infections with high and low colony counts in young women. Spontaneous remission and single-dose vs multiple day treatment. Arch Int Med 1994; 154: 300–304

[72] Nazarko, L.: Infection Control. The therapeutic uses of cranberry juice. Nursing standard 1995; 9(34): 33–35

[73] GIH-Heft Nr. 3, 5/1997, Beitrag von Prof. Madersbacher

[74] Bozzini, P.: Lichtleiter, eine Erfindung zur Anschauung innerer Theile, und Krukheiten nebst Abbildung, J Pract Arzneykunde 1805, 24: 107

Heute können wir zwischen einem starren und einem flexiblen Zystoskop auswählen; letztere werden mehr bei Zystokopien männlicher Patienten eingesetzt. Zystoskopien werden aus folgenden Indikationen veranlasst:

- Hämaturie
- Verdacht auf Fremdkörper in der Blase
- Verdacht auf eine vesikovaginale Fistel
- therapieresistente Drangsymptomatik
- chronische Harnwegsinfekte
- Urethralstenose
- Divertikel
- benigne und maligne Tumoren
- Blasenschmerzen
- unklare Tumorsituationen benachbarter pelviner Organe
- Inkontinenz
- Trauma des Harntraktes
- Harnblasenentleerungsstörungen.

Zystoskopien werden häufig diagnostisch oder therapeutisch durchgeführt.
Komplikationen sind selten; wenn sie auftreten, handelt es sich meist um Harnwegsinfekte oder Irritationen, die nach weniger als 48 Stunden wieder verschwinden.

Bei diagnostischen Zystoskopien können Biopsien entnommen werden, bei therapeutischen können Tumoren und Fremdkörper entfernt werden, Stenosen gelöst oder Injektionen an den Blasenhals (➤ Kap. 9.5) oder die Ureterenöffnungen vorgenommen werden.

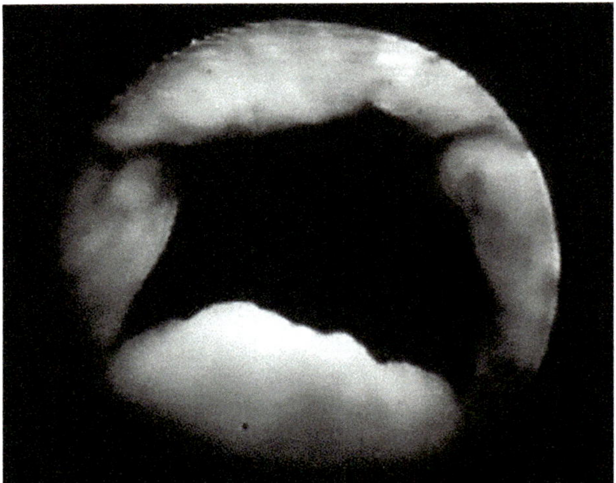

Abb. 8.12 Sichtwinkel 0° Optik auf den Blasenhals [M602]

Je nach Indikation kann die Zystoskopie unter Lokalanästhesie oder Vollnarkose vorgenommen werden. Eine einfache diagnostische Zystoskopie wird in der Regel unter lokaler Betäubung mit einem anästhetischen Gel durchgeführt, therapeutische je nach Indikation unter Lokalanästhesie oder Vollnarkose.

Die Patientin befindet sich dafür in Steinschnittlage. Je nach Indikation gibt es bei starren Zystoskopien unterschiedliche Winkel, die den Sichtwinkel des Instruments bestimmen. Die gebräuchlichsten sind (➤ Abb. 8.12):

- die 0° Optik für die Urethrainspektion und Injektionstherapie
- die 30° und 70° Optik zur diagnostischen und therapeutischen Zystoskopie.

Die Zystoskopie kann entweder mit bloßem Auge oder mittels einer Kameraübertragung auf einen Bildschirm angewendet werden; letztere hat den Vorteil, dass andere Personen inklusive der Patientin ebenfalls den Befund sehen können. Meistens kann bei einer Kameraübertragung der Befund fotografiert werden, was die Dokumentation garantiert. Der reichliche Gebrauch von einem lokalanästhetischen Gel erleichtert der Patientin und dem Untersucher die Zystoskopie. Beurteilt werden (in dieser Reihenfolge):

- Meatus urethrae externus
- Urethra
- Blasenhals
- Trigonum mit Ureterenmündungen
- Blasenwand.

Die Blase wird am besten mit körperwarmer isotoner steriler Flüssigkeit gefüllt und die Kapazität notiert.

Das Trigonum wird durch den Blasenhals und die beiden Ureterenmündungen begrenzt und zeigt bei Frauen sehr häufig chronisch entzündliche Veränderungen wie eine Metaplasie (sog. Pflastersteinrelief) oder Rötungen (➤ Abb. 8.13).

Eine Urinausscheidung sollte bei beiden Ureterostien gesehen werden, die Lage und Form der Ostien beschrieben und nach zusätzlichen Ostien gesucht werden. Kann eine Ureteröffnung nicht gesehen werden, so ist es am einfachs-

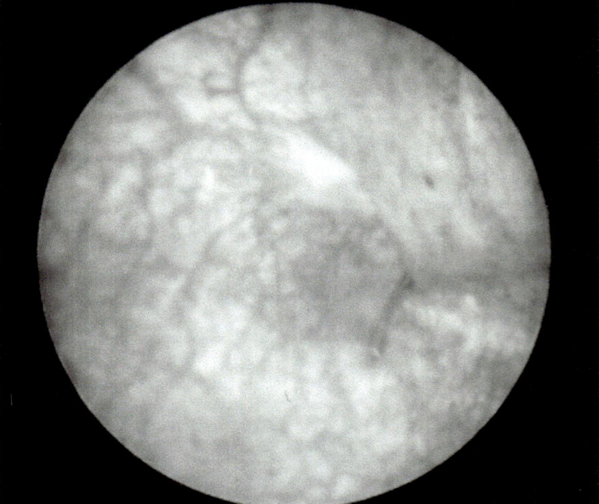

Abb. 8.13 Trabekulierte Harnblase. Eine Trabekulation der Harnblase kann in unterschiedlicher Ausprägung auftreten und ist häufig bei Patienten mit Drangproblemen oder infravesikaler Obstruktion zu finden [M602].

ten, der interureterischen Falte zu folgen, in deren Verlauf sich die andere Öffnung befindet.

Risiken der Zystoskopie

Risiken oder Folgezustände nach Zystoskopie sind hauptsächlich:

- Infektionen
- Hämaturie
- irritative Symptome.

Eine Perforation unter Lokalanästhesie ist praktisch unmöglich.

Eine Bakteriurie nach Zystoskopie wird mit 2–16 % angegeben.[75] Cundiff konnte keinen Vorteil einer Antibiotikaprophylaxe bei Patienten, die sowohl eine Urodynamik und eine Zystoskopie hatten, nachweisen.[76]

In unserer Praxis hat sich eine Antibiotikaprophylaxe bei gezielter Indikation bewährt, nämlich bei Patientinnen mit:

- Diabetes mellitus
- Anomalien der ableitenden Harnwege
- Interventionen
- bestimmten kardialen Indikationen
- rezidivierenden Harnwegsinfekten.

Allen Patientinnen wird eine ausreichende Trinkmenge nach der Untersuchung empfohlen. Bei Persistenz irritativer Symptome über mehr als 48 Stunden sollte ein Harnwegsinfekt ausgeschlossen und gegebenenfalls behandelt werden.

8.10 Vaginismus und Dyspareunie

Renate Tanzberger

Klassifiziert als Genito-Pelvine-Schmerz-Penetrationsstörung (GPSPS)

Die Zusammenfassung der beiden sexuellen Funktionsstörungen zur GPSPS zu einer Diagnose entstand im Mai 2013 im Zuge der Überarbeitung der Sektion zu sexuellen Funktionsstörungen im Klassifikationssystem DSM-5. Die Analyse psychosomatischer Befunde hatte gezeigt, dass sich die beiden Störungsbilder – nichtorganischer Vaginismus und Dyspareunie – nicht zuverlässig differenzieren lassen.

Die Abkürzung DMS-5 steht für die 5. Auflage des Diagnostic and Statistical Manual of Mental Disorders (Diagnostischer und statistischer Leitfaden psychischer Störungen). Es handelt sich um das dominierende psychiatrische Klassifikationssytem aus den USA

Der Vorläufer DSM-4 hob als Diagnosekriterium die vaginalen Muskelspasmen hervor. Seit Existenz der DSM-5 verschob sich der Fokus für Vaginismus auf die Penetrationsproblematik; ein empirischer Nachweis des Muskelspasmus bei Vaginismus nämlich konnte nicht erbracht werden. Im Folgenden werden mögliche Auslöser genannt.

Psychische Auslöser:

- individuelle neurotische Konflikte
- psychosexuelle Ursachen
- partnerschaftliche Beziehungskonflikte
- sexueller Mißbrauch
- häusliche Gewalt
- Angst vor schmerzhaftem Sex (Dyspareunie/Algopareunie)
- Depression.

Physische Auslöser (vorwiegend bei Dyspareunie):

- Geburtstraumata
- myofasziale Adhäsionen
  - nach Geburten
  - nach (uro-)gynäkologischen Operationen
  - nach radiologischer Behandlung
- vulvovaginale (Pilz-)Infektionen und Entzündungen
- postmenopausales Östrogendefizit: Atrophie der vulvovaginalen Schleimhaut
- Endometriose.

Symptome des Vaginismus

Mit der Bezeichnung Vaginismus oder Scheidenkrampf wird die Verengung des Scheideneingangs durch unwillkürliche Spasmen der Beckenbodenmuskulatur beschrieben.

Der Scheideneingang erscheint verschlossen (Mm. bulbocavernosus et M. ischiospongiosus). Betroffen sind außerdem Anteile des Diaphragma pelvis (Mm. puborectalis et pubococcygeus), die die Vagina in ihrem unteren Drittel umgreifen und verengen.

Crowley et al. benennen und beschreiben weitere Formen und Ursachen:

- „Konsistenter Vaginismus“ tritt jedes Mal auf, wenn versucht wird, etwas in die Vagina einzuführen.
- „Globaler Vaginismus“ ist unabhängig von Umständen und/oder Partnern.
- „Situationsbedingter Vaginismus“ tritt nur unter bestimmten Umständen oder mit bestimmten Partnern oder nur bei gynäkologischen Untersuchungen auf, wohingegen vaginaler Geschlechtsverkehr ohne Probleme möglich ist – oder es besteht die umgekehrte Situation.

[75] Manson, A. L.: Is antibiotiv prophylaxis indicated after outpatient cystoscopy? J Urol 1988, 140: 316–17

[76] Cundiff, G. W., McLennan, M. T., Bent, A. E.: Double blinded randomized evaluation of nitrofurantoin prophylaxis for combined urodynamic and cystourethroscopy. Annual meeting of the American Urogynecologic Society, 1997 (abstract)

Bilddokumentation

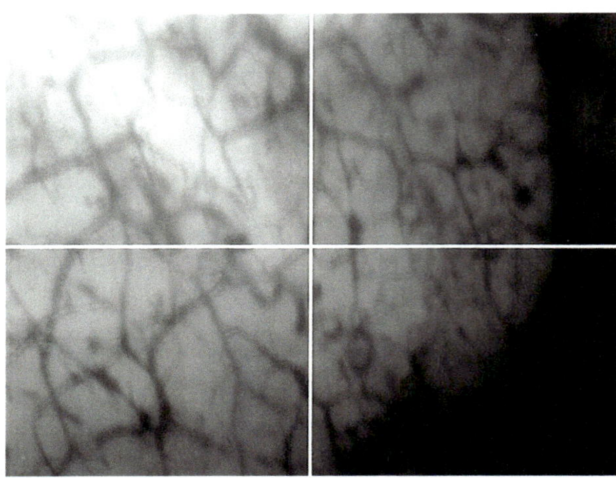

Abb. 8.14 Interstitielle Zystitis. Patienten und Patientinnen mit interstitieller Zystitis klagen häufig über Blasenschmerzen und irritative Symptome. Die typische Einblutung in die Blasenschleimhaut ist nach Ablassen der Zystoskopieflüssigkeit und Wiederauffüllen zu sehen [M602].

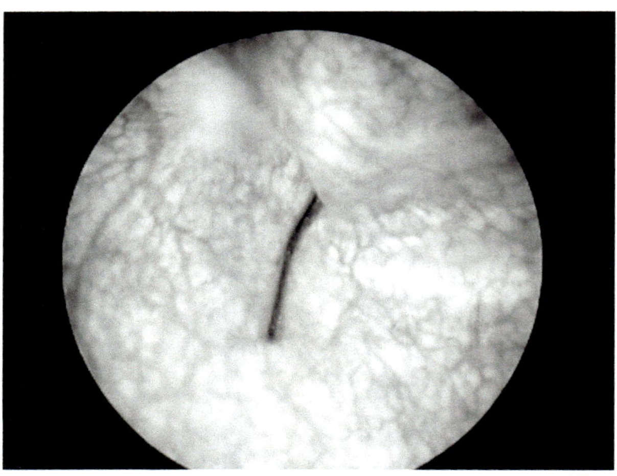

Abb. 8.15 Faden in der Harnblase. Fremdkörper in der Blase können Infekte und irritative Symptome, die therapieresistent sind, verursachen. Ein Faden kann nach Operationen im Beckenbereich und Inkontinenzeingriffen zu Beschwerden führen [M602].

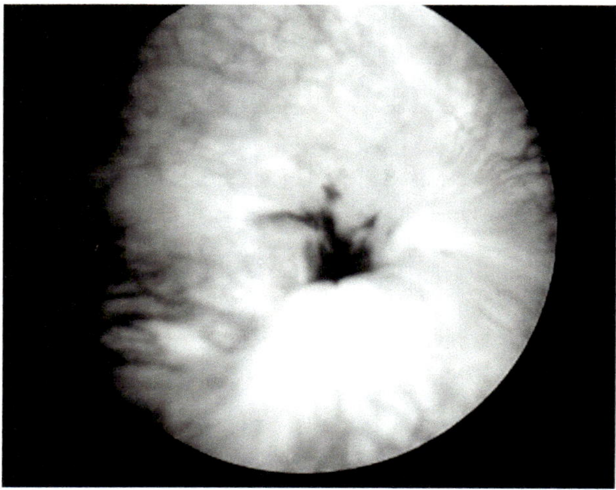

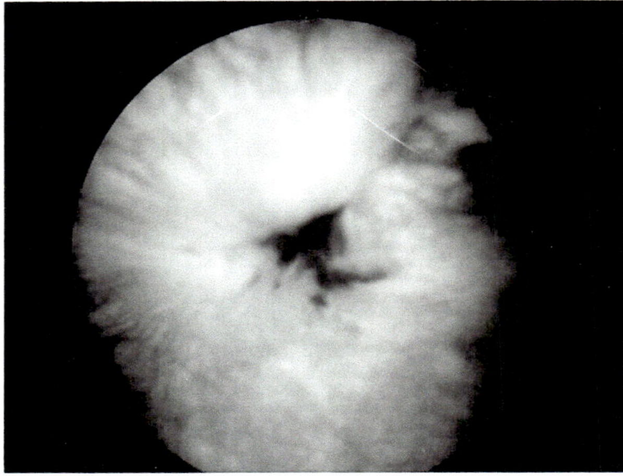

Abb. 8.16 Blasenendometriose. Endometriose kann im ganzen Körper auftreten und in der Blase während der Menstruation zu Hämaturie, Tenesmen und Drangproblemen führen [M602].

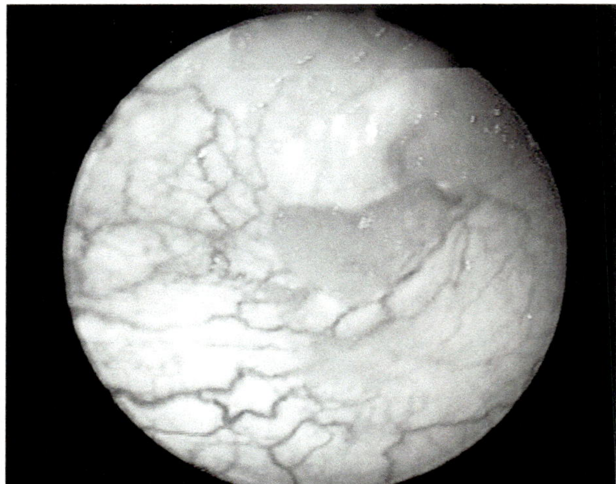

Abb. 8.17 Tumorinfiltration in die Harnblase; Kalibersprünge der Gefäße. Papilläres Karzinom des Übergangsepithels, das sich durch Hämaturie und therapieresistente Drangbeschwerden bemerkbar machen kann [M602].

Abb. 8.18 Vesikovaginale Fistel. Sie kann nach Operationen, Bestrahlung und protrahierten Geburten auftreten und verursacht permanenten Urinverlust [M602].

Symptome der Dyspareunie

Charakteristisch ist die Angst vor Schmerzen bei vaginaler Penetration (Algopareunie). Das gilt sowohl für den Vaginismus als auch für die Dyspareunie, was die Ähnlichkeit der Diagnosen bezeugt.

Spezifische Erscheinungen der Dyspareunie sind wiederholte intravaginale Schmerzen beim Geschlechtsverkehr, begleitet von vulvovaginalen Schmerzen, Brennen und Krämpfen.

Das Behandlungsspektrum

Therapeutische Maßnahmen:

- Medikamente bei infektiöser/entzündlicher Genese
  - Antimykotika bei Pilzinfektion
  - Antibiotikum bei bakterieller Entzündung
  - lokale Östrogensubstitution in der Menopause
- Tonus regulative Übungsangebote aus der Beckenbodentherapie
- gynäkologische Osteopathie und Faszienbehandlung nach Geburtsverletzungen oder Operationen
- mechanische vaginale Dilatation mithilfe von Dilatoren.

Psychosomatische – physiotherapeutische Spannungsbalance

Kenntnisse der relevanten Anatomie und Physiologie sind die unabdingbare Voraussetzung für die Wirksamkeit der folgenden praktischen Angebote:

- Besitz anatomischer und funktioneller Vorstellungsbilder
- Fähigkeit zur Wahrnehmung muskulärer Strukturen und Funktionen im kleinen Becken
- Fähigkeit der Atemwahrnehmung als rhythmische Spür- und Bewegungshilfe (Zwerchfell-Beckenboden-Synergismus und Zwerchfell-Beckenboden-Tonuswechsel in den Atemphasen)
  - Die Seerose (➤ Kap. 11.3.7 A)
  - Die Welle (➤ Kap. 11.3.7 C)
  - Der Schwamm (➤ Kap. 11.3.7 D)
  - Der Beckenboden im Fadenkreuz (➤ Kap. 11.3.7 E)
- Verbesserung der Durchblutung
  - Kaltwasser-Abklatschen (➤ Kap. 11.2.4 ➤ Abb. 11.11)
  - Warmes Sitzbad (➤ Kap. 11.2.4)
  - Autotransfusion (➤ Kap. 11.3.4 A)
  - Warmer Bauch (➤ Kap. 11. 3.4 B)
- Therapeutische Übungen zur Tonusbalance
  - Mundraumlösung (➤ Kap. 11.2.8 A), Leitvorstellung: Mundboden weich – Beckenboden weich
  - Vaginale Lösung (➤ Kap. 11.3.7 D, Variation)
  - Die Seerosen-Variation (➤ Kap. 11.3.7 A, Variation)
  - Damm-Trigger mit Atemführung (➤ Kap. 11.3.7 B, Variation)
  - Abwalzende und federnde Übungen mit dem Beckenboden-Therapieball (➤ Kap. 11.3.9 C, B, D, R, S)
- Angebote aus der Balneologie (➤ Kap. 11.2.4)
- Reflexzonentherapie am Fuß (➤ Kap. 11.2.4).

Vaginaldilatation

Ergänzend und mithilfe der Entspannungstherapie kann die vorsichtige mechanische vaginale Dehnung mithilfe eines Vaginaldilatators (speziell nach gynäkologisch-onkologischen Operationen) durchgeführt werden. Dilatoren werden ggf. nach individuellen anatomischen Gegebenheiten der Patientin angefertigt (z. B. von der Fa. Medesign).

LITERATUR

Uexküll, Psycho-Somatische Medizin, Urban & Schwarzenberg, 5. Auflage 1996

http.//www.bmj.com/bmj/section-pdf/186284?path=bmj/339/7714 Clinical.Review.full.pdf

8

KAPITEL

9 Therapie

9.1 Medikamente bei Reizblase, Störungen der Harnblasenentleerung und Inkontinenz

Annette Kuhn

Medikamente zur Behandlung von Inkontinenz und Drangbeschwerden der Harnblase können in folgende Gruppen eingeteilt werden:

- Medikamente bei Drangbeschwerden und Dranginkontinenz
- Medikamente zur Harnblasenentleerung
- Medikamente bei Belastungsinkontinenz.

Das folgende Kapitel wird hauptsächlich auf Medikamente eingehen, die in der klinischen Anwendung verbreitet sind. Genannt werden die generischen Namen; die Dosisangaben sind ohne Gewähr und müssen der klinischen Situation angepasst werden.

Bei der medikamentösen Behandlung sollten folgende Gesichtspunkte beachtet werden:

- Wirkstoffe können an verschiedenen Systemen angreifen und Nebenwirkungen verursachen.
- In vivo- und in vitro-Effekte können verschieden sein.
- Es kann unterschiedliche Kurzzeit- und Langzeiteffekte geben.

Die Sensitivität, Anzahl und Art von Geweberezeptoren kann durch verschiedene Einflüsse (Denervation, Distension, Entzündung, Ischämie) beeinflusst werden und damit auch die Wirksamkeit des jeweiligen Medikaments.[1]

- Die medikamentöse Behandlung geriatrischer Patienten bedarf besonderer Aufmerksamkeit.

Generell sollte als erstes eine möglichst nebenwirkungsarme und kostengünstige Therapie versucht werden; manchmal kann eine Kombination von mehreren Wirkstoffen mit oder ohne andere therapeutische Maßnahmen erforderlich sein.

Eine Restitutio ad integrum ist ohne Nebenwirkungen mit Medikamenten nur selten zu erreichen.

9.1.1 Medikamente bei Drangbeschwerden und Dranginkontinenz

Die Domäne der medikamentösen Therapie ist die Reizblase mit und ohne Inkontinenz. Substanzen, die bei Drangbeschwerden eingesetzt werden, setzen die Kontraktilität des Detrusors herab. Dazu gehören:

- Anticholingergika
- Polysynaptische Blocker
- Trizyklische Antidepressiva
- Antidiuretisches Hormon
- Muskelrelaxantien
- Kalziumkanalblocker
- Kaliumkanal öffnende Substanzen
- Prostaglandinantagonisten
- β-Agonisten
- Botox.

In verbreitetem klinischen Gebrauch sind nur die ersten vier Gruppen. Bei den letzten fünf Gruppen ist zu beachten, dass diese Substanzen, die oft aus anderen Indikationen eingesetzt werden, sekundär zur Harnretention führen können.

Alle Medikamente, die aus dieser Gruppe benutzt werden, sollten in Verbindung mit Blasentraining eingesetzt werden, um einen maximalen Effekt zu erzielen (➤ Kap. 9.6.2).

Eine Kombination der medikamentösen Behandlung mit Blasentraining erhöht die Erfolgsrate.

Anticholinergika

Diese Substanzen hemmen die Aktivität der glatten Muskulatur distal des cholinergen Rezeptors und sind in der Regel die Medikamente der ersten Wahl zur Therapie von Drangsymptomen und -inkontinenz. Die einzigen absoluten Kontraindikationen stellen das Engwinkelglaukom, Ileus und eine Allergie auf diese Medikamente dar; zudem können Harnblasenentleerungsstörungen durch Anticholinergika verstärkt werden.

Zu der Gruppe der Anticholinergika gehören Tolterodine, Oxybutinin, Trospiumchlorid und Flavoxat (➤ Tab. 9.1):

- Tolterodine ist ein potenter Rezeptorantagonist mit antimuskariner Aktivität, der eine höhere Selektivität für die Blase als für die Speicheldrüsen hat und deswegen nebenwirkungsärmer als bisherige Anticholinergika ist.
- Solifenacin ist ein Anticholinergikum und in zwei Dosierungen erhältlich (5 und 10 mg).

Oxybutinin ist ein tertiäres Amin mit ausgeprägter anticholinger, lokalanästhetischer und papaverinähnlicher (spasmolytischer) Wirkung. Nebenwirkungen können sich in Form von Mundtrockenheit, Verstopfung, Akkomodationsstörungen und Refluxösophagitis äußern. Eine Dosistitration(-bestimmung) ist wichtig und eine Anpassung sollte erst nach 6–8 Wochen erfolgen.[2] Oxybutinin ist als Tablette und als Pflaster erhältlich und kann auch in die Blase instilliert werden.

- Darifenacin ist ein Anticholinergikum, das weniger ZNS-gängig ist und bei älteren Patienten von Vorteil sein kann.

Trospiumchlorid ist ein nicht selektives Anticholingerikum mit primär peripher antimuskariner Wirkung.[3]

Flavoxat ist eine Substanz mit papaverinähnlicher Wirkung; die hauptsächlichen Nebenwirkungen sind Nausea und Erbrechen.[4]

Da Nebenwirkungen der Anticholinergika zu den häufigsten Therapieabbrüchen führen, wird durch andere Darreichungsformen versucht, diese zu minimieren. Neuere Formen dieser Medikamente sind als Einmaldosis erhältlich (Beispiel: Ditropan® XL 10 mg = Oxybutinin; Detrusitol® SR 4 mg = Tolterodine) bei gleicher Effektivität und weniger Nebenwirkungen.[5]

---

[1] Wein, A., Monga, A. K.: Applied Pharmacology, S. 488, in: Clinical Urogynaecology, 2nd edition, Churchill Livingstone, Toronto 2000

[2] Malone-Lee, J. G.: The clinical efficacy of oxybutinin, Rev Contemp Pharmacother 1995; 179: 47–53

[3] Wein, A., Monga, A. K.: Applied pharmacology, in: Clinical Urogynaecology, S. 501, 2nd edition, Churchill Livingstone, Toronto 2000

[4] Chapple, C. R., Parkhouse, H., Gardner, G., Millroy, E. J. G.: Double-Blind placebo controlled cross over study of flavoxat in the treatment of idiopathic detrusor instability, Br J Urol 1990, 66: 491–4

[5] Gupta, S. K., Sathyan, G.: Pharmacokinetics of an oral once-a day controlled release oxybutinin formulation compared with immediate release oxybutinin, Journal of clinical Pharmacology 1999, 39: 289–296

Tab. 9.1 Anticholinergika, Dosierungen und mögliche Vor- und Nachteile (Einschätzung der Autorin, basierend auf Studiendaten)

Medikament (Inhaltsstoff)	Dosierung	Vorteile	Nachteile
Tolterodine	1 × 4 mg	gute Datenlage	keine Dosistitration
Solifenacin	5/10 mg	Dosistitration	manchmal Verstopfung bei 10 mg
Darifenacin	7,5/15 mg	Studien beim alten Menschen vorhanden	Verstopfung bei 15 mg möglich
Trospiumchlorid	2 × 20 mg	keine ZNS-Gängigkeit	keine Titration
Oxybutinin	initial 3 × 2,5 mg, Steigerung bis 3 × 10 mg möglich	einziges mögliches Medikament in der Schwangerschaft	Mundtrockenheit ausgeprägt
Oxybutinin Extended Release	5/10/15 mg	Titration	anticholinerge NW werden berichtet
Oxybutinin transdermal	2 Pflaster/Woche	konstanter Pflasterspiegel	Hautirritationen möglich

Die transdermale Applikation von Oxybutinin hat ebenfalls weniger systemische Nebenwirkungen als die perorale Applikation.[6]

Bei Patienten mit gutem Ansprechen auf Oxybutinin hinsichtlich der Blasenprobleme – aber sehr einschränkenden systemischen Nebenwirkungen – kann eine intravesikale Instillation versucht werden. Unterschiedliche Wirkstoffkonzentrationen sind beschrieben; die am meisten verwendete Methode scheint die Auflösung von 5 mg Oxybutinin in 30 ml sterilem Wasser zu sein.[7] Diese Lösung wird idealerweise per Einmalkatheter instilliert und solange wie möglich in der Blase behalten. Die Instillation kann initial mehrmals am Tag erfolgen und dann je nach klinischer Situation reduziert werden. Nebenwirkungen wurden bei dieser Art der Therapie nicht dokumentiert, allerdings sistierten 21 % der Patienten die Therapie, weil sie den Katheterismus nicht tolerieren oder die Lösung nicht in der Blase behalten konnten.

Für Patienten mit Kontraindikation für Anticholinergika oder Nebenwirkungen steht heute in manchen europäischen Ländern ein Beta-Mimetikum (Betmiga®) und die Botox®-Injektion in die Blase zur Verfügung, die via Zystoskopie appliziert wird.

Polysynaptische Blocker

Baclofen unterdrückt monosynaptisch und polysynaptische Erregung der Motoneurone und Interneurone auf spinaler Ebene. Baclofen wird zur Reduktion von Spastizität bei Multipler Sklerose und Plegien eingesetzt und bei neurogenen Blasenstörungen wie Detrusor-Sphinkter-Dyssynergien. Die Wirkung an der Blase ist eine Hemmung des Auslasswiderstandes und eine Hemmung der Drangsymptomatik.[8]

Das Medikament kann intravenös, intrathekal und peroral gegeben werden, und die gängige orale Dosierung beträgt in der Regel 120 mg.

Nebenwirkungen können in Form von Schwindel, Schlafstörungen, Ausschlag und allgemeiner Schwäche auftreten. Ein Ausschleichen des Medikaments ist ratsam, da ansonsten Halluzinationen, Angstzuständen und Tachykardie auftreten können.

Dantrolen greift direkt am peripheren Muskel an und kann ebenfalls bei Detrusor-Sphinkter-Dyssynergien eingesetzt werden. Die Startdosis sollte bei 25 mg täglich liegen, welche graduell bis zu einer maximalen Dosis von 400 mg täglich (aufgeteilt in vier Einzeldosen) gesteigert werden kann. Eine Verbesserung der Blasenfunktion ist in etwa 50 % der behandelten Patienten beschrieben.[9]

Trizyklische Antidepressiva

Trizyklische Antidepressiva, insbesondere Imipramin (Tofranil®), nehmen bei der medikamentösen Therapie von Blasenbeschwerden eine Sonderstellung ein, da sie sowohl die Blasenkontraktilität herabsetzen als auch den Blasenauslasswiderstand erhöhen.[10] Dadurch können sie sowohl bei Drangsymptomatik als auch bei Belastungsinkontinenz eingesetzt werden.

Eine lokalanästhetische Wirkung an den Synapsen ist nachgewiesen.

---

6 Davila, G.W., Sanders, S.: Transdermal Oxybutinin: A multi-center, prospective, randomized double-blind placebo controlled study in adults with urge urinary incontinence, Int Urogyn J Pelvic floor Dysfunction Vol 12 Suppl 3 2001: S. 43

7 Weese, D.L., Roskamp, D.A., Leach, G.E., Zimmern, P.E.: Intravesical Oxybutinin chloride: experience with 42 patients, Urology 1993, 41: 527

8 Nanning, J., Frost, F., Penn, R.: Effect of intrathecal baclofen on bladder and sphincter function, J Urol 1989:142; 101

9 Hackler, R., Broeckler, B., Klein, F., Brady, S.: A clinical experience with dantrolene sodium for external urinary sphincter hypertonicity in spinal cord injured patients, J Urol 1980, 124: 78

10 Raezer, D.M., Benson, G.S., Wein, A.J.: The functional approach to the management of the paediatric neuropathic bladder: A clinical study, J Urol 1977, 117: 649

Bei Drangsymptomatik kann mit einer Abenddosis von 25 mg begonnen werden, welche wöchentlich bis 150 mg Gesamtdosis pro Tag gesteigert werden kann oder bis die Patientin symptomfrei ist. Wegen der langen Halbwertszeit des Medikaments ist eine Aufteilung in zwei Tagesdosen sinnvoll.

Der Einsatz bei Belastungsinkontinenz ist möglich; es handelt sich hier jedoch nur um eine symptomatische Therapie, d. h. die Belastungsinkontinenz wird nach Absetzen des Medikamentes wieder auftreten.

Antidiuretisches Hormon (ADH)

Das synthetisch hergestellte antidiuretische Hormon wird sowohl bei Bett nässenden Kindern als auch bei Erwachsenen mit Nykturie eingesetzt.

Das Medikament kann vorzugsweise intranasal (10–40µgr) verabreicht werden und sollte nicht bei arterieller Hypertonie, frischem Myokardinfarkt und Flüssigkeitsretention eingesetzt werden. Eine Kontrolle des Blutdrucks und der Serumelektrolyte sind bei Beginn der Therapie empfehlenswert. Die Therapie mit ADH sollte mit einer Flüssigkeitsrestriktion nach 17 Uhr kombiniert werden.

> Zur medikamentösen Therapie von Drangbeschwerden und Dranginkontinenz kommen hauptsächlich Anticholinergika, polysynaptische Blocker, trizyklische Antidepressiva und ADH zum Einsatz. Anticholinerge Nebenwirkungen sind häufig und können durch neuere Darreichungsformen und Dosistitration reduziert werden. Eine intravesikale Instillation von Oxybutinin kann in Einzelfällen angezeigt sein, erfordert aber eine Katheterisierung.

Botoxinjektionen stellen eine etwas invasivere Form der Therapie dar, die aber sehr effektiv und nebenwirkungsarm ist. Bis jetzt gibt es noch keine Hinweise auf eine Gewöhnung an die Medikamente. Die Wirkdauer nach Botoxinjektionen ist auf einige Monate beschränkt, danach muss die Injektion meist wiederholt werden.

9.1.2 Medikamente zur Harnblasenentleerung

Harnblasenentleerungsstörungen können im Rahmen von neurologischen Erkrankungen, nach Inkontinenz- oder anderen Operationen im Beckenbereich, als Nebenwirkung von Medikamenten, durch intravesikale Abflussstörungen oder idiopathisch entstehen.

Eine akute Harnretention muss mittels Katheter drainiert werden, da eine längere Retention die Harnblase irreversibel schädigen kann, es zu einer Nierendilatation und – wenn diese länger andauert – zur Niereninsuffizienz kommen kann. Bei der akuten Retention ist eine medikamentöse Therapie selten erfolgreich.

Es kommen folgende Stoffgruppen zur Anwendung:

- Parasympathomimetika
- α-Blocker
- Prostaglandine
- Opiatantagonisten
- β-Mimetika
- Benzodiazepine
- Baclofen (s. o.).

In der klinischen Anwendung sind nur die Parasympathomimetika, α-Blocker und Baclofen wichtig.

Bei postoperativen Miktionsstörungen empfiehlt sich häufig ein kombiniertes Management mit der Einlage eines suprapubischen Katheters und einer medikamentösen Therapie.

Der suprapubische Katheter ermöglicht die Harnblasenentleerung und lässt eine gleichzeitige regelmäßige Restharnbestimmung zu, bis die Störung behoben ist.

Parasympathomimetika

Da die Detrusorkontraktion über muskarinartige cholinerge Rezeptoren gesteuert wird, darf man von cholinergen Substanzen eine Verbesserung der Entleerung erwarten. Bethanecholchlorid und Carbachol haben cholinerge Eigenschaften, wobei Bethanecholchlorid in therapeutischen Dosen selektiver auf die Harnblase ohne Nebenwirkungen auf das kardiovaskuläre System wirkt.[11]

Eine subkutane Anwendung wird mit einer Dosierung von 5–10 mg alle 4–6 Stunden empfohlen, die orale Dosis wird mit 50 mg empfohlen.

Die intravenöse und intramuskuläre Applikation kann zu schweren Nebenwirkungen bis zum Herzstillstand führen und ist deswegen verboten. Kontraindikationen wie Herzrhythmusstörungen und schweres Asthma bronchiale müssen beachtet werden.

Systemische Nebenwirkungen wie abdominelle Schmerzen, Blähungen, Sehstörungen und Flush limitieren die längerfristige Anwendung.

Die orale Gabe ist meist nicht erfolgversprechend.

α-Blocker

Die glatte Muskulatur des Blasenhalses und der Urethra beinhaltet vor allem α-Rezeptoren, die für den Grundtonus zuständig sind. Durch eine Blockade dieser Rezeptoren kann der Auslasswiderstand gesenkt werden.

[11] Taylor, P.: Cholinergic agonists. In: Gilman, A. G., Rall, T. W., Nies, A. S., Taylor, P. (eds) Goodman and Gillamns The Pharmacological Basis of Therapeutics, 8th edition, Pergamon Press, New York, pp 122–30, 1990

9

Prazosin Hydrochlorid (Minipress®) ist ein potenter α-Blocker,[12] der oft zur Therapie der arteriellen Hypertonie eingesetzt wird. Die Therapie wird in der Regel mit Tagesdosen von 2–3 mg begonnen und kann dann je nach Effekt und Nebenwirkungen bis zu einer Maximaldosis von 20 mg gesteigert werden. Der limitierende Faktor ist häufig die symptomatische Hypotonie, die gelegentlich nicht gut toleriert wird.

Diese Nebenwirkung kann durch einschleichende Dosierung und Steigerung der Medikation vor dem Schlafengehen abgeschwächt werden.

Terazosin (Hytrin®) und Dazosin sind hochselektive postsynaptische α-Blocker mit hoher Bioverfügbarkeit, die auch bei Prostatahyperplasie eingesetzt werden und den Auslasswiderstand senken. Das Spektrum der Nebenwirkungen ist ähnlich dem des Prazosin.

9.1.3 Medikamente bei Belastungsinkontinenz

Die medikamentöse Therapie der Belastungsinkontinenz ist gleichbedeutend mit einer Erhöhung des Auslasswiderstandes hauptsächlich im Bereich des Blasenhalses und der Urethra über α-Rezeptoren.

Mögliche Nebenwirkungen sind Erhöhung des Blutdrucks, Schlafstörungen, Angstzustände, Tremor und Kopfschmerzen.

Pseudoephedrine wird in einer Dosierung von 30–60 mg bis zu vier mal pro Tag angewandt. Norephedrine, in einer Dosis von 75–100 mg, erhöht den maximalen Urethraldruck bei Patientinnen mit Belastungsinkontinenz.[13]

Trizyklische Antidepressive wie Imipramin sind bereits unter der Therapie der Drangsymptomatik abgehandelt und können bei Belastungsinkontinenz eingesetzt werden. Andere Antidepressiva (SSRE, Duloxetin) haben ebenfalls einen positiven Einfluss auf die Kontinenz.

Im Interesse der Compliance sollte der Patientin erklärt werden, dass bei dieser Stoffgruppe die Nebenwirkungen ausgenutzt werden und dass die Verordnung nicht zur Therapie einer Depression benutzt wird.

[12] Hoffman, B. B., Lefkowitz, R. J. 1990a Catecholamines and sympathomimetic drugs. In: Gilamn, A. G., Rall, T. W., Nies, A. S., Taylor, P. (eds) Goodman and Gillmans The Pharmacological Basis of therapeutics, 8th edition, Pergamon Press, New York, pp187–220

[13] Ek, A., Anderson, K. E., Gullberg, B., Ulmsten, K.: The effects of long rm treatment with norephedrine on stress incontinence and urethral closure pressure profile, Scand J Urol Nephrol 1978, 12: 105

9.2 Elektrostimulation (ES) zur Aktivierung des Beckenbodens

Annette Kuhn

Elektrostimulation ist eine weitverbreitete Therapie, die häufig zur Behandlung eines insuffizienten Beckenbodens eingesetzt wird.

Es wird postuliert, dass Frauen, die „verlernt" haben, die richtigen Muskeln zur Beckenbodenaktivierung zu benutzen, Elektrostimulation (ES) bräuchten, um diese Muskeln wieder zu spüren. Der genaue Mechanismus hierfür ist unklar.

Elektrostimulation kann auf unterschiedliche Weise erfolgen:

- transvaginal
- transanal
- mit Oberflächenelektroden.

Kontraindikationen für die ES sind:

- signifikante Restharnbildung
- akute vaginale oder Harnwegsinfektion
- Pacemaker (Herzschrittmacher)
- Schwangerschaft
- Neoplasmen des Urogenitaltrakts.

Elektrostimulation kann bei Belastungsinkontinenz, Drangsymptomatik und Stuhlinkontinenz erfolgen; die Stromstärke und Art des Stroms sind je nach Indikation verschieden.

Die Elektrostimulationssonde wird nach Aufklärung des Patienten bzw. der Patientin vaginal oder anal eingelegt; ein Biofeedback über die Stimulationssonde ist bei den meisten Geräten möglich. Es gibt größere stationäre Geräte und kleinere portable Maschinen für die Heimstimulation.

Der Nutzen der ES wird von verschiedenen Autoren kontrovers beurteilt. Die Studien sind oft schwer vergleichbar, da unterschiedliche Protokolle und heterogene Patientengruppen beschrieben werden. Tabelle 9.2 gibt einen Überblick über einige Studien, die Patientenkollektive und Erfolgsraten.

Die meisten Studien haben kleine Fallzahlen, fehlende Langzeitergebnisse und gemischte Patientenkollektive, was die Vergleichbarkeit erschwert.

Die beiden qualitativ besten Studien (Brubaker, Sand) zeigen widersprüchliche Resultate mit der einen Aussage eines signifkant positiven Effektes auf die Belastungsinkontinenz und der anderen eines fehlenden Therapieerfolges.

Einige Anwender unterscheiden zwischen aktiver ES, bei der die Patientin während der ES den Beckenboden kontrahiert, und passiver ES. Der Effekt der aktiven ES ist bisher nicht untersucht worden.[14]

[14] Wilson, D., Hay-Smith, J. Bø, K.: Outcomes of conservative treatment in: Textbook of female urology and urogynaecology, Linda Cardozo, David Staskin (edts), Isis medical media, p 331

Tab. 9.2 Studien zum Einsatz der Elektrostimulation

Autor	Patienten	Indikation	Erfolgsrate
Abdelghany[16]	470 Männer und Frauen	Gemischte Inkontinenz Belastungsinkontinenz Drang	92 % gebessert oder geheilt
Brubaker[17]	121 Frauen	Belastungsinkontinenz Gemischte Inkontinenz Detrusorinstabilität	Stress: kein Effekt DI: 49 % geheilt
Luber[18]	44 Frauen	Belastungsinkontinenz	15 % geheilt
Sand[19]	35 Frauen	Belastungsinkontinenz	62 % geheilt

Die Wirksamkeit der ES bei Drangsymptomatik ist belegt (Sand). Eine andere Studie, die plazebokontrolliert den Einfluss der ES bei Drangproblemen belegt, konnte eine subjektive Verbesserung der Drangsymptomatik nach ES belegen.[15]

Kontroverse Studienergebnisse erschweren eine definitive Beurteilung. In der klinischen Praxis kommt ES häufig zum Einsatz, und solange eine Therapie nebenwirkungsfrei und kostengünstig ist und zudem von der Patientin akzeptiert wird, dürfen wir sie anwenden, wenn davon ein Nutzen zu erwarten ist.

Insbesondere solchen Patientinnen, die wegen Kontraindikationen keine Anticholinergika nehmen können, sollte ein Versuch mit ES und Blasentraining empfohlen werden.

Bei Belastungsinkontinenz ist der alleinige Einsatz von ES wirkungslos (Luber), was auch sehr verständlich ist, da das alleinige Training mit ES ein passiver Vorgang ist, der in den Situationen, in denen Belastungsinkontinenz auftritt, die Inkontinenz nicht vermeidet: Dazu ist eine Veränderung der funktionellen Situation notwendig. Anscheinend kommt es mehr auf eine *Rehabilitation von Funktionsabläufen* als auf die isolierte Kontraktionsfähigkeit an. Das vermag die Kombination von ES und einer gezielten Physiotherapie für den Beckenboden.

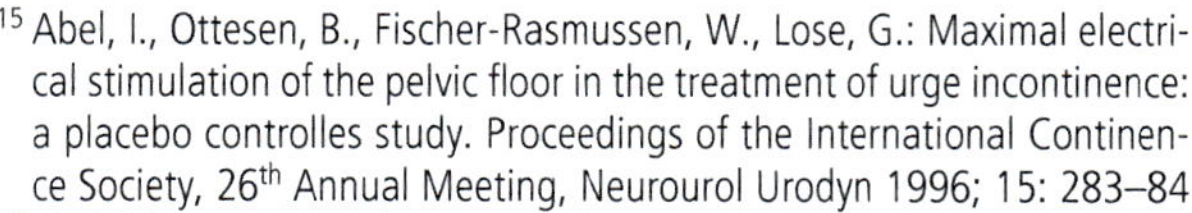
Der alleinige Einsatz von ES ohne Physiotherapie ist nicht zu empfehlen.

Wir verordnen ES zusammen mit Beckenbodengymnastik bei Patientinnen mit Drangproblemen und bei Belastungsinkontinenz mit einer schlechten Kontraktionsfähigkeit des Beckenbodens (Oxford Grading < 3). Eine Information über Elektrostimulation zum Zeitpunkt der Verordnung ist empfehlenswert, da es sich meist um eine transvaginale oder transanale Applikation handelt (➤ Abb. 9.1). Bei Patientinnen mit einer Atrophie ist eine Vorbehandlung mit lokalen Östrogenen sinnvoll, um Reizungen zu vermeiden und das Einführen der Sonde zu erleichtern.

Schlussendlich ist es hilfreich, der Patientin zu versichern, dass die Applikation schmerzfrei und ohne Nebenwirkungen ist.

Weitere prospektive Studien sind notwendig, um den Nutzen der ES zu belegen.

Elektrostimulation wird zur Therapie von Belastungsinkontinenz, Drangproblemen und Stuhlinkontinenz eingesetzt. Die Wirksamkeit der ES wird in Studien kontrovers beurteilt, ist aber für Belastungsinkontinenz und Drangsymptomatik eindeutig belegt.

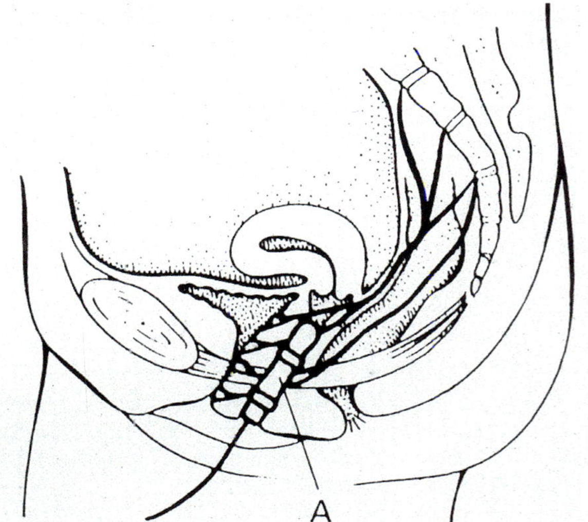

Abb. 9.1 Stimulationssonde intravaginal [M602]

[15] Abel, I., Ottesen, B., Fischer-Rasmussen, W., Lose, G.: Maximal electrical stimulation of the pelvic floor in the treatment of urge incontinence: a placebo controlles study. Proceedings of the International Continence Society, 26th Annual Meeting, Neurourol Urodyn 1996; 15: 283–84

[16] Abdelghany, S., Hughes, J., Lammers, J., Wellbrock, B., Buffington, P. J., Shank, R. A.: Biofeedback and electrical stimulation therapy for treating urinary incontinence and voiding dysfunction: One center's experience Urologic Nursing 2001; 21: 401–411

[17] Brubaker, L., Benson, T., Bent, A., Clark, A., Shott, S.: Transvaginal electrical stimulation for female urinary incontinence, Am J Obstet Gynecol 177; 3: 537–540

[18] Luber, K., Wolde-Tsadik: Gefficacy of functional electrical stimulation in treating genuine stress incontinence: A randomized controlled trial, Neurourol Urodyn 1997; 16: 543–51

[19] Sand, P. K., Richardson, D. A., Staskin, D. R.: Pelvic floor electrical stimulation in the treatment of genuine stress incontinence: a multicenter, placebo-controlled trial, Am J Obstet Gynecol 1995; 173: 72–79

9.3 Management von Senkungen und Vorfall

Annette Kuhn

Senkungen, auch Deszensus genannt, können auf drei Arten therapiert werden:

- *prophylaktisch* mit Physiotherapie (nach Schwangerschaften und Geburten sowie Operationen am Beckenboden)
- *konservativ* mit Pessaren und einer östrogenhaltigen Salbe sowie Physiotherapie
- *chirurgisch* mittels vaginaler oder abdominaler Eingriffe.

Generell sollte das Management den Bedürfnissen der Patientin, den individuellen gesundheitlichen, psychischen und allgemeinen Gegebenheiten sowie den technischen Möglichkeiten angepasst werden. Es gibt für die Behandlung von Senkungen und Prolaps keine Ideallösung, die für alle Patientinnen die gleiche wäre. Vielmehr sollte die Therapie individuell geplant werden.

Zur Planung der Therapie sollten individuelle Wünsche, Anatomie und Lebensgewohnheiten berücksichtigt werden. Häufig ist ein stufenweises Vorgehen mit initial konservativer und dann chirurgischer Therapie erfolgreich.

9.3.1 Prophylaktische Maßnahmen zur Verhinderung von Senkungen

Da Schwangerschaft und Geburt die Hauptrisikofaktoren für die Entstehung von Beckenbodenpathologien darstellen, sollte diesem Thema besonderer Raum eingeräumt werden. Als intrapartale Risikofaktoren gelten:[20]

- Nulliparität
- ein großes Kind
- eine Geburt mittels Zange
- höheres maternales Alter (> 35 Jahre).

Patientinnen mit diesen Faktoren sollten in der postpartalen Zeit besondere Aufmerksamkeit hinsichtlich einer Beckenbodentherapie erhalten.

Intrapartale Schäden am Beckenboden können drei Strukturen beeinträchtigen, die ihre spezifische Funktion in der Haltefunktion der Beckenbodenorgane haben:

- Muskulatur
- Nervenversorgung
- bindegewebige Strukturen.

Eine vaginale Geburt kann durch Drucktrauma oder Dehnung der beteiligten Strukturen zu einem meist kombinierten Trauma der o. g. Gewebe führen.[21]

Eine lange Austreibungsperiode kann zur Traumatisierung des Gewebes beitragen und sollte unter der Geburt vermieden werden.

Es gibt nur wenige Daten über den prophylaktischen Wert von Beckenbodenübungen und deren Auswirkungen nach der Geburt, da Studien hierzu longitudinal durchgeführt werden müssten. Will man bei Frauen, die beispielsweise im mittleren Alter von 25–35 geboren haben, signifikante Beckenbodenveränderungen mit 50 oder 60 Jahren feststellen, ist eine lange Beobachtungszeit notwendig; zudem kommen andere Einflüsse wie Übergewicht, Rauchen und andere chronische Lungenerkrankungen dazu, die zu Senkungen und Inkontinenz führen können.

Beckenbodentherapien werden trotzdem postpartal empfohlen, um Senkungen und Inkontinenz im späteren Leben vorzubeugen.[22] Dabei ist eine enthusiastische und kompetente Physiotherapeutin notwendig, um die Patientin zu motivieren, die Übungen durchzuführen und sich ein beckenboden- und rückenschonendes Verhalten anzugewöhnen.

Die Rolle der Elektrostimulation zur Therapie von Senkungen ist unklar; es gibt keine randomisierten Studien, die die Wirksamkeit der Elektrostimulation bei Senkungen belegen, und vorhandene Studien sind wegen frühzeitigem Therapieabbruch der Patientinnen nicht sehr aussagekräftig (➤ Kap. 9.2).[23]

9.3.2 Konservative Therapie: Pessare

Pessos heißt griechisch Steinchen. Dies weist auf eine bis in die Antike reichende Behandlung zur Korrektur von urogynäkologischen Lageanomalien hin (➤ Kap. 8.1).

Als mechanische Hilfsmittel zur symptomatischen Behandlung wirken Pessare als innere Stütze, sie werden auch vaginale Prothesen genannt. Nach ärztlicher Anleitung können Pessare leicht selbst eingelegt und mit dem Zugfaden entfernt werden.

Im Gegensatz zu früheren starren Pessaren aus Keramik, Metall und Kunststoff gibt es heute formverbesserte, elastische, aus Silikonkautschuk bestehende Pessare. Sie sind in unterschiedlichen Größen und Formen erhältlich. Die gebräuchlichsten sind:

- Ringpessare
- Urethralpessare (➤ Abb. 9.2 links)
- Würfelpessare, mit Löchern versehen, die das Abfließen von Sekret und Blut ermöglichen (➤ Abb. 9.2 oben, 9.3, 9.4)
- Schalenpessare (➤ Abb. 9.2 Mitte).

[20] Sultan, A. H., Kamm, M. A., Hudson, C. N., Thomas, J. M., Bartram, C. I.: Anal sphincter dysruption during vaginal delivery, N Engl J Med; 329: 1905–1911

[21] Toglia, M. R., DeLancey, J. O. L.: Anal incontinence and the obstetric gynaecologist, Obstet Gynecol 1994; 84: 910–925

[22] Shaw, R. W., Soutter, W. P., Stanton, S. L.: Gynaecology, Churchill Livingstone, 2nd edition, p 765

[23] Shepherd, A. M., Blannin, J. P., Winder, A.: Proceedings of the 15th annual meeting of the Inernational Continence Society, London, 1985; 224–225

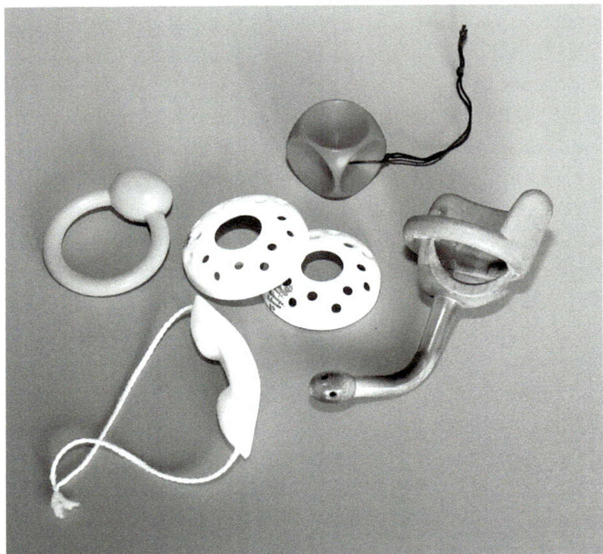

Abb. 9.2 Pessare:
Urethralpessar (links),
Würfelpessar (oben),
Schalenpessare (Mitte),
Wegwerfpessar (unten),
historisches Pessar aus Holz und Horn (rechts) [M602]

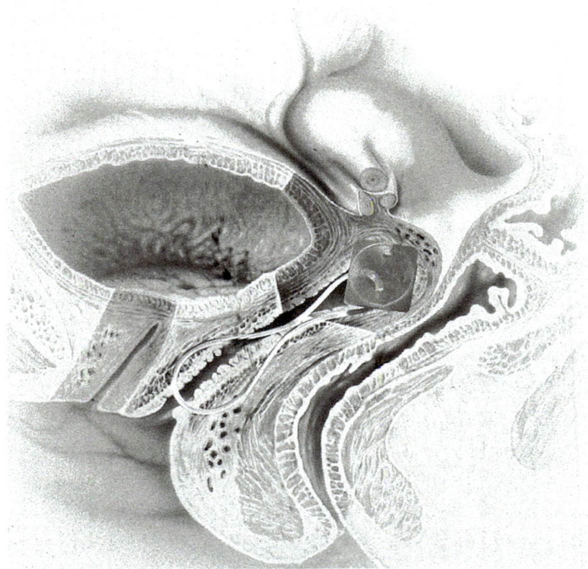

Abb. 9.4 Würfelpessar in situ [M602]

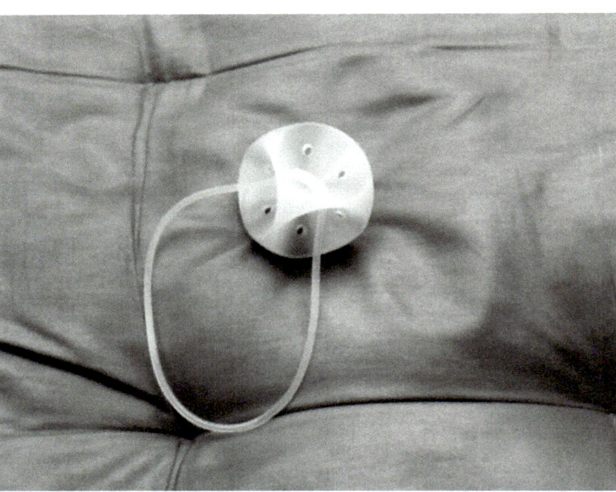

Abb. 9.3 Würfelpessar [M601]

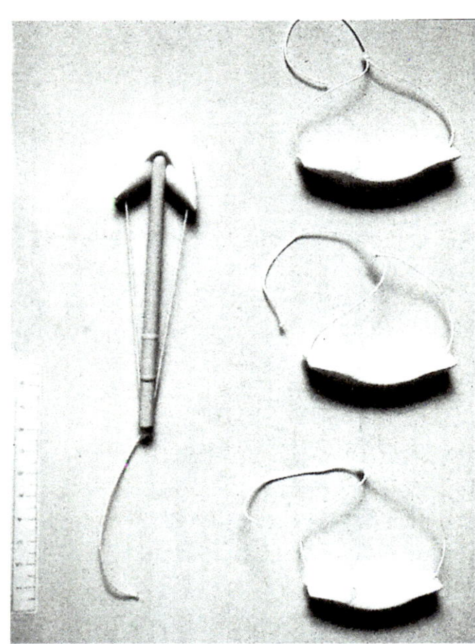

Abb. 9.5 Conveenpessare [M602]

9

Heutzutage sind die meisten Pessare aus Kunststoffen wie Silikon oder Polythen hergestellt, die hautfreundlich und leicht abwaschbar sind; frühere Pessare waren aus Holz, Horn und Porzellan. Wegwerfpessare wie das Conveen® Pessar können bei Inkontinenz eingesetzt werden (➤ Abb. 9.5, 9.6). Ein Pessar muss nicht steril, aber sauber sein.

Die Anwendung von Pessaren ist in mehreren Situationen sinnvoll:

- zur konservativen Therapie von Senkungen, wenn die Patientin keine Operation wünscht oder aus anderen medizinischen Gründen haben kann
- zur Überbrückung der Wartezeit auf eine Operation, um die Symptome zu lindern oder das vaginale Gewebe mittels Reposition und Östrogencreme vorzubereiten
- nach Geburten bei Frauen mit Symptomen, bei denen eine definitive Beurteilung der Situation erst nach Beendigung der Stillzeit erfolgen sollte
- als therapeutischer Test, um zu sehen, ob die geschilderten Symptome nach Reposition der Senkung verschwinden.

Die Wahl des Pessars macht der Arzt bzw. die Ärztin von folgenden Fragen abhängig:

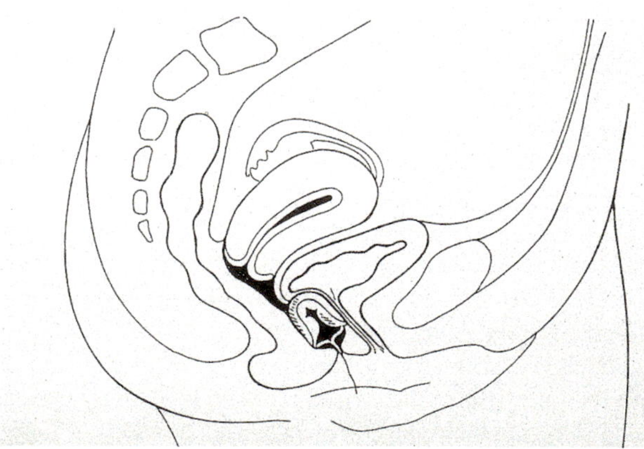

Abb. 9.6 Conveenpessar in situ [M602]

- *Was* soll mit dem Pessar behandelt werden? Zur Behandlung von einer Zystozele mit Inkontinenz eignet sich ein Urethralpessar oder Wegwerfpessar beispielsweise gut, für eine kombinierte Senkung von vorderer, hinterer und apikaler (spitzenwärtiger) Scheidenwand ist ein Würfelpessar besser.
- *Wo* befindet sich die Senkung, und wie kann sie am besten reponiert werden? Denn tiefe große Rektozelen lassen sich mit einem Pessar nicht so gut behandeln wie Zystozelen im mittleren Vaginaldrittel.

Es gibt wenige Situationen, die eine Pessartherapie nicht zulassen. Dazu gehören:

- eine vernarbte, stenotische Scheide (nach Bestrahlungen, Operationen, ausgeprägter Atrophie)
- ein sehr laxer, reaktionsloser Beckenboden („nicht existenter" Beckenboden)
- ein akuter vaginaler Infekt.

Im ersten Fall ist eine Einlage nicht möglich; bei ausgeprägter Atrophie kann vor der Pessartherapie eine östrogenhaltige Salbe helfen. Bei „nicht existentem" Beckenboden – dieser Ausdruck ist nicht ganz korrekt, da der Beckenboden selbstverständlich da ist, aber keine Haltefunktion mehr hat – würde sogar ein großes Pessar herausfallen.

Um die richtige Größe und die richtige Form des Pessars herauszufinden, gibt es zwei Regeln, die für alle Pessare gültig sind:

- Das Pessar ist zu groß, wenn es Schmerzen oder ein Druckgefühl verursacht oder die Patientin nicht Wasser lösen kann; ist dies der Fall, sollte man auf das nächst kleinere Pessar wechseln.
- Das Pessar ist zu klein, wenn es herausfällt oder die Senkung nicht ausreichend reponiert. Es ist sinnvoll, die Patientin nach Einlage auf traditionelle Weise (➤ Kap. 11.2.4) husten oder pressen zu lassen, um zu sehen, ob die Senkung gut reponiert ist. Manchmal kann das Pessar auch bei Stuhlentleerungen herausfallen.

Um Frustrationen bei der Patientin zu vermeiden, empfiehlt es sich, sie darauf hinzuweisen, dass es etwas Zeit braucht, um die richtige Größe oder die richtige Form zu finden.

Idealerweise ist die Pessartherapie eine Selbsttherapie, d. h. die Patientin sollte instruiert werden, das Pessar am Morgen einzusetzen und am Abend herauszunehmen. Auf diese Weise vermeidet man weitgehend Druckgeschwüre und Ausfluss, der insbesondere bei Würfelpessaren durch die Kombination eines Fremdkörpers und der Vaginalflora vorkommen kann. Geschlechtsverkehr ist auf diese Weise möglich, ohne dass das Pessar im Wege ist. Instruktionen werden von einer spezialisierten Schwester oder versierten Physiotherapeutin durchgeführt. Regelmäßige ärztliche Kontrollen sind angezeigt, um Druckulzera und andere Probleme zu identifizieren und behandeln.

Die Pessartherapie sollte in Kombination mit einer östrogenhaltigen Salbe durchgeführt werden, das diese die Gewebequalität verbessert und Ulzera der Vaginalwand vorbeugt. Werden Pessare nicht regelmäßig gewechselt und kontrolliert, kann es zu Inkarzerationen, d. h. Einklemmungen, kommen, die im schlimmsten Fall die benachbarten Organe mitbetreffen können und operativ entfernt werden müssen.

EXKURS

Fem-Konen bzw. Vaginal-Konen

Renate Tanzberger

Konen sind seit 1989 im Fachhandel erhältlich. Das Fem-Konen Set besteht aus fünf tamponförmigen Konen mit unterschiedlichem Gewicht. Die fortlaufende Nummerierung gibt Auskunft über das jeweilige Gewicht, z. B. wiegt der leichteste Konus (Nr. 1) 20 g, der schwerste Konus (Nr. 5) 70 g.

Fem-Konen kommen bei Schwäche der Beckenbodenmuskulatur zur Anwendung. Das vom Hersteller angegebene Ziel ist die Kräftigung und Rückbildung der überdehnten Beckenbodenmuskulatur. Dazu sollen die Konen 2 × tägl. 10–15 Minuten getragen werden, und zwar in der Weise, dass jeweils zum nächstschwereren Konus übergegangen werden sollte, sobald der leichtere ohne Anstrengung 15 Minuten gehalten werden kann.

Dieser Vorgehensweise liegt folgendes Wirkprinzip zugrunde: Der eingeführte Konus neigt dazu, aus der Scheide herauszugleiten. Dieses Gefühl des Verlierens löst eine neuromotorische Reaktion aus, die die Beckenbodenmuskulatur veranlasst, das Herausgleiten zu verhindern. Dazu wird die Muskulatur um den Konus kontrahiert.

Hypertones Dauerhalten des künstlichen Gewichts ruft jedoch neuromuskuläre Ermüdungsreaktionen hervor. Als typisches Zeichen des minutenlangen hypertonen Spannens um den Konus erleben die Patientinnen nach der Entfernung des Konus das unangenehme Durchsacken des Beckenbodens. Eine wiederkehrende Aussage von Patientinnen war, dass das Senkungsgefühl sich verschlimmerte.

Das Tragen von Konen wirkt auf ein reaktionsarmes Diaphragma pelvis kontraproduktiv. Wird der unphysiologische Hypertonus aufgegeben, stellt sich nicht etwa der gewünschte bewegliche Eutonus ein, sondern ein Hypotonus der Muskulatur. Aus muskelphysiologischer Sicht muss die „Konentherapie" deshalb kritisch gesehen werden.

Kombination Pessar und Dobbiestab

Bei Blasenentleerungsstörungen bietet sich die Kombination aus Pessar und Dobbiestab an. Bei ausgeprägtem Blasenvorfall kann ein starkes Abknicken der Harnröhre zu Harnverhaltungen und zu erhöhten Restharnmengen mit vermehrten Blasenentzündungen führen. Durch Anhebung des Blasenbodens mit Hilfe eines Pessars, z. B. eines Conveenpessars, gelingt es, die Blase ganz zu entleeren. Der Dobbiestab aus Plexiglas ist eine direkte mechanische Entleerungshilfe bei topographischer Veränderung. Zur Miktion wird er in die Vagina eingeführt. Die Abknickstelle der Urethra an der vaginalen Vorderwand wird gestreckt und die Urethra für den Harn passierbar gemacht.

9.3.3 Chirurgische Verfahren zur Therapie von Senkungen

Wenn eine Behandlung mit Pessaren nicht möglich ist oder von der Patientin nicht gewünscht wird, ist eine chirurgische Therapie indiziert, die nicht – wie die Pessartherapie – nur das Symptom der Senkung behandelt, sondern diese ursächlich behandeln soll.

Generell kommen abdominale und vaginale Eingriffe in Frage. Die Wahl des Verfahrens hängt von verschiedenen Faktoren ab:

- Allgemeinzustand
- Art der Senkung und anatomische Gegebenheiten
- Erhaltung der Sexualfunktion
- Erhaltung der Fertilität.

Generell sind abdominale Eingriffe mit einer längeren Erholungszeit, einem vermehrten postoperativen Schmerzmittelverbrauch und einer meist längeren Hospitalisationsdauer verbunden.

Rezidive bei Senkungen sind leider nicht selten und werden mit einer Häufigkeit von 25–30 % angegeben.[24]

Bei Zystozelen- oder Rektozelenoperationen wird eine Raffung der endopelvinen Faszie, die erstmals 1839 von Denonvilliers beschrieben wurde, vorgenommen.

Vaginale Operationen bei Senkungen

Zu den vaginalen Operationen gehören die:

- Vordere Plastik nach Zystozelen
- Hintere Plastik nach Rektozelen
- Vaginale Hysterektomie
- Operation nach Richter (nach Vaginalstumpfprolaps).

Vordere Plastik

Zystozelen werden in der Regel von vaginal her operiert: Sie werden vordere Plastik oder Colporrhaphia anterior genannt. Ein medianer Schnitt in die vordere Vaginalhaut geht bis auf die endopelvine Faszie, welche gerafft und somit wie eine Bruchlücke verschlossen wird. Die überschüssige Vaginalhaut wird reseziert und mit einer fortlaufenden Naht die vordere Vaginalhaut verschlossen.

Die Operation wird unter Vollnarkose, Spinalanästhesie oder in letzter Zeit auch unter Lokalanästhesie durchgeführt.[25]

Die Risiken dieses Eingriffes sind gering und bestehen in erster Linie in einer Blasenverletzung, Harnretention oder Infektion, welcher mit einer einmaligen Antibiotikagabe vorgebeugt werden kann.

Zu einer Harnretention kommt es vor allem dann, wenn die Raffungsnähte nahe an den Blasenhals geraten und diesen anheben, so dass er obstruierend wirkt.

Eine Katheterisierung kann für einige Tage notwendig sein.

Hintere Plastik

Analog dazu werden Rektozelenoperationen, auch hintere Plastik, Dammplastik oder Colporrhaphia posterior genannt, durchgeführt. Der mediane Schnitt wird in der hinteren Vaginalwand angesetzt und wie die vordere Plastik eine tiefe Raffung der endopelvinen Faszie durchgeführt, überschüssige Vaginalhaut reseziert und diese dann verschlossen.

Tiefe Nähte der Levatoren werden nicht mehr generell empfohlen, da diese mit einer Wahrscheinlichkeit von 25 % zu einer Dyspareunie führen.[26] In der gleichen Studie wird sogar über eine Dyspareunie von 79 % bei transanalem Zugang, der häufig von Darmchirurgen gewählt wird, berichtet. Die Patientinnenzahlen in dieser Studie, in der der vaginale Zugang mit der transanalen Methode verglichen wird, sind jedoch klein und deswegen schwer miteinander vergleichbar.

Wird zuviel Vaginalhaut reseziert, kann es zu einem stenotischen Ring durch Narbengewebe kommen, der beim Geschlechtsverkehr schmerzhaft sein kann.

Weitere Risiken, die allerdings selten sind, sind Verletzungen des Darmes oder Nachblutungen sowie Infektionen.

Vaginale Hysterektomie

Eine gleichzeitige vaginale Hysterektomie wird in der Regel nur dann empfohlen, wenn mindestens ein Deszensus 2. Grades vorliegt oder andere Uteruspathologien (Blutungsstörungen, prämaligne Zervixveränderungen) die Hysterektomie erfordern.

Die Rolle des Uterus beim Descensus genitalis ist eine passive, d. h. er ist nicht der Verursacher des Deszensus.

Wenn der Uterus deszendiert und die Fertilität erhalten werden soll, ist ein abdominaler Eingriff nach sorgfältigem Abwägen der Vor- und Nachteile indiziert.

---

24 Fergusson, I. L. C.: Genital prolapse in contemporary gynaecology. London, Butterworth, 1984, 211–18

25 Dörflinger, A., Monga, A. K., Gelman, W.: Surgical outcome after local anaesthetic repairs (unveröffentlicht)

26 Arnold, M. W., Steward, C., Aguilar, P. S.: Rectocele Repair: four years experience, Dis Col Rect 1990; 33: 684–686

9

Bei Vaginalstumpfprolaps, der nach Hysterektomien vorkommen kann, kann eine Fixation am sakrospinalen Ligament uni- oder bilateral durchgeführt werden (Operation nach Richter). Diese Fixationen sind in ca. 70–80 % der Fälle erfolgreich.[27]

Postoperative Rezidive betreffen vor allem das vordere Kompartiment[28] und können gegebenenfalls wie eine primäre Zystozele therapiert werden.

Postoperative Komplikationen können vor allem als Schmerzen im Gesäß auftreten, die durch Verletzungen von Nerven entstehen und gelegentlich ein Lösen der Nähte notwendig machen.

Gleichzeitige Operationen von Senkungen und Belastungsinkontinenz

Bei chirurgischer Therapie von Zystozelen oder Vaginalstumpfprolaps kann es durch Aufhebung des Quetschhahnphänomens zu einer de novo Belastungsinkontinenz kommen, d. h. einer Stressinkontinenz, die vorher wegen der Zystozele nicht klinisch vorhanden war.

Beck[29] fand bei 519 Patientinnen, die wegen einer Zystozele operiert wurden, eine Häufigkeit von 11 % für dieses Phänomen.

Leider gibt es keinen sicheren präoperativen Test, um eine postoperative Inkontinenz auszuschließen. Eine urodynamische Untersuchung mit Pessar kann helfen sowie eine probatorische Therapie mit einem Pessar; berichtet die Patientin danach über eine Belastungsinkontinenz, ist eine zusätzliche Inkontinenzoperation indiziert.

Diese ist heutzutage meistens die zusätzliche Einlage einer suburethralen Schlinge (➤ Kap. 9.5.2).

Im Allgemeinen wird eine zweizeilige Sanierung, d. h. zuerst die Senkung, dann die Inkontinenz, empfohlen, da nach Therapie der Senkung nur noch in wenigen Fällen eine Inkontinenz vorliegt.

Abdominale Eingriffe bei Senkungen

Die Indikationen hierzu sind:

- Vaginalstumpfprolaps bei optimaler Erhaltung der Sexualfunktion
- Uterusprolaps mit Erhaltung der Fertilität
- Paravaginale Defekte bei zusätzlichen anderen abdominalen Eingriffen.

Bei Vaginalstumpfprolaps und Uterusprolaps ist in dieser Situation meistens eine Fixierung mit einem künstlichen Material nötig, das aus Prolene, Goretex oder anderen künstlichen Geweben besteht, um eine spannungsfreie Fixation der Vagina oder des Uterus am Os sacrum zu gewährleisten. Diese sog. abdominale Sakrokolpopexie sichert die physiologische Lage der Vagina und ist weniger eine Aufhängung als eine Sicherung der Scheide.

Technisch ist dieser Eingriff weitaus aufwändiger als ein vaginaler Eingriff, da die abdominale Präparation Blutungsrisiko, Infektion des künstlichen Materials und die unmittelbare Nähe von Darm, Blase und Ureteren bedeutet und damit eine Verletzungsgefahr dieser Organe.

Wird eine abdominale Fixation des Uterus vorgenommen, ist danach eine Sectio caesarea zu empfehlen, um intrapartale Verletzungen des Uterus und ein Prolapsrezidiv zu vermeiden.

Spätkomplikationen können Erosion des künstlichen Materials mit und ohne Fistelbildung, Infektion mit Osteomyelitis des Sakrums und je nach Lage des künstlichen Materials Dyspareunie sein.

Rezidive sind selten; die Erfolgsrate wird mit 93–99 % angegeben.[30]

> Abdominale Operationen sind aufwändiger als vaginale und beinhalten die Verwendung einer Mesh, mit der der Vaginalstumpf oder der Uterus am Os sacrum fixiert werden können.
> Eine gleichzeitige Inkontinenzoperation ist möglich.

Vaginale Netzeinlagen

Vaginale Netzeinlagen sind in den letzten Jahren initial populär geworden. Die Idee dahinter ist, der Vagina mehr Stabilität zu geben. Benutzt werden meist Polypropylene Netze, die allerdings auch Erosionen, Infekte und Dyspareunie verursachen können.

In jüngerer Zeit werden die vaginalen Netzeinlagen wegen einer erhöhten Nebenwirkungsrate kritisch beurteilt, insbesondere in den angelsächsischen Ländern. Im Jahr 2011 wurde eine Warnung der FDA mit der Empfehlung bekannt, mit der Einlage vaginaler Netze vorsichtig zu sein und sie nur bei spezieller Indikationsstellung einzusetzen.

[27] Richter, K., Albright, W.: Long term results following fixation of the vagina on the sacrospinous ligament by the vaginal route, Am J Obstet Gynecol 1981; 141: 811–16
Morley, G. N., DeLancey, J. O.: Sacrospinous ligament fixation for eversion of the vagina, Am J Obstet Gynecol 1988; 158: 872–879

[28] Shull, B. L., Capen, C. V., Riggs, M. W., Kuehl, T. J.: Preoperative and portoperative analysys of site specific pelvic support defects in 81 women treated with sacrospinous ligament suspension and pelvic reconstruction, Am J Obstet Gynecol 1992; 166:1764–1771

[29] Beck, R. P., McCormick, S., Nordstrom, L.: A 25 year experience with 519 anterior colporrhaphy procedures, Obstet Gynecol 1991; 78: 1011–1018

[30] Snyder, T. E., Krantz, K. E.: Abdominal-retroperitoneal sacral colpopexy for the correction of vaginal prolapse, Obstet Gynecol 1991; 77: 944–949
Timmons, M. C., Addison, W. A., Addison, S. B. et al.: Abdominal sacral colpopexy in 163 women with posthysterectomy vaginal vault prolapse and enterocele, J Reprod Med 1992; 37: 323–327

Nachsorge nach Operationen

Empfehlungen für die Nachsorge sind abhängig von den Operationen. Beckenbodenschonendes Verhalten sollte beachtet werden, und trotz einer erfolgreichen Operation sollte zur Rezidivprophylaxe Beckenbodentraining durchgeführt werden ebenso wie eine Stuhlregulation, um Verstopfung und langes Pressen auf dem WC zu vermeiden. Vor dem Einsatz von Medikamenten – um den man in hartnäckigen Fällen oft nicht herumkommt – ist das Trinken von einem Glas warmen Wassers mit dem Saft einer ganzen Zitrone empfehlenswert, das reichlich Magnesium enthält und so die Darmmotilität anregt.

Operationen am Beckenboden erfordern eine sorgfältige physiotherapeutische Nachsorge, um die hohe Rezidivhäufigkeit möglichst gering zu halten.

9.4 Aufsaugende Hilfsmittel

Renate Tanzberger

Bei vorübergehender Inkontinenz nach urologischen oder urogynäkologischen Operationen, insbesondere aber bei nicht therapierbarer Inkontinenz, haben sich in der pflegerischen Inkontinenzversorgung saugfähige Einlagen und Slips bewährt. Diese lösen hygienische und soziale Probleme, indem sie Flüssigkeit binden, die Haut gesund erhalten und den Betroffenen Mobilität verschaffen.

Einmalprodukte

Auf dem Markt für Hilfsmittel werden zur individuellen Versorgung verschiedene Arten, Formen und Saugstärken (von 50–1500 ml) absorbierender Einmalprodukte angeboten.

- **Vorlagen mit Gel-Binder** (Polymergranulat) binden den Harn durch einen chemischen Prozess. Das hochsaugfähige Polymer bildet mit dem Harn eine weiche Gelantine, Rücknässung wird verhindert, die Haut bleibt trocken. Bakterien und Hefen wird der Nährboden entzogen, Geruchsentwicklung vermindert und die Haut vor Entzündungen geschützt.
- **Rechteckige Einlagen** meist ohne Gel-Binder, geeignet für leichte Inkontinenzformen. Die Vorlagen werden mit luftdurchlässigen Netzhöschen dicht am Körper gehalten und tragen nicht auf.
- **Anatomisch geformte Vorlagen,** meist mit Gel-Binder, werden für leichte Inkontinenz bevorzugt benutzt.
- **Tropfenbeutel bzw. Penisfutteral** zur Versorgung des Mannes mit geringen Urinverlusten sind so geformt, dass der Penis allein oder mit Skrotum in dem Futteral liegt. Sie haben nur ein geringes Fassungsvermögen von ca. 60 ml. Ein Klebestreifen fixiert das Futteral in der Unterhose.
- **Schlupfhosen (Slip-Pants),** bei extremer Inkontinenz werden sie anstelle der Unterwäsche getragen. Sie sollten nur bei größeren Stuhl- und Urinverlusten verwendet werden und sind möglichst auf die Nacht zu beschränken. Das Aufnahmevolumen beträgt ca. 400–2000 ml. Sie schließen nach außen luftdicht ab. Hierdurch kommt es im Genitalbereich leicht zu Hautreizungen, so dass der Hautpflege besondere Aufmerksamkeit gewidmet werden muss.

Textile Mehrweg-Produkte

Die Krankenkassen haben Inkontinenz-Unterwäsche in den Hilfsmittelkatalog aufgenommen.

- **Slips aus 100 % Baumwolle** (in verschiedenen Größen) für Männer und Frauen besitzen eine gummierte Facheinlage zur optimalen Fixierung kleiner auswechselbarer Saugeinlagen.
- **Slips für Frauen und Shorts für Männer** aus Baumwolle im Schrittbereich mit spezieller Mikrofaser, die die Haut trocken hält, sind mit einem sehr saugfähigen Auslaufschutz ausgestattet. Geeignet für leichte oder mittelschwere Inkontinenz, waschbar bis 60 Grad.
- **Sicherheitsslips** bei geringer Inkontinenz für Frauen und Männer werden als Inkontinenzwäsche ohne Einlagen per Katalog angeboten. Eine sog. Mikrofaser-Sicherheitszone im Schritt saugt garantierte 195 ml Flüssigkeit auf und ist atmungsaktiv. Der Slip ist aus 100 % reiner Baumwolle und eignet sich auch für die Kochwäsche.

Absorbierende Hilfsmittel sollten als nicht kuratives, passives Hilfsmittel möglichst nur eine Übergangslösung sein. Physiotherapie, Medikamente und Operationen sind als kurative Therapien vorrangig einzusetzen.

9.5 Chirurgische Verfahren zur Therapie der Belastungsinkontinenz

Annette Kuhn

Wenn konservative Therapien wie Physiotherapie, Pessare und allgemeine Maßnahmen wie Gewichtsabnahme, Nikotinreduktion und Verhaltensschulung nicht ausreichenden Erfolg bringen, wird im Allgemeinen eine chirurgische Therapie der Stressinkontinenz diskutiert. Diese kann in verschiedene Gruppen eingeteilt werden:

- peri- oder transurethrale Injektionstherapie
- vaginale Operationen
- abdominale Operationen
- laparoskopische Kolposuspension.

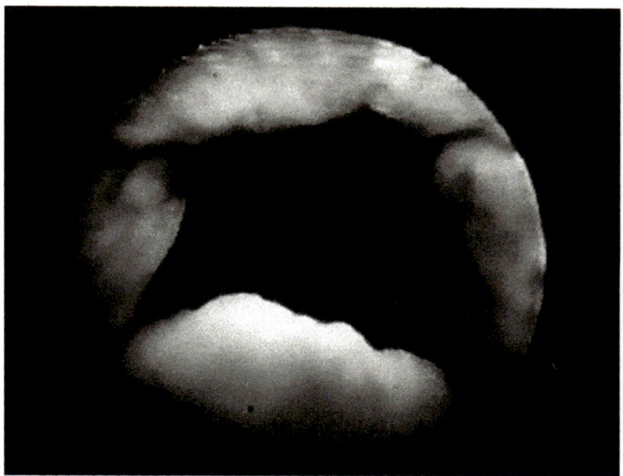
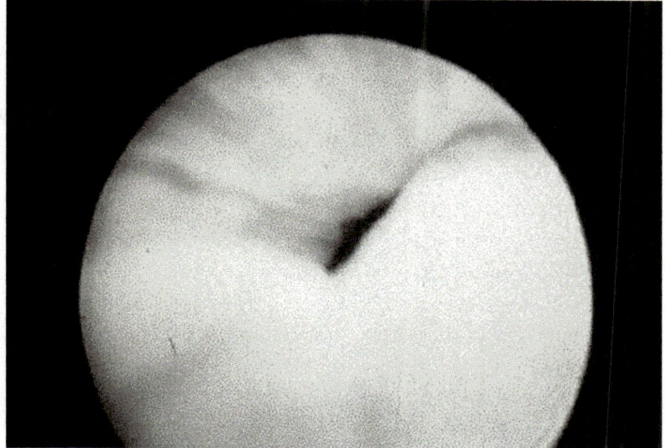

Abb. 9.7 Injektionstherapie: links Blasenhals vor Therapie, rechts danach [M602]

Die Methoden unterscheiden sich hinsichtlich Erfolgsaussichten, Invasivität, Art der empfohlenen Narkose, Hospitalisationsdauer und Wirkweise.

Außer den normalen Operationsrisiken wie Infektionen und Blutungen obstruieren alle Inkontinenzoperationen auf die eine oder andere Weise den Blasenauslass. Das bedeutet, dass nach allen Inkontinenzoperationen Blasenentleerungsstörungen auftreten können.

Bei Eingriffen am Blasenhals ist eine Entstehung von de novo Drangsymptomatik möglich.

Die Wahl des Verfahrens hängt von den Wünschen und individuellen Gegebenheiten der Patientin, dem Angebot des Operateurs und anderen gleichzeitig notwendigen Eingriffen wie Hysterektomien oder Prolapsoperationen ab.

Präoperativ sollten die verschiedenen Möglichkeiten mit ihren Vor- und Nachteilen mit der Patientin diskutiert werden und die individuell beste Operation gewählt werden.

Wenn möglich sollte die Operation mit den besten Erfolgsaussichten als erste vorgenommen werden, da Rezidiveingriffe technisch schwieriger und oft weniger erfolgreich sind als Primäreingriffe. Rezidiveingriffe sollten von einer besonders erfahrenen und ausgebildeten Person durchgeführt werden.

Präoperativ sollte eine urodynamische Untersuchung veranlasst werden.

Vor jeder Inkontinenzoperation ist eine urodynamische Abklärung dringend anzuraten (➤ Kap. 8.2.5):

- aus forensischen Gründen
- um eine nicht aus der Anamnese erfassbare Drangkomponente zu erfassen und präoperativ zu behandeln
- um eine Erfolgsprognose stellen zu können
- um bei Prolapseingriffen eine larvierte Inkontinenz zu entdecken.

Die idealen urodynamischen Voraussetzungen für eine erfolgreiche chirurgische Therapie sind eine normale Blasenkapazität ohne Detrusorinstabilitäten mit normaler Compliance und eine normotone Urethra.

9.5.1 Peri- oder transurethrale Injektionstherapie

Eine Injektionstherapie ist unter lokaler Betäubung als ambulanter Eingriff möglich. Die Injektion kann entweder trans- oder periurethral durchgeführt werden und wird unter zystoskopischer Kontrolle des Blasenhalses angewandt. Idealerweise wird das Material unter die Lamina propria des Blasenhalses injiziert; das Treffen der richtigen Schicht ist für das Gelingen des Eingriffes wichtig (➤ Abb. 9.7).[31]

Ziel der Injektionstherapie ist es, den Blasenhals, der bei inkontinenten Patientinnen häufig weit offen ist, zu verengen und den Auslasswiderstand zu erhöhen.

Es kommen verschiedene Materialien zum Einsatz; das am besten untersuchte und nachkontrollierte Material ist Kollagen, wie es auch in der plastischen Chirurgie verwendet wird. Andere Substanzen wie Silikon, autologes Fett und Polytetrafluoroethylen sowie andere Kopolymere werden ebenfalls verwendet oder sind in der klinischen Erprobung. Das ideale Material sollte folgende Eigenschaften haben:

- keine allergene Eigenschaft
- gute Haltbarkeit
- keine Migration des Materials
- einfache Applikation.

Silikone wie Macroplastique® scheinen weniger abgebaut zu werden als Kollagen, allerdings wird dieses Material ange-

[31] Appell, R.A.: Intra-Urethral injection therapy, p 483, in: Textbook of female Urology and Urigynaecology, Cardozo, L., Staskin, D. (Hrsg.), Isis Medical Media, 2001

sichts der schlechten Publicity in den letzten Jahren nicht sehr gern verwendet.

Die Injektion körpereigener Substanzen wie Fett ist ebenfalls möglich. Die Erfolgsrate ist mit 33 % allerdings nicht überzeugend und außerdem ist ein zweiter Eingriff zur Fettgewinnung (Liposuktion) nötig.[32] Fettembolien postoperativ sind beschrieben.

Die Patientengruppe, die gut für eine Injektionstherapie geeignet ist, ist entweder:

- *älter* und wünscht keinen größeren Eingriff bzw. kann aus anderen medizinischen Gründen keinen größeren Eingriff vertragen
- oder sie ist *jünger* und möchte eine Therapie der Inkontinenz, aber keinen größeren Eingriff, beispielsweise weil die Familienplanung noch nicht abgeschlossen ist oder weil sie sich nach einer Geburt keinem größeren Eingriff unterziehen möchte.

Postoperativ wird eine prophylaktische Antibiotikatherapie für 2–3 Tage empfohlen, um Harnwegsinfekten vorzubeugen. Ein leichter Reizzustand ist für 1–2 Tage postoperativ häufig.

Die aktuell im deutschsprachigen Raum verbreitetste Substanz ist wahrscheinlich das Bulkamid®, bei dem es sich um einen vollsynthetischen, nicht allergenen und permanenten Stoff handelt, welcher mit einem Spezialzystoskop injiziert wird.

9.5.2 Vaginale Operationen

Transvaginale Suspensionsverfahren sind seit langem bekannt und versuchen, den Blasenhals von der vaginalen Seite anzuheben und so zu elevieren. Einige solche Verfahren sind aktuell nur noch sehr selten in Anwendung, aber viele Patientinnen, die derartige Suspensionen gehabt haben, könnten sich durchaus noch in physiotherapeutischen Praxen präsentieren.

Ältere Verfahren wie die Operation nach Pereyra von 1959 oder Stamey Suspensionen (1973) versuchen, durch paraurethrale Nähte mit nicht resorbierbarem Fadenmaterial den Blasenhals zu elevieren. Bezüglich der Langzeiterfolge erreicht das zuerst genannte Verfahren jedoch nur bei ca. 51 % der Patientinnen eine Reduktion der Belastungsinkontinenz. Und nur 20 % der Patientinnen war nach etwas mehr als neun Jahren noch kontinent.[33] Eigene Ergebnisse bestätigen diese Resultate.[34] Derartig schlechte Langzeitresultate sind nicht akzeptabel, und der Grund für das Versagen dieser Therapie liegt vermutlich in dem Versuch, instabile Strukturen (Blasenhals, vesikourethraler Übergang) an ebenfalls instabilen Strukturen (Rektusfaszie) zu fixieren.

Die vordere Kolporrhaphie allein, vormals als Inkontinenzoperation gewertet, hat nur eine Erfolgsrate von 60 % nach 4 Jahren, was ebenfalls nicht genügend ist.[35]

Revolutioniert wurden die vaginalen Verfahren durch die Einführung des Tension Free Vaginal Tape (TVT) in der Mitte der neunziger Jahre durch Ulmsten. Durch Einlage eines Prolenebandes unter die mittlere Urethra wird eine Stabilisierung derselben erreicht und die Belastungsinkontinenz erfolgreich therapiert. Subjektive Erfolgsraten von 90 % und objektive Heilungsraten von 70 % sind vielfach auch in größeren Kollektiven dokumentiert,[36] und der Vergleich mit abdominalen Verfahren wie der Kolposuspension hält stand.

Der Eingriff, der unter Lokalanästhesie durchgeführt werden kann, dauert ca. 20–30 Minuten und braucht trotz seiner minimal invasiven Qualitäten einige Erfahrung. Die Operation erfordert eine kleine Inzision in der Vagina, direkt unter der Urethra, und zwei wenige Millimeter lange Inzisionen über der Symphyse.

Die hauptsächlichen potentiellen Nebenwirkungen oder Gefahren dieses Eingriffs sind:

- Blasenentleerungsstörungen
- intraoperative Blasenverletzungen
- Gefäß- und Darmverletzungen
- de novo Urge.

Falls Blasenentleerungsstörungen über mehr als zwei Wochen anhalten, besteht die Möglichkeit, das TVT-Band zu lockern.

Der Eingriff kann mit anderen Operationen am Beckenboden wie vorderer oder hinterer Plastik, Hysterektomien oder anderen abdominalen Eingriffen kombiniert werden.

Es ist möglich, die Operation ambulant durchzuführen; wegen der Gefahr der Nachblutungen wird jedoch oft eine kurze Hospitalisation bevorzugt.

Seit einigen Jahren wird das retropubische TVT durch das transobturatorische Verfahren ergänzt, bei dem das suburethrale Band durch das Foramen obturatum eingelegt wird.

32 Gonzalez de Gariby, A.S., Castro-Morrondo, J.M., Castro-Jimeno, J.M.: Endoscopic injection of autoloous adipose tissue in the treatment of female incontinence. Arch Esp Urol 1989; 42: 143–146

33 Trochman B.A., Leach, G.E., Hamilton, J. et al.: Modified Pereyra bladder neck suspension: 10 year mean follow up using outcomes analysis in 125 patients, J Urol 1995; 154: 1841–47

34 Ghielmetti, T., Dörflinger, A., Dreher, E.: Spätergebnisse nach Pereyraoperation; Dissertation an der Universität Bern zur Erlangung der Doktorwürde, 2000

35 Leach, G.E., Dmochowski, R.R., Appell, R.A. et al.: female stress incontinence clinical guidelines panel summary report on surgical management of the female stress urinary incontinence, J Urol 1997, 158: 875–880

36 Ohkawa, A., Kondo, A., Baba, S., Japan TVT trial group: TVT Operation: Is it effective for those patients suffered from type III incontinence? ICS Seoul 2001, Abstracts

9.5.3 Abdominale Operationen

Ein Verfahren der abdominalen Inkontinenzoperationen ist trotz zunehmender minimal invasiver Verfahren wie TVT immer noch die Kolposuspension nach Burch, bei der die paravaginale Faszie auf Blasenhalshöhe am Cooper-Band am Becken fixiert wird und damit der Blasenhals angehoben wird. Der Bauchschnitt ist in der Regel ein Pfannenstielschnitt, und eine Kombination mit anderen Operationen wie Hysterektomie oder abdominalen Prolapsoperationen ist möglich.

Der Begriff der Kolposuspension wurde 1970 erstmals von Turner-Warwick benutzt, und zahlreiche Synonyme bestehen hierfür: Marshall-Marchetti-Burch kurz MMB genannt, Kolpozystourethropexie und retropubische Urethropexie sind einige davon.

In einer Metaanalyse von insgesamt 2300 Patientinnen fand Jarvis[37] eine Kontinenzrate von 84%; diese deckt sich etwa mit den Zahlen anderer Autoren.[38]

Die Kolposuspension hat den Vorteil, immer noch die am längsten dokumentierte Inkontinenzoperation zu sein, als Gold-Standard gilt aber aktuell auch angesichts einer guten Datenlage die suburethrale Schlinge. Der Nachteil liegt beim Bauchschnitt und der schwierigeren Reversibilität im Falle von Harnblasenentleerungsstörungen, die ebenfalls einen Bauchschnitt erfordert.

Andere abdominale Verfahren stellen Schlingenoperationen aus verschiedensten Materialien wie autologer Faszie, Kadaverfaszie und künstlichen Produkten dar. Hierbei wird die jeweilige Schlinge unter den Blasenhals platziert und je nach Verfahren meistens an der Beckenwand fixiert.

Mögliche Nebenwirkungen nach Schlingenoperationen können neu auftretende Urgesymptomatik, Erosion in Blase und Vagina und Fistelbildung sein.

Eine weitere Möglichkeit stellt der künstliche Sphinkter dar, der die Urethra und den Blasenhals umschließt und über einen in die Labie implantierten Ballon zu aktivieren und bei der Miktion zu deaktivieren ist. Eine intakte Haut ist Voraussetzung, da jedes künstliche Material infektanfällig ist und den Operationsausgang gefährden kann (vgl. ➤ Kap. 5.1.5).

Eine Revision des künstlichen Sphinkters mag nach etwa 10 Jahren notwendig sein,[39] und mögliche Komplikationen beinhalten Erosion in die Blase, Infektion und Versagen der Mechanik.

Künstliche Sphinkteren werden in der Regel erst dann erwogen, wenn andere Inkontinenzverfahren versagt haben, da es sich um einen recht großen chirurgischen Eingriff handelt und das Material nicht lebenslänglich hält.

9.5.4 Laparoskopische Kolposuspension

Die laparoskopische Kolposuspension, die erstmals 1991 von Vancaillie beschrieben wurde, eleviert den Blasenhals genauso wie die abdominale Kolposuspension mit dem einzigen Unterschied, dass kein Pfannenstielschnitt nötig ist, sondern die Nähte über einen kleinen, 1–2 Zentimeter langen Schnitt im Bauchnabel und mehrere kleine, ca. zentimetergroße Schnitte über der Symphyse appliziert werden. Ebenso wie beim offenen Verfahren wird nicht resorbierbares Nahtmaterial verwendet.

Der Vorteil liegt in den kleineren abdominalen Schnitten, die den Eingriff ebenfalls minimal invasiv werden lassen. Der Nachteil besteht in einer längeren Lernkurve für dieses Verfahren, was Operationszeiten verlängern kann. Zeiten von 180 Minuten sind beschrieben.

Tabelle 9.3 gibt eine Übersicht über die Erfolgsraten der verschiedenen Inkontinenzoperationen. Da die Autoren ihre Erfolge unterschiedlich definieren, haben wir eine Unterteilung in „geheilt/trocken" und „geheilt/trocken/besser" vorgenommen. Ersteres beinhaltet nur die Patientinnen, die vollständig trocken sind, letzteres auch diejenigen, die auch gebessert sind, also noch wenig Urin verlieren.

Tab. 9.3 Verschiedene Eingriffe und ihre Erfolgsraten[40]

Autor	geheilt/trocken	geheilt/trocken/besser
Vordere Plastik	61 %	73 %
Kolposuspension	84 %	90 %
Schlingen	83 %	87 %

Tab. 9.4 Intra- und postoperative mögliche Komplikationen bei Inkontinenzoperationen

intraoperative Komplikationen	postoperative Komplikationen
• Blutungen • Blasen- und Urethraverletzungen • Darmverletzungen • Nervenverletzungen • Ureterverletzungen	• Harnblasenentleerungsstörungen: akut/chronisch • Infektionen: Blase, Wundinfekt, Abszess • Schmerzen • Erosion von Schlingen- und Nahtmaterial • Prolaps • Osteomyelitis • Fistelbildung • de novo Drangsymptomatik • Rezidivinkontinenz

[37] Hill, S.: Genuine Stress incontinence, aus: Cardozo, L.: Urogynecology, New York, Churchill Livingstone 1997

[38] Shull, B. L., Baden, W. F.: A six year experience with paravaginal defect repair for stress urinary incontinence, Am J Obstet Gynecol 1989; 160: 1432–40

[39] Fulford, S. C. V., Sutton, C., Bales, C. et al.: The fate of the modern artificial sphincter with a follow-up of more than ten years, Br J Urol 1997; 79:713–716

[40] Cardozo, L., Staskin, D. (editors): Textbook of female Urology and Urogynaecology; Martin Dunitz Ltd, 2002, London

Tab. 9.5 Zeitliches Kontrollschema der Toilettengänge

Name											
Datum	**07:__**	**08:__**	**09:__**	**10:__**	**11:__**	**12:__**	**13:__**	**14:__**	**15:__**	**16:__**	**17:__**

Intra- und postoperative Komplikationen können bei allen Operationen auftauchen und in intraoperative und postoperative Komplikationen unterteilt werden (➤ Tab. 9.4).

9.6 Techniken zur Erzielung einer sozialen Kontinenz

Renate Tanzberger

Bei neurologischen Krankheitsbildern mit Blasenstörungen und bei verschiedenen Formen der Drangsymptomatik werden zur Sicherung einer sozialen Kontinenz spezielle Maßnahmen und Entleerungstechniken eingesetzt. *Soziale Kontinenz* bedeutet ein Trockenbleiben durch Hilfsmittel bzw. spezielle Techniken. Hierzu zählt die vorsorgliche Miktion nach Zeitplan, ggf. mit Unterstützung der Angehörigen oder des Pflegepersonals durch Begleitung zur Toilette, aber auch die folgenden Methoden:

- Toilettentraining
- Blasentraining
- Entleerungstechniken:
  - Miktion nach der Uhr
  - suprapubisches manuelles Auspressen der Blase
  - Blasenklopftraining (Triggern)
  - Selbstkatheterismus.

9.6.1 Toilettentraining

Die beiden Methoden Toilettentraining und Blasentraining werden in der Fachliteratur nicht eindeutig voneinander abgegrenzt. Gelegentlich findet sich die synonyme Verwendung von Blasentraining, Miktionstraining und Toilettentraining. Norton stellt in ihrem Praxishandbuch fest, dass es bis heute keine Standarddefinition des Blasentrainings oder eine klare Begriffsbestimmung gibt.

Fragt man dennoch nach einem Unterscheidungskriterium, so zeigt sich, dass unter dem Begriff *Toilettentraining* der zeitlich programmierte Toilettengang verstanden wird. Dazu wird auch die schematische Form des Toilettentrainings mit Begleitperson gerechnet (s. o.), die auch als *abhängige Kontinenz* beschrieben wird. Das pflegerische Wunschziel ist, eine *soziale Kontinenz* dann herzustellen, wenn für ein aktives Kontinenztraining die neuromotorischen oder geistigen Voraussetzungen fehlen.

Unter Toilettentraining versteht man die Anleitung zum *regelmäßigen* Toilettengang nach der Uhr, auch ohne Harndrang. Hierdurch wird versucht, dem Einnässen zuvorzukommen oder es zumindest zu verringern.

Aufgrund fehlender zentraler Hemmung, dem Symptom neurologischer Krankheitsbilder (z. B. zerebrovaskulärer Insult, Multiple Sklerose, Demenz), geht die Kontrolle über die Blasenfunktion verloren. Harndrang kann entweder gar nicht mehr oder nicht rechtzeitig genug wahrgenommen werden.

Das Toilettentraining ist keine kurative Therapie. Es macht organisch nicht kontinent, aber es stellt den Versuch dar, die Blase an einen bestimmten Entleerungsrhythmus zu gewöhnen. Die Blase soll so programmiert werden, dass sie zu bestimmten Zeiten auf den Entleerungswunsch reagiert, auch ohne dass Harndrang besteht. Dabei hilft der gleichförmige Zeittakt des Miktionsplans, den Entleerungsrhythmus einzuspielen (➤ Tab. 9.5).

Anfangs ist das Toilettentraining zeit- und personalaufwändig; jedes Trockenbleiben aber ermutigt den Patienten zur weiteren Selbstdisziplin, den Zeitplan einzuhalten, und motiviert ihn zur Zusammenarbeit mit den Betreuern.

Die Voraussetzung für das Einspielen des Zeitplans sind Kenntnisse über das Fassungsvermögen der Harnblase vor Eintritt des Harnabgangs sowie Kenntnisse über das Zeitintervall bis zu der kritischen Blasenfüllung, damit der optimale Zeitpunkt für den Toilettengang herausgefunden werden kann (➤ Kap. 3.4).

Dafür muss über mehrere Tage ein Protokoll der Blasenentleerungen erstellt werden (➤ Tab. 9.6). Aufzulisten sind das Getränk, die Menge (ml), die Uhrzeit der Flüssigkeitsaufnahme und die Uhrzeit der Blasenentleerung bzw. der unfreiwilligen Harnverluste.

Tab. 9.5 *(Forts.)*

Name												
18:__	19:__	20:__	21:__	22:__	23:__	24:__	01:__	02:__	03:__	04:__	05:__	06:__

Mit Hilfe des Protokolls werden Regelmäßigkeiten im Ausscheidungsrhythmus festgestellt. Grundsätzlich bieten sich die individuelle oder die schematische Methode an. Es wird möglichst der individuelle Zeitplan für den Toilettengang erarbeitet. Erlaubt es der geistige Zustand des Patienten nicht, selbständig die Toilette aufzusuchen, wird schematisch (s. unten) vorgegangen.

- *Das individuelle Toilettentraining*
  Es wird vorausgesetzt, dass Patienten die Fähigkeit der Selbstbeobachtung besitzen und mobil sind. Sie lernen, je nach Art der Getränke und der Flüssigkeitsmenge den günstigen Zeitpunkt einzuschätzen.
  Ausführung: Gang zur Toilette 10 Minuten vor einer voraussichtlichen Miktion oder etwa eine halbe Stunde vor der vermutlichen Entleerung.
- *Das schematische Toilettentraining*
  Die Patienten werden alle 2 Stunden vom Pflegepersonal zur Toilette begleitet. Nachts wird die Blase 2-mal entleert. Prof. Grond schlägt vor, das Intervall alle 4 Tage um $^1/_4$ Stunde zu verlängern, wenn der Patient an 10 Tagen trocken geblieben ist.
  Eine Variation des schematischen Toilettentrainings besteht darin, tagsüber 7 Toilettengänge zeitlich festzulegen:
  - am Morgen nach dem Aufstehen
  - 30 Minuten nach dem Morgenkaffee
  - am späten Vormittag
  - 30 Minuten nach dem Mittagessen
  - nach dem Nachmittagskaffee
  - nach dem Abendessen
  - vor dem Zubettgehen.

9.6.2 Blasentraining

In Handbüchern für Pflege gilt das Blasentrainingsprogramm als Pflegeinstrument bei Pollakisurie, Urgency, Dranginkontinenz (mit und ohne neurologischer Ursache), besonders aber auch für Patienten mit unspezifischer (idiopathischer) Harninkontinenz.

In weiteren Beschreibungen wird als Indikation für ein Blasentrainingsprogramm ein erlerntes Fehlverhalten angegeben. Gemeint sind zu häufige, konditionierte Toilettengänge.

Im Gegensatz zum Toilettentraining besteht beim *Blasentraining* die Chance, zur normalen Kontinenzfähigkeit zurückzufinden. Blasentraining ist demnach für solche Personen geeignet, die in der Lage sind, Miktionsintervalle willkürlich zu verlängern (➤ Kap. 11.2.6). Voraussetzung dafür ist die vorhandene oder eine wieder einzuübende Wahrnehmung des Harndrangs und die durch therapeutische Übungen geschulte Reaktionsfähigkeit der Beckenboden-Sphinktermuskeln (➤ Kap. 11.3).

Tab. 9.6 Protokoll der Blasenentleerungen

Name					
Art des Getränks	**Uhrzeit**	**Menge (ml)**	**Miktion**	**Uhrzeit**	**Vorlage nass**

Ablauf des Blasentrainings (bladder drill)

Es wird empfohlen, zu festgesetzten Zeiten zum WC zu gehen und schrittweise das Miktionsintervall auf 3–4 Stunden zu verlängern. Zwischenzeitlicher Drang wird mit Hilfe von Aufschubstrategien unterdrückt (➤ Kap. 11.2.6).

Die Führung eines Miktionsprotokolls (Blasenentleerungsprotokolls) unterstützt mit dem optischen Nachweis der Verbesserungen die für ein diszipliniertes Selbstmanagement notwendige Motivation. Das Miktionsprotokoll wird in ➤ Kap. 11.2.1 ausführlich beschrieben.

Ziele des Blasentrainings sind die Verlängerung der Intervalle zwischen den Blasenentleerungen und eine zeitlich selbst bestimmte Entleerung.

9.6.3 Entleerungstechniken

Miktion nach der Uhr bei eingeschränkter Blasensensibilität

Die partielle Zerstörung der vegetativen Blasennerven bewirkt eine eingeschränkte oder fehlende Blasensensibilität. Wenn die gefüllte Blase nicht von selbst entleert werden kann, kommt es zur Überlaufinkontinenz oder zum vesikorenalen Reflux.

Um eine Überdehnung der Harnblase oder den Reflux aus der Harnblase zu verhindern, sollte die Blase im 3-Stunden-Rhythmus entleert werden.

Blasenklopftraining (Triggern)

Das Blasenklopftraining (Triggern) wird als Miktionshilfe bei neurogenen Blasenfunktionsstörungen eingesetzt, z. B. bei Querschnittslähmung, Multipler Sklerose und Rückenmarkserkrankungen. Dabei ist die Verbindung zwischen dem zentralen Reflexzentrum für die Blasen- und Schließmuskelfunktion im Hirnstamm und dem Erfolgsorgan Blase vollständig oder teilweise unterbrochen.

Der Blasenmuskel (Detrusor) wird durch Beklopfen des Unterbauchs oder durch Bestreichen der Oberschenkel-Innenseiten zur Kontraktion gebracht und damit die Blasenentleerung herbeigeführt. Triggern bedeutet direkte mechanische Reizung der Blasenwand zur Auslösung der Blasenentleerung.

Durch regelmäßiges Klopftraining in festgelegten Abständen kann es gelingen, die Entleerung kontrolliert auszulösen. Grond empfiehlt 7–8-mal in 5 Sekunden rhythmisch mit den Fingerspitzen der gestreckten Finger – besser als mit Handkanten – zu klopfen. Effektiv sei die abrupte Dehnung einer kleinen begrenzten Stelle, weniger effektiv die langsamere Dehnung eines größeren Blasenwandbezirks.

Ziel ist die vollständige Blasenentleerung, um in den Zwischenzeiten eine befriedigende Kontinenz zu erreichen.

Regelmäßige urologische Kontrolluntersuchungen der Nierenfunktion (Refluxgefahr) sind bei dem Blasenklopftraining unerlässlich.

Suprapubisches manuelles Auspressen der Blase

Die suprapubische Entleerungstechnik – als Credé-Handgriff bekannt – gilt heute als obsolet, da ein unphysiologischer, zu hoher Blasenbinnendruck entstehen kann. Bei Männern wird der Credé-Handgriff wegen der abflussbehindernden Abknickung der Harnröhre im Sitzen grundsätzlich abgelehnt. Frauen wird der Credé-Handgriff ebenso wenig empfohlen. Der massive Druck auf den Unterbauch vergrößert das Deszensusrisiko.

Eine weitere Gefahr der Druckeinwirkung – mit weitreichenden Folgen – ist der vesikorenale Reflux, der Rückfluss des Urins von der Blase zur Niere. Der Rückstau kann zu einer irreversiblen Schädigung der Niere führen, der Harnstauniere mit Kelchdestruktionen und Parenchymnarben. Der Fachbegriff dafür lautet *Pressure kills kidney.*

Selbstkatheterismus

In den letzten Jahren ist das Blasenklopftraining bei neurologischen Krankheitsbildern weitgehend vom schnellen und sicheren Selbstkatheterismus abgelöst worden (➤ Kap. 5.1.6). Oft als einzige Hilfe zur regelmäßigen Blasenentleerung ist der Selbstkatheterismus fester Bestandteil der Therapie von Blasenentleerungsstörungen bei angeborenen und erworbenen neurogenen Störungen, z. B. bei Querschnittslähmung, bei atoner Blase oder bei zu hohem Auslasswiderstand.

Die Technik des intermittierenden Selbstkatheterismus lernt der Patient unter Anleitung konsequent 4-mal täglich durchzuführen. Benutzt werden beschichtete Einmalkatheter mit konischer, weicher Spitze, die Schleimhautverletzungen auf ein Minimum reduzieren. Der Urin kann direkt in die Toilette entleert werden. Ein hilfreiches Accessoire für Frauen ist ein Spiegel, der am Oberschenkel befestigt wird, so dass die Harnröhrenmündung gut erkennbar ist.

Für unterwegs und für Rollstuhlfahrer existieren latexfreie Einmalkatheter-Sets mit integriertem Auffangbeutel. Für Rollstuhlfahrer gibt es einen praktischen Textilhalter, der das Herunterstreifen der Hose entbehrlich macht.

LITERATUR

Grond, E.: Pflege Inkontinenter, Brigitte Kunz Verlag, Hagen 1993

Der Urologe, Ausgabe B, Jahrgang 38, Herausgegeben in Zusammenarbeit mit der GIH, Kassel und der WHO, Genf. 1. Internationale Konferenz über Harninkontinenz im Alter, Springer, Berlin, Heidelberg Supplement 2/1998

Jost, W. H. (Hrsg.): Neurologie des Beckenbodens, Chapman & Hall, Weinheim 1997

Norten, Ch.: Praxishandbuch, Pflege bei Inkontinenz, Urban & Fischer, München 1999

KAPITEL

10 Proktologie

Ulrich Baumgartner

Der Begriff *proktos* leitet sich aus dem Griechischen ab und bedeutet After. Die Proktologie befasst sich also mit der Lehre der Krankheiten des Afters. Tatsächlich umfasst sie aber noch mehr; sie schließt auch Erkrankungen des Mastdarms (Rektum) und des Sigmas (Grimmdarm) mit ein, weshalb der Begriff „Koloproktologie" zutreffender ist. Nicht selten wird der Proktologe aber mit Erkrankungen des gesamten Beckenbodens konfrontiert, wofür der englische Begriff „Pelviperineology" steht; der Begriff hat aber keine deutsche Entsprechung.

Die in diesem Kapitel dargestellten Themenkomplexe sind eine subjektive Auswahl wichtiger proktologischer Krankheitsbilder und erheben keinerlei Anspruch auf Vollständigkeit. Diesbezüglich sei auf die proktologische Literatur verwiesen (Brühl 2005, Lange 2006, Wienert 1995). Auch die Betrachtungsweise einzelner Aspekte, die wissenschaftlich nicht belegt sind, ist natürlich subjektiv und beruht auf jahrzehntelangen Erfahrungen des Autors.

10.1 Diagnostik

Im folgenden Kasten sind die wesentlichen diagnostischen Werkzeuge, die der Proktologe braucht, aufgelistet.

Mögliche Untersuchungsmodalitäten in der Proktologie

1. Anamnese (Vorgeschichte)
2. Inspektion
3. Rektal-digitale Untersuchung (Finger)
4. Vaginalspiegelung
5. Rektoskopie (Spiegelung des Mastdarms)
6. Proktoskopie (Spiegelung des Afters)
7. Endosono (Ultraschall)
8. Analmanometrie (Messung des Afterverschlussdruckes)
9. Defäkographie (Röntgen der Stuhlentleerung)
10. Koloskopie (Spiegelung des gesamten Dickdarms)
11. Kolonkontrasteinlauf (Röntgendarstellung des Dickdarms mit Kontrastmittel)
12. Kernspinntomographie (MRT)
13. Becken-Elektromyogramm (EMG)

Anamnese und Symptomenschilderung durch den Patienten sind trotz aller modernen Bildgebung die effektivsten diagnostischen Mittel in der Koloproktologie. In Verbindung mit einer gründlichen proktologischen Untersuchung kann die Diagnose in der Mehrzahl der Fälle gestellt werden. Eine Auswahl von Themen, die unter anderen in der Anamnese geklärt werden sollten, fasst der nachfolgende Kasten zusammen.

Themenkomplexe, die in der proktologischen Anamnese erörtert werden sollten:

- Blut-/Schleimabgang?
- After-Nässen?
- Pruritus (Juckreiz)?
- Anzahl der Stühle/Tag?
- Stuhl-Konsistenz (wässrig, breiig, fest, hart)?
- Stuhlschmieren?
- Starkes Pressen?
- Gefühl der unvollständigen Harn- und/oder Stuhlentleerung?
- Schmerzen (bei Stuhlentleerung, Wasserlassen, Verkehr)?
- imperativer Stuhl- und/oder Harndrang?
- Inkontinenz für Stuhl und/oder Urin?
- gynäkologische oder proktologische Vor-Operationen (z. B. Gebärmutterentfernung oder Hämorrhoiden-OP)?
- Geburten/Schwangerschaften?
- Verstopfung (wie lange Intervalle)?
- Prolaps (Vorfall von Rektum, Uterus, Blase)?
- Menopause (Ende der Monatsblutung)?
- Medikamente?
- etc.

Die Untersuchung beginnt mit der Inspektion der perianalen und perivaginalen Region zur Beurteilung eventueller Ekzeme unterschiedlichster Ursache sowie Narben (z. B. nach Episiotomie oder proktologischen Eingriffen). Durch Aufforderung zum Pressen (oder Husten) lässt sich oft schon eine Beckenbodeninsuffizienz mit Stuhl- oder Harninkontinenz sowie Senkungszustände transvaginal bzw. transanal erkennen.

Der untersuchende Zeigefinger ist das „Auge" des Proktologen. Er gibt Aufschluss über vaginale oder anale Engen, Schmerzpunkte (Triggerpunkte ➤ Kap. 10.4.3), Resistenzen, Senkungsausmaße, Sphinktertonus und Ausbuchtungen (z. B. Rektozelen).

Bei komplexen Beckenbodenstörungen untersuchen (spiegeln) wir grundsätzlich auch vaginal, um eventuelle Zystozelen, Gebärmutter- oder Vaginalstumpfsenkungen erkennen zu können. Dies setzt voraus, dass die Patientin in Steinschnittlage untersucht wird. Wenn erforderlich untersuchen wir auch im Stehen oder auf dem Toilettenstuhl. Wer klinisch gründlich alle drei Kompartimente des Beckenbodens untersucht, wird nicht selten eine starke Diskrepanz zur Bildgebung feststellen und sich diagnostisch und therapeutisch an den klinisch erhobenen Befunden orientieren. Selbst wenn eine zeitnahe Koloskopie durchgeführt wurde, sollte bei Verdacht auf Vorliegen eines Rektumvorfalls (Rektumprolaps) eine Proktoskopie druchgeführt werden und eine Rektoskopie zur Beurteilung der Dehnbarkeit und Lage des Rektums.

Die Proktoskopie ist bei allen proktologischen Fragestellungen obligat (Ausnahme: Analfissur, weil zu schmerzhaft!); sie gibt beim Pressen Auskunft über einen eventuellen inneren Schleimhaut- oder Rektumvorfall, über Hämorrhoiden, hypertrophe Analpapillen, intraanale Fistelöffnungen und intraanale tumoröse oder dermatologische Veränderungen. Obwohl häufig klinisch sicher diagnostizierbar, versuchen wir das Ausmaß einer Sphinkterdehiszenz (Schließmuskelriss; oft Jahrzehnte nach Dammriss) durch den endoanalen/endorektalen Ultraschall zu graduieren. Dieser Ultraschall ist bei Malignomen des Enddarms zur Beurteilung der genauen Eindringtiefe des Tumors und Lymphknotenbeteiligung (Staging) die sensitivste Methode.

Die therapeutische Wertigkeit der Analmanometrie ist umstritten. Sie korreliert in keiner Weise mit dem Grad einer Stuhlinkontinenz, da sie die funktionelle Dynamik nicht messen kann. Sie misst die isolierte, momentane Verschlusskraft (die positionsabhängig variiert), nicht aber die reaktive Funktionsbereitschaft auf eine endogene Forderung. Aus diesem Grunde sind einzig und allein die subjektiven Empfindungen des Patienten für die Therapiewahl maßgebend.

Bei der konventionellen Defäkographie wird ein Kontrastmittelbrei ins Rektum eingefüllt und der Entleerungsvorgang auf dem Toilettenstuhl röntgenologisch gefilmt. In Verbindung mit einer kompletten klinischen Untersuchung des Beckenbodens in Steinschnittlage hat diese Untersuchung eine hohe Aussagkraft. Aus gerätetechnischen Gründen wird diese Untersuchung nur noch selten vorgenommen und ist inzwischen von der Magnetresonanz-Kernspin-Defäkographie (MR-Defäkographie) abgelöst worden. Letztere wird im Liegen durchgeführt und stellt alle 3 Kompartimente des Beckenbodens gleichzeitig dar. Da diese Untersuchung im Liegen durchgeführt wird, sind die erhobenen Befunde nicht immer Abbildung der Realität, da die Schwerkraft im Liegen nicht auf den Beckenboden wirkt. Die Untersuchung ist deshalb sehr von der Mitarbeit (Pressen!) der Patientin abhängig.

Die Koloskopie (Spiegelung des gesamten Dickdarms) ist die wichtigste Untersuchungsmethode zur Diagnostik von Schleimhautveränderungen wie bei chronisch-entzündlichen Darmerkrankungen (Morbus Crohn, Colitis ulcerosa, kollagene Kolitis), Divertikulose oder Tumore. Wir raten jedem, sich ab dem 50. Lebensjahr einer Vorsorge-Koloskopie zu unterziehen.

Der Kolonkontrasteinlauf ist eine relativ alte radiologische Methode, meines Erachtens aber unerlässlich, wenn es darum geht, funktionslose Dickdarmabschnitte (wie z. B. nach rezidivierender Sigmadivertikulitis), fixierte Stenosen und elongierte Darmsegmente zu identifizieren, welche Ursache eines ODS (obstruktives Defäkationssyndrom; auch outlet obstruction genannt) sein können.

Das Beckenboden-Elektromyogramm (BB-EMG) hat in der Routinediagnostik heute keinen Stellenwert mehr. Der Grund ist die Inkohärenz der EMG-Befunde zur klinischen Befunderhebung einer Beckenbodeninsuffizienz, so dass diese Untersuchung wissenschaftlichen Zwecken vorbehalten bleibt.

10.2 Erkrankungen des äußeren Analbereichs und des Analkanals

10.2.1 Analekzem

Das Analekzem ist die häufigste proktologische Erkrankung und äußert sich in Juckreiz (Pruritus ani), Brennen, Wundsein peri- und intraanal und gelegentlichem Blut am Toilettenpapier. Es handelt sich in der Regel um eine Reaktion der Haut auf diverse Noxen wie feuchter Anus durch permanente Absonderung von Schleim und Sekret. Häufigste Ursache sind Hämorrhoiden. Risikofaktoren sind Trichteranus, Inkontinenz, Prolaps und Fistelleiden. Differenzialdiagnostisch sind Kontaktallergene, Atopien, Psoriasis inversa und eine Hefedermatitis abzugrenzen. Die Beseitigung der Ursache ist die kausale Therapie der Wahl (z. B. Hämorrhoidensanierung). Symptomatisch sind Pasten und Cremes hilfreich, ebenso kortikoidhaltige Externa. Letztere sollten aber nicht länger als 3 Wochen appliziert werden, um einen dauerhaften Schaden (z. B. Atrophie der Haut) zu vermeiden.

10.2.2 Marisken

Marisken werden häufig als äußere Hämorrhoiden verkannt. Zutreffend sind Bezeichnungen wie Analläppchen, Analfalte, Hautlappen, Hautzipfel und Vorpostenfalte. Es handelt sich um indolente, z. T. zentimetergroße Knoten mit glatter oder runzeliger Oberfläche. Im Verlauf können sie fibrosieren und sich schmerzhaft entzünden. Oft werden sie als Residuen nach einer Perianalthrombose betrachtet, was aber eher selten ist. Sie entstehen entweder primär oder sind nach Meinung des Autors oft Ausdruck eines Deszensus von Anoderm (Analhaut) und Rektumschleimhaut bei Hämorrhoiden 2. und 3. Grades. Sie können bei der Hygiene als störend empfunden werden, vor allem wenn sie durch Retention kleinster Stuhl- oder Sekretreste Juckreiz oder ein Analekzem verursachen. Singuläre Marisken können in Lokalanästhesie abgetragen werden, multiple in Peridural- oder Vollnarkose. Ein Deszensus-bedingter Mariskenkranz sollte nicht zirkulär reseziert werden (Gefahr der Stenosierung), sondern kausal angegangen werden durch eine adäquate Hämorrhoiden-OP bzw. Schleimhautlifting wie Hämorrhoidopexie nach Longo oder Rekto-Anale Raffung (RAR) mit Hämorrhoidal-Arterien-Ligatur (➤ Kap. 10.2.11).

10.2.3 Analvenenthrombosen

Auch Analvenenthrombosen werden oft als äußere Hämorrhoiden missgedeutet. Sie entstehen akut am Analrand durch Thrombosierung der hier ansässigen Analrandvenen und sind als dunkellivide ödematöse, z. T. sehr schmerzhafte Knoten durch Inspektion der Analregion erkennbar. Eine aszendierende Thrombosierung zu den Hämorrhoidalpolstern ist selten. Der Schmerz wird durch Dehnung des hochempfindlichen Anoderms verursacht. Auslösende Ursachen können u. a. folgende Faktoren sein: übermäßiges Pressen bei der Stuhlentleerung, Entbindung, chronischer Husten, ungewohnte körperliche Arbeit, Kälte- und Wärmeexposition, Alkoholabusus. In der Mehrzahl der Fälle lässt sich aber kein Auslöser finden. Eine Inzision oder Exzision bei multipel gekammerten Perianalthrombosen (in Lokalanästhesie) führen wir i. d. R. nur innerhalb der ersten 48 Stunden nach Auftreten der Thrombose durch. Ältere Thrombosen sind normalerweise relativ schmerzarm, so dass die spontane Resorption abgewartet werden kann; sie dauert 2–4 Wochen. Nur bei zeitnahen Rezidiven an gleicher Stelle exzidieren wir die Thrombose inklusive der hier verlaufenden Analrandvenen.

10.2.4 Analfissuren

Analfissuren sind längliche, ulkusartige Risse im hochsensiblen Anoderm und deshalb extrem schmerzhaft. Die Entstehung soll multifaktoriell sein. Durch eine Noxe (z. B. harter

Stuhl oder Entzündung wie Kryptitis) kommt es zur Verletzung des Anoderms. Oft heilen diese akuten Fissuren rasch ab. Durch die schmerzbedingte Verkrampfung der analen Schließmuskulatur kann es aber zur Minderperfusion des Gewebes kommen und die Abheilung verhindern und damit unbehandelt in ein subakutes bzw. chronisches Stadium übergehen. Die Klinik ist gekennzeichnet von starken Schmerzen während und (stundenlang) nach dem Stuhlgang. Die Angst vor dem Schmerz kann so ausgeprägt sein, dass Patienten gravierende Obstipationen entwickeln. Die rektal-digitale Untersuchung oder auch nur das Spreizen des Afters ist manchmal wegen Schmerzhaftigkeit (Verkrampfung des M. sphincter ani internus) gar nicht möglich. Bei nicht abheilenden Analfissuren können sich durch Unterminieren der Wundränder (i. d. R. submucöse) Analfisteln entwickeln. Topographisch finden sich die Fissuren in 80 % im Bereich der hinteren Kommissur, in 15 % in der vorderen, selten seitlich. Während akute Fissuren sich als 0,5–1 cm längs ovaläre Defekte darstellen, zeigen chronische Analfissuren typischerweise kryptenseitig hypertrophe Analpapillen und außen Marisken, sog. Vorpostenfalten. Akute Fissuren sollten durch diätetische Maßnahmen behandelt werden, die zum Ziel haben, einen geformten Stuhl zu kreieren, um eine Dehnung des Analkanals zu bewirken. Ergänzt werden diese Maßnahmen durch lokal anästhesierende Salben sowie krampflösende Medikamente wie Glyceroltrinitrat, Diltiazem oder Botulinumtoxin. Die in manchen Büchern empfohlene Anwendung eines Analdehners wird von den Autoren dieses Buches abgelehnt, da die Anwendung des Analdehners schmerzbedingt regelhaft zur Tonussteigerung führt und damit der Abheilung entgegen wirkt. Bei Persistenz der Analfissur erfolgt die Fissurektomie. Die (laterale) Sphinkterotomie wird in Deutschland (im Gegensatz zum anglo-amerikanischen Raum) wegen der Gefahr späterer Probleme mit der Feinkontinenz nicht durchgeführt.

10.2.5 Acne inversa

Von ihr existieren viele Synonyme (Morbus Verneuil, Hidradenitis suppurativa, apokrine Akne, Aknetriade, Aknetetrade, Pyodermia fistulans sinifica), weil die Ursache lange nicht klar war. Heute ist die zutreffende Bezeichnung Acne inversa, da es sich um eine Entzündung der Talgdrüsen und Terminalhaarfollikel handelt. Ätiopathogenetisch bildet sich durch Hyperkeratose der Follikelöffnung ein Komedo, der sich superinfiziert und perforiert. Die Folge ist eine granulomatös-entzündliche Reaktion des Bindegewebes mit Ausbildung subkutaner Knoten und Fisteln sowie nachfolgender Fibrose. Raucher und Adipöse sind eindeutig häufiger betroffen (85–90 %). Die Therapie der Wahl ist die radikale chirurgische Exzision ggf. bis auf die Faszie mit anschließender Sekundärheilung.

10.2.6 Anorektale Feigwarzen

Synonyma sind Condylomata acuminata und Spitzwarzen. Es handelt sich um perianale und intraanale stecknadelkopfgroße, rötliche bis graugelbe oder weißliche Papeln, die zu Beeten konfluieren und große, blumenkohlartige Tumoren bilden können. Ursache ist eine Virusinfektion (humanes Papillomvirus HPV 6 und 11), die überwiegend durch Geschlechtsverkehr übertragen und durch feuchtes Milieu begünstigt wird. Hauptsymptome sind Knoten der Afterregion mit übelriechender Sekretion, die zu Juckreiz und Nässe im Afterbereich führen. Unbehandelt kann die Feigwarze in Gegenwart von Risikofaktoren (hohe Anzahl von Sexualpartnern, Nikotinabusus, chronische Entzündungen, Immunsuppression) in ein Plattenepithel-Karzinom entarten. Bei kleineren Befunden wird konservativ topisch mit Podophyllin, Podophyllotoxin (Condylox®), Trichloressigsäure (85 %) oder Imiquimod (Aldara®) behandelt. Größere Beete von Feigwarzen müssen chirurgisch destruiert werden. Allerdings sollte dabei zur Vermeidung von Narben der Einsatz von Skalpell oder Schere vermieden werden, da es sich um einen rein auf die Epidermis beschränkten Befall handelt. Als sehr einfache, aber effektive Methode hat sich die Destruktion mittels Kugelelektrode bei gleichzeitiger Wasserapplikation erwiesen. Anschließend kann der zerstörte Herd kürettiert werden. Auch die CO_2-Lasertherapie wirkt sehr effektiv. Es ist jedoch auf eine suffiziente Absauganlage zu achten, da durch die Vaporisierung infektiöse Viruspartikel in die Raumluft abgegeben werden können.

10.2.7 Pilonidalsinus

Der Pilonidalsinus ist eine akut oder chronisch verlaufende Entzündung im subkutanen Fettgewebe im Bereich der Rima ani. Synonym wird er auch Pilonidalzyste, Sakrokokkzygealzyste, Haarnestgrübchen, Haarnestfistel und jeep disease genannt. Falsch sind die Bezeichnungen Steißbeindermoid, Sakraldermoid, Dermoidzyste, Steißbeinfistel und Raphefistel. Es handelt sich um eine erworbene Erkrankung durch ein multifaktorielles Geschehen. Durch Reibebewegungen der Nates (Pobacken) bohren sich abgebrochene Haarbruchstücke in die Haut. Die als Widerhaken wirkenden Hornschuppen der eingebohrten Haarstücke erlauben die Bewegung in nur eine Richtung, nämlich immer tiefer in die Haut. In der Subkutis angekommen, induzieren sie ein Fremdkörpergranulom. Sobald sich dieses infiziert, kann es abszedieren (akute Form) oder in eine chronisch-rezidivierende Form mit Bildung von Fistelgängen übergehen. Starke Behaarung, Adipositas, kräftige Schweißsekretion und mangelnde Hygiene scheinen begünstigende Faktoren in vielen Studien zu sein, in anderen aber auch nicht. Klinisch imponiert bei der akuten Form der Schmerz, Schwellung, Rötung und Fieber im Bereich der Rima ani, bei Spontanperforation mit Entleerung von Eiter. Im chronischen Zustand leiden die Betroffenen unter intermittierend serös-eitrigen Sekretionen. Es gibt keine Spontanheilung. Ein akuter Abszess sollte primär nicht exzidiert, sondern lediglich entdeckelt werden. Nach Abklingen der akuten Phase und Demarkieren mit Methylenblau ist die chirurgische Exzision mit sekundärer Wundheilung die Methode mit der niedrigsten Rezidivquote.

10.2.8 Kryptitis

Wie der Name impliziert, handelt es sich bei dieser Erkrankung um eine Entzündung der Krypte in Höhe der Linea dentata. Sie ist die innere Öffnung der 10 bis 12 Proktodäaldrüsen, die zirkulär am Übergang von Anoderm zur Rektumschleimhaut angeordnet sind. Klinisch stehen Schmerzen bei und nach der Defäkation (oft für Stunden) im Vordergrund und ähneln damit den Symptomen der Analfissur. Die Kryptitis ist oft mit Hämorrhoidalleiden assoziiert. Schreitet sie fort, können perianale Abszesse und Analfisteln entstehen. Diagnostisch findet sich eine schmerzhafte Palpation im Bereich der Kryptitis, proktoskopisch eine Rötung. Bei persistierender Kryptitis unter konservativer Therapie (ballaststoffreiche Nahrung) und trotz Sanierung eines Hämorrhoidalleidens sollte die Kryptotomie oder Kryptektomie durchgeführt werden.

10.2.9 Hypertrophe Analpapillen

Sie werden auch Mäusezähnchen, Katzenzahn, Analfibrom oder Analpolyp genannt und sind im Bereich der Linea dentata angeordnet. Sie kommen einzeln oder multipel vor, sind wenige Millimeter, aber auch mehrere Zentimeter groß. Sie sind Folge oder Begleitreaktion bei Kryptitiden, Analkanalentzündungen, Hämorrhoiden und Analfissuren. In der Regel sind sie asymptomatisch, größere können jedoch bei der Stuhlentleerung schmerzhaft sein, da sie mit Anoderm überzogen sind. Sie können auch bluten. Die Diagnose wird durch digitale Untersuchung vermutet und mittels Proktoskopie verifiziert und differentialdiagnostisch vom Analkarzinom oder Condylomata acuminata (Feigwarzen) abgegrenzt. Die chirurgische Abtragung oder Elektrokogulation ist die Therapie der Wahl.

10.2.10 Analabszesse und Analfisteln

Abszesse der Perianalregion gehen in 95 % der Fälle von einer Infektion der Proktodäaldrüsen aus, die in Höhe der Linea dentata in den Analkanal münden. Der Primärabszess tritt klinisch meist nicht in Erscheinung, zumal sich der Eiter unbemerkt über den Gang der Drüse in den Analkanal entleeren kann. Klinisch in Erscheinung tritt der Abszess im Sekundärstadium, wenn er sich in präformierten Spalträumen subanodermal, submucös, intersphinktär, transsphinktär und suprasphinktär ausbreitet, manchmal durch den Musculus levator ani hindurch (supralevatorisch) ins kleine Becken (pelvirektaler Abszess). In diesem Stadium leidet der Patient unter einem pochenden Schmerz, häufig begleitet von Fieber, Schüttelfrost und schwerem Krankheitsgefühl. Gelegentlich tritt Schmerzlinderung ein durch Spontanperforation nach außen oder in das anorektale Lumen. Meistens müssen die Abszesse jedoch chirurgisch in Vollnarkose drainiert werden. Nach Abszessdrainage kann die Infektion folgenlos abheilen, oft bleibt aber eine Fistel zurück, deren Verlauf der Lokalisation des ehemaligen Abszesses entspricht.

Fisteln zur Scheide und solche, die oberhalb der Linea dentata in die Rektumampulle münden (extrasphinktäre Fisteln), gehen nicht von den Proktodäaldrüsen aus, sondern treten nach Operationen am tiefen Rektum auf oder im Rahmen einer chronisch-entzündlichen Darmerkrankung; hier vor allem beim Morbus Crohn, der sich (je nach Studie) in 10–30 % der Fälle als Erstmanifestation im Anus zeigt.

Eine Analfistel infolge eines Abszesses muss chirurgisch saniert werden. Wenn die Fistel während der primären Abszess-Operation gefunden wird, kann sie gespalten werden, so fern sich der Operateur sicher ist, dass keine relevanten Anteile der analen Schließmuskulatur betroffen sind. Ist dies aber nicht der Fall, so wird die Fistel mit einem geflochtenen Faden oder Gummizügel als Endlosschleife für einige Wochen markiert (sog. Fadendrainage). Durch die Dochtwirkung der Fadendrainage reinigt sich die Abszesshöhle und fuchsbauartige Verzweigungen können abheilen, so dass letztlich nur noch ein Gang übrig bleibt, der dann definitiv chirurgisch beseitigt wird. Entweder kann die Fistel jetzt doch gespalten werden (was zum Zeitpunkt der primären Abszessdrainage wegen der entzündlich aufgetriebenen Weichteile noch nicht zu entscheiden war) oder es kann die innere Öffnung mittels rektalem Muskel-Mukosa-Verschiebelappen (MM-flap) verschlossen werden. Einige Kollegen durchtrennen die Schließmuskulatur, excochleieren den Fistelgang und vernähen wieder die Muskulatur. Heilt die Naht jedoch nicht primär, dann ist der Patient inkontinent. Wir bevorzugen deshalb den flap. Seit einigen Jahren werden auch „fistel plugs" verwendet. Dabei handelt es sich um konisch zulaufende „Stöpsel", geformt aus der Subcutis des Schweinedarms oder aus komplett synthetischem Material. Die plugs fungieren als Matrix, in die Bindegewebszellen (Fibroblasten) einwandern und neues Gewebe formen. Gleichzeitig soll sich der plug innerhalb von Monaten komplett resorbieren. Die anfänglich guten Ergebnisse sind inzwischen der Ernüchterung gewichen. Wir setzen die plug nur dann ein, wenn aufgrund entzündlich veränderter Darmwand (z. B. bei M. Crohn) ein flap nicht möglich ist oder das Analkanallumen so eng ist, dass technisch eine konventionelle Fistel-Operation gar nicht mehr möglich ist.

10.2.11 Hämorrhoiden

Bezüglich der Anatomie, Ätiopathogenese und der stadienabhängigen klinischen Symptomatik sei auch auf Kap. 3.7 verwiesen. Wir sprechen von Hämorrhoiden, wenn die physiologischen Hämorrhoidalpolster (engl. cushions) vergrößert sind. Sie bestehen aus einem arterio-venösen Gefäßknäuel, Bindegewebe und Muskelfasern und sind von Rektumschleimhaut überzogen. Sie befinden sich im Enddarm (im Normalzustand) unmittelbar oberhalb der Linea dentata. Sie haben eine wichtige Funktion, da sie zur Feinabdichtung des Analkanals beitragen und ca. 10–15 % der Kontinenzleistung des inneren Schließmuskels (M. sphincter ani internus) ausmachen. Dies zu betonen ist wichtig, um zu verstehen, warum moderne Hämorrhoiden-Operationen zum Ziel haben, die Hämorrhoidalpolster in ihrer Funktion zu erhalten und nicht operativ zu entfernen. Jeder zweite Mensch in den westlichen Industrieländern hat mehr oder weniger Symptome eines Hämorrhoidalleidens. Ursache sind jahrelanges starkes Pressen (z. B. bei hartem Stuhl, chronischer Obstipation, hypertonem Sphinktertonus), angeborene und/oder altersbedingte Bindegewebsschwäche, Schwangerschaft und ungesunder Lebensstil (wenig Bewegung, ungesunde Ernährung, Alkohol etc).

Wenn kein Stuhldrang herrscht, sind die Hämorrhoidalpolster physiologischerweise mit Blut gefüllt und tragen zur Abdichtung des Analkanals bei. Ein Pressen in diesem Zustand führt zur Abscherung und Abriss der fibro-muskulären Aufhängestrukturen der Hämorrhoidalpolster. Die Folge ist ein Absinken der Hämorrhoidalpolster bzw. Austreten aus dem After (Grad 2 und Grad 3). Dadurch knicken auch die Venen ab, die normalerweise den arterio-venösen Plexus drainieren, so dass sich die Hämorrhoiden im Sinne eines Circulus vitiosus weiter vergrößern. Umgekehrt sollte einem Stuhldrang nachgegeben werden, damit der Stuhlentleerungsreflex nicht verloren geht.

Klinisch stehen Blutungen, Juckreiz, Brennen und Nässegefühl im Afterbereich im Vordergrund, manchmal begleitet von einem Fremdkörper- und Druckgefühl sowie bei prolabierenden Hämorrhoiden von Stuhlschmieren und einer Störung der Feinkontinenz.

Die Diagnose ergibt sich aufgrund der Anamnese und der klinischen Untersuchung.

Therapie des Hämorrhoidalleidens

Am Anfang steht die Aufklärung des Patienten über die Ursache von Hämorrhoiden und Verhaltensempfehlungen. Es gibt keine Medikamente, die vergrößerte Gefäßkonvolute dauerhaft verkleinern, sondern lediglich über eine Vasokonstriktion zur temporären Verengung des arterio-venösen Gefäßgeflechtes führen (Venenmittel). Der Patient soll verstehen, warum eine ballaststoffreiche Ernährung durch ihre Quellwirkung bei gleichzeitig ausreichender Flüssigkeitszufuhr von 2–3 Litern pro Tag die Entleerungsreflexe aktiviert. Ziel der diätetischen Maßnahmen ist ein weicher, aber geformter Stuhl. Der Patient sollte sich ein richtiges Defäkationsverhalten aneignen, also nicht unter allen Umständen (zu einer definierten Tageszeit) eine Stuhlentleerung erzwingen bzw. zu „verheben“, wenn der Stuhldrang einsetzt. Eine Stuhlfrequenz von null bis drei pro Tag ist normal!

Die symptomatische Therapie von Hämorrhoidalbeschwerden besteht in der richtigen Analhygiene mit warmem Wasser ohne Duschgel, Seifen oder Cremes. Viele so genannte Hygienetücher enthalten eine Vielzahl von allergisierenden, Ekzem verursachenden Duftstoffen und sollten strengstens gemieden werden. Bei schweren ekzemartigen Veränderungen der Haut und des Anoderms helfen Salben bzw. Cremes auf Zinkbasis, manchmal mit Zusatz von Cortison, allerdings zeitlich begrenzt (maximal 3–4 Wochen), da es andernfalls zu Atrophie der Haut kommt.

Die kausale Therapie verfolgt zwei Ziele: zum einen eine Verkleinerung der arterio-venösen Polster und zum anderen deren Reposition in den Analkanal. Letzteres beinhaltet eine Korrektur („Lifting“) des Prolapses der Mastdarmschleimhaut. Nicht alle im Folgenden genannten Verfahren erfüllen diese Ziele. Der Autor beschränkt sich aufgrund der Fülle an operativen und semi-operativen Verfahren auf solche, die ihm wichtig erscheinen und verweist diesbezüglich auf die Lehrbücher der Proktologie.

Häufig angewandt werden bei erst- und zweitgradigen Hämorrhoiden Sklerosierungen nach Blond oder Blanchard. Ebenfalls ohne Narkose angewandt wird die Gummibandligatur bei erst- und zweitgradigen sowie bei segmentär drittgradigen Hämorrhoiden. Behandlungen mit Infrarot oder Kryotherapie werden kaum noch durchgeführt.

Als Goldstandard der chirurgischen Therapie des Hämorrhoidalleidens gilt die OP nach Milligan-Morgan (sog. „Dreizipfel-Methode“), die auch heute noch wahrscheinlich die weltweit häufigste Methode darstellt. Von dieser Methode gibt es zahlreiche offene, halboffene und geschlossene Modifikationen. Das Grundprinzip besteht in der Exzision der Analpolster mit Ligatur der zuführenden Gefäße. Die Methode hat 3 Probleme: a) sie ist relativ schmerzhaft (Arbeitsunfähigkeit 3–6 Wochen), b) sie hinterlässt einen relativ großen Anodermdefekt (Analhaut), so dass das Diskriminationsvermögen, also das Unterscheidungsvermögen zwischen Luft und dünnem Stuhl, gestört sein kann. Die Folge ist nicht selten eine Störung der Feinkontinenz und in ausgeprägten Fällen eine sensorische Stuhlinkontinenz, c) der Erhalt der Hämorrhoidalpolster und das Lifting ist nicht gegeben.

Im Folgenden sollen zwei moderne Verfahren dargestellt werden, die alle 3 Ziele verwirklichen und sich in den letzten Jahren etabliert haben.

Stapler-Hämorrhoidopexie

Die Stapler-Hämorrhoidopexie ist eine Rektum-Mukosa-Manschetten-Resektion. Sie wird auch Anopexie, Hämorrhoidopexie nach Longo oder schlicht Longo-Operation genannt. Die Methode ist untrennbar mit Antonio Longo aus Palermo verbunden, der diese Operation weltweit bekannt machte (Longo 1998). Die Idee geht aber auf Kobladin (1981) aus Kasachstan zurück, der bereits 15 Jahre vor Longo mit einem Rundklammernahtgerät eine Rektumschleimhaut-Manschette von ca. 3 cm Höhe im Bereich des distalen Rektums resezierte. Durch das runde Messer des Klammernahtgerätes wird die von kranial kommende Durchblutung der Hämorrhoiden durchtrennt und gleichzeitig durch Raffung der Rektumschleimhaut (Klammernaht) ein Lifting der Schleimhaut und damit Reposition der Hämorrhoidalpolster in die korrekte anatomische Lage erreicht. Die hoch empfindliche Analhaut (Anoderm) bleibt dabei gänzlich unberührt, so dass Patienten nicht selten schon nach wenigen Tagen ihrem (auch beruflichen) Alltag wieder nachgehen können. Die Operation lässt sich mit geübten Händen in 12–15 Minuten sicher und komplikationsarm durchführen. Die dauerhafte Erfolgsquote liegt bei richtiger Indikationsstellung bei über 90 %. Die klassische Anwendung sind Hämorrhoiden 3. Grades, also Hämorrhoiden, die außerhalb des Afters nicht verwachsen sind, sondern sich leicht in den Analkanal hinein reponieren lassen.

Sind prolabierte Hämorrhoidalkonvolute dauerhaft außerhalb des Analkanals verwachsen, handelt es sich um Hämorrhoiden 4. Grades. In diesen Fällen bleibt nur die Resektion (OP nach Milligan-Morgan) oder eine aufwändige plastische Rekonstruktion (OP nach Arnold-Fansler). Nachteilig sind die relativ hohen (Stapler)Kosten bei niedriger DRG-Pauschale. Des weiteren entwickeln 10–15 % der Patienten postoperativ einen permanenten Stuhldrang, der sich nach Monaten meistens verliert. Mehr beeinträchtigend sind die Stuhldrang-Inkontinenzen bei 2–3 % der Operierten. Diese Patienten müssen innerhalb einer Minute eine Toilette aufsuchen, andernfalls kommt es zur unfreiwilligen Defäkation (Schmidt 2009). Eine willentliche Unterbrechung der Stuhlentleerung ist in diesen Fällen nicht mehr möglich; es scheint ein gestörter Reflexbogen vorzuliegen. Die Ursache ist nicht klar. Die Symptomatik ähnelt der von Patienten, die eine sehr tiefe Mastdarm-Operation z. B. wegen eines tief sitzenden Mastdarmkrebses hinter sich haben. Der Autor vermutet einen Zusammenhang mit der Metallklammernahtreihe, da die Entfernung derselben (eine sog. Agraffektomie) glücklicherweise oft eine drastische Besserung bringt. Deshalb sollte nach Meinung des Autors jeder, der die Longo-Operation durchführt, von dieser Komplikation und deren Management wissen.

Hämorrhoidal-Arterien-Ligatur (HAL) und Rekto-Anale-Raffung (RAR)

Die Anwendung der HAL wurde erstmals 1995 von Morinaga aus Japan beschrieben. Dabei sucht man mittels eines speziellen Proktoskops, auf dessen Außenseite ein Ultraschall mit Dopplersensor aufgebracht ist (Doppler-Proktoskop), die von oben kommenden arteriellen Zuflüsse zu den Hämorrhoiden auf. Nach Ortung wird der arterielle Ast durch ein Fenster im vor Ort liegenden Proktoskop (Ligaturfenster) umstochen und damit der Blutzufluss unterbunden. Durch sukzessives Drehen des Proktoskops können alle Arterien, die zu pathologisch vergrößerten Hämorrhoidalpolstern ziehen, ligiert werden (➤ Abb. 10.1).

Studien haben gezeigt, dass die Symptome des Hämorrhoidalleidens in über 60 % durch die HAL beseitigt werden konnten, was auf die Unterbindung des Blutflusses zurückzuführen war.

Um auch dem Ziel eines Mukosa-Liftings gerecht zu werden, kombinierte man Jahre später die HAL mit der RAR

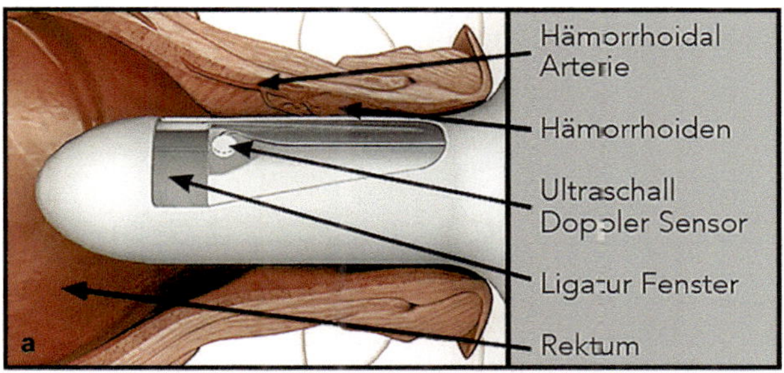

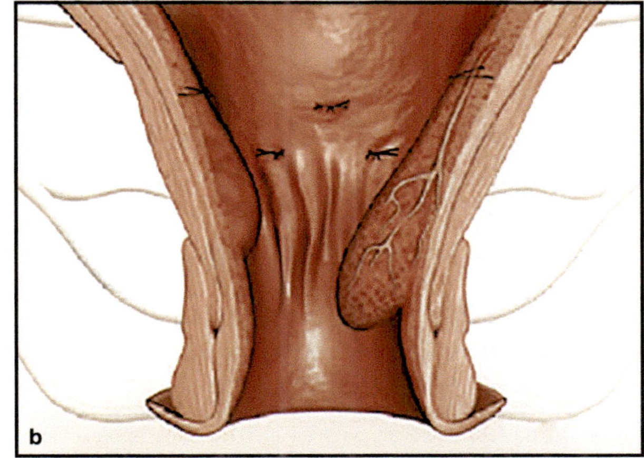

Abb. 10.1a–b Hämorrhoidal-Arterien-Ligatur (HAL)
a) Nach Einführen des Doppler-Proktoskops werden oberhalb der Linea dentata mit Ultraschall die Hämorrhoidal-Arterien angepeilt und mittels Doppler-Sensor geortet. Über das Ligatur-Fenster unmittelbar oberhalb des Sensors werden die Gefäße dann umstochen und ligiert.
b) Durch Drehen des Proktoskops werden alle Arterien erfasst und ligiert, die zu pathologisch veränderten Hämorrhoidalpolstern ziehen. Da die HAL mindestens 1,5–2 cm oberhalb der reponierten Linea dentata ausgeführt wird, ist sie postoperativ schmerzarm bzw. schmerzfrei und kann ambulant erfolgen [U340].

(engl. Recto-anal-repair). Dabei wird nach Reposition des Hämorrhoidal- und Schleimhautvorfalls ca. 4–5 cm oberhalb der reponierten Linea dentata dopplergesteuert der arterielle Zufluss mit einem resorbierbaren Faden umstochen, was gleichzeitig als Anker für das spätere Lifting dient. Mit demselben Faden wird fortlaufend im Abstand von 5 mm die Schleimhaut gestochen, bis der Oberrand der jeweiligen Hämorrhoide erreicht ist. Durch Knoten des Fadens wird der Hämorrhoidal-/Schleimhautprolaps in den Analkanal nach oben manövriert und damit das gewünschte Lifting erreicht (➤ Abb. 10.2). Durch Vernarbungen wird die geliftete Schleimhaut retiniert. Das Ausmaß des Liftings wird durch die Distanz zwischen Ankerstich und Hämorrhoidenoberrand bestimmt. Aufgrund der HAL-RAR-Kombination kann je nach Ausprägungsgrad der Hämorrhoiden flexibel variiert werden, so dass diese Methode sowohl für zweit- als auch drittgradige Hämorrhoiden hervorragend geeignet ist. Die Erfolgsrate der HAL-RAR Methode liegt Studien zufolge über 90 % (Satzinger 2009, NICE report 2010). Auch bei dieser Methode bleibt das hochsensible Anoderm unbeteiligt, so dass sie problemlos ambulant durchgeführt werden kann. Da nicht geschnitten wird, wurde das Verfahren initial von den meisten Chirurgen für untauglich erachtet. Inzwischen wird die HAL-RAR Methode der Longo-Operation gleichgestellt. Die Methode hat kaum Komplikationen. Lediglich ein gewisses Fremdkörpergefühl in den ersten postoperativen Tagen wird gelegentlich angegeben, was durch die Knoten bedingt ist. Ein lang anhaltender Stuhldrang oder gar Stuhldrang-Inkontinenz haben wir im eigenen Krankengut noch nie beobachtet und wurde bislang von Kollegen auch nicht publiziert.

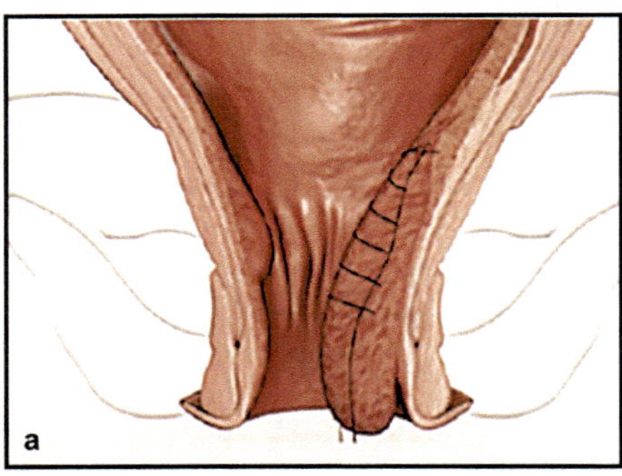

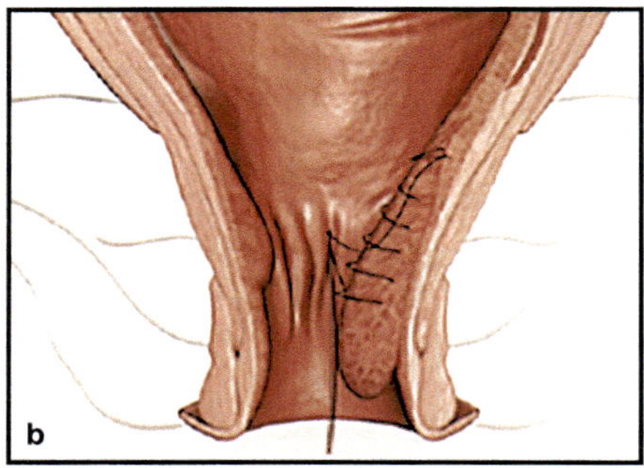

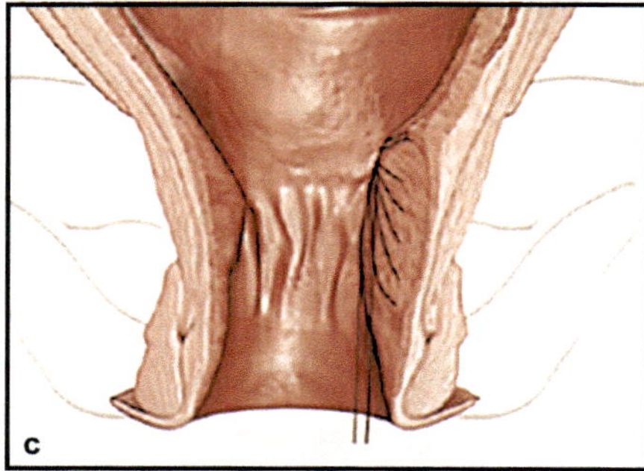

Abb. 10.2a–c Rekto-Anale-Raffung (RAR)
a) Die Kombination der HAL mit einer Raffung der prolabierenden Rektumschleimhaut, die infolge von drittgradigen Hämorrhoiden immer anzutreffen ist, nennt man Rekto-Anale-Raffung (RAR). Dabei wird ca. 4–5 cm oberhalb der reponierten Linea dentata nach dopplersonographischer Ortung der zuführenden Arterie eine transmurale resorbierbare Ankernaht gesetzt. Anschließend wird fortlaufend im Abstand von 5–10 mm die Rektumschleimhaut in Richtung Hämorrhoide bis ca. 1,5–2 cm oberhalb der Linea dentata gestochen.
b) Durch Knoten des Fadens ergibt sich einerseits ein kraniales Lifting der Rektummukosa und damit gleichzeitig eine Reposition des Hämorrhoidalgewebes in die gewünschte anatomische Position sowie ein Unterbinden der zuführenden Hämorrhoidalarterie.
c) Am Ende der Operation ist der Hämorrhoidal-/Rektummukosa-Prolaps beseitigt und die erweiterten Hämorrhoidalpolster schon deutlich abgeschwollen. Der langfristige Erfolg der HAL-RAR-Kombination liegt bei über 90 % [U340].

10.3 Beckenbodenfunktionsstörungen

Hinter dem Begriff Beckenbodenfunktionsstörungen verbirgt sich ein Sammelsurium an Erkrankungen. Dazu gehört z. B. die Beckenbodensenkung (Beckenbodenschwäche), auch Descending perineum genannt. Dieses wiederum kann vieles beinhalten, z. B. eine Senkung oder Vorfall des Rektums, der Scheide/Gebärmutter und/oder der Blase; aber auch eine Rektozele, eine Enterozele (Vorfall einer Dünndarmschlinge auf den Beckenboden) oder eine Sigmoidozele (Vorfall des Grimmdarms auf den Beckenboden) sind damit gemeint. Schließlich ist auch die Harn- und Stuhlinkontinenz eine gravierende Facette einer Beckenbodenfunktionsstörung. Ein trefflicher Überbegriff für all die krankhaften Veränderungen des Beckenbodens ist m. E. im Deutschen der Terminus „Beckenbodeninsuffizienz". Im folgenden werden typische Krankheitsbilder einer Beckenbodeninsuffizienz dargestellt, wobei wir davon ausgehen, dass in allen Fällen, soweit sinnvoll, die konservative Physiotherapie (➤ Kap. 11) schon voll ausgeschöpft wurde.

10.3.1 Rektumprolaps und Rektozele

Der Rektumprolaps ist ein Vorfall des Mastdarms infolge einer Beckenbodenschwäche und leicht zu erkennen an der zirkulären Fältelung der Mastdarmschleimhaut, wenn er aus dem After tritt. Die einfachste Klassifikation ist die Unterscheidung zwischen äußerem (sichtbaren) und innerem (nur proktoskopisch erkennbaren) Rektumprolaps. Etwas differenzierter und allgemein angewandt ist die Einteilung in 3 Stufen. Rektumprolaps Grad 1: eine Intussuszeption (innere Einstülpung) des Rektums oberhalb des Analkanals; Grad 2: eine innere Einstülpung der Rektumwand in den Analkanal, aber noch nicht den After verlassend; Grad 3: Einstülpung der Rektumwand, die den Analkanalunterrand überragt, also ein äußerer (mainfester) Rektumprolaps. Eine sehr hilfreiche Klassifikation bei einer komplexen Beckenbodeninsuffizienz der Frau ist die Oxford-Einteilung in 5 Grade (➢ Tab. 10.1). Ihre Anwendung ist sinnvoll, da sie Bezug auf die oft gleichzeitig vorhandene Rektozele nimmt und eine differenziertere Therapie erlaubt.

Rektozelen sind „Aussackungen" des Mastdarms. Meist treten sie ventral auf und sind klinisch oft schon beim Pressen als Vorwölbung der hinteren Scheidenwand erkennbar, die dorsalen Rektozelen dagegen nur rektal-digital oder radiologisch. Rektozelen sind sehr häufig und bis zu einem gewissen Grad „normal", wenn Frauen irgendwann in ihrem Leben entbunden haben. Die Frage stellt sich jedoch, inwieweit Rektozelen (mit)verantwortlich sind, wenn über Stuhlentleerungsstörungen, Obstipation oder gar Stuhlinkontinenz geklagt wird. Aufgrund der „Korkenwirkung" des Rektumprolapses im Analkanal bei Oxford Grad 3 und 4 sehen wir bei entsprechender klinischer Symptomatik ein operatives Vorgehen gerechtfertigt. Im Stadium 5 ist die Indikation unstrittig.

Ein Rektumprolaps tritt grundsätzlich in jedem Alter auf. Am häufigsten sind Frauen betroffen. Risikofaktoren sind eindeutig stattgehabte Schwangerschaften, vaginale Entbindungen, ein hypermobiles Colon sigmoideum, neurologische Krankheiten, langjähriges Pressen und die chronische Verstopfung. Wie anhand der Oxford-Klassifikation dargestellt, kann die ventrale Wand einer großen Rektozele beim Pressen in den Analkanal prolabieren und durch die chronische mechanische Alteration zu Blutungen aus der Schleimhaut führen (Mukosaprolapssyndrom) oder gar einen Ulkus in der Rektumwand verursachen, was als Ulcus recti simplex bezeichnet wird.

Tab. 10.1 Oxford-Klassifikation des Rektumprolapses

Grad des Rektumprolapses	Radiologische Befunde
Innerer Rektumprolaps	
Grad 1 (oberer rekto-rektaler Prolaps)	Prolaps reicht nur bis Oberrand der Rektozele
Grad 2 (unterer rekto-rektaler Prolaps)	Prolaps reicht nicht ganz bis zum distalen Ende der Rektozele bzw. Beginn des Analkanals
Grad 3 (oberer rekto-analer Prolaps)	Prolaps reicht an den oberen Analkanal bzw. Oberrand des Analsphinkters
Grad 4 (unterer rekto-analer Prolaps)	Prolaps reicht in den Analkanal hinein bzw. bis zum Unterrand des Analkanals
Äußerer Rektumprolaps	
Grad 5 (manifester Prolaps)	Prolaps tritt aus dem After aus

Sieht man vom männlichen Geschlecht ab, so tritt ein Rektumprolaps selten isoliert auf. Neben der fast immer gleichzeitig nachweisbaren ventralen Rektozele finden sich oft simultan eine Scheidenstumpf- oder Scheiden-/Gebärmuttersenkung sowie eine Blasensenkung (Zystozele). In diesem Fall liegt eine komplexe Beckenbodenfunktionsstörung vor, an deren Ende nach Jahren oder Jahrzehnten die Stuhlinkontinenz stehen kann. Damit sind alle 3 Kompartimente des Beckenbodens betroffen, der rekto-anale, der utero-vaginale und der Blasenpfeiler. Da der Beckenboden eine funktionelle Einheit darstellt, ist es von eminenter Wichtigkeit, dass die einzelnen Fachvertreter (Proktologen, Gynäkologen, Urologen) sich nicht nur auf ihr Gebiet konzentrieren, sondern auch die anderen Kompartimente im Blick haben, um eine nicht nur organbezogene, sondern beckenbodengerechte (ggf. interdisziplinäre) Therapie zu ermöglichen.

Ätiopathogenetisch steht neben familiärer Disposition die chronische Obstipation mit starkem Pressen als Ursache im Vordergrund. Sekundär kommt es durch Lockerung der bindegewebigen Aufhängung der sakralen und pelvinen Bänder zur losen ligamentären Aufhängung des Mastdarms und fakultativ zur Levatordiastase mit Senkung der Genitalachse und der Blase. Rektumprolaps, Rektozele oder Scheidensenkung können zu einer mechanischen Stuhlentleerungsstörung (outlet obstruction oder auch obstruktives Defäkationssyndrom genannt) führen. Die Absenkung des Beckenbodens kann vor allem nach Hysterektomie einen Raum hinter der Scheide eröffnen, in den sich dann eine Dünndarmschlinge (Enterozele) oder lange Sigmaschlinge (Sigmoidozele) einnisten können. Dies beeinträchtigt die Stuhlpassage durch Kompression des Rektums von außen oder mechanisch intraluminal durch kreiselförmige Anordnung bzw. Abknickung eines Sigma elongatum (➢ Abb. 10.3). Dies führt in der Folge zu noch stärkerem Pressen (Circulus vitiosus) und schließlich über eine Auswalzung des Beckenbodens (Descending perineum) durch Traktionsneuropathie (Überdehnung der Beckenbodennerven, z. B. Nervus pudendus) zu einer meist irreversiblen Stuhl- und Harninkontinenz. Ist in einem frühen Stadium der Beckenbodeninsuffizienz die Stuhlinkontinenz durch Aktivierung des RAIR (rekto-analer Inhibitionsreflex, ➢ Kap. 3.7.2) bedingt, dann ist sie reversibel. Bei diesem Reflex wird durch das Eintreten von Darminhalt (was auch prolabierte Darmwandanteile sein können) in den Analkanal reflektorisch der M. sphincter ani internus relaxiert, um die

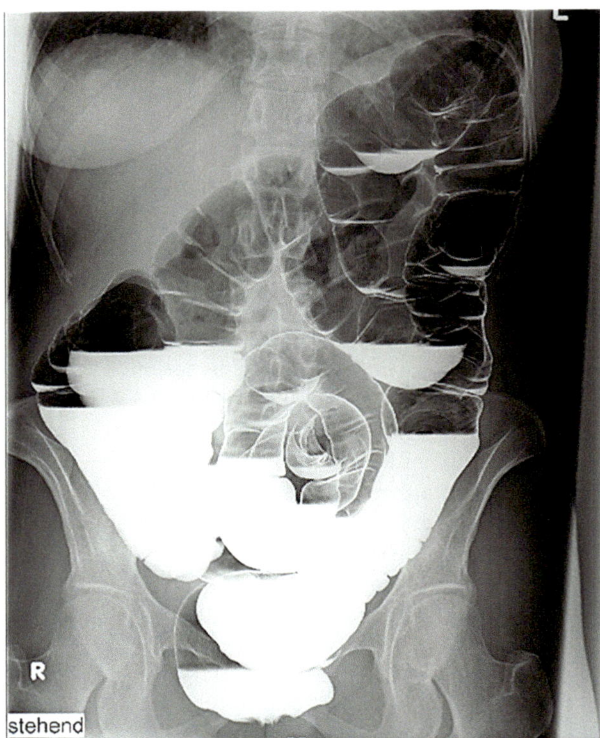

Abb. 10.3 Obstruktives Defäkations-Syndrom (ODS)
Das Bild zeigt die Röntgenaufnahme eines Kolon-Doppelkontrast-Einlaufs (KE) einer 36-jährigen Frau. Sie hatte „schon immer" Defäkationsprobleme, die sich aber in den letzten Jahren verstärkt hatten. Wegen immer wieder auftretenden krampfartigen Bauchbeschwerden und zunehmender Obstipationsneigung wurde sie in den letzten sieben Jahren neun Mal (!) koloskopiert. Schließlich wurde ein Reizdarmsyndrom diagnostiziert. Der KE ergab den Nachweis eines ausgeprägten Sigma elongatums, so dass unter der Annahme eines obstruktiven Defäkationssyndroms (outlet obstruction) eine laparoskopische Sigmaresektion durchgeführt wurde. Die Patientin ist auch Jahre nach dieser Operation völlig beschwerdefrei, auch keinerlei Symptome mehr eines vermeintlichen „Reizdarms" [M606].

Defäkation zu ermöglichen. Ist der anale Schließmuskelapparat noch nicht gefügegestört und die Nerven noch intakt, dann führt die Beseitigung des inneren oder äußeren Rektumprolapses wieder zur Kontinenz.

10

10.3.2 Operative Therapie des manifesten Rektumprolapses (Oxford 5)

Für die Therapie des manifesten Rektumprolapses stehen über 100 Operationsverfahren zur Verfügung, wobei man transanale und abdominelle unterscheidet. Nach Meinung des Autors und im Einklang mit vielen Studien sind dabei die abdominellen Verfahren mit deutlich weniger Rezidiven behaftet als die transanalen. Als abdominelles Verfahren wird in Deutschland vermutlich am häufigsten die Resektions-Rektopexie nach Frykman-Goldberg (Frykman 1969) durchgeführt. Dabei wird das Rektum aus der Sakralhöhle ausgelöst, das i. d. R. überlange Sigma reseziert (Deszendo-Rektostomie) und distal der Anastomose das Rektum am Beckeneingang fixiert; die OP kann offen oder aber wie bei uns laparoskopisch durchgeführt werden. In der Originalversion erfolgt die Pexie ohne alloplastisches Material; inzwischen gibt es aber auch von dem Original abweichend viele Modifikationen.

Die häufigsten perinealen Verfahren (d. h. außerhalb des Afters) sind die Operationen nach Rehn-Delorme und nach Altemeier. Bei der Delorme-OP wird die Rektummukosa am prolabierten Teil entfernt und die darunter liegende Darmmuskulatur in Längsrichtung ziehharmonika-artig gerafft und wieder transanal nach innen reponiert. Dadurch wird eine Kürzung des Prolapses erreicht und durch den entstandenen Rektum-Wulst mechanisch eine bestehende Stuhlinkontinenz gebessert. Bei der OP nach Altemeier wird das prolabierte Rektum bzw Sigma außerhalb des Afters reseziert und nach Wiederherstellung der Kontinuität der anastomosierte Darm wieder ins kleine Becken reponiert. Wenngleich manche Chirurgen diese Verfahren als Primäreingriff wählen, so führen der Autor und die meisten deutschen Chirurgenkollegen wegen der hohen Rezidivraten diese perinealen Operationen nur bei älteren, polymorbiden Patienten mit hohem OP-Risiko durch.

10.3.3 Operative Therapie des internen Rektumprolapses (Oxford 3 und 4)

Die operative Therapie des internen Rektumprolapses wird kontrovers diskutiert. Wir sehen eine Indikation nur dann, wenn der Prolaps als obstruktives Hindernis wirkt („Korkeneffekt") oder die Rektozele Stuhl retiniert, so dass an sich kontinente Frauen bei z. B. sportlicher Betätigung unwillentlich und unbemerkt Stuhl in die Unterwäsche oder Vorlage verlieren. Der Prolaps und die Rektozele wiederum müssen im Kontext zur gesamten Beckenbodenfunktion gesehen werden. In den letzten Jahren hat sich bei den Proktologen vielerorts die transanale distale Rektum-Manschetten-Resektion (STARR-OP) durchgesetzt. Dabei wird mit einem Rundklammernaht-Gerät (Circular stapler) eine Rektumvollwand-Manschette von ca. 5 cm Höhe entfernt und damit der distale innere Rektumprolaps gekürzt und die gleichzeitig vorhandene Rektozele verkleinert. Bei ausgeprägtem inneren Prolaps oder gar manifestem Prolaps kann auch die TRANSSTAR-OP zur Anwendung kommen. Hier handelt es sich ebenfalls um ein transanales Vorgehen mittels mehrfach angesetztem Klammernahtgerät, wobei tubuläre Rektumresektionen von bis zu 10 cm Rektumlänge entfernt werden. Somit konkurriert die TRANSSTAR-Methode beim manifesten Rektumprolaps mit der Altemeier- und Rehn-Delorme-Methode (s. oben). Kritiker der transanalen Verfahren stellen zurecht die Frage, ob es richtig ist, Teile eines an sich morphologisch und funktionell nicht erkrankten Organs wie das distale Rektum wegen eines inneren Vorfalls zu operieren? Die Ursache liegt ja in der Überdehnung des Halteapparates des Beckenbodens bzw. den geschädigten ligamentären Strukturen, die das Rektum oder/und Sigma in situ halten sollten. Tatsächlich zeigt das deutsche STARR-Register (Schwandner 2010) bei jeder 5. Patientin postoperativ eine neu aufgetretene „fecal urgency" (ständigen Stuhldrang) und bei manchen dieser Patientinnen sogar eine neu aufgetretene „urge incontinence" (Dranginkontinenz; unfreiwilliger Stuhlabgang, wenn Stuhldrang einsetzt). Da sich der anale Schließmuskel bei diesen Operierten i. d. R. gut funktionstüchtig zeigt, muss man schlussfolgern, dass die „urge incontinence" durch einen ungehemmten Stuhl-Entleerungsreflex bedingt sein muss. Dies ähnelt dem Problem, das auch Patienten haben, die z. B. wegen eines tiefsitzenden Mastdarmkrebses eine sphinkternahe Darmnaht haben. Deshalb bevorzugen wir bei narkosetauglichen Betroffenen ein abdominelles Vorgehen.

10.3.4 Operative Therapie bei komplexer Beckenbodeninsuffizienz

Symptomatische Rezidive innerhalb weniger Jahre nach transanalen Operationen (z. B. STARR-OP oder Altemeier) wegen Rektumprolaps bzw. Rektozele haben uns gelehrt, dass die Indikation für eine transanale Resektion sehr eng gestellt werden muss.

Liegt neben der Rektumsenkung gleichzeitig eine Senkung oder Prolaps der Uterus-/Vaginalachse und vielleicht sogar noch der Blase vor (was gar nicht selten ist), so ergibt die isolierte Kürzung des Rektumprolapses nur eine vorübergehende Besserung, da die Ursache des Prolapses nicht beseitigt ist. Bruce Farnsworth, ein befreundeter Gynäkologe aus Sydney, hat den Sachverhalt sinngemäß mal treffend so beschrieben: „Stell dir vor, deine Hose rutscht dir runter, weil der Hosengürtel (= Bänder) kaputt ist. Natürlich sind jetzt die Hosenbeine zu lang und sitzen auf den Schuhen auf. Aber auch wenn du jetzt die Hosenbeine unten abschneidest (= transanales Vorgehen), hast du weiterhin das Problem, dass dir die Hose unterm Po hängt."

Ich benutze gerne die Metapher mit dem 2-Personen-Zelt. Die Firststange entspricht der Aufhängung der Gebärmutter bzw. des Scheidenstumpfes (mittleres Kompartiment). Blase und Rektumvorderwand stellen die Seitenwände dar. Wenn nun (wie bei der komplexen Beckenbodeninsuffizienz) die Firststange sich nach unten senkt (oder gar prolabiert), dann zieht sie beide Seitenwände mit nach unten. Vorne bewirkt das eine Blasensenkung, hinten eine anteriore Rektozele (mit begleitendem internen Rektumprolaps).

In diesen Fällen ist das alleinige transanale Vorgehen nicht Erfolg versprechend. Hier ist die adäquate Therapie die Aufrichtung der Firststange, also die Aufhängung des mittleren Kompartiments (Sakrokolpopexie), und die Streckung und Anheftung des Rektums (Rektopexie). Die Blase richtet sich in den meisten Fällen durch die Sakrokolpopexie suffizient auf.

Wir führen bei solchen komplexen Beckenbodenfunktionsstörungen eine modifizierte Operation nach D'Hoore und Penninchx (2004) durch. Bei diesem abdominellen Verfahren wird ein Kunststoffnetz zwischen Scheidenhinterwand und Rektumvorderwand (die Rektozele bedeckend) eingenäht und das Netz unter physiologischem Zug unterhalb des Promontoriums aufgehängt. Damit ist der mittlere Pfeiler („Firststange") wieder aufgerichtet, der Rektumprolaps beseitigt und die Architektur des Beckenbodens wieder hergestellt, so dass auch die Blase wieder in ihre normale Lage zurückkehrt.

In Fällen mit chronischer Obstipation bei Sigma elongatum führen wir gleichzeitig auch eine Sigmaresektion durch (unserer Erfahrung nach bleibt ohne Sigmaresektion die Obstipation oft bestehen). Durch die modifizierte Penninckx-OP (mit/ohne Sigmaresektion) gelingt die komplette anatomische Rekonstruktion des Beckenbodens und schafft die Voraussetzung für die funktionelle Besserung der Organe in allen 3 Kompartimenten.

10.4 Schmerzsyndrome

10.4.1 Proctalgia fugax

Die Proctalgia fugax ist eine äußerst heftige Schmerzattacke im Bereich des Afters und Beckenbodens (Levator ani). Deshalb wird sie auch Levator-Syndrom genannt (ältere Synonyme wie Perinealneuralgie, Perinealkrampf, nervöse Rektalgie, Neuralgia pudendo-analis oder paroxysmale Proktalgie sind überholt). Sie betrifft laut Studien 4–14 % der Bevölkerung. Das Krankheitsbild entwickelt sich erst nach der Pubertät mit einem Häufigkeitsgipfel zwischen 40 und 50 Jahren. Frauen sind doppelt so häufig betroffen wie Männer. Die Krankheitsdauer beträgt ca. 10 Jahre, danach werden die Schmerzepisoden immer seltener. Die Proctalgia fugax tritt im Schnitt ca. 6 mal pro Jahr auf, wobei sich schmerzfreie Intervalle von nur Tagen bis mehrere Monate abwechseln.

Charakteristisch ist die abrupt auftretende, heftige Schmerzsymptomatik im Afterbereich. Die Schmerzqualität reicht von krampfartig ziehend bis messerartig stechend sowie permanent anhaltend bis wellenförmig. Die Schmerzattacke kann wenige Minuten aber auch bis zu Stunden andauern; im Schnitt ca. 30 Minuten. Am häufigsten treten die Anfälle nachts in den Morgenstunden auf, so dass die Patienten aus dem Schlaf gerissen werden; sie treten aber auch tagsüber auf. Bei heftigen Attacken reagieren Betroffene nicht selten mit vegetativen Symptomen wie Schweißausbruch, Schwindelgefühl, Übelkeit und sogar Kreislaufkollaps.

Auslöser der Schmerzattacken sollen Spasmen der analen Sphinkteren (Schließmuskel) oder des Beckenbodens sein. Diese sollen vermehrt bei Patienten mit Hämorrhoiden auftreten. Die Reduktion der Anfälle bzw. Schmerzfreiheit nach Sanierung des Hämorrhoidalleidens sprechen für eine solche Kausalität. Andererseits werden als Auslöser chronische Obstipation, Störungen des vegetativen Nervensystems, hormonelle Störungen sowie psychosomatische Ursachen diskutiert, wobei vor allem ängstliche und perfektionistische Menschen betroffen sein sollen. Somit ist die Proctalgia fugax möglicherweise eine intermittierende Variante des chronischen Beckenboden-Schmerz-Syndroms (engl. CPPS = chronic pelvic pain syndrome; ➤ Kap. 10.4.3). Die Diagnose wird aufgrund der typischen Anamnese gestellt.

Die Therapie ist schwierig, da die Schmerzereignisse meistens nur von kurzer Dauer sind, so dass in der Regel eine Medikamentenwirkung zu spät einsetzt. Am wichtigsten ist es deshalb, die Betroffenen über die zwar schmerzhafte, medizinisch aber „harmlose" Beckenbodenstörung aufzuklären (selbstverständlich müssen durch die proktologische Untersuchung organische Ursachen ausgeschlossen werden). Betroffene entwickeln empirisch Verhaltensweisen, um den Anfall zu coupieren: Druck auf den Damm, „Reiten" auf dem Badewannenrand, „Körperverrenkungen", heiße oder kalte Duschen, heiße Sitzbäder, Einläufe, Einführen des Fingers in den Anus etc. Da das zeitliche Auftreten der Proctalgia fugax nicht vorhersehbar ist, wäre eine dauerhafte Medikation übertrieben. Bei bekannt langen Anfällen (>30 min) kann ein Versuch mit krampflösenden Medikamenten (Clonidin, Nifedipin, Diltiazem, Salbutamol) unternommen werden. Betroffene, die generell unter Muskelkrämpfen anderer Art leiden, können eventuell durch eine länger dauernde, regelmäßige Einnahme von Calcium- und Magnesium-Präparationen die Anfallshäufigkeit reduzieren. Aufgrund der o.g. möglichen Auslöser der Proctalgia fugax sollte auch die Regulierung der Darmfunktion, eine professionelle physiotherapeutische Beckenboden-Entspannungstherapie, Atemtherapie und evtl. eine Psychotherapie empfohlen werden.

10.4.2 Kokzygodynie

Die Kokzygodynie (lat. Coccygodynia) beschreibt chronische Schmerzen im Bereich des Steißbeins (Os coccygis) und betrifft häufiger Frauen als Männer. Organische Ursachen können schlecht verheilte Brüche (Frakturen) oder Verletzungen des Steißbeins sein, aber auch angeborene Fehlbildungen, tiefe Bandscheibenvorfälle, degenerative LWS-Veränderungen, Tumoren, mechanische Überlastungen nach Geburten oder Unfällen, chronische Verstopfungen sowie Erkrankungen der Ansatzsehnen der Muskeln des Beckenbodens und der Beckenorgane. Diagnostisch am aussagekräftigsten ist die transanale Digitation der Steißbeinspitze, wo in seltenen Fällen ein hypermobiles Steißbein oder gar eine Krepitation (Knochenreiben) als organische Ursache diagnostiziert werden können. In den meisten Fällen findet sich jedoch keine fassbare Ursache (z.B. unauffällige Röntgenuntersuchung des Steißbeins oder MR-Aufnahme des Beckenbodens), so dass dem Patienten eine psychosomatische Erkrankung unterstellt wird. Tatsächlich findet sich bei den Betroffenen eine erhöhte Inzidenz an Depressionen. Allerdings ist unklar, was Henne und was Ei ist. Wie alle chronischen Schmerzzustände kann auch die Kokzygodynie reaktiv zu depressiven Gemütszuständen führen.

Klinisch klagen die Patienten (meistens tagsüber) über stechende Schmerzen am Steißbein mit Ausstrahlung ins Perineum, Analkanal, Hüfte und Wirbelsäule beim Sitzen, während der Defäkation oder beim Geschlechtsverkehr. Palpatorisch findet sich oft eine spastische Verhärtung der an dem Steißbein ansetzenden Muskulatur wie bei einer Ligamentose (ligamentäre und muskuläre Schmerzpunkte!). Nach Ansicht des Autors handelt es sich bei der nicht fassbaren Kokzygodynie häufig um eine Spielvariante des chronischen Beckenbodenschmerzes (➤ Kap. 10.4.3). Deshalb steht die konservative Therapie im Vordergrund (physiotherapeutische Entspannungsübungen, Schmerztherapie, Infiltrationstherapie, Wärmebehandlung, Akupunktur, osteopathische Therapie). Des Weiteren sollten eventuelle urogynäkologische Erkrankungen behandelt werden. In organisch begründeten Fällen (z.B. Hypermobilität des Steißbeins oder nach schlecht verheilter Fraktur) kann als ultima ratio die chirurgische Resektion des Steißbeins erwogen werden (Fischer 1999).

10.4.3 Chronischer (idiopathischer) Beckenbodenschmerz (CPPS = chronic pelvic pain syndrome)

Dieses Krankheitsbild beinhaltet ein Sammelsurium von chronischen Beckenbodenbeschwerden bei beiden Geschlechtern, meistens ohne nachweisbare organische Ursache. Beim Mann tritt das CPPS mit einer Inzidenz von ca. 6 % auf und ist auch bekannt als Prostadynie oder chronische (abakterielle) Prostatitis, obwohl es mit dem Organ Prostata meistens gar keinen Zusammenhang gibt. Der Urologe spricht von einem CPPS, wenn die Beschwerden länger als 3 Monate bestehen. Dieser chronische Schmerz ist charakterisiert durch Druck oder Missempfinden im Bereich des Beckens, des Perineums, des suprapubischen Areals, des Penis und der Hoden, oft gepaart mit Dysurie, Harndrang, Ejakulationsschmerz und sexueller Dysfunktion. Generelle Symptome wie Arthralgien, Myalgien und unerklärliche Müdigkeit werden zusätzlich beobachtet. Auch die ungeklärte interstitielle Zystitis (bladder pain syndrome) wird von manchen Autoren zum CPPS gezählt. Diagnostisch lässt sich in der Regel kein pathologischer Befund erheben (Anathaisintawee 2011; Wagenlehner 2009).

Bei Frauen wird das CPPS als „Chronisches Unterbauchschmerz-Syndrom" tituliert und bei ca. jeder 5. Frau vermutet. Nahezu 40 % aller gynäkologischen Laparoskopien (Bauchspiegelung) erfolgen wegen chronischer Unterbauchschmerzen. Nur in wenigen Fällen werden dabei organische Ursachen wie Endometriose, Verwachsungen, Zysten, unspezifische Entzündungen, variköse Gefäßerweiterungen im Adnexbereich, gastrointestinale Erkrankungen, chirurgische oder urologische Erkrankungen als Erklärung für die Beschwerden gefunden. Die klinischen Symptome ähneln denen des CPPS beim Mann. Geschlechtsspezifisch finden sich zusätzlich Schmerzen beim Geschlechtsverkehr, Schmerzausstrahlung in Labien und Klitoris.

Die Pathophysiologie ist unklar. Es handelt sich um ein komplexes, multifaktorielles Geschehen, das schließlich in ein chronisches, neuropathisches und/oder myofasziales Syndrom mündet. Um diesen Sachverhalt zu erklären, sei ein kleiner Ausflug in die Problematik des „chronischen Schmerzes" erlaubt (s. Review von Jantos 2007).

Die „International Association for the Study of Pain" definiert Schmerz als unangenehme sensorische und emotionale Erfahrung infolge einer akuten oder latenten Gewebeverletzung (Merskey 1994). Schmerz beinhaltet also zwei Komponenten, Perzeption und emotionale Verarbeitung, mit individuell unterschiedlicher Wechselwirkung. Am Beispiel der Vulvodynie, eine Facette des CPPS (ohne physiologische oder neurologische Krankheitszeichen), konnte in Biopsien aus dem Vulvabereich eine (im Vergleich zu Kontrollen) erhöhte Immunoreaktivität, eine verstärkte Schmerzsensitivität und eine Verdichtung der oberflächlichen Nervendigungen nachgewiesen werden. Dies wird als konstitutionelle Prädisposition für die Entstehung eines chronischen Schmerzsyndroms angesehen. Treten dann Persönlichkeitsmerkmale wie Ängstlichkeit und negatives Denken („Katastrophieren") hinzu, so kann die Schmerzempfindung zusätzlich verstärkt werden. Dies wiederum führt über eine verstärkte emotionale Reaktion zu einer gesteigerten Reaktion des vegetativen Nervensystems mit hormoneller und sympathikotoner Dysregulation und damit zur Verstärkung der Schmerzspirale.

Beim Übergang des akuten in ein chronisches Schmerzstadium tritt typischerweise eine Sensibilisierung der Schmerzrezeptoren auf. Dies zeigt sich in einer erniedrigten Schmerzschwelle, in einem vergrößerten Schmerzareal (von lokal auf generalisiert, sog. Rekrutierung), in einer gesteigerten Schmerzreaktion auf normalerweise schmerzlose Stimuli (Allodynie), einer gesteigerten Schmerzempfindung auf Noxen (Hyperalgesie), einer verlängerten Schmerzempfindung (Hyperpathie) sowie in einem Auftreten von unerklärtem Spontanschmerz. Der chronische Schmerzpatient zeigt also eine überproportionale Schmerzreaktion im Vergleich zum gesetzten Schmerzstimulus. Diesen Zusammenhang sollte der behandelnde Arzt kennen und dem Patienten erklären.

Drei Arten von Schmerzen lassen sich unterscheiden: a) der somatische Schmerz, der pochend, stechend oder brennend sein kann und sich topographisch gut lokalisieren lässt, b) der viszerale Schmerz, der mehr diffus ist, sich schlecht zuordnen lässt und von den inneren Organen ausgeht sowie c) der neuropathische Schmerz, der von geschädigten Nervenfasern ausgeht; er wird geschildert als Taubheitsgefühl, als Nadelstiche oder als elektrisierend. Beim CPPS können die beschriebenen Schmerzenqualitäten oft an den so genannten myofaszialen Triggerpunkten (Schmerzpunkte) durch Druck auf die Muskulatur ausgelöst werden. Diese wenige Millimeter großen Triggerpunkte finden sich multipel in den Muskeln und deren Faszien. Biopsien aus Arealen von Triggerpunkten zeigen übererregbare, elektrisch aktive Muskelspindeln. Diese regulieren den Dehnungszustand der Muskulatur. Triggerpunkte lösen nicht nur lokal umschriebene Sensationen aus, sondern projizieren diese über das vegetative, neuronale Netzwerk in weiter entfernte Areale bzw. Organe (ähnlich den Headschen Zonen, wo bestimmte Dermatome inneren Organen zugeordnet werden können) und beeinflussen damit die Schmerzempfindung (Nozizeption), die Tiefenwahrnehmung (Propriozeption) und die vegetativen Funktionen der jeweils betroffenen anatomischen Regionen.

Gewebetraumata wie Operation, Unfall, chronische Überdehnung (z. B. Beckenbodeninsuffizienz) sowie psychischer Stress (z. B. infolge inadäquater Schmerzverarbeitung) können über eine Dysfunktion der chronisch überaktivierten Muskelspindeln zu einem erhöhten Muskeltonus, Spasmus (auch benachbarter Muskelpartien) und damit zu Schmerz und Immobilisation führen. Vor allem der Beckenboden ist für die Entstehung von Triggerpunkten prädisponiert, da er einerseits permanent dem Druck der inneren Organe ausgesetzt ist und andererseits flexible, dynamische Bewegungen zulassen muss. Keine andere myofasziale Struktur des Körpers ist einer solchen Dauerbelastung ausgesetzt.

Triggerpunkte in der Beckenbodenmuskulatur sind eindeutig nachgewiesen worden. Triggerpunkte in der posterioren Hälfte des Beckenbodens sind die Ursache für Beschwerden im Perineum, Anus, Rektum, Steißbein und Sakrum (Kokzygodynie, ➤ Kap. 10.4.2). Triggerpunkte in der anterioren Hälfte des Levators verursachen Schmerzen im Bereich des Genitale (Vagina, Penis, Skrotum). Die Palpation tiefer gelegener Triggerpunkte im Beckenboden verursachen Beschwerden, wie sie für die interstitielle Zystitis, Stuhl- und Harndrang, Beckenbodenschmerz mit Ausstrahlung in Damm, Rektum, Labien, Skrotum und Dyspareunie beschrieben werden.

Da psychischer Stress und Sympathikotonus die Aktivität der Triggerpunkte steigert und umgekehrt Entspannung und Relaxing zu einer Reduktion derselben führen, ist die psycho-physiologische Behandlung die Therapie der Wahl. Für die physiotherapeutische Behandlung stehen eine Reihe von Entspannungsübungen zur Verfügung (➤ Kap. 11.2.8). Andere Verfahren greifen erfolgreich direkt an den Triggerpunkten ein (Pohl 2010; Weiss 2001) oder setzen auf Wärmeapplikation, Stretching, Yoga etc. Begleitend können entzündungshemmende Medikamente und alpha-adrenerge Blocker, Lokalanästhetika, Muskelrelaxantien und Kräutermischungen verabreicht werden. Begleitend zur Psychotherapie können trizyklische Antidepressiva oder Gabapentinoide verabreicht werden. Eine chirurgische Intervention sollte wenn möglich vermieden werden, da sie ein CPPS aufgrund des neuen (operativen) Traumas in der Regel verschlimmert.

10.5 Stuhlinkontinenz

Die Stuhlinkontinenz wird in drei Grade eingeteilt:

- Inkontinenz Grad 1: Unfähigkeit, Winde zurückzuhalten
- Inkontinenz Grad 2: Unfähigkeit, flüssigen Stuhl zurückzuhalten
- Inkontinenz Grad 3: Unfähigkeit, geformten Stuhl zurückzuhalten.

Die Stuhlinkontinenz lässt sich in sensorische, muskuläre, neurogene, psychoorganische, idiopathische und gemischte Formen einteilen. Als Ursache kommt eine Reihe von Erkrankungsbildern infrage: veränderte Stuhlkonsistenz, Reizdarmsyndrom, chronisch-entzündliche Darmerkrankungen (M. Crohn, C. ulcerosa), Strahlenschäden, eingeschränkte Verdauungsleistung, verkleinertes Volumen des Mastdarms durch Operation, reduzierte Dehnbarkeit des Mastdarms nach Entzündung oder Bindegewebserkrankungen (Kollagenosen), gut- und bösartige Tumoren des Mastdarms und des Analkanals. Des Weiteren neurologische Störungen mit Denervierung des Beckenbodens durch eine schwere Senkung (➤ Kap. 10.3) mit Überdehnung des Nervus pudendus (Pudendusneuropathie), angeborene Missbildungen des embryonalen Darmrohrs (Analatresie), des Rückenskeletts (Spina bifida), des Rückenmarks (Myelomeningozele) sowie Störungen des analen Sphinkters (Geburtstrauma als häufigste Ursache). Aber auch Pfählungsverletzungen und vor allem proktologische Operationen (perianale Abszesse, Analfisteln) sind nicht selten, ebenso wie Demenz, Neuropathie und Schädelhirntrauma. Vor allem im Alter ist eine obstipationsbedingte Überlaufinkontinenz zu beachten.

Um das Ausmaß der Stuhlinkontinenz differenzierter beurteilen zu können, wurden Scoring-Systeme wie der Wexner-Inkontinenzscore, der CACP-Score und Lebensqualitätsbögen wie der nach Rockwood etc. entwickelt (Herold 2006). Diese „objektive" Graduierung korreliert aber nicht streng mit dem Leidensdruck der Betroffenen. Deshalb ist das subjektive Erleben der Stuhlinkontinenz durch den Patienten der entscheidende Parameter für die Therapie. Die Stuhlinkontinenz führt fast regelhaft zu sozialer Entfremdung und persönlicher Desintegration. Wird die innere Emigration aufgrund des Leidensdrucks überwunden, so steht an erster Stelle die konservative Therapie (diätetische Maßnahmen), physiotherapeutisches Beckenboden-Sphinktertraining, Elektrostimulationstherapie, Biofeedback-Training, (➤ Kap. 9.2). Die in der Literatur angegebenen Erfolgsraten der konservativen Therapie schwanken zwischen 20–80 %. Zu den konservativen Therapieoptionen zählt der Autor auch die submuköse Injektion von so genannten „bulking agents" (Füllsubstanzen) unmittelbar oberhalb der Linea dentata. Ob sich die z. T. initial guten Besserungsraten auf lange Sicht verifizieren lassen, lässt sich derzeit noch nicht beantworten. Nicht selten beruht die initial subjektive Besserung auf einem Placeboeffekt, so dass sich nach mehreren Monaten die ehemalige Problematik wieder einstellt. Gerade um eine erneute psychische Destabilisierung aufgrund der hoffnungsvoll angegangenen konservativen Therapie zu vermeiden, wird unseren Patienten schon beim Erstgespräch das komplette Spektrum in der Behandlung der Stuhlinkontinenz aufgezeigt.

Dem Patienten können bei Versagen der konservativen Therapie heute mehrere effektive chirurgische Maßnahmen offeriert werden, so dass einem Großteil dieser Patienten doch noch eine deutliche Verbesserung ihrer Lebensqualität ermöglicht werden kann.

Die chirurgischen Optionen hängen einerseits von der Ursache der Stuhlinkontinenz ab, andererseits auch von der Mitarbeit (Compliance) des Patienten. Die heute eingesetzten chirurgischen Verfahren sollen im Folgenden dargestellt werden.

10.5.1 Sphinkteroplastik

Ein direkter Sphinkterrepair ist bei Patienten mit einem lokalisierten Defekt im Bereich der analen Schließmuskulatur angezeigt, z. B. nach Verkehrsunfall oder perianaler Verletzung, aber auch bei länger zurückliegender Defektbildung durch einen nicht erkannten Dammriss während der Geburt, der Jahrzehnte später zur Stuhlinkontinenz führen kann.

Akute Verletzungen werden primär mit horizontaler Matratzennaht überlappend repariert. Sphinkterzerreißungen im Rahmen eines Dammrisses werden traditionell sofort End-zu-End, also auf Stoß genäht. Jedoch lassen ca. 75 % der Patientinnen im endoanalen Schall weiterhin größere Dehiszenzen erkennen, die später mit einer hohen Inkontinenzrate korrelieren. Werden allerdings die Defekte mittels überlappender Nahttechnik (flap over repair) behandelt, so fällt die spätere Dehiszenz bzw. Inkontinenzrate auf 15 % ab.

Häufiger als die akute Form der Sphinkterdehiszenz sieht der Proktologe den aufgeschobenen Defekt. Dann muss evaluiert werden, ob der Sphinkter noch ein intaktes neuromuskuläres Sphinkterbündel aufweist und der Defekt nicht mehr als die halbe Zirkumferenz des Schließmuskels umfasst. Falls dies nicht der Fall ist, wäre eine überlappende Sphinkterrekonstruktion wenig Erfolg versprechend, so dass auf ein Sphinkterersatzverfahren (s. unten) ausgewichen werden müsste.

10.5.2 Hintere und vordere Sphinkterraffung

Bei analer Inkontinenz neurogenen Ursprungs ohne Diskontinuitätsunterbrechung wurde früher oft eine postanale Reparatur (postanal repair) durchgeführt. Dabei ging man von der Vorstellung aus, dass eine Aufrichtung des aufgehobenen anorektalen Winkels als auch die Verlängerung des Analkanals und Restauration der analen Druckverhältnisse eine Kontinenzbesserung bringt. Um das Ergebnis zu verbessern, wurde die hintere oft mit einer vorderen Sphinkterraffung sowie anterioren Levatorplastik kombiniert. In Anbetracht der schlechten Langzeitergebnisse kommt heute die vordere bzw. hintere Sphinkterraffung mit Levatorenplastik nur noch selten zum Einsatz.

10.5.3 Radiofrequenzapplikation (Secca®-Prozedur)

Ähnlich dem Stretta®-Verfahren bei Refluxoesophagitis (was sich letztlich nicht durchgesetzt hat) besteht das Prinzip in einer elektrothermischen Muskelraffung des Schließmuskels. Dabei werden Kollagenproteine durch Radiowellen bedingte Temperaturen von 45 °C verschmolzen, so dass sich deren Länge auf ein Drittel der ursprünglichen Länge verkürzt. Mit Hilfe eines speziellen Anoskops werden Nadelelektroden unter Sicht in Höhe der Linea dentata beginnend nach kranial stromappliziert. Um eine Verbrennung zu vermeiden, wird die Mukosa bzw. das Anoderm mit einem speziellen Kühlsystem vor thermischen Schäden geschützt. Erfolgsraten von 60–80 % werden berichtet. Bemerkenswerterweise zeigen die objektiv messbaren Parameter (Analmanometrie) keine Änderungen vor und nach Behandlung. Insofern muss auch hier abgewartet werden, inwieweit ein Placeboeffekt zum Tragen kommt.

10.5.4 Sakralnervenstimulation (Sakralnervenmodulation)

Bei diesem Verfahren handelt es sich um ein quasi nicht invasives Verfahren. Ursprünglich entwickelt zur Behandlung der Harninkontinenz findet die Sakralnervenstimulation (SNS) zunehmend Verbreitung in der Behandlung der Stuhlinkontinenz. Bei dem Konzept der SNS ist attraktiv, dass sich die Stimulation nicht am Zielmuskel (analer Schließmuskel) orientiert, sondern an deren peripherer Innervation in Höhe der sakralen Spinalnerven. Der genaue Wirkmechanismus ist nicht geklärt. Ursprünglich war die Voraussetzung zur Durchführung der Sakralnervenstimulation eine funktionell eingeschränkte, aber morphologisch intakte Muskulatur des Beckenbodens und des analen Sphinkters.

Mittlerweile konnte jedoch nachgewiesen werden, dass die anale Kontinenzleistung durch die SNS auch dann gebessert werden kann, wenn der anale Schließmuskel einen Defekt aufweist. Dies unterstützt die Vermutung, dass durch die SNS nicht nur der ringförmige anale Schließmuskel stimuliert wird, sondern der gesamte Beckenboden (M. levator ani) zur Kontinenzleistung beiträgt. Da bei sakraler Nervenstimulation nicht nur die Kontinenzleistung gebessert werden kann, sondern in manchen Fällen mit obstruktiver Defäkationsproblematik auch die Entleerung, spricht man auch von Sakralnervenmodulation, da offensichtlich bestimmte Reflexverhalten durch die sakrale Stimulation verändert werden. Möglicherweise betrifft dies auch afferente Nerven im Sakralbereich.

Zur Durchführung der SNS wird der Patient in Bauchlage gelagert mit Unterstützung von Becken und Brust. Die untere Extremität muss frei beweglich bleiben. Die Platzierung der Stimulationselektrode kann in örtlicher Betäubung oder aber Vollnarkose durchgeführt werden. Wir bevorzugen die Stimulation in Narkose, da hier die Manipulationsfreiheit (maximales Ausreizen der Stromapplikation) mit völliger Schmerzfreiheit kombiniert werden kann.

Unter sterilen Kautelen wird die Nadelelektrode idealerweise im Winkel von ca. 60 Grad sagittal zur Haut eingestochen (➤ Abb. 10.4a). Zum Auffinden der Foramina orientiert man sich an entsprechend markanten anatomischen Punkten. Während des Vorschiebens der Nadel wird Strom appliziert und gleichzeitig der Anus bzw. die Beckenbodenmuskulatur beobachtet.

Typischerweise resultiert aus der Stimulation eine blasebalgartige Bewegung des Beckenbodens mit zirkulärer Kneifbewegung des analen Sphinkters, wenn in Höhe von S3 stimuliert wird. S3 ist die häufigste (ca. 80–90 %) Lokalisation zum Einbringen der Elektrode. Wird in Höhe von S2 stimuliert, so zeigt sich in der Regel eine klemmenartige Kontraktion der perinealen Muskulatur und eine Außenrotation des Beins. Eine Stimulation in Höhe von S4 zeigt eine zirkulär betonte Bewegung des analen Sphinkters ohne Begleitreaktion der unteren Extremitäten. Grundsätzlich stimulieren wir beidseits, sowohl in Höhe von S2, S3 und S4. Die Elektroden werden in jene Foramina platziert, die die beste muskuläre Antwort auf die kleinste applizierte Stromamplitude zeigen. Allerdings ist bis heute nicht geklärt, ob das Ausmaß der Muskelkontraktion mit der späteren verbesserten Kontinenzleistung korreliert.

Lässt sich intraoperativ eine Kontraktion der analen Schließmuskulatur bzw. der Beckenbodenmuskulatur erreichen, so wird die in Seldinger-Technik eingeführte Elektrode mit einem externen Impulsgeber (Medtronic, Minnesota) konnektiert. Anhand des mitgegebenen Stuhltagebuches dokumentiert der Patient in den folgenden zwei bis drei Wochen (temporäre perkutane Nervevaluation) Häufigkeit und Intensität der Inkontinenz.

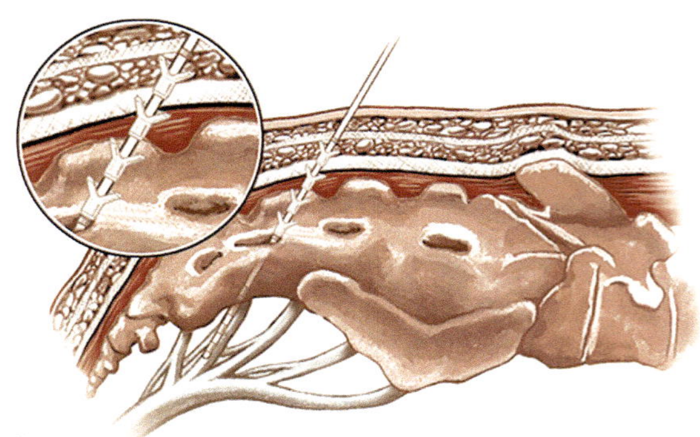

a

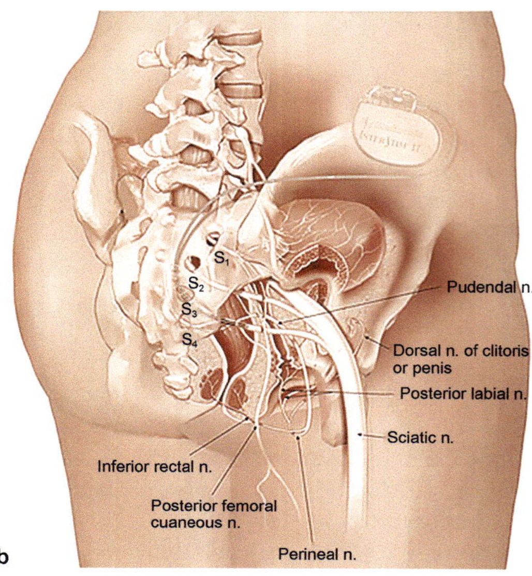

b

Abb. 10.4a–b Sakral-Nerven-Stimulation (SNS)
a) Nach Lokalisation markanter anatomischer Punkte wird die Testnadel im Winkel von ca. 60 Grad zur Haut in das gewünschte Foramen des Kreuzbeins (i. d. R. S3) eingestochen und an die Nervenwurzel vorgeschoben. Bei suffizienter Kontraktion der muskulären Anteile des Beckenbodens bzw. Sphinkters während der Stromapplikation wird in Seldinger-Technik die 4-polige Ankerelektrode platziert und radiologisch dokumentiert.
b) Bei erfolgreicher Testung über Wochen erfolgt die subkutane Implantation des Neurostimulators [V170–1].

Zeigt diese Dokumentation einen Rückgang der Inkontinenzepisoden um mindestens 50 %, erfolgt auf Wunsch des Patienten die permanente Stimulation. Dabei wird die temporäre Elektrode durch eine Dauerelektrode ersetzt und mit dem gluteal subkutan implantierten Schrittmacher verbunden, so dass das ganze System subkutan implantiert ist (➤ Abb. 10.4b). Wurde die Teststimulation bereits mit einer permanenten Elektrode durchgeführt (was bei uns mittlerweile die Regel ist), so muss bei erfolgreicher temporärer Stimulation nur noch der Schrittmacher implantiert und mit dem Kabel konnektiert werden; dies kann in örtlicher Betäubung erfolgen. Die Erfolgsrate der SNS liegt zwischen 60 und 80 %.

10.5.5 Sphinkterersatzoperationen

Gelingt es nicht, durch die Sakralnervenstimulation eine für den Patienten zufriedenstellende Kontinenzleistung zu erzielen, kommen Sphinkterersatzverfahren in Betracht. Dabei hat sich in den letzten Jahrzehnten die dynamische Grazilisplastik sowie später der artifizielle Analsphinkter etabliert.

Grazilisplastik

Bereits in den 60er Jahren wurde vor allem bei Kindern die Grazilisplastik nach Pickrell durchgeführt. Nachteilig war dabei aber, dass der M. gracilis als quergestreifter Muskel einer raschen Ermüdung unterlag. Dieser Nachteil wurde erstmalig 1988 durch eine elektrische Stimulation der Muskulatur beseitigt. Dabei wird in einer Trainingsphase über mehrere Wochen durch eine entsprechende Strompulsfrequenz die schnelle, rasch zuckende Typ 2 Muskelfaser in eine langsame, ausdauernde Typ 1 Faser transformiert. Dadurch erreicht der um den Anus geschlungene Grazilismuskel die Eigenschaften eines dauertonisierten Sphinkters. Die Elektroden, die den Muskel stimulieren, werden mittlerweile direkt in Höhe der in den proximalen Muskel eintretenden Nerven gestochen. Der subkutan implantierte Neurostimulator wird mittels Magnet ein- und ausgeschaltet. In der Literatur wird die dadurch erzielte Kontinenzrate mit 50–83 % angegeben. Nachteilig ist allerdings die hohe Komplikationsrate von bis zu 50 %, wobei am häufigsten technische Probleme sowie Infektionen genannt werden, wie sich auch im eigenen Patientenkollektiv gezeigt hat.

Artifizieller Analsphinkter

Bei diesem Sphinkterersatzverfahren handelt es sich um rein mechanische Systeme mit vier wesentlichen Komponenten: einem Wasserreservoir, einem Ventil, einem Port und dem eigentlichen, aus Silikon bestehenden Analband, das um den insuffizienten analen Schließapparat unmittelbar direkt unterhalb des Levatortrichters angebracht wird.

Bislang waren zwei Systeme auf dem Markt. Sie stammen einerseits von der Firma American Medical Instruments (A. M. S., USA), andererseits von der Firma Agency for Medical Innovations (A. M. I., Österreich). Erstere entwickelte den sog. artificial bowel sphincter. Dabei wird die anale Silikonmanschette über einen Schlauch mit der Pumpe verbunden, die entweder in der großen Labie oder aber im Skrotum platziert wird. Von dort wird über einen weiteren Schlauch das Wasserreservoir, das oberhalb der Symphyse implantiert wird, angesteuert. Der Analkanal wird dabei durch Rückstellkräfte, die über eine entsprechende in das System injizierte Wassermenge determiniert wird, geschlossen gehalten. Bei Stuhldrang drückt der Patient 10–20 mal auf die

Pumpe, so dass das Wasser aus der Manschette in das Reservoir zurückgepumpt wird. Aufgrund der Rückstellkräfte hat er dann mehrere Minuten Zeit, bevor sich der Analkanal wieder spontan verschließt. Dieser Typ wurde in den letzten Jahren wegen hoher Komplikations- und Infektionsraten nur noch selten implantiert. Inzwischen wurde die Produktion dieses Sphinkters eingestellt, so dass derzeit als einziges (hydrolisches) System das Produkt der Firma A. M. I. erhältlich ist.

Beim analen Sphinkter der Fa. A.M.I. (➤ Abb. 10.5) wird ebenfalls eine weiche Silikonmanschette um die anale Schließmuskulatur platziert und von dort der Schlauch im Schritt subkutan zur Leiste hochgezogen und dort mit dem Ventil konnektiert. Dieses befindet sich in Höhe des Beckenkamms, wo ein gutes Widerlager zum Drücken des Ventilknopfs vorhanden ist. Vom Beckenkamm ausgehend in Richtung Flanke wird der Ballon (auch Aktivator genannt) subkutan eingebracht. Er enthält eine definierte Menge an physiologischem Kochsalz. Wird der Ballon ausgepresst, schließt sich der Analkanal durch Aufblähen der Silikonmembran. Bei Stuhldrang drückt der Patient einmal auf das Ventil, so dass das Wasser aus der Silikonmanschette aufgrund des negativen Drucks wieder in den Ballon zurückgesaugt wird. Über eine weitere Konnektion zwischen Ventil und einem Port (wie bei der Chemotherapie), der bei uns lateral des Beckenkamms platziert wird, kann die Wassermenge im System, das komplett subkutan platziert ist (➤ Abb. 10.6), genau justiert werden. Das System entfaltet eine sehr effektive Kontinenzleistung bei sehr geringer Infektionsrate (Baumgartner 2012).

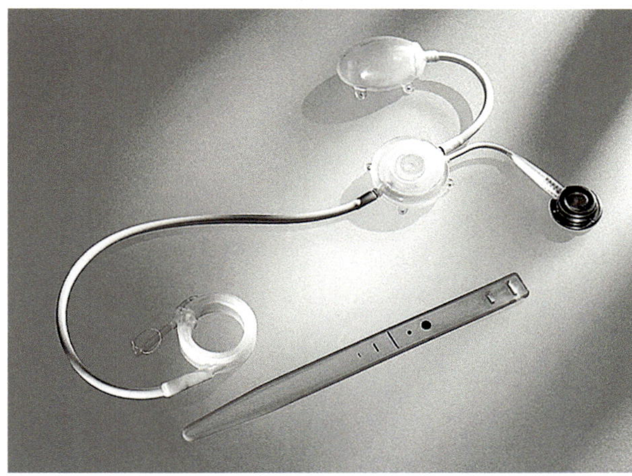

Abb. 10.5 Analband-System (A. M. I.)
Das rein mechanische System besteht aus vier Elementen: 1. das eigentliche Analband, eine weiche hohlräumige Silikonmanschette, die um den insuffizienten Afterschließmuskel gelegt wird, 2. das Ventil, das die Richtung des Wasserstroms steuert, 3. der Ballon (Aktivator), der physiologisches Kochsalz enthält, und 4. der Port, über den die Füllmenge im System reguliert wird. Alle Komponenten werden subkutan eingebracht und stehen über kleine Schläuche in Verbindung. Wird der Ballon vom Betroffenen ausgedrückt, so fließt das Wasser aus dem Ballon in die Analmanschette und schließt durch den Bulking-Effekt der Silikonmembran den Analkanal; zur Defäkation wird durch die Haut das Ventil gedrückt, so dass die Flüssigkeit aufgrund des zuvor erzeugten Unterdrucks von der Manschette in den Ballon zurück gesogen wird. Dadurch öffnet sich der Anus und ermöglicht den Stuhlgang [U340].

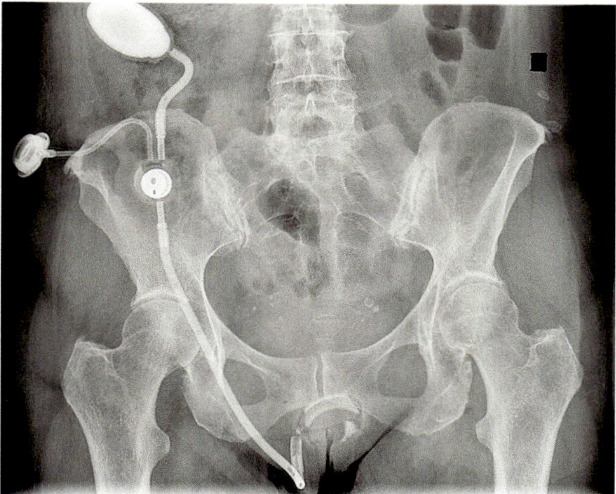

Abb. 10.6 Postoperatives Röntgenbild nach Analband-Implantation
Postoperative Röntgenkontrolle nach Implantation eines Analbandes auf der rechten Seite. Das System ist für die Röntgenkontrolle mit einem Wasser/Kontrastmittel-Gemisch gefüllt. Das Analband ist offen und deshalb der Ballon gefüllt. Das System wird erst 6 Wochen nach der Operation aktiviert [M606].

Als weitere Variante eines künstlichen Analsphinkters wurde erstmalig vor einigen Jahren von Lehur et al. (2010) im Rahmen einer Machbarkeitsstudie das Magnetband (MAS, magnetic anal sphincter, Torax Medical, Inc, Shoreview, Minnesota, USA) beschrieben. Der anale Magnetring wird in gleicher Weise nach Bestimmung des Ringumfangs perianal implantiert wie die beiden oben erwähnten Silikonmanschetten. Die einzelnen Magnetteile (beads) sind zirkulär auf einem Titanium-Draht aufgereiht und entfalten in der Summe eine magnetische Ringkraft, die ca. 100 g beträgt. Diese Kraft muss der Patient beim Pressen überwinden, damit sich der Ring zur Stuhlentleerung weitet. Nach Absetzen der Stuhlsäule schließt sich der Analkanal wieder sofort aufgrund der magnetischen Ringkraft. Einmal implantiert, kann sein Verschlussdruck aber nicht mehr verändert werden. Inzwischen ist auch das Magnetband aufgrund der hohen Komplikationsraten (Penetration in den Analkanal) vom Markt genommen worden.

LITERATUR

Anathaisintawee T, Attia J, Nickel JC et al. Management of chronic prostatitis/chronic pelvic pain syndrome: a systematic review and network meta-analysis. JAMA 305:78–86, 2011

Baumgartner U. Der künstliche Sphinkter zur Therapie der Stuhlinkontinenz. Zentralbl Chir 137:340–344, 2012

Brühl W, Wienert V, Herold A (Hrsg). Aktuelle Proktologie, 2. Auflage, Unimed-Verlag 2005

Christoforidis D. Who benefits from the anal fistula plug? Dis Colon Rectum 53:1105–1106, 2010

D'Hoore A, Cadoni R, Penninckx F. Long-term outcomeof laparoscopic ventral rectopexy for total rectal prolapse. Br J Surg 91:1500–1505, 2004

Fischer M, Krismer M, Wimmer C et al.: Kokzygodynie. Coloproctology 21:121–125, 1999

Frykman HM, Goldberg SM. The surgical treatment of rectal procidentia. Surg Gynecol Obstet 129:1225–1230, 1969

Herold A. Koloproktologische Klassifikation und Einteilung der Beckenbodenfunktionsstörungen. Viczeralchirurgie 41:163–168, 2006

Jantos M. Understanding chronic pelvic pain. Pelviperineology 26:66–69, 2007

Kobladin SN, Schalkow JL. Eine neue Behandlung von Hämorrhoiden mit Hilfe eines Zirkulärstaplers. Wissenschaftliches Archiv des Zelingrader Medizinischen Institutes (Kasachstan) S 27–28, 1981

Lange J, Mölle B, Girona J (Hrsg). Chirurgische Proktologie, Springer-Verlag 2006

Lehur PA, McNevin S, Buntzen S et al. Magnetic anal sphincter augmentation for the treatment of fecal incontinence: A preliminary report from a feasibility study. Dis Colon Rectum 53:1604–1610, 2010

Longo A. Treatment of hemorrhoidal disease by reduction of mucosa and hemorrhoidal prolapse with a circular stapling device: a new procedure – 6th World Congress of Endoscopic Surgery. Mundozzi Editore 777–784, 1998

Merskey H, Bogduck N (Eds). Classification of chronic pain. Second edition. Washington, IASP Press, 1994

Morinaga K, Hasuda K, Keda T. A novel therapy for internal hemorrhoids: Ligation of the hemorrhoidal artery with a newly devised instrument (Moricorn) in conjunction with a Doppler flowmeter. Am J Gastroenterol 90: 610–613, 1995

NICE (National Institute for Health and Clinical Excellence) Report, Hemorrhoidal artery ligation. USA, Ausgabe Mai 2010

Pohl H. Unerklärliche Beschwerden? Knaur MensSana-Verlag , 2010

Satzinger U, Feil W, Glaser K. Recto Anal Repair (RAR). A viable new treatment option for high-grade hemorrhoids. One year results of a prospective study. Pelviperineology 28: 37–42, 2009

Schmidt J, Dogan N, Langenbach R et al. Fecal urge incontinence after stapled anopexia for prolapse and hemorrhoids: A prospective, observational study. World J Surg 33: 355–364, 2009

Schwandner O, Fürst A. Assessing the safety, effectiveness, and quality of life after the STARR procedure for obstructed defecation: results of the German STARR registry. Langenbecks Arch Surg 395: 505–513, 2010

Wagenlehner FM, Naber KG, Brähler E et al. Prostatitis and male pelvic pain syndrome. Dtsch Ärztbl Int 106: 175–183, 2009

Weiss JM. Pelvic floor myofascial trigger points: Manual therapy for interstitial cystitis and the urgency-frequency syndrome. J Urol 166: 2226–2231, 2001

Wienert V, Mlitz H. Einführung in die Proktologie. 2. Auflage, Schattauer-Verlag 1995

KAPITEL

11

Renate Tanzberger

Physiotherapie in der Kontinenzbehandlung

11.1 Grundlagen des Konzepts

11.1.1 Aspekte der Muskelphysiologie, der Bewegung und des Trainings

Dieses Kapitel beschäftigt sich mit charakteristischen Eigenschaften der quergestreiften und glatten Muskulatur und beschreibt am Beispiel des Diaphragma pelvis funktionelle Aspekte des Knochen-Sehnen-Übergangs.

Muskuläre und myofasziale Funktionen des Diaphragma pelvis stehen im Mittelpunkt der reaktivierenden Therapie bei Beckenboden-Dysfunktionen. Für das Kontinenztraining sind Faserzusammensetzung und Arbeitsweise der quergestreiften Muskulatur (Beckenboden-Sphinktermuskulatur) und physikalische Eigenschaften bzw. Arbeitsweise der glatten Muskulatur (Speicherorgane Harnblase und Enddarm) von Interesse.

Nach histologischen und funktionellen Merkmalen werden drei Arten von Muskelgewebe unterschieden: quergestreifte Skelettmuskulatur, glatte Muskulatur und Herzmuskulatur. Skelettmuskulatur kontrahiert sich am schnellsten, glatte Muskulatur am langsamsten, die Kontraktionszeit für die Herzmuskulatur liegt dazwischen.

Zu detaillierteren Fragen über Aufbau, Energiegewinnung und Mechanik des Muskels sei auf Lehrbücher der Physiologie verwiesen.

Die quergestreifte Muskulatur

Der menschliche Muskel ist nach seiner Funktion aus verschiedenen Muskelfasern zusammengesetzt. Die prozentuale Zusammensetzung innerhalb eines Muskels ist genetisch festgelegt.

Man unterscheidet langsam zuckende Muskelfasern (tonische Fasern des Typs I = slow twitch fibres) und schnell zuckende Muskelfasern (phasische Fasern des Typs II = fast twitch fibres), die nach neueren Untersuchungen nochmals in funktionsspezifische Subkategorien unterteilt werden (van den Berg).

Die Zusammensetzung weist auf die physiologische Beanspruchung des Muskels hin, d.h. ob Kontraktionen langsam und weniger kräftig oder vorwiegend schnell und kräftig erfolgen müssen. Die Bewegungsgeschwindigkeit bestimmt das Rekrutierungsmuster der Fasertypen.

Muskelfaseranteile in der Beckenboden-Sphinktermuskulatur

Nach einer Untersuchung von Bump et al. 1991 besitzt der quergestreifte M. levator ani (Diaphragma pelvis) 70 % langsame Zuckungsfasern (STF) und 30 % schnelle Zuckungsfasern (FTF).

- Schnelle Muskelaktionen erfordern eine hohe Kontraktionsgeschwindigkeit, die von den schnellen Zuckungsfasern (FTF) erzeugt werden. Sie entwickeln die Dynamik für den Reflextonus, z. B. beim Hustenstoß.
- Langsame Muskelfasern (STF) rekrutieren Reservekräfte, die während der Füllungsphase der Harnblase kontinuierlich das Verschlusssystem tonisieren.

Die Therapeutischen Übungen dieses Konzepts sprechen – je nach Bewegungsgeschwindigkeit – die langsamen oder die schnellen Zuckungsfasern an.

> Übungsabläufe für langsame Zuckungsfasern (STF) erhöhen die Ausdauerleistung der Muskulatur.
> Übungsabläufe für die schnellen Zuckungsfasern (FTF) erhöhen die schnelle, kraftvolle Bewegungsdynamik des Muskels. Dabei ist der Zeitfaktor zu berücksichtigen, denn schnelle Fasern ermüden schnell.

Die prozentuale Muskelfaserverteilung ist sowohl genetischen Faktoren als auch Trainingseinflüssen unterworfen. Die Verteilung kann durch hartes, jahrelanges Training (Weineck) beeinflusst werden, wobei die Umwandlung eher von FT-Fasern zu ST-Fasern gelingen soll.

Zudem verändert sich die Muskelfaserverteilung mit dem Alterungsprozess, denn das Alter geht mit physiologischen Umwandlungsprozessen einher. So beschreiben Schäfer und Enck Alterungsprozesse, die die Faserzusammensetzung im Anorektum verändern. Sonographisch wurde nachgewiesen, dass die glatte Muskulatur des M. sphincter ani internus davon mit einem *geringerem Muskeldurchmesser* betroffen ist, während die Faserzusammensetzung im quergestreiften externen analen Sphinkter sich *prozentual* ungünstig verändert. Steinfeld und Lierse beschrieben 1990 eine Reduzierung des langsamen Faseranteils im externen analen Sphinkter von 80 % auf 60 % im Verlauf des Alterns. Beide Prozesse lassen im Alter Funktionsstörungen wahrscheinlicher werden.

Die unterschiedlichen Merkmale der beiden Muskelfasertypen

Die einzelnen Fasertypen weisen in Abhängigkeit ihrer differierenden funktionellen Arbeitsweise Unterschiede im Stoffwechsel und im Kontraktionsverhalten auf (➤ Tab. 11.0).

ST-Fasern werden über langsam leitende Neuriten von kleinen Alpha-Motoneuronen des Rückenmarks innerviert, die durch ein kontinuierliches Impulsmuster auffallen. Diese Form der Innervation ist eine wichtige Bedingung für ständige stützmotorische Aktivität, wie sie z. B. das Beckenboden-Muskelsystem im Beckenausgangsgebiet zu leisten hat.

Dagegen werden FT-Fasern über schnell leitende Neuriten von großen Alpha-Motoneuronen versorgt. Sie sind durch ein diskontinuierliches Impulsmuster gekennzeichnet, welches typisch für zielmotorische Aktivität ist. Die Kontinenz sichernde aktive Drucktransmission (dehnungsreaktive Kontraktion) der Beckenboden-Sphinktermuskeln bei intra-

Tab. 11.0 Unterschiedliche Merkmale der beiden Muskelfasertypen

Slow-twitch-Fasern (STF)	Fast-twitch-Fasern (FTF)
Vorkommen in der extrafusalen Arbeitsmuskulatur der Haltemuskeln	Vorkommen in der extrafusalen Arbeitsmuskulatur der schnellen Bewegungsmuskeln
Langsam	schnell
Rot	weiß
Tonisch	phasisch
Myoglobingehalt hoch	Myoglobingehalt gering
weniger Muskelfibrillen	viele Muskelfibrillen
Muskelfasern klein	Muskelfasern größer
zahlreiche Mitochondrienzahl	Mitochondrienzahl deutlich geringer
große Anzahl von Kapillaren (4–8 Kapillaren pro Faser)	relativ schlecht kapillarisiert (2,9 Kapillaren pro Faser)
Ausdauerleistung	Schnellkraft
langsame Kontraktion	rasche Kontraktion
niedrige Kraftentwicklung	hohe Kraftentwicklung
schwer ermüdbar	schnelle Ermüdbarkeit
aerobe Energiegewinnung	anaerobe Arbeitsweise: bei hoher Beanspruchung sind Energiereserven rasch erschöpft, Kontraktions- und Erschlaffungsgeschwindigkeit ist sehr hoch
langsame motorische Einheiten, kleines α-Motoneuron	schnelle motorische Einheiten, großes α-Motoneuron
Leitgeschwindigkeit 50–80 m/sec	Leitgeschwindigkeit 58–106 m/sec
Impulsfrequenz 5–25 Imp./sec	Impulsfrequenz 60–70 Imp./sec
wenige motorische Endplatten	viele motorische Endplatten

abdominellen Druckerhöhungen gehört z. B. zur zielmotorischen Aktivität.

Der physiologische Ruhetonus (Ruhespannung) wird durch geringere Aktionspotenzial-Frequenzen an einzelnen motorischen Endplatten verursacht. Seine stark schwankende Größe ist vor allem vom Einfluss der Schwerkraft abhängig. Deswegen werden im Aufbautraining reaktionsarmer Beckenbodenmuskeln vertikale Ausgangsstellungen bevorzugt, in denen die Schwerkraft erhöhte Aktionspotenziale bereitstellt (Bereitschaftstonus für Bewegung).

Kraftentwicklung und Muskellänge

Während einer Muskelzuckung wird die Kraftentwicklung oder die Verkürzung von der *Länge* der Muskelfaser zu Beginn der Kontraktion bestimmt sowie von der *Geschwindigkeit,* mit der die Verkürzung erfolgt.

Ein Muskel besitzt in der Mittelstellung zwischen maximaler Dehnung und maximaler Verkürzung die größte Hub- bzw. Bremskraft. Muskeln entwickeln große Kraft, wenn sie sich nur wenig oder gar nicht verkürzen. Ein Beispiel aus der Alltagserfahrung ist das Stemmen gegen eine schwere eiserne Tür.

In der Beckenbodentherapie wird Muskelkraft gegen verschiedene Widerstände geschult. Ein Beispiel der Krafterzeugung gegen festen Widerstand ist die Übung *Der Boden gibt die Kraft zurück* (➤ Kap. 11.3.6 A).

Die *Verkürzungsgeschwindigkeit* nimmt dagegen bei zunehmender Belastung ab. Bewegungen mit großer Geschwindigkeit können nur ausgeführt werden, wenn sie ohne größere Belastung erfolgen. Daher sind Übungen, die die Geschwindigkeit von Bewegungen fördern sollen, mit wenig belasteten oder unbelasteten Muskeln durchzuführen. Beispiele der schnellen Muskelkontraktion mit geringer Belastung sind die Übungen *Brrr* (➤ Kap. 11.3.3 D) und *Lick – Lack – Lock* (➤ Kap. 11.3.3 E).

Tonus und Temperatur

Temperaturen haben Einfluss auf den neurogen gesteuerten Muskeltonus. Bei Erwärmung sinkt der Tonus, bei Kälteeinwirkung steigt der Tonus. Einfache Beispiele dafür sind das längere warme Entspannungsbad in der Wanne und das belebende kurze Bad im Gebirgsbach. Unter der warmen Dusche kann eine Blasenentleerung leichter in Gang kommen als beim Erfrischungsbad im sommerlich kühlen See.

Ein Patient nach radikaler Prostatektomie, der vormittags keine Kontinenzprobleme hatte, jedoch nachmittags labile Kontinenzsituationen erlebte, berichtete, dass er sich an Tagen, in denen er im 17 °C kühlen Starnberger See geschwommen war, nachmittags kontinenzsicher fühlen konnte.

Das Kaltwasser-Abklatschen, das sog. *Klatschen,* ist ein Mittel zur Tonuserhöhung, das den reaktiven Kältereiz therapeutisch nutzt (➤ Kap. 11.2.4).

Die Kontraktionsweisen der Muskulatur

Es werden die folgenden drei Kontraktionsweisen der Muskulatur unterschieden:

- **isometrische Kontraktion:** gleichbleibende Länge des Muskels, statische Arbeitsweise, keine Bewegung. Die Muskelarbeit besteht aus einer einzigen ununterbrochenen Kontraktion. Typisches negatives Beispiel mit hypoxischer Wirkung sind über 5 Sekunden anhaltende sog. Kneifübungen der Sphinkter- bzw. der Beckenbodenmuskulatur.
  Synonym: statische Muskelarbeit
- Nachteile der statischen (isometrischen) Arbeit:
  - Bei längerer statischer Arbeit werden die Blutgefäße durch den mechanischen Innendruck komprimiert; in den zusammengepressten Gefäßen erhöht sich der periphere Gefäßwiderstand. Statische Arbeit hat somit eine stärkere Blutdruckerhöhung zur Folge als dynamische Arbeit. Personen mit Hypertonie (Bluthochdruck) oder Herzkrankheiten sollten schwere Haltearbeit vermeiden.
  - Außerdem führt Hypoxie (verringerte Durchblutung) zur raschen Ermüdung der Muskulatur.
- **isotonische Kontraktion:** bei gleichem osmotischen Druck findet Veränderung der Längenausdehnung statt. Während der Kontraktion verkleinert oder vergrößert der Muskel seine Länge. Man unterscheidet folgende zwei Kontraktionsweisen:
  - **isotonisch-konzentrisch:** aktive *Verkürzung* des Muskels *bei gleichbleibender Spannung,* Arbeit als Heber und Beweger von Gewichten
  - **isotonisch-exzentrisch:** aktive *Verlängerung* des Muskels *bei gleichbleibender Spannung,* Arbeit als Bremser und Verhinderer. Der Muskel senkt die Gewichte. Kontrolliertes Nachgeben bei einwirkendem Widerstand. Isometrische und isotonische Kontraktionen stellen extreme Kontraktionsformen dar, die in reiner Form selten vorkommen.
- **auxotonische Kontraktion,** die „normale" Mischform: In den meisten Fällen verändert sich bei einer Muskelkontraktion sowohl die Länge als auch die Spannung. Diese „normale" Mischform wird auxotonische Kontraktion genannt. Typische Beispiele für die Mischform sind die Übungen *Schräge und senkrechte Wandwalze* (➤ Kap. 11.3.9 K–L).
  Folgende auxotonische Kontraktionsweisen lassen sich unterscheiden:
  - dynamisch-konzentrisch: aktive *Verkürzung* des Muskels *mit wechselnder Spannung,* Arbeit als Heber und Beweger von Gewichten
  - dynamisch-exzentrisch: aktive *Verlängerung* des Muskels *mit wechselnder Spannung,* Arbeit als Bremser und Verhinderer.

Der Muskel entwickelt bei den verschiedenen Kontraktionsformen unterschiedlich viel Kraft. Arbeitet ein Muskel exzentrisch bremsend, definiert als negativ dynamisches Krafttraining, erzeugt er am meisten Kraft. In der Trainingslehre wird diese Form der Muskelarbeit als Aufbautraining empfohlen.

Das negativ dynamische Muskeltraining fordert den geringsten Sauerstoffverbrauch im Vergleich zum isometrischen (statischen) oder positiv dynamischen Training. Typische Beispiele für ein negativ dynamisches Krafttraining sind die beiden Bauchmuskelübungen *Matschagallalapa* (➤ Kap. 11.3.8 E–F).

Etwas weniger Kraft als beim negativ dynamischen Krafttraining wird bei isometrischer (statischer) Arbeit erzeugt; am wenigsten Kraft entsteht beim positiv dynamischen Krafttraining, der konzentrischen Anspannung gegen eine Last.

Dehnungsverkürzungszyklus (DVZ)

Der Begriff Dehnungsverkürzungszyklus beschreibt den folgenden muskulären Vorgang: Eine exzentrische Muskeldehnung löst – unter Ausnutzung der Elastizität des Muskels und der Sehne – unmittelbar nachfolgend (reflektorisch) eine erhöhte kraftvolle konzentrische Muskelkontraktion aus.

Zum Beispiel summieren sich bei der physiologischen muskulären Sicherung der Hustenkontinenz Dehnungsreflex und myofasziale Elastizität in der Beckenbodenmuskulatur zum konzentrischen Kraftstoß (➤ Kap. 11.2.5). Dieser überträgt einen kontinenzsichernden Verschlussdruck auf die Urethra (➤ Kap. 3.4, ➤ Kap. 11.1.2).

Husteninkontinenz (besonders in unfunktioneller Körperhaltung) beruht meistens auf einem aufgehobenen DVZ der Levatormuskulatur. Ein hypotones Diaphragma pelvis – häufig vergesellschaftet mit einer Beckenbodensenkung – ist nicht in der Lage, den für reflektorische Rückstoßbewegungen (Trampolinaktivität) notwendigen tonischen Federmechanismus (➤ Kap. 2.9) zu generieren.

Es werden zwei Formen des Dehnungsverkürzungszyklus unterschieden:

- ein physiologisch relativ gering intensiver und langsamer DVZ (ca. 250–800 ms)
- ein physiologisch supramaximaler und maximal schneller DVZ (ca. 100–250 ms).

Es ist davon auszugehen, dass Husten- bzw. Nieskontinenz über den schnellen DVZ gesichert wird.

Der Knochen-Sehnen-Übergang aus funktioneller Sicht

Ein Knochen-Sehnen-Übergang ist die Verbindungszone zwischen dem elastischen Bindegewebe der Sehne und dem festen, unelastischen Knochengewebe.

Das bindegewebige Kontinuum des Muskels beginnt am Knochen, im weiteren Verlauf wird es zur Sehne. Das Bindegewebe der Sehne geht in das Bindegewebe des Muskelbauchs über, die Sehnen stehen in Verbindung mit der kontraktilen Einheit des Muskels. Auf der anderen Seite des Muskels wird das Bindegewebe wieder zur Sehne, die an einem anderen Knochen inseriert.

Eine Ausnahme bildet der schlingenförmige M. puborectalis des Diaphragma pelvis. Seine zweifache Insertionsstelle befindet sich an der Rückseite des Os pubis (rechts und links neben der Symphyse).

Die weitläufigen Insertionen der Beckenbodenmuskeln am knöchernen Beckenring, wie am Arcus tendineus und am dorsalen Faserübergang, dem Lig. anoccocygeum (sehnenhafte Bandverankerung am Steißbein), weisen auf das besondere Charakteristikum dieses Muskelsystems hin, nämlich auf die myofszialen Fähigkeiten zur Trampolinaktivität (➤ Kap. 3.2) und zum Katapult-Effekt (➤ Kap. 2.9).

Ein Einblick in die Physiologie der Knochen-Sehnen-Übergänge und der zugehörigen Bandstrukturen soll die ungewöhnliche Fähigkeit des Beckenbodens zum „Auf-und-Abschwingen" erklären (➤ Kap. 2.9) und gleichzeitig die therapeutischen Absichten dieses Konzepts verständlich machen.

Knochen-Sehnen-Übergänge, so stellt van den Berg fest, gliedern sich in zwei Formen der Übergänge, den *direkten* und den *indirekten:*

- Bei dem direkten Knochen-Sehnen-Übergang dringen die Fasern der Sehne senkrecht in den Knochen ein und verbinden sich mit ihm.
- Bei dem indirekten Knochen-Sehnen-Übergang legen sich die Fasern mehr oder weniger parallel an den Knochen an. Sie verbinden sich auf diese Weise mit dem Periost und mit dem Knochen.

Neben der unterschiedlichen Verankerung unterscheiden sie sich in der Durchblutung und der Art ihrer zuständigen physiologischen Belastungsreize, was für die reaktivierende Physiotherapie interessant ist:

- Der indirekte Sehnen-Knochen-Übergang ist reicher durchblutet als der direkte, was sich günstig auf Regenerations- und Heilungschancen auswirkt.
- Der gesamte indirekte Übergang ist gut innerviert.
- Die Sehne ist sensibel und propriozeptiv innerviert und wird vor allem durch Nerven aus dem reich innervierten Periost versorgt.

Beide Formen kommen selten in Reinform vor. Meistens liegt eine Mischform vor.

Der indirekte Knochen-Sehnen-Übergang des Diaphragma pelvis

Vergleicht man die Verankerungsmodelle in ihrem funktionellen Aufbau, dann lassen sich die Sehnen-Knochen-Übergänge der Beckenbodenmuskeln vermutlich dem indirekten Modell bzw. der Mischform zuordnen.

Van den Berg beschreibt einen oberflächigen und einen tiefen Teil des indirekten Knochen-Sehnen-Übergangs. Der oberflächige Teil des Knochen-Sehnen-Übergangs verbindet sich mit den oberflächigen und tiefen Anteilen des Periosts. Die Fasern des tiefen Teils verbinden sich direkt mit dem Knochen. Überkreuzungen der Fasern des Periosts mit denen der Sehne garantieren die Stabilität.

Wie für jede Struktur ist die regelmäßige physiologische Belastung der notwendige funktionserhaltende Reiz. Alltagsreize sorgen für den Erhalt beider Faseranteile. Die Stabilität des Knochen-Sehnen-Übergangs ist von der Anzahl der Belastungsreize abhängig. Für den indirekten Knochen-Sehnen-Übergang ist die *Zugbelastung* der spezifische Reiz. Zu den physiologischen Zugbelastungsreizen des Diaphragma pelvis gehören die Zug- und Druckreize:

- der physiologischen Atmung
- bei prononciertem Sprechen
- beim Lachen, Singen und Rufen
- während der alternierenden Bein-Beckenbewegungen in der Fortbewegung
- über Stoßwellen durch Fersen-Bodenkontakt beim Gehen
- über kaudal federnden Schichtungsdruck der Bauch-Beckenorgane bei Bewegungen
- bei sportlichen Aktivitäten und Bewegungsabläufen mit erhöhter Atemleistung.

Das oben genannte Lig. anococcygeum gehört zum Typ der extrakapsulären Bänder, deren vorwiegend mechanische Bestimmung – nach van den Berg – in der Steuerung und Begrenzung von Bewegung liegt und die Aufgabe der Stabilisierung hat. Die Struktur dieser Bänder entspricht der von Sehnen.

Der physiologische Reiz, der die Belastbarkeit der Ligamente bewahrt, wird von allen auf das Band einwirkenden Bewegungen unterhalten.

Rhythmisch federnde oder wippende Becken-Aufprallbewegungen im Sitzen auf dem Beckenboden-Therapieball lösen die gewünschten Zugreize in der Therapie aus. Dabei muss die Intensität der jeweiligen Phase der Rehabilitation angepasst werden.

Als physiologische Regenerationsreize für den Knochen-Sehnen-Übergang sind dosierte Wipp-Übungen besonders nach Schwangerschaft und Geburt zu empfehlen (➤ Kap. 11.3.9 Q–S).

> Der Beckenboden-Therapieball ist ein ideales Trainingsgerät zum Auslösen der physiologischen Zug-Belastungsreize der Sehnen des Diaphragma pelvis und damit ein einzigartiges Mittel, die Trampolinaktivität des Beckenbodens zu erhalten oder wiederzugewinnen.

Zum Training der quergestreiften Muskulatur

Bei alltäglicher Benutzung der Muskulatur bleibt die Normalkraft stabil erhalten. Der Alltag als Übung ist eine physiologische Grunderfahrung!

Wird dagegen Muskelkraft willkürlich *über* die Norm angehoben (z. B. durch Gerätetraining oder Elektrostimulation) kehrt sie – ohne ständige übersteigerte Trainingsreize – zur Norm zurück. Die im Laufe einer aktivierenden Kurbehandlung zur Norm angehobenen Werte bleiben über Jahre erhalten, während *über* die Norm angehobene Werte der Leistungsfähigkeit schon während der Kurbehandlung absinken oder in der Nachbeobachtungsphase auf Dauer nicht bestehen. Dazu beschreibt Hildebrandt analoge Erfahrungen beim Training der Ausdauerfähigkeit.

Nach Hildebrandt verfügt der Organismus über die Fähigkeit, bei ungewohnten starken Reizbelastungen mit einer spezifischen Kapazitätsausweitung trophisch-plastischer Art entgegenwirkend zu reagieren.

Ein Nachteil der sehr schnellen plastischen Zunahme der Muskeldicke – Muskeln sind hochgradig formbar in ihrer Plastizität – kann die relative Verkürzung der nicht adaptierten Faszienhüllen des Muskels sein, die die volle Funktion des Muskelspiels, d.h. seine Beweglichkeit, einschränkt. Ein weiterer ungünstiger Faktor ist u.U. ein Missverhältnis zwischen Faserhyperthrophie und mangelnder Kapillarisierung (Hettinger).

Die volle muskuläre Funktion wird über einen uneingeschränkten Agonismus und Antagonismus des Muskelspiels definiert. Oder anders gesagt: Nur der ständige Wechsel zwischen Spannung und Lösung erhält die muskuläre Gesundheit.

So verändert im Extremfall die Überbetonung eines Funktionsaspekts, z.B. das bei Kneifübungen wiederholte isolierte Anspannen des Schließmuskels, das normale muskuläre Funktionsgleichgewicht. Denn das trainingsmäßige isolierte Anspannen des urethralen (oder analen) Schließmuskels verändert die eutonische Anpassungsfähigkeit der Muskulatur und verschiebt den Ausgangstonus (Ruhetonus) in Richtung Hypertonus. Das willentliche, überaktive Verschließen des externen urethralen Sphinkters kann zu einer Detrusor-Sphinkter-Dyskoordination führen.

Ein antrainierter Hypertonus verursacht mühselige, stakkatoartige Harnentleerungen, und in der Speicherphase wirkt sich die unphysiologische muskuläre Versteifung labilisierend auf die Kontinenzfähigkeit aus. Die schnellen dehnungsreaktiven Kontraktionen der Beckenbodenmuskeln – nötig zur Wahrung der Kontinenz bei Druckerhöhung im Bauchraum – büßen Reaktionsfähigkeit und dynamische Kraft ein.

Zu hohe wie zu niedrige muskuläre Aktivität verzögert physiologische Reaktionen der Anpassung (z.B. Gleichgewichtsreaktionen oder den Tonuswert, der die Reflexe aufrecht erhält). Die Reaktionsfähigkeit kann völlig verloren gehen.

Reparatives muskuläres Wachstum durch Physiotherapie

Bei Nutzung der funktionellen Adaptationsmöglichkeiten und Aktivierung der körpereigenen Reserven wird der Erfahrungszeitwert für reparatives Wachstum mit etwa 4–6 Wochen angegeben (Hildebrandt).

Der Erfolg ist das Ergebnis täglicher Übung unter freundlicher Selbstkontrolle. Dazu gehören (bei intakten nervalen und faszialen Strukturen) die folgenden drei Stützpfeiler des Kontinenztrainings:

- die Rückgewinnung eines ausreichenden täglichen Trinkvolumens (2–3 l) mit normal langen Miktionspausen (ca. 2–3 Std.)
- die Selbstbeobachtung und das Selbstmanagement bei Bewegungen im Alltag
- das funktionsspezifische Üben.

Dieses Kontinenztraining bezeichne ich mit der Kurzform **De-Ko-The:**

- **De**adaptation (Umkonditionierung) von Fehlanpassungen bei ungünstigem Trink- und Miktionsverhalten durch intrinsisches Training (➤ Kap. 11.1.2)
- **Ko**mpetenz im Alltag durch Selbstmanagement (➤ Kap. 11.2.5, ➤ Kap. 11.2.6 A–D, ➤ Kap. 11.3.1 A–E)
- **The**rapeutisches Üben, d.h. extrinsisches Training (➤ Kap. 11.3).

Meine Erfahrung bestätigt, dass durch den täglichen Umgang mit den drei funktionellen Stützpfeilern des Kontinenztrainings die Funktionskapazität in den ersten Wochen des Trainings entscheidend wächst.

Die Leistungsfähigkeit ist nicht nur vom Trainings- bzw. Gesundheitszustand abhängig, sie wird darüber hinaus von weiteren äußeren und inneren Faktoren bestimmt. Dazu gehören individuelle Bedingungen wie Konstitution, Alter, Leistungswille und Geschlecht, denn bei Frauen kommen sexualzyklische Schwankungen hinzu.

Auch äußere Faktoren wie die Tagesperiodik (Leistungsabfall am frühen Nachmittag), die Temperatur und das Wetter (Regen kann sich schwächend auf die Sphinkterkraft auswirken) beeinflussen die Leistungsfähigkeit.

Berufliche körperliche und psychosoziale Faktoren spielen ebenfalls eine nicht unerhebliche Rolle.

Die glatte Muskulatur – Aufbau und Arbeitsweise

Glatte Muskulatur findet man vor allem in den Wänden von Hohlorganen. Das glatte Muskelgewebe besteht aus länglichen, vorwiegend spindelförmigen Zellen. Beim Menschen sind glatte Muskelzellen ca. 50 µm bis 400 µm lang und 2–10 µm dick. Im graviden Uterus können sie eine Länge von 800 µm erreichen.

Auf mechanische Dehnung reagieren glatte Muskelzellen in Hohlorganen, z.B. in der Wandmuskulatur der Blase oder des Darms, mit Depolarisation, Aktionspotentialbildung und Kontraktion.

Das Dehnungsverhalten der meisten glatten Muskeln unterscheidet sich von den Skelettmuskeln im Dehnungsversuch weniger durch elastische, sondern durch ausgeprägte plastische oder viskoelastische Veränderung. Nach einem initialen elastischen Spannungsanstieg gibt der glatte Muskel plastisch nach (Rüegg), so dass in einer Nachdehnungsphase die Spannung wieder abnimmt; dies geschieht zunächst rasch und dann zunehmend langsamer. Wegen seiner Plastizität kann der glatte Muskel im verkürzten wie im gedehnten Zustand vollkommen entspannt sein.

Während der Füllungsphase verhindert die plastische Nachgiebigkeit der Harnblase einen übermäßigen Anstieg des Binnendrucks. Auf diese Art wird druckloses Harnsammeln bis zum Erreichen der funktionellen Blasenkapazität (ca. 350–400 ml) möglich (➤ Kap. 3.4).

Im Vergleich zur quergestreiften Muskulatur können sich glatte Muskelzellen, bezogen auf ihre Ausgangslänge, stärker kontrahieren, dabei ist jedoch der durch Verbrauch von Sauerstoff gemessene Energieaufwand 100–500-mal kleiner. Glatte Muskeln sind demnach besonders geeignet für unermüdliche, Energie sparende Halteleistungen.

Die Kontraktionsfähigkeit der glatten Muskulatur wirkt aber auch den Dehnungskräften entgegen und begrenzt die Volumenzunahme in den Hohlorganen.

Viele glatte Muskeln besitzen die Fähigkeit zur tonischen Kontraktion, d. h. sie sind über längere Zeit oder sogar permanent aktiviert. Ein permanenter Tonus ist z. B. für die glatte Muskulatur der Gefäße und für die Sphinkter des Verdauungstrakts charakteristisch.

Steuerung der glatten Muskulatur

Der Aktivitätszustand der glatten Muskulatur wird durch chemische Übertragungssubstanzen, die Neurotransmitter Azetylcholin und Noradrenalin, beeinflusst.

Azetylcholin wird von den Nervenendigungen postganglionärer Neuronen parasympathischer Nerven freigesetzt, während Noradrenalin aus sympathischen Nerven stammt; es senkt in der glatten Muskulatur des Darms das Schwellenpotential und führt zur Relaxation. Azetylcholin hingegen kontrahiert die glatte Darmmuskulatur.

„Training" der glatten Blasenmuskulatur

Indirektes „Training" der glatten Blasenmuskulatur, z. B. die Erhöhung der Blasenkapazität, geschieht durch Umsteuern der Fehlanpassungen im Trink- und Miktionsverhalten (➤ Kap. 11.1.2).

Die Anpassungsfähigkeit der Blasenwandmuskulatur verändert sich allmählich durch steigende tägliche Trinkmengen, Verlängerung der Miktionsintervalle, Üben der sphinkteren Schnürfunktion (➤ Kap. 11.3.7 B) und durch den Einsatz von funktionellen und mentalen Hilfen zum „Abschalten" eines vorzeitigen Blasendrangs (➤ Kap. 11.2.6).

Bei Belastungs- und Dranginkontinenz ist die Rückgewinnung der physiologischen Reaktionsbereitschaft in quergestreifter und glatter Muskulatur das Ziel.

Interaktion von quergestreifter und glatter Muskulatur

Im kleinen Becken sind das quergestreifte Beckenboden-Sphinktersystem, der glattmuskuläre untere Harntrakt und das glattmuskuläre Enddarmsystem Funktionspartner. Die gemeinsame Leistung ist die besondere Fähigkeit, Ausscheidungsprodukte zuverlässig speichern und entleeren zu können.

Im physiotherapeutischen Kontinenztraining müssen die dafür zuständigen unterschiedlichen strukturellen und neuronalen Voraussetzungen fokussiert werden. Eine systemisch ausgerichtete Rehabilitation der Kontinenz stimuliert gleichzeitig extrinsische und intrinsische Funktionsabläufe (➤ Kap. 11.1.2).

Ökonomische Aktivität, Koordination und Kraftgewinn im Kontinenztraining

Das Gesetz der Ökonomie lautet: Eine Bewegung ist ökonomisch, wenn ihr Erfolg und ihre Leistung bei optimalem Kraftaufwand und minimalem Materialverschleiß maximal ist.

Im Hinblick auf ökonomische Leistungen der Willkürmuskulatur bedeutet dies, dass gerade so viel Kraft entwickelt wird, wie es der Arbeitsanforderung entspricht. Das ausgewogene Verhältnis zwischen Kraft und Arbeitsanforderung kennzeichnet die *ökonomische Aktivität.*

Alltägliche ökonomische Muskelaktivität wird nicht *direkt* wahrgenommen. Die Wahrnehmung erhöht sich, wenn Muskulatur gegen Widerstand arbeitet oder wenn Bewegungen ungewöhnlich lange – über normale Alltagsanforderungen hinaus – andauern.

Der Muskeltonus im ökonomischen Aktivitätszustand befindet sich in einem eutonischen Gleichgewicht, welches die physiologische Voraussetzung für einen anpassungsfähigen, je nach Bedarf abrufbaren, höheren oder niedrigeren Arbeitstonus erfüllt.

Im Zustand der ökonomischen Aktivität ist die *Reaktionsbereitschaft* der Muskulatur erhöht. Ökonomischer Zustand bedeutet in diesem Zusammenhang, dass der Aktivitätszustand der Effektoren und der Zügler weder zu hoch noch zu niedrig ist, so dass Reaktionen weder unterdrückt noch verzögert werden.

Therapeutisches Üben soll sich nach dem Prinzip der ökonomischen Aktivität richten (FBL). Diese Forderung gilt im Besonderen für das Kontinenztraining, denn hierbei soll v. a. die myofasziale Reaktionsbereitschaft rehabilitiert werden.

Übungsanforderungen an reaktionsarme Beckenbodenmuskeln dürfen weder zu hoch noch zu niedrig angesetzt werden. Zu niedrige Aktivität ist uneffektiv, zu hohe Aktivität blockiert. In der Therapie soll eine reaktionsarme Muskulatur mit systematischer Reizbelastung zur Norm hin (zuverlässige Speicherung und Entleerung, regelrechte Topographie) und nicht über die Norm hinaus trainiert werden. Denn eine über die Norm antrainierte Muskelkraft kehrt ohne ständige, zusätzliche Trainingsreize zur Norm zurück.

Zu hohe muskuläre Aktivität und ihre Folgen

Patientenaussagen zeigen, dass intensives isoliertes (unfunktionelles) Anspannen und Lösen nach vorgegebenem Sekundenschema nicht zu einer verbesserten Leistung durch Kraftzuwachs, sondern zu Reaktionsverlusten durch antrainierten Hypertonus führen kann.

Es ist anzunehmen, dass der angehobene, starre Spannungszustand die muskuläre Reaktionsfähigkeit des Diaphragma pelvis und der externen Sphinkter einschränkt bzw. Fehlreaktionen verursacht. Geschilderte Auffälligkeiten sind:

- Inkontinenz beim Husten
- erschwerte Stakkato-Entleerungen (Harnstottern)
- erschwerte Darmentleerung
- Dyspareunie.

Ein antrainierter Hypertonus der Beckenbodenmuskeln wirkt sowohl auf die schnelle als auch auf die langsame Reaktionsfähigkeit kontraproduktiv:

- Hypertone Muskulatur ist nicht in der Lage, Millisekunden-schnelle Spannungserhöhung als Anpassung an eine Forderung zu generieren (spontane Reaktionsfähigkeit). Auf plötzlichen intraabdominellen Druckanstieg (z. B. beim Husten) kann sich die kontinenzsichernde aktive Drucktransmission nicht einstellen (➤ Kap. 3.4).
- Zu hohe Aktivität beeinträchtigt auch die physiologische allmähliche Spannungsanpassung der Verschlussstrukturen (langsame Reaktionsfähigkeit) sowohl während der Sammelphase als auch während der Entleerung.

Eine Pilotstudie von Bullock-Saxton, Sasford und Markwell (University of Queensland, Australien) per diagnostischem Ultraschall zeigte, dass sich der Blasenhals kontinenter Frauen bei Anspannung des Beckenbodens hob, während bei inkontinenten Frauen eine deutliche Absenkung des Blasenhalses zu beobachten war (Junginger/Hamilton). Es zeigte sich auch, dass die therapeutische Anweisung, mehr Kraftaufwand während des Spannungsaufbaus einzusetzen, häufig zu noch stärkerer Senkung des Beckenbodens führte.

Erneut beweist dieses negative Ergebnis, dass sich der Kraftaufwand und die Trainingsbelastung am Befund orientieren müssen. Lautet die Diagnose deszendierter, reaktionsarmer (schwacher) Beckenboden, dann muss die zu stimulierende Muskulatur beim Üben weitgehend von Gewicht und Zug entlastet sein. Dafür eignen sich die Ausgangsstellungen Knie-Ellenbogenposition, Bauchlage oder auch die Rückenlage mit dem Becken auf der Ballblase. Die Reaktivierung von schnellen bzw. langsamen Muskelfasern des Beckenbodens wird physiologisch unterstützt, wenn die Bewegungsstimulation synchron im rhythmischen Spannungswechsel der Atembewegungen abläuft.

Koordination und Kraftgewinn

Die ökonomische Beckenbodenarbeit basiert in einer ausgewogenen Mischung auf den folgenden motorischen Fähigkeiten:

- Beweglichkeit
- Koordination
- Kraft
- Ausdauer.

Beeinflussen sich diese Faktoren gegenseitig positiv, erhalten sie die muskuläre Funktionstüchtigkeit. Die Beckenboden-Sphinktermuskulatur arbeitet in Koordination mit Muskel- und Organsystemen, die ihre Leistung fördern (➤ Kap. 11.1.2). Dabei behält die Muskulatur ihre Normalkraft bei alltäglicher Arbeit im koordinativen Muster.

Die üblichen Mittel des Krafttrainings sind körperliche Eigengewichte, der Einfluss der Schwerkraft, Trainingsgeräte oder manueller Widerstand. Für die Beckenbodenmuskulatur können diese Trainingsreize in angepasster Form eingesetzt werden.

Die flächig ausgebreitete Beckenbodenmuskulatur überzieht zwar kein Gelenk, es existiert somit kein knöcherner Hebel, an dem ein angehängtes Gewicht die muskuläre Arbeit verstärken könnte, aber mit Hilfe des Therapieballs kann ein Gelenk „konstruiert" werden: Wenn das Becken bzw. die Sitzknochen mit dem fest-elastischen Therapieball in eine walzende „Bewegungsbeziehung" gebracht wird, entsteht zwischen den beiden Partnern Becken und Ball eine „gelenkige Verbindung", ein „künstliches Gelenk" oder eine „Schaltstelle der Bewegung". Dabei bietet die Kugelform der beiden Gelenkpartner dem führenden Gelenkpartner Becken eine große Auswahl an Rollrichtungen für den Gelenkpartner Ball.

BEISPIEL

Am Beispiel der Übung *Die gezeichnete Urethra* (➤ Kap. 11.3.9 H) soll der koordinierte Einsatz der oben genannten Trainingsmittel und das jeweilige Ergebnis dargestellt werden:

- Die Abwalzfläche zwischen Sitzknochen und Ball bildet das künstliche Gelenk und ermöglicht die Bewegung.
  Ergebnis: Durch die druckgebende Walzkraft der Sitzknochen und die „gegenkraftgebende" Ballfläche erhöht sich der Tonus des Beckenbodens (➤ Kap. 11.3.9).
- Kraftmaximierung: die instruierte Begrenzung ergibt die Bewegungsrichtung und den Widerstand
  → intensive muskuläre Gurtung zwischen Steißbein und Schambein
- Schwerkrafteinfluss: Der nach dorsal geneigte „Hebel" (Becken/Brustkorb/Kopf) löst exzentrische (fallverhindernde) Bauchmuskelaktivität aus.
  → Ko-Kontraktion des Diaphragma pelvis
- Gewicht der Arme: Das körpereigene Armgewicht ist ein Trainingsreiz für die selektiven und globalen Rückenmuskeln.
  → Stabilisierung der Wirbelsäule, Voraussetzung für den Arbeitstonus des Diaphragma pelvis (➤ Kap. 11.1.2)
- Trainingseffekt: Kraftzugewinn für die Beckenbodenmuskulatur

Bewegungssteuerung und Kontrolle über natürliches Feedback

Alltägliche, ökonomische Muskelaktivität wird vom Bewusstsein nicht *direkt* wahrgenommen. Erst Widerstand macht eine muskuläre Arbeit deutlicher bewusst. So wird die erhöhte Arbeitsleistung gegen einen Widerstand zurückgemeldet und dadurch bewusst. Natürliches, durch Widerstand aufgebautes Feedback macht zielorientiertes Üben mit unsichtbaren Muskeln möglich.

Mit Hilfe der sensorischen Rückmeldung werden Beckenbodenbewegungen erfahrbar und können von diesem Zeitpunkt an bewusst gesteuert und kontrolliert werden. Geführt vom visualisierten Bild können direkte willentliche Muskelanspannungen und -lösungen unter bewusster Kontrolle dynamisch gesteigert werden.

Beim Bewegen gegen Widerstand entsteht das natürliche Feedback.

11

Zu den Methoden der Kontinenztherapie, die natürliches Feedback erzeugen, gehören:

- die stenosierte Ausatemtechnik auf dem Frikationslaut CH (➤ Kap. 11.3.2 B)
- therapeutische Übungen gegen Widerstände außerhalb des Körpers
- therapeutische Übungen gegen instruierte körpereigene Bewegungsbegrenzungen.

Vom Widerstand zur Bewegungskontrolle

Bewegung gegen Widerstand entfaltet Kraft, Kraftentfaltung meldet Bewegung zurück, rückgemeldete Bewegung ist Information, Bewegungsinformationen ermöglichen Bewegungslernen und Bewegungskontrolle.

Zur Erinnerung: Kraft entfaltet sich nur durch eine Gegenkraft (Newton). Arbeit gegen Widerstand löst einen Mehreinsatz von Motoneuronen aus, und diese erhöhte periphere Reizung beeindruckt zentrale Felder des motorischen Kortex.

Bei mangelnden Reizen aus der Peripherie werden die zuständigen Repräsentationsfelder im Gehirn größer, denn um wenige Reize einzufangen, muss sich die kortikale Feldfläche erweitern. Dahinter steht ein dynamisches Prinzip der Ökonomie. Folgender Vergleich aus dem Fischfang kann diesen scheinbar paradoxen Umstand erklären: Gibt es wenige Fische in einem Teich, dann braucht man größere Netze, um Fische fangen zu können; gibt es dagegen viele Fische, reichen kleine Netze aus.

Bezogen auf ein inaktives, reaktionsarmes Beckenboden-Sphinkter-System bedeutet dies, dass Beckenbodenarbeit – besonders das Üben gegen Widerstand – in der Peripherie vermehrt Motoneurone stimuliert. Das zuständige zentrale Repräsentationsfeld verdichtet sich wieder, es arbeitet effektiver, so dass Ausdauerkraft und Reaktionsfähigkeit regenerieren können.

Ein bewusst erlebter Bewegungsablauf kann immer wieder reproduziert werden. Das wiederholte eigenständige Üben fördert den Wahrnehmungsprozess und differenziert die Bewegungswahrnehmung.

Um Voraussetzungen für repetierendes Üben zu schaffen, bietet das Konzept eine größere Auswahl unkomplizierter, gleichartiger Übungen an. Die Alltagstauglichkeit ist ein wesentlicher Aspekt eines Programms, Alltagstauglichkeit motiviert freiwilliges, eigenständiges Wiederholen der Übungen.

LITERATUR

Bump, R. C., Hurt, G. W., Frantl, A., Wyman, J. F. (1991): Assessment of Kegel pelvic muscle exercise performance after brief verbal intruction. Am J Obstet Gynecol 165:322–329

Drexel, H., Hildebrandt, K., Schlegel, F., Weimann, G.: Physikalische Medizin, Band 1, Hippokrates, Stuttgart 1990

Jelkmann, W., Sinowatz, F.: Physiologie Kurzlehrbuch, Deutscher Ärzteverlag, Köln 1996

Junginger, B., Hamilton, Ch.: GIH-Referateband 2001 Beckenbodeninsuffizienz

Klein-Vogelbach, S.: Funktionelle Bewegungslehre, 5. Auflage, Springer, Berlin 2000

Radlinger, L., Bachmann, W., Homburg, J., Leuenberger, U., Thaddey, G.: Rehabilitative Trainingslehre, Thieme, Stuttgart 1998

Hettinger, Th.: Isometrisches Muskeltraining, 5. Auflage, Thieme, Stuttgart 1983

Perfetti, C.: Der hemiplegische Patient, 2. Aufl., Pflaum Verlag, München 2008

Rüegg, J. C.: Motorische und integrative Leistungen des Nervensystems; Muskelphysiologie in: Schmidt, R. F., Thews, G. (Hrsg.): Physiologie des Menschen, 24. Auflage, Springer, Berlin 1990

Van den Berg, F.: Angewandte Physiologie, 2. Aufl., Thieme, Stuttgart 2003

Weineck, J.: Sportbiologie, 6. Auflage, Spitta Verlag, Balingen 1998

11.1.2 Der Beckenboden als Element verschiedener Systeme

Beckenboden-Sphinktertherapie kann durch Nutzung der systemischen, biologischen Verbindungen – im Vergleich zu mechanistischen, isolierten Anspannungsübungen – vielgestaltiger, effektiver und „reizvoller" für die Strukturen, die Patienten und die Therapeuten gestaltet werden.

Der Beckenboden bildet den kaudalen Abschluss der Bauchkapsel. Die Bauchkapsel stellt ein System dar, in dem die verschiedenen Wände bzw. Teilsysteme – und so auch der Beckenboden – unterschiedliche und spezifische Funktionen übernehmen. Die integrative Physiotherapie des hier vorgestellten Konzepts bezieht Funktionen und Reaktionsweisen der Bauchkapselteilsysteme sowie die dynamischen Wechselwirkungen der Teilsysteme zueinander in das Behandlungsprogramm mit ein. In der physiotherapeutischen Befunderhebung und Behandlung lassen sich so Dysfunktionen und symptomverstärkende Faktoren (z. B. alltägliche Fehlbelastungen) klarer zuordnen und physikalisch verstehen.

Die Beckenboden-Sphinktermuskeln sind funktionell in folgende Systeme integriert, die weiter unten genauer beschrieben werden:

- das funktionelle Bauchkapselsystem
- das System des unteren Harntrakts
- das anorektale Verschlusssystem des Enddarms
- Geschlechtssystem.

> Ein **System** ist eine funktionelle Einheit, in der sich sowohl die Einzelheiten untereinander, als auch Einzelheiten und Gesamtheit gegenseitig bedingen.

Es werden die folgenden Systeme voneinander unterschieden:

- lebende, offene Systeme
- geschlossene Systeme.

Ein *geschlossenes System* braucht Ordnung und Stillstand, damit Stabilität beibehalten werden kann. Es findet kein Austausch von Masse oder Energie des Systems mit der Umgebung statt. Das bedeutet, dass aus einem geschlossenen System keine Arbeit gewonnen werden kann: „Ein geschlossenes System ignoriert seine Umwelt" (Karen Gloy). Beispiele geschlossener Systeme sind Treppen oder Berge.

Als Beispiele *offener Systeme* nennt Bader-Johannson den menschlichen Körper, den Baum, einen Arbeitsplatz. Alle Organismen sind offene Systeme.

Das offene System braucht „äußere Unordnung, Bewegung und Chaos (Kreativität), damit diese innerhalb des Systems in Ordnung und Balance umgewandelt werden können, sog. Selbstregulation" (Bader-Johannson). Dadurch steht das offene System eines Organismus in einem fortwährenden stofflichen, energetischen und informatorischen Austausch mit seiner Umwelt.

Die ständigen Anpassungen eines offenen, biologischen Systems an physiologische Veränderungen wahrt die innere Balance. Die aktive Wechselwirkung, in der ein System zu seiner Umwelt steht, weist ihm die Bezeichnung „dynamisch" zu. Funktion und Leistungsfähigkeit eines dynamischen Systems ist immer das Resultat des Zusammenspiels einer ganzen Wirkungskette.

Das ist der Grund, warum der Befund einzelner Teile des Systems, z. B. nur des Beckenbodens, auch nur partielle oder sogar falsche Ergebnisse erbringt. Ein Beispiel dafür ist das Testing, dessen Ergebnis oft dem funktionellen Befund widerspricht (➢ Kap. 11.2.2). Auch eine nicht das ganze System umfassende, isolierte Therapie bleibt häufig wirkungslos und kann unter bestimmten Umständen sogar schädlich sein. Wie oben beschrieben können isolierte Kneifübungen zu einem antrainierten Hypertonus mit allen negativen Folgen wie Verschlimmerung der Inkontinenz führen.

In der hier vorgestellten Beckenboden-Sphinktertherapie werden die funktionellen Beziehungen der Bauchkapsel-Teilsysteme genutzt. Positiv verstärkende Reize werden in therapeutische Übungen integriert, z. B.:

- spezifische Fazilitierungen (z. B. funktionelle Soforthilfe *Hustendreh* bei Aktivierung des M. transversus abdominis zur Hustenkontinenz ➢ Kap. 11.2.5)
- physiologische Stimulationen (z. B. Ausatemstenose zur Bewegungsstimulation)
- Auslösung von Kokontraktionen (z. B. *Schlussaktion* über weiterlaufende Bremskraft ➢ Kap. 11.3.6 B).

Ausschlag gebend für eine erfolgreiche Therapie ist darüber hinaus das konkrete Wissen über die „Verstärker" der Dysfunktionen, um deren Auswirkungen entgegensteuern zu können (Selbstmanagement im Alltag).

Beckenboden-Sphinkterfunktionen im Bauchkapselsystem

Das funktionelle Bezugssystem der Bauchkapsel bildet die Grundlage dieses Konzepts. Die Synergismen zwischen den muskulären Teilsystemen waren das funktionelle, wegweisende Modell für die zu entwickelnden therapeutischen Beckenboden-Sphinkterübungen.

Die Wände des Bauchkapselsystems werden von folgenden myofaszialen Teilsystemen gebildet:

- kranial aus dem Zwerchfell (Diaphragma pulmonale)
- kaudal aus der Beckenboden-Sphinktermuskulatur
- ventral und lateral aus der Bauchwandmuskulatur: M. rectus abdominis, M. obliquus abdominis externus, M. obliquus abdominis internus, M. transversus abdominis, M. quadratus lumborum, M. serratus dorsalis caudalis
- dorsal aus den lokalen und globalen Rückenmuskeln: Mm. multifidi, kurze Muskulatur zwischen den Wirbelsäulensegmenten (lokale Rückenmuskeln) und lange oberflächliche Muskulatur zwischen Brustkorb und Becken (globale Rückenmuskeln).

Spannungsveränderungen in einem Teilsystem wirken sich in weiterlaufender Bewegung auf den Spannungszustand der anderen Teilsysteme aus.

Haltungs- und Bewegungsleistungen der Bauchkapsel-Teilsysteme erfahren – abhängig von physiologischer oder unphysiologischer Belastung – positive oder negative Verstärkung aus dem System. Die Kenntnisse der Synergismen und Wechselwirkungen erweitern die therapeutischen Möglichkeiten. Relevant für die Therapie sind:

- die Wechselbeziehungen der verschiedenen Bauchkapsel-Teilsysteme untereinander
- der Einfluss der Wirbelsäulenhaltung, dem „Rückgrat der Bauchkapsel", auf die Teilsysteme
- die Beziehung der Beckenboden-Sphinkter-Einheit:
  - zum unteren Harntrakt (Urethra)
  - zum Enddarm (Anorektum)
  - zu genitalen Organen (Vagina, Penis).

Die horizontalen Wände – Zwerchfell und Beckenboden – haben durch ihre Topographie innerhalb des Bauchkapselsystems im Laufe des Lebens eine ungünstigere Position als die vertikal gestellten Wände. Denn die Schwerkraft wirkt bei Störungen des Systems symptomverstärkend. Nach Richter ist der weibliche Beckenboden „die anfälligste und am stärksten belastete bewegliche Wandung der abdominopelvinen Leibeshöhle, mit der er eine funktionelle Einheit bildet, weshalb er nie isoliert betrachtet werden darf." Erleiden Beckenboden oder Zwerchfell Funktionseinbußen, kann der Zug der Schwerkraft die Topographie dieser Wandabschnitte verschlechtern.

Zu den Funktionseinbußen gehören muskuläre oder nervale Dehnungen und Verletzungen nach Schwangerschaft und Geburt (kaudale Wand), alltägliche Fehlhaltung, wie belastendes Sitzen (kaudale Wand), Dauerbelastung durch chronischen Husten (kaudale Wand) oder Verlust von Gewebeelastizität im Alter, wie ein Lungenemphysem (kraniale Wand). Resultierende Symptome sind Beckenbodensenkung und Zwerchfelltiefstand, welche sich fortlaufend gegenseitig negativ beeinflussen.

Das Teilsystem Zwerchfell (kraniale Wand)

Das Zwerchfell, das Septum transversum, ist die Trennwand der beiden Körperhöhlen Brustraum und Bauchraum und der zentrale Muskel der Atemmechanik.

> Das Zwerchfell ist der rhythmische Dynamikgeber der Bauchkapsel.

In den Atemphasen lösen Dehnungs- und Verkürzungszyklen antagonistische Spannungen und Bewegungen in den anderen Wänden der Bauchkapsel aus. Diese rhythmischen Druck- und Sogbewegungen der Bauchkapselwände lassen sich in Selbstbeobachtung – im Zustand selektiver (gerichteter) Aufmerksamkeit – wahrnehmen.

Bewusst geführte rhythmische Sphinkter- und Beckenbodenbewegungen in der Kontinenztherapie orientieren sich an dieser kinästhetischen Erfahrung. Sie sind als therapeutische Übungen fester Bestandteil in diesem Konzept.

Aufträge, den Bauch einzuziehen oder den hochgezogenen Beckenboden für eine vorgegebene Zeitspanne und Wegstrecke (z. B. von der Haustüre bis zur Bushaltestelle) festzuhalten, sind unphysiologische mechanistische Anweisungen. Ein solches Vorgehen führt zur Behinderung der atemphysiologischen Mitbewegungen der Bauchkapsel und fördert psychischen und physischen Stress.

Das Teilsystem Beckenboden-Sphinktermuskeln (kaudale Wand)

Reaktionsfähige Beckenboden-Sphinktermuskeln garantieren die Kontinenz sowohl in ruhigen Sammelphasen als auch bei plötzlichen Druckereignissen im Bauchraum.

Im Bewegungsalltag entlastet eine neutral gehaltene Wirbelsäule durch dynamische Stabilisation der dorsalen Muskeln (Mm. multifidi und M. erector spinae) die kaudale Wand. Denn von kranial nach kaudal wirkende Körpereigengewichte sowie aufgenommene Traglasten werden über die Wirbelsäule und das Promontorium auf den Beckenring (Schambein) übertragen. Vom Promontorium werden die Druckgewichte auf die untere Bauchwand und die Symphyse umgelenkt und auf den Körperabschnitt Beine verlegt (➤ Kap. 3.1).

Am Beispiel kontinent überstandener Hustenstöße bei Beckenboden-Sphinkterinkompetenz wird deutlich, dass *ein* Teilsystem die Fähigkeit besitzt, das Defizit eines anderen Teilsystems auszugleichen. Denn in Extensions- und Rotationshaltung der Wirbelsäule kann die Spannkraft der Bauchmuskulatur nach kaudal gerichtete intraabdominelle Drücke auch bei hypotoner Beckenbodenmuskulatur widerlagernd verarbeiten. Der M. transversus abdominis wirkt in dieser Ausgangsstellung spezifisch als Baucheinschnürer. Er hebt die Baucheingeweide an, entlastet kompensatorisch die kaudale Wand und trägt zur Kontinenzsicherung bei.

Das Teilsystem Bauchmuskulatur (ventrale und laterale Wand)

Die Bauchwandmuskulatur ist zuständig für die Regulation des intraabdominellen Drucks. Sie besitzt die Fähigkeit, sich unterschiedlichen Bauchinhalten anzupassen, z. B. bei Schwangerschaft und Verdauung.

Sie ist beteiligt bei der Stabilisierung der Körperlängsachse und bei den Balancebewegungen des Beckens in den Hüftgelenken im aufrechten Stand.

Die Bauchwandmuskulatur ist maßgeblich an der Atemmechanik beteiligt:

- Während der Einatmung bildet der Tonus der Bauchmuskulatur ein haltgebendes Widerlager für die sich abflachenden Zwerchfellkuppen.
- In einer verlängerten Ausatemphase werden die Bauchmuskeln isotonisch konzentrisch aktiviert und mit den widerlagernden Extensoren der Brustwirbelsäule, dem dorsalen System, koordiniert.

Zum langsamen Aufbau und für die Aufrechterhaltung des intraabdominellen Drucks, z. B. während der Geburt in der Austreibungsphase, gibt die widerlagernde Kraft der Bauchwand dem Zwerchfell den notwendigen Halt. Bei Entleerungsvorgängen ist der Vorgang analog.

Ebenso verarbeiten reaktionsfähige Bauchmuskeln plötzliche intraabdominelle Drücke (Husten/Niesen) und schützen dadurch den Beckenboden vor Schubbelastungen. Ohne die Widerlagerung der Bauchmuskeln setzen sich heftige Druckwellen ungehindert nach kaudal fort. Reaktionsarme Beckenbodenmuskeln können dann eine kontinenzsichernde aktive Drucktransmission auf die Harnröhre nicht mehr ausreichend gewährleisten (s. u.). Die Folge ist unfreiwilliger Verlust von Harn (Belastungsinkontinenz/Sphinkterinkompetenz).

Ständige Fehlbelastungen, die innerhalb der Bauchkapsel kaudale Schub- und Druckkräfte auslösen, z. B. unfunktionelles Bauchmuskeltraining (Crunches, Sit-ups oder gewohnheitsmäßiges Vorwärtshochkommen aus Rückenlage) fördern die Senkung des Beckenbodens mit Absenkung der Organe des kleinen Beckens (➤ Abb. 11.1a).

Dagegen erzeugt ein funktionelles Bauchmuskeltraining in vertikaler Position, z. B. mit nach dorsal geneigter Wirbelsäule als zusätzlichem Trainingseffekt, eine synergistische Koaktivierung der Beckenbodenmuskeln (➤ Kap. 11.3.8 E und F).

Das Teilsystem Rückenmuskulatur (dorsale Wand)

Rückenmuskeln bewegen und stabilisieren die Wirbelsäule. Sie sind Rumpfbeweger und verantwortlich für die neutrale Haltung. Im Gehen verankern sie bei jedem Schritt das Becken an der Spielbeinseite.

Die Rückenmuskulatur hat – wie oben beschrieben – innerhalb des Bauchkapselsystems entscheidenden Einfluss auf den Tonus der Bauch- und Beckenbodenmuskulatur und auf die Exkursionen des Zwerchfells.

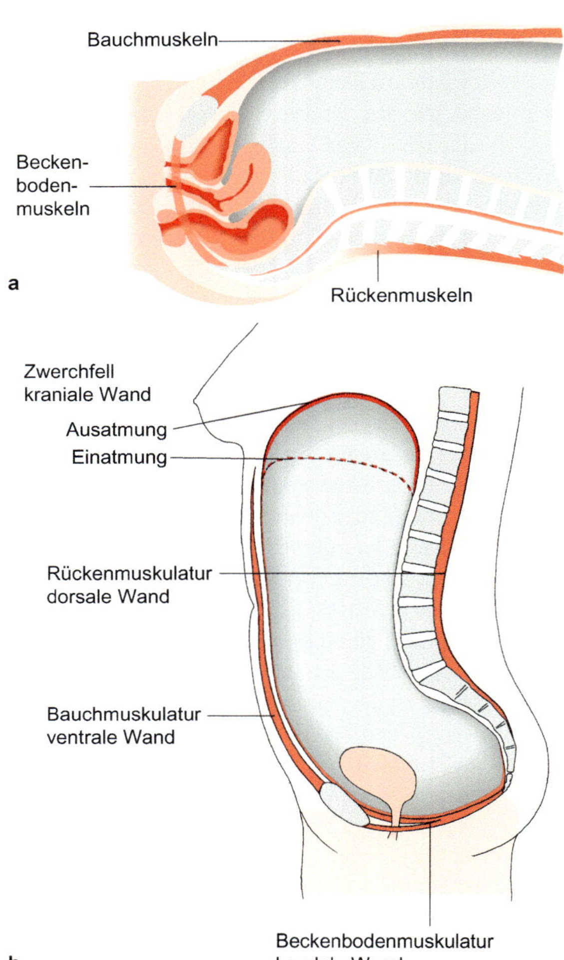

Abb. 11.1 **a** Rückenlage: Tonusreduzierung aller Bauchkapselwände (Beckenboden in minimierter Hängeaktivität, aktive Drucktransmission verringert) [L190] **b** Bauchkapsel mit aufgerichteter Wirbelsäule, potenzieller Arbeitstonus in allen Wänden [L190]

Die Stellung der Wirbelsäule spielt eine zentrale Rolle im Bauchkapselsystem. Rückenschule ist gleichzeitig Beckenbodenschule bzw. „Bauchkapselschule".

In schlaffer, lässiger Sitzhaltung ist die dorsale Muskulatur inaktiv und das „Rückgrat der Bauchkapsel" aufgehoben. In einer Kettenreaktion werden alle Bauchkapselwände in ihren Bewegungen behindert und fehlbelastet.

Für den Arbeitstonus in allen muskulären Wandsystemen der Bauchkapsel ist die neutrale Stellung der Wirbelsäule, d. h. der freie lumbopelvine Übergang und die dynamisch extensorisch stabilisierte Brustwirbelsäule, eine Voraussetzung. Die muskulären Leistungen der horizontalen und vertikalen Wände der Bauchkapsel sind funktionell eng mit der Stellung und Beweglichkeit der Wirbelsäule verbunden (➤ Abb. 11.1b).

Krankhafte Probleme der Wirbelsäule beeinträchtigen die Arbeit der dorsalen Muskulatur und damit auch das Zusammenspiel der Bauchkapselwände. Zu den Störungen gehören z. B. Osteoporose, Bewegungseinschränkungen im lumbopelvinen Übergang, Extensions- bzw. Rotationsdefizite in den Brustwirbelsäulengelenken sowie fasziale Verklebungen.

Wie der reaktionsfähige Arbeitstonus der Bauchkapsel in Funktionslosigkeit übergeht, zeigt das Bild eines Sitzenden mit flektierter Wirbelsäule (➤ Abb. 11.2).

Beim Gehen gehört der Körperabschnitt Becken funktionell zum Körperabschnitt Beine (FBL). In der Fortbewegung lösen die alternierenden Druckveränderungen gegen die Kontaktstelle Boden von kaudal Aktionsimpulse mit Tonusreaktionen in den myofaszialen Wänden der Bauchkapsel aus (➤ Abb. 11.3).

Therapeutisches Üben mit bewusstem Einsatz der Abdruckaktivität nutzt diese reaktive Stimulation (➤ Kap. 11.3.1 F).

Beckenboden-Sphinkterfunktionen im System des unteren Harntrakts

Weibliche Harnröhre und männliche Harnröhre, die Ausfuhrkanäle des unteren Harntrakts, passieren die Perineale Membran (Diaphragma urogenitale), welche die ventrale Hälfte des Beckenausgangs überspannt.

Die weibliche Harnröhre wird in diesem Abschnitt *urethra fixa* genannt. Dieses Teilstück wird vom quergestreiften, somatisch gesteuerten M. sphincter urethrae externus umschlossen. Der Abschnitt der männlichen Harnröhre wird als *pars membranacea* bezeichnet und ebenso vom M. sphincter urethrae externus umfasst.

Zusammen mit dem intrinsischen, glatten Verschluss am Blasenhals (M. detrusor vesicae bzw. M. sphincter urethrae internus) und dem zirkulären, intramuralen venösen Schwellkörper (Venenplexus) tragen die externen Sphinkter zum urethralen Verschlussdruck bei (➤ Kap. 3.4).

Aktive und passive Drucktransmission

Bei plötzlichen intraabdominellen Druckereignissen reagiert die Beckenboden-Sphinkter-Einheit mit reflektorischem Spannungsanstieg und Kompression auf die Urethra. Die resultierende urethrale Druckerhöhung wird als *aktive Drucktransmission* beschrieben und als kontinenzerhaltender Faktor gewertet (➤ Kap. 3.4). Die gleichzeitige *passive Drucktransmission,* eine Kompression der Urethra durch den Druck selbst, ist ein zusätzliches kontinenzsicherndes Phänomen.

Beide Drucktransmissionen sind vom Reaktionsvermögen der Beckenboden-Sphinkter-Einheit und von der regelrechten Topographie des Beckenbodens im Beckenausgangsbereich abhängig. Bei Deszensus des Beckenbodens hat die proximale Harnröhre (das betrifft nur die weibliche Urethra) den abdominellen Druckbereich verlassen, so dass sich eine passive Drucktransmission nicht mehr aufbauen kann (➤ Abb. 11.4).

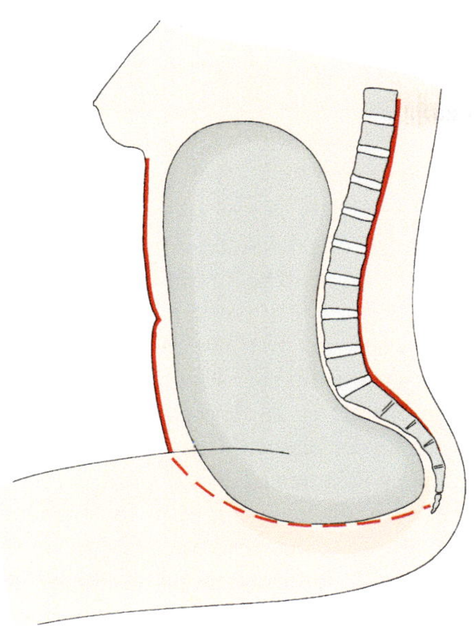
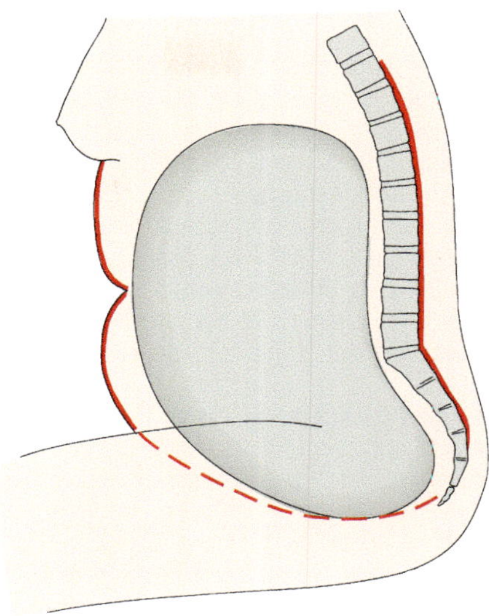

Abb. 11.2 Bauchkapsel mit gebeugter Wirbelsäule, Tonusverlust in allen Wänden [L190]

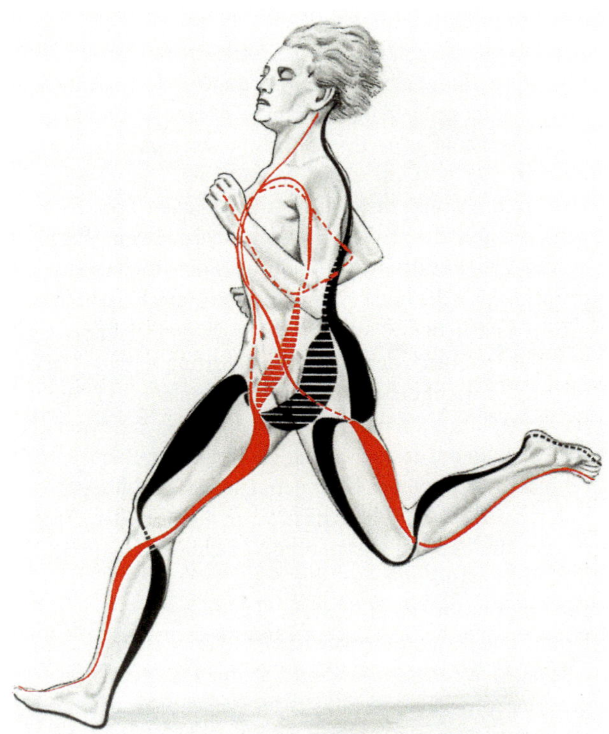

Abb. 11.3 Aktivierte Muskelketten einer Kurzstreckenläuferin [L249]

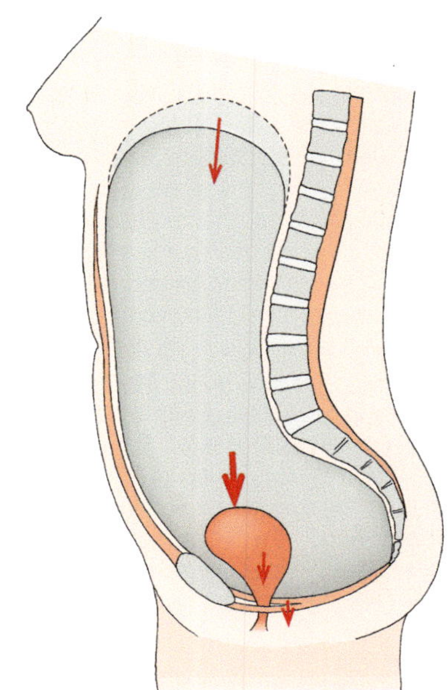

Abb. 11.4 Bauchblase mit Blasen-, Urethra- und Beckenbodensenkung; Aufhebung der passiven und aktiven Drucktransmission [L190]

Die Effizienz der Beckenbodenmuskulatur ist abhängig von ihrer normalen Stellung im knöchernen Beckenausgang. Lageveränderungen reduzieren die muskuläre Zugkraft und den Grundtonus für Reflextätigkeit. In der Kontinenztherapie bei reaktionsarmer Beckenboden-Sphinktermuskulatur sind deshalb die therapeutischen Übungen besonders auf die Lageverbesserung und den reaktiven Kraftaufbau gerichtet, um eine Rückgewinnung der aktiven und passiven urethralen Drucktransmission zu erreichen.

EXKURS

Die normale Wasserbilanz des Menschen, der Wasserverlust und -bedarf

Gregor Möbs

Alles Leben ist an Wasser gebunden, sowohl auf zellulärer Ebene als auch den Menschen in seiner Gesamtheit betreffend. Ein Erwachsener besteht zu ca. 65–70 % aus Wasser, wobei der Wassergehalt mit ausgesprochener Exaktheit konstant gehalten wird. Gehen mehr als 0,5 % des Körpergewichts an Wasser verloren, entsteht Durstgefühl. Die Mindestwassermenge, die täglich zur Erhaltung der homöostatischen Elektrolytkonzentration des Körpers aufgenommen werden muss, richtet sich nach den physiologischen Wasserverlusten, z. B. Feuchtigkeit in der Atemluft, Harn- und Schweißmenge, abhängig von Temperatur, körperlicher Leistung, Krankheit u. a.

Bei regelrechter durchschnittlicher Ernährung müssen die Nieren eines Erwachsenen täglich etwa 1200mosmol an sog. harnpflichtigen Substanzen ausscheiden. Dabei handelt es sich um unterschiedliche Endprodukte, die beim Stoffwechsel anfallen (Kreatinin, Harnstoff, Harnsäure) und verschiedene Ionen und Salze. Die Nieren sind in der Lage Urin auszuscheiden, der im Vergleich zum Blutserum eine 4-fach höhere Konzentration dieser Stoffe aufweist. Zur Lösung dieser Substanzen sind etwa 1000 ml Urin notwendig. Hinzu kommen ca. 100 ml, die über den Stuhlgang ausgeschieden werden. Weitere 400–500 ml Wasser gehen, abhängig von Temperatur und körperlicher Anstrengung, durch die sog. Perspiratio insensibilis verloren. Darunter versteht man die normale Wasserdiffusion durch die Haut (nicht die Schweißproduktion!) und den Wasserverlust in der Expirationsluft.

Summa summarum kommt es täglich also zu einem Wasserverlust von ca. 1,5–2 Litern. Knapp 50 % davon muss durch Trinken wieder zugeführt werden. Die restliche Wassermenge wird durch die Nahrung aufgenommen. Dabei handelt es sich nicht etwa um größere Mengen Suppen, sondern um sog. präformiertes Wasser in der festen Nahrung, da auch Pflanzen und Tiere zu einem großen Anteil aus Wasser bestehen. Hinzu kommt das sog. Oxidationswasser: Dies ist Wasser, dass beim Verstoffwechseln der Nahrung entsteht. So liefert 1 g Kohlenhydrate bei der Verbrennung im Körper ca. 0,6 g Wasser. Pro Gramm Eiweiß entstehen 0,4 g Wasser und jedes Gramm Fett ergibt nahezu 1,0 g Wasser. Insgesamt entstehen so ca. 300 ml Wasser, wobei dies je nach Lebensumständen sehr variieren kann. So kann z. B. durch eiweiß- und salzarme Diät der tägliche Anteil an harnpflichtigen Substanzen bis auf ca. 200–300mosmol gesenkt werden, so dass die zur Ausscheidung notwendige Wassermenge ebenfalls dementsprechend reduziert werden kann.

Übrigens: Winterschläfer können im Gegensatz zu Menschen auch über die Blasenschleimhaut Wasser aus dem Harn resorbieren, um ihren Schlaf nicht zu oft unterbrechen zu müssen!

Intrinsische und extrinsische Stimulation im Kontinenztraining

Bewusste Drosselung der Harnausscheidung durch Verringerung der täglichen Flüssigkeitsmenge ist oft die erste Hilfsmaßnahme der Patienten als Reaktion auf sich häufende, belastende Inkontinenzerlebnisse. Zur drastischen Flüssigkeitseinschränkung kommt der vorsorgliche Toilettengang als weitere Inkontinenz-Vermeidungsstrategie.

Aus der Sicht der Betroffenen ist diese Form der Problembewältigung naheliegend, scheinbar sinnvoll und leicht zu handhaben. Auf Dauer aber verursacht dieses Verhalten ernste körperliche Schädigungen und ungünstige systemische Veränderungen.

Der intrinsische Einfluss

Die Kontinenzleistung ist eine endogene neuronale propriozeptive Eigenleistung des Systems. Ein Beispiel der Selbstregulation ist die intrinsische Kontinenzsicherung des unteren Harntrakts.

Intrinsisch bedeutet von innen wirksam. *Intrinsic Factor* ist ein von innen wirkender Faktor. In diesem Zusammenhang kennzeichnet er die Wechselwirkung zwischen dem Harngewicht in der Blase und dem urethralen Druckanstieg. Neben anderen Faktoren ist die Fähigkeit, Harn und Stuhl zu speichern, auch abhängig von intrinsisch generierter Muskelkraft in den Verschlussstrukturen (s. u.).

Systemisches Kontinenztraining beinhaltet die Verbindung von therapeutischen Übungen – dem *extrinsischen* Kontinenztraining – und Verhaltenstraining, dem *intrinsischen* Kontinenztraining. Die intrinsische Regulation der Kontinenz stellt einen körpereigenen Trainingseffekt dar. Sie funktioniert folgendermaßen:

- Bei normalem Trinkverhalten ergeben sich untertags ca. 6 bis 7 Blasenfüllungen und -entleerungen. Wechselnde Füllungsmengen erzeugen wechselnde Druck- und Zugwirkungen auf das urethrale Kontinenzorgan, d. h. auf den externen und internen Sphinkter.
- Der Trainingsreiz entsteht über die täglichen Trinkmengen bzw. über die produzierten Speichermengen. Wachsender Volumendruck stimuliert über den Tag verteilt propriozeptiv die muskulären Reserve-Verschlusskräfte, die die Kontinenz sichern. Vom Ausgangsgewicht der leeren Blase baut sich der propriozeptiv stimulierende Druck bis zum Gewicht der funktionellen Blasenkapazität auf (ca. 350–500 g), um nach erfolgter Miktion wieder mit dem Volumendruck der leeren Blase die stimulierte Verschlussanforderung zu beginnen. Die Blase mit ihrem unterschiedlichen Volumendruck ist demnach der „Trainingsfaktor" für die muskulären Verschlussstrukturen, d. h. für die Kontinenz.
- Die propriozeptiven Stimuli sind Dehnung, Zug und Druck. Druck (Volumengewicht) und Zug (Hochsteigen der Blase) der angesammelten Harnmenge stimulieren propriozeptiv Reservekräfte in der Verschlussmuskulatur und veranlassen eine an die Speicherforderung angepasste neuromuskuläre Kontinenzleistung.
- Selbstinszenierte Vermeidungsstrategien im Trink- und Miktionsverhalten verringern – vom Patienten nicht vermutet – die intrinsische Leistung der Selbstregulation, deren täglicher Reiz verantwortlich für die Funktionalität des Systems ist.
- Der Mangel an *intrinsic factors*, z. B. ein geringes Volumengewicht der Harnblase, reduziert die Aufnahmekapa-

zität und Dehnfähigkeit der Blase (*low compliance bladder*) und lässt dadurch die muskuläre Verschlusskraft sinken. Negative Auswirkungen sind frühzeitiger Harndrang und unsichere Sphinkterkompetenz.
- Schränken Betroffene daraufhin die Trinkmenge noch weiter ein, irritiert der stark konzentrierte Harn die Speicherfähigkeit. Durch die gereizte Blasenschleimhaut fühlen sich Patienten gezwungen, noch häufiger ihre Blase zu entleeren. Sobald sie aber diese Zusammenhänge verstehen, sorgen sie in der Regel für eine ausreichende Trinkmenge und entleeren seltener.

Extrinsische Einflüsse auf intrinsische Faktoren

Extrinsisch bedeutet äußerlich, von außen wirkender Faktor. Extrinsisch kann auf unterschiedliche Weise auf das Steuerungssystem der Blase eingewirkt werden, wodurch sich der intrinsische Kontinenzfaktor positiv oder negativ verändert.

Die Absicht der Patienten, durch bewusst reduziertes Trinken und gewohnheitsmäßige, vorsorgliche Blasenentleerungen eventuelle Drang- bzw. Belastungsinkontinenzepisoden zu verhindern, hat Rückwirkungen auf das Kontinenzsystem, die für den Laien nicht vorhersehbar sind.

Zu den *organischen Veränderungen* gehören der Verlust der elastischen Anpassungsfähigkeit der Blasenwand sowie in Wechselwirkung dazu der Verlust der reaktiven und reflektorischen Muskelkraft in den Verschlussstrukturen. Zudem können sich *funktionelle Dysfunktionen* entwickeln:
- Die kleinkapazitäre Blase mit geringer Compliance kann Drangsymptomatik verursachen und zur Dranginkontinenz führen.
- Geringe Verschlusskraft verursacht Sphinkterinkompetenz und kann bei spontanen intraabdominellen Drücken zum unfreiwilligen Harnverlust führen.

Künstlich verringerte Speicher- und Verschlussfunktionen bringen demnach organische Umbauprozesse in Gang, die das intrinsische Regulationssystem der Harnspeicherung und -entleerung negativ verändern. Der wiederholte Harnstopp zu Übungszwecken ist z. B. ein extrinsischer Eingriff mit systemstörender Auswirkung (➤ Kap. 3.4.5).

Ein weiterer extrinsischer Einfluss, der den intrinsischen Kontinenzfaktor verändert, kann bereits in der frühkindlichen Erziehung einsetzen. Eine geringe Blasencompliance kann erziehungsbedingt sein. Wenn – nach überkommenen Sauberkeitsvorstellungen – Kinder ständig zu unnötigen Besuchen auf sauberen Toiletten gezwungen werden, ohne dass Blasendrang besteht, bildet sich weder das Fassungsvermögen der Harnblase noch die Verschlusskraft ausreichend aus (➤ Kap. 1.5).

Auch aus einer über längere Zeit bestehenden Belastungsinkontinenz kann sich eine niedrige Blasencompliance entwickeln, wenn die Strategie der „sozialen Kontinenz" den Tag bestimmt (selbstverordnetes Trinkverbot und häufige Toilettengänge). Besteht beispielsweise die Absicht, das Haus zu verlassen, wird Stunden vorher nur sehr wenig getrunken oder eine Flüssigkeitsaufnahme gänzlich unterlassen. Das hat weitreichende Folgen:
- Außer Haus diktiert die Blase, um die sich in Gedanken alles dreht, von ängstlicher Vorsicht stimuliert immer wieder neue Besuche auf den verschiedensten Toiletten in der Umgebung.
- Irgendwann genügt nur der Gedanke an eine Toilette oder der Anblick eines Hauses mit einem bereits bekannten WC, um den befürchteten Blasendrang heraufzubeschwören.
- Das Toilettenbild beginnt, als Trigger zu wirken.
- Aus mehrfachen Wiederholungen der Verbindung Toilettenvorstellung und Harndrang entsteht ein bedingter Reflex, der *Angst-Harndrang-Toiletten-Reflex*. Das so konditionierte Geschehen greift dann ständig und störend in alle Lebenssituationen ein.

Patienten mit Inkontinenzbeschwerden sollten für ihr tägliches Selbstmanagement diese Zusammenhänge kennen, um Gegenmaßnahmen ergreifen zu können.

Aufgeklärte Patienten, die die Chancen der Umkonditionierung sehen, beginnen umgehend mit den Verhaltensweisen, die zum sog. intrinsischen Kontinenztraining führen.

Intrinsisches Kontinenztraining in der Physiotherapie

Das von mir so bezeichnete *intrinsische Kontinenztraining* entwickelte ich in praktischer Arbeit mit meinen Patientinnen und Patienten und führte es in meinen Fortbildungskursen in die Physiotherapie ein. Den Anstoß für die Entwicklung des intrinsischen Kontinenztrainings gaben belastungsinkontinente Patienten, die sich – entgegen der verbreiteten Annahme – wunderten, dass die Kontinenzfähigkeit bei *gefüllter* Blase sicherer ist als bei gering gefüllter Blase.

Mit Hilfe des intrinsischen Reiz-Reaktionsmechanismus (➤ Abb. 11.5) wird den Patienten der „Übungswert" erhöhter täglicher Trinkmengen für die Sphinkterkompetenz erklärt. Dem wird die Kontraproduktivität frühzeitiger Toilettengänge gegenübergestellt, die den Wiederaufbau der Kontinenzfähigkeit verhindert.

Haben die Patienten die Wirkungen des intrinsischen Trainings verstanden, ergreifen sie in der Regel engagiert die Initiative und beginnen, sich selbst zu helfen. Dabei steigern die ersten Erfolge die Motivation für weiteres konsequentes Umsteuern der ungünstigen Verhaltensweisen. Der persönliche Mut, die eingefahrenen Trink- und Entleerungsgewohnheiten zu ändern, muss von der physiotherapeutischen Übungsbehandlung – Sphinktertraining gegen Sphinkterinkompetenz – unterstützt werden. Zu den Maßnahmen der Gegenkonditionierung gehören:
- Aufklärung (z. B. Reiz-Reaktionsmechanismus)
  - Ermutigung zur Steigerung der Trinkmengen (Steigerung der Blasenkapazität)
  - Ermutigung zur Verlängerung der Miktionsintervalle (Steigerung der Blasenkapazität)
- Einsatz von Aufschubstrategien

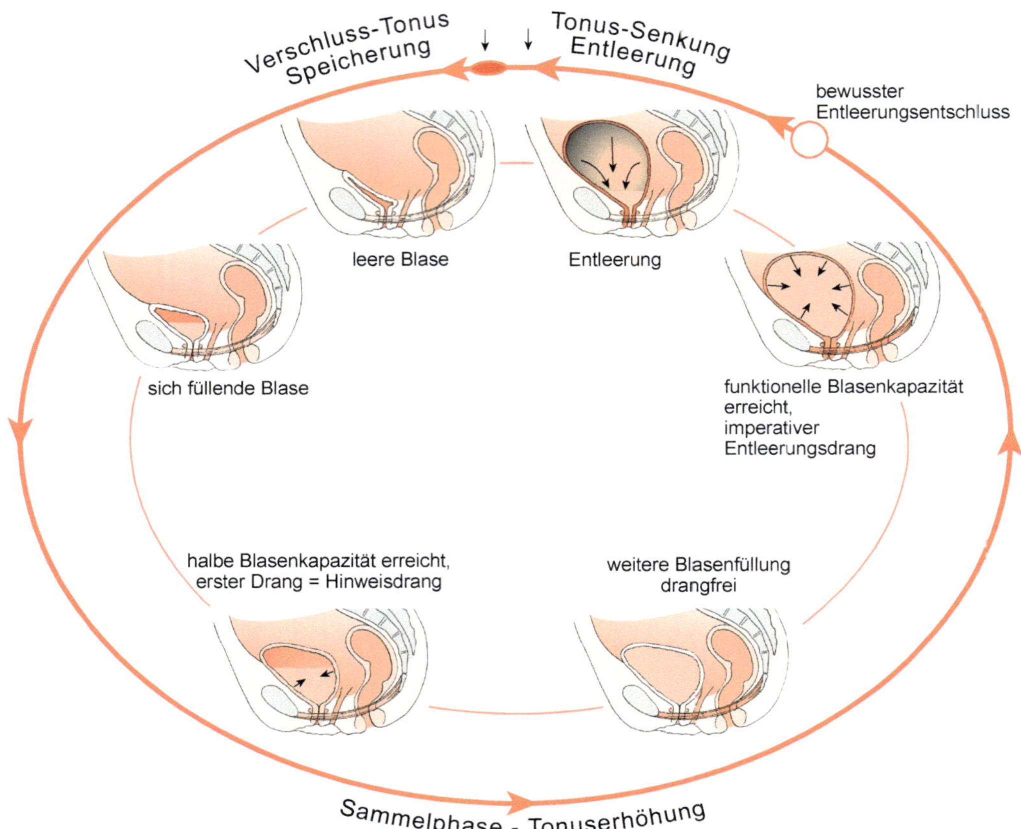

Abb. 11.5 Der intrinsische **Reiz-Reaktionsmechanismus** im Kreislauf von Miktion – Speicherung – Miktion. Adaptationsleistungen der Harnblase und des neuromuskulären, urethralen Kontinenzorgans. Die Rückkopplung sensorischer Reize aus der Blase hinsichtlich der Füllung stimuliert den Tonus in den Slow-twitch-Fasern der quergestreiften Muskelfasern des M. sphincter urethrae externus. Das neuromuskuläre System von Harnspeicherung und Harnentleerung „trainiert eigenständig" im Zusammenspiel von Nerven, Muskeln und Füllungsdruck das Verschlusssystem [L190].

- Therapeutische Übungen zum Wiederaufbau der muskulären Verschlusskraft
- Trink-Miktionsprotokoll

– Darstellung der Speichermenge und Kontinenzleistung. Ziele sind längere Speicherzeiten, eine erhöhte Blasenkapazität, erhöhte Reserve-Verschlusskräfte sowie eine zeitlich selbst bestimmte Miktion.

Beckenboden-Sphinkterfunktionen im Verschlusssystem des Enddarms

Die Funktionen des Anorektums sind Abdichtung (Kontinenzfunktion) und Öffnung (Entleerungsfunktion).

Das *muskuläre* anale Verschlusssystem besteht – wie in ➤ Kap. 3.7 dargestellt – aus dem intrinsischen (glatten, vegetativ gesteuerten) M. sphincter ani internus und dem extrinsischen (quergestreiften, somatisch gesteuerten) M. sphincter ani externus und dem M. puborectalis des Diaphragma pelvis. Darüber hinaus verschließt der vaskuläre Schwellkörperverschluss (Corpus cavernosum recti) mit Hilfe der Columnae anales die Rektumampulle analog zum urethralen Venenpolster und den urethralen Schleimhautfalten (Tamponverschluss).

Stuhl- und Windkontinenz – bei Hustenstößen oder bei anderen intraabdominellen Druckerhöhungen – werden mit reflektorischem Spannungsanstieg der quergestreiften Muskeln (M. puborectalis, M. sphincter ani externus und M. iliococcygeus) gesichert.

Während der Defäkation entleert die austreibende Kraft der glatten Rektummuskeln den Stuhl durch die relaxierten, geöffneten Verschlussstrukturen. Diese Tonussenkung während der Darmentleerung zeigt sich an einem physiologischen Tiefertreten des M. levator ani um ca. 3 cm.

Exzessives Mitpressen bei der Defäkation muss zur Verhütung von angiomuskulären und nervalen Strukturschäden im analen Verschlusssystem vermieden werden. Willentliches Mitdrücken sollte nur am Anfang und bei geöffnetem Kontinenzorgan eingesetzt werden.

Verletzungsgefahren können durch begleitendes Tönen (aaah), das den Druck sensibel steuert, verringert werden. Bauchpresse mit geschlossener Glottis (Valsalva) kann zum unerwünschten Anstieg des Beckenboden-Sphinktertonus führen.

Die Folge ist eine muskuläre Dyskoordination. Die hohe, austreibungsbereite Wandspannung des Enddarms trifft dann auf einen erhöhten muskulären Verschlusstonus, der die Entleerungsbereitschaft aufhebt.

Wird trotzdem exzessiv versucht, Stuhl zu entleeren, können folgende morphologische Strukturen verletzt werden:

- das Corpus cavernosum recti
  Folge: innere Hämorrhoidenbildung
- die bindegewebigen Verankerungen der Beckenbodenmuskulatur
  Folgen: Beckenbodendeszensus und Descensus urogenitaler Organe
- der N. pudendus
  Folge: Traktionsschaden mit Denervierung des M. levator ani.

In der Physiotherapie analer Sphinkterinkompetenz bzw. Wind- und Stuhlinkontinenz ist neben dem therapeutischen Sphinktertraining das Gespräch über die Entleerungssituation wichtig. Dazu gehört die Aufklärung über Ursachen und Auswirkungen der Obstipation auf das anale Verschlusssystem (➤ Kap. 8.5).

Beckenboden-Sphinkterfunktionen im neuromuskulären Geschlechtssystem

Das Geschlechtssystem setzt sich aus den im kleinen Becken liegenden inneren und den äußeren weiblichen und männlichen Geschlechtsorganen zusammen (➤ Kap. 3.5, ➤ Kap. 4.1).

Während einer Kohabitation verengen Spannungserhöhungen der Beckenbodenmuskulatur (Levatorschenkel) die Vagina. Der sich aufbauende vaginale Wandwiderstand unterhält die Erektion des Penis. Bis zur Ejakulation des Mannes stehen Erektion und vaginaler Wandwiderstand in fortlaufender Wechselwirkung zueinander. Zudem erhöht eine Aktivität der Bauchmuskulatur koaktivierend die Spannkraft des Beckenbodens.

Auf dem Weg zum Orgasmus schließt der M. bulbocavernosus den Scheideneingang um den Penis. Klitorisfriktionen und Friktionen der Glans penis lösen den Bulbokavernosusreflex im weiblichen und männlichen neuromuskulären System aus. Verschlusskräfte steigen reflektorisch im externen urethralen und analen Sphinkter an und sichern – situativ – die urorektale Kontinenz.

Bekanntlich fördern Beckenboden- und Bauchmuskeltraining die muskulären Rückbildungsvorgänge nach Schwangerschaft und Geburt und außerdem – wegen des Tabus nie erwähnt – die sexuelle Erlebnisfähigkeit beider Partner.

LITERATUR

Richter, K., bearbeitet u. herausgegeben von Heinz, F. und Terruhn, V.: Gynäkologische Chirurgie des Beckenbodens, Thieme, Stuttgart 1998

Tittel, K.: Beschreibende und funktionelle Anatomie des Menschen, 14. Aufl., Elsevier, München 2004

Gloy, K.: Das Verständnis der Natur, C. H. Beck, München 1995

Klein-Vogelbach, S.: Funktionelle Bewegungslehre, 5. Auflage, Springer, Berlin 2000

Schmitt, J. L.: Atemheilkunst, 6. Auflage, Humata Verlag Harold S. Blume, Bern 1981

Jursa, O.: Kybernetik die uns angeht, Bertelsmann Lexikon Verlag, Gütersloh 1971

11.1.3 Behandlungsziele der Kontinenztherapie

Physiotherapie bei Beckenboden-Sphinkter-Dysfunktion hat zum Ziel, reversible Funktionseinschränkungen aufzuheben, gestörte Funktionen zu normalisieren, endogene Eigenleistungen zu fördern und bei neurologischen Grunderkrankungen Restfunktionen aktiv zu erhalten und wenn möglich auszubauen.

Folgende *muskuläre* Leistungen lassen sich physiotherapeutisch beeinflussen:

- die dehnungsreaktive Kontraktionsfähigkeit der Beckenbodenmuskeln (Diaphragma pelvis) zur Verarbeitung intraabdomineller Drücke
- die Gurtfunktion des Beckenbodens für den orthotopen Zusammenhalt der Beckenorgane
- die Verschlusskraft der externen Sphinkter zur Kontinenzsicherung
- die muskuläre Anpassungsfähigkeit der Beckenboden-Sphinktermuskeln zur Entleerung der Ausscheidungsprodukte aus den Speicherorganen
- die muskuläre Anpassungsfähigkeit des Diaphragma pelvis – Weitung des Hiatus urogenitalis unter der Geburt
- Reaktivierung des vaginalen Lamellenverschlusses (Hiatus).
- Folgende *organische* Funktionen lassen sich physiotherapeutisch beeinflussen:
- die psychohormonelle Kontinenzsteuerung bei vorzeitigem Blasen- bzw. Stuhldrang
- die Blasencompliance – Erhöhung der funktionellen Blasenkapazität – Verlängerung der Miktionsintervalle.

Behandlungsziele bei Harn-, Wind- und Stuhl-Belastungsinkontinenz

Nahziele:

- Entwicklung des kinästhetischen Feedbacks in der Beckenboden-Sphinktermuskulatur zur aktiven Bewegungslenkung und -kontrolle
- Fähigkeit, die physiologische Atmung und die koordinierten Bewegungen des muskulären Bauchkapselsystems zur Reaktivierung der Beckenboden-Sphinkterkraft einzusetzen
- Wiedergewinnung der Rückfederkraft des Diaphragma pelvis (Trampolinaktivität) zur aktiven, urethralen Drucktransmission
- Energiegewinnung, Verbesserung der Trophik

- Gelenkmobilisation bei Bewegungseinschränkung der Lendenwirbelgelenke und der Hüftgelenke
- Abbau der Fehlbelastungen im Bewegungsalltag.

Fernziele:

- Rückgewinnung der neuromotorischen, propriozeptiven Eigenstimulation
  - der reaktiven muskulären Ausdauerkraft (ST-Fasern)
  - der reaktiven muskulären Schnellkraft (FT-Fasern).

Behandlungsziele bei Dranginkontinenz und bei Drangsymptomatik

Nahziele:

- Sicherung der Kontinenz bei überfallartigem Harn- oder Stuhldrang
- Erhöhung der funktionellen Blasenkapazität
- Reaktivierung der muskulären Verschlusskraft im externen, quergestreiften Sphinkter
- Normalisierung eines ggf. habituellen Hypertonus im Beckenboden-Sphinktersystem
- Fernziele:
- Aufhebung der Fehlkonditionierungen
- Verlängerung der Miktionsintervalle untertags
- nächtliches Durchschlafen
- bei älteren Menschen (ab dem 60. Lebensjahr) Reduzierung der Blasenentleerungen auf 1–2 nächtliche Toilettengänge
- zeitlich selbst bestimmte Entleerung von Blase und Darm

Behandlungsziele bei Mischform von Belastungs- und Dranginkontinenz

Je nach vordringlicher Symptomatik werden die Ziele von den oben genannten Zielsetzungen bestimmt.

Behandlungsziele bei Descensus urogenitalis und Deszensus des Diaphragma pelvis

- Wahrnehmung der physiologischen Atembewegungen und der koordinierten Bewegungen des muskulären Bauchkapselsystems
- Durchblutungsverbesserung
- Topographieverbesserung des Beckenbodens – Verbesserung der gurtenden Beckenbodenkraft
- Reaktivierung der muskulären Rückfederkraft (Trampolinaktivität)
- Beckenbodenentlastung im Alltag

Behandlungsziele bei hypertoner Beckenboden-Sphinktermuskulatur

- Senkung des Muskeltonus, ggf. Schmerzlinderung
- restharnfreie Entleerung

Behandlungsziele bei Inkontinenz mit neurologischer Ursache

Bei Harn- und Stuhl-Belastungsinkontinenz und/oder Dranginkontinenz:

- Restfunktionen erhalten und ausbauen
- Erwerb mentaler Strategien gegen vorzeitigen Drang

Behandlungsziele bei sensorischer Inkontinenz

- Verbesserung der sensorischen Wahrnehmung

Behandlungsziele nach Operationen im kleinem Becken

- Beseitigung von narbigen Verklebungen und Verhärtungen (Störmustern) durch viszerale Osteopathie
- Sicherung des Op-Erfolges (Muskelkraft)

Behandlungsziele in der Schwangerschaft

- Umgang mit der physiologischen Inkontinenz im letzten Trimenon
- Geburtsvorbereitung und Beckenboden: Vorbereitung auf einen schonenden Durchtritt des Kindes

Behandlungsziele in der Wochenbett- und Rückbildungszeit

- Reaktivierung, Retonisierung
- Senkungsprophylaxe, Inkontinenzprophylaxe
- Haltungsschulung
- Alltagssanierung

11.1.4 Potenzielle Hindernisse bei Therapiebeginn

Am Anfang der Behandlung muss die Patientin spezifische Kenntnisse und körperliche Fähigkeiten erwerben, die über Verstehen und Körpergefühl den Zugang zur Therapie eröffnen.

Der normale Behandlungsbeginn wird häufig von drei Faktoren erschwert:

- Auf der *sozialen Ebene* gibt es ungewollte umgangssprachliche Verständigungsschwierigkeiten.
- Auf der *kognitiven Ebene* bestehen so gut wie keine Vorkenntnisse.
- auf der *körperlichen Ebene* ist mit wenig spezifischer Bewegungserfahrung des Beckenboden-Sphinktersystems zu rechnen, die für bewusstes Üben genutzt werden könnte.

Das Verständigungsproblem – die sprachliche Barriere

Die Folgen der gesellschaftlichen, sprachlichen Ächtung von Ausscheidungs- und Sexualfunktionen sind:

- die Tabuisierung der Funktionen
- das Fehlen sachlicher, neutraler Worte und Begriffe
- das Fehlen körperlicher Vorstellungsbilder für das Muskelsystem des Beckenausgangs.

Sprachliches Unvermögen verursacht Erklärungsnot. Das allgemeine Kommunikationsproblem der Patienten besteht darin, dass sie nicht über das geeignete Vokabular zur Erklärung bestimmter Funktionen bzw. Fehlfunktionen verfügen. Das Nicht-erklären-können darf keineswegs als ein Nicht-darüber-sprechen-wollen gedeutet werden!

Wenn die Symptome vom Therapeuten einfühlsam, sachlich und kompetent besprochen und behandelt werden, spielt das vielzitierte Tabu im Umgang mit inkontinenten Menschen keine Rolle mehr.

Deswegen sollten Therapeuten während der Therapie den Erwerb geeigneter Worte und Begriffe fördern, um dem Mitteilungsbedürfnis erwachsener Menschen nachzuhelfen. Dadurch ersparen sie ihnen auch gleichzeitig die Benutzung einer unbeholfenen Primitivsprache.

Wie viel leichter ist es, ein „Inkontinent-Sein" zu benennen und nicht über ein „Undicht-Sein" berichten zu müssen! Statt der primitiven Beschreibung „da unten" können aufgeklärte Patienten und Patientinnen auf die „Verschlussmuskulatur des Beckenbodens" hinweisen. Auch können sie den Arzt bzw. die Ärztin über „unfreiwilligen Harnverlust" informieren, anstatt über ein „In-die-Hose-machen" reden zu müssen.

Mangelnde Vorkenntnisse

Für das Erkennen der Zusammenhänge fehlt in den allermeisten Fällen das nötige Grundwissen. Deswegen können die körperlichen Phänomene weder selbständig analysiert noch gezielt verbessert werden. Es besteht daher die Gefahr, sich mit Hilfe schädigender Kompensationen zu behelfen und dabei die Symptome längerfristig zu verschlechtern.

Mangelnde Bewegungserfahrung

Meistens ist die Fähigkeit, Beckenboden- oder Sphinktermuskeln differenziert und bewusst bewegen zu können, nicht entwickelt, denn die direkte muskuläre Arbeitsweise (Kontinenz- und Entleerungsfunktion) wird weitgehend vegetativ gesteuert. Die koordinativen Bewegungen der Beckenboden-Sphinktermuskeln sind in Alltagsbewegungen eingebettet und laufen, dem Bewusstsein entzogen, reaktiv oder reflektorisch ab; sie werden allenfalls unterschwellig registriert.

Im normalen Leben ist man selten gezwungen, Beckenbodenmuskeln aktiv zu kontrahieren. Nur in Notfällen, d. h. bei starkem Luft-, Stuhl- oder Harndrang, werden kurzfristig verschließende Muskeln bewusst angespannt. Die Bedrängnis sorgt für den schnellen Muskeleinsatz, doch während eines Notfallmanövers kann sich eine konkrete Bewegungsvorstellung der Kontinenz sichernden Muskelstruktur kaum herausbilden. Die situative Aufmerksamkeit ist auf die Bewältigung der Not gerichtet. Als Rückmeldung wird – neben dem Erfolg der Bemühungen – höchstens eine allgemeine Kraftanstrengung registriert.

Auch bei sexueller Aktivität wird die Bewegung der Beckenbodenmuskeln trotz der unmittelbaren Stimulation kaum bewusst erfahren, denn im Orgasmus überfluten die verschiedensten Gefühle die Sinne.

So stehen den meisten Menschen zunächst weder sensomotorische Erfahrungen zur Verfügung, noch besitzen sie zu ihrer Orientierung konkrete, bildhafte Vorstellungen über Lage, Gestalt und Bewegungsveränderung der Beckenboden-Sphinktermuskeln.

11.2 Therapie

11.2.1 Physiotherapeutische Befunderhebung

In Deutschland ist die vertragsärztliche Versorgung gesetzlich Versicherter per Heilmittel-Richtlinie geregelt. Der Heilmittel-Katalog definiert im Regelfall, welche Heilmittel in welcher Anzahl und bei welchen Diagnosen verordnet werden dürfen. Die ärztliche Diagnose wird einer festgelegten Diagnosegruppe zugeordnet und per Indikationsschlüssel, zusammen mit der Verordnungsmenge und der jeweiligen Leitsymptomatik, auf der Verordnung angegeben. Beispiel aus dem Heilmittel-Katalog: Der Indikationsschlüssel SO2a definiert Störungen der Kontinenz oder des Organsitus. Die Leitsymptomatik ist eine motorische, funktionelle Störung der Beckenboden-Sphinkter-Muskulatur.

Informativ für Therapeuten ist es, wenn z. B. die Inkontinenzform, die Klassifizierung, die Gradeinteilung der Organsenkung und ggf. weitere (physio-)therapierelevante Befunde aufgeführt sind.

Die ärztliche Diagnose ist die Ausgangsposition zur Erstellung des physiotherapeutischen Befundes. Die ersten Behandlungsansätze ergeben sich aus der gezielten Befragung und der funktionellen Untersuchung. Im weiteren Lern- und Behandlungsprozess werden neue Details des Befundes eruiert und dadurch fortlaufend die Behandlungsschwerpunkte ausgebaut und eingeprägt, so dass mit der Zeit die Motivation zum Üben in eigener Regie immer selbstverständlicher wird. Das Behandlungsprogramm sollte sich dabei den motorischen, sensorischen und konzentrativen Fähigkeiten des jeweiligen Patienten anpassen.

Viele Patienten kommen zur ersten therapeutischen Begegnung mit der Erwartungshaltung, durch zwei bis drei Übungen schnelle Abhilfe, z. B. gegen die „Blasenschwäche" zu erlangen. Da ihnen die Komplexität der Strukturen, ihrer Funktionen bzw. Dysfunktionen und der systemischen Kooperationen nicht bekannt ist, erwarten sie weder ausführliche Fragebogenaktionen und Protokollierungen noch sachliche Aufklärungen. Um die Mitarbeit der Patienten zu gewährleisten, ist daher eine angemessene Mischung aus rationaler Aufklärung und Wissensvermittlung, Gespräch und körperlicher Untersuchung, therapeutischem Üben und Tipps für Verhaltensänderungen zu empfehlen.

Der physiotherapeutische Befund setzt sich zusammen aus dem spezifizierten Fragebogenbefund sowie aus der Trink-Miktionsprotokoll-Serie (und/oder der Stuhlprotokoll-Serie). Die Befundergebnisse bestimmen die individuelle (Physio-)Therapieplanung mit Fernzielen, Nahzielen und den darauf ausgerichteten Therapiemaßnahmen.

Zu den anamnestischen Untersuchungsstandards gehören sowohl in der Erstbefundung als auch im Verlaufs- und Abschlussbefund immer

- das therapeutische Gespräch (freies Interview)
- die spezifizierte Fragebogen-Befunderhebung
- der kleine Gangtest
- Mobilitätstests
- die Trink-Miktionsprotokoll-Serie und/oder die Stuhlprotokoll-Serie.

Speziell (z. B. osteopathisch) ausgebildete Physiotherapeuten mit staatlicher Anerkennung als Heilpraktiker sind legetimiert, vaginale und anorektale Untersuchungen und Techniken durchzuführen. Myofasziale Strukturen des kleinen Beckens können osteopathisch über den vaginalen und analen Zugangsweg untersucht, Störungen aufgespürt und kontrolliert gelöst werden. Bestehen muskuläre Dysbalancen, arthrogene Blockaden oder Dislokationen z. B. im Zusammenhang mit einer Senkungs- und/oder Inkontinenzsymptomatik, verschafft die vorangehende oder begleitende osteopathische Behandlung der Übungstherapie im Beckenboden- und Kontinenztraining eine günstigere Ausgangsposition (➤ Kap. 11.2.9).

In Deutschland liegen körperinvasive Maßnahmen wie intravaginale und intraanale Tests und Techniken für die Berufsgruppe der Physiotherapeuten in einer juristischen Grauzone.

Zurzeit besteht trotz der fraglichen Rechtslage die Tendenz, die vaginale bzw. rektale Untersuchung in die physiotherapeutische Befunderhebung zu integrieren. In bestimmten Fällen kann der Tastbefund eine diagnostische Ergänzung des physiotherapeutischen Befundes ergeben. Als tages- und situationsabhängiger Momentbefund sollte er aber weder überbewertet werden noch die subjektiven Aussagen der Patienten ersetzen (➤ Kap. 11.2.2).

Das therapeutische Gespräch (freies Interview)

Die individuellen Zusammenhänge zwischen der funktionellen Störung bzw. der somatischen Erkrankung und den krank machenden psychischen Einflüssen aus dem sozialen Umfeld der Patienten lassen sich im Gespräch, im sog. freien Interview, erfassen.

Zu Beginn der Behandlung ist es die Aufgabe des Therapeuten, durch Empathie eine vertrauensvolle, stress- und angstreduzierte Atmosphäre zu schaffen, die dem Patienten hilft, über Symptome und Geschehnisse zu sprechen, die üblicherweise verschwiegen werden. Patienten müssen sich angenommen und ernstgenommen fühlen. Besteht der Eindruck, dass Informationen zurückgehalten werden, ist dies zu respektieren. Der Zeitpunkt für sehr intime therapierelevante Mitteilungen hängt von der Selbstsicherheit des Patienten und seiner Meinung über die Fähigkeiten der Therapeutin ab. Unter den anfänglich meist noch nötigen Selbstschutz fallen Aussagen z. B. über sexuelle Probleme und/oder Missbrauch. Der Patient bzw. die Patientin sollte den Moment für diese Gesprächsinhalte selbst bestimmen können.

Gesprächspunkte, die zur Eruierung der Sozialanamnese führen, sind Beschreibungen der Lebensverhältnisse, die Einstellung des Patienten dem Problem gegenüber, z. B. inwieweit Inkontinenz den Lebensstil eingeschränkt und die Sexualität beeinträchtigt.

In Anbetracht der begrenzten Kassenleistung muss der Therapeut in den ersten Behandlungssequenzen das Kunststück fertig bringen, sowohl die nötige Zeit für die Erhebung der therapeutisch wichtigen Daten zu finden als auch der Behandlungserwartung der Patienten entgegenzukommen.

Der geringen Regelbehandlungszeit pro Behandlungseinheit wegen empfiehlt es sich, bei der Erstverordnung Doppelbehandlungen zu verordnen. Auf diese Weise verdoppelt sich die Behandlungszeit. (Achtung: Nicht die Menge der Behandlungseinheiten.)

Fragebogen-Befunderhebung

Es empfiehlt sich, die im Anhang aufgeführten standardisierten Fragebögen zu Hilfe zu nehmen, da die komplexe Erhebung der Anamnese bzw. der Vorerkrankungen, der Inkontinenzsymptomatik und der körperlich und seelisch belastenden Faktoren sehr zeitaufwändig ist.

Ein kurzer Wartezimmer-Fragebogen zum Selbstausfüllen vor der ersten Behandlung trägt zur Ermittlung der Basisinformationen bei.

Ein Vorteil des Wartezimmer-Fragebogens ist neben der Zeitersparnis die entfallende Beeinflussung durch den Interviewer. Dieser Vorteil kann für manche Patienten auch einen Nachteil darstellen, da die empathische Nähe des Therapeuten fehlt.

Die ausführlichen Fragebögen für Patientinnen und Patienten, strukturiert nach urogynäkologischen, urologischen oder proktologischen Funktionsstörungen, helfen dabei, die wesentlichen Merkmale einer Störung zu evaluieren. Die folgenden Fragebögen finden sich im Anhang dieses Buches:

- Fragebogen Urogynäkologie
- Fragebogen Urologie Mann
- Fragebogen Proktologie Frau
- Fragebogen Proktologie Mann

Die Vielfalt der Fragen soll die Befunderhebung differenzieren. Angepasst an die individuelle Situation der Patientin bzw. des Patienten sollten die Fragebögen über mehrere Behandlungen hinweg in Abschnitten ausgefüllt werden, um die Anamnese zu komplettieren und zu konkretisieren. In der ersten Begegnung schafft vorformuliertes längeres Abfragen eine ungünstige, unpersönliche Atmosphäre. Sensible Patienten können dadurch unnötig in seelischen Stress geraten, was die Patienten-Therapeuten-Beziehung zunächst beeinträchtigen könnte.

Andererseits sollte sich der Therapeut nicht zu lange Zeit mit dem Ausfüllen der Fragebögen lassen und v.a. solche Fragen bevorzugt stellen, die die Ausgangssituation der Patienten genau ermittelt und dokumentiert. Dazu gehören die Fragen zur Kontinenzfähigkeit sowie die Fragen nach den Symptomen des zur Inkontinenz führenden Krankheitsbildes. Wegweisend ist hier der Wartezimmer-Fragebogen, der einen groben Überblick gibt, um dann mithilfe des detaillierten Fragebogens konkretisiert zu werden.

Sensible Fragen zur Sozialanamnese, vor allem aber zur Sexualität, sollten eher im therapeutischen Gespräch angesprochen werden. Hierfür müssen Situation und Atmosphäre passen. Zudem sollte der Zeitpunkt für sehr persönliche Fragen und Antworten vonseiten der Patienten mitbestimmt werden, um ihnen die Unannehmlichkeit zu ersparen, gegen den Willen Mitteilungen machen zu müssen. Eine sensible, respektvolle Gesprächsführung ist die unbedingte Voraussetzung, um wahrheitsgemäße und damit aussagekräftige Informationen zu erhalten.

Der Vorteil dieser Anamneseerhebung ist, dass derselbe Fragebogen, der zur Erstanamnese herangezogen wird und die jeweiligen Informationen der Patienten bei Behandlungsbeginn erfasst, später als Re-Befund im Behandlungsverlauf sowie bei Abschluss der Behandlung – zusammen mit der jeweils aktuellen Trink-Miktionsprotokoll-Serie – dienen kann. Erfolge lassen sich auf diese Weise dokumentieren, was Therapeutin und Patienten gleichermaßen weiter anspornen dürfte. Denn häufig vergessen die Patienten, sobald es ihnen besser geht, die bedrängende und physisch wie emotional belastende Situation, in der sie die Therapie begannen. Sie müssen sich dann erst wieder daran erinnern, dass sie z. B. bei jedem Husten Urin verloren oder bei jedem Gang in die Stadt bestimmte Toiletten aufsuchten, um den Behandlungserfolg zu objektivieren, zu erkennen und zu würdigen.

Mobilitätstests

In der Kontinenztherapie ist das freie Bewegungsspiel im LBH-Bereich (**L**endenwirbelsäule/**B**eckenringgefüge/**H**üftgelenke) Ausschlag gebend für die Reaktivierung des Diaphragma pelvis. Einschränkungen in Hüft- und (Lenden-) Wirbelsäulengelenken begrenzen die Beckenbeweglichkeit. Bleiben über einen längeren Zeitabschnitt Bewegungsspielräume und damit Funktionen nur eingeschränkt genutzt oder gar ungenutzt, entstehen muskuläre Dysbalancen. Bezogen auf die Beckenbodenmuskulatur verändern Muskelatrophie, myofasziale Kontraktur oder ein veränderter Tonus die reaktive und reflektorische Leistungsfähigkeit.

Da funktionelle Gelenkeinschränkungen physiotherapeutisch behandelbar sind, sollten sie möglichst vor dem bzw. parallel zum Kontinenztraining beseitigt werden.

Einschränkungen der Fußgelenke, besonders der Großzehengrundgelenke beeinflussen das Gangbild mit Folgen für den Beckenboden. Unökonomisches Gehen führt zu vorzeitiger Ermüdung mit Fehlspannungen im Bereich der Muskulatur der Beinachsen, des Beckens und der Wirbelsäule.

Infolgedessen müssen – einem kurzen Gangtest folgend (➤ Kap. 7.4) – die nachstehenden Mobilitätstests als Teil des Befundes durchgeführt werden (s. Formular „Physiotherapeutische Untersuchung"):

- Gelenkstatus der Beingelenke rechts/links:
  - Hüftgelenke
  - Kniegelenke
  - Obere Sprunggelenke
  - Untere Sprunggelenke
- Fußgewölbe: Längsgewölbe rechts/links
  - Eversion (Abflachung des Längsgewölbes)
  - Inversion (Verstärkung des Längsgewölbes)
- Zehengelenke rechts/links
- Iliosakralgelenke
- Wirbelsäulengelenke
  - Lendenwirbelsäule
  - Brustwirbelsäule
  - Halswirbelsäule.

Das Trink-Miktionsprotokoll

Das Trink-Miktionsprotokoll ergänzt und komplettiert die Anamnese maßgeblich (➤ Abb. 11.6). Aus diesem Grund wird das Trink-Miktinsprotokoll den Patienten mit der ersten Behandlung ausgehändigt und das Ausfüllen anhand eines exemplarisch ausgefüllten Bogens (➤ Abb. 11.8) erklärt. Um repräsentativ sein zu können, ist das Protokoll über mindestens 5–7 aufeinander folgende Tage zu führen; inkludiert sein müssen Arbeitstage und Freizeittage. Bei Patientinnen kann es wegen der hormonellen Zyklusschwankungen und deren Einfluss auf das Kontinenzsystem nötig sein, eine Serie über einen kompletten Zyklus anzufertigen. Zur zweiten Behandlung ist die dokumentierte Trink-Miktionsprotokoll-Serie mitzubringen. Dort wird sie – gemeinsam mit der behandelnden Therapeutin – ausgewertet und in Zusammenhang mit den spezifischen Fragebögen gesetzt.

Unbewusste, stereotype Verhaltensweisen können optisch erfasst und somit zielgerichtet beeinflusst werden. Erfolge oder Misserfolge werden den Patienten fortlaufend sichtbar gemacht. Außerdem bekommt der Therapeut ein Feedback über die Bereitschaft der Patienten zur Mitarbeit.

Jeder Patient und jede Patientin verspürt den dringenden Wunsch nach Veränderung der für ihn bzw. sie physisch wie emotional so belastenden Symptome. Aus diesem Grund suchen Betroffene die Hilfe zunächst eines (Fach-)Arztes und dann eines (Fach-)Physiotherapeuten. Die Trink-Miktionsprotokoll-Serie eröffnet die Möglichkeit, die subjektiv empfundene Symtomatik zu evaluieren und sichtbar zu machen. Sowohl die Symptome als auch die Therapieangebote können eingeordnet werden, was die Motivation zur Übernahme der Eigenverantwortung durch aktive Mitarbeit in der Therapie fördert.

Das Protokollieren der täglichen Trinkmenge und der Urinmenge (auf der Toilette) und ggf. das Wiegen der Vorlagen ist nicht besonders aufwändig. Zur korrekten Erfassung der täglichen Trinkmenge werden die benutzten Trinkgefäße (Tasse/Glas) einmalig ausgemessen (ml) und während des Protokollierungszeitraums verwendet. Zur exakten Protokollierung der Entleerungsmenge wird ein einfacher Haushaltsmessbecher (mind. 750 ml) benutzt, der griffbereit neben der Toilette seinen Platz hat.

Vorlagen werden – in einer kleinen Plastiktüte – mithilfe einer Küchenwaage gewogen, um ungewolle Harnverluste zu erfassen.

Die Dokumentation der jeweiligen Parameter erfolgt entsprechend der Uhrzeit:

- Trinkmenge (ml)
- Art der Getränke
- Harndrang-Intensität (0–4)
- Entleerungsvolumen (ml)
- Harnverlust (Menge/Auslöser)
- Vorlagenwechsel
- Vorlagengewicht (g = ml)
- Medikamente (Präparat, Dosis, Tagerszeit)
- besondere Ereignisse an diesem Tag.

Trink-Miktionsprotokoll-Serien im Verlauf und vor dem Abschluss der Therapie dienen auch als Effizienznachweis gegenüber dem behandelnden Arzt und der Krankenkasse.

Die Stuhlprotokoll-Serie (➤ Abb. 11.7)

Wegen der täglich peinigenden Unsicherheit und den damit verbundenen sozialen Beeinträchtigungen sind Menschen mit Defiziten der Wind- und vor allem der Stuhlkontinenz zur intensiven Mitarbeit besonders bereit.

Das Schema des Stuhlprotokolls ist analog zum Trink-Miktionsprotokoll aufgebaut. Für eine spezifische Physiotherapie bei analen Kontinenzstörungen ist das Protokoll eine notwendige Informationsquelle. Durch die Aufzeichnungen können individuelle körperliche Störfaktoren und psychische Auslöser aufgedeckt werden. Außerdem werden Zusammenhänge mit allergischen Nahrungsmittelreaktionen sichtbar.

Durch mehrere Protokolle im Therapieverlauf können Veränderungen und Resultate dokumentiert werden.

Empfohlen wird zudem das parallele Führen einer Trink-Miktionsprotokoll-Serie, um eventuelle wechselseitige Einflüsse sichtbar zu machen und ggf. dementsprechende therapeutische Konsequenzen einzuleiten.

Der Verlaufsbefund

Dokumentationen verbesserter, unveränderter oder auch verschlechterter Symptome (z. B. hormonbedingte Schwankungen) werden von der Therapeutin durch Patienten-Rückmeldungen, gezielte Befragung und Beobachtung erhoben. Das Verlaufsprotokoll bestimmt die Behandlungsanpassungen und Schwerpunkte im Therapieverlauf.

Richtlinien für individuelle Anpassungen entstehen über die folgenden Daten:

- subjektiver Befund der Patientin (z. B. Änderungen der Selbstwahrnehmung oder des Inkontinenzgeschehens)
- objektiver Befund der Therapeutin (Compliance, Verständnis, Umgang und Nutzung der Therapieangebote)
- die Einschätzung und Bewertung des funktionellen Problems
- die Notierung der instruierten Übungen und ihre Wiederholung in der nächsten Behandlung.

An folgenden sechs rückgemeldeten Alltagsreaktionen lassen sich Fortschritte bzw. Ergebnisse der physiotherapeutischen Kontinenzbehandlung ablesen und protokollieren:

1. Husten- und Nieskontinenz?
2. Kontinentes Heben von Lasten?
3. Aufschubfähigkeit bei vorzeitigem Drang möglich?
4. Kontinentes Weiterspeichern möglich?
5. Kontinent bei Ball-Wippübungen?
6. Kontinent beim Treppab- bzw. Bergabgehen?

Gemeinsames Betrachten der Fragebogenaussagen macht schnell und konkret die Veränderungen der Beschwerden seit Behandlungsbeginn bewusst. So erfüllen sie zusätzlich den Zweck eines Verlaufprotokolls.

Trink-Miktionsprotokolle im Vergleich

Die Protokolle (➤ Abb. 11.8) stammen von einer 42-jährigen Patientin, Mutter zweier Kinder. Die Diagnose lautete Belastungsinkontinenz 1.–2. Grades sowie konditionierte Drangkomponente. Der Behandlungszeitraum betrug ca. 3 Monate, in denen 12 physiotherapeutische Einzelbehandlungen durchgeführt wurden. Im Vergleich zwischen Anfangs- und Endprotokoll fallen folgende Veränderungen auf:

- Das Trink-Miktionsverhalten hat sich normalisiert.
- Die Blasenkapazität wird wieder voll ausgeschöpft bzw. genutzt.

Datum: ____________________ **Trink-Miktions-Protokoll** Name: ____________________

© Renate Tanzberger, Tanzberger-Konzept® * Zeichenerklärung siehe unten

Uhrzeit Minutenangabe einfügen	Trinkmenge ml	Art der Getränke Bei Mischgetränken: Mischverhälnis angeben	Harndrang intensität 0	1-4	Aufschub-strategien *	Entleerungs-menge ml		Harnverlust ** ***	Vorlagen-wechsel g = ml
05: ___									
06: ___									
07: ___									
08: ___									
09: ___									
10: ___									
11: ___									
12: ___									
13: ___									
14: ___									
15. ___									
16: ___									
17: ___									
18: ___									
19: ___									
20: ___									
21: ___									
22: ___									
23: ___									
00: ___									
01: ___									
02: ___									
03: ___									
04: ___									
Gesamt-menge (ml)									
Frequenzen						Tag	Nacht		

Medikation (Präparat, Dosis, Tageszeit):

Besondere Tagesereignisse Sport (Art, Dauer), körperl./emot. Belastung, Wetter (Temp., Regen, ...), akute Erkrankung, Andere

* **SP:** Speichergespräch • **SG:** Schnürgeste mit stenosierter Ausatmung auf CH • **FB:** Fingerdruck gegen Blasendruck • **TT:** Tip-Tip-Tip, die schnelle Haltespannung • **VB:** Virtuelles Bonbon Lutschen

** **1:** Tropfen • **2:** Spritzer • **3:** Geringe Menge • **4:** nass

*** **oA:** ohne Anlass • **S:** Sitzen • **P:** Positionswechsel • **T:** Treppab Gehen • **R:** Rennen • **H:** Husten • **N:** Niesen • **L:** Lachen • **LM:** Last-Minute-Inkontinenz

Abb. 11.6 Trink-Miktionsprotokoll blanco © P. Bachmann [M601]

11

Datum: ____________________

Stuhlprotokoll

Name: ____________________

* Zeichenerklärung siehe unten

Uhrzeit Minuten einfügen	Nahrung	Drang-intensität		Drangunter-scheidung		Aufschub-strategien	Stuhl-entleerung	Verlust von W (Wind-)/ St (Stuhl-)	Stuhl-schmieren	Konsistenz	Schmerz	
		0	1–4	W (Wind)	St (Stuhl)	*		***		**	0	1–4
05: ___												
06: ___												
07: ___												
08: ___												
09: ___												
10: ___												
11: ___												
12: ___												
13: ___												
14: ___												
15. ___												
16: ___												
17: ___												
18: ___												
19: ___												
20: ___												
21: ___												
22: ___												
23: ___												
00: ___												
01: ___												
02: ___												
03: ___												
04: ___												
Frequenz												

Abführmittel (Präparat, Dosis, Tageszeit):

Einlauf/Klistier (Tageszeit):

Nahrung Detaillierte Angaben auf der Rückseite

* **PN:** Pobacken-Notbremse • **SP:** Speichergespräch • **SG:** Schnürgeste mit stenosierter Ausatmung auf CH • **VB:** virtuelles Bonbon Lutschen

** **Typ 1–7,** entsprechend der Bristol-Stuhlformen-Skala

*** **W:** Windverlust • **St:** Stuhlverlust → W und/oder St wird der Verlustsituation vorangestellt (Bsp.: W_H = Windverlust beim Husten) **oA:** ohne Anlass • **S:** Sitzen • **P:** Positionswechsel • **T:** Treppab Gehen • **R:** Rennen • **H:** Husten • **N:** Niesen • **L:** Lachen • **LM:** Last-Minute-Inkontinenz • **So:** Sonstige

Abb. 11.7 Stuhlprotokoll © P. Bachmann [M601]

Datum: *Mo. 02.09. (Tag 1)*

Trink-Miktions-Protokoll

Name: *N.N.*

* Zeichenerklärung siehe unten

Uhrzeit Minutenangabe einfügen	Trinkmenge ml	Art der Getränke	Harndrang Intensität 0	1–4	Aufschubstrategien *	Entleerungsmenge ml	Harnverlust ** ***	Vorlagenwechsel g = ml
05:								
06:		*07:00 aufgestanden*						
07: *00*				*4*		*280*		
08: *30*	*150/250*	*Kaffee sw/Orangensaft*	*0*			*70*		
09: *20*							*2 H*	
10: *00*			*0*			*110*		
11: *15*				*1*		*80*	*3 LM*	*20*
12: *00*								
13: *15*	*250*	*Apfelschorle 1:3*		*2*		*120*		
14:								
15. *00*	*30*	*Espresso*		*2*		*100*		
16: *05/30*			*0*	*1*		*70/20*	*3 LM*	*50*
17: *00*				*1*		*50*		
18: *15*	*250*	*Pils*						
19: *35*							*1 H*	
20: *10/45*	*150*	*Wasser classic*		*2*		*160*		
21: *55*				*2*		*80*		
22:		*22:00 ins Bett*						
23:								
00: *05*				*2*		*80*		
01:								
02: *40*				*2*		*100*		
03:								
04: *25*							*1 H*	
Gesamtmenge ml	*1.080*					*1.330*		*70*
Frequenzen	*5*		*3*	*10*	*0*	Tag *10* / Nacht *2*		*2*

Medikation (Präparat, Dosis, Tageszeit): *L-Thyroxin 100 (1-0-0); Diabesin 850 mg (1-0-1); Bonadea® (0-0-1)*

Besondere Tagesereignisse Sport (Art, Dauer), körperl./emot. Belastung, Wetter (Temp., Regen,), akute Erkrankung, Andere

leichter Husten; mittags Hühnersuppe gegessen, 17:00-18:00 Yoga

* **SP:** Speichergespräch • **SG:** Schnürgeste mit stenosierter Ausatmung auf CH • **FB:** Fingerdruck gegen Blasendruck • **TT:** Tip-Tip-Tip-die schnelle Haltespannung • **VB:** Virtuelles Bonbon Lutschen

** **1:** Tropfen • **2:** Spritzer • **3:** geringe Menge • **4:** Nass

*** **oA:** ohne Anlass • **S:** Sitzen • **P:** Positionswechsel • **T:** Treppab Gehen • **R:** Rennen • **H:** Husten • **N:** Niesen • **L:** Lachen • **LM:** Last-Minute-Inkontinenz • **So:** Sonstige

Abb. 11.8a Drei Trink-Miktionsprotokolle einer 42-jährigen Patientin bei Behandlungsbeginn (Erstbefund), ungefähr in der Mitte der Behandlungszeit (Verlauf) und bei Behandlungsende (Abschluss) © P. Bachmann [M601]

11

Datum: *Mo. 14.10. (Tag 5)*

Trink-Miktions-Protokoll

Name: *N.N.*

* Zeichenerklärung siehe unten

Uhrzeit Minutenangabe einfügen	Trink-menge ml	Art der Getränke Bei Mischgetränken: Mischverhältnis angeben	Harndrang Intensität 0	 1 - 4	Aufschub-strategien *	Entleerungs-menge ml	Harnverlust ** ***	Vorlagen-wechsel g = ml
05: ___								
06: ___		*06:55 aufgestanden*						
07: *00*				*4*		*380*		
08: *00*	*150/150*	*Kaffee sw/Orangensaft*		*2*		*200*		
09: *30*				*1*	*SP + VB*		*2 H*	
10: *20*	*300*	*Wasser still*	*0*			*100*		
11: *05*			*0*			*150*		
12: *30*				*1*	*SP*			
13: *20*	*340*	*Johannisbeerschorle 1:2*						
14: *00*				*1*	*SP + VB*			
15. *10*	*300*	*Kaffee sw/Wasser medium*		*3*		*325*		
16: *30*	*200*	*Wasser still*						
17: *20*				*2*		*250*		
18: *40*				*1*		*100*	*3 LM*	*20*
19: *05*	*250*	*Fenchel-Anis-Kümmel-Tee*						
20: *15*				*1*		*220*		
21: *00*	*100*	*Ingwertee*						
22: *30*				*3*		*270*		
23: ___		*23:00 ins Bett gegangen*						
00: ___								
01: ___								
02: ___								
03: *00*				*1*		*175*		
04: *40*							*1 H*	
Gesamt-menge (ml)	*1.790*					*2.070*		*20*
Frequenzen	*7*		*2*	*11*	*3*	Tag *9* / Nacht *1*	*2 x H* *1 x LM*	*1*

Medikation (Präparat, Dosis, Tageszeit): *L-Thyroxin 100 (1-0-0); Diabesin 850mg (1-0-1); Bonadea© (0-0-1)*

Besondere Tagesereignisse: Sport (Art, Dauer), körperl./emot. Belastung, Wetter, (Temp., Regen, ...), akute Erkrankung, Andere
Beide Kinder krank, Kinderarzttermin, Arbeit abgesagt, leichter Kopfschmerz. feucht-kaltes Wetter

* **SP:** Speichergespräch • **SS:** Schnürgeste mit stenosierter Ausatmung auf CH • **FB:** Fingerdruck gegen Blasendruck • **TT:** Tip-Tip-Tip-die schnelle Haltespannung • **VB:** virtuelles Bonbon

** **1:** Tropfen • **2:** Spritzer • **3:** Geringe Menge • **4:** Nass

*** **oA:** ohne Anlass • **S:** Sitzen • **P:** Positionswechsel • **T:** Treppab Gehen • **R:** Rennen • **H:** Husten • **N:** Niesen • **L:** Lachen • **LM:** Last-Minute-Inkontinenz • **So:** Sonstige

Abb. 11.8b (Fortsetzung) Drei Trink-Miktionsprotokolle einer 42-jährigen Patientin bei Behandlungsbeginn (Erstbefund), ungefähr in der Mitte der Behandlungszeit (Verlauf) und bei Behandlungsende (Abschluss) © P. Bachmann [M601]

Datum: *Fr. 29.11. (Tag 3)* **Trink-Miktions-Protokoll** Name: *N.N.*

* Zeichenerklärung siehe unten

Uhrzeit Minutenangabe einfügen	Trinkmenge ml	Art der Getränke Bei Mischgetränken Mischverhältnis angeben	Harndrang Intensität 0	1 - 4	Aufschubstrategien *	Entleerungsmenge ml		Harnverlust ** ***	Vorlagenwechsel g = ml
05: *20*		*05:20 aufgewacht*		*4*		*520*			
06: ___		*06:50 aufgewacht*							
07: *00*	*150/150*	*Hustentee/Wasser still*							
08: ___									
09: *15*				*1*	*SP + VB*	*300*			
10: *00*	*200*	*Heißer Zitronentee*							
11: *20*	*200*	*Wasser (still)*							
12: *00/25*	*250*	*Apfelschorle (1:4)*		*2*		*350*			
13: *15*	*200*	*Hustentee*							
14: ___									
15. *40*	*300*	*Pfefferminztee*							
16: *20*	*100*	*Wasser (still)*							
17: *00*				*4*		*450*			
18: *40*									
19: ___	*250/200*	*Ingwertee/Wasser still*							
20: *10*				*3*		*400*			
21: *00*	*150*	*Hustentee*							
22: *15*				*2*		*290*			
23: ___		*23:15 geschlafen*							
00: ___									
01: ___									
02: ___									
03: ___									
04: ___									
Gesamtmenge (ml)	*2.150*					*2.310*			
						Tag	Nacht		
Frequenzen	*9*		*0*	*6*	*1*	*5*	*0*		

Medikation (Präparat, Dosis, Tageszeit): *L-Thyroxin 100 mcg (1-0-0); Diabesin 850 mg (1-0-1); Bonadea® (0-0-1); Aspirin 500® (1-0-1)*

Besondere Tagesereignisse: Sport (Art, Dauer), körperl./emot. Belastung, Wetter (Temp., Regen, ...), akute Erkrankung, Andere

Grippaler Infekt mit Husten (kein Harnverlust!), im Bett gelegen, viel geschlafen, kaum gegessen

* **SP:** Speichergespräch • **SG:** Schnürgeste mit stenosierter Ausatmung auf CH • **FB:** Fingerdruck gegen Blasendruck
TT: Tip-Tip-Tip-die schnelle Haltespannung • **VB:** virtuelles Bonbon Lutschen

** **1:** Tropfen • **2:** Spritzer • **3:** geringe Menge • **4:** nass

*** **oA:** ohne Anlass • **S:** Sitzen • **P:** Positionswechsel • **T:** Treppab Gehen • **R:** Rennen • **H:** Husten • **N:** Niesen • **L:** Lachen • **LM:** Last-Minute-Inkontinenz • **So:** Sonstige

Abb. 11.8c (Fortsetzung) Drei Trink-Miktionsprotokolle einer 42-jährigen Patientin bei Behandlungsbeginn (Erstbefund), ungefähr in der Mitte der Behandlungszeit (Verlauf) und bei Behandlungsende (Abschluss) © P. Bachmann [M601]

- Die durchschnittliche Entleerungsmenge pro Miktion hat sich fast verdoppelt.
- Die Toilettengänge haben sich etwa um die Hälfte reduziert.
- Der Einsatz von Aufschubstrategien war hilfreich und trug tagsüber zur erhöhten Speicherfähigkeit bei.
- Es erfolgten keine nächtlichen Miktionen mehr, d. h. die unphysiologische Konditionierung ließ sich aufheben.
- Hustenkontinenz und Sphinkterkompetenz wurden zurückgewonnen.

Das Trink-Miktionsprotokoll deckt im Wesentlichen das ungünstige Trinkverhalten (geringe Tagestrinkmenge und Trinkmengenverteilung) und Miktionsverhalten der Patientin auf (zu viele vorsorgliche Toilettengänge). Die Motivation, das Protokoll über einen längeren Zeitraum zu führen, wurde durch die sichtbaren positiven Veränderungen in erstaunlich kurzer Zeit gefördert. So dient die Protokollserie nicht nur der Befundung, sondern ist als Therapiemittel äußerst hilfreich. Es kann angenommen werden, dass durch die wiedergewonnene neuromuskuläre Anpassungsfähigkeit (gesteigerte Trinkmenge bei guter Trinkmengenverteilung, vermehrte Harnspeicherung, erhöhte Sphinkterleistung und die Kenntnis der Zusammenhänge) einer zukünftigen schleichenden Reduzierung der Verschlusskraft sowie einer Verschärfung der Drangsymptomatik Einhalt geboten wurde.

Empfehlung aus der Praxis
Die Überzeugungskraft des Therapeuten, Patienten zum Führen eines Protokolls zu veranlassen, gewinnt durch die eigene Erfahrung. Wer selbst Trink-Miktions- oder Stuhlprotokolle geführt hat, weiß um Probleme in der praktischen Anwendung, hat Verständnis für die Unbequemlichkeiten, findet dafür Lösungen und ist mit der Aufdeckung unerwarteter Befunde vertraut.

Physiotherapeutische Provokationstests

Gradmesser des Fortschritts oder des ausbleibenden Erfolgs sind sog. Provokationsübungen (auch Provokationstests), die die Sphinkterkompetenz überprüfen.

Plötzliche, durch unterschiedliche Bewegungen provozierte Druckerhöhungen im Bauchraum überprüfen graduell die Reaktionsfähigkeit der Beckenboden-Sphinktermuskulatur. Sie geben Aufschluss über die reaktive Verschlusskraft des quergestreiften urethralen Sphinkters (Sphinkterkompetenz).

- *Test 1:* geringste Provokation
  Therapieballübung: *Hopp und Hopp mit Armschwung* (➤ Kap. 11.3.9 R)
- *Test 2:* mittelstarke Provokation
  Therapieballübung: *Kick und Kick mit Gestik* (➤ Kap. 11.3.9 S)
- *Test 3:* starke Provokation (➤ Abb. 11.9a–b)
  Stand: *Fersenaufpralltest* (bzw. Hackenaufpralltest)
  Ausführung

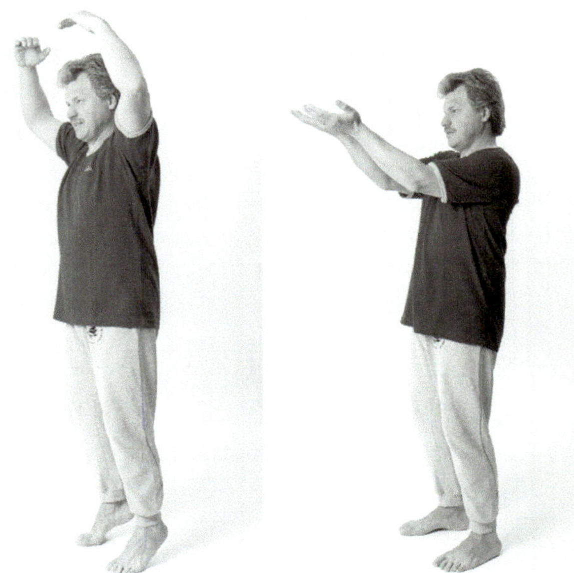

Abb. 11.9a–b Fersenaufpralltest; a) Ausgangsstellung, b) Endstellung [K335]

  Fersen sind angehoben → das gesamte Körpergewicht steht auf den Fußballen → die Knie sind leicht gebeugt → sie verbleiben in der kaum sichtbaren Beugung bis zum Abschluss des Aufpralls → beide Arme stehen locker gestreckt über dem Kopf
  - Im Moment des Fersenaufpralls wird mit einem Ton ausgeatmet: z. B. „WA" → gleichzeitig schwingen die Hände bzw. beide Arme kreisförmig seitlich von oben nach unten → und vor den Körper bis ungefähr in Kinnhöhe → in der Endstellung zeigen die durchgespannten, flachgestellten Handflächen – in stellvertretender (Hebe-)Geste – den reaktiv „hochgeschwungenen" tonisierten Beckenboden (Trampolineffekt).

Seit Anwendung der aufrechten Körperhaltung beim Husten (➤ Kap. 11.2.5) hat der früher übliche Husten-Provokationstest (6-mal trocken husten) seine Bedeutung verloren.

Der One-hour-pad-test (einstündiger Vorlagentest)

Seit 1990 empfiehlt die International Society of Continence (ISC) den One-hour-pad-test (pad = Vorlage). Die Messmethode ist ein Standardtest zur Objektivierung eines unwillkürlichen Harnverlustes bei Belastungsinkontinenz. Der Test ist Teil ärztlicher Befunderhebung. In der physiotherapeutischen, ambulanten Praxis ist dieser Test zeitlich kaum durchführbar und gehört deswegen nicht zu den anamnestischen Untersuchungsstandards.

Für Physiotherapeuten, die den Test innerhalb der Klinik begleiten, sowie für interessierte Patienten, die ihn zur Über-

11

prüfung ihrer Behandlungsfortschritte in eigener Regie anwenden, werden nachfolgend die Testkriterien beschrieben.

Testablauf

- 2 Stunden vor Testbeginn soll keine Flüssigkeit mehr aufgenommen werden.
- Blase entleeren
- Vorlage wiegen und einlegen
- im Sitzen 500 ml natriumarme Flüssigkeit trinken; ab der 30. Minute wird die Patientin aufgefordert zu gehen und Treppen zu steigen
- ab der 45. Minute absolviert sie folgendes Belastungsprogramm:
  - 10-mal hinsetzen und aufstehen
  - 10-mal kräftig husten (in traditioneller Weise!)
  - 1 Minute auf der Stelle laufen
  - 5-mal Gegenstände vom Fußboden aufheben
  - 1 Minute die Hände unter laufendem Wasser waschen (Überprüfung einer Dranginkontinenz)
- nach der 60. Minute Vorlage entfernen und wiegen.

Bewertung

- Inkontinenz Grad I: < 2 g
- Inkontinenz Grad II: 2–10 g
- Inkontinenz Grad III: 10–50 g
- Inkontinenz Grad IV: > 50 g

Bei trockener Vorlage wird der Test wiederholt.

Die Deutsche Kontinenzgesellschaft definiert – in Abänderung der Klassifikation nach Ingelman-Sundberg – folgende Inkontinenz-Schweregrade:

- Grad I: sporadische Harninkontinenz < 10 ml/h
- Grad II: belastende Harninkontinenz 10–25 ml/h
- Grad III: schwere Harninkontinenz 25–50 ml/h
- Grad IV: absolute Harninkontinenz > 50 ml/h.

Trotz seines Bekanntheitsgrades und der ISC-Empfehlung wird dem Pad-Test aus folgenden Gründen nur ein geringer diagnostischer Wert zugestanden:

- Urinverlust < 1 g/h gilt als kontinent. Die Patientin sollte während des Tests auch bei Harndrang nicht auf die Toilette gehen. Lässt sich die Miktion willentlich nicht verzögern, gilt der Test, der eine eventuelle Belastungsinkontinenz aufdecken soll, als nicht durchführbar. Denn wenn innerhalb von einer Stunde nach Blasenentleerung – s. o. Testbeginn – unbezwingbarer Drang auftritt, besteht eine Dranginkontinenz bzw. eine Mischinkontinenz. Das macht den Test für die Evaluation der Belastungsinkontinenz unbrauchbar.
- Ein normaler Testbefund sollte mit Vorsicht interpretiert werden, da er eine Inkontinenz nicht sicher ausschließt, ggf. sollte der Test wiederholt werden.
- Weitere Fehlerquellen des Pad-Tests sind starke Transpiration und vaginaler Ausfluss.
- Der Test sollte nicht während der Menstruation ausgeführt werden.
- Der schwächste Aspekt der Erhebung ist, dass Patienten den Test durch willkürliche Miktion in die Vorlage beeinflussen können, z. B. wenn die Inkontinenz eine starke neurotische Komponente hat.

Fragebogen nach Behandlungsabschluss

Am Ende der Behandlung wird der Patient bzw. die Patientin gebeten, das Behandlungsergebnis auf einem Abschlussfragebogen zu dokumentieren (Anhang). Die Rückmeldungen sind ein wichtiger Nachweis über Effizienz und Compliance der Behandlungsangebote. Bei häufig genannter Erfolglosigkeit und/oder mangelndem Engagement der Patienten muss die Therapeutin ihr Vorgehen überprüfen. Hilfreich ist der Austausch mit erfahrenen Kollegen, z. B. mit einem regionalen Arbeitskreis der Arbeitsgemeinschaft Gynäkologie, Geburtshilfe, Urologie und Proktologie im ZVK (AG-GGUP) oder mit den entsprechenden Fortbildungsreferenten, z. B. des Berufsverbandes.

11.2.2 Testing, ein – umstrittenes – Test- und Behandlungsverfahren

Ärzte und speziell ausgebildete Physiotherapeuten benutzen den digitalen vaginalen Palpationstest, den sog. *Finger-Kneif-Test,* zur Beurteilung der Beckenbodenkraft bzw. zur Überprüfung der Innervationsfähigkeit des N. pudendus.

In England, der Schweiz und in Österreich wird der digitale vaginale Test von Physiotherapeuten zur Beurteilung der Beckenbodenmuskulatur innerhalb der Befunderhebung und zur Kontrolle des Behandlungsverlaufs eingesetzt. In Deutschland hat sich der Prüfungstest bei Physiotherapeuten bislang nicht allgemein durchgesetzt.

Dem Kneifdruck wird eine Bewertungsskala (Oxfordskala) unterlegt: 0 bedeutet keine spürbare Muskelaktion, 1–4 sind Zwischenbewertungen und der Wert 5 entspricht einem maximalen Willkürdruck.

Es bestehen Vorbehalte zur Methode und Objektivität des Tests, dessen Aussagewert von den neuromuskulären Prüfungsbedingungen, äußeren Prüfungsumständen, der Tagesform der Patientin und subjektiven Bewertungen des Prüfers abhängt. Zudem können die physiologische Komplexität, Variabilität und Arbeitsweise nicht „erspürt“, d. h. diagnostiziert werden. Charakteristische kontinenzsichernde Parameter des Systems wie Reaktionen auf alltägliche körperliche Anforderungen wie: Lageveränderungen, spontane intraabdominelle Druckveränderungen, Füllungszustand der Harnblase (intrinsische Reaktion), wie auch auf die seelisch-geistigen Einflüsse auf den myofaszialen Tonus z. B. bei beruflichem bzw. familiären Stress oder Müdigkeit sind genauso wenig stabil messbar. Ohne organischen Zusammenhang isoliert zu palpieren bleibt ohne Wert für die physiotherapeutische Diagnostik und ohne therapeutische Konsequenz!

Testablauf und neuromuskuläre Situation

Üblicherweise liegt die Frau auf dem Rücken, die gespreizten Beine liegen in Beinstützen. Der Untersucher sitzt vor dem liegenden, horizontal eingestellten Beckenausgang. Zwei Finger werden in die Vagina gelegt. Die Bewegungsinformation kommt von außen. Die Instruktion lautet: „Fest zukneifen! Versuchen Sie, mit größtmöglicher Kraft die Finger zu umspannen!"

Die Bewegungsinformation lautet *kneifen* bzw. *zwicken* oder *drücken*. Dieser Bewegungsauftrag entspricht jedoch nicht der neuromuskulären Funktionsinformation, die in der angesprochenen Struktur gespeichert ist. Die funktionsspezifische Information bei digitaler Prüfung wäre für den Hiatus wie für den analen Sphinkter *schnüren*.

Die reaktive bzw. reflektorische Kontraktionsleistung der Puborektalschlinge ist die schnellkräftige Verkleinerung des Hiatus urogenitalis (beim Husten), was zur *Einschnürung* der Vagina und zum Knickverschluss des Rektums führt (➤ Kap. 3.2, ➤ Kap. 11.1.2).

Die vaginalen Finger geben den medialen Rändern der Puborektalschlinge Berührungsinformationen, damit ein möglichst eindrucksvoller (isolierter) Kneifdruck aufgebaut werden kann. Dazu ein Aspekt aus der neurophysiologischen Informationslehre: Zum Thema Information und Bewegung schreibt Prof. Perfetti, klinischer Neurophysiologe, Folgendes: „Bewegung erzeugt Information, und die Information ermöglicht das Entstehen der Bewegung. Ist dieser Kreislauf gestört, kann es nicht zu physiologischen Bewegungsabläufen kommen."

Die Druckerzeugung um die Finger herum ist willkürlich inszeniert. Die befolgte Anweisung erzeugt eine momentane, isolierte Kontraktion (Kneifdruck als extrinsische Aktivität). Die Patientin befolgt eine unorganische Anweisung, für die es keine Vorinformationen im muskulären System gibt.

Die natürliche Arbeitsweise dieser Muskulatur ist eine reaktive oder reflektorische, von organischer (intrinsischer) Anforderung ausgelöst.

Der äußeren Bewegungsauslösung durch das Testing fehlt die Stimulation aus dem System, wie sie z. B. bei intraabdominellen Druckerhöhungen gegeben ist, bei denen zur Kontinenzsicherung eine angepasste Tonuserhöhung automatisch erfolgt.

Aus diesem Grund besitzt eine *aktiv* inszenierte muskuläre Kontraktion – zur Prüfung und Bewertung *reaktiv* bzw. reflektorisch arbeitender Muskeln – nur einen eingeschränkten Aussagewert.

Die Situation der Frau in der Testsituation

Die Patientin liegt in der Regel passiv, mit geöffneten, auf Stützen liegenden Beinen, mit dem Untersucher zugewandten Beckenausgang in einer psychisch sensiblen Position, auf dem Untersuchungsstuhl. Die Gemütslage der Patientinnen ist häufig eher angespannt, ihre äußere Lage bewegungslos.

Physiologisch ist der muskuläre Bereitschaftstonus für Beckenbodenbewegungen in der abgestützten Rückenlage herabgesetzt (➤ Kap. 3.1).

Die im vaginalen Gewebe gespeicherten Informationen sexueller Erfahrung sind unter Kontrolle bzw. werden verdrängt, wie die Situation es verlangt. Auch das medizinische Fachpersonal vermeidet jedes Stimulieren, das in sexuelle Richtung gedeutet werden könnte. Die eingelegten Finger geben aus verständlichen Gründen den Muskeln keine sensorische Friktionsinformation. Ein solches Handeln wäre strafbar. Testing verlangt eine absolut sachliche Atmosphäre. Dennoch testen – auch wenn es aus dem Bewusstsein verdrängt ist – die fremden Finger in der Vagina das Funktionieren des inneren weiblichen Sexualorgans.

Während der Kohabitation hingegen stimulieren Friktionen des Penis die Innervation der Klitoris und die Kontraktionen der die Vagina umgebenden Muskulatur. Die Bewegungen des Penis sind informative Stimuli, die sensomotorisch den Tonus der Muskulatur erhöhen. Die aktivierten Muskeln verengen die Scheide und unterstützen damit die Erektion. Die Muskelenge um die Vagina und die Erektion des Penis stehen in dynamischer, reaktiver Wechselwirkung.

Über dieses natürliche Feedback wird vaginales Muskelspiel während der Kohabitation willentlich steuerbar. Die sexuelle Situation wird von Viktor E. Frankl (Neurologe und Psychiater) wie folgt beschrieben: „Der Sexualakt ist keine muskuläre Leistung, sondern eine emotional angetriebene Gesamtleistung".

Vor diesem Hintergrund lässt sich sagen, dass das Bewegungsergebnis, wie es sich beim Testing darstellt, kein Ausdruck einer physiologischen Reaktion ist. Das Bewegungsresultat spiegelt nicht die wirkliche Leistungsfähigkeit des vaginalen Muskelsystems wider. Die produzierte isolierte Aktion beim „Finger-Kneif-Test" ist eine mechanistisch hergestellte, sinnentleerte Muskelaktion, die noch dazu in einer psychisch belastenden bzw. einer erlebnisneutralen Situation ausgeführt wird. Die negativen Umstände gelten ebenso für Palpation und Testing bei stehender Patientin, mit der Ausnahme, dass Senkungszustände deutlicher in Erscheinung treten.

Therapeutenfinger, äußere Umgebung, Körperposition der Frau, das Fehlen von Liebe, Erotik, seelischer Zuwendung und innerer Erlebnisbereitschaft stellen ein Prüfungsresultat her, das fragwürdig ist. So wie Menschen aus einer Ganzheit heraus sprechen und nicht nur Worte addieren, so wenig können einzelne willentliche Spannungen um Therapeutenfinger herum stellvertretende Ergebnisse erzeugen, die in sexueller Situation natürlicherweise auftreten würden.

Muskelphysiologische Aspekte

Die medizinische Trainingstherapie beschreibt als Nachteil *statischen* Trainings das Fehlen der koordinativen Elemente.

Eine statische Vorgehensweise wird deshalb als unphysiologische muskuläre Arbeitsweise gekennzeichnet.

Es ist bekannt, dass bei statischer Muskelarbeit Blutgefäße komprimiert werden. Werden Muskeln zusammengepresst, nimmt der periphere Gefäßwiderstand zu. Bei statischer Arbeit führt mangelnde Muskeldurchblutung zur Hypoxie und raschen Ermüdung.

Außerdem hat statische Arbeit eine stärkere Blutdruckerhöhung zur Folge als dynamische Arbeit. Für ältere Menschen mit Hypertonie oder Herzkrankheiten wirkt sich die Belastung des statischen Übens daher besonders ungünstig aus.

Eine physiologische Grundlage, die Testing rechtfertigt, scheint nicht gegeben zu sein:
- Das Testergebnis ist vielmehr Ausdruck unphysiologischer Prüfungsbedingungen.
- Die dem Test zugrunde liegende Oxford Bewertungsskala stellt die Objektivität der Ergebnisse insofern in Frage, als die Resultate von der subjektiven Bewertung des jeweiligen Testers abhängen.
- Die Patientin wird nicht selten durch das Testverfahren und das Testergebnis verunsichert. Die Bemerkung: „Sie haben verlernt, ihren Beckenboden anzuspannen" hinterlässt das unangenehme Gefühl der Unzulänglichkeit.
- Dabei wird außer Acht gelassen, dass nur wenige Menschen über eine bewusste Muskeltätigkeit der automatisch arbeitenden Beckenboden-Sphinkter verfügen.

Testing kann man allenfalls als medizinischen Grobtest gelten lassen (Kölbl).

Testing als Training?

Auf medizinischen Tagungen wird Testing nicht nur zur Überprüfung, sondern auch als Beckenbodentraining empfohlen. Als Nachteile lassen sich folgende Aspekte nennen:
- Testing als Behandlungsform bedeutet Abhängigkeit von einer zweiten Person.
- Die Ausgangsposition der Frau ist aus den oben genannten Gründen weder für einen Funktionstest noch für ein Beckenbodentraining geeignet.
- Untersuchende Finger in der Vagina lösen keine *funktionsspezifischen* Reaktionen aus. Eine bewusst hergestellte, isolierte Muskelkontraktion besitzt für die systemischen Beckenboden-Sphinkterleistungen deshalb nur einen geringen Nutzwert.
- Die Patientin hat zusätzlichen Aufwand für Wegstrecke, Fahrtkosten und Wartezeit zu erbringen. Die zeitlichen und finanziellen Belastungen stehen in keinem Verhältnis zum Nutzen der kurzen Maßnahme.
- *Üben* heißt außerdem *täglich* trainieren, denn verloren gegangene Funktionen lassen sich nur – in den Alltag integriert – reaktivieren.
- Es werden zusätzlich Krankenkassenkosten verursacht. Die Vorgehensweise belastet die Solidargemeinschaft, ohne alltagstauglich zu sein.

Ein Beckenboden-Sphinktertraining muss vielmehr sinnvoll sein, d. h. es muss systemische Funktionsaspekte ansprechen. Es muss sich zeitlich in individuelle Tagesabläufe einfügen lassen und den Patienten die Möglichkeit zu eigenständigem Üben geben. Nur so kann es zur Eigeninitiative motivieren.

LITERATUR

Ebelt-Paprotny, G., Preis, R.: Leitfaden Physiotherapie, 5. Auflage, Elsevier, München 2008

Frankl, V. E.: Theorie und Therapie der Neurosen, 8. Auflage, UTB Wissenschaft Ernst Reinhardt Verlag, München, Basel 1999

Klein-Vogelbach, S.: Funktional Kinetics, Therapeutische Übungen, 6. Auflage, Springer, Berlin 2012

Kölbl, H.: Weibliche Streßinkontinenz, Hippokrates, Stuttgart 1989

Perfetti, C.: Der hemiplegische Patient, 2. Aufl., Pflaum, München 2008

Poll, T., Fröhlich, G.: Urodynamik Leitfaden, Springer, Berlin 1995

11.2.3 Behandlungsaufbau

Physiotherapie ist auf die Beteiligung der natürlichen Fähigkeiten des Organismus zu Regeneration und Regulation, Anpassung und Heilung ausgerichtet und angewiesen. Über Reiz und Reaktion werden körpereigne Fähigkeiten aktiviert, mit dem Ziel, endogene Eigenleistungen zu fördern. Normalisieren sich die Funktionen und reintegrieren sie sich in den organischen Gesamtzusammenhang, so trainieren sie sich täglich selbst. Der Alltag dient dann als Übung.

Die Inhalte jeder Behandlung bestehen *erstens* aus den Basistechniken und darauf aufbauend *zweitens* aus 1–2 entspannenden Wahrnehmungsübungen, *drittens* 1–2 Übungen zur bewussten Bewegungslenkung und einer individuellen Auswahl von therapeutischen Übungen aus dem 6., 7. oder 8. Behandlungsschritt.

Belastungs- oder Dranginkontinenz?

Die Kontinenztherapie richtet sich nach den Symptomen. Die Art der Störung bestimmt die Auswahl der Behandlungselemente. Im Folgenden werden Störungen mit einer Abfolge von therapeutischen Maßnahmen zusammengeführt, so wie sie sich in der Reihenfolge des Lernens und der praktischen Arbeit bewährt haben.

Die Übungsanforderungen sollten immer die Gesamtsituation der Patientin berücksichtigen. Das bezieht sich auf die Ausgangsstellung, den Grad der Belastung, die Dosierung, das Alter, andere Behinderungen und Alltagsbelastungen sowie auf die Motivierbarkeit und den Intellekt der Patientin.
- Bei eindeutiger Diagnose (Belastungs-, Dranginkontinenz oder Mischform) kann nach den folgenden Schemata verfahren werden:

- **Störung Belastungsinkontinenz**
  Behandlungsablauf bei urethraler bzw. analer Sphinkterinkompetenz (Belastungsinkontinenz) und Descensus urogenitalis:
  - kognitive Informationen → Wissensvermittlung
  - Soforthilfen gegen intraabdominelle Drücke → Sicherung der Harn- und/oder Stuhlkontinenz
  - kinästhetische Wahrnehmungsschulung → Atmung und Bewegung
  - visuelle Stimulation der biologischen Vorstellungsbilder → Bewegung der Beckenbodenmuskulatur und der Sphinktermuskeln
  - Therapeutische Übungen → Anhebung des Tonus als Basis für reaktive und reflektorische Muskelleistung → standardisiertes Übungsprogramm (Programm-Mix aus Übungen der FT-Fasern und ST-Fasern)
  - Umkonditionierung eventueller Fehlanpassungen
  - physikalische Begleitmaßnahmen
  - Selbstmanagement im Alltag
  - persönliches Übungsprogramm im Alltag.
- **Störung Drangsymptomatik**
  Behandlungsablauf bei urethraler bzw. analer Drangsymtomatik, Dranginkontinenz, hypertoner Beckenboden-Sphinktermuskulatur:
  - kognitive Informationen → Wissensvermittlung
  - Aufschubstrategien gegen vorzeitigen Drang
  - Umkonditionierung des ungünstigen Trink- und Miktionsverhaltens (Steigerung der Blasenkapazität)
  - kinästhetische Wahrnehmungsschulung
  - visuelle Stimulation über biologische Vorstellungsbilder
  - Therapeutische Übungen
  - Lösungstherapie bei Hypertonus
  - physikalische Begleitmaßnahmen
  - Selbstmanagement im Alltag.
- **Störung Mischform**
  Klinisch finden sich häufiger Mischformen der Inkontinenz. In der Regel wird innerhalb der Beckenbodengruppen nicht nach Belastungs- bzw. Dranginkontinenz unterschieden; vielmehr bekommt die gemischte Gruppe Angebote gegen beide o. g. Inkontinenzformen. Hierfür bietet sich der Therapieaufbau nach den folgenden Behandlungsschritten an.

Erster Schritt: Drei Basistechniken

Die Therapie beginnt mit drei Techniken, die den gesamten therapeutischen Ablauf begleiten. Funktionelle Soforthilfen und Aufschubstrategien sollen zu Alltagshilfen werden, die stenosierte Atemtechnik schützt darüber hinaus übungsbegleitend vor Überbelastungen.

1. Therapeutische funktionelle Soforthilfen

Hustendreh und *Niesrück* (➤ Kap. 11.2.5)
Zuordnung: Belastungsinkontinenz, Mischform, postoperativ, post partum

2. Aufschubstrategien

- reflektorisch: Fingerdruck gegen Blasendruck (➤ Kap. 11.2.6 A)
- somatotopisch: orale Punkte – Dammpunkt (➤ Kap. 11.2.6 B)
- reaktiv: Tip Tip Tip – die schnelle Haltespannung (➤ Kap. 11.2.6 C)
- psychovegetativ: Speichergespräch mit Blase und Darm bzw. Funktionsgespräch mit dem „Schnürer", dem urethralen bzw. analen Sphinkter (➤ Kap. 11.2.6 D)

Zuordnung: Dranginkontinenz, Mischform, postoperativ, post partum

3. Stenosierte Ausatemtechnik auf dem vorderen CH

Stenosiertes Ausatmen in Verbindung mit geführten Beckenboden-Sphinkter-Bewegungen verstärkt die Stimulation der visuell angesprochenen Muskelfasern (➤ Kap. 11.3.2 B). Weitere Effekte sind:

- muskulärer Spannungszuwachs durch Widerstand
- Stimulation und Koordination der Bewegungen aller Bauchkapselwände
- Rhythmisierung der Bewegungsabläufe
- Verhinderung der Pressatmung bei anstrengenden Bewegungen.

Zuordnung: Belastungsinkontinenz, Mischform, Deszensus, Rückbildungsgymnastik, Sphinkterinkompetenz nach radikaler Prostatektomie.

Zweiter Schritt: Entspannungstherapie und Wahrnehmungsschulung

Häufige Inkontinenzerlebnisse sind eine große Belastung. Der daraus resultierende seelische Dauerstress führt zu körperlicher Verspanntheit. Spannungsausgleich durch Entspannungsübungen verbessert die psychophysische Ausgeglichenheit.

Vester beschreibt in seinem Buch *Phänomen Stress*, dass Entspannung über konkrete biochemische Veränderungen Stress im Organismus abbaut. In tiefer Entspannung werde ein „einzigartiger Antistress-Zustand" erzeugt. Der Körper ruht, während die geistige Aktivität bestehen bleibt. Die gesteigerte Durchblutung in der Muskulatur während der Entspannung baut Milchsäure ab, die besonders in Stresssituationen auffallend hoch im Blut vorhanden ist. 1–2 Entspannungsübungen sollten deshalb dem Übungstraining vorangehen. Entspannungsübungen im Sinne der Körpertastarbeit sind Wahrnehmungsübungen, bei denen der Tastsinn mit Hilfe von Medien (z. B. Boden/Ball) die Bewegung organisiert. Um Bewegungsspuren wahrnehmen und differenzieren zu können, müssen kinästhetische Erlebnisse gefördert werden.

Einfache, großflächige Übungen steigern die Wahrnehmungsfähigkeit für den zu erlernenden kinästhetischen Kontakt zu den Beckenboden-Sphinktermuskeln:
- Laus im Pelz (➤ Kap. 11.3.2 D)
- Liegen – nur Liegen? (➤ Kap. 11.3.2 A)
- Einrollen und Ausbreiten (➤ Kap. 11.3.2 F)
- Stre-De-Rä (➤ Kap. 11.3.2 E)
- Beballung (➤ Kap. 11.3.2 G)

Zuordnung: unabhängig von Krankheitsbildern

Diese Übungen zur Reduzierung von Stress- und Spannungssymptomen werden durch folgende Maßnahmen aus der Lösungstherapie ergänzt:
- Grifftechniken und Atemlenkung (➤ Kap. 11.2.8 C)
- Mundraumlösung (➤ Kap. 11.2.8 A)
- Beballung (Partnerübung) (➤ Kap. 11.3.2 G)
- Spiel der Hüftgelenke → Partnerübung auf dem großen Therapieball (➤ Kap. 11.3.9 B).

Die erste Anwendung ist eine therapeutische Einzelbehandlung, die beiden letzten Übungen eignen sich für die Gruppentherapie.

Zuordnung: Dranginkontinenz, Drangproblematik, Detrusor-Sphinkter-Dyskoordination, Anismus, Proktospasmus.

Dritter Schritt: Die bewusste Bewegungslenkung des Beckenbodens

In einem entspannten Zustand körperlicher und geistiger Aufmerksamkeit werden die physiologischen Atembewegungen unter hellwacher Selbstbeobachtung erfahrbar.

Im Spüren der expansiven Bewegung während der Einatmung und der zurückziehenden Kontraktionsbewegung während der Ausatmung treten die visualisierten wechselnden Mitbewegungen des Beckenbodens und des externen Sphinkters differenziert ins Bewusstsein. Mit Hilfe der erworbenen Spürfähigkeit, dem Visualisieren und der aktiven Mitarbeit im Bewegungsablauf der Atmung können Beckenboden-Sphinktermuskeln präzise und willentlich gelenkt und über das kinästhetische Feedback kontrolliert werden.

Atemwahrnehmung und Beckenbodenbewegungen sind vor allem mit Hilfe der folgenden Übungen erfahrbar:
- Die sehenden Hände (➤ Kap. 11.3.2 C)
- Manschettenübung (➤ Kap. 11.3.7 B)
- Der Blasebalg (➤ Kap. 11.3.7 F)
- Die Seerose (➤ Kap. 11.3.7 A)
- Der Schwamm (➤ Kap. 11.3.7 D)
- Die Welle (➤ Kap. 11.3.7 C)
- Aprikose in der Beckenbodenhand (➤ Kap. 11.3.6 C)
- Im Rennwagen unterwegs (➤ Kap. 11.3.8 G)

Zuordnung: Reaktivierung reaktionsarmer Beckenboden-Sphinktermuskeln

Vierter Schritt: Die Topographie des Beckenbodens mithilfe der Schwerkraft korrigieren und im Alltag schützen

Topographieverbesserung des Beckenbodens ist hauptsächlich ein Frauenthema. Häufig bleiben nach Schwangerschaften kleinere oder größere Positionsveränderungen des Beckenbodens und der Organe des kleinen Beckens zurück. Weitere Ursachen für Senkungen des Beckenbodens sind Belastungen durch obstipierte Stuhlentleerungen, chronischer Husten oder allergisches Niesen in traditioneller Körperhaltung, Dauerfehlhaltungen im Alltag, schwere körperliche Arbeit oder angeborene Gewebsschwäche.

Übungen gegen Deszensus sollten möglichst in korrigierter, d.h. angehobener Position des Beckenbodens stattfinden. Die geeignete Korrekturposition des Beckenbodens ist die Knie-Ellbogenlage. In der Umkehrstellung des Beckens wird die Position der Harnblase, der Gebärmutter, der Scheide und des Beckenbodens durch Zugeinwirkung der Schwerkraft in Richtung Bauchraum angehoben. Das gleichzeitige explosive Sprechen von Kurzworten mit Verschlusslauten aktiviert die schnellen Muskelfasern des Beckenbodens (➤ Kap. 2.6).

Alternativ gelingt eine (vorerst) kurzfristige Korrektur der Topographie mit Hilfe der kleinen Ballblase. Das anschließende Üben der Gurtfunktion des Diaphragma pelvis kann dann in verbesserter Position des Beckenbodens stattfinden.

Da die regelrechte Lage von Beckenorganen und Beckenboden entscheidend vom muskulären Gleichgewicht des Bauchkapselsystems abhängt, begünstigen Übungen für dieses System die organische und muskuläre topographische Situation.

Die folgenden Übungen eignen sich besonders zur Topographieverbesserung:
- Das vergnügte Schwänzlein (➤ Kap. 11.3.3 A)
- Malende Sitzknochen (➤ Kap. 11.3.3 B)
- Brrr (➤ Kap. 11.3.3 D)
- Lick – Lack – Lock (➤ Kap. 11.3.3 E)
- Auf der kleinen Ballblase: Hopplahopp (➤ Kap. 11.3.3 C)

Topographieschutz im Alltag bieten die folgenden Übungen bzw. Maßnahmen:
- Hustendreh und Niesrück (➤ Kap. 11.2.5)
- Ökonomisches Sitzen (➤ Kap. 11.3.1 E)
- Das Dreieck (➤ Kap. 11.3.8 A)
- Ökonomisches Aufstehen und Hinlegen (➤ Kap. 11.3.1 A–B)
- entlastendes Bücken und Heben (➤ Kap. 11.3.1 C)
- Beckenboden schonendes Verhalten bei der Darmentleerung.

Zuordnung: Descensus urogenitalis, Belastungsinkontinenz, Mischform

Fünfter Schritt: Energiegewinnung und Muskelgleichgewicht

Arterielle Hyperämie erhöht die Zufuhr von Sauerstoff und Nährstoffen. Die Steigerung der Durchblutung verbessert den Tonus der Muskulatur, die Tonusregulation und die muskuläre Reaktionsfähigkeit.
Durchblutungsförderung über Selbstanwendungen:

- Autotransfusion (➤ Kap. 11.3.4 A)
- Warmer Bauch (➤ Kap. 11.3.4 B)
- Das Kaltwasser-Abklatschen (➤ Kap. 11.2.4)

Anwendungen durch die Therapeutin:

- Reflexzonentherapie am Fuß, Heiße Rolle im Dermatom, Bindegewebsmassage im Dermatom (➤ Kap. 11.2.4)

Zuordnung: unabhängig von Krankheitsbildern

Sechster Schritt: Muskeltraining und trophischer Muskelfaserzuwachs durch Widerstand

Das Nachlassen der Kontinenzfähigkeit in der zweiten Tageshälfte oder zunehmende Inkontinenzepisoden in seelischen und körperlichen Belastungszeiten weisen auf einen Mangel an neuromuskulären Reserven für Dauerleistungen hin.

Auch der sog. untere Kreuzschmerz (*Lower Back Pain*) kann ein Zeichen von insuffizienten Beckenbodenmuskeln sein. Auffallend häufig verschwinden diese Schmerzen während einer Kontinenztherapie.

Funktionsspezifisches Aufbautraining verbessert die schnelle Reaktionsfähigkeit und die Ausdauerleistung der Beckenboden-Sphinktermuskulatur.

Kontinenztherapie bei neurologischer Grunderkrankung versucht, die spezifischen Funktionen anzuregen und so weit wie möglich zu erhalten.

Widerstandsübungen (ST-Fasern)

- Stenosierte Ausatemtechnik auf CH, die mit allen Widerstandsübungen kombiniert wird (➤ Kap. 11.3.2 B)
- Der Boden gibt die Kraft zurück (➤ Kap. 11.3.6 A)
- Die vordere Stützbrücke (➤ Kap. 11.3.9 I)
- Auf dem Ball zu zweit (➤ Kap. 11.3.9 A)
- Senkrechte und schräge Wandwalze (➤ Kap. 11.3.9 K–L)
- Die gezeichnete Urethra (➤ Kap. 11.3.9 H)
- Der Hirtenstab und Stab-Variationen (➤ Kap. 11.3.9 M–O)
- Rollübungen mit Theraband (➤ Kap. 11.3.9 P)

Zuordnung: Belastungsinkontinenz, Mischform, Deszensus, Rückbildungsgymnastik, Sphinkterinkompetenz nach radikaler Prostatektomie

Ausdauerfähigkeit (ST-Fasern) – Training des urethralen und analen Sphinkters

Während der Übung wird durch das innere anatomische Vorbild (mentale Repräsentation) der Kontakt zum quergestreiften urethralen oder analen Sphinkter hergestellt.

Die visuelle Stimulation löst den Impuls für den Bewegungsanfang aus. Im ruhigen Rhythmus der stenosierten Ausatmung steigt – willentlich aktiv unterstützt – die muskuläre Schnürspannung. Mit der nachfolgenden reflektorischen Einatmung löst sich die Übungsspannung. Atemrhythmus, Vorstellung und Wille verstärken die Dynamik des Ablaufs. Der Atemfluss verhindert Atempressen beim Üben.

Schnürübungen für 3 Manschetten (Frauen) bzw. für 2 Manschetten (Männer) mit stenosierter Ausatemtechnik auf CH:

- Manschettenübung (➤ Kap. 11.3.7 B)
- Der Schwamm (➤ Kap. 11.3.7 D)
- Der Boden gibt die Kraft zurück (➤ Kap. 11.3.6 A)
- Reiskörner im Griff – mit frei fließender Atmung (➤ Kap. 11.3.6 D)

Geeignete Rollübungen auf dem Beckenboden-Therapieball:

- Die gezeichnete Urethra (➤ Kap. 11.3.9 H)
- Die vordere Stützbrücke (➤ Kap. 11.3.9 I)
- Die Rückhandbremse (➤ Kap. 11.3.9 J)
- Senkrechte und schräge Wandwalze (➤ Kap. 11.3.9 K–L)

Zuordnung: Belastungsinkontinenz, Mischform, Rückbildungsgymnastik, Sphinkterinkompetenz nach radikaler Prostatektomie

Levatorfunktion ST-Fasern und FT-Fasern

Physiologisch kann die Levatorfunktion nicht von der Sphinkterfunktion getrennt werden (funktionelle Beckenboden-Sphinkter-Einheit). Doch durch die Art des Ablaufs können Übungen vorwiegend auf die *Schnürfunktion* der Sphinkter oder auf die *Hebefunktion* (Trampolinaktivität) und die *Gurtfunktion* des Diaphragma pelvis ausgerichtet werden.

Die anatomische Mischung der Muskelfasern aus ca. 80 % ST-Fasern und 20 % FT-Fasern wird jeweils über langsam-dynamische oder schnell-dynamische Bewegungen stimuliert. Dazu eignen sich die folgenden Übungen, wobei die ersten beiden Übungen eher die FT-Fasern und die letzten drei die ST-Fasern ansprechen:

- Brrr (➤ Kap. 11.3.3 D)
- Lick – Lack – Lock (➤ Kap. 11.3.3 E)
- Der Boden gibt die Kraft zurück (➤ Kap. 11.3.6 A)
- Reiskörner im Griff (➤ Kap. 11.3.6 D)
- Aprikose in der Beckenbodenhand (➤ Kap. 11.3.6 C)

Die folgenden Wipp-Übungen auf dem Beckenboden-Therapieball stimulieren die FT-Fasern des Diaphragma pelvis:

- Hopp und Hopp mit Armschwung (➤ Kap. 11.3.9 R)
- Kick und Kick mit Geste (➤ Kap. 11.3.9 S)

Folgende Roll-Übungen auf dem Beckenboden-Therapieball eignen sich zur Stimulation der ST-Fasern:

- Spiel mit Grenzen (➢ Kap. 11.3.9 C)
- Die untergehende Sonne (➢ Kap. 11.3.9 D)
- Die goldene Kugel (➢ Kap. 11.3.9 E)
- Die gezeichnete Urethra (➢ Kap. 11.3.9 H)
- Die vordere Stützbrücke (➢ Kap. 11.3.9 I)
- Die Rückhandbremse (➢ Kap. 11.3.9 J)
- Senkrechte und schräge Wandwalze (➢ Kap. 11.3.9 K–L)

Zuordnung: Belastungsinkontinenz, Mischform, Deszensus, Rückbildungsgymnastik, Sphinkterinkompetenz nach radikaler Prostatektomie

Training der schnellen Reaktion (FT-Fasern)

Sollen im Kontinenztraining vorwiegend Bewegungsinformationen für die schnellen Fasern angeboten werden, z. B. zur Förderung der Husten- bzw. Nieskontinenz, sind folgende Übungen für die Erhöhung der Reaktionsfähigkeit zuständig:

- Lick – Lack – Lock (➢ Kap. 11.3.3 E)
- Brrr (➢ Kap. 11.3.3 D)
- Schnelle Fersen (➢ Kap. 11.3.9 Q).
- Hopp und Hopp mit Armschwung (➢ Kap. 11.3.9 R)
- Kick und Kick mit Geste (➢ Kap. 11.3.9 S)

Zuordnung: Belastungsinkontinenz, Mischform, Deszensus, Rückbildungsgymnastik, Sphinkterinkompetenz nach radikaler Prostatektomie

Siebter Schritt: Beckenbodentraining im Bauchkapselsystem

Die „tragende Säule" des Bauchkapselsystems ist die Wirbelsäule. Ihre Haltung und Bewegung bestimmen die Arbeitsfähigkeit der muskulären Teilsysteme der Bauchkapsel. Extensions- und Rotationsbewegungen der Wirbelsäule verbessern nicht nur Freiheitsgrade der Wirbelgelenke, sondern auch die Leistung der Funktionspartner im Bauchkapselsystem. Die muskulären Funktionspartner der Beckenbodenmuskeln – Zwerchfell, ventrolaterale Bauchmuskeln und selektive und globale Rückenmuskeln – wurden ausführlich in ➢ Kap. 11.1.2 beschrieben.

Das Beckenboden-Sphinktertraining, d. h. das Kontinenztraining, erfährt durch die Nutzung der funktionellen Wechselwirkungen im Bauchkapselsystem Erweiterung und Abwechslung. Im Folgenden werden die Übungen genannt, die sich für ein Beckenbodentraining im Bauchkapselsystem besonders eignen.

Ventrale Muskelarbeit – Bauchmuskelübungen:

- Matschagallalapa I breit und schmal (➢ Kap. 11.3.8 E)
- Matschagallalapa II lang und kurz (➢ Kap. 11.3.8 F)

Dorsale Muskelarbeit – Übungen der globalen Wirbelsäulen-Extensoren:

- Bronner Zeitung lesen (➢ Kap. 11.3.8 B)
- Das Dreieck (➢ Kap. 11.3.8 A)

Dorsale Muskelarbeit – Übungen der selektiven Wirbelsäulen-Extensoren:

- Bürzelwippen (➢ Kap. 11.3.8 K)
- Babyschaukel (➢ Kap. 11.3.8 N)
- Der Fersenflug (➢ Kap. 11.3.8 O)

Transversale Muskelarbeit – Übungen der Wirbelsäulen-Rotatoren:

- Hubfreie Rotation des Brustkorbs (➢ Kap. 11.3.8 C)
- Variation: Big Ben (➢ Kap. 11.3.8 D)

Zuordnung: Belastungsinkontinenz, Mischform, Deszensus, Rückbildungsgymnastik, Sphinkterinkompetenz nach radikaler Prostatektomie

Achter Schritt: Beckenbodenreaktionen im System querliegender Funktionsebenen

Schlüsselstellen funktioneller Verkettungen bilden alle querliegenden Funktionsebenen, die auch als Regionen mit einem hohen Informationsaustausch angesehen werden. Dazu gehören die Fußsohlen, die Kniegelenke, das Diaphragma pelvis, das Diaphragma pulmonalis, das zervikothorakale Diaphragma, das Diaphragma oris (der Mundboden), der harte und weiche Gaumen, der Axis, der Atlas sowie das Okziput mit Schädelbasis.

Erfahrungen der Kontinenztherapie bestätigen die Wechselwirkung der querliegenden Ebenen. Funktionell zeigt sich ein deutlicher Zusammenhang zwischen dem Diaphragma pelvis und den Ebenen Fußsohlen, Diaphragma pulmonalis und Diaphragma oris.

Beispiele dafür sind:

- die Fußsohlen: Die Tonuserhöhung der Fuß- und Wadenmuskulatur bewirkt eine Anspannung des Beckenbodens. Darauf basiert die Aufschubschubstrategie *Tip Tip Tip – die schnelle Haltespannung* (➢ Kap. 11.2.6 C).
- das Zwerchfell: Die stenosierte Ausatmung hat eine verstärkte Hebe- und Schnürspannung in der Beckenboden-Sphinkter-Einheit zur Folge.
- der harte Gaumen: Seine Stimulation erhöht die Beckenbodenspannung. Deshalb funktioniert die Aufschubschubstrategie *Virtuelles Bonbonlutschen* (➢ Kap. 11.2.6 B).
- das Diaphragma oris: Die Entspannung des Mundbodens löst auch eine hypertone Beckenbodenmuskulatur. Darauf basiert die Übung *Mundraumlösung* (➢ Kap. 11.2.8 A).

Folgende Übungen mit Plantarflexion und Druckaktivität der Ballen erhöhen den Spannungszuwachs in der Beckenbodenmuskulatur:

- Rumpelstilzchen (➢ Kap. 11.3.8 M)
- Tippeln (➢ Kap. 11.3.8 J)
- Das Körperhaus verschieben (➢ Kap. 11.3.8 P)
- Wipp- und Aufprallübungen auf dem Therapieball mit Druckaktivität der Ballen.

Übungen in neutraler Bückhaltung:

- Babyschaukel (➢ Kap. 11.3.8 N)
- Der Fersenflug (➢ Kap. 11.3.8 O)

Zuordnung: Belastungsinkontinenz, Mischform, Deszensus, Rückbildungsgymnastik post partum, Sphinkterinkompetenz nach radikaler Prostatektomie

LITERATUR
Vester, F.: Phänomen Stress, 3. Auflage, Deutscher Taschenbuchverlag, München 1981

11.2.4 Physikalische Begleitmaßnahmen in der Kontinenztherapie

Über physikalische Therapie können gestörte Beckenboden-Sphinkterfunktionen angeregt oder beruhigt werden. In der Kontinenztherapie haben sich bekannte Methoden aus der Reflexzonentherapie und aus der Balneologie bewährt, denn die muskuläre Arbeitsleistung ist nicht nur von der Kraft abhängig, sondern auch von den Durchblutungsverhältnissen und der Trophik der Gewebe. Aus der Balneologie kommen das Kaltwasser-Abklatschen und das warme Sitzbad mit Zusätzen zur Anwendung (s. u.). Aus der Reflexzonentherapie werden die folgenden unterschiedlichen physikalischen Begleitmaßnahmen im Einzelnen besprochen:

- Bindegewebsmassage
- Reflexzonentherapie am Fuß (H. Marquardt)
- Heiße Rolle im Dermatom.

Sie zeigen ihren therapeutischen Wert vor allem durch die Durchblutungsverbesserung und die Tonusregulation. Als weitere Wirkungen treten die Spasmolyse, die Schmerzlinderung und die allgemeine Entspannung in Erscheinung.

Die Begleitmaßnahmen bieten sich bei folgenden Indikationen an:

- Drangsymptomatik oder Dranginkontinenz
- Hypotone Beckenboden-Sphinktermuskulatur
- Hypertone Beckenboden-Sphinktermuskulatur
- chronische Blasenentzündung
- chronische Prostatitis
- Muskelatrophie.

Reflexzonentherapie

Querverbindungen zwischen dem zerebrospinalen Nervensystem und dem vegetativen Nervensystem stehen in Wechselbeziehungen zu inneren Organen und Hautbereichen (Dermatomen), den sog. Head-Zonen.

Die Wechselwirkung zwischen Haut und Organ tritt sowohl als viszerokutaner als auch als kutiviszeraler Reflex in Erscheinung. Die Reflexwege wirken in beide Richtungen:

- Bei Erkrankung eines inneren Organs schmerzt das zugehörige Dermatom (viszerokutaner Reflexbogen).
- Thermische Reize oder Bindegewebsmassage im Hautgebiet beeinflussen das innere Organ (kutiviszeraler Reflexbogen).

Der Reflexbogen verläuft über das Rückenmark als entscheidende Schaltstelle. Sensible Nervenfasern von der Körperoberfläche und sensible Fasern aus den Eingeweiden treffen in bestimmten Rückenmarksabschnitten zusammen. Es entstehen sog. Konvergenzen, d. h. ein Zusammenlaufen von Afferenzen aus der Haut und aus den Organen. Diese Verbindungen erklären die Wirksamkeit der Reflexzonentherapien.

Die segmentale Vernetzung und Verschaltung lässt die sog. Head-Zonen entstehen. Sie beruhen auf dem metameren Aufbau des Körpers (➤ Abb. 11.10a).

Head-Zonen sind Hautareale (Dermatome), in denen bei Erkrankung innerer Organe Hyperästhesie, Hyperalgesie und Veränderungen des Muskeltonus auftreten können. Sie entsprechen in ihrer Ausdehnung dem Dermatom, das aus demselben spinalen Segment innerviert wird wie das erkrankte Organ.

Ende des 19. Jahrhunderts (1893) veröffentlichte der britische Neurologe Head nach jahrelanger Forschung seine Erkenntnisse über algetische Zonen der Haut. Unabhängig von Head stieß Mackenzie durch Erforschung der tiefer gelegenen Schichten ebenfalls auf die segmentale Gliederung des Organismus. Heads Forschungen bezogen sich auf die algetischen Hautbezirke, die *Dermatome.* Mackenzies Forschungen richteten sich hingegen auf das *Myotom,* die Verspannungszone in der Muskulatur. Beide erkannten die segmentale Zusammengehörigkeit von inneren Organen und Oberflächenzonen des Körpers.

Bindegewebsmassage

Bei der Bindegewebsmassage werden Bindegewebszonen, die sog. Projektionsfelder segmental zugeordneter innerer Organe, der Haut und Unterhaut behandelt (viszerokutaner Reflexweg), z. B. die Blasenzone für die Behandlung bei Drangsymptomatik, die Genitalzone bei Deszensusbeschwerden oder die entsprechenden Darmzonen bei Obstipation bzw. Diarrhö. Die zuständigen Hautgebiete liegen nicht immer direkt über dem Organ.

Andere Reflexbereiche sind die von Gleditsch beschriebenen, auf der Haut abgrenzbaren *vasalen Zonen.* Sie hängen mit dem sympathischen Geflecht einer Arterie, dem Eingeweide und dem Hautbezirk zusammen. Eine Gefäßverengung in der Tiefe zieht z. B. eine gleichsinnige Reaktion der Hautgefäße nach sich. Das entsprechende Hautgebiet wird dann kühler.

Alle gemischten Nerven enthalten auch vegetative Nerven, so dass sich der kutiviszerale Reflexweg nicht nur sensibler, sondern auch vegetativer Nerven bedient.

Die Reflexzonentherapie am Fuß (nach Hanne Marquardt) als Begleittherapie zum Tanzberger-Konzept

Petra Bachmann

Die Reflexzonentherapie am Fuß (RZF) kann die präventive und kurative Physiotherapie für die Strukturen des Beckenraumes begleiten und ergänzen.

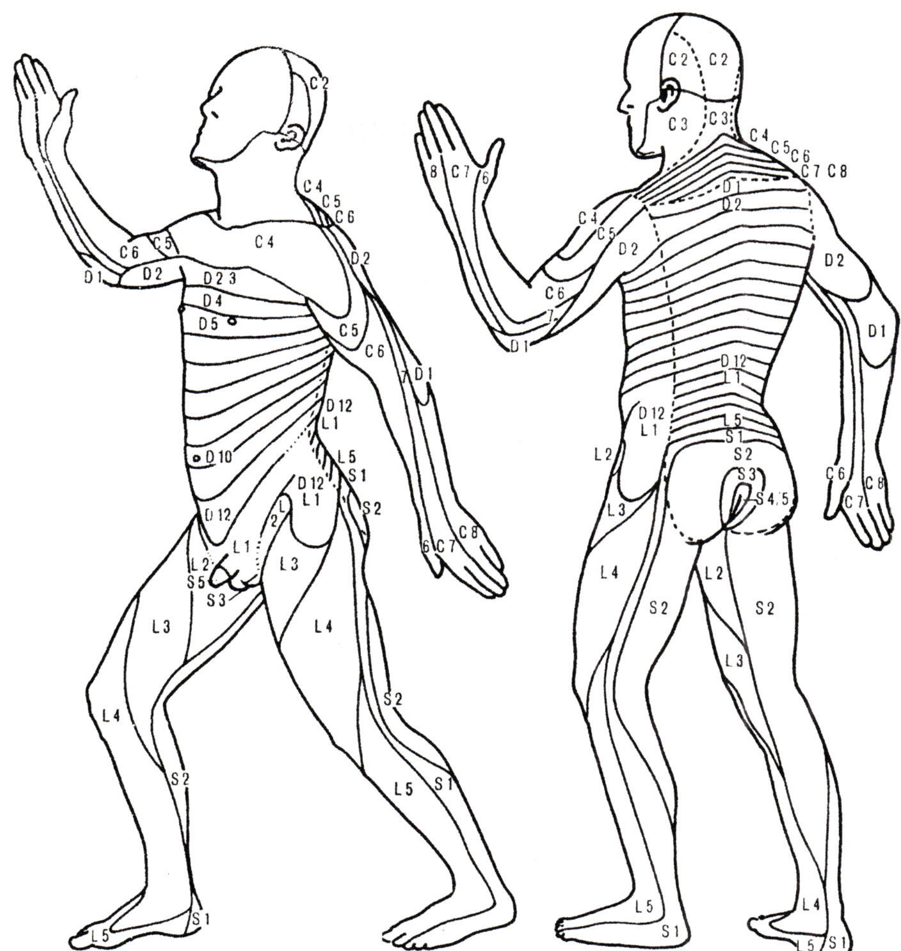

Abb. 11.10a Dermatome nach Head [E980]

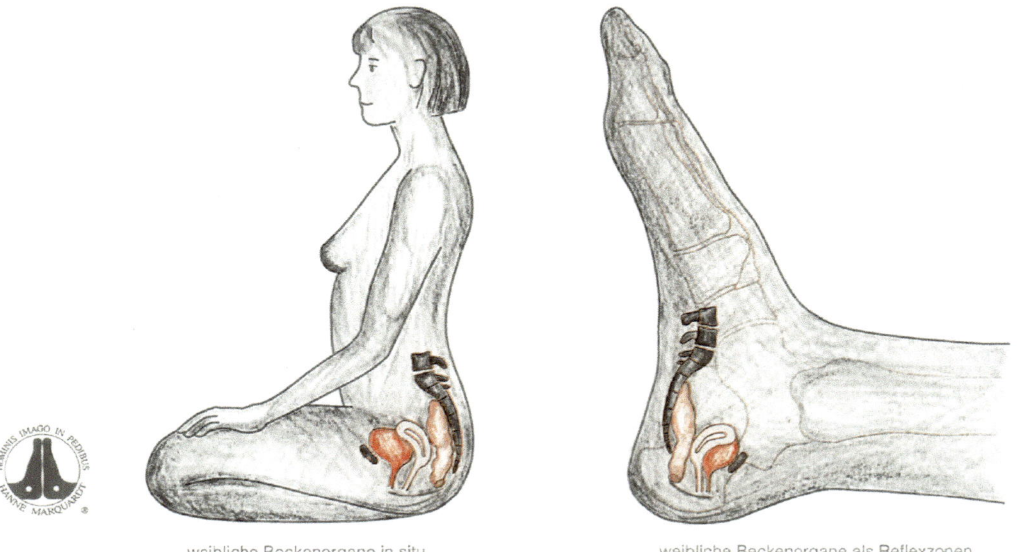

Abb. 11.10b Weibliche Beckenorgane, in situ und als Reflexzonen am Fuß [E996]

11

Die Formenähnlichkeit des aufgestellten Fußes verglichen mit der Gestalt des sitzenden Menschen verdeutlicht die Wechselbeziehung zwischen dem Teilsystem Fuß und dem Gesamtsystem Mensch: Die Füße spiegeln das Abbild des Menschen wider. Die Strukturen des Makrosystems Mensch finden ihre Repräsentation in den Reflexzonen des Mikrosystems Fuß (➤ Abb. 11.10b).

Die RZF als Regulations- und Ordnungstherapie kann individuell vorhandene Regenerationskräfte unterstützen und beeinträchtigte System-, Organ- und Strukturfunktionen verbessern.

Der Therapie geht die Anamnese voraus. Gewebeveränderungen, Schmerzempfindungen und/oder vegetative Reaktionen des Patienten geben Hinweise auf belastete Zonen. Diese können z. B. auf eine organische, strukturelle, statische, neurogene, systemische und/oder funktionelle Ursache zurückzuführen sein. Mithilfe manueller Grifftechniken werden belastete Zonen behandelt.

Durch die Stimulation der Zonen des Fußes kommt es zu Reaktionen innerhalb der funktionell und/oder energetisch zugeordneten Strukturen und Systeme, z. B. zur Verbesserung der Durchblutung und Gewebetrophik, des Lymphtransports, des hormonellen Gleichgewichts, des Tonus der muskulären und ligamentären Strukturen sowie der neuronalen Steuerung und Erregungsleitung und somit auch der Perzeption.

Die Beckenboden- und Kontinenztherapie nach dem Tanzberger-Konzept kann, wie im Folgenden beschrieben, gewinnbringend von der RZF begleitet werden:

- Statik und Haltung haben bedeutenden Einfluss auf die Kontinenzfähigkeit. Ergänzend zu den diesbezüglichen physiotherapeutischen Maßnahmen werden die Zonen der Wirbelsäule sowie der Bauch- und Rückenmuskulatur behandelt.
- Fehlstellungen der Wirbelsäule, des Beckens bzw. der Beckengefüge beeinflussen Elastizität, Tonus und Reaktionsfähigkeit der Beckenbänder und des Beckenbodens. Eine adäquate Kraftübertragung kann nicht mehr stattfinden. Die Behandlung der Zonen der Beckenbänder kann Irritationen ligamentärer und muskulärer Genese ordnen.
- Die Reflexzonen des Bauch- und Beckenraumes haben ihre Entsprechung am Fuß im Bereich der Ossa metatarsalia bis hin zu den Knöcheln. Werden hier Impulse gesetzt, so werden die Strukturen des Bauch- und Beckenraumes regulativ beeinflusst.
- Die Bewegungsdynamik des Diaphragma pulmonale steht in engem Zusammenhang mit der des Beckenboden-Sphinkter-Systems. Rhythmisch-tonisierend behandelt werden die Zonen des Diaphragma oris, des Diaphragma pulmonale sowie des Diaphragma pelvis. Mit der Behandlung der Reflexzonen am Fuß wird das kaudalste unserer Diaphragmen, nämlich der Fuß selber, in seiner Gesamtheit behandelt.
- Bei Speicher- oder Entleerungsstörungen wird im Bereich der Zonen der ableitenden Harnwege (von der Niere bis zum M. sphincter urethrae) bzw. des Verdauungsapparates (vom Mund bis zum M. sphincter ani) gearbeitet. Die jeweilige Funktionsstörung bestimmt die Arbeitsrichtung (auf- oder absteigend); der aktuelle Spannungszustand und die vegetative Situation des Menschen bestimmen die Wahl der Grifftechnik (tonisierend oder sedierend).
- In den Zonen der Hohlorgane, insbesondere von Blase und/oder Darm, werden bei Patienten mit Drangsymptomatik oder Dranginkontinenz sedierende Impulse gesetzt.
- Physiologische Schwankungen innerhalb des Hormonsystems beeinflussen das urethrale Kontinenzsystem. Die Zonen der endokrinen Drüsen werden mit tonisierenden Impulsen angeregt. Gearbeitet wird im Bereich der Hypophyse, der Schilddrüse, der Thymusdrüse, der Nebennieren und der Bauchspeicheldrüse sowie der weiblichen bzw. männlichen Keimdrüsen und Genitalzonen.
- Mit der Behandlung der Sphinktersysteme wird deren reflektorische Verbindung untereinander genutzt. Dazu gehören RZF-Impulse über die Zonen der Lippen, der Cardia, des Pylorus, des M. sphincter oddi, der Ileocoecalklappe, der Mm. sphincter urethrae et ani und auch des Ostium uteri als funktioneller Engstelle. Hier wird – z. B. bei Inkontinenz oder Deszensus – mit rhythmisch-dynamischen Grifftechniken gearbeitet.
- Häufig leiden von Beckenboden-Dysfunktionen Betroffene unter Verdauungsstörungen. Neben den physiotherapeutischen Maßnahmen bietet sich ergänzend die Behandlung des Verdauungstraktes über die Füße an. Hämoperfusion und Motilität des Darmes werden angeregt und aktiviert.
- Das zentrale, spinale und periphere Nervensystem wird über die Behandlung der Zonen von Kopf und Wirbelsäule sowie des Bauch- und Beckenraumes regulierend beeinflusst.
- Insbesondere post partum und post operativ finden sich häufig ödematöse Stauungen im Beckenraum, die funktionseinschränkend wirken können. Der Therapeut überprüft und behandelt bei Bedarf die Lymph-Reflexzonen der Füße.

Erkenntnisse über energetische Wechselbeziehungen und Formenanalogien von Körperstrukturen- und Systemen werden in der RZF therapeutisch genutzt:

- die Lippen als oraler Sphinkter mit der urethralen und analen Sphinktermuskulatur
- Mund-, Atem- sowie Nasen-Rachenraum mit dem Becken- und Genitalraum: Die jeweiligen Schleimhäute entstehen aus demselben Keimblatt.
- die Stimmbänder mit dem Genitale und dem Beckenboden: Die Stimmlage und der Stimmumfang verändern sich z. B. entwicklungs- und zyklusbedingt.
- die Eustachische Röhre mit den Ei- bzw. Samenleitern

- die Schilddrüse sowie C7 (es wird vom „3. Ovar" gesprochen) mit den Ovarien.

Funktionsabläufe können durch Störfelder irritiert werden:

- Das Zahn-Kiefer-Gebiet und der Urogenitaltrakt sowie der Verdauungstrakt können einander empfindlich stören. Deren Korrespondenz ist über die Füße sehr gut beeinflussbar.
- Der Energiefluss innerhalb der Meridiane kann durch Narben belastet werden. Die RZF hilft mit ihrer speziell entwickelten Narbenbehandlung.

Der diskrete, weil orts- und symptomferne Zugang der RZF zu den tabuisierten Strukturen des Beckenraumes meidet die direkte Konfrontation mit der schamhaft besetzten Region und Symptomatik. So kann die Arbeit über das Mikrosystem Fuß die physische wie psychische Aufgeschlossenheit des Patienten für den Weg in die Beckenboden-Sphinkter-Therapie vorbereiten und begleiten.

Auch in der Begleitung von Schwangerschaft und Geburt sowie in der postpartalen Regenerationsphase hat die RZF ihren festen Platz. Behandelt werden Schwangerschaftsbeschwerden, z. B. Übelkeit und Erbrechen, Verdauungsbeschwerden, Lymphstauungen, Rückenschmerzen, vorzeitige Wehen, Zystitiden sowie seelische und vegetative Belastungen.

Im Geburtsverlauf kann die RZF regulierend eingesetzt werden, z. B. bei zu starken oder zu schwachen Eröffnungs- oder Geburtswehen, zur physischen wie auch psychischen Entspannung oder bei unvollständiger Plazentaablösung.

Post partum wird bei zu starken Nachwehen, Laktationsschwierigkeiten und Mastitis, Schmerzen nach Dammriss bzw. Episiotomie sowie zur Unterstützung der Organrückbildung behandelt.

Harnverhalt und/oder Obstipation sind weitere Indikationen für den Einsatz der RZF.

Die präventiven Angebote des Tanzberger-Konzepts zur Vermeidung von Deszensus und Labilisierung der Kontinenz können durch die RZF und ihre Wirkweisen (z. B. Durchblutungs- und Trophikverbesserung, Tonusregulation) unterstützt werden.

> Die funktionell-systemischen Ansätze sowohl des Tanzberger-Konzepts in situ als auch der Reflexzonentherapie am Fuß können einander sowohl im Bereich der präventiven als auch der kurativen Physiotherapie für das Beckenboden-Sphinkter-System gewinnbringend begleiten, ergänzen und unterstützen. Im Zentrum der therapeutischen Intention beider Therapieansätze steht die Sicht auf das Gesamtsystem Mensch.

Heiße Rolle

Bei der Heißen Rolle handelt es sich um eine örtliche Wärmebehandlung der physikalischen Therapie. In der Therapie der Beckenboden-Sphinkter-Dysfunktionen hat sich die Heiße Rolle als symptomatisch wirkungsvolle und subjektiv entspannende Maßnahme erwiesen.

Ein kleines längsgefaltetes Gästehandtuch aus Frottee wird fest zusammengerollt und anschließend in ein größeres längs gefaltetes Frotteehandtuch eingerollt. Die Gesamtrolle muss gut mit einer Hand gehalten werden können. In den am Ende der Rolle entstandenen Hohlraum wird langsam heißes Wasser gefüllt, bis die gesamte Rolle durchfeuchtet ist.

Auf dem Dermatom, dem zuständigen Hautbezirk, wird die gut warme Handtuchrolle abgetupft oder gerollt. Während der Behandlung werden die Handtücher nacheinander langsam von außen nach innen abgerollt. Bis zur letzten Handtuchschicht bleibt die feuchte, angenehme Hitze erhalten.

- Kontakt-Temperatur 45 bis maximal 67 °C
- Behandlungszeit ca. 10 Minuten.

Therapien aus der Balneologie

Kaltwasser-Abklatschen

Der Wasserklatsch gegen den Beckenausgang ist ein exterozeptiver Stimulus. Es werden drei vitale Reize ausgelöst:

- *mechanischer Reiz* → reaktive Kontraktion → Anhebung des Beckenbodens
- *thermischer Reiz* → Wärmeentzug → vaskuläre Stimulation → reaktive Hyperämie
- *Atemreiz* → Frequenzsteigerung und Atemtiefe → allgemeine Atemanregung

Die Voraussetzung für die kalte Anwendung ist, dass man weder friert noch sich kühl fühlt. In der Regel gilt das subjektive Befinden als individuelle Richtschnur für den zeitlichen Aufwand und den Kältegrad. Damit die gewünschte Reaktion eintreten kann, müssen ein ausreichendes Temperaturgefälle und genügend „innere Wärme" vorhanden sein.

Ziele

- Tonussteigerung
- vasomotorische Stimulation → reaktive Hyperämie, Durchblutungsförderung der Schwellkörperverschlüsse (Urethra und Enddarm)
- Steigerung der muskulären Reaktionsleistung → aktiviert die schnellen Hebe-Bewegungen, die Levatorfunktion des Diaphragma pelvis

Ausführung

- günstige Tageszeiten für die Ausführung:
  - morgens nach dem Aufstehen
  - nach der Stuhlentleerung
  - nachmittags (besonders bei Deszensus und nach radikaler Prostatektomie zur Energiegewinnung)
- bei körperwarmer Ausgangssituation über eine Schüssel mit kaltem Wasser hocken (unter 30°), eventuell 3–8 Tropfen Aroma-Öl in einem Emulgator zusetzen (➤ Abb. 11.11)

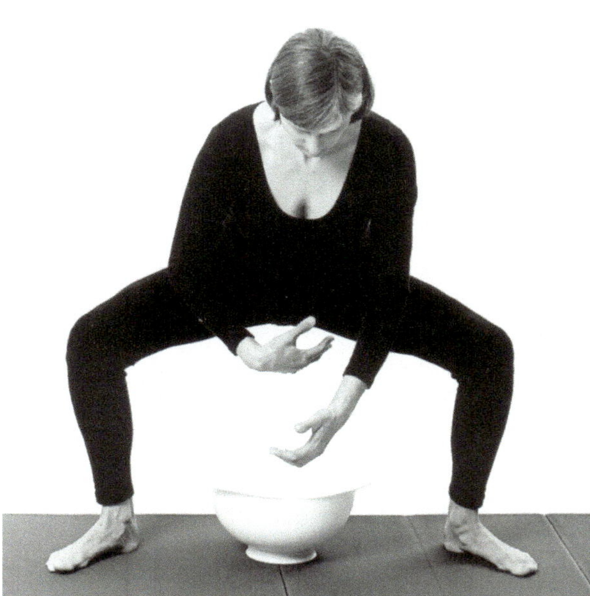

Abb. 11.11 Kaltwasser-Abklatschen [K335]

- Handflächen heben das kalte Wasser und klatschen es mit schnellen, rhythmischen Bewegungen gegen den Beckenausgang (Kälterezeptoren reagieren auf schnelle Abkühlung).
- Der Ablauf soll dynamisch sein, die Zeitdauer 10 bis max. 30 sec betragen.
- Laute wie z. B. *ui ui ui* helfen, den Atem in Fluss zu halten.
- Tipps nach der Beendigung:
  - Anstatt die Haut kräftig trocken zu reiben ist leichtes Trockentupfen zu empfehlen. Auf diese Weise bleiben die sensorischen Informationen länger erhalten.
  - Zum Wärmeerhalt entsprechende Bekleidung wählen und für Bewegung sorgen.
  - Oder eine Wolldecke um Becken und Beine wickeln und in der der Knieellenbogen-Lage ruhen.
- *Praktischer Tipp aus Amerika:* Kaltwasser-Dammdusche aus einer weichen ehemaligen Ketchup-Flasche: Nach der Geburt ihres Kindes sprühen sich Frauen in der heißen Sommerzeit kaltes Wasser auf den Damm. Die Dammdusche regt die Durchblutung an, erfrischt und belebt „zentral" den noch schnell ermüdenden Beckenboden.

Zusätze
- Aroma-Öle, verbunden mit einem Emulgator (z. B. einen Teelöffel Salz, Sahne, Honig oder neutralem Badezusatz), können dem kalten Wasser zugesetzt werden. Ihre Wirkung ist adstringierend und durchblutungsfördernd.
- Als zuständige ätherische Öle werden Schafgarbe, Zypresse, Lavendel oder Neroli empfohlen.

Indikationen
- in der Rückbildungszeit, Descensus urogenitalis
- Belastungsinkontinenz (Harn/Wind/Stuhl)
- Atonische Obstipation (zur Anregung der Darmperistaltik)
- Nach Operationen im kleinen Becken

Nach operativen Eingriffen im kleinen Becken sollte nicht vor Abbau des postoperativen Ödems (ca. 6–8 Wochen) mit dem Kaltwasser-Abklatschen begonnen werden.

Warmes Sitzbad mit Zusätzen

Ziele
- Durchblutungsverbesserung im kleinen Becken
- Entspannung der Muskulatur

Indikationen
- Hypertonus quergestreifter Beckenboden-Sphinktermuskulatur
- Spasmen glatter Detrusormuskulatur
- Schmerzen
- chronische Entzündungen
- Durchblutungsstörungen

Temperatur
38–40 °C

Dauer
10–15 Minuten

Zusätze
natürliche Eichenrinde oder Tannolact, Schafgarbenkraut (100 g auf 20 l Wasser), Aromaöle mit Emulgatoren

Kontraindikationen
- Hämorrhoiden
- geschädigtes Lymphgefäßsystem → vermehrte Lymphproduktion

LITERATUR

Gleditsch, J. M.: Reflexzonen und Somatotopien, 6. Auflage, WBV Biologisch-Medizinische Verlagsanstalt, Schondorf 1996
Kolster, B., Ebelt-Paprotny, G.: Leitfaden Physiotherapie, 3. Auflage, G. Fischer Verlag, Lübeck 1998
Lippert, H.: Anatomie, 5. Auflage, Urban & Schwarzenberg, München, Wien, Baltimore 1989
Marquardt, H.: Praktisches Lehrbuch der Reflexzonentherapie am Fuß. 7. Aufl. Haug Verlag Stuttgart 2012

11.2.5 Funktionelle Soforthilfen zur Husten- und Nieskontinenz

In diesem Kapitel wird der Zusammenhang zwischen myofaszialer Druckbelastung des Beckenbodens und Inkontinenz beschrieben, bzw. zwischen der myofaszialen Druck-Entlastung und Kontinenz. Dabei wird sich herausstellen, dass die Körperhaltung bei spontanen intraabdominellen Druckerhöhungen – zu denen Husten und Niesen gehören – maßgeblichen Einfluss auf die Kraft der Verschlussstrukturen ausübt.

Die funktionellen Husten- bzw. Nies-Hilfen sollten an den Anfang der Therapie gegen Belastungsinkontinenz (Sphinkterinkompetenz) gestellt werden. Die oft unerwartet rasche Kontinenzfähigkeit beim Husten und Niesen erhöht die Aufmerksamkeit der Patienten und ihr Vertrauen in die weiteren Behandlungsangebote.

Inkontinenz und Körperhaltung

Regelmäßiger, unfreiwilliger Abgang von Harn, Wind oder Stuhl beim Husten und Niesen sind Symptome einer verringerten Verschlusskraft der externen Sphinkter sowie einer reduzierten Rückfederkraft des Diaphragma pelvis (➤ Kap. 11.1.1). Dabei wird eine unsichere Kontinenz zusätzlich durch eine unfunktionelle Hustenhaltung verstärkt. Auch der gesunde Mensch verliert gelegentlich Urin oder Luft beim Husten und Niesen, was auf eine haltungsbedingte Labilisierung der Kontinenz hinweist.

Husten bei krummer Körperhaltung setzt die kontinenzsichernde, synergistische Reaktivität des myofaszialen Bauchkapselsystems außer Kraft. Denn in der traditionell erlernten Hustenhaltung (flektierte Wirbelsäule, Annäherung der Bauchmuskulatur) können reaktionsarme Beckenbodenmuskeln keine aktive Verschlussdruck-Transmission auf die Urethra bzw. den Analkanal aufbauen (➤ Kap. 3.4.3, ➤ Kap. 11.1.2).

Die besten Informanten über die Auswirkungen der unterschiedlichen Haltungen beim Husten und Niesen sind Menschen mit reaktionsarmer Sphinkter- und Beckenbodenmuskulatur. Sie bestätigen, dass sich mit einem Haltungswechsel – von der traditionellen Hustenhaltung zur kontinenzsichernden Hustenhaltung – die Husteninkontinenz überwinden lässt.

BEISPIEL

Vor vielen Jahren kam ein älterer Patient nach radikaler Prostataoperation zur Behandlung einer – nur beim Husten – auftretenden Inkontinenz. Er litt an chronischer Bronchitis und chronischem Husten. Tag und Nacht sei er kontinent, verlöre aber bei jedem Husten Urinspritzer. Seine Erwartung war eindeutig nicht auf ein Beckenboden-Sphinkter Übungsprogramm gerichtet, sondern darauf, „wie man zu husten habe, um trocken zu bleiben". Eine derartig konkrete Patientenforderung zur praktischen Hustenkontinenz war ungewöhnlich.

Zum Erscheinungsbild der Belastungsinkontinenz (Sphinkterinkompetenz) gehört die Husten- bzw. Niesinkontinenz. Üblicherweise wurde früher die therapeutische Aufmerksamkeit ausschließlich auf den insuffizienten Beckenboden gerichtet. Es gab weder eine Übungsbehandlung, die den Synergismus des muskulären Bauchkapselsystems einbezog, noch ein dynamisches Sphinktertraining.

Die veränderte Hustenhaltung, aus der ich später die Übung Hustendreh entwickelte, verschaffte diesem Patienten und nach ihm vielen anderen – vor allem jungen Frauen nach Geburten – sofortige Hustenkontinenz.

Bei reaktionsarmer Beckenbodenmuskulatur entscheidet – im Moment des Hustenstoßes – die Körperhaltung über Kontinenz oder Inkontinenz.

Die traditionelle, unfunktionelle Hustenhaltung

In der Kindheit wird ein schematisches soziales Verhalten für Husten und Niesen eingeübt. Beim Hustenvorgang soll der Kopf geneigt, eine Hand vor den Mund gehalten und der explosive Hustenstoß gegen die Vorderwand des Brustkorbs gerichtet werden (➤ Abb. 11.12). Diese Haltung hat folgende negative Auswirkungen:

- Die flektierte Wirbelsäule hebt den druckverarbeitenden Synergismus der Bauchkapselwände auf. Die entstandene *aktive Insuffizienz* der Bauchmuskulatur erschwert eine ausreichende Widerlagerung und Verarbeitung der intraabdominellen Drücke.
- Durch die veränderte Beckenstellung bzw. durch die steilere Stellung des Schambeins ist die Druckübernahme verringert (➤ Kap. 3.1).
- Ist ein weiblicher Beckenboden deszendiert oder besteht nach radikaler Prostatektomie Sphinkterinkompetenz mit labiler Kontinenz, löst der unvermindert nach kaudal ge-

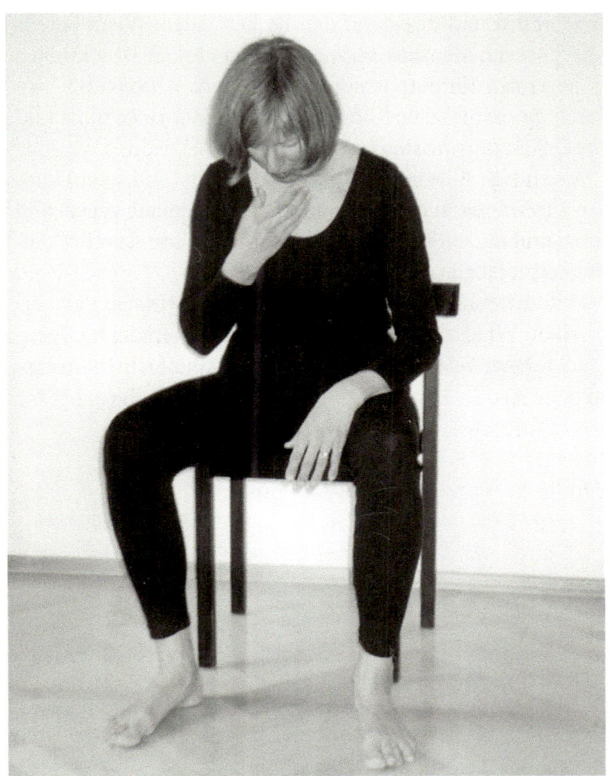

Abb. 11.12 Traditionelle, unfunktionelle Hustenhaltung [K335]

richtete Druck eine intensive passive Dehnung der Strukturen aus. Folge ist eine zusätzliche Absenkung des Beckenbodens und ein vermehrter Druckanstieg in der Harnblase. Die Rückfederkraft des Diaphragma pelvis (Trampolinaktivität) und die reaktive Verschlussdruckerhöhung der Sphinkter werden nicht ausreichend ausgelöst, so dass unfreiwillig Harn, Wind oder Stuhl abgehen.

Gelegentliches Husten in unfunktioneller Haltung wird von einem gesunden, elastischen System toleriert. Chronischer Husten oder allergisches Niesen in unfunktioneller Hustenhaltung überfordern im Laufe der Zeit die physiologischen Strukturreserven und führen dann zur Inkontinenz.

Schädigungen der neuromuskulären Leistung (z. B. nach Geburten, Operationen) und strukturelle, altersbedingte Umbauprozesse reduzieren die reflektorische und reaktive Bewegung der Beckenboden-Sphinktermuskeln bei plötzlichem Druckanstieg im Bauchraum.

In diesen Fällen ist die Reflexantwort der Beckenbodenmuskeln besonders auf das funktionelle Zusammenspiel der gesamten Bauchkapselmuskulatur angewiesen.

Hustenstöße in Rückenlage

Im Vergleich zur aufgerichteten Position kann in flacher Lage weder ein ausreichender Reflextonus in der Beckenbodenmuskulatur generiert werden noch stehen der Bauchmuskulatur in Rückenlage Aktionspotenziale für gegenhaltende Kraft zur Verfügung (➤ Kap. 3.1).

Vom Zwerchfell ausgelöste Schwingungsdrücke treffen ungebremst und direkt auf den Beckenboden. Wenn bereits eine Beckenbodensenkung besteht, verstärken Druckwellen in liegender Körperposition eine weitere Absenkung, wodurch die myofasziale Rückfederkraft als Kontinenzhilfe (aktive Drucktransmission) aufhoben wird.

Als einzige Hilfe bei produktivem Husten (im Liegen) können die Hände auf dem Unterbauch Gegenhalt geben und einen großen Teil der Schwingungsdrücke über dem Beckeneingang abfangen.

Hilfreicher kann es sein, Hustenstöße in Seitenlage zu verarbeiten. Wieder geben die Hände dem Unterbauch Gegendruck. Dabei ist es wichtig, die Wirbelsäule nicht zu krümmen.

EXKURS

Produktiver und unproduktiver Husten

Der produktive Husten setzt einen notwendigen Reinigungsmechanismus in Gang. Der reflektorische Vorgang wird durch mechanische oder chemische Reizung der Schleimhäute in den Atemwegen (Trachea oder Bronchien) ausgelöst. Um die Sauerstoffversorgung zu garantieren, werden Produkte wie Schleimansammlungen oder Fremdkörper reflektorisch abgehustet. Produktiver Husten sollte nicht unterdrückt werden.

Kraftvolles Abhusten muss auch bei einem bereits reaktionsarmen Verschlusssystem nicht zwangsläufig zu Harnverlusten führen. Mit der Übung Hustendreh, der funktionellen Beckenboden-Sphinkterhilfe, kann Husten kontinent überstanden werden.

Vom produktiven Husten wird der unproduktive Husten oder Reizhusten – der Husten ohne Produkt – unterschieden. Während der produktive Husten zugelassen werden sollte, sollte der Reizhusten abgewendet werden. Zur Reizdämpfung des unproduktiven Hustens empfiehlt Ehrenberg, zuerst Speichel zu schlucken, dann die Luft anzuhalten und anschließend oberflächlich mit kleinen Atemzügen zu atmen.

In meiner Praxis hat sich auch die Akupressur gegen Reizhusten bewährt: Der zuständige Meridianpunkt (KG 17) liegt auf der Mitte des Brustbeins in Höhe der Mamillen (Brustwarzen). Wird rechtzeitig – das ist der Moment, in dem der Hustenreiz bewusst wird – Akupressur eingesetzt, lässt sich der Reiz meist aufheben (Fingerdruck ca. 90 Sekunden halten bzw. so lange, bis der Reiz eliminiert ist).

Das Hüsteln

Hüsteln, der „verhaltene Husten" in traditioneller Hustenhaltung, ist eine nicht zu empfehlende Strategie. Sie wird vor allem von unaufgeklärten Patienten mit Angst vor Harnverlust als Vorsichtsmaßnahme eingesetzt. Dagegen würde eher ein angemessener Hustendruck Richtung Beckenboden den reaktiven Mechanismus auslösen, der die Kontinenz sichert.

Husten mit willentlicher Verspannung der Unterbauch- und Beckenbodenmuskulatur erhöht eher das Risiko des unfreiwilligen Harnverlusts. Denn damit fällt die stimulierende exzentrische Vordehnung aus und somit auch die kontinenzsichernde, dehnungsreaktive, Gegendruck aufbauende Kontraktion der Beckenboden-Sphinkter-Einheit (➤ Kap. 2.9).

Reflextätigkeit setzt einen reaktionsfähigen Tonus voraus; hyperton verkrampfte Muskulatur ist reaktionsunfähig.

Anti-Nies-Strategien

Zur Vermeidung von Niesexplosionen bieten sich unterschiedliche Techniken an:

- Bevor sich der Reiz richtig aufbaut, reibt ein Zeigefinger direkt unter der Nase.
- Daumenkuppe und Zeigefingerkuppe reiben rechts und links neben der Nasenwurzel (kommt für Brillenträger nicht in Frage).
- Die schnellste und unkomplizierteste Hilfe ist das *Gaumendach-Reiben* mit der Zungenspitze. Sind die „dritten Zähne" über eine Platte dort verankert, muss auf die oben genannten Techniken zurückgegriffen werden.

Lässt sich der Niesreiz nicht aufhalten, kann der sog. *Niesrück* helfen, kontinent zu bleiben. Die druckverarbeitende Nieshaltung gleicht im Bewegungsablauf der Kontinenzhilfe *Hustendreh.*

Naseputzen

Das Naseputzen sollte jeweils nur durch ein Nasenloch geschehen, um den Ausatemdruck beckenbodenwärts zu vermindern.

Soforthilfen *Hustendreh* und *Niesrück*

Bei den funktionellen Soforthilfen *Hustendreh* und *Niesrück* wird die muskuläre Verarbeitung von Schwingungsdrücken durch eine potenziell reaktionsfähige Körperhaltung gewährleistet. Der Erfolg dieser Soforthilfen beruht auf dem Synergismus der Bauchkapselmuskeln und erklärt sich aus deren koordinierter Leistung (➤ Kap. 11.1.2). Bei spontanen Druckerhöhungen im Bauchraum ist ein insuffizientes Beckenboden-Sphinktersystem in besonderer Weise auf den Synergismus von Rücken- und Bauchmuskeln angewiesen. Die Beckenboden-Sphinktermuskulatur gilt erst dann als reaktionsfähig, wenn sechs hintereinander ablaufende Hustenstöße kontinent überstanden werden.

Der intraabdominelle Einatemdruck zu Beginn des Hustens bzw. Niesens löst die notwendige Vorspannung für die Reflexaktivität in der Beckenboden-, Sphinkter-, Bauch- und Rückenmuskulatur aus. Der schnelle Dehnungsverkürzungszyklus läuft unter monosynaptischer Reflexkontrolle der Muskelspindeln nach folgendem Schema ab (➤ Abb. 11.13):

- *Vor* der motorischen Inanspruchnahme der Muskulatur und *vor* der Ankunft der Drücke im kleinen Becken wird die Beckenboden-Sphinktermuskulatur aktiviert.
- Die Voraktivierung dient funktionell dazu, das myofasziale System auf die bevorstehende Dehnungslast einzustellen. Dieser Aktivierungsbeitrag ist wahrscheinlich ein Bestandteil eines zentralen Bewegungsprogramms.
- Ein wesentlicher Teil der nach kaudal gerichteten Schwingungsdrücke wird *bei aufgerichteter Wirbelsäule* von der kinetischen Kette aus quer-, längs- und schräggespannter Bauchmuskulatur oberhalb des Beckeneingangs verarbeitet.
  Speziell die Mm. transversi abdomini – die kräftigen Baucheinschnürer – reduzieren gemeinsam mit den Mm. multfidi, die die Wirbelsegmente extensorisch stabilisieren, nach kaudal gerichtete Schwingungsdrücke in der Bauchbeckenhöhle.
  Muskuläre Raumverengung im Moment des Druckaufbaus durch Aktivierung des M. transversus abdominis führt zu einer Kranialbewegung des Bauchinhalts. Eine übermäßige, kontinenzgefährdende Druckbelastung des Beckenbodens wird dadurch verhindert.
- Nur ein Teil der Druckschwingung erreicht weiterlaufend den Beckenboden und stimuliert die dehnungsreaktive, kontinenzsichernde Kontraktion des Diaphragma pelvis (Trampolinaktivität).

Da die Soforthilfen *Hustendreh* und *Niesrück* über die gleichen funktionellen Mechanismen der Kontinenzsicherung funktionieren, werden sie im Folgenden gemeinsam beschrieben.

Die Ausgangsstellung ist die aufrechte Haltung im Stehen oder im Sitzen. Mit dem Husten- bzw. Niesvorgang drehen Kopf und Brustkorb nach rückwärts; dabei ist die Blickrichtung leicht angehoben, als wolle man ein Flugobjekt beobachten (➤ Abb. 11.14).

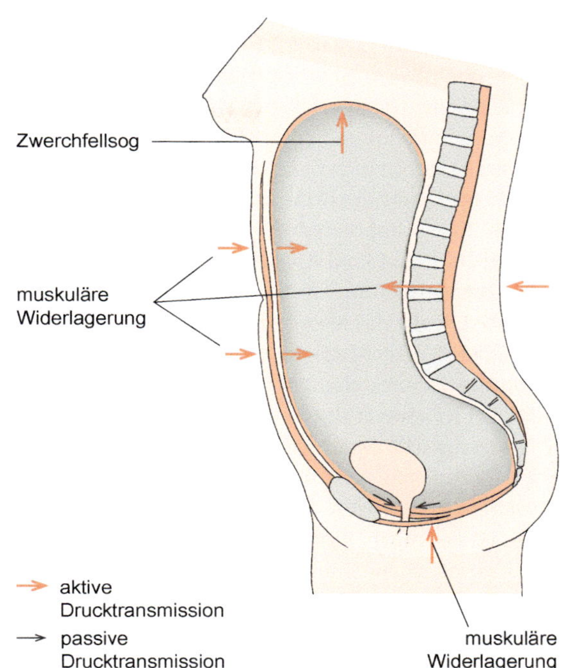

Abb. 11.13 Hustenstoß – muskuläre Widerlagerung der Bauchkapselwände: Beckenbodenanstieg = aktive Drucktransmission Druckwelle in den paraurethralen Spatien komprimiert die Urethra = passive Drucktransmission [L190]

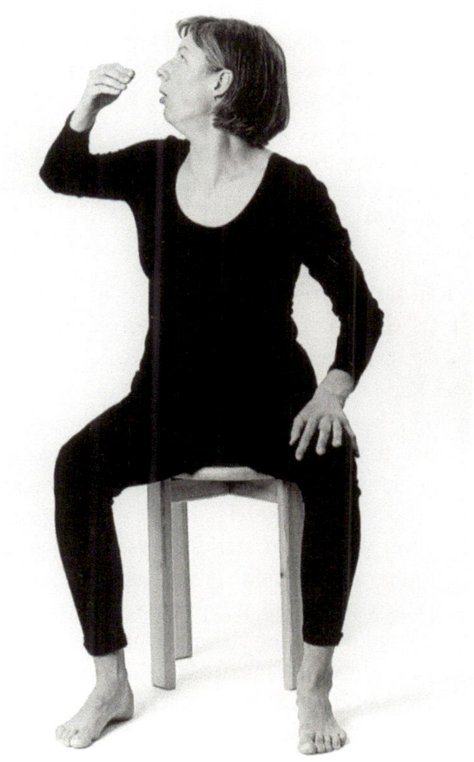

Abb. 11.14 Hustendreh [K335]

Über die visuelle Vorstellung, dass der Beckenboden „nach innen – oben hustet“ (Trampolineffekt), lässt sich die Beckenbodenbewegung unterstützen.

Der konzentrische Synergismus von M. transversus abdominis, Mm. multifidi und M. levator ani ist der wesentliche Faktor der Kontinenzsicherung beim Husten und Niesen. Die sagittale Zuggurtung des Beckenbodens, die den Beckenboden ansteigen lässt, komprimiert die elastischen Ausscheidungsschläuche Harnröhre und Analkanal. Dabei steigert die muskuläre Kompression den urethralen und analen Verschlussdruck. Die Organe des kleinen Beckens werden nach ventral über die Levatorplatte gezogen und dort abgestützt. Die Kontraktion der Puborektalschlinge verkleinert den anorektalen Winkel, der Knickverschluss des Rektums verstärkt sich.

Die exzentrische Spannung der längs- und diagonal verlaufenden Bauchmuskulatur lässt sich bei den Soforthilfen *Hustendreh* und *Niesrück* zusätzlich erhöhen, indem man die Wirbelsäule aus den Hüftgelenken um ca. 10° zurückneigt. Dabei kommt es zur Straffung des Lig. umbilicale mediana auf der Rückseite der Bauchwand, einem weiteren Faktor der Kontinenzsicherung (➤ Abb. 3.28). Das Lig. umbilicale mediana, der bindegewebige Strang zwischen Nabel und Blasendach, zügelt hierbei die Harnblase. Eine Blasenanhebung ist ebenso vorstellbar wie der resultierende kraniale Zug, der den Dehnungsverschluss des faszialen Gitterfasergerüsts innerhalb der Urethra bewirkt.

Hustendreh und Niesrück im Auto?
Das Zurückdrehen des Oberkörpers während des Fahrens ist auf jeden Fall „kontraindiziert"! Empfehlung beim Husten: Brustbein (Brosche) vorschieben. Ein Niesanfall im Auto sollte nach Möglichkeit abgewendet werden (s. o.).

LITERATUR

Ehrenberg, H.: Atemtherapie in der Physiotherapie, Pflaum Verlag, München 1998

11.2.6 Aufschubstrategien bei vorzeitigem Drang, Drangblase und Drangdarm

Dieses Kapitel beschreibt Aufschubstrategien als therapeutische Hilfe bei psychogener Drangsymptomatik. Aufschubstrategien fungieren vor allem als kurzfristige Nothilfen bei konditioniertem, kaum beherrschbarem, vorzeitigem Drang. In der Praxis hat sich gezeigt, dass die Strategien zur Aufhebung eines vorzeitigen starken Blasendranges auch gegen stark drängenden Darminhalt wirken.

Im Laufe des Behandlungsprozesses führen die Strategien zur Umkonditionierung des persönlichen Verhaltens. Das Ergebnis ist die Erhöhung der Blasen- und Enddarm-Anpassungsfähigkeit (Compliance). Wiederholen sich die Anwendungserfolge, dann reduzieren sich Stress und Angst, die beiden intensiven emotionalen Zustände, die im Alltag Drangbereitschaft auslösen, verstärken und fixieren. Stattdessen beeinflusst die seelische und körperliche Stressfreiheit die psychohormonelle Steuerung und das neurovegetative Gleichgewicht der Speicherorgane positiv.

Aufgrund der positiven Erfahrungen gehören Aufschubstrategien zum „vernünftigen“ Verhaltensrepertoire ehemaliger Patienten. Sie geben beruhigenden Beistand bei gelegentlich auftretender Bedrängnis und helfen, die Unglücksspirale von Angst, Vermeidungsverhalten, Angststeigerung, Inkontinenz und sozialer Isolierung zu verhindern.

Entstehungsmechanismen der psychogenen Drangblase

Die Entstehungsmechanismen einer psychogenen Drangblase lassen sich nicht immer aufdecken. Der Beginn einer Blasen-Fehlsteuerung wird häufig mit der Sauberkeitserziehung in der Kindheit in Zusammenhang gebracht. Eine rigide frühkindliche Erziehung zur Sauberkeit begünstigt die Entwicklung einer kleinkapazitären Blase, deren geringere Speicherfähigkeit häufige Blasenentleerungen nötig macht. Häufiger, imperativer Blasendrang wird so zu einem gewohnten täglichen Erlebnis und prägt das entsprechende Verhalten.

Es kann sich auch nachteilig auswirken, wenn Erzieher von heranwachsenden Kindern der vorsorglichen Blasenentleerung – aus hygienischen Gründen – zu viel Aufmerksamkeit zumessen. Nicht selten fungieren sie selbst als negatives Vorbild. Im Laufe der Zeit genügt dann bereits das Vorstellungsbild einer Toilette, um Harndrang zu empfinden.

Eine Drangblase kann sich auch im letzten Drittel der Schwangerschaft und nach Geburten entwickeln. Zur Vermeidung von Belastungsinkontinenz nach Geburtsverletzungen konditionieren häufige vorsorgliche Toilettengänge die psychogene Drangblase (➤ Abb. 11.15).

Eine psychogene Drangblase kann zudem auf ein erstes überraschendes, sehr beschämendes Inkontinenzerlebnis zurückgehen, das als strategische Reaktion den Beginn eines nicht mehr wegzudenkenden vorsorglichen Toilettenverhaltens markiert.

Die Kopplung von Wassergeräuschen und plötzlichem Harndrang ist vielen Menschen vertraut. Das Phänomen ist als bedingtes (erworbenes) Reflexgeschehen anzusehen (Behandlungsvorschlag s. u.). Es kann plötzlich beim Händewaschen, Geschirrspülen, Gartensprengen und beim Anblick oder Hören eines Springbrunnens auftreten. Es besteht die Vermutung, dass die auditive Prägung von Harndrang beim „Topfen“ des Kleinkindes mit begleitenden, stimulierenden Wassergeräuschen seinen Anfang genommen hat.

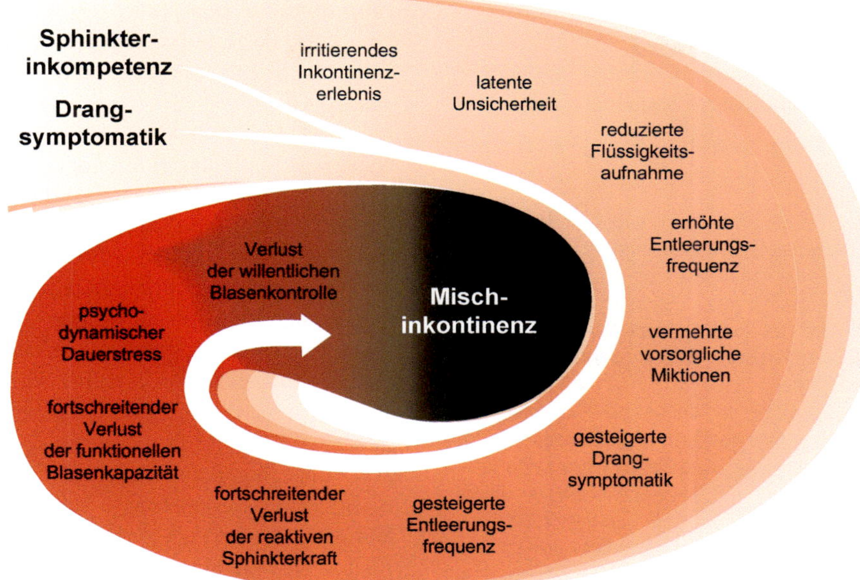

Abb. 11.15 „Unheilspirale" [L106]

Praxistipp

Entkoppelung: Wassergeräusche und Harndrang

Wenn, wie oben beschrieben, laufendes oder plätscherndes Wasser den Miktionsreflex auslöst, kann – neben den Aufschubstrategien – ein zeitlicher Stufenplan schrittweise den unzeitigen Reflex löschen. Empfohlen wird folgende Vorgehensweise:

- sofort nach der Blasenentleerung Wasser aus dem Wasserhahn plätschern bzw. laufen lassen
- 20 Minuten nach einer Blasenentleerung
- 30 Minuten nach einer Blasenentleerung
- 45 Minuten nach einer Blasenentleerung
- je nach Erfolg die Zeitdifferenz erhöhen (alle 2 bis 3 Tage um 15 Minuten).

Bei „Rückfällen" sollte auf ein niedrigeres Zeitniveau zurückgekehrt werden.

Eine besonders „frech-lustige" Antwort auf den Miktionsdrang wäre, Wasser aus dem Hahn laufen zu lassen und dabei zu pfeifen. Die so stenosierte Ausatmung wird einen Teil zum Gelingen des Testes beitragen.

um den erworbenen Reflex, der die sog. Last-Minute-Inkontinenz verursacht. Hier bestätigt sich die sog. sich selbst erfüllende Prophezeihung (self-fulfilling prophecy), „getriggert" durch den Gedankeninhalt: „Oh je, das schaffe ich nicht mehr bis zur Toilette".

Andere, vegetative Ursachen für plötzlichen Drang sind kalter Luftzug auf der Haut, kalte Füße oder Mangeldurchblutung der Füße bei drückenden Schuhen.

Bei psychogenen Drangbeschwerden lassen sich die unten beschriebenen Aufschubstrategien hervorragend einsetzen. Bei den folgenden Erkrankungen bzw. Umständen, die mit vorzeitigem Harndrang einhergehen, eignen sich die Aufschubstrategien nur bedingt:

- Zystitis:
  Eine typische Ursache für permanenten Harndrang ist die Zystitis (➤ Kap. 8.8). Eine Zystitis muss ärztlich behandelt werden. Als momentane Hilfe kann eine Aufschubstrategie hier nützlich sein, um trocken eine Toilette zu erreichen. Klingt nach ärztlicher Therapie die Entzündung ab, verliert sich das Reizsymptom Harndrang.
- Neurologische Krankheitsbilder:
  Über Veränderung der Drangsymptomatik durch Aufschubstrategien bei neurologischen Krankheitsbildern (z. B. Multiple Sklerose) liegen keine allgemeingültigen Erfahrungen vor.
- Restharn:
  Bei Bestehen größerer Restharnmengen wird die Blasenkapazität bis zum erneuten Harndrang zeitlich sehr schnell erreicht. Hier sind Aufschubstrategien kontraindiziert! Das Grundproblem – keine restfreie Entleerung – muss durch konservative oder operative ärztliche Therapien beseitigt werden.

Restharnentleerung durch Versuch mit Double-Pee (Triple-Pee, Quadro-Pee usf.)

Nach erfolgter, scheinbar völliger Blasenentleerung kurzfristig abwartend sitzenbleiben oder Einnahme der Knie-Ellbogen-Lage (➤ Abb. 11.34a). Erneutes Entleeren. Den Vorgang so oft wiederholen, bis kein Harn mehr kommt.

11

- Alter:
  Frühzeitiger Blasendrang mit zunehmendem Alter steht mit hormonellen und strukturellen Veränderungsprozessen in Zusammenhang. Verfügt ein älterer Mensch jedoch über Kenntnisse des gesteuerten Aufschubs und hat

durch erfolgreiches Ausprobieren zu innerer Gelassenheit gefunden, erübrigt sich die gängige Zuflucht zu den falschen, das Phänomen weiter verstärkenden Strategien (geringe Flüssigkeitszufuhr und vorsorgliche Entleerungen).

BEISPIEL

Die Sicherheitsvorlage

Analog zur Entkoppelung der Wassergeräusche vom Harndrang ist die Entwöhnung einer Sicherheitsvorlage angelegt.

Eine Sicherheitsvorlage erinnert sensorisch daran, dass die Kontinenz täglich in Frage gestellt wird. Das kann genügen, um ein Versagen herbeizuführen (self-fulfilling prophecy). Es ist anzunehmen, dass die psycho-sensorische Vorlagen-Information Einfluss auf die Blasensteuerung hat.

Die Entkoppelung von Sicherheitsvorlage und Inkontinenzerwartung besteht in einem stufenweise sich vergrößernden zeitlichen Intervall ohne Vorlagenbenutzung. Anstelle der scheinbaren Sicherheit einer „rettenden" Vorlage wird die Verantwortung der eigenen organischen Leistung wieder herausgefordert und gefördert.

Die Information, kontinent sein zu können, muss sich als Erfahrung in „jeder Zelle herumsprechen". Hierbei trägt die Psyche zur Kontinenzschulung bei.

Psychogener Haustürdrang und konditionierte Last-Minute-Inkontinenz

Menschen mit einer erhöhten Drangbereitschaft der Blase oder des Darms kennen die folgende Situation „vor Ort": In Wohnungsnähe oder unweit einer angesteuerten Toilette tritt imperativer Entleerungsdrang auf – und das unabhängig vom Füllungszustand der Speicherorgane. Gestresst von der Angst, die Toilette nicht mehr rechtzeitig erreichen zu können, steigert sich der Blasen- oder Darmdrang ins kaum noch Erträgliche.

Wiederholen sich diese toilettennahen Drangattacken, hat sich das Phänomen *Haustürdrang* fixiert. Ein angestrengter Gegenwille und eiliges Handeln verschärfen die Drangsituation dramatisch. Aktiviert feuern alle zuständigen entleerungsgestimmten Neurone. In letzter Minute kann so aus dem *Haustürdrang* die unaufschiebbare *Last-Minute-Inkontinenz* werden.

Die Kenntnis, dass mentale Repräsentationen unser Verhalten steuern (➤ Kap. 2.4), förderte die Entwicklung der mentalen Drangbewältigungsstrategien. Ihre praktische Anwendung (Aufschubstrategien) wurde ein wichtiger Bestandteil meiner Urgency-Therapie (➤ Kap. 11.2.6).

Gedanken können Kraft geben oder rauben – das ist eine Alltagserfahrung. *Denkt, hört* oder *sagt* man ein bestimmtes Wort, wird das entsprechende Neuron aktiviert und aus der „schlafenden" Repräsentation wird eine aktive: „Aktiv feuernde Neurone repräsentieren diejenigen Inhalte, die gerade aktuell sind und verarbeitet werden (Spitzer)". Damit intensiviert das in den zuständigen Neuronen repräsentierte Wort bzw. Bild „Toilette" den parasympathischen Entleerungsstimulus. Gleichzeitig verliert die sympathisch gesteuerte Entleerungshemmung ihre Wirkung: Das Zurückhalten misslingt kurz vor dem Ziel.

Physiotherapeutisches Drang-Abschalt-Management

Neuronale Kodierungen negativer Handlungen und Gedanken (➤ Kap. 2.8) trugen häufig dazu bei, dass die Symptome Urgency und Dranginkontinenz physiotherapeutisch behandlungsresistent waren. Physiotherapie kann aber durchaus auch bei Drangsymptomatik und Last-Minute-Inkontinenz erfolgreich eingesetzt werden.

Im Tanzberger-Konzept stehen Denk- und Verständnisprozesse am Anfang der Therapie. Sie sind nicht nur Grundlage für Handlungskompetenz, sie generieren auch die kognitiven und emotionalen Energien, die zur Kontrolle der Urgency unbedingt notwendig sind.

Um Verhaltensänderungen herbeizuführen, muss die Gefahr der mentalen Fixierung erkannt werden. Durch Aufklärung wächst die Einsicht, sich von den selbst entworfenen, kontraproduktiven Verhaltenskompensationen (vorsorgliches Trink- und Miktionsverhalten ➤ Kap. 11.1.2) sowie von entmutigenden Glaubenssätzen zu trennen („Ich weiß, dass ich das nicht schaffe").

Die „Tyrannei der Gewohnheit" wird durch erfolgreiche Aufschubmaßnahmen unterbrochen und aufgehoben.

Entgegen der alten Lehrmeinung ist nach letztem Forschungsstand das Nervensystem ein komplexes, lebenslang lernfähiges Netzwerk, also keine absolute, statische Größe. Das Zentralnervensystem besitzt einen hohen Grad an Anpassungsfähigkeit.

Es ist in der Lage, dynamisch und situationsgerecht zu reagieren und sich damit flexibel neuen Erkenntnissen und Umweltbedingungen anzupassen (Neuroplastizität des Gehirns). Plastizität ist die biologische Grundlage von Entwicklung, Lernen und Rehabilitation (Cranenburgh). Während der ständigen Lernprozesse finden strukturelle und funktionelle Veränderungen in den Neuronen und ihren Verbindungen statt.

Das heißt: Lernen (Üben) führt zu Gestaltänderungen, zum Wachstum neuer Nervenendungen und Synapsen. Lokale Repräsentationen im Kortex verändern sich. Durch die Erkenntnisse der modernen Hirnforschung lässt sich die Wirksamkeit der in diesem Konzept empirisch gewonnenen Drang-Aufschubstrategien zur kognitiven Umstrukturierung wissenschaftlich erklären.

Praxistipp

Erfahrungen zeigen, dass eine Drangabschaltung zuverlässiger erfolgt, wenn man sich in einer Drangsituation gleichzeitig mit der psychischen Gedankenführung („Speichergespräch") nur auf *eine* der physischen Aufschubstrategien (A oder B oder C) konzentriert. Nur so lässt sich die individuell wirksamste Strategie zur Drangbewältigung ermitteln.

Toilettenführer – wirklich ein wertvolles Angebot?

Stadtpläne mit ausgewiesenen Toiletten, ein Angebot auf dem Versorgungsmarkt gegen Inkontinenz, erscheinen vordergründig als vernünftige Lösung des Problems. Doch ändert deren Gebrauch nichts am eigentlich kritischen Zustand. Aktiv als „Reisebegleiter" genutzt, wird ein solcher Führer zum negativen Bedeutungsträger. Die bezeichnete Toilette fungiert dann eher als Schlüsselreiz und Drang-Signalgeber (aktivierte Spiegelnervenzellen).

Ein solcher WC-Wegweiser „legitimiert" also unbeabsichtigt den psychogenen Drang. Anstatt aktiv physiotherapeutische Drang-Bewältigungsstrategien einzusetzen und neues Verhalten zu erlernen, verharrt der Mensch passiv in dem, was ihn quält. Er verliert wichtige Energien, verengt seine alltäglichen Aktionsräume und büßt damit einen Teil seiner Lebensfreude ein. Eine Drang-Dekonditionierung erfolgt nicht.

Es gibt allerdings auch positive Gesichtspunkte des Toilettenführers:

- Besteht eine jahrelange unbehandelte Drang-Konditionierung („Ich kenne jede Toilette in der Stadt!") kann der Besitz eines Führers als „stille Hilfe" Rückhalt geben und den seelischen Stress verringern. In Verbindung mit einem therapeutischen Drang-Abschalt-Management kann diese Orientierungshilfe *anfangs* die Drang-Dekonditionierung unterstützen.
- Für Patienten mit Drangsymptomatik auf Grund neurologischer Krankheitsbilder (z. B. M. Parkinson, Multiple Sklerose) kann ein solcher Orientierungsplan Unterstützung geben, da in diesen Fällen Aufschubstrategien keine Abhilfe gewährleisten.

Zurzeit verfügen einige Städte in Deutschland (Kiel, Ludwigsburg, Stuttgart, Villingen-Schwenningen) und in Österreich (Innsbruck, Linz, Salzburg, Wien) über Toilettenführer: Anforderung in Deutschland über die jeweilige Stadtverwaltung – in Österreich über die Medizinische Kontinenzgesellschaft Österreich.

Praktische Anwendung der Aufschubstrategien

Als strategische Aufschubhilfe wird bei vorzeitigem, überstarkem Harndrang ein autosuggestives Verhalten eingeübt, das regulierend auf die neurovegetativen Prozesse der Blasensteuerung Einfluss nimmt (➤ Kap. 11.2.6).

Erfolgreiche Aufschubstrategien reduzieren die Angstanspannung, was wesentlich zur Organberuhigung beiträgt. So kann Zeit für den Weg zur Toilette gewonnen werden, vom Drang befreit und seelisch entkrampft. Zwanghafte Verhaltensmuster der emotionalen Konditionierung werden durch selbstbestimmtes Toiletten-Zeit-Management ersetzt.

Als erfolgreiche Aufschubstrategie haben sich die folgenden Maßnahmen etabliert:

A Fingerdruck gegen Blasendruck
B Virtuelles Bonbonlutschen
C Tip Tip Tip – die schnelle Haltespannung
D Das Speichergespräch

Dabei basieren die Aufschubstrategien auf unterschiedlichen Umschaltreizen. Die Maßnahme *Fingerdruck gegen Blasendruck* funktioniert über die Auslösung des Bulbokavernosusreflexes. Die Übung *Virtuelles Bonbonlutschen* stimuliert über die oralen Punkte das Perineum (somatotopischer Reiz). Übung C hat eine reaktive Spannungserhöhung des Beckenbodens zur Folge. Und das Speichergespräch bewirkt eine psychovegetative Umschaltung. Gemeinsame Ziele und Auswirkungen der Aufschubstrategien sind:

- Erhöhung des urethralen/analen Verschlussdrucks zur Kontinenzsicherung
- Blasenwand-Entspannung bzw. Darmwand-Entspannung zur Vergrößerung der Speicherkapazität
- Stressfreiheit und Zeitgewinn, neuromuskuläres Gleichgewicht.

A Fingerdruck gegen Blasendruck

Die Wirkung dieser Aufschubstrategie basiert auf dem Bulbokavernosusreflex (➤ Kap. 3.2).

Der Bulbokavernosusreflex verschließt bei sexueller Stimulation die Ausscheidungskanäle und verhindert so unfreiwilligen Verlust von Wind, Harn oder Stuhl.

Auch Beinekreuzen und Gesäßanspannung sind in bedrängender Situation bekannte und probate Hilfen. Hierbei geben feste Muskelbäuche (Adduktoren) den mechanischen Druck auf die Klitoris und lösen dabei den Bulbokavernosusreflex aus. Der Analreflex wird durch Anspannung der Glutäalmuskulatur stimuliert.

Der intakte sakrale Reflexbogen ist Voraussetzung für sein Funktionieren. Nach Operationen im kleinen Becken kann der Reflex aufgehoben sein. In der Fachliteratur wird beschrieben, dass bei 20 % der Menschen der Bulbokavernosusreflex – ohne erkennbare Ursache – über den digitalen Test nicht ausgelöst werden kann. Bei dem digitalen Bulbokavernosus-Test positioniert der Arzt einen Finger im Analkanal des Patienten bzw. der Patientin und gibt mit den Fingern der anderen Hand Druck auf die Klitoris bzw. auf die Glans penis. Ist der Reflex intakt, erhöht sich der Druck um den im Analkanal liegenden Finger. Der Einfluss des Bulbokavernosusreflexes bei starkem Darmdrang erklärt sich aus diesem Zusammenhang.

Hintergrund

Auslösung des Bulbokavernosusreflexes

Ausführung

- Frauen drücken mit dem Finger gegen die Klitoris bzw. ihre Umgebung

- Männer drücken mit zwei Fingern die Eichel des Penis (glans penis)

Wirkung
reflektorische Spannungszunahme in der periurethralen Muskulatur, dem M. bulbocavernosus sowie im M. sphincter ani externus mit Anstieg des urethralen und analen Verschlussdrucks

Folge
Die Blasenwandspannung lässt nach, der Harndrang verebbt, die Speicherzeit verlängert sich.

Hinweis
Tipp für Frauen zur unauffälligen Anwendung des Bulbokavernosusreflexes in der Öffentlichkeit: Seitentasche in der Garderobe (Hose, Rock, Mantel) vergrößern bzw. verlängern

B Virtuelles Bonbonlutschen

Hintergrund
Stimulation oraler Reflexzonen (➤ Abb. 11.16). Somatotopien des Urogenitalsystems liegen direkt hinter den vier unteren und oberen Schneidezähnen.

Ausführung
lutschende Zungenbewegungen (virtuelles Bonbon) von der Rückseite und Mitte des unteren Zahndamms über die Rückseite und Mitte des oberen Zahndamms Richtung Gaumendach ausführen

Wirkung
reproduzierbare Fernwirkung des Reflexzonensystems auf somatotoper Grundlage

Folge
Aufhebung des Harndrangs

Auch über erfolgreichen Aufschub von Stuhldrang wird berichtet.

Hinweise
Lutschen am Daumen zur Drangbewältigung ist eine ähnliche Empfehlung. Die Wirkung wird ebenfalls den oralen Reflexzonen zugeschrieben.

Eine weitere Hypothese des Lutsch-Phänomens ist, dass die Spannungserhöhung des Diaphragma oris beim Lutschen einen aktivierenden Einfluss auf den Spannungszustand des Diaphragma pelvis ausübt.

In der Geburtshilfe ist die umgekehrte synergistische Beziehung von Diaphragma oris und Diaphragma pelvis bekannt. Hebammen bestätigen, dass die Lösung des Mundbodens die Lösung des Beckenbodens bewirkt. Siehe auch Mundraumlösung, ➤ Kap. 11.2.8 A.

C Tip Tip Tip – die schnelle Haltespannung

Hypothetischer Hintergrund
Eine allgemein gültige Begründung für den Wirkungsmechanismus existiert nicht. Es lassen sich aber einige Zusammenhänge aufführen:

- Beim Gehen entstehen Tonuserhöhungen in den Extensoren entlang der Beinachsen, die sich auf den Beckenboden auswirken, außerdem führen auch die geringen Bewegungen der Sakroiliakalgelenke zu Spannungsveränderungen im Diaphragma pelvis.
- Eine Erregung des Sympathikus (Kontinenznerv) erfolgt bei körperlicher Leistung.
- Aus Sicht der Reflexzonentherapie beginnt der Nierenmeridian in der Mitte des Fußballens. Punkt N 1 wird als „Sprudelnde Quelle“ bezeichnet. Er ist der erste Sedativ-Punkt (Beruhigungspunkt des Nierenmeridians). Dem Nieren-Funktionskreis, dem als Hohlorgan die Blase zugerechnet ist, wird als somatische Schlüsselfunktion Statik, Halten (Ballenstand!), Stabilität, Festigkeit und als psychische Qualität Sicherheit und Rückhalt zugeschrieben.
- Empirisch ist bekannt, dass Plantarflexion der Füße (Tippeln) den Blasenmuskel inhibiert und damit den Drang für kurze Zeit aufhebt. Instinktiv tippeln Kinder wie Erwachsene, wenn sie sich trotz starken Harndrangs nicht die Zeit für den Toilettengang nehmen.

Ausführung
im Stand rasch wechselnder Ballendruck mit fester Abdruckaktivität gegen den Boden

Wirkung
reaktive Spannungserhöhung in der Beckenboden-Sphinkter-Einheit

Folge
Abklingen des Harndrangs, Zeitgewinn, Aufschub der Entleerung

Hinweis
In diesem Zusammenhang berichtete mir eine Hebamme, dass auf dem Gebärhocker gebärende Frauen die Fußballen gegen den Boden stemmen, wenn sie bei momentaner Überforderung und Ermüdung den Geburtsablauf instinktiv herauszögern wollen. Der Hebammen-Tastbefund bestätigt, dass Plantarflexion der Füße den Beckenboden „zumacht“.

Die Erfahrung, dass wechselnde Plantarflexion den Beckenbodentonus anhebt, wird in dem Übungsablauf *Morgens trocken vom Bett zur Toilette* (➤ Kap. 11.3.1 G) genutzt.

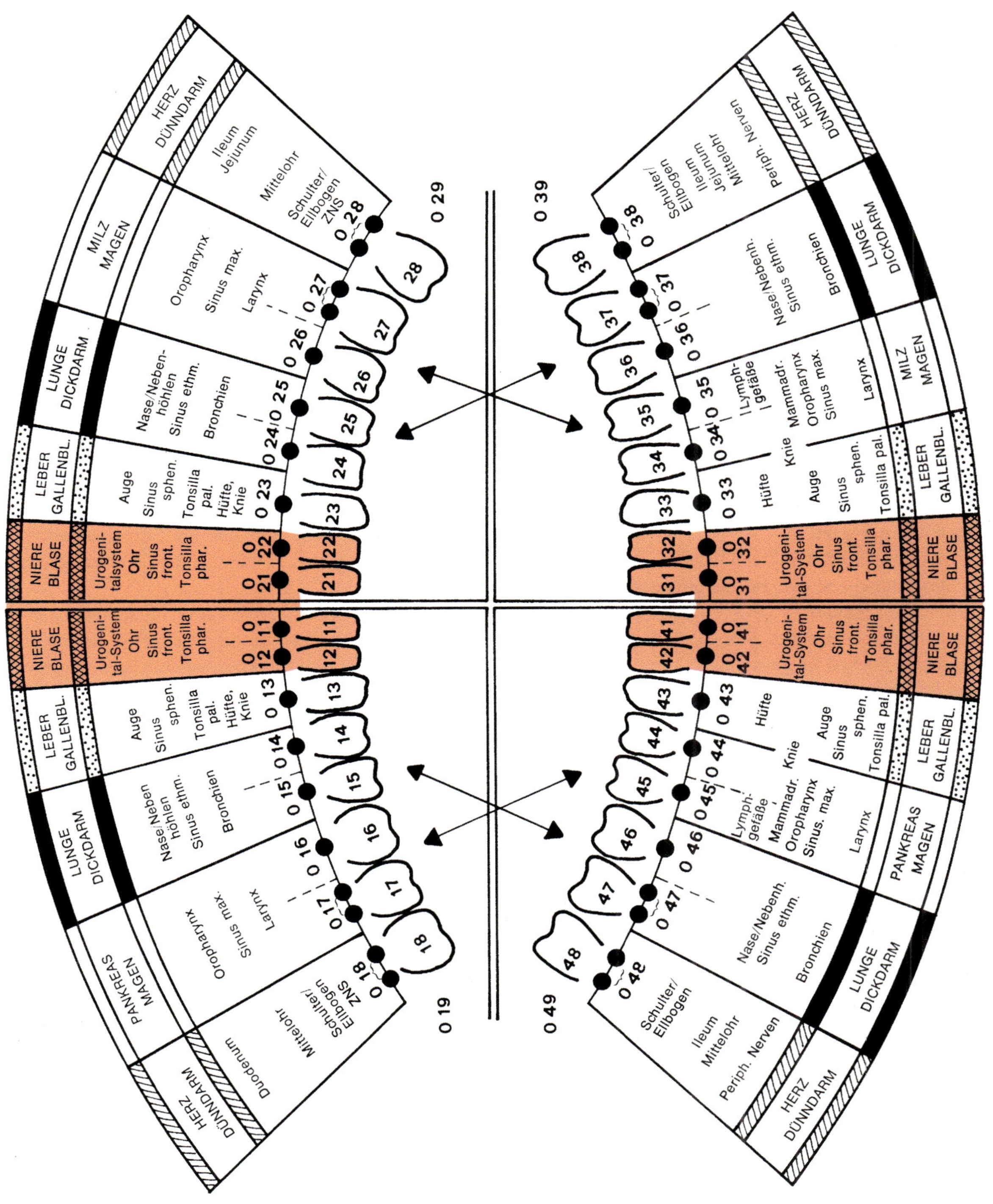

Abb. 11.16 Reflexzonen hinter den oberen und unteren Schneidezähnen [E980]

D Das Speichergespräch

Die folgende Anwendung lässt sich – mit der entsprechenden Visualisierung – auf den Umgang mit Darmdrang übertragen.

Hintergrund

Die mentale Führung (inneres Gespräch) nimmt psychovegetativ Einfluss auf die Blasensteuerung. Die beabsichtigte Reaktion ist die Beruhigung der Blasenwandmuskulatur. Je nach Reaktionstyp ist in dem inszenierten Zwiegespräch ein freundlicher oder ein bestimmender Ton zielführend.

Ausführung

Durch Ausprobieren entwickelt sich eine individuelle „Gesprächsebene", die zum helfenden inneren Dialog mit der Blase wird. Vorschläge zur Anregung eigener Ideen:

- Man erinnert die Blase an ihre hohe Elastizität als plastisches Organ und an die frühere Aufnahmefähigkeit.
- Man bittet sie, noch vorhandenen Speicherraum wahrzunehmen und zu nutzen.
- Gleichzeitig appelliert man freundlich an die visualisierte Verschlussmanschette, evtl. mit Schnürgeste noch ein wenig fester zuzuschnüren.
- Auch ein forderndes ernstes „Stopp" zur Blase kann den gewünschten Effekt bringen.

Patienten finden für diese „Gespräche" ihre eigenen, passenden Worte und Sprachbilder.

Wichtig ist, positiv das Ziel zu formulieren und nicht das zu vermeidende Problem.

Wirkung

psychovegetative und neurosomatische Umschaltung durch somatische Konditionierung, Löschung der Konditionierung

Folge

Mehren sich die Erfolge der mentalen Führung, entsteht aus der Erfahrung Beruhigung und emotionaler Halt, was den Miktionsdrang verebben lässt und die Speicherphase verlängert.

Die Wirkung der Aufschubstrategien (Ausnahme: Virtuelles Bonbonlutschen) wird durch das stenosierte Ausatmen auf CH verstärkt. Die Tonuserhöhung in der Verschlussmuskulatur betrifft den luminalen Verschlussdruck in der Urethra bzw. im Analkanal.
Die unterschiedlichen Strategien können einzeln oder – sich gegenseitig unterstützend – in Kombination angewandt werden. Wirkungsvolle Hilfe bietet die Kombination aus dem Speichergespräch und der stenosierten Ausatmung mit aktiver visuell stimulierter Zuschnürung.
Wichtig ist das Selbstlob bei allen – auch kleinen – erfolgreichen Schritten.

LITERATUR

Cranenburgh, B. van: Neurorehabilitation, Elsevier/Urban&Fischer Verlag, München 2007
Gleditsch, J. M.: Reflexzonen und Somatotopien, 6. Auflage, WBV Biologisch-Medizinische Verlagsgesellschaft, Schorndorf 1996
Millard, R. J.: Vom Drang zur Pein, Ehrenwirth Beratungsbuch 1992
Spitzer, M.: Lernen. Gehirnforschung und die Schule des Lebens, Spektrum Akademischer Verlag 2007

11.2.7 Kryotherapie – Sensorische und motorische anale Stimulation

Als Fallbeispiel soll hier die Selbstbehandlung einer iatrogen verursachten sensorischen Stuhlinkontinenz beschrieben werden.

Die Patientin litt nach operativer Entfernung eines malignen Tumors im Analkanal und anschließender Radiologie an partieller Stuhlinkontinenz. Normaler Stuhldrang bei Rektumfüllung war erhalten. Dennoch kam es untertags zum Abgang kleinerer Stuhlportionen ohne Ankündigung oder sensorischen Hinweis. Erst das fühlbare Ergebnis in der Unterwäsche machte die Patientin auf den Stuhlverlust aufmerksam.

Das Ziel der Physiotherapie war es, die sensorischen Restfunktionen zu stimulieren und gleichzeitig die motorische anale Sphinkter-Schnürfunktion zu aktivieren. Dazu entwickelte ich die folgenden beiden Möglichkeiten der Selbstbehandlung, die unten genauer beschrieben werden:

A Sensorische Stimulation: Eis, Fächeln und Bewegungsinszenierung
B Motorische Stimulation: Zug und Druck.

Die Patientin wurde auf folgende Weise für die Selbstbehandlung vorbereitet: Anatomisches Bildmaterial, Erklärungen über die spezifischen Funktionen des Analkanals und eine Skizze mit Richtungsangabe der Schnürbewegungen (➤ Abb. 11.17) vermittelten ihr die Handhabung der Therapie. Für den Ablauf der Selbstbehandlung wurde die Beschaffung der einfachen Hilfsmittel und deren Anwendung besprochen. Die an die Eisbehandlung anschließenden muskulären Reaktivierungen wurden der Patientin bildhaft erklärt: Mit Hilfe des zu einem engen Ring gebogenen Zeigefingers, mit angelegtem Daumen wird ein gefältelter Anus dargestellt. Der Zeigefinger der zweiten Hand demonstriert die analen muskulären Stimulationen. Die Patientin bekam so eine bildhafte Vorstellung für die Ausführung.

Die deutliche Funktionsverbesserung ermutigte dazu, auch anderen Patienten mit analen Kontinenzdefiziten diese intime Behandlung im Tabubereich vorzuschlagen. Mittlerweile hat sich diese Selbstbehandlung als Ergänzung der therapeutischen Maßnahmen erfolgreich etabliert.

A Sensorische Stimulation: Eis und Fächeln

Ziel

Stimulation der analen Thermorezeptoren, Durchblutungsförderung

- bei sensorischer analer Insuffizienz: Reaktivierung der Sensorik
- bei motorischer analer Insuffizienz: Tonusstimulation, Reaktivierung der analen Sphinkterkraft

Ausgangsstellung

angelehnter Sitz (z. B. im Bett)

Hilfsmittel

- Wasser-Eisstick (mit Eisstickform selbst herzustellen)
- größeres Badetuch
- aufstellbarer Spiegel (Kosmetikspiegel)
- Fächer o. Ä. zum Trockenfächeln

Ausführung

Sitz auf dem Badetuch → Sichtkontrolle, der Spiegel zeigt den Beckenausgang → mit dem Eisstick 3–5-mal den Anus zügig umrunden (= 1 Sequenz)

Nach jeder Sequenz mit geschlossenen Augen sensorische Rückmeldungen wahrnehmen.

Kinästhetisches Erlebnis

- thermische Empfindungen: kalt und warm (→ reaktive Hyperämie)
- rinnendes „Tauwasser" (taktile und thermische Information)
- schnelle Luftbewegungen auf der Haut durch Trockenfächeln (Berührungswahrnehmung)

Frequenz und Häufigkeit

Eisabreibung ca. 3-mal wiederholen. Zur Erzielung der erwünschten Effekte genügen kurze Kaltreize von 10 bis maximal 60 Sekunden Dauer. Länger dauernde Kaltreize haben einen zu großen Wärmeentzug zur Folge. Günstig sind mehrere Wiederholungen am Tag.

Besonders geeignet

bei analen sensorischen Defiziten

B Motorische Stimulation und Bewegungsinszenierung

Ziel

Reaktivierung der Sphinkterfunktion

Ausgangsstellung

angelehnter Sitz (z. B. im Bett) oder Seitenlage mit abgestütztem oberen Bein → eine Fingerkuppe der oberen Hand legt sich behutsam in die Mitte des Anus (After)

Ausführung

- *Variation 1* (➤ Abb. 11.17a)
  Augen schließen → während der stenosierten Ausatmung auf CH die Fingerkuppe umschnüren → die Schnürung mit der nachfolgenden Einatmung wieder freigeben
  Frequenz: 3–5-mal
- *Variation 2* (➤ Abb. 11.17b)
  Augen schließen → den Rand des analen Sphinkters zwischen Finger- und Daumenkuppe leicht massieren. Anschließend ein rundes Zifferblatt visualisieren. Jede Zahl der Uhr wird unter zartem Fingerkuppenzug leicht nach außen gedehnt (Stretch) → und dann mit der stenosierten Ausatmung auf CH aktiv in Richtung Anusmitte gezogen. Es ergeben sich 12 verschiedene Zugrichtungen bzw. 12 verschiedene Primärimpulse für den analen Sphinkter.
  Frequenz: 1–3-mal
- *Variation 3*
  Augen schließen → mit leichtem Druck Fingerkuppe auf die Mitte des Damms legen → während der stenosierten Ausatmung auf CH die sog. Weichteilbrücke (M. levator ani) nach innen wölben lassen → der Fingerdruck zeigt die Richtung. Der leichte Fingerdruck hält unvermindert an → der Fingerdruck „lockt" mit der nachfolgenden Einatmung die Weichteilbrücke zurück. Die nächste stenosierte Ausatmung wölbt die Weichteilbrücke wieder nach innen.
  Frequenz: 3–5-mal

Besonders geeignet

bei analer Sphinkterinkompetenz, analer sensorischer Störung

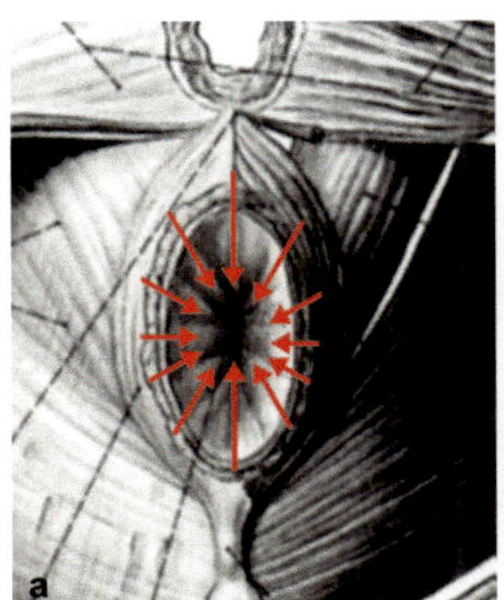

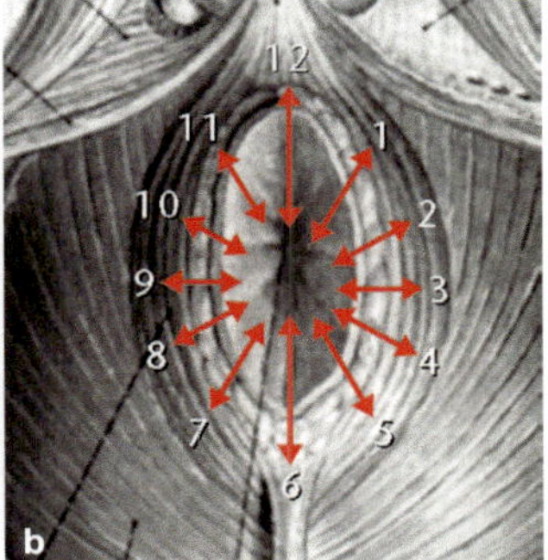

Abb. 11.17a–b Motorische Stimulation: Zug und Druck; a) stenosiert auf CH ausatmen und die Fingerkuppe „umschnüren"; b) stenosiert auf CH ausatmen und „jede Stunde der Uhr" – nach kurzem Stretch – in die Anusmitte ziehen [R112]

11

11.2.8 Entspannungstherapie bei Hypertonus

Das Inkontinenzleiden wird oft von Unsicherheit, Angst, Ärger und Wut begleitet. Die seelische und körperliche Unfreiheit erzeugt Abwehrspannungen. Häufig finden sich ein verspannter Mundraum mit hypertonen Muskeln der Kiefergelenke und angespannte Bauch- und Beckenbodenmuskeln. Die eingeschränkte Atembewegung verändert den Tonus im gesamten Bauchkapselsystem.

Hypertone Störungen wie Anismus, Detrusor-Sphinkter-Dyskoordination, aber auch eine erschwerte Darmentleerung profitieren von Entspannungstherapien. Besonders der äußerst schmerzhafte Proktospasmus kann durch konzentrative Lösungstherapie abgebaut werden.

Folgende Entspannungshilfen bieten die Möglichkeit zur muskulären wie seelischen Spannungsbalance. Die Behandlungen C–F zählen zu den einzeltherapeutischen Maßnahmen, A und B lassen sich gut in eine Gruppentherapie einbauen, während „G" zur Selbsttherapie gehört.

A Mundraumlösung
B Die Kieferklappe
C Kontaktlösung
D Schwingungen quer durch das Becken
E Schwingungen von den Knien durch das Becken
F Schwingungen von den Fersen durch das Becken
G Akupressur des Damm-Reizpunktes.

Tipp aus dem Alltag – Kitzeln als Lösungshilfe
Bei hypertoner Beckenboden-Sphinktermuskulatur und erschwerter Miktionseinleitung (auf der Toilette) kann man sich mit einer Fingerkuppe oder einem Fingernagel auf der Hautfläche direkt über der Analfalte kitzeln (→ Blasendermatom).

A Mundraumlösung

Ziel
Einflussnahme auf den Tonus der Beckenbodenmuskulatur durch Entspannung der Kiefergelenke, der Zungenmuskulatur, des Diaphragma oris

Ausgangsstellung
angelehnter Sitz

Ausführung
Die Therapeutin führt durch den Ablauf:
- Augen schließen
- Mund weit öffnen → Weite und Endgefühl erspüren → wieder schließen
- Lippen befeuchten → Feuchtigkeit hält die Unterlippe an der Oberlippe
- Zähne zusammenbeißen und wieder lösen
- Lippen neu befeuchten → Feuchtigkeit hält die Lippen geschlossen
- Mund leicht öffnen → Unterkiefer bewegen → Fingerkuppen suchen den Gelenkspalt der Kiefergelenke → Fingerkuppen von Zeige- und Mittelfinger massieren kreisend die Muskulatur (M. masseter) unterhalb der Gelenke
- Mund wieder so weit wie möglich öffnen → Endgefühl erspüren
- Fingerkuppen zeichnen die Form der Unterkiefer nach → treffen sich an der Kinnspitze
- Anschließend werden die Fingerkuppen flächig rechts und links direkt unterhalb des Gelenkspalts auf den Unterkiefer gelegt → Zug Richtung Kieferwinkel → ca. 10 sec den leichten Stretch halten
- Mund so weit wie möglich öffnen → Endgefühl erspüren
- Aufmerksamkeit in die Mundhöhle richten → Zunge zwischen Oberlippe und oberer Zahnreihe hin und her gleiten lassen → das feuchte, warme Schleimhautklima hinter der Oberlippe wahrnehmen und im Gegensatz dazu die glatte feste Zahnreihe → Zunge an der Rückseite der Zähne entlang führen → Zunge wechselt in den Raum zwischen Unterlippe und unterer Zahnreihe → spürt die unterschiedlichen Strukturen → läuft hinter der unteren Zahnreihe entlang → geht zur oberen Zahnreihe und läuft dann weiter in Achtertouren mehrmals an den oberen und unteren Strukturen entlang → beenden → Speichel schlucken → Mund schließen
- Zungenwahrnehmung: Wo befindet sich nun die Zunge in Ruhe? Eine gelöste Zunge ruht in der Regel mit ihrer Spitze in der Mitte des oberen Zahndamms (sulcus); das ist der Zungenruhe-Lagepunkt.
- Zunge kundschaftet nacheinander jede einzelne Wand der Mundhöhle aus: Sie geht in die rechte Wange → tastet die Wand ab → geht zur linken Wange → tastet die Wand ab → geht zum Mundboden → tastet das harte Gaumengewölbe ab → und ruht wieder
- Lippen lecken → spielerisch schmatzen → nachspüren Wahrnehmungsfragen: „Ist der Mundraum höhlig? Ist Platz im Mund? Wo ist die Zunge jetzt?"

Kinästhetisches Erlebnis
Mundraumgefühl, Gelöstheit in den Kiefergelenken, weiche breite Lippen, vertiefte Atmung

Frequenz
eine Erstunterweisung; später nach Bedarf einzelne Elemente einsetzen, Mundraumwahrnehmung und -lösung in den Alltag integrieren

Besonders geeignet
als Geburtsvorbereitung, im Geburtsverlauf, in oder nach angespannten Alltagssituationen, bei Detrusor-Sphinkter-Dyskoordination, Anismus, Proktospasmus, erschwerter Darmentleerung

B Die Kieferklappe (in Anlehnung an FBL)

Vorbild für die Lösung der Kiefergelenke ist die Übung *Kiefersperre* aus der Funktionellen Bewegungslehre (FBL).

Ziel

Mobilisation der Kiefergelenke, Lösung der hypertonen Kaumuskeln

Ausgangsstellung

Knie-Ellbogenposition → Kopf hängen lassen, so dass der Scheitelpunkt zum Boden zeigt und der Unterkiefer *über* dem Oberkiefer steht → die Kiefergelenke zentrieren sich → die Umkehr der Gelenkstellungen im Raum bedingt eine umgekehrte Muskelarbeit gegen bzw. mit der Schwerkraft

Ausführung

möglichst oft den Mund langsam öffnen und schließen (ca. 30-mal) → nachspüren

Kinästhetisches Erlebnis

Gefühl der Gelöstheit im Bereich der Kiefergelenke, eine sich ausbreitende allgemeine Gelöstheit

Frequenz

1-mal, mehrmals täglich

Besonders geeignet

bei seelischem und körperlichem Stress (Mundraumlösung ➤ Kap. 11.2.8 A)

C Kontaktlösung

Die lösende Einflussnahme auf den Tonus wird dann ermöglicht, wenn die Therapeutin durch Vertrauen erweckendes Verhalten und einfühlsame Zuwendung eine angenehme Gefühlslage für die Patientin schafft. Bei der folgenden Behandlung entstehen durch Berührung und den „angelockten" Atem Dehnungs- und Lösungsreaktionen, die vor allem im Bereich des Kontakts gespürt werden.

Ziel

Verfeinerung der Selbstwahrnehmung im Beckenausgangsbereich, Tonusregulation, Atemreaktionen, Wahrnehmung der Atembewegungen

Ausgangsstellung/Ausführung

Ausgangsstellung 1 (Abb. 11.18a)

- Patientin in Seitenlage → oberer Arm und oberes Bein abgestützt (Polster) → Lendenwirbelsäule unterpolstert (Brüggerkissen)
- Die Therapeutin hält mit beiden Händen den oberen M. glutaeus und bietet der Patientin an, das Gewicht von den flächigen Händen halten zu lassen.
- Der Kontakt wird über einige Atemzüge hinweg gehalten → die Patientin hat Zeit, sich auf die haltenden Hände einzulassen, sich dort anzulehnen und Gewicht abzugeben.
- Nachfrage der Therapeutin: „Wie hat es sich ausgewirkt im Beckenausgangsgebiet? Fällt Ihnen etwas auf?"

Ausgangsstellung 2 (Abb. 11.18b)

- Patientin in Seitenlage (s. u.)
- Die Therapeutin hält mit einer Hand den oberen M. glutaeus rund um den Tuber ossis ischii, die andere Hand hält die proximale Innenseite des Oberschenkels.
- Die Patientin geht spürend in den Kontakt und versucht, den Halt anzunehmen und sich in die Hände abzugeben. Der Kontakt wird über einige Atemzüge beibehalten → anschließend nachspüren

Kinästhetisches Erlebnis

Durch den sicheren Halt der Hände kann Loslassen positiv erfahren werden. Die gerichtete Aufmerksamkeit in der Beckenregion macht die Atembewegungen spürbar und intensiviert sie durch inneres, beobachtendes Mitgehen.

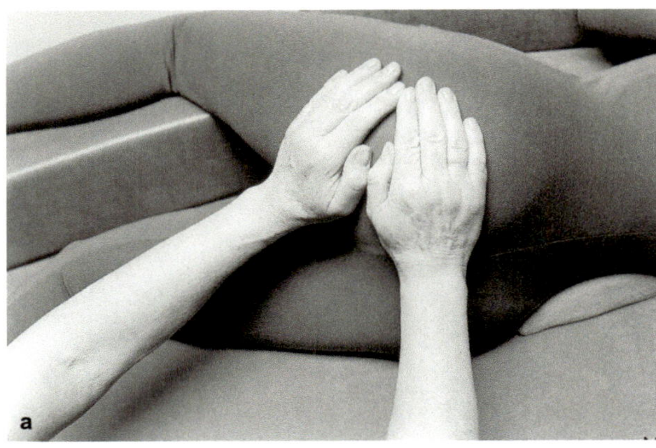

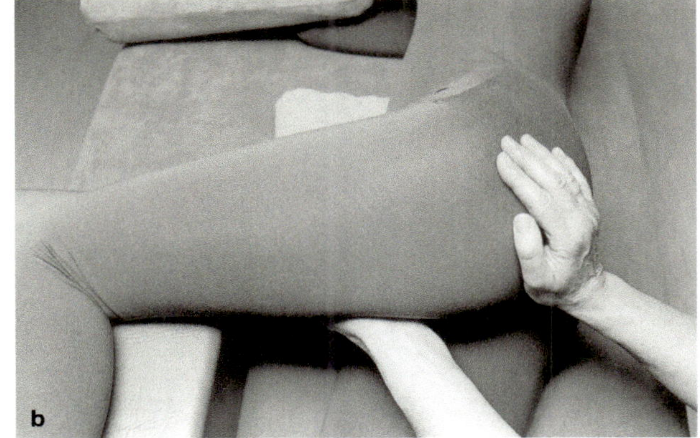

Abb. 11.18a–b Kontaktlösung; a) Ausgangsstellung 1, b) Ausgangsstellung 2 [K335]

Dauer
Haltgeben über 5–8 Atemzüge

Besonders geeignet
bei allgemeiner psychosomatischer Spannungserhöhung, Anismus, Proktospasmus, Detrusor-Sphinkter-Dyskoordination, Obstipation und unter der Geburt

D Schwingungen quer durch das Becken
(➤ Abb. 11.19)

Voraussetzung für diese und die folgenden zwei Schwingungsübungen ist, dass die Patientin bereit ist, die von außen angebotenen rhythmischen Bewegungen aufzunehmen. In gemeinsamer rhythmischer Bewegung mit der Therapeutin wird es möglich, die Bewegungen zuzulassen und in ihnen mitzuschwingen.

Ziel
Verfeinern der Selbstwahrnehmung, Tonusregulierung

Ausgangsstellung
- Patientin: Rückenlage mit ausgestreckten Beinen, wenn möglich mit geschlossenen Augen, die Wirbelsäulenlordosen unterpolstert, evtl. beide Beine leicht unterpolstert
- Die Therapeutin sitzt neben dem Becken der Patientin → legt flächig eine Hand auf den Trochanter (Rollhügel des Oberschenkels), die andere Hand liegt auf der Knieaußenseite.

Ausführung
Die Therapeutin erzeugt leichte, rhythmische Schwingungen am seitlichen Oberschenkel/Becken-gebiet der Patientin, die quer (auf einer horizontalen Ebene) durch das Becken der Patientin schwingen → Frage an die Patientin (Mundraumlösung ➤ Kap. 11.2.8 A): „Zunge gelöst? Platz im Mund?“

Die Patientin nimmt die Schwingungen wahr und lässt sich „durchschwingen“. Nach der ersten Nachspürpause löst die Therapeutin die Schwingungen von der anderen Körperseite aus. Spürt die Therapeutin das mühelose Mitschwingen der Patientin, kann sie das Schwingungstempo variieren.

Kinästhetisches Erlebnis
Raumgefühl, Lebendigkeit, Leichtigkeit oder angenehme Schwere

Dauer
ca. 1 Minute → mehrmals wiederholen

Besonders geeignet
bei allgemeiner psychosomatischer Spannungserhöhung, Anismus, Proktospasmus, Detrusor-Sphinkter-Dyskoordination

E Schwingungen von den Knien durch das Becken (➤ Abb. 11.20)

Ziel
Verfeinern der Selbstwahrnehmung, Tonusregulation

Ausgangsstellung
- Die Patientin liegt auf dem Rücken, Füße aufgestellt (rutschfeste Matte).
- Die Therapeutin kniet mit Abstand vor der Patientin und stützt sich mit beiden Händen auf ihren Knien ab.

Ausführung
Die Therapeutin schwingt mit ihrem Körper und übermittelt an der Kontaktstelle Knie/Hände Schwingungen, die von den Oberschenkelknochen der Patientin aufgenommen und an das Becken und die Wirbelsäule weitergegeben werden → Frage an die Patientin (Mundraumlösung): „Zunge gelöst? Platz im Mund?“

Die Patientin nimmt die Schwingungen wahr und lässt sich in rhythmischen Variationen „durchschwingen“.

Kinästhetisches Erlebnis
angenehme körperliche Lebendigkeit im Becken- und Wirbelsäulenbereich

Dauer
ca. 1 Minute → mehrmals wiederholen

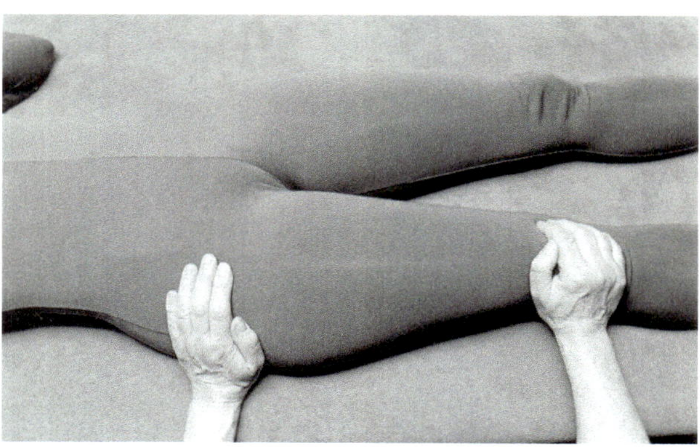

Abb. 11.19 Schwingungen quer durch das Becken [K335]

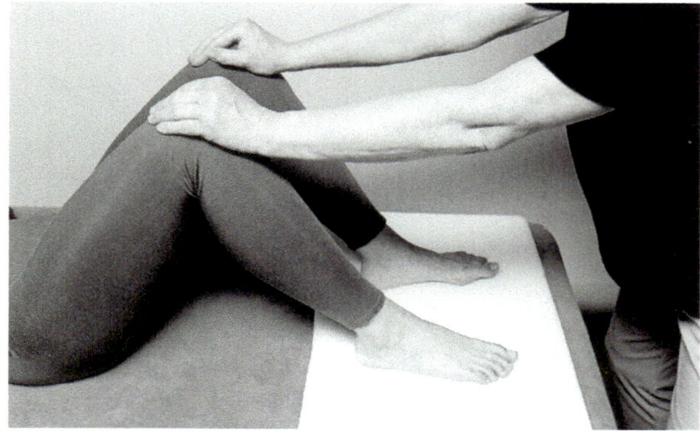

Abb. 11.20 Schwingungen von den Knien durch das Becken [K335]

Besonders geeignet

in der Rückbildungszeit (gruppengeeignet), bei allgemeiner psychosomatischer Spannungserhöhung, Anismus, Proktospasmus, Detrusor-Sphinkter-Dyskoordination

F Schwingungen von den Fersen durch das Becken (➤ Abb. 11.21)

Ziel

Verfeinern der Selbstwahrnehmung, Tonusregulation

Ausgangsstellung

- Patientin: Bauchlage auf einer Behandlungsbank, die Füße hängen über der Bankkante
- Die Therapeutin sitzt am Fußende der Bank, ihre Hände umgreifen die Fersen der Patientin.

Ausführung

Die Therapeutin übermittelt Schwingungen über der Kontaktstelle Hände/Fersen an die Patientin, die von den Oberschenkelknochen aufgenommen und an das Becken und die Wirbelsäule weitergegeben werden → Frage an die Patientin (Mundraumlösung ➤ Kap. 11.2.8 A): „Zunge gelöst? Platz im Mund?"

Die Patientin nimmt die Schwingungen wahr und lässt sich in rhythmischen Variationen „durchschwingen".

Kinästhetisches Erlebnis

Wahrnehmung vieler rhythmischer kleiner Bewegungen, Raumgefühl im Becken, Wohlgefühl im Rücken

Dauer

ca. 1 Minute → mehrmals wiederholen

Besonders geeignet

bei allgemeiner psychosomatischer Spannungserhöhung, Anismus, Proktospasmus, Detrusor-Sphinkter-Dyskoordination

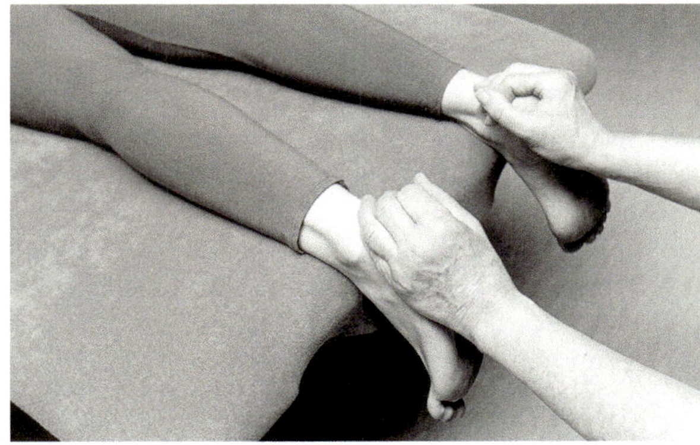

Abb. 11.21 Schwingungen von den Fersen durch das Becken [K335]

G Akupressur des Damm-Reizpunktes

Die Akupressur des Damm-Reizpunktes bietet die unkomplizierte Möglichkeit der Eigenbehandlung.

Der zuständige Reizpunkt liegt auf der Mitte des Dammes. Seine Stimulierung erhöht den Tonus im M. levator ani, reziprok wird die Blasenwandanspannung aufgehoben.

Dieser „Harndrang-Abschaltpunkt" wird instinktiv im Alltag genutzt, z. B. hocken sich Mädchen bei Harndrang so, dass eine Ferse in den Damm drückt. Ähnliche Hilfen ergeben sich beim Sitzen auf einer festen Stuhllehne oder Tischkante. Das feste Hochziehen der Hose mit Griff am Bund hat den gleichen druckgebenden „erlösenden" Effekt (besonders geeignet sind Jeans mit fester Naht im Schritt).

Auch Physiotherapeuten können regulierend Einfluss auf den gestörten Energiefluss der Organe nehmen, wenn sie spezielle Verfahren der traditionellen chinesischen Medizin oder ihrer Abkömmlinge beherrschen, z. B. die Akupunkt-Massage nach Penzel, Jin Shin Do Akupressur (einer Kombination aus traditioneller chinesischer Medizin und reichianischer Segmenttherapie nach I. M. Teeguarden) oder die Meridiantherapie nach Ch. Heidemann.

Ziel

muskuläre Spannungsbalance des M. levator ani, bei Hypertonus des M. Diaphragma pelvis

Ausgangsstellung

Seitenlage mit abgestütztem oberen Bein. Falls die Seitenlage unbequem ist, kann der Reizpunkt auch während des Badens in der Badewanne stimuliert werden.

Ausführung

Fingerakupressur auf der Mitte des Damms: Im Zustand der gerichteten Aufmerksamkeit drückt der Finger auf die Mitte des Damms → während der Einatemphase wird die Atemdruckwelle zum Finger „gelockt" und dehnt das Gewebe unter dem Finger → während der stenosierten Ausatemphase zieht sich das Gewebe unter dem Finger Richtung Beckenraum zurück.

Kinästhetisches Erlebnis

Spannungsveränderung im Wechsel der Atemphasen

Frequenz

ca. 5 Atemphasen – Pause – 1 Wiederholung

Besonders geeignet

bei Anismus, Proktospasmus, Detrusor-Sphinkter-Dyskoordination

11.2.9 Osteopathie

Franziska Orthofer

In der körpertherapeutischen Kontinenzbehandlung nimmt die Osteopathie einen speziellen Platz ein. Ihr Vorteil und Wert liegen in der direkten manuellen Diagnostik zur Erfassung von myofaszialen Störungen sowie in der unmittelbaren manuellen Behandlung der uro-genito-rektalen Strukturen. Der palpierende Kontakt zu den Geweben erspürt die Spannungsverhältnisse und Blockaden, definiert sie und löst diese über osteopathische Techniken.

Dieses Kapitel soll einen kurzen Einblick in die Entstehungsgeschichte der Osteopathie, in ihre Grundprinzipien und den osteopathischen Säulen, sowie in die Diagnostik, Behandlungsziele und Behandlungstechniken geben.

Geschichte und Grundprinzipien der Osteopathie

Die Osteopathie wurde von dem amerikanischen Arzt Andrew Taylor Still (1828–1917) begründet. Sein Leitsatz lautet: *„Leben ist Bewegung und Rhythmus"*.

Das zentrale Kennzeichen der diagnostischen und therapeutischen Osteopathie ist das Denken und Behandeln in Funktionsketten.

Still prägte die Erkenntnis, dass der ungestörte Fluss aller Gewebeflüssigkeiten und der ungestörte, eigendynamische Rhythmus der Organe die Grundlage einer vitalen Gesundheit sind. Er beschrieb fünf wichtige Merkmale, die bis heute die Grundprinzipien der Osteopathie darstellen:

1. **Leben ist Bewegung**
   Herzrhythmus und Atemrhythmus sind die lebenswichtigsten Bewegungen. Zusammen mit der Mobilität der Gelenke, Muskeln, Faszien und der Motilität der inneren Organe bildet Bewegung die Grundlage für Gesundheit. So müssen sich innere Organe zu jeder Zeit beweglich auf unterschiedliche Füllungszustände, Exkursionen des Zwerchfells und auf schwerkraftbedingte Einflüsse bei Positionsveränderungen des Körpers im Raum anpassen können.
2. **Wechselwirkung von Struktur und Funktion**
   Gesundheit hängt von der normalen Struktur-Funktion-Beziehung ab.
   Eine Struktur verliert ihre gesunde Leistungsfähigkeit, wenn sich das dynamische Gleichgewicht der physiologischen Körperfunktionen (Homöostase) ungünstig verändert.
   Auf Dauer können sich so Funktionsstörungen in den zellulären, mechanischen und neurologischen Strukturen entwickeln.
3. **Der Körper funktioniert als Einheit**
   Der menschliche Körper ist ein offenes System. Das physiologische, wechselseitige Zusammenspiel der körperlichen Einzelteile ist die Grundlage für das komplexe Funktionieren des Gesamtsystems. Ist das Zusammenspiel gestört, entstehen Dysfunktionen.
4. **Das Gesetz der Arterie**
   Grundlegend für einen intakten Organismus ist der freie Fluss von Blut, Lymphe und Liquor, um die Gewebe optimal zu versorgen. Längerfristige Stasen (Stauungen) beeinträchtigen die Versorgungssituation und verursachen Störungen.
5. **Der Körper besitzt die Fähigkeit zur Selbstheilung**
   Selbstheilungskräfte werden über das Immunsystem, das Hormonsystem und das autonome Nervensystem aktiviert. Ist die Arbeitsweise dieser Systeme beeinträchtigt, verringern sich sowohl die Abwehrkräfte gegen Krankheitserreger als auch die notwendigen geistig seelischen Kräfte zur Bewältigung von Stresssituationen.

Säulen der Osteopathie

Die drei folgenden unterschiedlichen Systeme stellen die Säulen der osteopathischen Diagnostik und Therapie dar.

Erste Säule, das Parietale System

In der parietalen Osteopathie liegt der Fokus auf der Mobilität von Gelenken, Muskeln und faszialen Strukturen (Sehnen, Bänder, Gelenkkapseln).

Störungen in diesen Strukturen haben negative Auswirkungen auf die Statik, die Körpermechanik sowie auf die vaskulären und nervalen Verbindungen der inneren Organe.

Zweite Säule, das Viszerale System

Im Bereich der viszeralen Osteopathie werden die inneren Organe sowie ihre umgebenen Strukturen auf Mobilität und Motilität beurteilt. Bewegungseinschränkungen im viszeralen System wirken sich nicht nur ungünstig auf die Funktionsfähigkeit der inneren Organe aus, sondern beeinträchtigen – über mechanische, nervale und vaskuläre Verbindungen – auch das cranio-sacrale und das parietale System.

Dritte Säule, das Cranio-Sacrale System

Im Bereich der cranio-sacralen Osteopathie müssen die feinen Bewegungen der Schädelknochen, der Membranen, der Suturen, des Kreuzbeins und die dazugehörigen Faszien beurteilt werden, um einen störenden Einfluss auf das Hormonsystem, das Nervensystem sowie auf das gesamte Gefäßsystem auszuschließen.

Ursachen somatischer Dysfunktionen

Die Entstehungsmechanismen von cranialen-, viszeralen- und parietalen Dysfunktionen sind vielfältig. Entzündungen, operative Eingriffe, seelischer Stress und traumatische Ereignisse schaffen Voraussetzungen für Spannungsveränderungen, die in der Folge Gewebeflüssigkeiten und rhythmische Eigenschwingungen der Gewebe blockieren können.

Im Folgenden sind die häufigsten Ursachen von Dysfunktionen aufgeführt, die sich schwächend auf das Kontinenzsystem auswirken können:

Craniale somatische Dysfunktionen

- Bewegungseinschränkung Halswirbelsäule
- Degeneration, Blockaden, Schleudertrauma
- Stürze auf Kopf oder Steißbein

11

- Hypertension der cranialen Membranen, Sehstörungen, Kopfschmerzen
- Defäkationsstörung, Beckenschmerzen durch Irritation des Ganglion impar
- Cranio-Mandibuläre Dysfunktion
- Kiefergelenksfehlstellungen, Bruxismus

Viszerale somatische Dysfunktionen

- Obstruktive oder restriktive Atemwegserkrankungen
- akut, entzündlich, allergisch, chronisch
- Myofasziale Positionsveränderungen der viszeralen Organe
- Ptose, Prolaps uteri, Vaginalprolaps, Rektumprolaps
- Descensus uteri, Descensus vaginae, Zystozele, Rektozele
- Operative Eingriffe
- Sectio, Hysterektomie, rekonstruktive Deszensus-/Prolapschirurgie, Prostatektomie
- Entzündungen im Bauch- oder Beckenraum

Parietale somatische Dysfunktionen

- Traumatische Ereignisse
- Unfälle, Stürze – insbesondere auf Kopf und Steißbein – Supinationstrauma
- Wirbelsäulenerkrankungen
- Blockaden, Bandscheibenprotusion, degenerative Wirbelsäulenveränderungen, Skoliosen
- Beckenschiefstand
- Beinlängendifferenz, ISG-Blockaden
- Muskelinsuffizienz
- myofasziale Veränderungen

Diagnostik und Therapie

Kenntnisse über Pathologien aus den drei, sich gegenseitig beeinflussenden Systemen machen – in der Zusammenschau – die ganzheitliche therapeutische Einflussnahme der Osteopathie aus. Osteopathen diagnostizieren und arbeiteten vorwiegend mit ihren palpierenden Händen, die sich in langjähriger Ausbildung und praktischer Schulung zu spürfähigen therapeutischen Werkzeugen, d.h. zu „sehenden Händen" entwickeln.

Die ausführliche Anamnese besteht aus Interview, Inspektion, körperlichen Bewegungstests und einer palpatorischen Untersuchung der einzelnen Systeme (osteopathische Säulen).

Das osteopathische Denkmodell – das Denken in Funktionsketten – in Kombination mit dem Aufspüren und Behandeln von Ursachen-Folge-Erkrankungen – ist eines der schlüssigsten Arbeitskonzepte der Osteopathie (s.o.). Über diesen funktionellen Zusammenhang lassen sich körperlich manifestierte Fernwirkungen einer Fehlfunktion erklären und deren gleichzeitige Behandlung als notwendiges Gebot verstehen.

Die Behandlungsziele sind: Lösung von Blockaden, Steigerung der Hämodynamik, Aktivierung der biodynamischen Selbstheilungskräfte und als angestrebtes Ziel die Rückführung des Organismus in seine funktionierende Einheit.

Die primäre Störung zu erkennen ist das Hauptziel der Osteopathie.

Patientenbeispiel

Eine Patientin wurde mir mit der Diagnose *Proktospasmus* überwiesen.

Meine Anamnese ergab noch weitere Symptome: Kopfschmerz, Bruxismus, Obstipation, und extreme Schmerzen während und nach der Defäkation, die sich in Rücksprache mit dem behandelnden Arzt auf eine Analfissur zurückführen ließen.

Das osteopathische Untersuchungsergebnis zeigte im viszeralen Bereich eine hohe Spannung im Bereich der abdominellen Sphinkter sowie Motilitäts- und Mobilitätseinschränkungen von Ösophagus, Diaphragma thorakale, Leber, Magen, Duodenum und Dünndarm.

Des Weiteren zeigte sich im parietalen Bereich eine Bewegungseinschränkung des Sakrums und eine Fehlstellung des Os coccygis. Im Bereich des Cranialen Systems fanden sich Dysfunktionen im Kiefergelenk, eine Bewegungseinschränkung des Os temporale und eine Tension der intracraniellen Spannungsmembranen (Falx cerebi, Tentorium cerebelli, Falx cerebelli).

Aufgrund der Diagnostik ergab sich folgender manueller Behandlungsprozess:

- Lösen der Engstellen am Ösophagus
- Tonusregulation der abdominellen Sphinkter (Pylorus, Sphincter oddi, Iliocaecalklappe). Die Sphinkter „kommunizieren", d.h. sie beeinflussen sich untereinander. So kann das therapeutische Lösen der Bauchsphinkter gleichermaßen den Tonus der im Beckenraum befindlichen externen urethralen und analen Sphinkter regulieren.
- Detonisierung des Lig. anococcygeum von der Außenfläche des Steißbeins aus
- Mobilisation des Sakrums
- Förderung der Mobilität und der Motilitätsbewegungen der o.g. Organe
- Lösen der Kiefergelenke und des Os temporale
- Spannungsausgleich der intracraniellen Spannungsmembranen
- Gleichzeitig kombinierte ich die osteopathische Behandlung mit Hinweisen aus der physiotherapeutischen Kontinenzbehandlung über strukturschonendes Defäkationsverhalten (➤ Kap. 8), gab Anleitungen zur Alltagssanierung von Fehlbelastungen in Haltung und Bewegung (➤ Kap. 11.3.1) und besprach erforderliche Ernährungsumstellungen.

Der Abschlussbefund nach 10 Behandlungseinheiten über einen Zeitraum von 16 Wochen:

Normaltonus der abdominellen Sphinkter, knöcherne und ligamentäre Einschränkungen (s.o.) aufgehoben. Die Patientin berichtete über schmerzbefreite Entleerungsvorgänge (freies Fließen der Verdauungssekrete), gute Stuhlkonsistenz, weniger Kopfschmerzen und selteneres Zähneknirschen. Im Ganzen fühlte sie sich psychisch und physisch gelöster und unbekümmerter. Zu unser beider Freude bestätigte der behandelnde Arzt die Abheilung der Analfissur.

Zukünftig wollte die Patientin auf eine ballastreiche Ernährung achten, Darm-Entleerungssignale möglichst nicht mehr aufschieben, sich in ihrer Freizeit häufiger zu Fuß in Bewegung setzen und sich bei wieder auftretenden Missempfindungen sofort melden.

Kontraindikationen

Durch Ausbildung und Erfahrung ist der Osteopath in der Lage absolute von relativen Kontraindikationen zu unterscheiden.

Zu den absoluten Kontraindikationen gehören z. B. die akute Infektion, die akute Entzündung, der frische Infarkt und die Neoplasie.

Die relative Kontraindikation ist immer eine individuell eingeschränkte Indikation.

Zum Beispiel ist bei Osteoporose eine osteopathische Behandlung grundsätzlich möglich, Manipulationen von knöchernen Strukturen sind jedoch nicht erlaubt. Einzelne Nebendiagnosen sind für bestimmte Behandlungstechniken kontraindiziert, obwohl eingeschränkt dennoch osteopathisch behandelt werden kann.

Fazit

Wie oben dargestellt, sind bestimmte arthrogen, myofaszial und membranös verursachte Störungen, die vor allem einer osteopathischen Behandlung zugänglich sind, in der Kombination mit der physiotherapeutischen Kontinenztherapie eine grundlegende Option für den gemeinsam angestrebten Behandlungserfolg.

LITERATUR

de Gruyter,Walter., Pschyrembel klinisches Wörterbuch, de Gruyter Berlin, New York 2002

Liem T., Dobler T. K., Puylaert M., Leitfaden Viszerale Osteopathie Elsevier/Urban & Fischer Verlag München 2014

Meert, Guido F., Das Becken aus osteopatischer Sicht, Elsevier/Urban & Fischer Verlag, München 2009

Tanzberger R., Kuhn A., Möbs G. & Baumgartner U., Der Beckenboden-Funktion, Anpassung und Therapie, Elsevier/Urban&Fischer Verlag, München 2013

11.3 Therapeutische Übungen

Die folgenden Übungsbeschreibungen sind nach gleichartigen therapeutischen Zielrichtungen gruppiert. Die vorgegebene Reihenfolge der Übungskomplexe eignet sich auch als Behandlungsaufbau.

Am Beginn der Therapie steht der „alles bewegende Alltag". Neben den Alltagsbewegungen nehmen Einstimmungs- und Wahrnehmungsübungen einen vorderen Platz im Behandlungsverlauf ein. Wahrnehmungskompetenz, d. h. die geschulte, klare Empfindungsfähigkeit, gibt Orientierung und eine sichere Basis für therapeutisches Üben.

Der Atemrhythmus, hörbar, spürbar und widerständig, zentriert die Aufmerksamkeit beim Üben. Außerdem stimuliert er – besonders in stenosierter Ausführung – die Muskelfasern des Beckenbodens und fördert so das natürliche Spannungsfeedback.

Hat der Beckenboden wieder „gelernt", auf nuancierte Übungsreize und intrinsische Anforderungen zu reagieren, fördern die komplexen Ball-Übungen im weiteren Verlauf Ausdauer und Reaktionsfähigkeit.

Bereits die Namen der Übungen enthalten Botschaften, die Lust auf Entdeckungen machen. Angeboten werden unterschiedliche Spielräume für Erfahrung, wie etwa ein konzentriertes Aufspüren kinästhetischer Nuancen. Einen nachforschenden Geist motiviert das, sich auf die Angebote einzulassen.

Übungsmedien wie die Ballblase, das Reiskissen, der Therapieball, der lange Stab oder das Theraband bringen nicht nur Farbe und Abwechslung ins Spiel, sie setzen vor allem unterschiedliche Trainingsreize für die Reaktivierung der Funktionen.

11.3.1 Bewegen im Alltag

Bewegen im Alltag ist häufig unökonomisch und geschieht in Abweichung von physiologischen Bewegungsmustern. Die Gründe dafür sind vielfältig: unphysiologische Bewegungsvorbilder, einseitige körperliche Dauerpositionen im Berufsleben und schwere körperliche Arbeit unter unfunktionellen Bedingungen.

Durch Fehl- und Überbeanspruchung entstehen morphologische Abnutzungen. Im Gegensatz zu den allseits bekannten schmerzhaften Bandscheibenschäden durch ungünstige Druckbelastung bei fehlgestellter Wirbelsäule bleiben alltägliche Fehlbelastungen des unsichtbaren Beckenbodens oft längere Zeit ohne Schmerzansage und dadurch unbemerkt. Auffälligkeiten durch Dauerfehlbelastung des Beckenbodens sind z. B. Beckenbodenmyalgien (beim sexuellen Verkehr) durch Tendomyosen oder Druckgefühle im unteren Beckenbereich. Lumbalgien hängen ebenfalls häufig mit Tonusveränderungen des Beckenbodens zusammen.

Deshalb ist das Anliegen dieses Konzepts, zusammen mit der interessierten Patientin den normalen Bewegungsalltag so gut wie möglich „in Ordnung" zu bringen und ihr dauerhaft zu einem neuen Bewusstsein der eigenen Haltung und den damit verbunden Bewegungsabläufen zu verhelfen. *Alltagssanierung* ist ein anschaulicher Begriff für diesen Prozess.

Über Jahre automatisierte Bewegungsfehler gelten in der Regel als „hoffnungslos resistent", wenn nicht ein erhöhter Leidensdruck den Menschen dazu veranlasst, Haltungs- und Bewegungsmuster zu verändern. Die vielfältigen und deprimierenden Lebenseinschränkungen, die gerade inkontinente Patienten belasten, erzeugen eine enorm hohe Handlungsbereitschaft für ein Neu- und Umlernen von Haltung und Bewegung, um den Beckenboden vor funktionellen Schäden zu schützen.

Es handelt sich im Folgenden nicht um ein mechanisches Übungssystem, sondern um Wahrnehmungsabläufe alltäglicher Bewegungen, Positionen und Handlungen, die ggf. verändert werden sollten, um Fehlbelastungen zu vermeiden.

Nach den ökonomisch durchgeführten Bewegungsabläufen werden durch stilles Nachfragen (Wie geht es mir jetzt? Was ist anders als vorher? ➤ Kap. 2.5) veränderte Empfindungen ins Bewusstsein gebracht. Das sich häufig einstellende Wohlgefühl ist die Voraussetzung für neue physiologische Bewegungsgewohnheiten. Wenn dann die bekannten Zeichen der Belastung wie Ermüdung und Schmerzen ausbleiben, können sogar körperliche Anstrengungen im Beruf und in der Freizeit zur positiven Herausforderung werden und erneute Trainingsreize setzen.

Besprochen werden die folgenden Bewegungsabläufe, die gleichzeitig als alltägliche Übungen durchgeführt werden können:

- A Vom Liegen in eine aufrechte Position
- B Vom Sitzen zum Liegen
- C Der neutrale Bück- und Hebetyp
- D Dynamisches Stehen
- E Ökonomisches Sitzen
- F Gehen mit Rückantwort
- G Morgens trocken vom Bett zur Toilette.

A Vom Liegen in eine aufrechte Position

(➤ Abb. 11.22a–f)

Sit-up-Übungen und ähnliche Bewegungsabläufe an Fitnessgeräten haben in den letzten Jahrzehnten den Weg für einen „sportlichen Aufsteh-Modus“ gebahnt, der zum Vorbild für

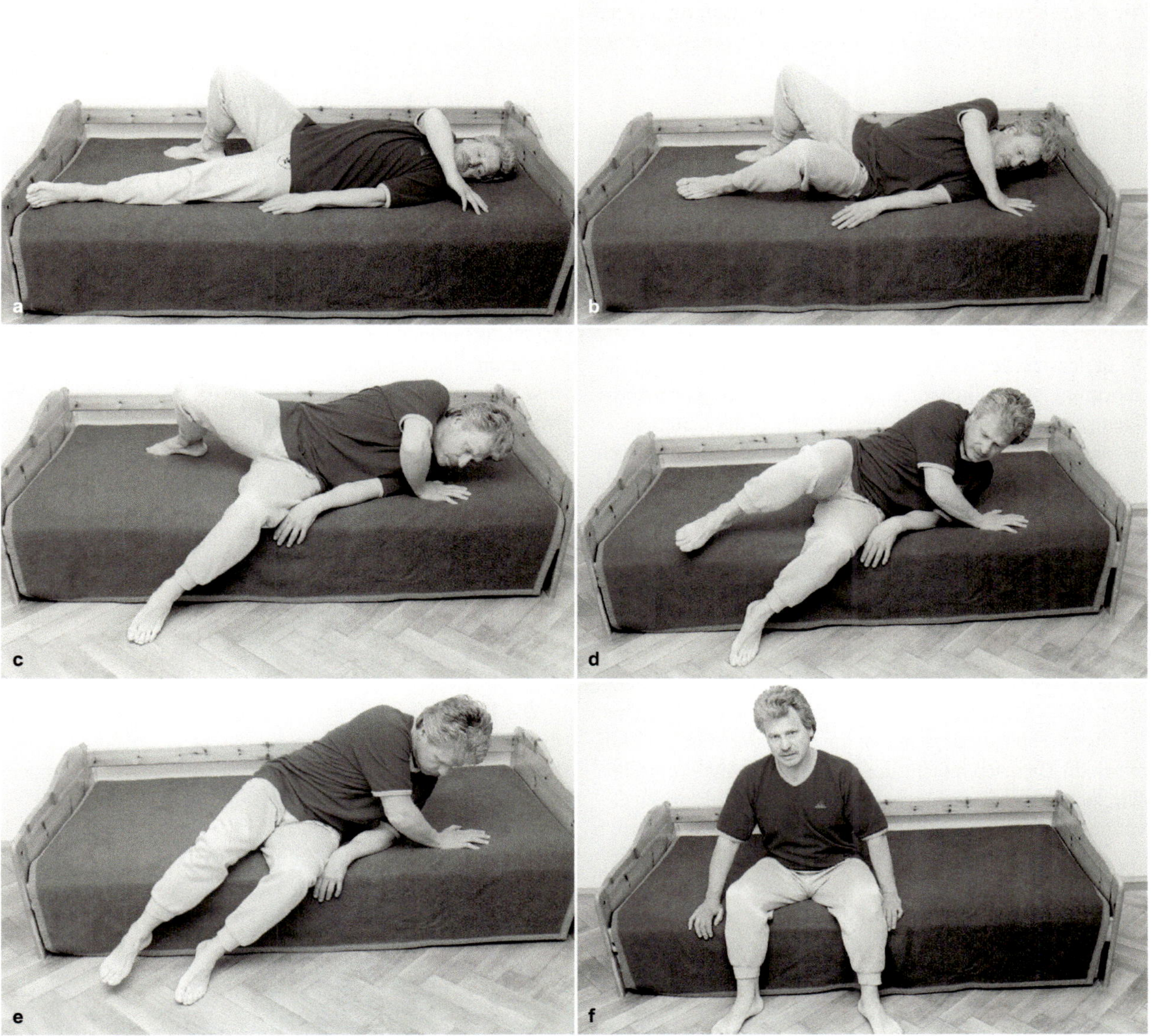

Abb. 11.22a–f Vom Liegen in eine aufrechte Position [K335]

das tägliche Bewegungsverhalten wurde. Das seitlich rollende Bewegen des Körpers zur Aufrichtung und zum Hinlegen geriet in Vergessenheit oder bekam den Anstrich des Unbeholfenen, Gebrechlichen oder Unsportlichen.

Leider aber führen gerade diese „sportlichen“ Auf- und Abbewegungen zu morphologischen Schädigungen. Positionsveränderungen in „Sit-up-Manier“ beschädigen nicht nur Bandscheiben und belasten Wirbelsäulen- und sternale Rippengelenke, sie strapazieren auch die myofaszialen Beckenbodenstrukturen. Die auftretenden intraabdominellen Schubkräfte können bei Frauen zudem einen Descensus urogenitalis beschleunigen. Deshalb sollten gerade Frauen in ihrem alltäglichen Verhalten sowie in ihren Gymnastik-Gruppenstunden diese schädigenden Bewegungen (z. B. Crunches) absolut meiden.

Das seitlich rollende Bewegen des Körpers zur Aufrichtung und zum Hinlegen bietet dem Beckenboden Schutz vor Überlastung und beugt darüber hinaus Wirbelsäulenerkrankungen vor.

Ziel

Schutz vor Beckenboden-Überbelastung, Vermeidung nach kaudal wirkender Schubkräfte, Vermeidung von Atempressen, Wirbelsäulenentlastung

Ausgangsstellung

- Rückenlage

Ausführung

Die ökonomische Aufrichtungsbewegung aus der Rückenlage beginnt mit seitlichem Kopfrollen → die Augen fixieren einen gedachten Punkt in Wangenhöhe auf der Unterlage → die aufgestellte Fußsohle gibt einen nötigen muskulären Krafteinsatz für die seitliche Gewichtsverlagerung → beide Beine legen sich übereinander in seitliche Hockstellung → Druckaktivität verschiedener Körperteile wie Ellbogen, Unterarm, Knie, Hand richten Becken, Brustkorb, Kopf in eine sitzende oder stehende vertikale Körperhaltung auf (Atempressen vermeiden durch Seufzen oder Sprechen eines aktivierenden Kurzwortes, z. B. „hups“).

Dieser Bewegungsablauf kommt ganz von alleine in Gang, wenn man den anfangs fixierten Punkt bis zum Erreichen der angestrebten vertikalen Position (Sitz oder Stand) im Auge behält. Dies vereinfacht die Bahnung des ökonomischen Bewegungsablaufs, so dass er in kürzester Zeit zur neuen Gewohnheit wird.

B Vom Sitzen zum Liegen

Ziel

Schutz vor Beckenboden-Überbelastung, Vermeidung von nach kaudal gerichteten Schubkräften

Ausgangsstellung

- Sitz (Bett/Boden)

Ausführung

über eine führende Seite → sich in seitlicher Richtung zur Unterlage bewegen → Ellbogen stützt gegen die Unterlage → Oberarm und Schultergelenk kommen in Kontakt zur Unterlage → angehockte Beine und eine Beckenhälfte bekommen Kontakt zur Unterlage → aus der Seitlage en bloc in die Rücklage rollen

C Der neutrale Bück- und Hebetyp

Kaum jemand macht sich bewusst, wie oft Bücken und Heben Tag für Tag stattfinden. Mütter kleiner Kinder, Bauern und Landfrauen, Pflegepersonal, Handwerker und Lieferfahrer gehören z. B. zu dem großen Personenkreis, der täglich Gewichte bewegen muss. Unphysiologische Bück- und Hebeabläufe belasten das arthromuskuläre System dieser Personen. Doch gerade für diejenigen, die viel heben, bietet sich durch ökonomische Bück- und Hebevorgänge die Möglichkeit eines adäquaten Rückentrainings.

Die unphysiologischen, schädlichen *Vorbilder des Bückens und Hebens,* von einer Generation an die nächste weitergegeben, sind jedoch häufig noch anzutreffen. Bei diesem alten Bück-Vorbild stehen die Beine in schmaler Spur. Im Bückvorgang bleiben die Knie gestreckt, so dass die mit kräftigen Muskeln ausgestatteten Hüftgelenke ungenutzt bleiben. Stattdessen wird auf Kosten einseitiger (ventraler) Bandscheibenbelastung die Lendenwirbelsäule gebeugt. Wird beim Hebevorgang – wie häufig empfohlen – willentlich der Beckenboden angespannt, entsteht statt Entlastung häufig Atempressen mit Druckbelastung nach kaudal (➤ Abb. 11.24).

Die Funktionelle Bewegungslehre (Klein-Vogelbach) hat drei verschiedene Bücktypen für unterschiedliche Konstitutionstypen beschrieben: den vertikalen, den horizontalen und den neutralen Bücktyp (➤ Abb. 11.23a–c).

- *Der vertikale Bücktyp*
  Vom üblichen angelernten In-die-Hocke-Gehen (vertikaler Bücktyp) profitieren Menschen mit langer Oberlänge (Becken/Brustkorb/Kopf) und kurzer Unterlänge (Beine). Der vertikale Bücktyp entlastet die Wirbelsäule und den Beckenboden, belastet aber die Kniegelenke.
- *Der horizontale Bücktyp*
  Menschen mit kurzer Oberlänge und langer Unterlänge können die Position des vertikalen Bücktyps aus konstitu-

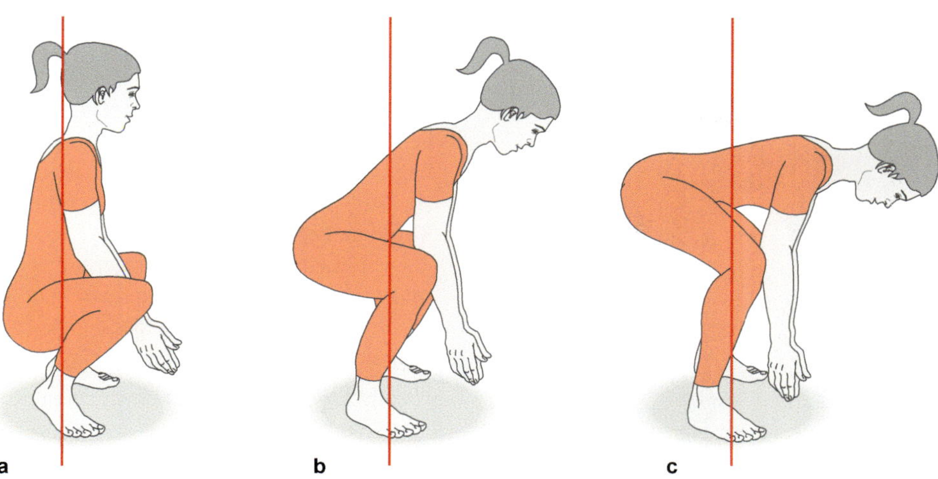

Abb. 11.23a–c Bücktypen nach dem FBL-Vorbild; a) vertikaler Typ, b) neutraler Typ, c) horizontaler Typ [L106]

tionellen Gründen nicht einnehmen. Wegen der ungünstigen Verteilung der Körpergewichte über der Unterstützungsfläche (Fußsohlen) kann das Körpergewicht nicht auf den Füßen gehalten werden; aus physikalischen Gründen fällt der Mensch in der tiefen Hocke nach hinten. Rückwärtiges Verschieben des Beckens (Beugung der Hüftgelenke vom Drehpunkt aus) während des Bückvorgangs horizontalisiert und stabilisiert die Wirbelsäule. Umfallen wird durch die günstige Verteilung der Körpergewichte über der Unterstützungsfläche verhindert.

- *Der neutrale Bücktyp*
  Für beide Konstitutionstypen ist der anschließend beschriebene neutrale Bücktyp sehr gut zur Entlastung des Beckenbodens geeignet. Die Kniebelastung des vertikalen Bücktyps ist verringert.
  So steht der neutrale Bücktyp als ca. 30–60° geneigter Misch-Bücktyp zwischen vertikalem und horizontalem Bücktyp.

Ziel

Vermeidung von kaudalen Schubkräften, Druckentlastung der tendomuskulären Beckenausgangsstrukturen, Vermeidung von Atempressen, Schutz vor Inkontinenzerlebnissen, funktionelles Rückenmuskeltraining, Schutz der Bandscheiben

Ausgangsstellung

- Stand, Beine in mehr als Standspurbreite, breiter Positionsabstand der Füße

Ausführung

- *Bücken*
  Die Rückwärtsbewegung des Beckens aus den Hüftgelenken leitet die Bückbewegung ein → Kniegelenke beugen unmittelbar danach → der Rücken horizontalisiert sich → die Wirbelsäule neigt sich, ohne ihre Form zu verändern (stabilisierte Körperlängsachse) → bis die Hände das zu hebende Objekt erreichen. (Der Bewegungsablauf kommt ganz von alleine in Gang, wenn man sich an die Haltung: „Po über fremdem Klo" erinnert und sie nachvollzieht.)
- *Heben*
  Das Anheben der Last wird mit einem Laut oder Wort begleitet, z. B. hopp/jetzt/hau-ruck (explosive Verschlusslaute). Aus den Hüftgelenken bewegt sich das Becken nach vorne → die Kniegelenke strecken sich fast gleichzeitig mit den Hüftgelenken → der Rücken kommt in die Senkrechte, ohne dabei seine Form zu verändern.

Bei längeren Bückvorgängen oder längerem Tragen von Lasten ist zur Druckentlastung der unteren Bandscheiben und zur Stabilisierung der Rumpfmuskulatur bzw. des Beckenbodens langsames Ausatmen gegen Widerstand zu empfehlen.

Besonders geeignet

- zur Prävention, Integration in den Alltag
- zwingend notwendig nach urologischen bzw. gynäkologischen Operationen, nach Geburten, im höheren Lebensalter und bei Descensus urogenitalis

Man erfährt besonders beim Anheben von Lasten eine deutliche Wirbelsäulenentlastung; dieser Umstand unterstützt das Ziel, alte Bückgewohnheiten zu verlassen (➤ Abb. 11.24–25). Bis der neue Bewegungsablauf zur Gewohnheit wird, verlangt es Zeit und Geduld. Zudem brauchen manche Patienten Mut, das früher so versteckte „untere Rückenteil" selbstbewusst und selbstverständlich nach rückwärts zu bewegen.

Ökonomisches Bücken und Heben sollte auch in Kursen für Geburtsvorbereitung besprochen und geübt werden. Auf Eltern kommen im Zusammenleben mit Kleinkindern viele Bück- und Hebeabläufe zu. So ist außerdem zu hoffen, dass sich das elterliche Bück- und Hebevorbild auf die Kinder überträgt und sich zukünftig etabliert.

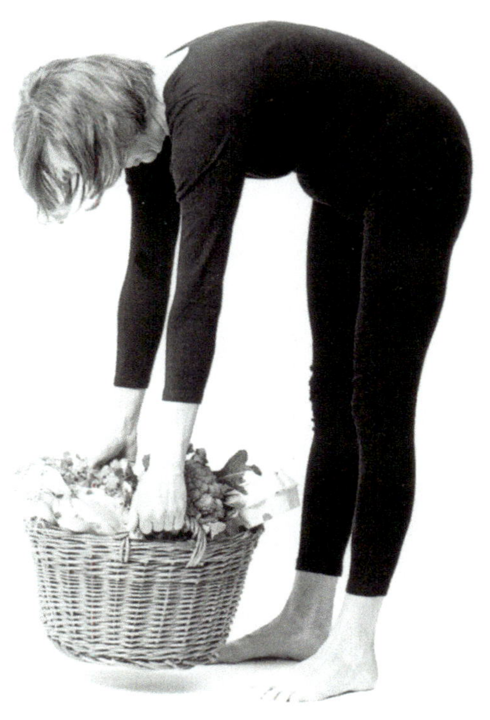

Abb. 11.24 Falsches Bücken [K335]

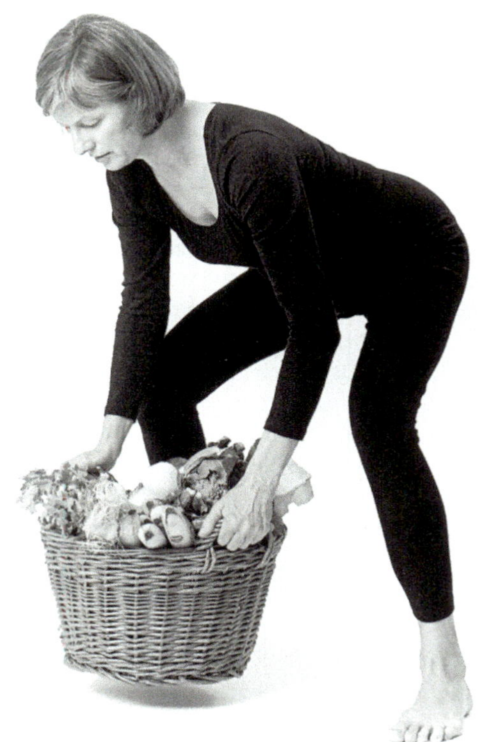

Abb. 11.25 Richtiges Bücken [K335]

D Dynamisches Stehen (nach B. Ott-Wimmer)

(➤ Abb. 11.26–27)

Muss ein Mensch längere Zeit auf einer Stelle abwartend stehen, entlastet er instinktiv im Wechsel eine seiner beiden Beinstützen. Der Zweibeiner wird zum Einbeiner mit „Beistellbein“. Dabei geht die symmetrische Abstützung beider Körperhälften verloren.

Die einseitige Gewichtsverlagerung verursacht Fehlbelastungen der Bein- und Beckenmuskeln, des Gelenkknorpels, der Bandstrukturen und Bandscheiben. Diese muskuläre, ligamentäre und arthrogene Fehlbelastung wird auf die kranialen Körperabschnitte weitergeleitet.

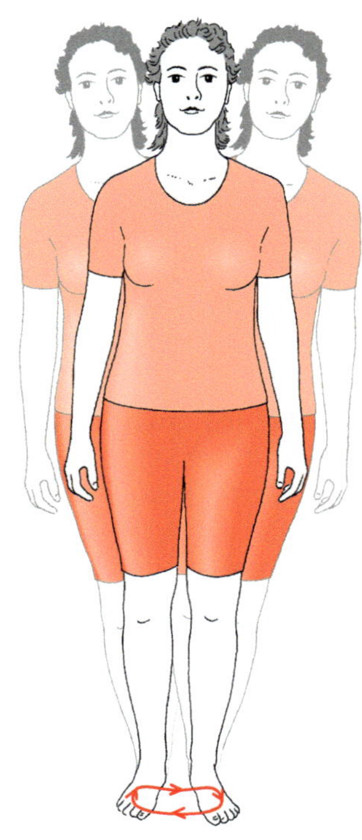

Abb. 11.26 Dynamisches Stehen [L190]

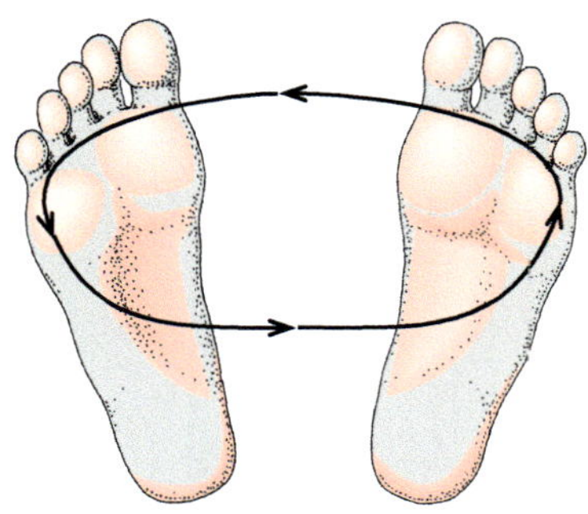

Abb. 11.27 Dynamisches Stehen, Verlauf der Bewegungslinie im Bereich der Füße [L190]

11

Das unten beschriebene dynamische Stehen hingegen beugt der Ermüdung und der tendomuskulären Fehlbelastung des Beckenbodens vor. Unphysiologische Zugbelastung der Strukturen wird vermieden.

Erfunden wurde die Übung *Dynamisches Stehen* von Brigitte Ott-Wimmer, einer viel zu früh verstorbenen, überaus kreativen Instruktorin der Funktionellen Bewegungslehre (FBL). Ihr physiotherapeutisches Anliegen war es, eine belastungsfreie, funktionelle Mischform aus statischem Stehen und dynamischem Gehen zu schaffen.

Ziel

Fehlbelastungen verhindern

Ausgangsstellung

- Stand in Gehspurbreite → Knie deblockiert, d. h. geringgradig gebeugt

Ausführung

Die in die Füße projizierte vorgegebene Bewegungsbahn hat die Gestalt einer queren Ellipse. Eine Längslinie der Ellipse verläuft durch alle Zehengrundgelenke → die andere Längslinie schneidet die höchsten Punkte der Längsgewölbe.

Der Körper bewegt sich auf elliptischer Bahn über den sicher verankerten Füßen → die ruhig kreisenden Bewegungen haben nur ein kleines Bewegungsausmaß in alle Richtungen. Die Wirbelsäule bleibt in neutraler Stellung.

Hände, in Rock- bzw. Hosentaschen eingesteckt, entlasten zusätzlich die Muskeln des Schultergürtels und der Wirbelsäule.

Kinästhetisches Erlebnis

angenehmes, frisches Körpergefühl

Besonders geeignet

überall im „stehenden“ Alltag, für jeden suffizienten oder insuffizienten Beckenboden, bei Wirbelsäulenerkrankungen

E Ökonomisches Sitzen (➢ Abb. 11.28)

Heute finden viele berufliche Tätigkeiten im Sitzen statt. Längeres und insbesondere unphysiologisches Sitzen aber lässt den Organismus ungleich schneller ermüden als stundenlanges Gehen.

Nicht nur Wirbelsäulenstrukturen werden durch unökonomisches Sitzen überbelastet, auch der Beckenboden wird als kaudaler Teil des betroffenen Bauchkapselsystems in Mitleidenschaft gezogen. Die Einengung des Bauchraums und der hängende Brustkorb an der flektierten Brustwirbelsäule erschweren die Atemexkursionen des Zwerchfells und somit die physiologischen Mitbewegungen des Beckenbodens.

Zudem kann eine kyphotische Sitzhaltung in sternosymphysaler Annäherung eine chronische Obstipation zur Folge

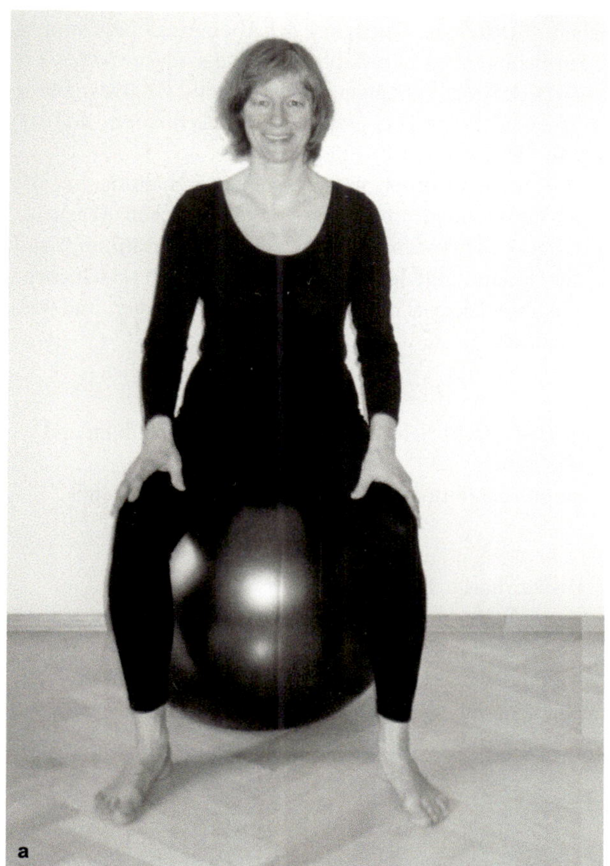

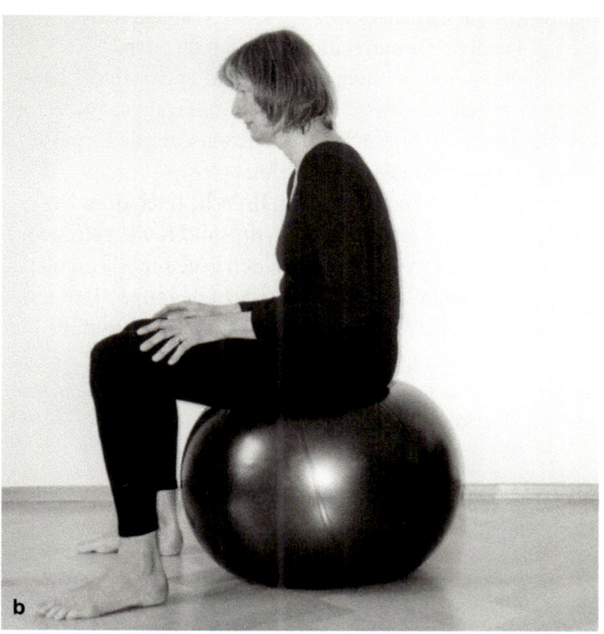

Abb. 11.28a–b a) ökonomisches, dynamisches Sitzen; b) belastendes Sitzen z. B. auf einem zu weichen Therapieball [K335]

11

haben.[183] Durch die Einengung der Abdominalhöhle kommt es zur Behinderung der Motilität des Magendarmtraktes. Erschwerte Darmentleerungen wiederum sind ein Risikofaktor für die regelrechte Topographie des Beckenbodens und somit für die Kontinenz (➤ Kap. 8.5).

In einer natürlichen aufgerichteten Sitzhaltung hat die Bauchkapsel einen physiologisch-ökonomischen Arbeitstonus. Der Beckenboden wird durch den Sog (Ausatmung) und Druck (Einatmung) des Zwerchfells auf die sich verschiebende Eingeweidekapsel mit jedem Atemzug stimuliert und wieder entlastet.

Ziel

- physiologische Belastung der Wirbelsäule erfühlen und erlernen
- im Sitz den Eutonus im Bauchkapselsystem erhalten

Ausgangsstellung

- Hocker/harter Therapieball
- normale Sitzspur → Füße stehen in beckenbreitem Abstand mit Sohlenkontakt am Boden

Bei abduktorischer Einstellung der Hüftgelenke stehen mehr flektorische Bewegungstoleranzen in den Hüftgelenken zur Verfügung (nötig bei nach vorne gerichteten Arbeitsabläufen).

Ausführung

- Für längeres Sitzen ist auszuprobieren, inwieweit eine angepasste Rückenlehne oder ein kleines Kissen in der LWS-Lordose die aufrechte Haltung erleichtert.
- Armlehnen übernehmen Gewicht und entlasten die Lendenwirbelsäule → zwischendurch können abgestützte Unterarme durch Druckaktivität extensorische Impulse für die Rückenmuskulatur setzen.
- Das Fantasiebild einer schönen Brosche oder eines Ordens mitten auf dem Brustbein, die mit Freude getragen wird, lässt reaktiv den Tonus in den gegenüberliegenden Rückenmuskeln steigen. Das Gewicht des vorderlastigen Brustkorbs wird erneut dynamisch stabilisiert und die aufrechte Haltung verbessert.

Längeres Sitzen grundsätzlich unterbrechen und sich ausführlich strecken und dehnen!

F Gehen mit Rückantwort (in Anlehnung an FBL) (➤ Abb. 11.29)

In der Fortbewegung wechseln die Beine reaktiv von der Standbein- zur Spielbeinphase. Das vorwärts gerichtete Körpergewicht drückt den Großzehenballen gegen den Boden und leitet die Anhebung der Ferse ein. Kurzfristig steht das Körpergewicht auf dem Ballen. Der spürbare Körpergewichtsdruck vom Großzehenballen zum Boden ermöglicht es, bei jedem Schritt den Abdruck des Ballens bewusst zu verstärken. Das Körpergewicht wird mit dieser „entfalteten" Kraft in den Extensoren der Beinachsenmuskeln ökonomisch angehoben.

Nachfolgend wird das Standbein zum vorwärts schwingenden Spielbein, und die aufsetzende Ferse leitet die nächste Standbeinphase ein.

Die folgende Übung konzentriert sich auf den Moment der letzten Abrollphase.

Ziel

Beckenbodenmuskeln über bewusst verstärkte Abdruckaktivität beim Gehen stimulieren und die aufrechte Haltung dynamisieren

Ausgangsstellung

- Stand, vor dem Gehen Innenknöchel visualisieren → sich Innenknöchel etwas höher vorstellen als die Außenknöchel

Ausführung

- „Prägemünzen" unter den Großzehenballen vorstellen → beim Gehen mit spielerischer Lust „Münzabdrücke im Boden" hinterlassen

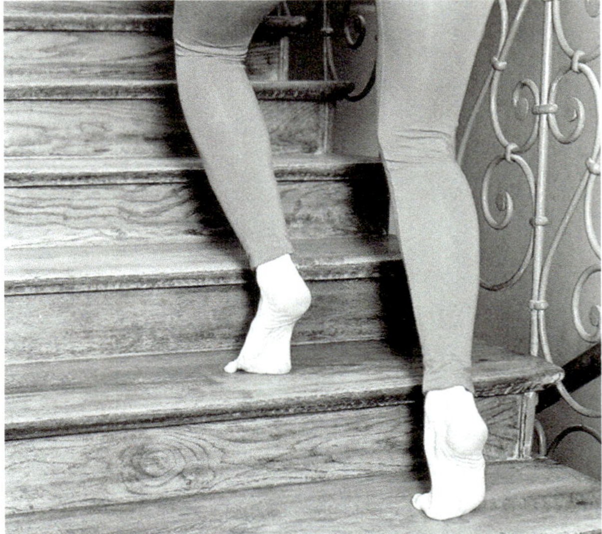

Abb. 11.29 Gehen mit Rückantwort [K335]

[183] Brügger, A.: Die Erkrankungen des Bewegungsapparates und seines Nervensystems, G. Fischer, Stuttgart, Jena, New York 1980, 760

- normales Gangtempo: ca. 108–120 Schritte/min
  Kontrolle des ökonomischen Gangtempos: auf dem Wort „einundzwanzig" sollten ungefähr 2 Schritte erfolgen (1 sec = 2 Schritte, 1 min = ca. 120 Schritte)

Kinästhetisches Erlebnis

kraftvoll gespannte Fußsohle, aufrichtende Kraft in der Bauchkapselmuskulatur

Variation

- beim Treppengehen „Münzen prägen", d. h. nur den Vorfuß auf die Treppenstufen setzen
- beim Herabsteigen der Stufen das sog. Beckenboden-Trampolin über den Sprechatem (Verschlusslaut) reaktivieren. Frauen mit einem Kind an der Hand sprechen – auch zu dessen Freude – gerne laut: „hopp hopp hopp" usw.

Frequenz und Intensität

beim täglichen Unterwegssein immer wieder – nach Lust und Laune – „Münzen prägen"

Besonders geeignet

als Rückbildungsgymnastik, bei reaktionsarmer Beckenbodenmuskulatur, Belastungsinkontinenz, Mischform, Dezsensus, Drangsymptomatik, Zustand nach radikaler Prostatektomie

G Morgens trocken vom Bett zur Toilette

Morgendliche Inkontinenz unmittelbar nach dem Aufstehen kann vermutlich mit einem zu dieser Zeit verringerten urethralen Verschlussdruck in Verbindung gebracht werden. Versuche, noch im Liegen durch Übungen die Kontinenzfähigkeit zu verbessern, haben jedoch in vielen Fällen Erfolg. In der Regel hilft ein individuell zusammengestelltes „Bett-Programm" aus wenigen Beckenboden-Sphinkterübungen. Der folgende Übungsverlauf tonisiert vor dem Aufstehen die muskuläre Verschlussstruktur und kann bei gleichzeitig bestehender Drangproblematik blasenwandberuhigend wirken.

Ziel

Kontinenzsicherung

Ausgangsstellung

Rückenlage, Bauchlage, Sitz am Bettrand, Stand

Ausführung

Rückenlage

- Sehende Hände (➤ Kap. 11.3.2 C): urethrale Manschette visualisieren, während der stenosierten Ausatmung auf CH zuschnüren und mit der Einatmung wieder lösen (➤ Kap. 11.3.7 B)
- Arme und Beine senkrecht in Richtung Zimmerdecke halten → Autotransfusionsstellung (➤ Kap. 11.3.4 A) → verbesserte Durchblutung im kleinen Becken
- Füße auf die Sohlen stellen, Unterschenkel senkrecht → Fersen in schnellem Wechsel anheben und senken

Seitlage

- Beine angebeugt übereinander → WS neutral → mithilfe der Vorstellung entweder Sitzknochen zueinander ziehen und lösen oder Steißbein zum Schambein ziehen und lösen, mehrmals, ohne LWS-Bewegung

Sitz am Bettrand

- Bulbokavernosusreflex auslösen (➤ Kap. 11.2.6)
- Das Sitzpendel (➤ Kap. 11.3.8 D).
- Manschettenübung (➤ Kap. 11.3.7 B).

Gehen

- mit bewusster Abdruckaktivität der Fußballen zur Toilette gehen (➤ Kap. 11.3.1 F)
- auf dem Weg zur Toilette stenosiert auf CH ausatmen und dabei die urethrale Schnürmanschette visualisieren und zuschnüren

Besonders geeignet

bei morgendlicher Tounusminderung in den kontinenzsichernden Strukturen (langes Liegen)

11.3.2 Therapeutische Einstimmungsübungen

Nicht selten müssen sich Patienten innerhalb des Alltags mit Mühe die zusätzliche Zeit für physiotherapeutische Behandlungen schaffen. So kommen sie angespannt, manchmal auch erschöpft zum Unterricht. Deshalb sind vor den spezifischen therapeutischen Übungen Einstimmungsübungen zum Stressabbau und zur inneren Sammlung hilfreich. Zur Auswahl werden sieben Übungen vorgestellt, die sich auch für den Gruppenunterricht eignen:

A Liegen – nur Liegen?
B Stenosierte Ausatemtechnik auf dem vorderen CH
C Die sehenden Hände
D Die Laus im Pelz
E Stre-De-Rä
F Sich Einrollen und Ausbreiten
G Beballung (Partnerübung).

A Liegen – nur liegen?

Diese einfache Wahrnehmungsübung ist ideal mit anderen Einstimmungsübungen zu verbinden.

Ziele
zur Ruhe kommen, Schulung der Selbstwahrnehmung

Ausgangsstellung
- Rückenlage – wenn möglich – mit ausgestreckten Beinen

Ausführung
Patientin: liegt mit geschlossenen Augen und versucht hellwach, sich für sich selbst zu interessieren
Therapeutin: stellt die Fragen und gibt Hinweise, die der Patient im Heimtraining später sich selber stellt:
- Wie fühlt sich das Liegen an? Wie geht es mir dabei?
- Was könnte ich verändern, dass es mir besser geht?

Anregungen
- Nicht so schnell mit der Lage zufrieden sein!
- Veränderungen ausprobieren, bis die Lage stimmt.

Kinästhetisches Erlebnis
spürbare Empfindungsveränderungen in der Auflage zum Boden

Dauer
ca. 3 Minuten

B Stenosierte Ausatemtechnik auf dem vorderen CH (➤ Abb. 11.30)

Bei der Ausatmung auf CH entstehen ein breitflächiger Reibungswiderstand zwischen Zungenrücken und Gaumendach (➤ Abb. 11.30) und eine Tonuserhöhung im Diaphragma oris. Im therapeutischen Einsatz ist der Reibelaut CH den stimmlosen Phonemen wie „f" oder „sch" überlegen. Im Gegensatz zu diesen Lauten hält längeres Ausatmen auf CH die Bronchiolen geöffnet. Auch bei langer Ausatmung entsteht keine erschwerte Anschluss-Einatmung oder Atemnot. Atempressen und Druck Richtung Beckenboden (Deszensus) werden vermieden (vgl. ➤ Kap. 2.2).

Das Üben im rhythmischen Wechsel von Spannung und Lösung (Ausatmung und Einatmung) verhindert die Ermüdung der Muskelfasern und erhält somit ihre Leistung. Die dynamisch fließende Ausatmung mit dem Widerstandslaut CH unterstützt ökonomisch das Aufbautraining der Beckenboden-Sphinktermuskeln.

Ziele
- die ventralen, kaudalen und dorsalen Bauchkapselwände in ihrer koordinierten Atembewegung wahrnehmen
- die synergistischen Atembewegungen der Bauchkapsel mithilfe des vorderen CH verstärken
- die Schnürfunktionen des urethralen und analen externen Sphinkters im Verlauf der Atemphasen aktiv steuern
- die Manschettenfunktion der Vagina und die Gurtfunktion des Diaphragma pelvis aktiv steuern

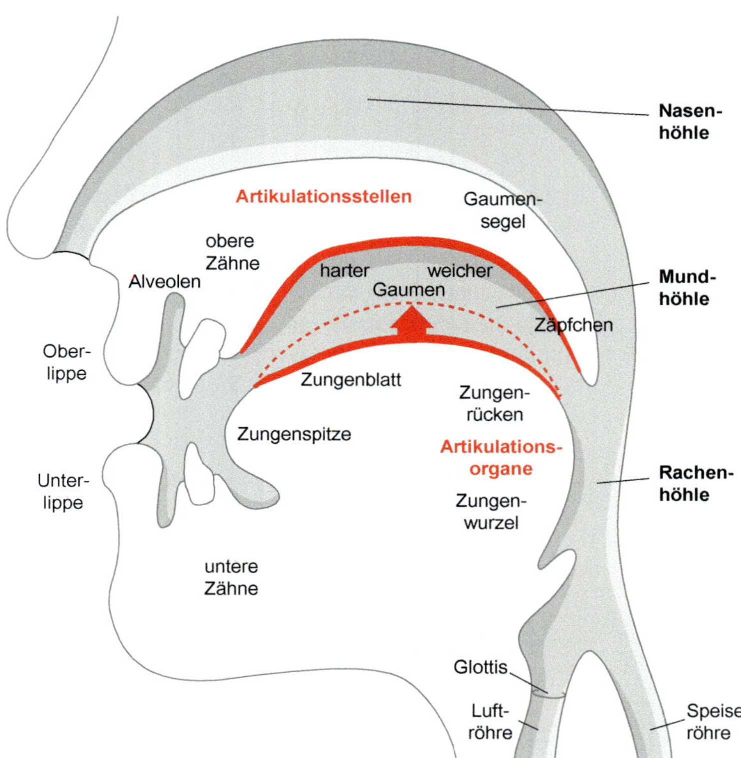

Abb. 11.30 Der Raum zwischen Gaumendach und Zungenrücken wird beim Ausatmen auf CH verengt (stenosiert) [L106].

Ausgangsstellung

positionsunabhängig:

- Sitz (in der Lernsituation)
- Liegen (postoperativ)
- besonders geeignet: Sitzposition auf dem Therapieball

Ausführung

- Zuerst wird der Sitz des vorderen CH in der Mundhöhle erfahrbar gemacht: Langsam und gedehnt wird das Wort „ich" ausgesprochen und dabei die Reibefläche erspürt.
- Das vordere CH entsteht während der Ausatmung durch eine Stenose zwischen Zungenrücken und hartem Gaumen (➤ Abb. 11.30). Dies wird deutlich erfahren, wenn zum Unterschied das hintere CH im Wort „ach" erspürt wird.
- In gerichteter Aufmerksamkeit wird nun abwechselnd „ach – ich – ach – ich" gesprochen.
- letzter Übungsschritt: das „i" vom „ich" weglassen

Kinästhetisches Erlebnis

- Empfindung des Luftwiderstandes bei der Ausatmung zwischen Zungenrücken und Gaumendach
- Anhebung des Mundbodens
- deutlich erhöhte Spannungsempfindung in der Bauch-, Beckenboden- und Sphinktermuskulatur und lumbaler Muskulatur
- Die Schnürungen werden als Bewegungsspannung deutlich wahrgenommen.

Besonders geeignet

bewegungsbegleitend bei langsamen therapeutischen Übungen

C Die sehenden Hände (➤ Abb. 11.31)

Als „Sinnesorgan" vermitteln die Hände auf der Bauchdecke ein rhythmisches Bewegungserlebnis, das sich auf die Beckenboden-Sphinktermuskulatur überträgt.

Ziele

einführende Atemwahrnehmung, Spannungsbalance

Ausgangsstellung

- Rückenlage → Füße aufgestellt oder Beine ausgestreckt → Ellbogen in Bodenkontakt ggf. mit Kissen unterpolstern, so dass die Schultergürtelmuskulatur entspannt ist

Ausführung

Die Hände liegen auf der Bauchdecke. Die Aufmerksamkeit richtet sich auf die Kontaktstelle zwischen Händen und Bauchdecke.

- Selbstbeobachtung: Den rhythmischen Bewegungswechsel von Ein- und Ausatmung an der Kontaktstelle wahrnehmen (Heben und Senken der Bauchdecke)
- Stille Fragen an sich selbst stellen: „Was fällt mir auf? Ist dort Bewegung? Von woher kommt die Bewegung und wohin geht sie? In welche Richtung werde ich bewegt?"
- Eventuell können die Hände mit leichtem Druck taktile Richtungshilfe in der Einatemphase geben.
- Spürhilfe für die Atembewegung der dorsalen Bauchkapselwand gibt die Auflagefläche

Einsatz der stenosierten Ausatemtechnik auf dem vorderen CH:

- Selbstbeobachtung: „Wie verändern sich Ein- und Ausatmung?"
- Nachspüren: „Wie hat es sich ausgewirkt? Was fällt mir jetzt auf?"

Kinästhetisches Erlebnis

- in der Einatemphase: Dehnungsempfindung, Weitung der Bauchdecke, Bauchraumgefühl
- in der Ausatemphase: Rückzug der Bauchdecke von den Händen Richtung Bauchraum, muskuläre Sog- bzw. Zugempfindung

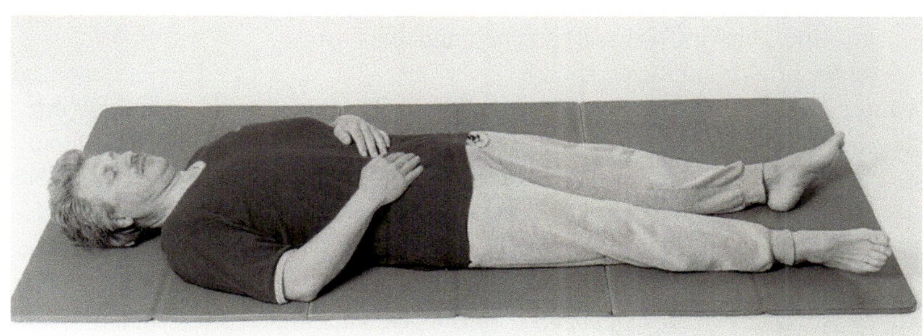

Abb. 11.31 Sehende Hände [K335]

Variationen

Übungsvariationen durch unterschiedliche innere Bewegungsbilder. Im rhythmischen Sog und Druck der Atembewegungen schnüren und lösen:

- Visualisieren der elastischen Weichteilbrücke zwischen Rücken- und Bauchmuskeln. Sie bewegt sich in den Atemphasen synchron mit der Bauchdecke und der Rückenwand.
- Visualisieren des Beckenbodens: Übung *Die Welle* (➤ Kap. 11.3.7 C)
- Visualisieren der Sphinkter: urethrale/anale Manschetten-Schnürübung (➤ Kap. 11.3.7 B)

Frequenz

3–5 Ein- und Ausatemphasen – Pause
2–3 Wiederholungen

Besonders geeignet

als Atem- und Wahrnehmungsschulung nach urologischen, urogynäkologischen oder proktologischen Operationen, in der Rückbildungszeit, bei Sphinkterinkompetenz, Hypertonus

D Die Laus im Pelz

Diese Übung wurde aus der Funktionellen Entspannung (FE) nach Fuchs übernommen.

Ziele

Verfeinerung der Selbstwahrnehmung, Integration von Wahrnehmung, Bewegung und Tönen

Ideen für Bewegungsabläufe kreieren, Scheu vor dem Tönen verlieren

Ausgangsstellung

- Rückenlage → Füße aufgestellt → Arme auf dem Boden

Ausführung

Die Bewegung geschieht in gerichteter Aufmerksamkeit:

- halblaut und spielerisch „ahhs" tönen, dabei spüren, wie die „ahhs" aus dem runden Schlundloch tönen
- „eng – eng – eng" sprechen und spüren, wie sich das Schlundloch verengt
- „ahh" und „eng" im Wechsel sprechen und den Formwechsel am Schlundloch erspüren

Während die Übenden weitertönen, erzählt die Therapeutin die kurze Geschichte von der lästigen Laus:

Sie stellen sich vor, dass auf Ihrem Rücken ein weiches, warmes Bärenfell wächst. Sie sind der Bär, der sich gerade sehr wohl in seinem Pelz fühlt, doch – da juckt es plötzlich. Eine kleine Laus zwickt hier und dort. Sie lassen sich das nicht gefallen und versuchen, das kleine Biest zu stoppen, aber dieses ist gewitzt und entkommt Ihren Bemühungen immer wieder. Es juckt Sie genau dort, wo Ihr Rücken bedürftig ist und das Durchbewegen genießt.

- Der Vorschlag des Therapeuten, sich schlangen- oder raupengleich zu bewegen, um die Laus zu stoppen, unterstützt das „Erfinden" von Bewegungen.
- „Ahhs" tönen, die „lausigen" Bewegungen nach Gefühl beenden
- stilles Nachspüren mit den Fragen: „Wie hat es sich ausgewirkt? Wie liege ich? Was sagt mein Rücken jetzt? Wo kann ich meinen Atem spüren?"

Kinästhetisches Erlebnis

Der Boden gibt Orientierungs- und Führungshilfe für Bewegungen, psychisch gibt er Halt und vermittelt Schutzgefühle.

Während sich der Rücken am Boden entlang „tastet" wird Berührung und Bewegung bewusst erfahrbar und die Atembewegung im Tönen spürbar.

Variation

Eine zweite gedachte Laus vergrößert das Bewegungsspiel.

Tempo/Frequenz

langsam, 1–2 Minuten

Besonders geeignet

zur Einstimmung in die Körperarbeit (Beweglichkeit) und in die Selbstwahrnehmung (Spürfähigkeit), zum Entdecken der eigenen Bedürfnisse (macht selbstbewusst), zur Wiederentdeckung des spielerischen Bewegens, um Mut zu gewinnen, die eigene Stimme im Raum zu hören, hilfreiche Vorübung für alle tönenden Übungen

E Stre-De-Rä

Stre-De-Rä ist das Kürzel aus *Stre*cken – *De*hnen – *Rä*keln.

Ziele

zur Ruhe kommen, Schulung der Selbstwahrnehmung, für eigene Bewegungsbedürfnisse aufmerksam werden

Ausgangsstellung

- Rückenlage mit geschlossenen Augen

Ausführung

Die Patienten bekommen das Angebot, sich mit Aufmerksamkeit für ihre körperlichen Bedürfnisse zu strecken, dehnen und räkeln:

- Strecken → Nachspürpause
- Dehnen → Nachspürpause
- Räkeln → Nachspürpause

Dabei soll die Matte nicht verlassen werden. Alle Töne, die in Erscheinung treten wollen, sind erlaubt und erwünscht.

Kinästhetisches Erlebnis

Anschließend an jede Frequenz wird nach der Auswirkung auf die Lage und die allgemeine Befindlichkeit gefragt: „Wie hat es sich ausgewirkt, und wie wirkt es vielleicht noch weiter? Was unterscheidet die Bewegungen? Wie geht es mir jetzt in meinem Liegen?"

Frequenz

60–90 sec pro Durchgang

Besonders geeignet

zur Einstimmung in die Körperarbeit (Beweglichkeit) und in die Selbstwahrnehmung (Spürfähigkeit), zum Entdecken der eigenen Bedürfnisse (macht selbstbewusst), zur Wiederentdeckung des spielerischen Bewegens, zur Atemanregung

F Sich Einrollen und Ausbreiten

Ziele

freies Bewegen, eigenes Tempo finden, Atemwahrnehmung, Bedürfnisse erkennen

Ausgangsstellung

- Rücken- und Seitenlage

Ausführung

„Wie geht es mir jetzt in meinem Liegen?" → sich unter Mithilfe des Bodens abstützend auf eine Körperseite rollen → sich rund zusammenrollen → nachgeben in der Wirbelsäule → „Wo ist meine Atembewegung jetzt spürbar?" → dem Impuls nach Weite folgen und sich ausbreiten → in Rückenlage zur Ruhe kommen. „Wie liege ich jetzt?" – das Gleiche über die andere Körperseite wiederholen

Kinästhetisches Erlebnis

individuelle Empfindungen im zusammengerollten Zustand → von angenehm bis unangenehm → von Geborgenheit bis Bedrängnis. Erlebnis der räumlichen Weite in sich und um sich herum, der Atembefreiung in der Ausbreitung

Tempo/Frequenz

ruhig, zügig, vom eigenen Tempo bestimmt
1-mal pro Seite

Besonders geeignet

zur Einstimmung in die Körperarbeit, in Spürfähigkeit und Beweglichkeit s. o., zur Dehnung der thorakolumbalen Faszie

G Beballung (Partnerübung) (➤ Abb. 11.32)

Zentrales Anliegen dieser Partnerübung ist es, die Wahrnehmung der großen Körperhöhlen (Brust- und Beckenraum) über die Ballberührung ihrer dorsalen Wände zu intensivieren.

Vor Beginn wird die Vereinbarung getroffen, dass die Berührte dann spricht, wenn die „Beballung" als unangenehm erlebt wird. Das bedeutet im Umkehrschluss, dass Zustimmung gegeben ist, wenn nichts gesagt wird, und die Ausführende kann (unbesorgt) fortfahren.

Ziele

Stressabbau, Selbstwahrnehmung, Hinführung zu gerichteter Aufmerksamkeit, Empfindungsfähigkeit für Nuancen, natürliche Kontaktaufnahme zum Atemrhythmus, Schulung der Atemwahrnehmung, Atemanregung

Ausgangsstellung

- *Patientin:* Bauchlage oder Seit-Bauchlage (Schwangere)
- *Therapeutin:* Sitz in Höhe der Lendenwirbelsäule der Liegenden
- In der *Gruppentherapie* liegt die Patientin auf einer Bodenmatte, in der Einzelbehandlung auf einer Behandlungsbank. Der Therapeut sitzt auf einem festen Bodenkissen oder neben der Bank auf einem Hocker.

Ausführung

Die hellwache Liegende sorgt für eine bequeme Lage und lässt sich von der Unterlage tragen. Die Berührte sollte sich als Partnerin des Berührenden fühlen und nicht als „Dulderin". Sie sollte bereit sein, in ein reaktives Partnerverhältnis zu treten, indem sie „lauscht" und ihre Aufmerksamkeit auf den Ort der Begegnung richtet. Dort überlässt sie sich einer möglichen reaktiven Spannungsregulation.

Der berührende Partner arbeitet mit großem Einfühlungsvermögen, indem er den Ball mit unterschiedlichem Druck und Tempo über die dorsalen Körperflächen der Liegenden rollt (der Kopf wird nicht berührt). Auch Arme und Hände sowie Füße und Beine können in die „Beballung" einbezogen werden.

Ende der Beballung

Der berührende Partner nimmt den Ball zu sich und lässt der Ruhenden nach Beendigung des „Dialogs" noch einen selbstbestimmten Zeitraum zum gefühlsmäßigen, stillen Nacherleben.

In einer Gruppensituation wechseln die Partner die Ausgangstellungen und damit die Rollen, ohne bereits Erlebtes auszutauschen. Haben beide Partner beide Situationen erlebt, tauschen sie gegenseitig kurz ihre Erfahrungen aus.

Zum Schluss können die Paare jeweils über ihre wesentlichen Empfindungen in der Gruppe berichten.

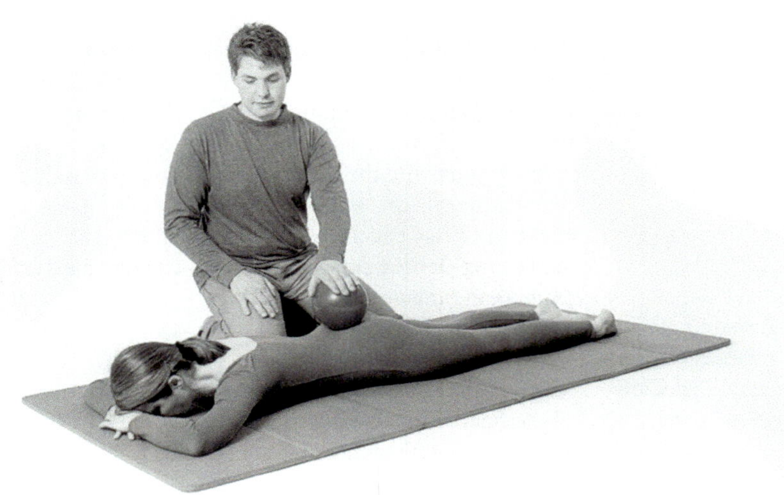

Abb. 11.32 Beballung [K335]

Kinästhetisches Erlebnis

Die Erlebnisse betreffen neben den unterschiedlichsten kinästhetischen Empfindungen wie Atemerfahrung, Entspannungsempfindung, Schmerzauflösung oder Schmerzverstärkung, auch auftauchende seelische und geistige Erfahrungen mit positiven wie negativen Inhalten.

Variation

Bei entsprechender Ausbildung (z. B. zum Atemlehrer) wird die Behandlung mit der Hand ausgeführt. Als Ballersatz kann das Reiskissen eingesetzt werden. Abzuraten ist von Tennis- oder Igelbällen, sie verführen zu einer unerwünschten Massagebehandlung.

Dauer

15–20 Minuten „Beballungszeit" für jeden Partner

Besonders geeignet

zur Geburtsvorbereitung, für Rückbildungsgruppen, als Stressabbau, Wahrnehmungsschulung

11.3.3 Übungsbeispiele zur Topographie-Verbesserung

Von Lageveränderungen der urogenitalen Organe sind fast nur Frauen betroffen. Im Laufe des Lebens verändert der weibliche Beckenboden durch Schwangerschaft und Geburt sowie durch seine spezielle Anatomie (Hiatus urogenitalis = physiologische Bruchpforte) nicht selten seine ursprüngliche Lage. Die regelrechte Topographie des Diaphragma pelvis ist Voraussetzung für optimale Kontraktionsfähigkeit und Zugkraft.

Eine günstigere Ausgangsposition für muskuläres Kontinenztraining schaffen folgende Übungen der Topographie-Verbesserung:

A Das vergnügte Schwänzlein
B Malende Sitzknochen
C Ballblase Hopplahopp
D Brrr
E Lick – Lack – Lock

A Das vergnügte Schwänzlein

Ziele

Umkehr der Schwerkrafteinwirkung auf den Beckenboden und die Beckenorgane, Senkungsprophylaxe, Beweglichkeit der Lendenwirbelsäule und Hüftgelenke, Entlastung der Wirbelsäule bei Schmerzen

Ausgangsstellung

Knieunterarmstellung:

- Oberschenkel senkrecht in beckenbreitem Abstand, Unterschenkel liegen auf dem Boden
- Kopf liegt auf den Händen oder den Fäusten
- Becken hängen lassen
- kurzes Reiben des Steißbeins mit einem Zeigefinger → Hand kehrt unter den Kopf zurück

Ausführung

in gerichteter Aufmerksamkeit vom Steißbein aus Becken und Lendenwirbelsäule in fließende Bewegungen bringen („vergnügtes Schwänzlein")

Kinästhetisches Erlebnis

- Das „Steißbein-Empfindungsfeld" wird geortet.
- Entlastungsgefühl im Beckenbodenbereich

Dauer
Tempo variieren, so lange fortfahren, wie es angenehm ist

Variation
- unterschiedliche Richtungen ausprobieren und miteinander verbinden
- während der Bewegungen summen, Töne halten den Atem in Fluss
- Abwechseln mit den Übungen *Warmer Bauch* (➤ Kap. 11.3.4 B) oder *Autotransfusion* (➤ Kap. 11.3.4 A)

Besonders geeignet
als Rückbildungsgymnastik, bei Descensus urogenitalis, weiblicher Belastungsinkontinenz, Dranginkontinenz, Mischform

B Malende Sitzknochen

Ziel
Umkehr der Schwerkrafteinwirkung auf den Beckenboden und die Beckenorgane, Senkungsprophylaxe, Mobilisation der Lendenwirbelsäule, Entlastung der Wirbelsäule bei Schmerzen

Ausgangsstellung
Knieunterarmstellung s. o.

Ausführung
Nacheinander beide Sitzknochen „reiben", Empfindungsfeld herstellen, mit gerichteter Aufmerksamkeit von den Sitzknochen aus Becken und Lendenwirbelsäule in fließende Bewegungen bringen

Kinästhetisches Erlebnis
- Die „Sitzbeinknochen-Empfindungsfelder" können geortet werden.
- Entlastungsgefühl im Beckenbodenbereich

Dauer
Tempo variieren, so lange fortfahren, wie es angenehm ist

Variationen
- unterschiedliche Bewegungsrichtungen ausprobieren und miteinander verbinden
- mit den Sitzknochen „ein Bild malen"
- während der Bewegungen summen, Töne halten den Atem in Fluss
- Abwechseln mit den Übungen *Warmer Bauch* (➤ Kap. 11.3.4 B) oder *Autotransfusion* (➤ Kap. 11.3.4 A)

Besonders geeignet
als Rückbildungsgymnastik, bei Descensus urogenitalis, weiblicher Belastungsinkontinenz, Dranginkontinenz, Mischform

C Ballblase Hopplahopp (➤ Abb. 11.33a–b)

Diese Übung ist bei Patientinnen mit Schmerzen im Bereich der Wirbelsäule, die auf eine Bandscheibenprotrusion hinweisen könnten, kontraindiziert. Alternative Übungen sind *Lick – Lack – Lock* und *Brrr* (s. u.). Bezugsquelle für Ballblasen: Koeglvertrieb.

Ziele
Entlastung des Beckenbodens, Lageverbesserung der Beckenorgane und des Beckenbodens

Ausgangsstellung
Rückenlage, Unterschenkel senkrecht, Füße in etwas mehr als beckenbreitem Abstand aufgestellt, kleine Handtuchrolle unter der Halswirbelsäule

Ausführung
- Ballblase unter das Kreuzbein legen → Ballblasenventil nach unten richten
- Fußsohlen fest gegen den Boden drücken und den Druck während der Übung beibehalten
- mit der „Boden-Bein-Kraft" das Becken auf der Ballblase auf- und abschwingen lassen. Ballblase und Beckenrückseite bleiben während der Bewegungen in Kontakt.
- Sprechatem: Hopp-hopp-hoppla-hopp, hopp-hopp-hoppla-hopp usw.
- Visualisieren des Beckenbodens bzw. der Harnblase oder der Gebärmutter, an die die Aufforderung „Hopplahopp" zur Lageverbesserung gerichtet ist
- Beendigung: Ballblase entfernen, langsam von der oberen Brustwirbelsäule → im Sinne eines Klettverschlusses → weiterlaufend zur Lendenwirbelsäule → das Becken zum Boden zurückführen

Kinästhetisches Erlebnis
- während der Übung: Druckaktivität in den Beinmuskeln (Spannungsgefühl), Lendenwirbelsäule schwingt frei und leicht
- nach der Übung: Entlastungsgefühl im Übergang Lendenwirbelsäule/Becken, Entlastungsgefühl im Beckenausgangsgebiet, erfrischt durch die Steigerung der Atemfrequenz

Frequenz
ein Durchgang hat ca. 6–8 Hopp-hopp-hoppla-hopps – Pause auf der Ballblase – Durchgang 2-mal wiederholen

Besonders geeignet
Hypertonus im Beckenausgangsbereich, als Rückbildungsgymnastik, bei Descensus urogenitalis

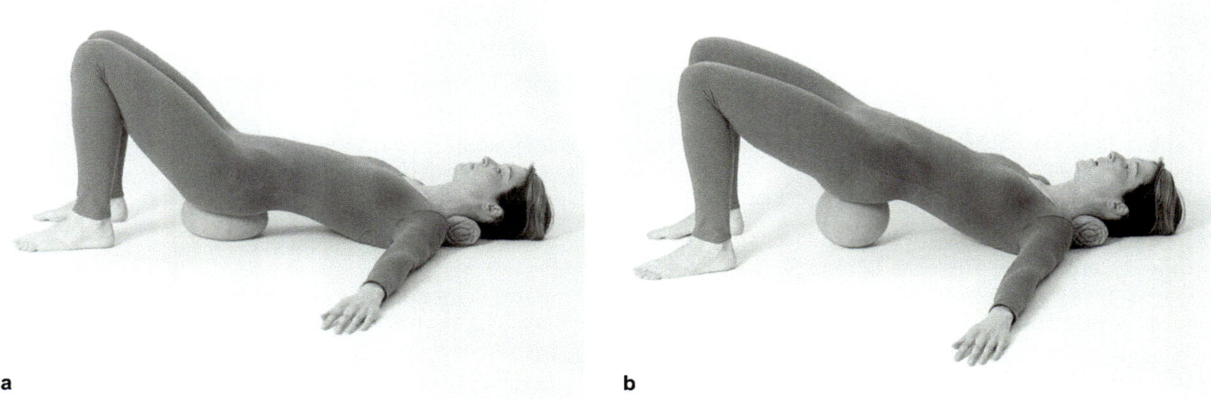

Abb. 11.33a–b Übung auf der Ballblase; a) Ausgangsstellung, b) Becken schwingt leicht nach oben [K335]

D Brrr

Brrr ist eine Variation der Übung *Lick – Lack – Lock* (s. u.). Das weniger explosive *Brrr* bewirkt im Gegensatz zum *Lick – Lack – Lock* drucklose, schnelle, kurze Beckenboden-Bewegungen. Das drucklose *Brrr* verhindert eine Fehlbelastung des insuffizienten Beckenbodens.

Sollte das Zungen-R nicht zustande kommen, gibt es folgende Hilfen: Mehrmaliges Sprechen der Buchstaben *t-d-d, t-d-d, t-d-d,* so dass die Zunge am Zahndamm erlebt wird → anschließend das Wort *travail – travail* oder *tralala – tralala* sprechen → zum Schluss das Wort *Brei* mit beiden Lippen formen → schließlich einen neuen Versuch mit der Übung *Brrr* unternehmen.

Ziele

- Umkehr der Schwerkraft, Senkungsprophylaxe, Lageverbesserung der Beckenorgane, Aktivierung der FT-Fasern
- Optimierung der Reaktionsschnelligkeit, Förderung der Hustenkontinenz

Ausgangsstellung

Knieunterarmstellung:

- Oberschenkel senkrecht, in etwas mehr als beckenbreitem Abstand
- Unterschenkel und Fußrücken liegen auf dem Boden
- Kopf ruht auf den Händen oder den Fäusten
- Atem ruhig fließen lassen
- Becken und Lendenwirbelsäule hängen lassen
- mit gerichteter Aufmerksamkeit zum Beckenboden gehen

Ausführung

mit der Vorstellung, ein schnelles Pferd zum Stehen zu bringen, kurz und kräftig *Brrr* sprechen → die Lautstärke und Tonhöhe spielerisch variieren

Kinästhetisches Erlebnis

Entlastungsgefühl im Beckenbodenbereich, schnelle, wellenartige Spannungsempfindungen im Beckenbodenmuskel während der Übung

Frequenz und Intensität

ca. 5 Wiederholungen. Die kurzen, schnellen Spannungen bringen reaktionsarme Beckenbodenmuskeln dosiert in Bewegung.

Variation

Brrr kann im Wechsel laut oder leise, kurz und kräftig oder langgezogen tönen.

Besonders geeignet

bei Descensus urogenitalis, weiblicher Belastungsinkontinenz, Dranginkontinenz, Mischform, nach radikaler Prostatektomie

E Lick – Lack – Lock (➤ Abb. 11.34a–b)

Diese Übung fand in den letzten 25 Jahren schnell weite Verbreitung. Die Akzeptanz bei Patienten ist auf das unmittelbare Empfindungserlebnis der Beckenbodenarbeit bzw. der jeweils visualisierten Sphinktermanschette zurückzuführen.

Die Therapeutin sollte der Patientin vorher den speziellen Wert dieser Übung nahe bringen, damit die ungewöhnliche Ausgangsstellung (das Becken im Blickfang) sowie das laute Aussprechen der künstlichen Worte angenommen werden können.

Wenn die Übung nicht korrekt instruiert wird oder das Diaphrama pelvis noch zu hypoton ist, birgt sie die Gefahr unerwünschter Nebeneffekte. Bei sehr reaktionsarmen Beckenbodenmuskeln kann ein zu intensiver Sprecheinsatz den Beckenboden in die Deszensusrichtung drücken; auch Verlust von Harn kann die Folge sein. In dem Fall sollte zunächst ohne Sprechdruck nur ein „ick" oder „ack" oder „ock" (die Reihenfolge ist beliebig) gesprochen werden. Wird der Beckenboden weiterhin in die ungewünschte Richtung bewegt (per Handauflage zwischen Steißbein und Schambein zu überprüfen), sollte die Übung vorerst zurückgestellt werden. Zu empfehlen sind dann die Übungen *Der Boden gibt die Kraft zurück* (➤ Kap. 11.3.6 A) und *Brrr* (➤ Kap. 11.3.3 D).

Ziele

- Umkehr der Schwerkraft, Senkungsprophylaxe, Lageverbesserung der Beckenorgane, Aktivierung der FT-Fasern
- Optimierung der Reaktionsschnelligkeit, Förderung der Hustenkontinenz

Ausgangsstellung

Knieunterarmstellung:

- Oberschenkel senkrecht, in etwas mehr als beckenbreitem Abstand
- Unterschenkel und Fußrücken liegen auf dem Boden
- Kopf ruht auf den Händen oder den Fäusten
- Atem ruhig fließen lassen
- Becken und Lendenwirbelsäule hängen lassen
- mit gerichteter Aufmerksamkeit zum Beckenboden gehen

Ausführung

Vorübung CHT

- Die ersten Impulse zur Reaktivierung des Diaphragma pelvis (Weichteilbrücke) lassen sich mit der Kombination aus Reibelaut (CH) und Explosivlaut (T) dosiert steuern, so dass die gewünschte Kontraktion zustande kommt.
- das Diaphragma pelvis als schwingfähige Weichteilbrücke zwischen Steißbein und Schambein visualisieren
- mehrmals auf dem Reibelaut CH ausatmen → Spannungszuwachs in der Weichteilbrücke erspüren → an das „CH" ein „T" anhängen → dann kurz und hart „CHT" sprechen → die Lendenwirbelsäule wölbt sich im Sprechvorgang nur leicht nach oben (➤ Abb. 11.34b)

Lick – Lack – Lock

- Die *urethrale* Verschlussmanschette bzw. das innere Bild des urethralen Sphinkters visualisieren
  Ausatmung auf „L" beginnen lassen → explosiv und hart *L…ick* vollenden → nachspüren
- Die *anale* Verschlussmanschette bzw. das innere Bild des analen Sphinkters visualisieren
  Ausatmung auf „L" beginnen lassen → explosiv und hart *L…ack* vollenden → nachspüren
- Die *vaginale* Manschette bzw. die Vagina umgreifenden Muskeln visualisieren
  Ausatmung auf „L" beginnen lassen → explosiv und hart *L…ock* vollenden → nachspüren

Die jeweilige Zuordnung des Kunstwortes zu einer Manschette kann beliebig getroffen werden. Durch Ausprobieren und Rückmeldung hat sich in der Regel das Lick der urethralen Manschette zugeordnet, während sich die Zuständigkeit von Lock und Lack im kinästhetischen Erleben als austauschbar für die vaginale oder die anale Manschette erwies.

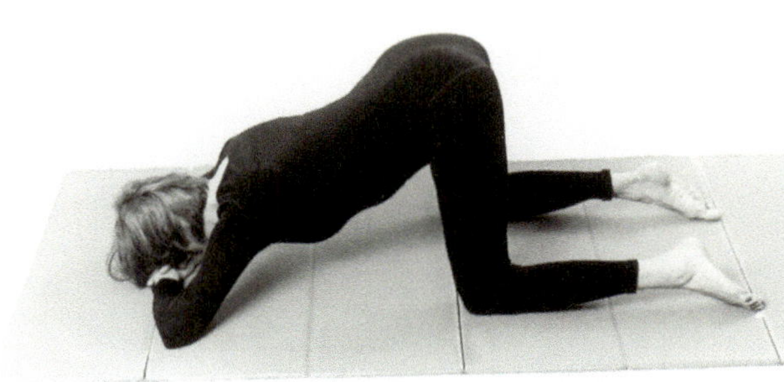

a

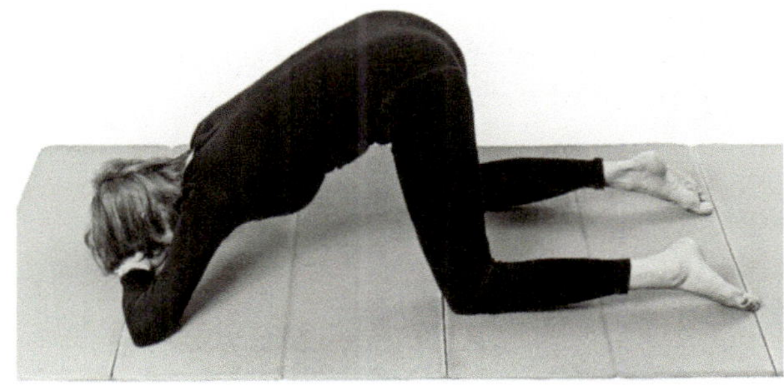

b

Abb. 11.34a–b Lick – Lack – Lock; a) Ausgangsstellung, b) Haltung beim forcierten Sprechen [K335]

Kinästhetisches Erlebnis

- Entlastungsgefühl im Beckenbodenbereich
- leichtes Mitschwingen der Bauchdecke (dies sollte nicht unterbunden, aber auch nicht aktiv unterstützt werden)
- Nach wiederholtem Üben intensiviert sich das konkrete Spannungsgefühl in der visualisierten Struktur.

Frequenz/Häufigkeit

- eine Verschlussmanschette ca. 3-mal hintereinander stimulieren → anschließend in Bauchlage nachruhen
- mehrmals täglich, besonders nachmittags, wenn die Dauerleistung der Beckenboden-Sphinktermuskeln abnimmt

Variation

Übung abwechselnd mit den Übungen *Warmer Bauch* (➤ Kap. 11.3.4 B) oder *Autotransfusion* (➤ Kap. 11.3.4 A) durchführen

Besonders geeignet

zum Training der FT-Fasern, nach der Geburt in der Rückbildungszeit, bei Deszensus, Belastungsinkontinenz, Dranginkontinenz, Mischform

11.3.4 Übungen zur Durchblutungsförderung

Zur Optimierung der muskulären Arbeits- bzw. Übungsbereitschaft muss die Durchblutung der insuffizienten Beckenboden-Sphinkter-Einheit verstärkt werden. Diesem Zweck dienen die nachfolgende ruhige Übungsposition (A) sowie die zügigen Beinbewegungen in Bauchlage (B). Günstig ist eine Platzierung der Übungen am Anfang der Behandlung oder als Erholung zwischendurch – besonders nach aufmerksamkeitsintensiven (konzentrativen) Übungen.

A Autotransfusion
B Warmer Bauch

Zur Durchblutungsförderung eignen sich auch die folgenden Maßnahmen, die in Kap. 11.2.4 genauer beschrieben werden:

- Das Kaltwasser-Abklatschen
- Reflexzonentherapie am Fuß
- Heiße Rolle im Dermatom
- Bindegewebsmassage im Dermatom.

A Autotransfusion (➤ Abb. 11.35)

Ziele

Kreislaufanregung, Durchblutungsförderung, Verbesserung der Trophik, Verbesserung der Muskelfunktion, Verbesserung des vaskulären Schwellkörperverschlusses (Corpus cavernosum recti)

Ausgangsstellung

Rückenlage, gebeugte Knie, Fußsohlen auf dem Boden

Ausführung

- Beine anhocken und locker noch oben strecken
- Knie bleiben leicht gebeugt
- Knöchel stehen über den Hüftgelenken
- Atem weiter fließen lassen
- die Stellung 6–10 sec halten bzw. so lange, wie sie mühelos erlebt wird
- Der Schwere folgend fließt Blut in das tiefer liegende Gebiet (Becken).

Kinästhetisches Erlebnis

langsam wachsende Anstrengung

Frequenz

3-mal wiederholen → im Wechsel mit Beckenbewegungen in der Knie-Ellbogenposition

Variation

- beide Arme senkrecht noch oben strecken → Durchblutungsförderung der Körperabschnitte Kopf und Brustkorb

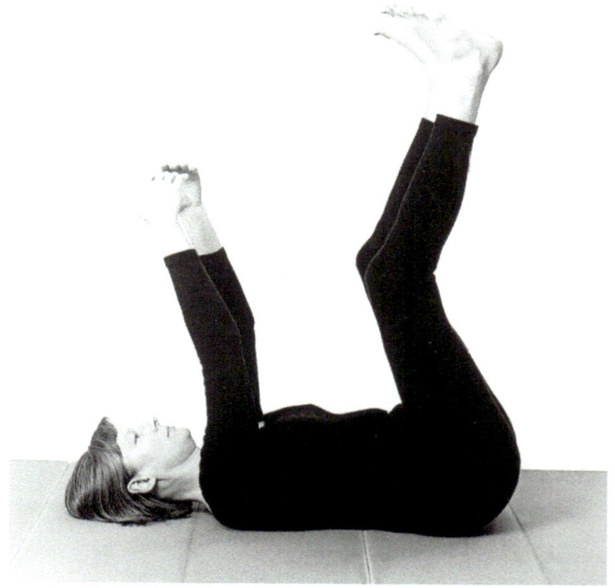

Abb. 11.35 Autotransfusion [K335]

- Das Gewicht der Beine kann abgestützt werden, z. B. Wand, Möbelstück, Therapieball.

Besonders geeignet
bei weiblicher Belastungsinkontinenz, Dranginkontinenz, Mischform

B Warmer Bauch (➤ Abb. 11.36a–b)

Bei Verkürzung der langen Quadrizepssehne ist diese Übung wegen Scherbewegungen in den unteren Lendenwirbelsäulengelenken nicht geeignet.

Ziele
Durchblutungsanregung, Verbesserung der Trophik, Verbesserung der Muskelfunktion, Verbesserung der vaskulären Schwellkörperverschlüsse (Corpus cavernosum recti und urethraler Venenplexus)

Ausgangsstellung
Bauchlage

Ausführung
Unterschenkel beugen → die Unterschenkel wechseln ihre Position → kreuzen sich → gehen weit auseinander → rhythmischer Wechsel zwischen Innen- und Außenrotation in den Hüftgelenken

Kinästhetisches Erlebnis
nach Beendigung Wärmegefühl im Becken-Bauchraum

Frequenz
2–3 Minuten → anschließend in Bauchlage nachspüren

Besonders geeignet
bei urethraler und analer Belastungsinkontinenz, Dranginkontinenz, Deszensus, nach radikaler Prostatektomie (ab 6. postoperativer Woche)

11.3.5 Übungsbeispiele kinästhetischer Wahrnehmungsschulung

Das kinästhetische Wahrnehmungspotenzial wird – im Gegensatz zum visuellen oder auditiven – im heute üblichen Erwachsenenalltag nur selten ausgeschöpft. Zur Steuerung der Beckenboden-Sphinktermuskeln ist jedoch eine nuancierte Wahrnehmungsfähigkeit zwingend notwendig. Eine verfeinerte Spürfähigkeit kann über die folgenden Angebote spielerisch erworben werden. Die Übungen eignen sich auch für die Gruppentherapie.

A Die Traumhand
B Beckenaufprallübung
C Das fröhliche Becken (Partnerübung)

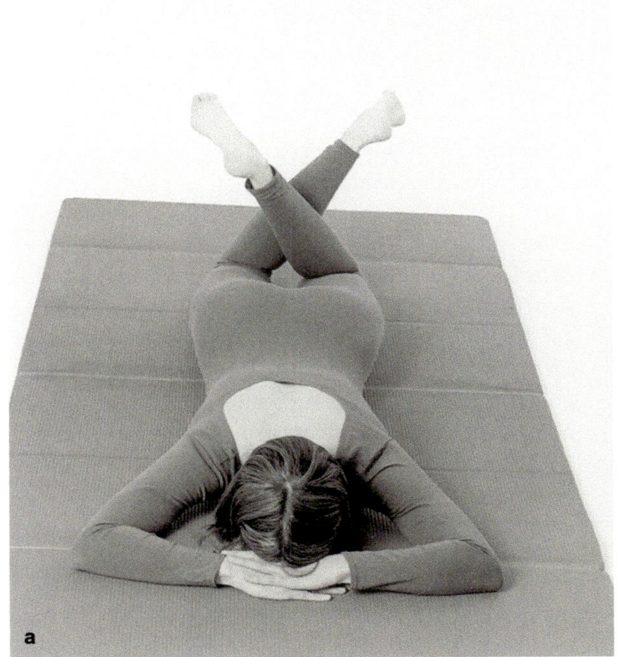

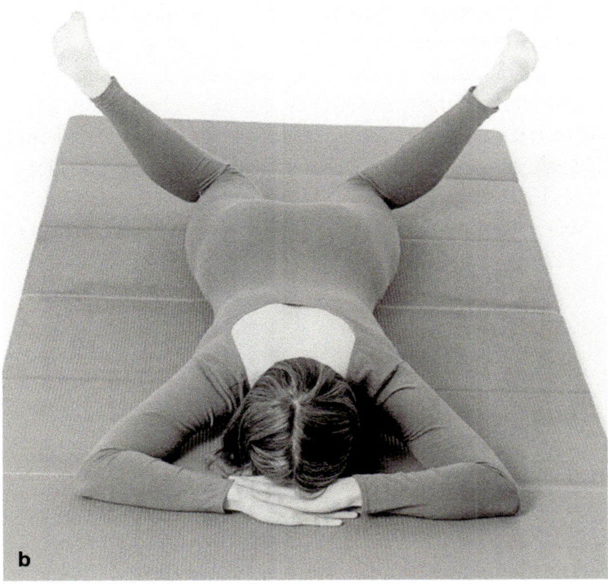

Abb. 11.36a–b Warmer Bauch [K335]

A Die Traumhand

Die physiologische Atembewegung soll bei dieser Übung nicht direkt angesprochen werden, sondern von den Übenden selbst entdeckt werden. Der erfahrbare Atem folgt dem von I. Middendorf postulierten Atemgesetz: Sammlung – Empfindung – Atem.

Ziele

muskuläre und seelische Spannungsbalance, Eutonus der myofaszialen Strukturen im Beckenraum, Atemstimulation

Ausgangsstellung

Rückenlage, Beine sind aufgestellt oder liegen

Ausführung

- wenn es möglich ist, die Augen schließen → Handflächen warm reiben → Handflächen auf die Seitenflächen des Beckens legen → Daumen und Finger liegen weich aneinander und weisen fußwärts → Handflächen reiben einige Male auf den seitlichen Beckenflächen bis ein Empfindungsfeld entsteht (Kontrolle: Handflächen kurzfristig entfernen → können die äußeren Beckenflächen gespürt werden?)
- den Raum zwischen den Händen spüren → den Abstand zwischen den Händen schätzen → in den Raum hineinspüren mit der Frage: „Ist dort Bewegung?" Wird eine rhythmische Bewegung entdeckt, soll sie mit gerichteter Aufmerksamkeit verfolgt werden.

Die Therapeutin lässt die Traumhände entstehen. Im Lernprozess führt sie ruhig erzählend durch die verschiedenen Etappen. Bei späteren Wiederholungen geschieht der Ablauf aus der Erinnerung in eigener Regie:

- Aufmerksamkeit und kinästhetische Wahrnehmung intensivieren sich, wenn eine Hand als „Traumhand" durch das Becken „geistert".
- Eine Hand durchmisst das Becken – wie im Traum – sie begibt sich zu einem Kurzbesuch zur zweiten Hand, sie verweilt dort kurz, um von dort wieder zurück zu „gleiten", zu „schwimmen" oder zu „fliegen". Danach begibt sich die stationäre Hand auf den Weg zum Gegenbesuch.
- Nach Beendigung nochmals in den Raum hineinspüren. Frage: „Was fällt mir auf? Ist dort Bewegung?"

Kinästhetisches Erlebnis

Entdeckung rhythmischer Atembewegungen im kleinen Becken, Raumgefühl

Frequenz

1-mal

Besonders geeignet

bei analer und urethraler Sphinkterinkompetenz, Mischform, Urgency, Dranginkontinenz

B Beckenaufprallübung

Ziele

kinästhetische Wahrnehmungsschulung, Spannungsbalance im Bereich Beckenraum, Atemanreiz

Ausgangsstellung

Rückenlage, Füße aufgestellt, Unterschenkel stehen senkrecht, Arme liegen auf dem Boden

Ausführung

Fußsohlen senkrecht in den Boden drücken → Becken ca. 1 cm anheben → Becken kurz in der Luft halten → mit einem Ton loslassen, z. B. „wa", und locker auf die Matte zurückprallen lassen → nachspüren

Kinästhetisches Erlebnis

Loslassen können ohne Angst, lockeres Durchschütteln des Beckens, Raumgefühl, Wärmeempfindung

Frequenz

3-mal wiederholen

Variation

Die Übung kann mit verschiedenen Übungen der Atemerforschung, z. B. *Sehende Hände* (➤ Kap. 11.3.2 C) kombiniert werden.

Besonders geeignet

psychosomatischer Stressabbau, bei hypertonen Zuständen, Urgency, Mischform, Dranginkontinenz

C Das fröhliche Becken (Partnerübung)

Ziele

kinästhetische Wahrnehmungsschulung und Spannungsbalance im Bereich Beckenraum

Ausgangsstellung

- *Erste Person:* liegt in Rückenlage auf der Matte → die Füße stehen vor der Matte auf festem Boden → das Becken liegt auf der Matte
- *Zweite Person:* steht direkt vor der Matte auf dem festen Boden, die Fersen weisen zur Matte, der Rücken zur Partnerin → die Knie sind deblockiert → die sog. Brustbrosche zeigt nach vorne. Die Stehende verbindet sich bewusst mit den Fußsohlen am Boden und sorgt für einen sicheren und trotzdem elastischen Stand.

Ausführung

Die Übung verläuft nonverbal, ausgenommen eine der Partnerinnen möchte sie wegen unangenehmer Empfindungen abbrechen.

Die Liegende stellt ihre Füße rechts und links neben die Füße der Stehenden → sie beginnt mit ihren Fußsohlen den Fußrücken der Stehenden zu reiben → reibt die Außenknöchel → geht über die Waden in Richtung Kniekehlen → „prüft" dort die Elastizität der Stehenden → „wandert" über die Oberschenkelrückseite → geht in die Übergangszone zwischen Oberschenkel und Gesäßmuskeln → hebt ein wenig diese Muskeln mit den tastenden Füßen an → dabei sollen die Fußspitzen nach außen gerichtet sein → die Füße klopfen weich mit flachen Sohlen gegen die Rückseite des Beckens → und provozieren die Standfestigkeit der Stehenden. Zügig zurück auf dem gleichem Weg → die Fußsohlen reiben noch einmal über die Fußrücken der Liegenden (sozusagen als nonverbale Verabschiedung).

Die Liegende stellt ihre Füße auf den Boden und die Stehende bewegt sich nachspürend durch den Raum mit der Frage: „Wie hat es sich ausgewirkt?"

Anschließend Wechsel der Positionen.

Kinästhetisches Erlebnis

ein „fröhliches Becken"

Besonders geeignet

zur Spannungsbalance, als fröhlicher Abschluss einer Gruppenstunde, Rückbildungsgruppe, Beckenbodengruppe

11.3.6 Therapeutische Beckenboden-Sphinkter-Übungen

Die folgenden vier Übungen gehören zu den klassischen Übungen dieses Konzepts bei Sphinkterinkompetenz. Ihre Gemeinsamkeit besteht in der direkten Aktivierung der urethralen und analen Sphinktermuskulatur (A, B, D) sowie der direkten Aktivierung des M. puborectalis und des M. pubococcygeus (C, D), die dynamisch vom wellenartigen Atemzyklus geführt wird.

A Der Boden gibt die Kraft zurück
B Schlussaktion
C Die Aprikose in der Beckenbodenhand
D Reiskörner im Griff

A Der Boden gibt die Kraft zurück

(➤ Abb. 11.37)

Bei dieser Übung löst die Kontraktion der Bauchmuskulatur eine Ko-Kontraktion des Beckenbodens aus und verstärkt so dessen Gurtspannung.

Ziel

Kraftzuwachs durch Widerstand

Ausgangsstellung

Bauchlage

Ausführung

- Einsatz der stenosierten Ausatemtechnik auf CH → im Ablauf der Ausatmung die untere Schambeinkante dynamisch gegen die Bodenmatte evtl. gegen untergelegten Autoschwamm drücken
- die Hüftgelenke strecken sich vom proximalen Hebel (Becken) → das Becken richtet sich auf, dabei drückt das Schambein gegen den Boden → der Unterbauch verkürzt sich konzentrisch → ein kleiner Brückenbauch entsteht
- in der Einatemphase Spannung lösen
- nachspüren: „Wie hat es sich ausgewirkt?"

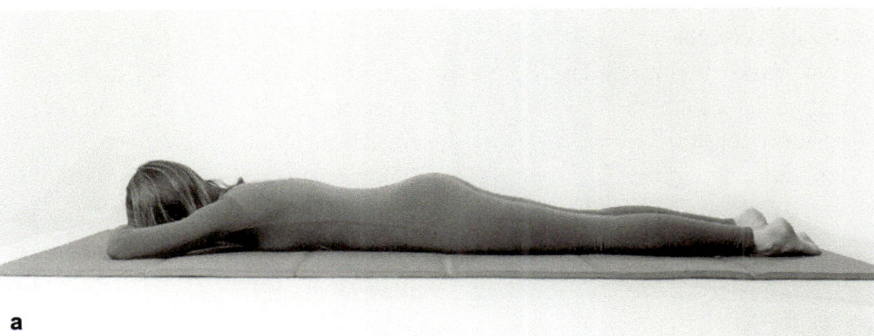

a

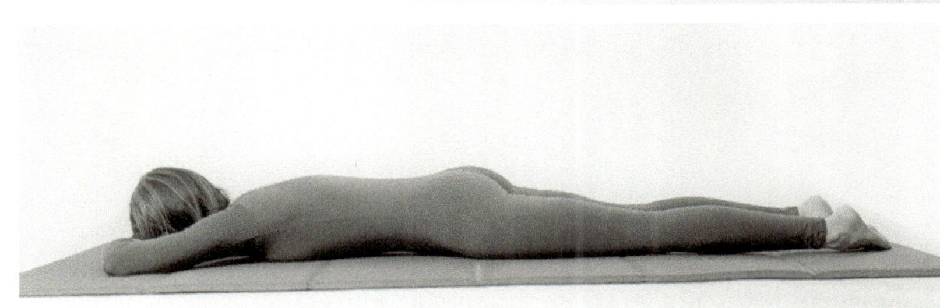

b

Abb. 11.37a–b Der Boden gibt die Kraft zurück; a) Ausgangsstellung, b) Endstellung (kleiner Brückenbauch) [K335]

Kinästhetisches Erlebnis

Spannungsempfindung im Unterbauch → flacher Hohlraum (Brückenbauch) im Unterbauchbereich → Spannungsgefühl im Beckenbodengurt, dem muskulären Bereich zwischen Steißbein- und Schambein

Frequenz

ein Durchgang hat 3–5 Wiederholungen – Nachspürpause – Durchgang 2-mal wiederholen

Variation

- Sphinktertraining integrieren (bei Sphinkterinkompetenz, Belastungsinkontinenz):
  Druckaktivität des Schambeins gegen den Boden → visuelle Stimulation der urethralen/analen Muskelmanschette → stenosierte Ausatmung auf CH → dynamische Schnürarbeit. Mit der Einatmung die Manschettenspannung lösen.
- Zur Intensivierung der Muskelarbeit kann die Schwammübung (➤ Kap. 11.3.7 D) in den Übungsablauf integriert werden
- Druck der Schambeinunterkante in den Kissenberg während der Lagerung zur Rückbildungsförderung (➤ Abb. 7.11).

Besonders geeignet

bei Tonusdefiziten in Bauch- und Beckenbodenmuskulatur

B Schlussaktion

(➤ Abb. 11.38, ➤ Abb. 11.39, ➤ Abb. 11.40)

Ziele

Rückgewinnung der aktiven und reaktiven Kompressionsspannung im M. sphincter urethrae externus, Anhebung des Diaphragma pelvis

Ausgangsstellung

- Ausgangsstellung im Alltag: Sitz auf der Toilette → die Blase ist vollständig entleert
- Ausgangsstellung in der therapeutischen Situation: Sitz auf dem Hocker → Visualisieren der leeren Blase

Ausführung

stenosiert auf CH ausatmen → die visualisierte urethrale Sphinktermanschette aktiv um die Harnröhre zuschnüren → bei gestreckter Wirbelsäule aus den Hüftgelenken den Oberkörper (Becken/Brustkorb/Kopf) ca. 10–15° rückwärts bewegen → die Stellung bis zum Ende der schnürenden Ausatmung halten → mit der Einatmung in die Senkrechte zurückkehren → Sphinkterspannung freigeben
Nachspüren: „Wie hat es sich ausgewirkt?"

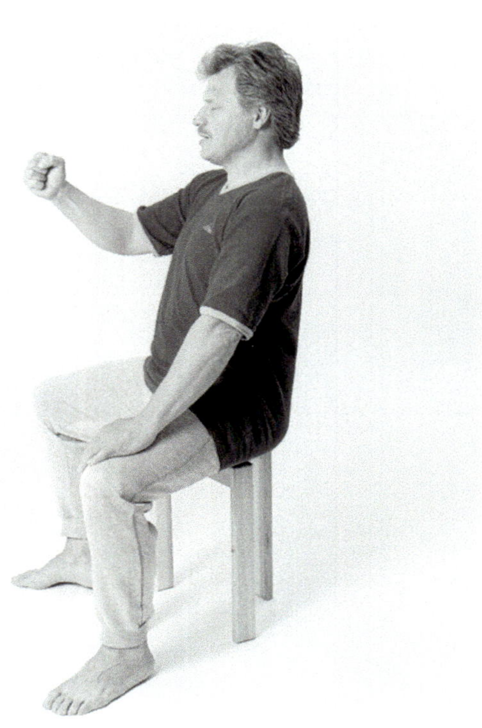

Abb. 11.38 Schnürgeste [K335]

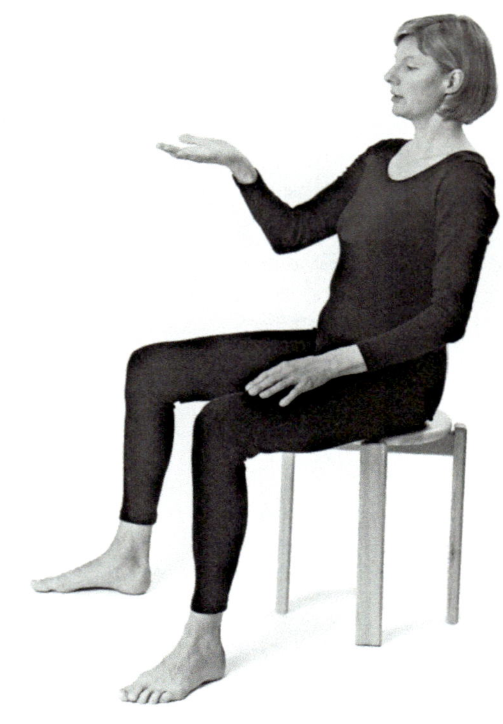

Abb. 11.39 Hebegeste [K335]

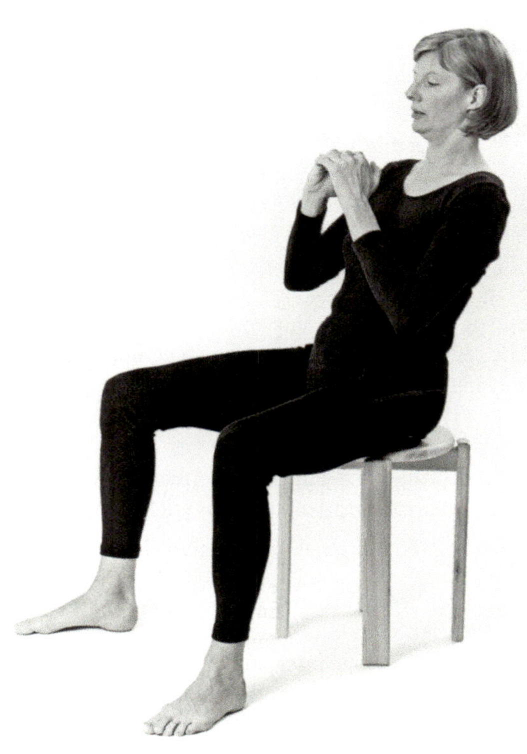

Abb. 11.40 Bogengeste, Finger ineinander verschränkt [K335]

Kinästhetisches Erlebnis

Spannungsgefühl im urethralen Sphinkter, Spannungsempfindung und Hebegefühl im „Beckenbodengurt", Arbeitsgefühl in der Bauchmuskulatur

Frequenz

täglich nach jeder Blasenentleerung 1-mal üben

Variation

Intensivierung der Beckenboden-Sphinkterspannung durch Gestik, z. B. Schnürgeste, Hebegeste oder Bogengeste (➤ Abb. 11.38, ➤ Abb. 11.39, ➤ Abb. 11.40)

Besonders geeignet

Deszensus, bei Sphinkterinsuffizienz, Nachträufeln

C Die Aprikose in der Beckenbodenhand

(➤ Abb. 11.41)

Der M. pubococcygeus gilt als einer der zwei Schwanzmuskeln, die aus prähistorischer Zeit anlagemäßig von ehemalig 18 Schwanzmuskeln erhalten blieben. Der Schwanz ist ein Greiforgan! Möglicherweise erklärt dies die hohe Akzeptanz der Aprikosenübung.

Ziele

Reaktivierung des Diaphragma pelvis (M. pubococcygeus und M. puborectalis), differenzierte Wahrnehmung der Beckenbodenbewegungen, Integration von Bewegungsinformationen

Ausgangsstellung

Sitz bzw. positionsunabhängig

Ausführung

Als Medium dieser Übung dient eine gedachte Aprikose. Sie wird in einer angenehmen Größe in die Mitte der Vagina projiziert.

Mit gerichteter Aufmerksamkeit wird die umschließende Muskulatur der Vagina (M. puborectalis und M. pubcoccygeus) visualisiert und als strukturierte „Beckenbodenhand" wahrgenommen.

Die „Beckenbodenhand" umgreift spielerisch die „reife Aprikose" → bewegt diese drehend in verschiedene Richtungen → prüft ihre Konsistenz → drückt mit den virtuellen Fingerkuppen in das „Fruchtfleisch". „Hochsaugende" Bewegungen nehmen den „Fruchtsaft" und das „Fruchtfleisch" innerlich auf. Der „Aprikosenkern" wird fortgezaubert.

Kinästhetisches Erlebnis

rhythmische, wellenartige Bewegungen an der Vagina entlang, feine Zugbewegungen, die das Steißbein rhythmisch

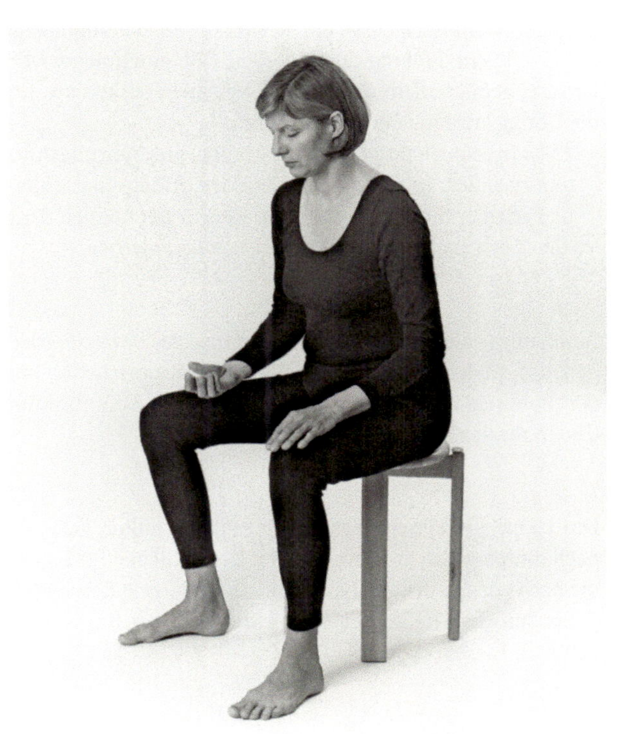

Abb. 11.41 Aprikose in der Beckenbodenhand [K335]

nach ventral bewegen und es wieder zurück gehen lassen, synchrone Mitbewegungen der Unterbauchmuskulatur

Nachempfindung: örtliches Bewegungs- und Wärmegefühl

Frequenz

5–6 Greifbewegungen → großräumige Einatmung zulassen → weiter spielen → wiederholen. Nachspüren.

Ablauf 2–3-mal wiederholen

Variation

Gestik intensiviert die visuell stimulierten inneren Beckenbodenbewegungen. Während die „innere Beckenbodenhand" die virtuelle Aprikose leicht und rhythmisch bewegt, hält und bewegt gleichzeitig eine der Hände ebenso eine virtuelle Aprikose.

Besonders geeignet

bei reaktionsarmer Beckenboden-Sphinkter-Einheit, ca. 14 Tage nach der Geburt, Rückbildungszeit, Deszensus, bei klaffendem Hiatus urogenitalis und dadurch mangelndem Kontakt zum Partner (Lost-Penis-Syndrom)

D Reiskörner im Griff (➤ Abb. 11.42)

Diese Fantasieübung bietet viel Raum für viele spielerische Bewegungsvorstellungen und -ausführungen.

Als sensorische Spürhilfe dient ein mit Reis gefülltes, kleines Baumwollkissen. Es ist einfach herzustellen: Kantenlänge ca. 15 × 15 cm, Füllung ca. 180 g Reis. Mit zunehmender Erfahrung genügt allein die *Vorstellung* eines Reiskissens, um die Übung erfolgreich durchzuführen.

- Es ist in manchen Religionen verboten, auf Nahrungsmitteln zu sitzen. In diesem Fall kann das Übungskissen kleine Perlen enthalten. Anstelle der Reiskörner können dann die Perlen als Übungsmedium visualisiert werden.

Ziele

Bewegungswahrnehmung und differenziertes Bewegungslernen des analen Sphinkters (anale Schnürmanschette) und der Puborektalschlinge (M. puborectalis), Ko-Kontraktion des urethralen Sphinkters

Ausgangsstellung

Das kleine Reiskissen liegt mit einer gut gefüllten Ecke, die nach hinten weist, auf dem Hocker. Die seitlichen Ecken und die nach vorn gerichtete Ecke sind mit nur wenig Reis gefüllt.

Sitz auf dem Reiskissen → das Steißbein hat Kontakt zur gefüllten Kissenecke

Ausführung

Visualisieren der unter dem Anus liegenden Reiskörner → die visualisierten Reiskörner in aktiver Bewegung in den visualisierten Analkanal „saugen" oder „hochziehen" oder „einsammeln" oder „hochdrehen". Auch können die virtuellen Körner spiralförmig an den Wänden des Analkanals in die Ampulla recti (Enddarm) hinaufgezogen werden, um dort „ordentlich zusammengefegt" zu werden. (Die unvertraute Bewegung gelingt am besten, wenn man das passende Bild für diesen Bewegungsablauf selbst findet.)

Nachspüren: „Wie hat es sich ausgewirkt? Was fällt mir auf?"

Kinästhetisches Erlebnis

wellenartig – vom Anus aufsteigende Bewegungsspannungen, die sich horizontal an der Vagina entlang in Richtung Schambein fortpflanzen

Dauer

kurze Ausführung über nur wenige Atemzüge hinweg bzw. solange die Bewegungsarbeit mühelos erlebt wird

Variation

Die anale Greifbewegung wird durch begleitende Greifgestik verstärkt (➤ Abb. 11.42).

Bei ängstlich verspannter analer Sphinktermuskulatur können die Patienten die Reiskörner nach dem Anheben „wie Sand in einer Sanduhr nach unten rieseln lassen". Abschließend mit stenosierter Ausatmung (CH) die Sphinkter 1× schnüren.

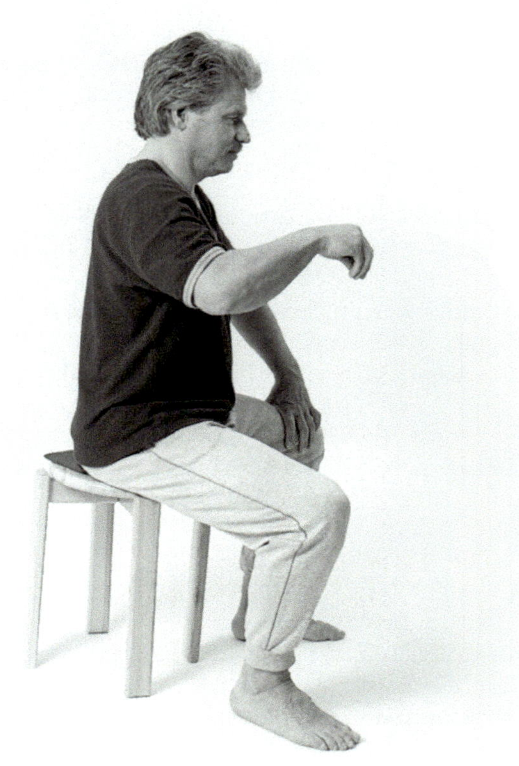

Abb. 11.42 Reiskörner im Griff [K335]

Besonders geeignet
bei Wind- und Stuhlinkontinenz, urethraler Belastungsinkontinenz, Anismus, Proktospasmus, Obstipation, Geburtsvorbereitung, frühes Wochenbett

11.3.7 Übungsbeispiele rhythmischer Koordination

Die visuelle Stimulation und Bewegungslenkung der folgenden Übungen ist auf die Levator- und auf die Sphinkterfunktion gerichtet. Die aktivierte Bewegungsdynamik des Diaphragma pelvis und Sphinkters wird aus dem Zusammenwirken (Koordination) mit allen Bauchkapselwänden während der Atembewegungen gewonnen.

A Die Seerose – Die Seerosen-Variation
B Manschettenübung – Dammtrigger mit Atemführung
C Die Welle
D Der Schwamm – Vaginale Lösung
E Der Beckenboden im Fadenkreuz
F Der Blaseblag (mit Ballblase)

A Die Seerose (➢ Abb. 11.43)

Diese beliebte Übung ist ein „Geschenk" von Ingeborg O'Beirne, Physiotherapeutin (ehem. Lehrkraft für Gynäkologie/Tübingen) an sensible Frauen. Das bedeutet aber nicht, dass nicht auch Männer über ein Blütenbild den Beckenboden gerne in Bewegung bringen.

Ziele
Wahrnehmungs- und Bewegungsschulung, feinfühlige, aktive Bewegung des Beckenbodens, Reaktivierung der langsamen Anhebung (Levatorfunktion)

Ausgangsstellung
positionsunabhängig:

- Bauchlage oder Sitz (Einführungsposition)
- Rückenlage (postoperativ)

Ausführung
In gerichteter Aufmerksamkeit wird der Beckenboden in Gestalt einer Seerose visualisiert → die einströmende Einatmung öffnet die Blüte → die abfließende Ausatmung schließt die Blüte wieder.

Die sich fließend verändernden Bewegungen des Beckenbodens werden von der Vorstellung geleitet, dass einfließendes Licht (Einatmung) die Öffnung der Blüte mit sich bringt (leichte Dehnung des Beckenbodens) und dass abfließendes Licht (Ausatmung) die Schließung der Blüte bewirkt (eine zur Beckenbodenmitte hin sich sammelnde Kontraktion).

Kinästhetisches Erlebnis
wechselnde Arbeitsspannungen des Beckenbodens – leicht dehnend und zusammenziehend

Frequenz
3–5-mal

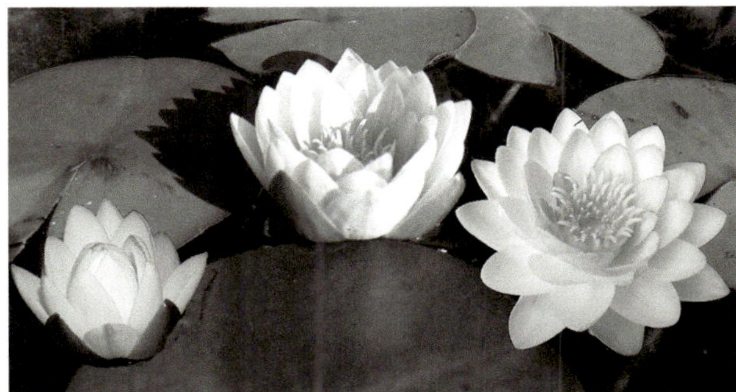

Abb. 11.43 Das Bild der Seerose soll sinnbildlich die verschiedenen Atemphasen der Beckenbodenbewegungen verdeutlichen, die Entspannung bei der Einatmung (geöffnete Seerose) bis hin zur ansteigenden Zentrierung des Beckenbodens bei der Ausatmung (geschlossenen Knospenform) [O893].

Besonders geeignet

als Geburtsvorbereitung, in der Rückbildungszeit (bes. Frühwochenbett), nach urogynäkologischen Operationen, Belastungsinkontinenz, Mischform, nach radikaler Prostatektomie

Hinweis: Bei einem hypertonen Beckenboden oder bei Beckenboden-Sphinkter-Dysfunktion lässt sich der Tonus reduzierend beeinflussen, wenn sich die imaginierten Blütenblätter bei der Einatmung nach kaudal gerichtet öffnen und bei der Ausatmung sanft wieder schließen.

Variation: Die Seerosen-Variation

Ziele

Wahrnehmungszugewinn, Beckenboden-Eutonus

Ausgangsstellung

Rückenlage → in dieser Version schaut die imaginierte Seerose mit ihrem Blütenblätterkranz nach außen

Ausführung

Ausatmen → mit der nächsten Einatmung entfaltet sich der imaginierte Blütenblätterkranz nach außen → mit einer leicht blasenden Ausatmung schließt er sich wieder zart

Dauer

mehrmals wiederholen

Besonders geeignet

bei hypertoner Beckenbodenmuskulatur, Vaginismus, Dyspareunie

B Manschettenübung (vgl. ➤ Abb. 3.13 und ➤ Abb. 3.17a–b)

Ziele

Reaktivierung des urethralen bzw. des analen externen Sphinkters, Reaktivierung der Levatorschenkel (bei Frauen: Verkleinerung des Hiatus urogenitalis, sog. vaginale Manschette)

Ausgangsstellung

positionsunabhängig:

- Rückenlage (postoperativ)
- Bauchlage mit Bodenwiderstand (➤ Kap. 11.3.6 A)
- Sitz auf dem Beckenboden-Therapieball (Rollübungen mit Widerstand)

Ausführung

- Visualisieren der urethralen bzw. der analen Sphinktermanschette bzw. der vaginalen Muskelmanschette
- Einsatz der stenosierten Ausatemtechnik auf dem vorderen CH
- *Ausatemphase:* rhythmisch-dynamische Schnürarbeit der jeweils visualisierten Manschette
- *Einatemphase:* Lösung der Manschettenspannung
- *Nachspüren:* „Wie hat es sich ausgewirkt?“

Kinästhetisches Erlebnis

Spannungsempfindung → Manschetten-Schnürerlebnis

Frequenz und Intensität

Ein Durchgang hat ca. 3–5 Ein- und Ausatembewegungen – Nachspürpause

Durchgang 2–3-mal wiederholen

Besonders geeignet

bei Sphinkterinkompetenz, Mischform der Inkontinenz, vergrößerter Hiatus urogenitalis, Deszensus

Variation: Damm-Trigger mit Atemführung

(➤ Kap. 11.2.8 G)

Ziele

Wahrnehmungssteigerung, Beckenboden-Eutonisierung

Ausgangsstellung

bequeme Seitenlage → gebeugte Beine → oberes Bein durch Kissen o. Ä. vom unteren Bein getrennt

Ausführung

Ausatmen → Mittelfingerkuppe der oberen Hand drückt leicht auf die Mitte des Dammes → die leicht weitende Einatembewegung zum Finger locken → mit der Ausatmung geht die kleine Bewegung zurück

Dauer

mehrmals wiederholen

Kinästhetisches Erlebnis

örtlich tonischer Spannungswechsel in den alternierenden Atemphasen

Besonders geeignet

bei hypertoner Beckenbodenmuskulatur, Vaginismus, Anismus, Proktospasmus, Detrusor-Sphinkter-Dyskoordination

Nach physiotherapeutischer Unterweisung sind diese ausgewählten Angebote geeignete Hilfen zur weiteren Selbsthilfe.

C Die Welle

Ziele
rhythmisches, aktives Spannen und Lösen des Diaphragma pelvis (M. puborectalis)

Ausgangsstellung
positionsunabhängig:
- Bauchlage (Einführungsposition)
- Rückenlage (postoperativ)
- besonders geeignet: Sitz auf zwei Reiskissen

Ausführung
rhythmischer Wechsel von Spannung und Lösung, begleitet vom Vorstellungsbild Welle:

In gerichteter Aufmerksamkeit wird der Beckenboden visualisiert → die Einatmung wird als Welle erlebt, die auf die „Beckenbodenbucht" zurollt und sie weitet → die nachfolgende Ausatmung „saugt" als zurückkehrende Welle das Wasser aus der Bucht ins „Binnenmeer" (Bauchhöhle) zurück.

Kinästhetisches Erlebnis
wechselnde Arbeitsspannungen der Beckenbodenmuskulatur → leicht dehnend (Einatmung) und sogartig zusammenziehend (Ausatmung)

Frequenz
3–5-mal

Variation
Sitz auf dem Boden oder auf einem Hocker → unter jedem Sitzknochen liegt ein Reiskissen → die Welle „wellt" in den Raum zwischen den Sitzkissen und zieht sich von dort (begleitet von der stenosierten Ausatmung auf CH) nach oben/innen zurück, um von dort mit der nächsten Einatmung wieder zurückzukehren.

Besonders geeignet
als Rückbildung, nach urogynäkologischen Operationen, bei Belastungsinkontinenz, Mischform, Deszensus, nach radikaler Prostatektomie

D Der Schwamm

Ziele
Wahrnehmungs- und Bewegungsschulung, kraftvolle, aktive Bewegung des Beckenbodens (Diaphragma pelvis = M. puborectalis), Reaktivierung der langsamen Levator- und Sphinkterfunktionen

Ausgangsstellung
positionsunabhängig:
- Bauchlage (Einführungsposition)
- Rückenlage (postoperativ)

Ausführung
rhythmischer Wechsel von Spannung und Lösung, begleitet vom Vorstellungsbild Schwamm:

In gerichteter Aufmerksamkeit wird der Beckenboden als elastischer Naturschwamm visualisiert → die einströmende Einatmung (Vorstellung fließendes Wasser) weitet den Schwamm → die abfließende Ausatmung (abfließendes Wasser) zieht den Schwamm zusammen → verstärkt durch Reibelaut CH s. u. Das Wasser fließt einatmend aus dem „Binnenmeer Bauchraum" in den „Beckenboden-Schwamm" und von dort ausatmend zurück in das „Binnenmeer".

Achtung: Das gedachte Wasser soll nicht aus dem Körper heraus fließen (bildhafte Verbindung zur Inkontinenz)!

Kinästhetisches Erlebnis
muskuläres, rhythmisches Arbeitsgefühl im visualisierten Beckenboden (Weitung und Kontraktion im Wechsel der Atemphasen)

Frequenz
3–5-mal

Hinweis
Die muskuläre Arbeit der Beckenbodenmuskeln verstärkt sich, wenn durch die körpereigene Stenose im Mundraum (Ausatemtechnik auf CH) ausgeatmet wird.

Variation
- *Integration des Sphinktertrainings:*
  während der Kontraktion des „Beckenboden-Schwammes" Visualisierung der urethralen bzw. analen Sphinktermanschette bzw. der vaginalen Muskelmanschette → Re-Integration der Schnür-Information → dynamische Schnürarbeit mit stenosierter Ausatmung auf CH → Lösung der Manschettenspannung mit der einfließenden Einatmung
- *Spätwochenbett* (Rückbildungszeit):
  Als Bewegungshilfe Visualisierung eines kleinen Naturschwammes (frisch aus dem Meer!), der in der Mitte der Vagina liegt → während der stenosierten Ausatmung auf

CH den Schwamm zusammendrücken → ihn mit der Einatmung in die Entfaltung zurückkehren lassen

- *Schwangerschaft:*
  Die Schwammvorstellung eignet sich auch zur *Lösung* der Beckenbodenmuskeln, indem die Einatemphase betont wird. Mit der Einatmung lässt sich die weit werdende, sich öffnende Vagina erarbeiten.

Besonders geeignet

in der Rückbildungszeit, nach urogynäkologischen Operationen, bei Belastungsinkontinenz, Mischform, Descensus urogenitalis, nach radikaler Prostatektomie

Variation: Vaginale Lösung

Ziele

Tonusbalance, Eutonus

Ausgangsstellung

jede Position geeignet

Ausführung

die Vagina imaginieren → im Atemrhythmus mit stenosierter Ausatmung auf CH die imaginierten vaginalen Wände langsam und aktiv zart zusammenführen → mit der Einatmung den imaginierten Vaginalraum sich öffnen lassen

Dauer

mehrmals wiederholen

Kinästhetisches Erlebnis

während der Ausatmung muskuläres Arbeitsgefühl → während der Einatmung nachlassen des Muskelgefühls in Richtung Lösung

Besonders geeignet

bei hypertoner Beckenbodenmuskulatur, Vaginismus, Dyspareunie

E Der Beckenboden im Fadenkreuz

Ziele

Wahrnehmung der Zwerchfellwirkung auf den Beckenboden, Spannung des „Trampolins", rhythmische Beckenbodenbewegungen mithilfe der Atembewegungen inszenieren zu können

Ausgangsstellung

Stand → etwas mehr als Gehspurbreite → Fußinnenknöchel „hochdenken"

Ausführung

Ausgangspunktpunkt des Visualisierens sind sich kreuzende virtuelle Verbindungslinien (zwei Gummibänder) zwischen Symphysenrückseite und Steißbeinspitze und zwischen rechtem und linkem Trochanter.

- Die Fingerkuppen einer Hand liegen auf der Symphyse, die der anderen Hand etwa auf der Mitte des Steißbeins. Die beiden Punkte werden mit einem gedachten elastischen Gummiband verbunden.
- Die Fingerkuppen beider Hände liegen auf der Symphyse → dann gleiten sie auf der gleichen horizontalen Ebene nach außen zu den seitlichen Flächen der Oberschenkel und stoppen auf den Rollhügeln (Trochantern). Die beiden Trochanterpunkte werden mit dem zweiten virtuellen elastischen Gummiband verbunden. Beide Bänder kreuzen sich in der Mitte des Beckens.
- Die Aufmerksamkeit richtet sich auf den Kreuzungspunkt.
- Einsatz der stenosierten Ausatemtechnik auf CH mit den stillen Fragen: „In welche Richtung bewegt sich der Kreuzungspunkt während der Ausatmung? In welche bei der Einatmung? Welches Bewegungsbild passt zu der inneren Bewegung?"
- Den Kreuzungspunkt in gerichteter Aufmerksamkeit mit der stenosierten Ausatmung willentlich nach oben ziehend begleiten.

Kinästhetisches Erlebnis

wechselnde auf- und absteigende Bewegungsempfindungen des Beckenbodens

Frequenz/Häufigkeit

3–5-mal; ist die Übungsinformation verankert, kann sie zwischendurch – wo immer Zeit im Stehen verbracht wird – abgerufen und wiederholt werden.

Besonders geeignet

Deszensus, Wahrnehmungsschulung, als Geburtsvorbereitung, in der Rückbildungszeit

F Der Blasebalg (➤ Abb. 11.44)

Ziel
Wahrnehmungsschulung, Verstärkung der Ko-Kontraktion im Beckenbodenbereich während der Ausatmung, Schulung der Levatorfunktion

Ausgangsstellung
Unterschenkelsitz auf der Ballblase bzw. Sitz auf einem niedrigen Hocker/Couchtisch o. Ä., Ballblase (Empfehlung: Ballblase Nr. 5, Ventil nach unten gerichtet) liegt auf der festen Unterlage, z. B. auf gestapelten festen Kissen oder zusammengelegten Decken. Die Ballblase hat Kontakt zum Beckenausgangsgebiet.

Ausführung
Die Aufmerksamkeit ist zur Kontaktstelle Ballblase und Beckenausgang gerichtet. Jede Ausatmung ist begleitet von der stenosierten Ausatemtechnik auf CH:
- mit Hilfe der spielerischen Vorstellung den Einatem „in die Ballblase lenken“ und diese mit „Luft füllen“
- während der stenosierten Ausatmung die „Luft wieder absaugen“

Kinästhetisches Erlebnis
verstärktes Wahrnehmen der Beckenbodenbewegungen, des natürlichen Druck- und Soggefühls in den Atemphasen

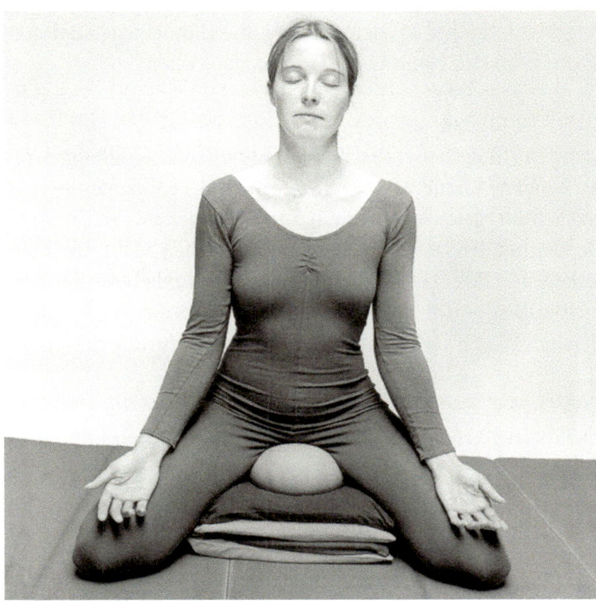

Abb. 11.44 Der Blasebalg [K335]

Frequenz
3–5-mal, bzw. solange es Spaß macht

Besonders geeignet
bei Descensus urogenitalis, Belastungsinkontinenz

Kontraindikation
Venenklappeninsuffizienz in den Beinen und Thromboseneigung

11.3.8 Therapeutische Übungen für das Bauchkapselsystem

Die folgenden Übungen sprechen durch unterschiedliche Belastung die einzelnen Wände des Bauchkapselsystems an. Die Beckenboden-Sphinkter-Einheit, der kaudale Wandabschnitt des Bewegungssystems Bauchkapsel, wird bei den Übungen mal mehr (E, F), mal weniger (B, D, G, I, J, L, M, O, P, Q) ko-kontrahierend stimuliert. Die Übungen A, C, H, K und N entlasten die Beckenboden-Sphinkter-Einheit.

Übungen im Sitz
A Das Dreieck
B Bronner Zeitung lesen
C Hubfreie Rotation des Brustkorbs (in Anlehnung an FBL)
D Das Sitzpendel
E Matschagallalapa I – breit und schmal
F Matschagallalapa II – lang und kurz
G Im Rennwagen unterwegs

Übung im Knieunterarmstütz
H Brückenbauch (modifiziert nach FBL)

Übungen im Stand
I Das Stehpendel
J Tippeln
K Bürzelwippen
L Igel-Beballung
M Das Rumpelstilzchen
N Die Babyschaukel
O Der Fersenflug
P Körperhaus verschieben

Übung in Seitlage
Q Das Knierad

A Das Dreieck (> Abb. 11.45)

Ziele

ökonomisches Sitzen im Gleichgewicht der Bauchkapselwände, Entlastung der Beckenbodenstrukturen, physiologischer Sitz als kinästhesisches Erlebnis abrufbar einprägen

Ausgangsstellung

Sitz; die funktionellen Fußlängsachsen und Oberschenkelachsen müssen in die gleiche Richtung (nach vorn und ein wenig nach außen) weisen.

Ausführung

mit geschlossenen Augen die höchsten Punkte der Sitzknochen finden → z.B. mehrmals Sitzknochen auf der festen Unterlage abrollen oder schneller Wechsel vom rechten auf den linken Sitzhöcker → mit einem virtuellen Lineal und einem virtuellen Bleistiftstrich die Punkte verbinden → das Schädeldach abtasten → den höchsten Punkt, den Scheitelpunkt, finden → das virtuelle Lineal zwischen rechtem Sitzknochenpunkt und Scheitelpunkt anlegen → mit einem virtuellen Bleistiftstrich die Punkte verbinden → das virtuelle Lineal zwischen linkem Sitzknochenpunkt und Scheitelpunkt anlegen → mit dem virtuellen Bleistiftstrich die Punkte verbinden.

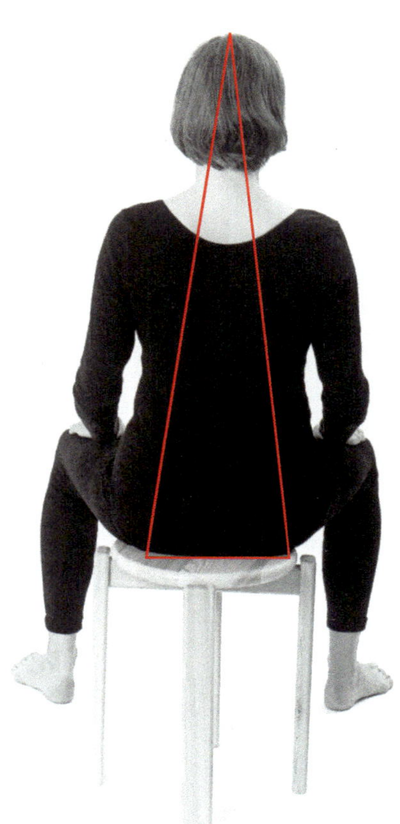

Abb. 11.45 Das Dreieck [K335]

In der Vorstellung besteht ein gleichschenkeliges Dreieck. Beim Visualisieren des inneren Gerüsts (Dreieck) entsteht ein der Sitzhaltung angepasster ökonomischer Bauchkapseltonus.

Kinästhetisches Erlebnis

mühelos aufgerichtete Haltung

Frequenz

innerhalb einer Behandlungsserie jeweils wiederholen

Besonders geeignet

für beruflich sitzende Menschen mit und ohne Beckenboden-Sphinkter-Dysfunktionen, als Wirbelsäulen-Beckenboden-Schutz, Haltungsschulung

B Bronner Zeitung lesen[184]

Das ventrale Gewicht der angehobenen Arme erzeugt muskuläre Gegenaktivität (aktive Widerlagerung) in den Extensoren der Wirbelsäule.

Ziele

Kräftigung der Wirbelsäulen-Extensoren, speziell im Bereich der Brustwirbelsäule, Förderung der Bauchkapselspannung

Ausgangsstellung

aufgerichteter Sitz auf dem Hocker, die Hände liegen auf den Oberschenkeln, Handflächen zeigen nach oben

Ausführung

Arme in ruhig fließender Bewegung anheben → Ellbogen ca. 90° beugen → Unterarme stehen senkrecht → Ellbogen stehen den Schultergelenken gegenüber und versuchen, die Unterarme zueinander zu führen → Ellbogen dürfen nicht an Höhe verlieren → Ellbogen bleiben stehen, die Hände bewegen sich nach außen → die Unterarme bilden ein großes V. Auf dem gleichen Weg Hände zu den Oberschenkeln zurück führen.

Kinästhetisches Erlebnis

muskuläres Arbeitsgefühl im Bereich Brustwirbelsäule

Frequenz

je nach Trainingszustand 3–5-mal wiederholen

Besonders geeignet

bei Belastungsinkontinenz, für Menschen mit sitzender Beschäftigung

[184] Diese Übung ist entlehnt aus Bronner, O.: Die Schulter und ihre funktionelle Behandlung nach Verletzungen und bei rheumatischen Erkrankungen, Pflaum, München 1996.

C Hubfreie Rotation des Brustkorbs (in Anlehnung an FBL) (➤ Abb. 11.46)

Ziel

Mobilisation der Rotationsgelenke der Wirbelsäule, Förderung der muskulären Geschicklichkeit, für eine korrekte Ausführung der funktionellen Soforthilfe *Hustendreh* (➤ Kap. 11.2.5)

Ausgangsstellung

Sitz; die funktionellen Fußlängsachsen und Oberschenkelachsen müssen in die gleiche Richtung (nach vorn und ein wenig nach außen) weisen.

Ausführung

Die ventralen Abstände abtasten und messen:

- Symphyse/Bauchnabel
- Processus xiphoideus/Bauchnabel
- Kinnspitze/Incisura jugularis (bei horizontal gestellten Augen)

Bedingung: Während der Übung sollen sich die Abstände nicht verändern!

Kuppen der verschränkten Finger liegen auf der Mitte des Brustbeins → die Arme liegen dem Brustkorb auf → Becken (Bauchnabel) und Kopf (Nasenspitze) bewegen sich nicht → der Brustkorb rotiert zügig (120/min), wobei die Mitte des Brustbeins im Wechsel nach rechts – nach vorn – nach links weist.

Kinästhetisches Erlebnis

Wärmegefühl rechts und links neben der Brustwirbelsäule

Frequenz

1-mal 1 Minute → Wiederholung nach Bedarf

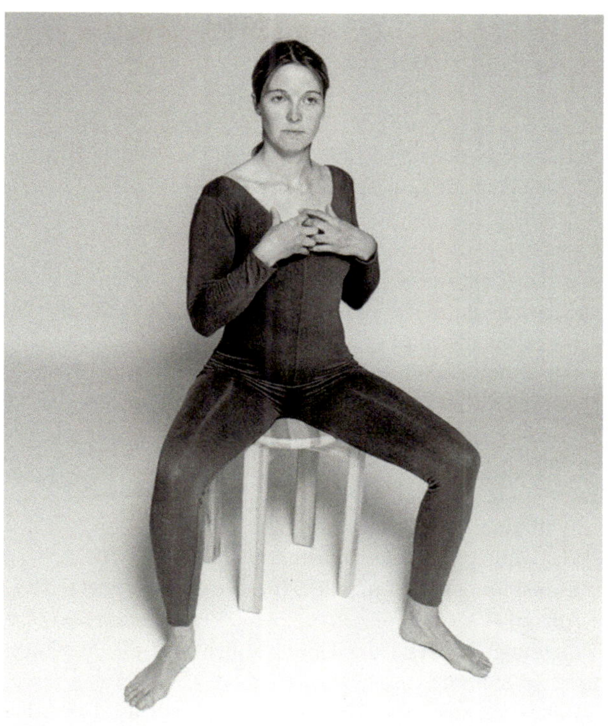

Abb. 11.46 Hubfreie Rotation des Brustkorbs [K335]

Besonders geeignet

für eine korrekte Ausführung der Soforthilfe *Hustendreh,* zur Kontinenzsicherung bei Stressinkontinenz

D Das Sitzpendel (modifiziertes Klötzchenspiel FBL) (➤ Abb. 11.47a–b)

Ziele

rhythmische Aktivierung der ventralen, kaudalen und dorsalen Bauchkapselwand, dosiertes Bauchmuskeltraining

Ausgangsstellung

Sitz; die funktionellen Fußlängsachsen und Oberschenkelachsen müssen in die gleiche Richtung (nach vorn und ein wenig nach außen) weisen.

Damit das Becken in den Hüftgelenken bewegungsbereit ist, sollten die Hüftgelenke abduktorisch eingestellt sein.

Ausführung

Die ventralen Abstände abtasten und messen:

- Symphyse/Bauchnabel
- Processus xiphoideus/Bauchnabel
- Kinnspitze/Incisura jugularis (bei horizontal gestellten Augen)

Bedingung: Während der Übung sollen sich die Abstände nicht verändern!

Hände auf das Brustbein legen → Becken-Brustkorb-Kopf (d. h. die Körperlängsachse) mit kurzem Stopp am Ende der Bewegung vor- und zurückneigen. Atmung frei fließen lassen oder die Rück- bzw. Vorbewegungen jeweils mit den Worten *tick – tack* begleiten.

Bewegungsausmaß vergrößern, wenn die Abstände beibehalten werden können.

Kinästhetisches Erlebnis

rhythmisch wechselnde Arbeitsspannung in Bauch- und Rückenmuskulatur, bei geschulter kinästhetischer Wahrnehmungsfähigkeit wird die rhythmische Ko-Kontraktion des Diaphragma pelvis mitempfunden.

Frequenz

5–10-mal wiederholen

Variation

Big Ben (➤ Abb. 11.47a–b)

Wenn das Sitzpendel sich aus den Hüftgelenken nach hinten neigt, dreht der Brustkorb mit einem angehobenen Arm nach rückwärts → Arm in Verlängerung der Körperdiagonale → auf dem Weg dorthin „Big" sprechen → mit der anschließenden Vorneigung kehrt die Hand zum Brustbein zurück → auf dem Rückweg: „Ben" sprechen → die andere Hand löst sich vom Brustbein und der Arm führt den Brustkorb in die Rotation nach hinten (➤ Abb. 11.47b)

Besonders geeignet

bei Bauchmuskelinsuffizienz

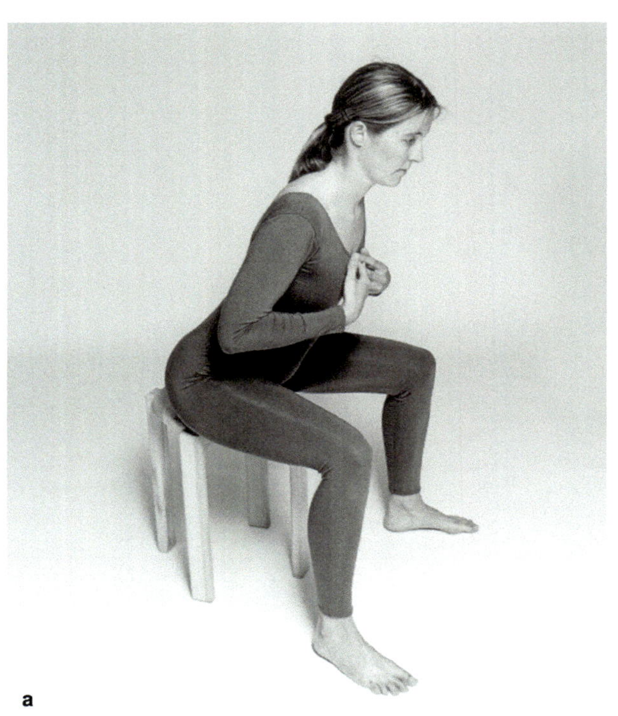

a

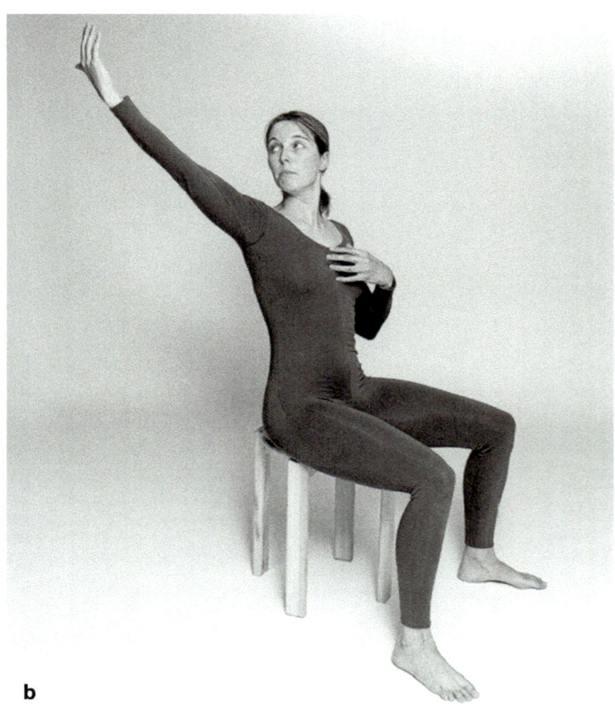

b

Abb. 11.47a–b Big Ben als Variation des Sitzpendels; a) Ausgangsstellung, b) Endstellung [K335]

11

E Matschagallalapa I – breit und schmal

(➤ Abb. 11.48a–c)

Ziel

Bauchmuskelkräftigung, Ko-Kontraktionen der Beckenbodenmuskeln, Aktivierung der Extensoren der Brustwirbelsäule

Ausgangsstellung

Sitz auf einem Hocker

Ausführung

Die ventralen Abstände abtasten und messen:

- Symphyse/Bauchnabel
- Processus xiphoideus/Bauchnabel
- Kinnspitze/Incisura jugularis (bei horizontal gestellten Augen)

Bedingung: Während der Übung sollen sich die Abstände nicht verändern!

- Beide Hände umfassen einen Schienbeinkopf → Bein hängt in der gestreckten Armschlinge → Fuß ist in Dorsalextension → Rückneigung der neutral gehaltenen Wirbelsäule aus den Hüftgelenken (➤ Abb. 11.48a). Der Grad der Rückneigung richtet sich nach dem Zustand der momentanen Bauchmuskelkraft. Bei noch geringer Kraft, z. B. nach Geburten, ist die Rückneigung gering – sie kann innerhalb der Übung unter strikter Beibehaltung der ventralen Abstände vergrößert werden.
- Beide Hände lösen sich spontan von den Schienbeinköpfen → das Knie bleibt an seinem Platz und wirkt als Gewicht für die Bauchmuskulatur → die Oberarme stellen sich (Unterarme im rechten Winkel zu den Oberarmen) seitlich neben dem Brustkorb (neben die mittlere Frontalebene) in Höhe der Schultergelenke → die Finger sind aneinander gelegt, leicht gebeugt, die Daumenkuppe verbindet sich mit der Mittelfingerkuppe.

Sprechen während des Bewegungsablaufs verhindert Atempressen (wer redet, der atmet). Das Atemwort lautet *Matschagallalapa:*

- *„Ma“* → Arme gehen in der angegeben Höhe ca. 10° nach dorsal (➤ Abb. 11.48b)
- *„tscha“* → Arme gehen vor den Brustkorb → Unterarme begegnen sich, wenn konstitutionell möglich (➤ Abb. 11.48c)
- *„gal“* → Arme gehen auf gleichem Weg zurück neben den Brustkorb
- *„la“* → Arme gehen vor den Brustkorb und begegnen sich oder stehen – konstitutionsbedingt – nebeneinander
- *„la“* → Arme gehen auf gleichem Weg zurück neben den Brustkorb
- *„pa“* → Arme gehen wieder vor den Brustkorb und begegnen sich oder stehen nebeneinander.

Ende der Übung: Hände umgreifen den Schienbeinkopf → Bein hängt in der Armschlinge → Ausruhen in dieser Stellung. Bein abstellen. Seitenwechsel.

Kinästhetisches Erlebnis

Arbeitspannung in der Bauchmuskulatur → Spannungsgefühl in der sagittalen Beckenbodenmuskulatur (Ko-Kontraktion des Diaphragma pelvis)

Stehen die Arme als ventrale Gewichte *vor* dem Brustkorb, verringert sich das Gefühl des Bauchmuskeleinsatzes. Werden die Arme seitlich geführt, verstärkt sich das muskuläre Arbeitsgefühl.

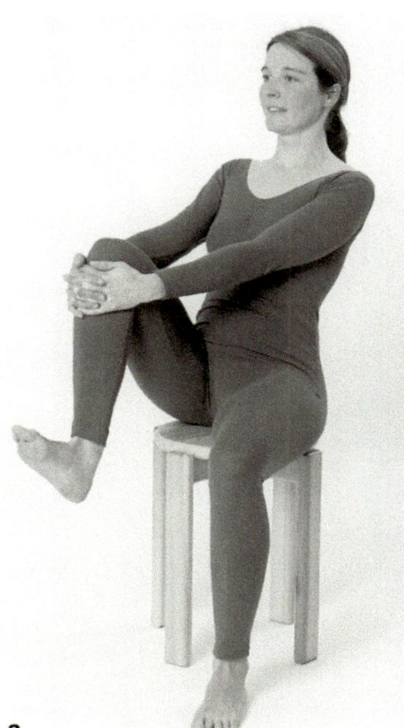

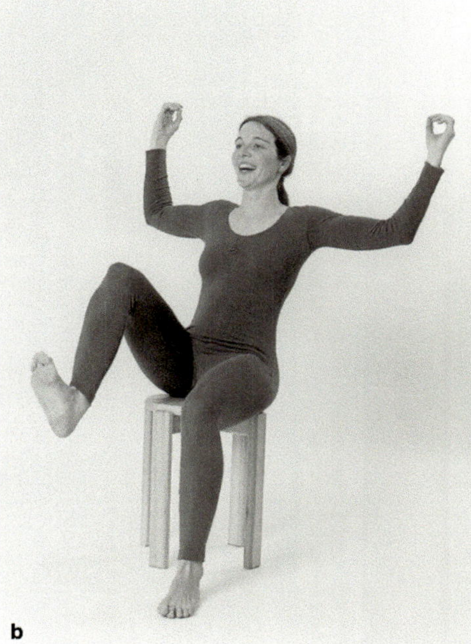

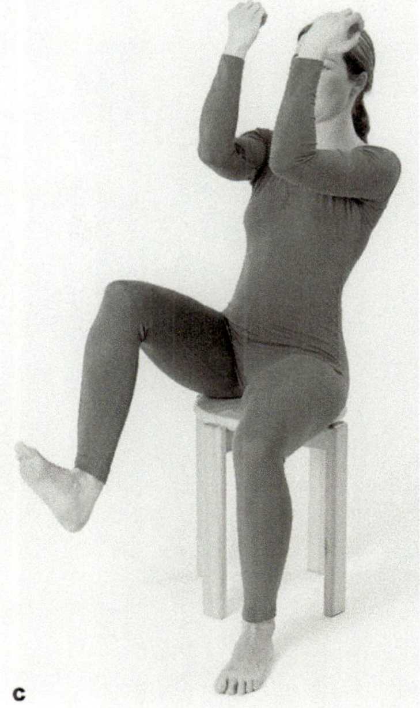

Abb. 11.48a–c Matschagallalapa I – breit und schmal [K335]

Frequenz
3–5-mal

Variation
s. u. Matschagallalapa II

Besonders geeignet
als Rückbildungsgymnastik, bei Belastungsinkontinenz, Mischform

F Matschagallalapa II – lang und kurz
(➤ Abb. 11.49a–c)

Ziele
Bauchmuskelkräftigung, Ko-Kontraktionen der Beckenbodenmuskeln

Ausgangsstellung
Sitz auf einem Hocker

Ausführung
Abstände messen und einhalten (Matschagallalapa I)

- Beide Hände umfassen einen Schienbeinkopf → Bein hängt in der gestreckten Armschlinge → Fuß ist in Dorsalextension → Rückneigung der neutral gehaltenen Wirbelsäule aus den Hüftgelenken (➤ Abb. 11.49a)
- Beide Hände lösen sich spontan von den Schienbeinköpfen → das Knie bleibt an seinem Platz und wirkt als Gewicht für die Bauchmuskulatur → die Oberarme stellen sich seitlich neben dem Brustkorb → Unterarme annähernd senkrecht → Hände zur volar gerichteten Faust zusammengefügt

Sprechen während des Bewegungsablaufs verhindert Atempressen (wer redet, der atmet). Das Atemwort lautet *Matschagallalapa:*

- *„Ma“* → Arme machen eine kurze Bewegung nach kaudal (➤ Abb. 11.49b)
- *„tscha“* → Arme gehen in die Diagonale (Flexion/Abduktion/Außenrotation) → Hände öffnen sich (➤ Abb. 11.49c)
- *„gal“* → Arme gehen auf gleichem Weg in die Ausgangsstellung zurück → Hände fügen sich zur volar gerichteten Faust zusammen
- *„la“* Arme gehen erneut in die Diagonale (Flexion/Abduktion/Außenrotation) → Hände öffnen sich
- *„la“* → Arme gehen auf gleichem Weg zurück in die Ausgangsstellung → Hände fügen sich zur volar gerichteten Faust zusammen
- *„pa“* → Arme gehen ein drittes Mal in die Diagonale (Flexion/Abduktion/Außenrotation) → Hände öffnen sich, usw.

Ende der Übung: Hände umgreifen den Schienbeinkopf → Bein hängt in der Armschlinge → ausruhen. Bein abstellen. Seitenwechsel.

Kinästhetisches Erlebnis
Arbeitsspannung in der Bauchmuskulatur → intensives Spannungsgefühl in der sagittalen Beckenbodenmuskulatur (Ko-Kontraktion des Diaphragma pelvis)

Frequenz
3–5-mal

Besonders geeignet
als Rückbildungsgymnastik, bei Belastungsinkontinenz, Mischform

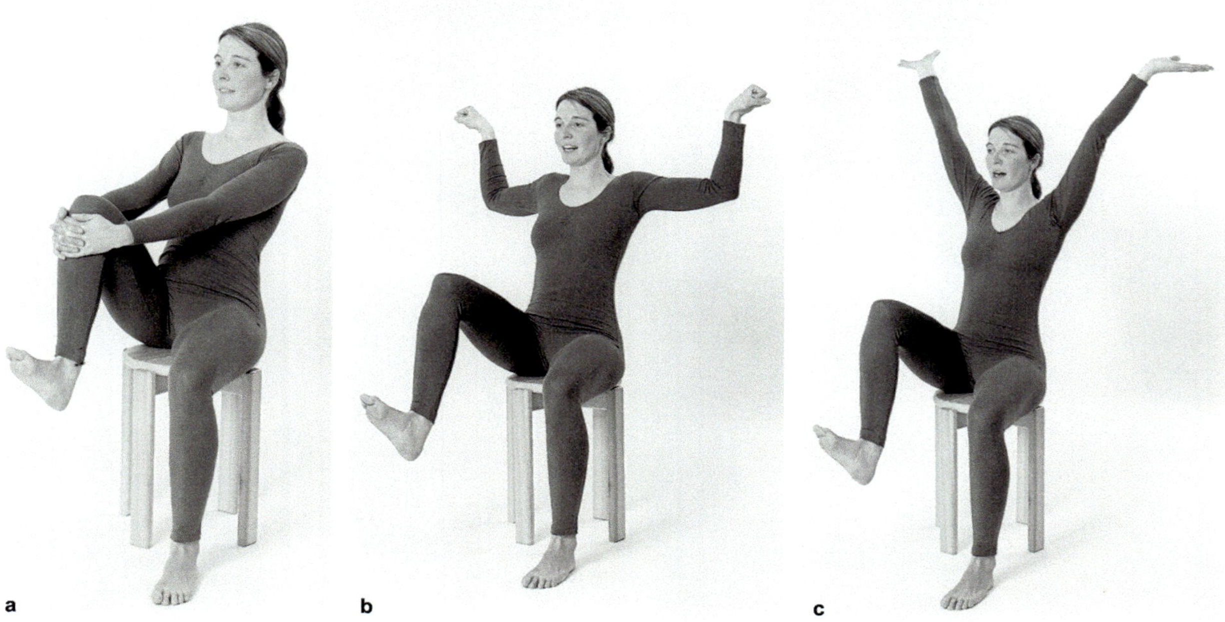

Abb. 11.49a–c Matschagallalapa II – lang und kurz [K335]

G Im Rennwagen unterwegs (➤ Abb. 11.50)

Ziele

Wahrnehmung von schnellen Beckenbodenmuskel-Reaktionen, Stimulation des Beckenbodens (FT-Fasern des Diaphragma pelvis)

Ausgangsstellung

Unterschenkelsitz auf der Ballblase bzw. Sitz auf einem niedrigen Hocker/Couchtisch o. Ä. Ballblase (Empfehlung: Ballblase Nr. 5, Ventil nach unten gerichtet) liegt auf der festen Unterlage, z. B. auf gestapelten festen Kissen oder zusammengelegten Decken. Die Ballblase hat Kontakt zum Beckenausgangsgebiet.

Ausführung

in gerichteter Aufmerksamkeit zur Kontaktstelle Ballblase und Beckenausgang mit einer Lippenstenose (leicht flatternde Lippen) ausatmen → dabei die typischen Motorengeräusche erzeugen → abwechseln zwischen laut, leise, lang anhaltend, stotternd

Kinästhetisches Erlebnis

Der Ballkontakt (Spürhilfe Ball) vermittelt die Wahrnehmung vieler schneller, rhythmischer Beckenbodenkontraktionen und -lösungen. Zudem wird die synergistische Mitarbeit der Bauchmuskeln erlebt, Beckenraum als Atemraum

Frequenz

3–5-mal bzw. solange es Spaß macht

Besonders geeignet

zur Reaktivierung der FT-Fasern, bei Husteninkontinenz, bei Wahrnehmungsdefiziten

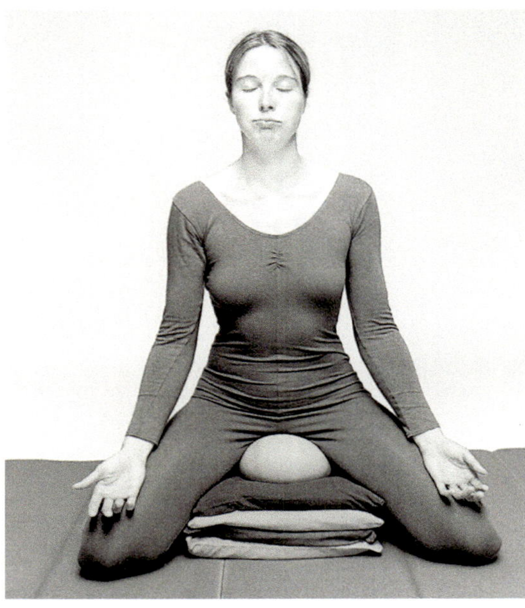

Abb. 11.50 Im Rennwagen unterwegs [K335]

H Brückenbauch (modifiziert nach FBL) (➤ Abb. 11.51a–c)

Bei dieser Übung muss die ventrale Spannung die Wirbelgelenke jederzeit in neutraler Wirbelsäulenstellung stabilisiert halten können. Die Weite des „Brückenbogens" hängt von der ventralen Sicherungskraft der Bauchmuskeln ab und nicht von dem falschen Ehrgeiz, einen besonders weiten Brückenbogen unter strukturellen Belastungsbedingungen herzustellen.

Ziel

dosiertes Krafttraining der Bauchmuskulatur

Ausgangsstellung

Knieunterarmstellung → Zehen stützen in Extension (➤ Abb. 11.51a)

Ausführung

Knie strecken → Becken steigt hoch (➤ Abb. 11.51b) → Unterarmstellung bleibt unverändert am Ort → im Zehengang mit kleinen Schritten Füße rückwärts bewegen → die hohe „Körper-Brücke" wird flacher (➤ Abb. 11.51c).
Auf dem gleichen Weg zurück in die Ausgangsstellung.

Um Atempressen zu verhindern, muss während der Schritte gesprochen werden: „tapp – tapp – tapp". Je nach „Brückenbogen-Spannkraft" (Bauchmuskelkraft) kann die

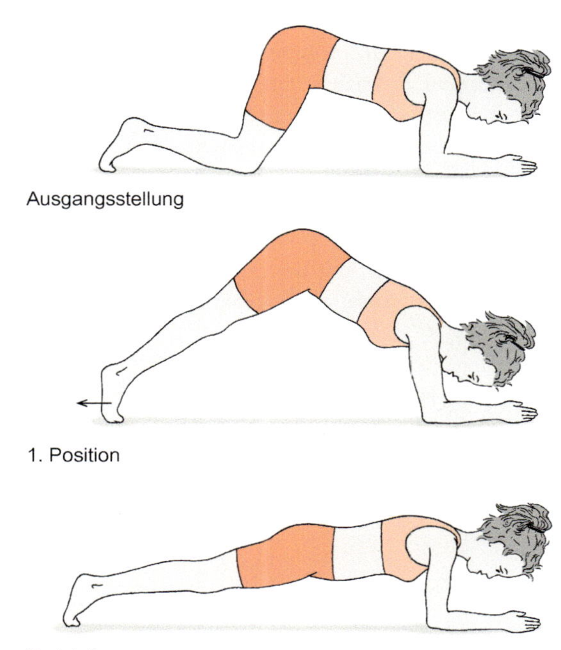

Abb. 11.51 Brückenbäuche; a) Ausgangsstellung, b) 1. Position, c) Endstellung (nur bei auftrainierter Bauchmuskulatur) [L190]

Weite zwischen den „Pfeilern" (Unterarme und Füße) kleiner oder größer gestaltet werden.

Kinästhetisches Erlebnis
muskuläre Herausforderung, deutliches Gefühl der Arbeitsleistung in der Bauchmuskulatur

Frequenz
2–3-mal

Variation
statt im Zehengang in Unterarmschritten vor- und rückwärts gehen

Besonders geeignet
in der späten Rückbildungsphase nach Geburten, generell bei defizitärer Bauchmuskelkraft

I Das Stehpendel

Ziel
Koordinationstraining der ventralen, kaudalen, kranialen und dorsalen Bauchkapselwände

Ausgangsstellung
Stand in Geh-Spurbreite

Ausführung
Kontakt Fußsohlen/Boden wahrnehmen → sich bewusst mit dem Boden „verwurzeln" → Innenknöchel „hochdenken" → Kniegelenke sind potenziell bereit für Bewegung (deblockiert) → bei gestreckten Hüftlenken und neutraler Wirbelsäule aus den oberen Sprunggelenken vor- und zurückpendeln → die Fußsohlen bleiben in sicherer Verbindung zum Boden → beide Arme schwingen als Gegengewichte

Einsatz der stenosierten Ausatemtechnik auf CH → Pendelbewegung nach vorn mit der Einatmung → Rückpendel mit der stenosierten Ausatmung verbinden

Kinästhetisches Erlebnis
Arbeitsgefühl in Fußsohlenmuskeln, Arbeitsgefühl in ventraler und kaudaler Muskulatur (Bauch- und Beckenbodenmuskel) und in geringerer Weise in der gesamten dorsalen Muskulatur

Frequenz
6–8 Pendelbewegungen

Besonders geeignet
in der Rückbildungszeit, bei Belastungsinkontinenz, Sphinkterinkompetenz

J Tippeln (➤ Abb. 11.52)

Ziel
Stimulation der Fußmuskulatur, reaktive Spannungserhöhung in der Beckenboden-Sphinkter-Einheit

Ausgangsstellung
Ballenstand in Gehspurbreite, Kniegelenke deblockiert

Ausführung
abwechselnde Ballenabdruck-Aktivität gegen festen Boden

Kinästhetisches Erlebnis
Fußsohlen- und Beinmuskelaktivität

Frequenz
10-mal, mehrmals wiederholen

Besonders geeignet
bei Belastungsinkontinenz, Dranginkontinenz, Mischform

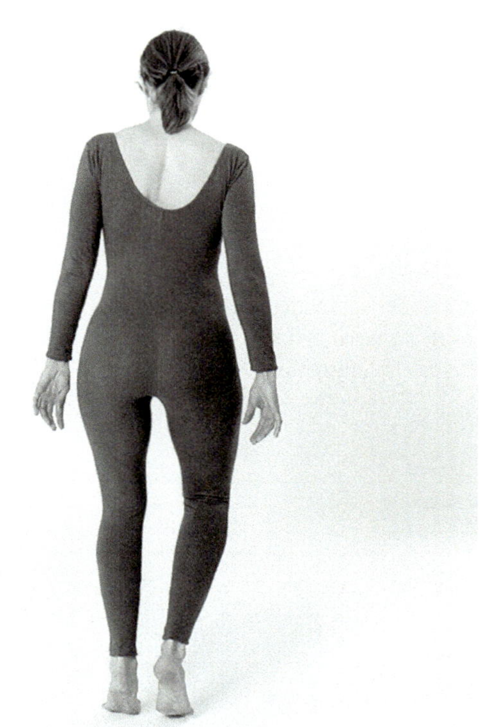

Abb. 11.52 Tippeln [K335]

K Bürzelwippen

Während des Bürzelwippens soll die gestreckte Position der Lendenwirbelsäule im lumbo-pelvinen Übergang erspürt und im Bewusstsein verankert werden. Die neuartige Streck- bzw. Arbeitsempfindung in der unteren Rückenmuskulatur während der horizontalisierten Stellung des Beckens soll bei Bückvorgängen erinnert und zum Schutz vor Überbelastungen der Bandscheiben und des Beckenbodens eingesetzt werden.

Ziele
Aktivierung des lokalen dorsalen Muskelsystems (Mm. multifidi), segmentale Stabilisierung der Lendenwirbelkörper (Voraussetzungen für den neutralen Bücktyp), gegen *Lower Back Pain.*

Ausgangsstellung
Stand, Beine in mehr als Standspurbreite, breiter Positionsabstand der Füße

Ausführung
Eine Rückwärtsbewegung des Beckens leitet die Beugung der Hüftgelenke ein → die Kniegelenke beugen sich fast gleichzeitig → die Wirbelsäule neigt sich (ca. 30–60°), ohne ihre Form zu verändern (stabilisierte Körperlängsachse) → die gestreckten Arme stehen neben dem Oberkörper in Außenrotation und ca. 30° Abduktion → die Oberschenkel wippen in schnellen, kurzen Beuge-Streckbewegungen in den Kniegelenken → das Becken bewegt sich auf und ab.

Kinästhetisches Erlebnis
leichte Dehnungsgefühle in der ischiokruralen Muskulatur, angenehme muskuläre Haltearbeit im Bereich der unteren Wirbelsäule

Frequenz
5–8-mal

Besonders geeignet
als Rückbildungsgymnastik, Beckenbodenschule, bei Rückenschmerzen, zur Dehnung der thorakolumbalen Faszie

L Igel-Beballung

Geeignet sind Igelbälle zwischen 2 und 10 cm Durchmesser.

Ziel
Fußsohlenanregung, Anregung der Nieren- und Darmtätigkeit, Entwässerung des Gewebes (Reflexzonen), Tonusbalance des Beckenbodens

Ausgangsstellung
Stand (evtl. Sitz)

Ausführung
Mit den Füßen den Boden wahrnehmen → wo wird Druck gegen den Boden gespürt (Ferse, medialer oder lateraler Rand, Vorfuß)? → gibt es Seitenunterschiede? Stellung der Kniegelenke? Stellung der Lendenwirbelsäule? Brustkorb, Schultergürtel? Stellung der Halswirbelsäule? Kopfstellung?

- Ein kleiner Igelball oder ein weicher, ausgespielter Tennisball rollt unter einer Fußsohle. Nachspüren ohne Igelball: Was hat sich verändert? Seitenvergleich.
- Die zweite Fußsohle arbeitet mit dem Ball. Nachspüren ohne Igelball: Was hat sich verändert?

Kinästhetisches Erlebnis
großflächige Fußsohlen, müheloses, aufrechtes Stehen, der Rücken fühlt sich leichter und freier an.

Schwangere Frauen erleben ein geringeres Gewicht ihres Bauches.

Frequenz
1-mal jede Seite, mehrmals täglich

Besonders geeignet
zur Geburtsvorbereitung, Wochenbett, Rückbildungszeit, Deszensus, hypertoner Beckenboden

M Das Rumpelstilzchen (➤ Abb. 11.53)

Ziele

Aktivierung der Fußsohlenmuskulatur, Aktivierung des M. obturatorius internus mit Ko-Kontraktion (bremsend) des M. levator ani

Ausgangsstellung

Ballenstand → Unterschenkel gekreuzt – Kniegelenke gebeugt – Oberschenkel in Abduktion und Außenrotation → „große Raute" zwischen den Beinen → die Arme halten seitlich ausgerichtet die Balance

Ausführung

leichte Abdruckaktivität mit wechselndem Ballenstand in zügigem Tempo, Arme unterstützen spielerisch das Gleichgewicht, Atem fließen lassen

Kinästhetisches Erlebnis

Fußsohlenaktivität, hohes Arbeitserlebnis in der Bein-, Becken- und Rumpfmuskulatur

Frequenz

5–10-mal

Besonders geeignet

bei reaktionsarmem Beckenboden, Belastungsinkontinenz, Mischform

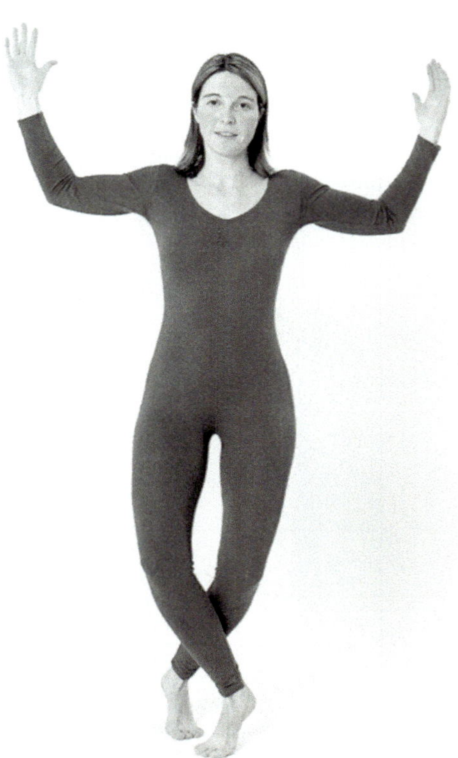

Abb. 11.53 Rumpelstilzchen [K335]

N Die Babyschaukel (➤ Abb. 11.54a–b)

Ziel

Fußsohlenarbeit zur Aktivierung des Beckenbodens (➤ Kap. 11.2.3), Training der Rückenmuskulatur, Einüben des neutralen Bücktyps

Ausgangsstellung

neutraler Bücktyp (➤ Kap. 11.3.1 C). Das Baby (oder ein gedachtes Baby) liegt in Bauchlage in den Händen der Mutter.

Ausführung

Die Arme schwingen das Baby nach vorne → Fußsohlenstand der Mutter → das Baby schwingt rückwärts → die Mutter geht in den Ballenstand.

Kinästhetisches Erlebnis

Da sich die Hauptaufmerksamkeit auf das Baby richtet, treten die eigenen kinästhetischen Erlebnisse nur unterschwellig ins Bewusstsein, ggf. angenehmes Arbeitsgefühl in der Rücken-, Fuß- und Beinmuskulatur.

Frequenz

5–8-mal

Besonders geeignet

als Rückbildungsgymnastik

11

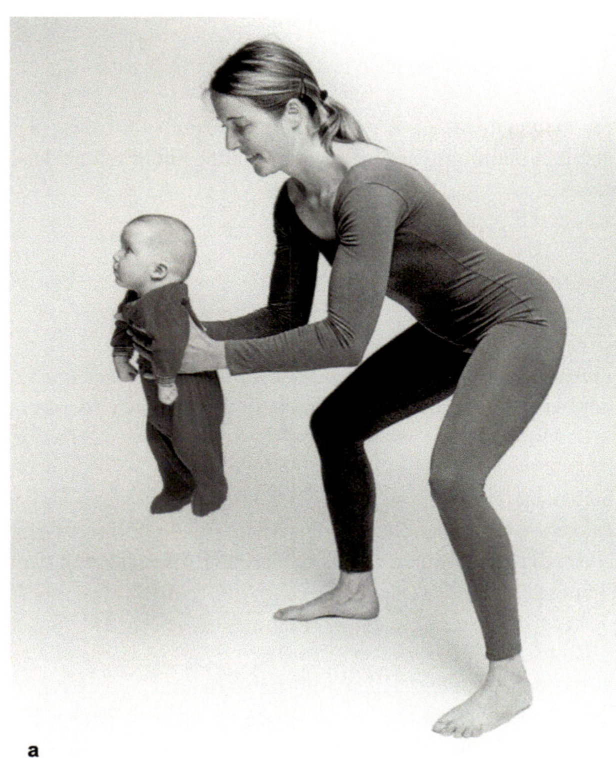

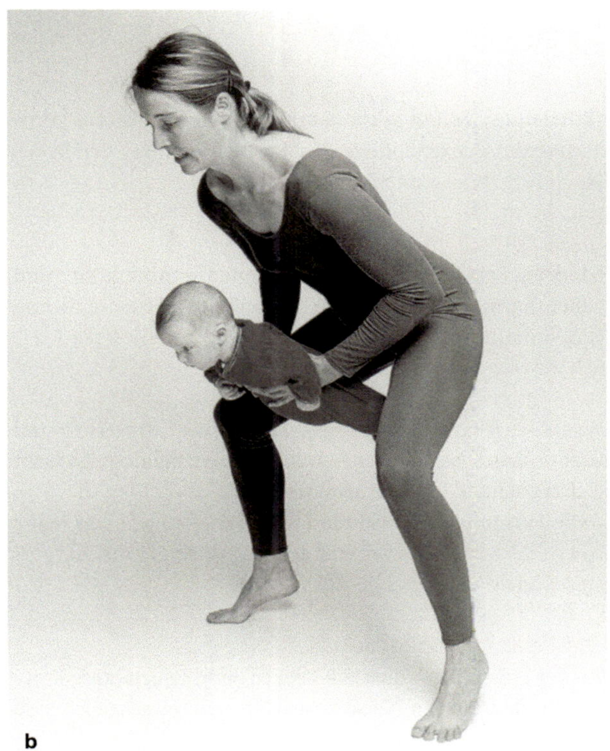

Abb. 11.54a–b Babyschaukel [K335]

O Der Fersenflug (➤ Abb. 11.55)

Ziele

Fußsohlenarbeit zur Aktivierung des Beckenbodens, Training der Rückenmuskulatur

Ausgangsstellung

Abduzierte Beinstellung, Arme abduziert in Außenrotation, Wirbelsäule in neutraler Bückposition

Ausführung

Fersen in fliegendem Wechsel anheben und senken

Kinästhetisches Erlebnis

Arbeitsempfindungen in Fuß-, Bein- und Rückenmuskulatur

Frequenz

8–10-mal

Besonders geeignet

bei Fußgelenkschmerzen nach der Geburt, als Rückbildungsgymnastik, bei Abflachung der Fußgewölbe mit aufgehobener Stimulation des Beckenbodens, für Patienten mit sitzenden Berufen und reaktionsarmer Bauchkapselmuskulatur

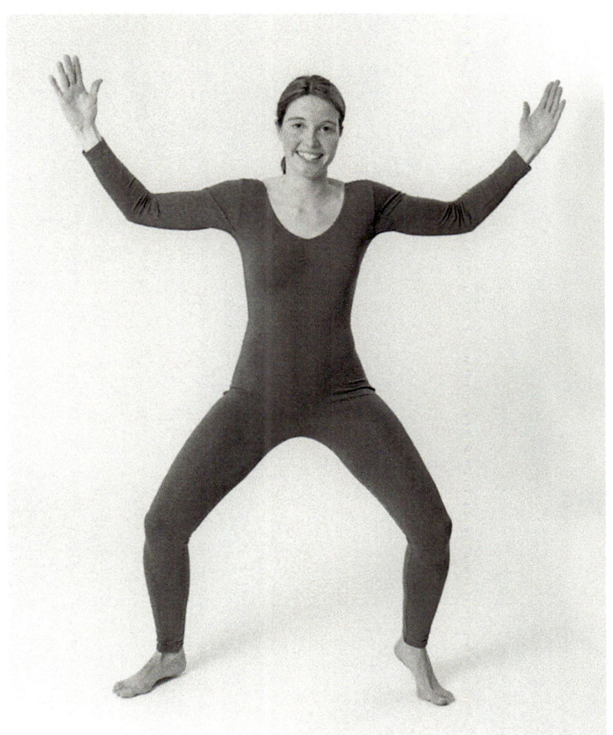

Abb. 11.55 Der Fersenflug [K335]

P Das Körperhaus verschieben (➤ Abb. 11.56)

Ziel

Aktivierung der Fußmuskulatur, Fußsohlenarbeit zur Aktivierung des Beckenbodens, zusätzliches Training der Bein-, Bauch- und Rückenmuskulatur

Ausgangsstellung

Stand → Fersen angehoben → Beine in Abduktion und Außenrotation → Kniegelenke deblockiert → Arme seitlich in Außenrotation angehoben

Ausführung

Das „Körperhaus" – bestehend aus Becken, Brustkorb und Kopf – wird bei neutraler Wirbelsäulenstellung langsam nach rechts und links verschoben.

Die Fersen bleiben während der Übung angehoben → die Kniegelenke bleiben während der Verschiebung des Körperhauses leicht gebeugt.

Kinästhetisches Erlebnis

von der Fußsohlen-, über die Becken- und Bauchkapselmuskeln bis hin zu den Nackenmuskeln reaktiv ausgleichende Muskelarbeit, um die labile Position im Gleichgewicht zu halten

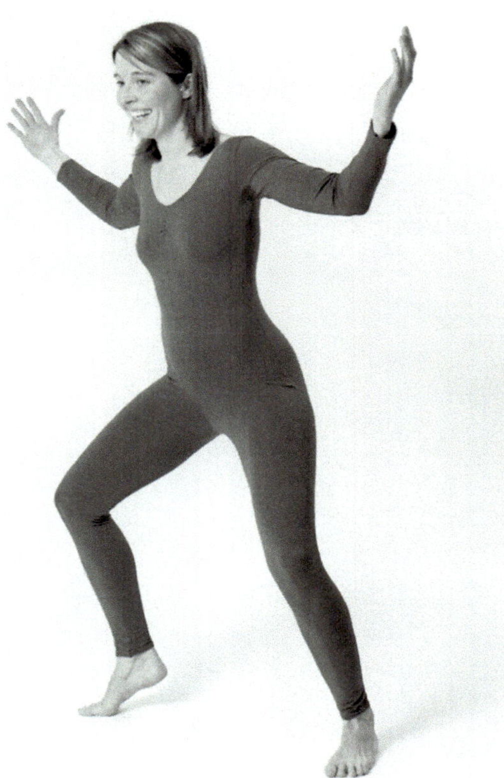

Abb. 11.56 Das Körperhaus verschieben [K335]

Frequenz

3–5 Verschiebungen nach jeder Seite

Besonders geeignet

als Rückbildungsgymnastik, bei Belastungsinkontinenz, Deszensus

Q Das Knierad (➤ Abb. 11.57)

Ziele

exzentrische Bremsarbeit des M. levator ani als Gegenspieler des bei der Ausführung beteiligten M. obtoratorius internus

Ausgangsstellung

Seitenlage, beide Beine angehockt → Hüft- und Kniegelenke ca. 90° → Kopf liegt auf dem unteren Arm → der obere Arm stützt die Seitenlage in Höhe des Gesichts → Faust gegen den Boden gerichtet

Ausführung

körperliche Kontaktstellen wahrnehmen und bewusst mit dem Boden verbinden → das obere Kniegelenk endgradig beugen und den Fuß in Dorsalextension einstellen → in dieser Beinstellung vom Knie aus ein großes Rad in die Luft zeichnen. Gelenkstellungen in Fuß- und Kniegelenk beibehalten. Die Bewegung läuft zuerst in die Hüftgelenksflexion → dann in Abduktion/Außenrotation → dann in die Vollendung den Kreises (Rad), Bewegungsablauf sehr schnell.

Kinästhetisches Erlebnis

unterschiedlich, manchmal stellt sich ein Wärmegefühl, häufig auch ein angenehm „frisches Gefühl" im Bereich des Hiatus urogenitalis ein (eine Patientin nannte es „Pfefferminzkühle"). Ein besonderer Reiz ist die exzentrische Muskelarbeit des M. levator ani.

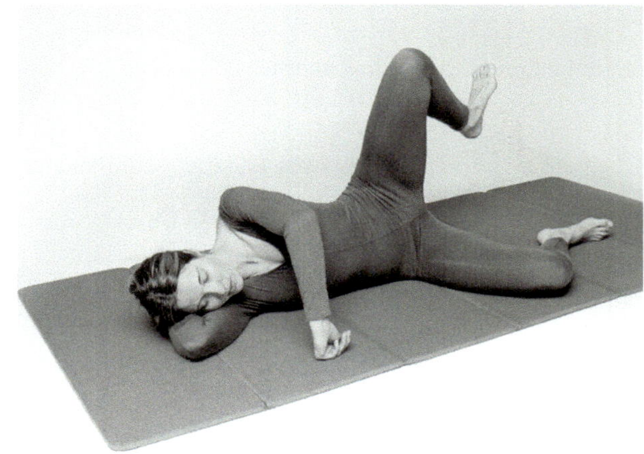

Abb. 11.57 Das Knierad [K335]

Frequenz

Wichtig: nur drei schnelle Kreise hintereinander in die Luft zeichnen → Bein auf dem unteren Bein ausruhen, 2-mal wiederholen. Seitenwechsel.

Wird öfter hintereinander als angegeben das „Rad gedreht", überlagern Arbeitsrückmeldungen aus den seitlichen Glutäen das Feedback aus dem Beckenraum.

Besonders geeignet

im Alltag, z. B. morgens im Bett, bei Hypotonus des Beckenbodens, Belastungsinkontinenz, Mischform, Descensus urogenitalis, als Rückbildungsgymnastik

11.3.9 Der Beckenboden-Therapieball in der Beckenboden-Sphinkter-Rehabilitation

Der große Beckenboden-Therapieball spielt eine zentrale Rolle im Beckenboden-Sphinktertraining. Der intensive Berührungskontakt zwischen dem fest-elastischem Ball und den kaudalen Beckenstrukturen sowie der Synergismus zwischen den physikalischen Eigenschaften des Balles und den physiologischen Reaktionen des Übenden ergeben in einzigartiger Verbindung ein direktes Beckenbodentraining von hohem therapeutischem Wert. Die dynamischen Eigenschaften des Balles lösen darüber hinaus spontane Bewegungsfreude aus, regen die Motivation an und fördern die Kontinuität für selbständiges Üben.

Seit meiner ersten Idee (1985), einen großen Sitzball (Pezziball) bei Kontinenzproblemen zu verwenden, entwickelte sich in meiner Praxis fortlaufend ein vielseitiges therapeutisches Repertoire von rhythmischen Bewegungsabläufen, die die vorherrschenden, monotonen statischen Anspannungsübungen ablösten.

Die physikalischen Eigenschaften des Balles

Die Ballform und die elastische Ballhaut bieten die primären physikalischen Eigenschaften für die folgenden spezifischen Bewegungen auf dem Ball:

- Roll- oder Abwalzbewegungen
- Wipp- oder Aufprallbewegungen.

Rollbewegungen trainieren die langsamen, Wippbewegungen die schnellen Muskelfasern. Widerständige Abwalzbewegungen setzen intensive Muskelfaser-Aufbaureize und fördern Koordination und alternierende Innervation. Darüber hinaus regen Abwalz- und Aufprallbewegungen direkt den lokalen Stoffwechsel an und verbessern die Hydration und damit die myofasziale Gleitfähigkeit der Beckenbodengewebe.

Die rund-runde Kommunikation zwischen den beiden sphärischen Formen Ball und Becken (Sitzknochen) ergeben die physikalischen Bedingungen für **Roll-** oder **Abwalzbewegungen** (➤ Abb. 11.58). Diese Abwalzbewegungen zwischen Ball und Sitzknochen, die Druckaktivität der Sitzknochen gegen die fest-elastische Ballfläche sowie die durch Instruktion begrenzte Rollstrecke ergeben Widerstände, die muskuläre Gegenkräfte erzeugen (actio – reactio = Wechselwirkungsgesetz nach Newton).

Die runde Form des „Sitzmöbels" und die walzende, veränderbare Beckenposition machen zudem eine Bewegungs-

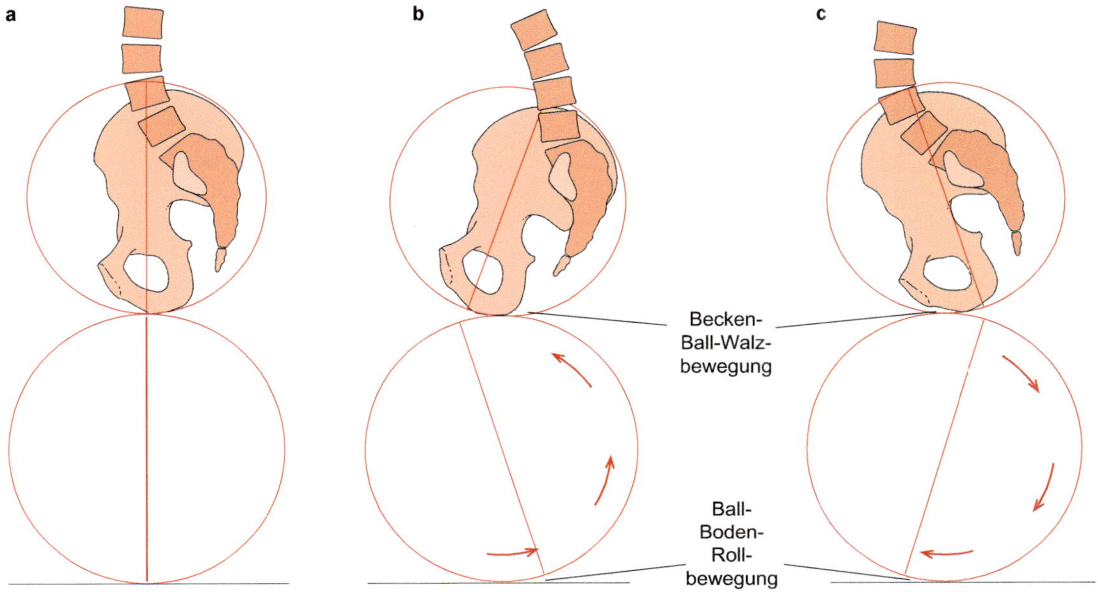

Abb. 11.58a–c Becken und Ball, zwei kommunizierende sphärische Formen; a) Ausgangsstellung mit neutraler Wirbelsäule, Sitz auf dem höchsten Punkt der Sitzknochen, b) Rollbewegung Ball gegen Boden vorwärts und Walzbewegung Becken (Sitzknochen) gegen Ball vorwärts, c) Rollbewegung Ball gegen Boden rückwärts und Walzbewegung Becken (Sitzknochen) gegen Ball rückwärts [L190]

11

lenkung in viele Richtungen möglich. Unterschiedliche Muskelfasern des Diaphragma können so zur Anspannung und Lösung gebracht werden. Die Druckrichtung der Sitzknochen gegen den Ball bestimmt seine Rollrichtung. Die inszenierte „Rolllinie des Balles" auf dem Boden liegt in der Richtung von denjenigen Muskelfasern, deren Kontraktion beabsichtigt ist (➤ Abb. 11.59). Die Übung *Untergehende Sonne* beruht auf diesem Prinzip (➤ Kap. 11.3.9 D, ➤ Abb. 11.62).

Beim Rückwalzen des Balles neigt sich der kraniale Teil des Beckens nach vorne, der kaudale Teil nach hinten, das Kreuzbein macht eine **Nutationsbewegung** (➤ Kap. 3.1, ➤ Kap. 7.3). Der Abstand zwischen dem Promontorium und dem Schambein (Beckeneingangsebene) verringert sich, gleichzeitig vergrößert sich der Abstand zwischen dem Schambein und der Steißbeinspitze sowie der Abstand zwischen den Sitzbeinen (Beckenausgangsebene) (➤ Abb. 3.6). Von Interesse ist die exzentrische Muskelspannung des Diaphragma pelvis während dieser Bewegung, die durch die Einatmungsbewegung zusätzlich stimuliert wird.

Zugleich wird bei der Nutationsbewegung die Last der kranialen Körperabschnitte via Wirbelsäule vom ventralisierten Promontorium auf die Wand des Unterbauchs und die Innenfläche des Schambeins übertragen. Die Beckenbodenmuskulatur wird dadurch entlastet.

In der **Gegennutationsbewegung** vergrößert sich die Beckeneingangsebene und die beiden Durchmesser der Beckenausgangsebene verkleinern sich (➤ Abb. 3.7). Die Ausatmungsbewegung unterstützt die konzentrische Muskelspannung des Diaphragma pelvis.

Im Kontinenztraining geht die Initialbewegung des Beckens beim Vorrollen des Balles von der Steißbeinspitze (visualisiert) und von den nach vorne walzenden Sitzbeinen aus. Die longitudinalen Beckenbodenmuskeln des Diaphragma pelvis und die queren Muskelfasern zwischen den Sitzbeinen arbeiten dabei konzentrisch.
In der Gegenbewegung von Ball und Becken kehren sich die muskulären Spannungsverhältnisse um: Die Muskeln des Beckenbodens arbeiten dann eher in die exzentrische Richtung.

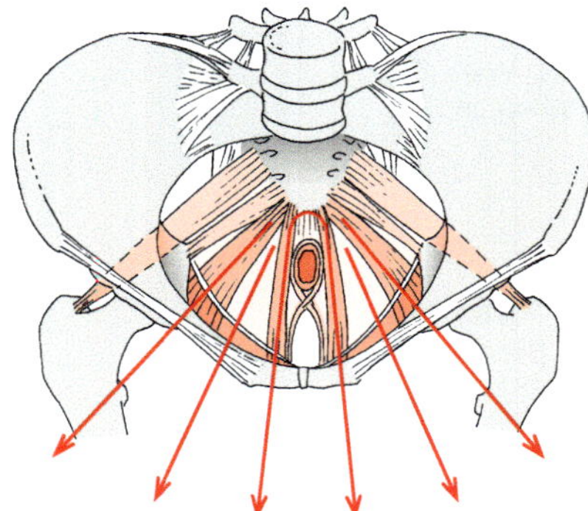

Abb. 11.59 Rollrichtung → Faserrichtung [L190]

Therapeutische Übungen mit schnellen **Wipp- oder Aufprallbewegungen** lösen intraabdominelle Schwingungsdrücke aus. Das Gewicht der Eingeweide (ca. 9 kg) schwingt nach kaudal und federt nach kranial zurück. Die oszillierenden Bewegungen mit einer vertikalen Verschiebung von 5–8 cm stimulieren die schnellen Zuckungsfasern und schulen Muskeldynamik und Reaktionsfähigkeit des Diaphragma pelvis. Eine explosive Ausatmung auf einem Verschlusslaut verstärkt den rückfedernden Trampolineffekt des Beckenbodens (z. B. ➤ Kap. 11.3.9 Q) und schafft die Voraussetzung für den Katapulteffekt (➤ Kap. 2.9, ➤ Kap. 11.3.10).

Im therapeutischen Prozess werden Aufprallbewegungen auch als Provokationstest zur Überprüfungen der Kontinenzfähigkeit eingesetzt (➤ Kap. 11.2.1).

Physiologische Reaktionen beim Üben auf dem Ball

Die sitzende, vertikale Übungsposition auf dem Ball erhöht durch den Einfluss der Schwerkraft grundsätzlich den Bereitschaftstonus des Beckenbodens für muskuläre Arbeit (➤ Kap. 11.1.1). Kutanomechanische Rezeptoren regen über die wechselnden Berührungskontakte mit dem Ball das zuständige sensomotorische Feld im Gehirn an. Haut und Muskeln des Beckenausgangs erfahren durch den Sitzkontakt und das Abwalzen – noch dazu gegen Widerstand – direkte sensomotorische Stimulationen, die kein anderes Hilfsmittel so unaufwändig (nicht invasiv) vermitteln kann. Zum Vergleich: Invasiv sind Elektrostimulation und Biofeedback per vaginaler oder analer Elektrode sowie der Vaginalultraschall.

Reizeigenschaften wie Druck (Rollübungen) und Vibration (Wippübungen) sprechen die Körperwahrnehmung an. Beide Einwirkungen spielen eine wesentliche Rolle bei der Organisation von Bewegungen im Beckenausgangsgebiet. So erleichtert die Hautempfindung die Bewegungsführung. Außerdem wird die „emotionale Komponente des Hautsinns", der Tastsinn, angesprochen, der Aufmerksamkeit und Wahrnehmung steigert.

Bei Inkontinenz werden oft rasche Fortbewegungen vermieden. Bewegungen verbessern aber nicht nur den Kontinenzfaktor Durchblutung, sondern stimulieren auch den Sympathikus, der die Speicherphase sichert.

Über den Ball vermittelte fließende, schnelle Bewegungen, die kontinent erlebt werden, führen zur Wiederaufnahme schneller Bewegungen in das tägliche Bewegungsrepertoire.

Beckenbodenmuskeln lassen sich mit dem Ball in Koordination zu den Muskeln seines Bezugssystems Bauchkapsel trainieren (➤ Kap. 11.1.2):

- vorwalzend arbeitet das Diaphragma pelvis zusammen mit den *Bauchmuskeln*
- rückwalzend mit den *Rückenmuskeln*

- bei beiden Rollrichtungen aktivieren *Zwerchfellbewegungen* mit den Atemphasen das Diaphragma pelvis
- additiv werden externer urethraler oder analer *Sphinkter* mit der stenosierten Ausatmung geschnürt und mit der Einatmung freigegeben.

Rhythmische Fußbewegungen mit betonter Plantarflexion und Fersen-Abdruckaktivität gegen den Boden und synchronem Auf- und Abwippen des Sitzenden setzen reaktive schnelle Spannungsimpulse in Gang. Diese entsprechen Alltagreizen beim Gehen, die den Beckenboden stimulieren und aktivieren (z. B. ➤ Kap. 11.3.9 Q).

Der ontogenetische Einfluss

Die günstigen Auswirkungen eines Ball-Beckenboden-Trainings stehen auch in einem entwicklungsgeschichtlichen Zusammenhang.

Haut und zentrales Nervensystem entwickeln sich aus demselben äußeren Keimblatt, dem Ektoderm. Der kaudale Teil des Urogenitalsystems und der anorektale Kanal sind mit Epithel ektodermalen Ursprungs ausgekleidet.

Die klassischen muskulär-mechanischen Reize, die über die Haut das Zentralnervensystem stimulieren, sind:

- *Vibration und Druck:* Sie entstehen bei Wipp- und Aufprallübungen im myofaszialen Beckenausgangsgebiet. Dadurch werden Bewegungsdynamik, Reaktionsschnelligkeit und die Reflextätigkeit gefördert.
- *Druckaktivität:* Sie entsteht im Beckenausgangsgebiet bei abwalzenden Bewegungen gegen einen begrenzten Bewegungsweg. Gefördert werden: Reaktive Tonuserhöhung, Elastizität des Diaphragma pelvis (Gurtfunktion), muskulärer Kraftzuwachs.

Widerlagernde Begrenzung ist die Gegenkraft, die den erhöhten Krafteinsatz hervorruft.

Beschaffenheit des Balles und Übungsbedingungen

- Der spezielle Beckenboden-Therapieball wurde in Zusammenarbeit mit der deutschen Fa. TOGU entwickelt. Die praktische physiotherapeutische Erfahrung der Autorin in der Beckenbodentherapie und das technische Know-How des Herstellers ergaben einen Ball, der die unverzichtbaren prall-elastischen Eigenschaften besitzt. Die Ballgröße richtet sich nach der Unterschenkellänge des Sitzenden. Unterschenkel und Oberschenkel sollten einen Kniewinkel von 100–110° bilden (mehr Information zum Therapieball s. www.tanzberger-konzept.de).
- Wichtig ist eine Sitzprobe vor dem Üben. Der Therapieball muss *prall* aufgeblasen und *gleichzeitig elastisch* sein, so dass beim Sitz auf dem Ball die Ballrundung erhalten bleibt. Denn die sphärische (runde) Form der Sitzknochen muss während der Abwalzbewegungen mit der sphärischen Form des Balles in Kontakt bleiben.
  Nur ein praller Ball kann den Beckenboden tonisieren! Wippübungen auf dem fest-elastischen Therapieball fördern die reaktive Trampolin-Kraft des Beckenbodens. Eine nachgiebige, spannungsarme Balloberfläche ergibt kein Widerlager und kann eine Senkung des Beckenbodens verstärken. In der Rückbildungsgymnastik provoziert ein weicher Ball gerade das, was verhindert werden soll, nämlich das muskuläre „Durchsacken" des Beckenbodens.
- Der Beckenboden-Therapieball muss zur Unterschenkellänge des Sitzenden passen, d. h. die Oberschenkel sollten von den Kniegelenken leicht zum Körper ansteigen (Knieflexion ca. 100–110°). Zu kleine und zu große Therapiebälle beeinträchtigen die Beweglichkeit in den Lendenwirbel- und Hüftgelenken und verursachen Fehlbelastungen. Zu große Bälle nötigen zur Bremsarbeit gegen Rutschtendenzen der Oberschenkel. Die rutschenden Gewichte müssen dann nach oben geschoben werden. Ein erhöhter Aktivitätszustand in den Muskeln der Oberschenkel zieht die Wahrnehmung vom Beckenboden ab.
- Bei Aufprallübungen sichert entweder die Ballschale den Ball, oder die Übungen werden in einer Raumecke durchgeführt. Ansonsten sorgt der stabile Kontakt zwischen Fußsohlen und Boden (ABS-Socken, Gymnastikschuhe, nackte Füße) für Sicherheit auf dem Ball, verhindert rutschbedingte „Abstürze" und begrenzt unerwünschte weiterlaufende Bewegungen.
- Die Bekleidung sollte aus Baumwolle sein. Synthetik hat eine schlechte Haftung auf der Oberfläche des Balles.
- Die Harnblase sollte möglichst *nicht* vor dem Üben entleert werden, um ein intrinsisches Training zu ermöglichen (➤ Kap. 11.1.2). Bei Senkungszuständen ist das Üben auf dem Ball mit großem Blaseninhalt allerdings ungünstig.
- Status der Gelenke in der Ballarbeit:
  - Voraussetzung ist eine relativ freie Beweglichkeit der Lendenwirbelgelenke.
  - Bei mobilen Patienten spielt das Alter keine Rolle. Die Teilentlastung der Knie- und Hüftgelenke während der Ballarbeit ist sogar ein Vorteil.
  - Eine Endoprothese des Hüftgelenks ist keine absolute Kontraindikation. Übungen mit langsam geführten Abwalzbewegungen in der Vor- und Rückbewegung des Balles – in der Sagittalebene des Körpers – sichern bei abduzierten Oberschenkeln den Hüftgelenkskopf in der Gelenkpfanne. Die Adduktion der Hüftgelenke sollte vermieden werden. Das sind Übungen mit seitlichen Becken-Ballbewegungen in der Frontalebene des Körpers.

Unüberwindliche Ängste bzw. Abneigungen gegen den Ball oder Störungen, die das Gleichgewicht beeinträchtigen, schließen Ballübungen aus.

Ausführung der Ballübungen

- Die Bewegungen zwischen Becken und Ball werden ruhig abwalzend oder schnell wippend ausgeführt. Sie werden immer von der Visualisierung der arbeitenden Muskulatur begleitet.
- Die langsamen Abwalzbewegungen werden mit der stenosierten Ausatmung auf CH verbunden, die schnellen Aufprallbewegungen von Kurzworten mit Verschlusskonsonanten (z. B. kick, hopp, fit).
- Für Ballübungen mit Begrenzung und Widerstand im Bewegungsablauf gilt Folgendes: Um Bewegungen in Hüft- und Lendenwirbelgelenken und damit die Rollstrecke des Balles zu begrenzen, müssen die Körperabschnitte Beine und Brustkorb (Brustwirbelsäule) während des Bewegungsablaufs stabilisiert werden. Weiterlaufende Bewegungen werden entweder durch eine instruierte Gegenaktivität gestoppt oder durch Kontakt zu einem festen Körper (Wand, Stock).
- Bei anstrengenden Widerstandsübungen wird durch Sprechen Atempressen verhindert.
- Eine Übungssequenz wird nur 3–5-mal wiederholt. Diese Vorgabe entspricht dem Zeitwert der Aufmerksamkeitsspanne (➤ Kap. 2.5).

Übungsbeispiele auf dem Becken-boden-Therapieball

Die Übung *Auf dem Ball zu zweit* (A) steht wegen der positiven Erfahrungen am Anfang der Ballübungen. Wenn Patienten sich anfänglich noch unsicher fragen, ob das, was sie als Beckenbodenspannung und -lösung in der Wahrnehmungsarbeit spüren, wirklich der Beckenboden ist, beantwortet ihnen diese Partnerübung mit dem Ball meist sofort die noch offene Frage. Allerdings muss vorausgesetzt werden, dass Patienten den Beckenboden visualisieren können, seine Arbeitsweise kennen (hier Gurtfunktion) und fähig sind, in gerichteter Aufmerksamkeit zu üben.

Das *Spiel der Hüftgelenke* (B) ist eine spielerische Übung mit entspannender Wirkung. Sie eignet sich als „Erholungsübung" auch in der Gruppentherapie.

Die Übungen C–E und H–P arbeiten gegen verschiedene Widerstände (instruierte Bewegungsbegrenzung, Wand, Stab, Theraband); sie zielen auf einen erhöhten Krafteinsatz. Die Übungen F und G stimulieren die Feinwahrnehmung und Feinmotorik der quergestreiften Muskeln des Beckenausgangs. Die Übungen Q–S reaktivieren die schnellen Zuckungsfasern (FTF) und ermöglichen die Wiedergewinnung der aktiven Drucktransmission, der Kontinenzsicherung bei spontanen Druckerhöhungen im Bauchraum.

A Auf dem Ball zu zweit (Partnerübung)
B Spiel der Hüftgelenke (Partnerübung)
C Spiel mit Grenzen
D Die untergehende Sonne
E Die goldene Kugel
F Summen auf „M"
G Reis einsammeln und loslassen
H Die gezeichnete Urethra
I Die vordere Stützbrücke
J Die Rückhandbremse
K Senkrechte Wandwalze
L Schräge Wandwalze
M Der Hirtenstab
N Der Schulterstab
O Der Unterschenkelstab
P Variationen mit dem Theraband
Q Schnelle Fersen
R Hopp und Hopp mit Armschwung
S Kick und Kick mit Geste

A Auf dem Ball zu zweit (Partnerübung)

(➤ Abb. 11.60a–f)

Bei dieser Übung erhöht die gegengerichtete Aktivität der Partner – als dosierter Widerstand – die Gurtspannung im Diaphragma pelvis.

Ziele

Wahrnehmung der Beckenbodenmuskeln, muskulärer Spannungsaufbau

Ausgangsstellung

Sitz zu zweit auf dem Ball, Rücken zu Rücken mit schmalem Luftabstand → Oberschenkel abduziert → Unterschenkel senkrecht → Füße fest mit dem Boden verbinden → Wirbelsäule senkrecht

Ausführung

Aufmerksamkeit auf die Sitzknochen richten → die Partner ziehen gleichzeitig walzend und mit gleicher Kraft den Ball in Richtung Fersen → dabei flektiert leicht die untere Lendenwirbelsäule → die Brustwirbelsäule bleibt gestreckt (➤ Abb. 11.60a–b).

Der Abstand zwischen den Lendenwirbelsäulen wird durch die Flexionsbewegung aufgehoben → das Ballziehen bis zum Ende der Sequenz nicht unterbrechen → sich auf die Zugkraft des Partners einstellen → der Ball selbst soll nicht bewegt werden.

Um Atempressen zu vermeiden sprechen die Übenden: „ziehen – ziehen – ziehen“.

Nach ca. 10 sec Zug beenden und den Ball gemeinsam ein paar Runden kreisen lassen („Beckentanz“ = Spannungsausgleich).

Kinästhetisches Erlebnis

durch die gegenseitigen Widerstände deutliches Spannungs- und Arbeitsgefühl in den Beckenbodenmuskeln

Frequenz

2–3-mal wiederholen

Variation

Auf dem Ball zu zweit – mit Vorlage des Oberkörpers aus den Hüftgelenken (➤ Abb. 11.60c–d)

Sitz zu zweit auf dem Ball mit abduzierten Oberschenkeln → Füße fest mit dem Boden verbinden → Wirbelsäule neutral und senkrecht → Becken/Brustkorb/Kopf aus den Hüftgelenken nach vorne neigen → Wirbelsäule bleibt neutral eingestellt → Hände seitlich gegen die Kniegelenke stützen → gebeugte Ellbogen seitlich stellen. Ausführung s. o.

Auf dem Ball zu zweit – mit Seitschub (➤ Abb. 11.60e–f)

Sitz zu zweit auf dem Ball → Beine nur wenig abduziert → Füße fest mit dem Boden verbinden. Aufmerksamkeit auf die Sitzknochen richten → die Partner ziehen walzend gleichzeitig und mit gleicher Kraft den Ball mit dem rechten Sitzknochen in die linke Richtung → und sprechen dabei „links – links – links“ (5–10 sec) → kommen zur Ausgangsstellung zurück → gemeinsam den Ball ein paar Runden kreisen lassen („Beckentanz“). Richtungswechsel: linke Sitzknochen ziehen walzend in rechte Richtung → gemeinsam sprechen: „rechts – rechts – rechts“ → „Beckentanz“

Besonders geeignet

zum Kennenlernen der Beckenbodenmuskelarbeit, bei urethraler und analer Belastungsinkontinenz, Mischform, Descensus urogenitalis, Tonusdefizite der Beckenbodenmuskeln und Unterbauchmuskeln

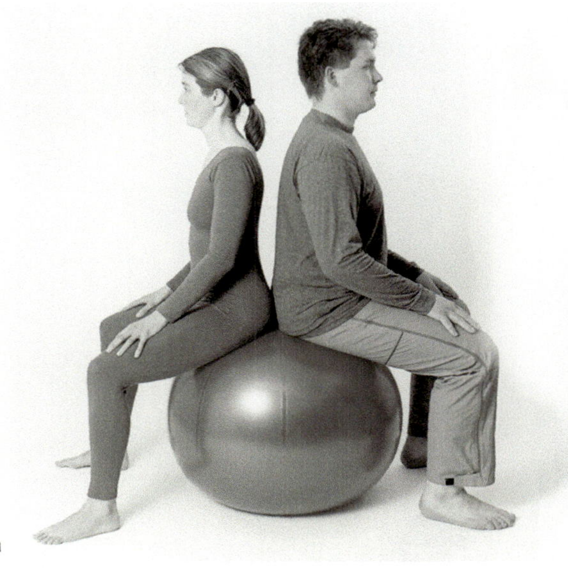

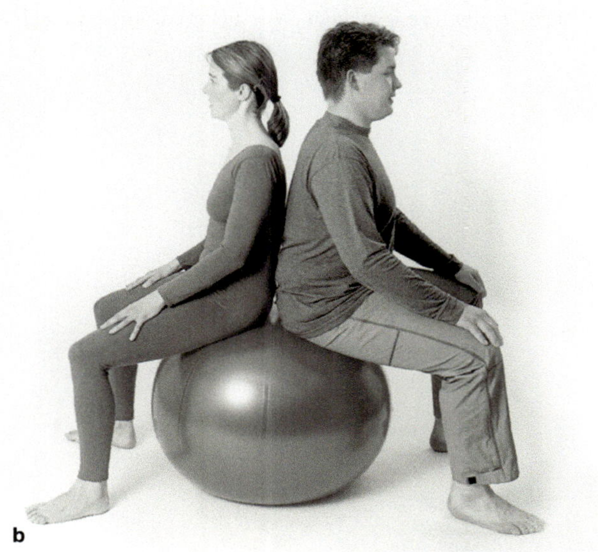

Abb. 11.60a–b Auf dem Ball zu zweit – Flexion der unteren Wirbelsäule [K335]

c

d

Abb. 11.60c–d Auf dem Ball zu zweit – mit Vorlage des Oberkörpers aus den Hüftgelenken

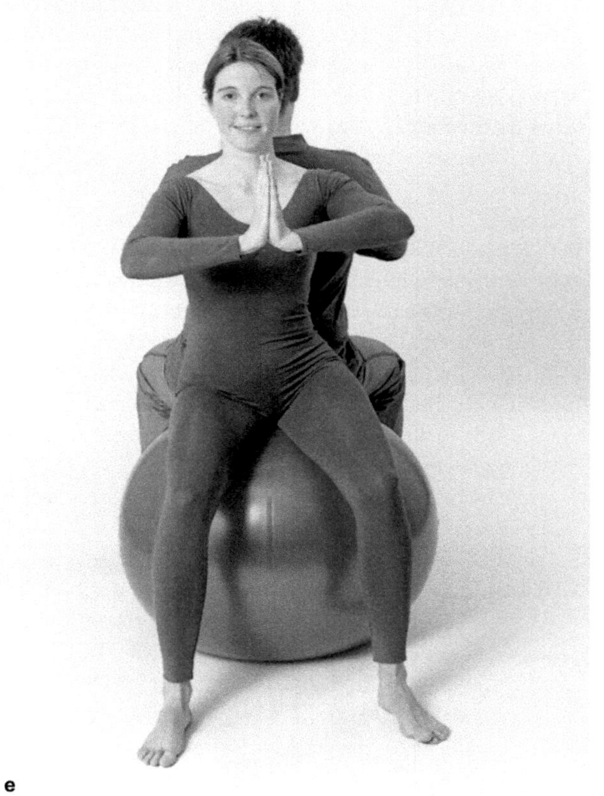

e

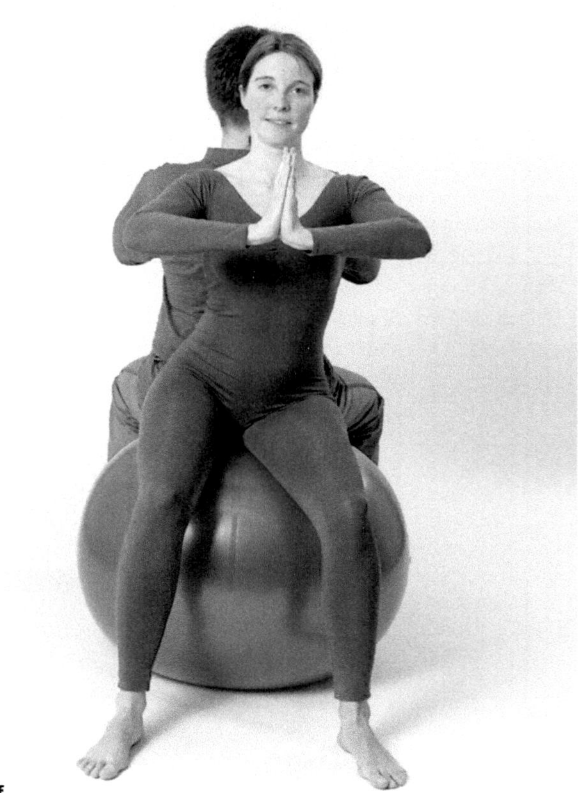

f

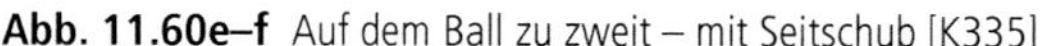

Abb. 11.60e–f Auf dem Ball zu zweit – mit Seitschub [K335]

B Spiel der Hüftgelenke (Partnerübung)

(➤ Abb. 11.61)

Ziel

Beweglichkeit der Hüftgelenke kinästhetisch erfahren, sich dem Bewegtwerden überlassen können, Spannungsbalance rund um das Becken in äußeren und inneren Beckenmuskeln

Ausgangsstellung

- Die Patientin liegt auf der Matte, wenn möglich mit geschlossenen Augen.
- Die Therapeutin sitzt so auf dem Beckenboden-Therapieball, dass der Abstand zwischen dem Beckenausgang der Patientin und dem Ball ca. 10 cm beträgt.
- Die Patientin legt ihre Unterschenkel auf die Oberschenkel der Therapeutin. Diese umfasst mit ihren Händen breitflächig die Kniegelenke der Patientin.

Ausführung

Die Therapeutin bewegt von den Knien aus die Oberschenkel der Patientin und verändert einfühlsam und spielerisch Richtung und Ausmaß der Bewegungen.

Nach Beendigung der Bewegungen werden die Beine zusammengeführt → die Patientin bestimmt die Seite, über welche sie aufstehen will. Die Therapeutin hält die Unterschenkel und begleitet das Ablegen der Beine zum Boden.

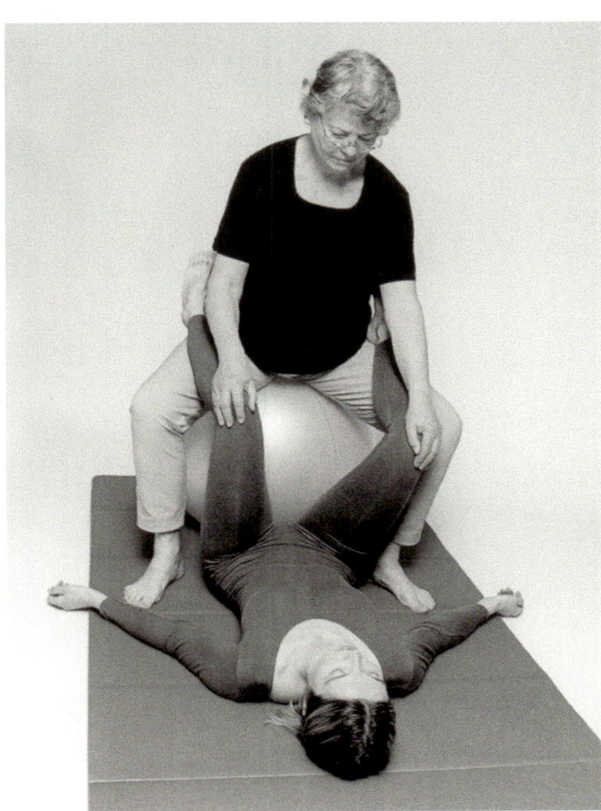

Abb. 11.61 Spiel der Hüftgelenke [K335]

Die Patientin kommt zum Stehen und geht ein paar Augenblicke auf und ab und spürt den Auswirkungen der Behandlung nach.

Kinästhetisches Erlebnis

körperlich sich anvertrauen und lösen können, Gelenkspiel erfahren, Erlebnis der nachgebenden muskulären Geschmeidigkeit

Dauer

2–3 Minuten

Besonders geeignet

zum Stressabbau, als Partnerübung in der Rückbildungsgymnastik, bei hypertoner Beckenboden-Sphinktermuskulatur

C Spiel mit Grenzen

Diese Übung spricht fächerartig alle Fasern des Diaphragma pelvis an.

Ziel

Anfangsübung: Mit dem Ball und den abwalzenden Bewegungen vertraut werden

Ausgangsstellung

Sitz auf dem Ball → Unterschenkel senkrecht → Füße fest mit dem Boden verbinden → Arme hängen lassen oder Hände auf den Oberschenkeln ablegen

Ausführung

Die Patientin walzt den Ball mit den Sitzknochen in freiem Spiel in alle Richtungen. Es werden Bedingungen eingeführt, die stufenweise Bewegungsgrenzen setzen:

- Erste Bedingung: Der Fußsohlen/Bodenkontakt darf nicht aufgegeben werden → freies Bewegungsspiel mit dem Ball
- Zweite Bedingung: Fußsohlenkontakt bleibt → zusätzlich müssen beide Kniegelenke in der Ausgangsposition stehen bleiben, minimale Abweichungen sind erlaubt (Knie halten gleiche Distanz zu nächsten Wand) → freies Bewegungsspiel mit dem Ball
- Dritte Bedingung: Fußsohlenkontakt bleibt → beide Kniegelenke bleiben in der Ausgangsposition s. o. → eine „Brosche" mitten auf dem Brustbein darf nicht verschoben werden (dynamische Brustwirbelsäulen Stabilisation in Extension) → freies Bewegungsspiel mit dem Ball

1. Walzübung: Vor und zurück im Atemrhythmus

Ball unter Einhaltung der drei Bedingungen vor- und zurückwalzen → vorwalzen mit der stenosierten Ausatemtechnik CH → zurückwalzen mit der Einatmung. Mehrmals wiederholen.

2. Walzübung: Vor und zurück im Atemrhythmus mit Schnürarbeit

Ball unter Einhaltung der drei Bedingungen vor- und zurückwalzen → vorwalzen mit stenosierter Ausatmung CH → Sphinktermanschette visualisieren (urethralen/analen Sphinkter bzw. vaginale Muskelmanschette) und mit der Ausatmung dynamisch zuschnüren → mit der nachfolgenden Einatmung beim Zurückwalzen des Balles Spannung lösen. Mehrmals wiederholen.

Kinästhetisches Erlebnis

wechselnde Arbeitsspannungen und Lösungen in der Beckenbodenmuskulatur

Dauer

beliebig

Besonders geeignet

nach Geburten bei Episiotomien, Sphinkterinkompetenz, Belastungsinkontinenz, Mischform, Descensus urogenitalis, nach radikaler Prostatektomie

D Die untergehende Sonne (➤ Abb. 11.62)

Bei einseitiger Levatorschwäche können asymmetrische Trainingsreize für die lateralen Fasern des Diaphragma pelvis gesetzt werden.

Ziel

Spannungsaufbau in den longitudinalen und lateralen Fasern des Diaphragma pelvis

Ausgangsstellung

s. o. Spiel mit Grenzen

Ausführung

Es gelten die oben genannten Bewegungsbegrenzungen, um die muskulären Spannungen im Beckenausgangsgebiet auszulösen: Füße bleiben fest mit dem Boden verbunden → die Knie bewegen sich nicht → die „Brustbrosche" bleibt nach vorne gerichtet (s. o. *Spiel ohne Grenzen*) oder die Handflächen liegen übereinander auf dem Brustbein.

Rollungen des Balles von der Ruheposition aus „zeichnen" eine untergehende Sonne auf den Boden. Die vordere Ballhälfte stellt den halben Sonnenbogen dar, von dem die „Strahlen" ausgehen:

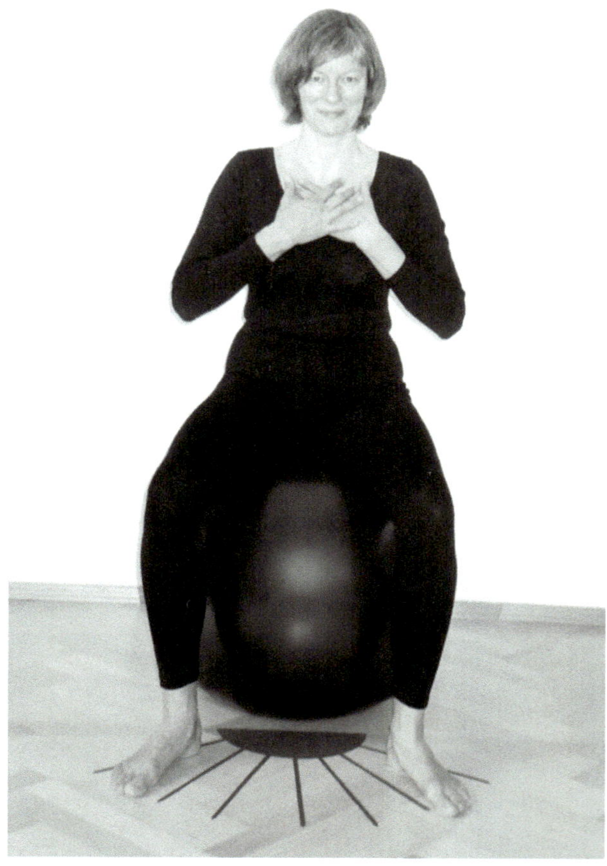

Abb. 11.62 Die untergehende Sonne [K335]

Mit der Ausatmung auf CH walzen die Sitzknochen den Ball Richtung linke Ferse und zeichnen den ersten Strahl → mit der Einatmung rollt der Ball auf dem gleichen Strahl zurück → mit kleinen Abständen zeichnet der Ball in derselben Weise die nächsten Strahlen, bis er Richtung rechte Ferse rollt und zum Sonnenbogen zurückkehrt

Kinästhetisches Erlebnis
differenzierte muskuläre Arbeitsempfindung im Beckenausgangsgebiet

Dauer
Es kann reichen, eine Untergangssonne mit ca. 7 Strahlen von links nach rechts zu malen. Wer möchte, malt die Sonnenstrahlen von rechts nach links zurück und lässt die Sonne dann endgültig untergehen.

Besonders geeignet
als Rückbildungsgymnastik, Reaktivierung des Diaphrama pelvis bei Deszensus

E Die goldene Kugel

Die goldene Kugel ist eine Einstimmungsübung, bei der die beim *Spiel mit Grenzen* (➤ Kap. 11.3.9 C) genannten Bedingungen eingehalten werden müssen.

Ziel
Spannungsaufbau in den Muskeln der Bauchkapsel mit Betonung der kaudalen Wand (Diaphragma pelvis)

Ausgangsstellung
Sitz auf dem Beckenboden-Therapieball → Unterschenkel senkrecht → Beine hüftbreit → Füße zeigen leicht nach außen, Hände können übereinander auf dem Brustbein oder auf den Oberschenkeln liegen

Ausführung
Das Vorstellungsbild: Eine massive goldene Kugel von ca. 5 cm Durchmesser liegt auf der Innenfläche des Beckenbodens → die Wände des Beckens haben Schüsselform → abwalzend bringen die Sitzknochen Becken und Ball in Bewegung → die „Kugel" rollt in weiten Kurven in freiem Spiel über alle Innenflächen der Wände

Kinästhetisches Erlebnis
Wärmegefühl im Beckenraum, Raumgefühl

Dauer
nach Wohlgefühl

Besonders geeignet
als Rückbildungsgymnastik, zur Spannungsbalance bei Dranginkontinenz, Belastungsinkontinenz, Mischform, Descensus urogenitalis, nach radikaler Prostatektomie

F Summen auf „M"

Ziel
Wahrnehmung des Beckenbodens

Ausgangsstellung
- Sitz auf dem Beckenboden-Therapieball

Ausführung
Beine abduziert → sicherer Sitz → die Aufmerksamkeit auf die Kontaktfläche zwischen Beckenausgang und Ballrundung richten → in mittlerer bis tiefer Tonlage *Mmm* oder *Umm* summen

Kinästhetisches Erlebnis
Empfindung kleiner Beckenbodenvibrationen, Wärmegefühl

Besonders geeignet
in der Geburtsvorbereitung, zur Wahrnehmung des Beckenbodens, hypertoner Beckenboden

G Reis einsammeln und loslassen

Ziele
Über das Anspannen das Loslassen lernen, Reaktivierung des Diaphragma pelvis

Ausgangsstellung
- Sitz auf dem Reiskissen, dessen Mittelpunkt auf dem höchsten Punkt des Beckenboden-Therapieballs liegt

Ausführung
Oberschenkel ca. beckenbreit → Unterschenkel senkrecht → Füße fest mit dem Boden verbinden. Um die Nutations- und Gegennutationsbewegung synchron mit der Beckenbodenanspannung und -lösung beim virtuellen Reisaufnehmen und -loslassen einzuspielen, ist in der Schwangerschaft die gradlinige Vor- und Rückbewegung des Balles besonders zu empfehlen. „Reis aufheben" beim Rollen nach vorne, „Reis loslassen" beim Rollen nach hinten.

Variation
Oberschenkel ca. beckenbreit → Unterschenkel senkrecht → Füße fest mit dem Boden verbinden → der Ball kreist im Uhrzeigersinn → während der vorderen Hälfte der Kreisbahn virtuelles Einsammeln der Reiskörner → auf der rückwärtigen Strecke der halben Kreisbahn Reiskörner fallen lassen. Spie-

lerisch im Rhythmus von Spannung und Lösung einige Kreise drehen bei frei fließender Atmung.

Kinästhetisches Erlebnis

deutliches Spannungsgefühl („Anhebegefühl") im Beckenausgangsbereich im Wechsel mit Weite und Lösung

Besonders geeignet

in der Geburtsvorbereitung, bei Belastungsinkontinenz, Mischform, Beckenboden-Spannungsbalance

H Die gezeichnete Urethra (➤ Abb. 11.63a–b)

Ziel

Sphinktertraining, Zuggurtung des Diaphragma pelvis, Bauchmuskeltraining

Ausgangsstellung

Sitz auf dem Beckenboden-Therapieball → Unterschenkel senkrecht → Beine hüftbreit → Fußspitzen zeigen leicht nach außen, Handflächen stehen sich vor dem Brustbein nah gegenüber

Ausführung

Bei der Ausatmung walzen die Sitzknochen den Ball nach vorne → Becken/Brustkorb/Kopf neigen sich bei neutraler Wirbelsäulenstellung aus den Hüftgelenken nach hinten → dabei die ventralen Distanzen halten und die Knie an ihrem Ort lassen → beide Hände zeichnen eine „enge Urethra" in die Luft. Die urethrale Sphinktermanschette visualisieren und mit Hilfe der stenosierten Ausatemtechnik auf CH zuschnüren. Dabei leistet die ventrale und kaudale Bauchkapselmuskulatur Bremsarbeit.

Mit der nachfolgenden Einatmung wird der Ball nach rückwärts gewalzt → der Oberkörper neigt sich aus den Hüftgelenken nach vorne → die Arme schwingen in Abduktion und Innenrotation.

Kinästhetisches Erlebnis

muskuläres Arbeitsgefühl in der Bauch- und Beckenbodenmuskulatur

Frequenz

3–5-mal

Besonders geeignet

als Rückbildungsgymnastik, bei Belastungsinkontinenz, Mischform, Descensus urogenitalis, nach radikaler Prostatektomie

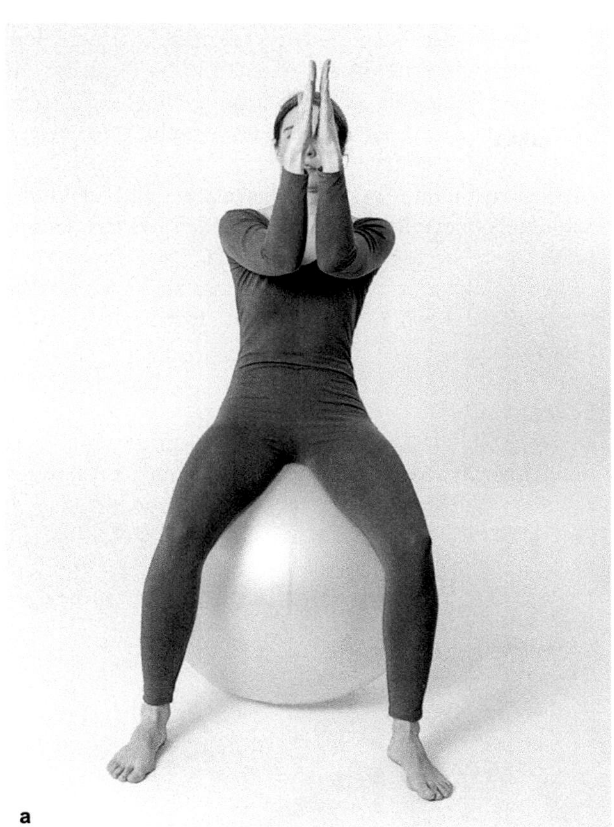

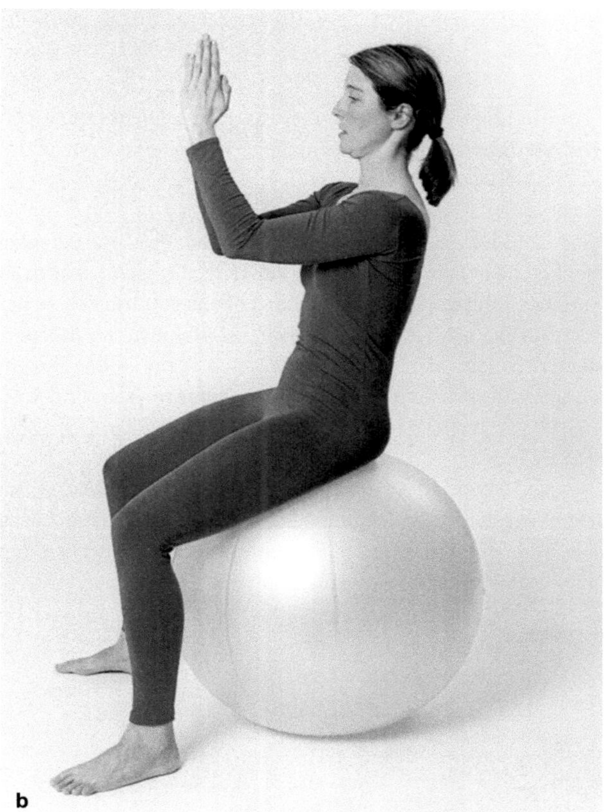

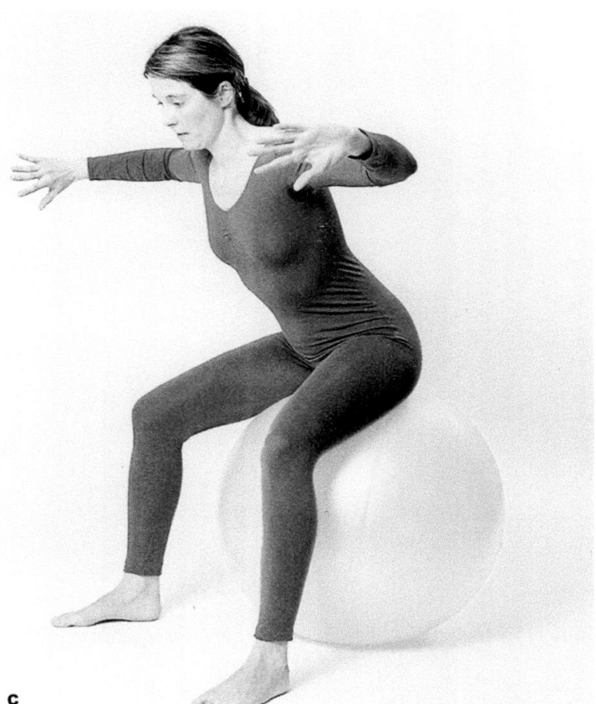

Abb. 11.63a–c Die gezeichnete Urethra; a) Ausgangsstellung, Frontalansicht, b) Ausgangsstellung, Seitenansicht, c) Seitenansicht Endstellung der Walzbewegung [K335]

I Die vordere Stützbrücke (➤ Abb. 11.64a–b)

Ziel

Tonisierung der longitudinalen Fasern des Diaphragma pelvis, urethrales Sphinktertraining

Ausgangsstellung

Sitz auf dem Beckenboden-Therapieball → Unterschenkel senkrecht → Beine hüftbreit → Fußspitzen zeigen leicht nach außen → Handflächen gegen Knieaußenseite drücken → Becken/Brustkorb/Kopf neigen sich bei stabilisierter Körperlängsachse aus den Hüftgelenken nach vorne → die Flexion in den Hüftgelenken ist fast ausgeschöpft (➤ Abb. 11.64a)

Ausführung

Mit der stenosierten Ausatemtechnik auf CH walzt das Becken gegen die Ballrundung → der Ball rollt nach vorne (➤ Abb. 11.64b). Mit der Einatmung walzt das Becken den Ball nach rückwärts → der Ball rollt nach hinten.

Während der stenosierten Ausatemphase urethrale Sphinktermanschette visualisieren und schnüren. In der Einatemphase Lösung der Arbeitsspannung

Kinästhetisches Erlebnis

Arbeitsempfindung in der Muskulatur des urethralen Sphinkters und in den vorderen Anteilen des Diaphragma pelvis

Frequenz

3–5-mal

Besonders geeignet

als Rückbildungsgymnastik, bei Belastungsinkontinenz, Mischform, Descensus urogenitalis, nach radikaler Prostatektomie (Sphinkterinkompetenz)

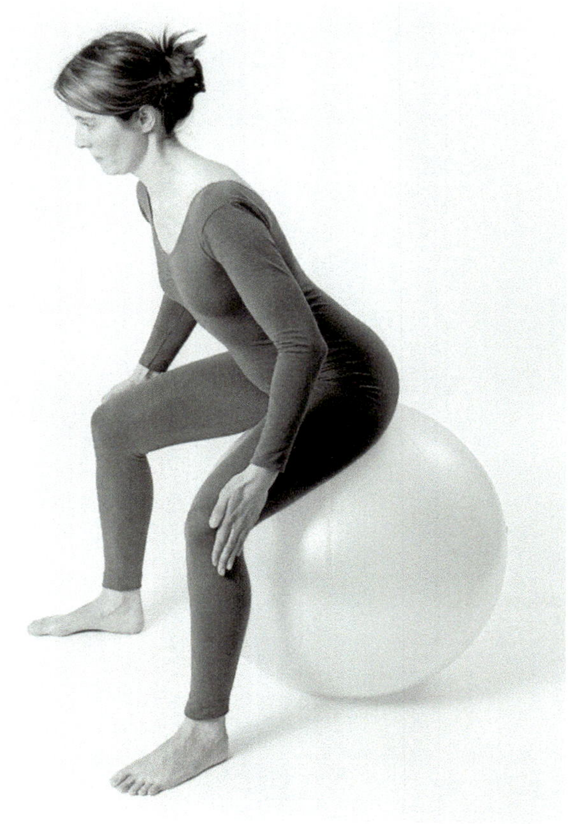

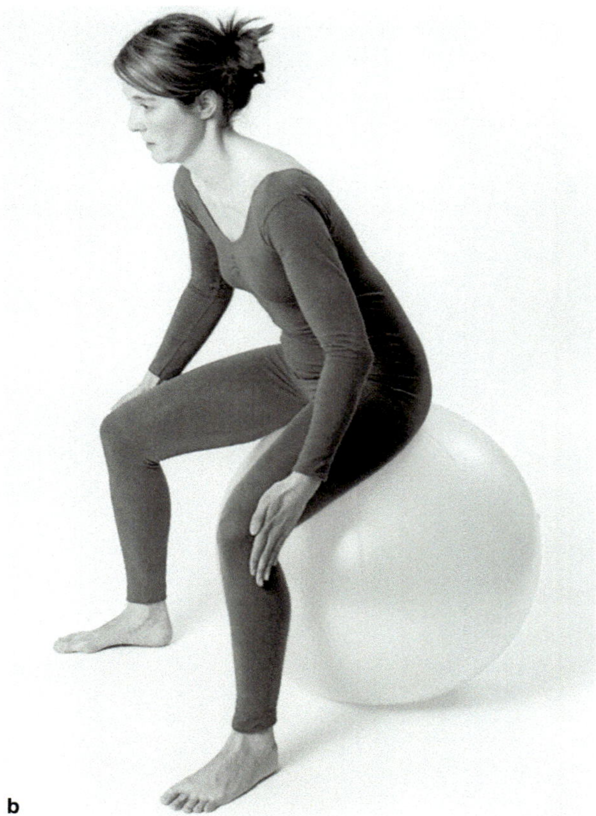

Abb. 11.64a–b Die vordere Stützbrücke; a) Ausgangsstellung, b) Endstellung [K335]

J Die Rückhandbremse (➤ Abb. 11.65a–b)

Ziele

Tonisierung der longitudinalen Fasern des Diaphragma pelvis, anales Sphinktertraining

Ausgangsstellung

Sitz auf dem Beckenboden-Therapieball → Unterschenkel senkrecht → Beine hüftbreit → Fußspitzen zeigen leicht nach außen → Becken/Brustkorb/Kopf neigen sich bei neutraler Wirbelsäule aus den Hüftgelenken nach rückwärts → die Handflächen stützen sich hinter dem Becken auf der Ballrundung ab.

Ausführung

Mit der stenosierten Ausatemtechnik auf CH walzt das Becken gegen die Ballrundung → der Ball rollt nach vorne → die Hände am Ball stoppen die Walzbewegung, indem sie versuchen, den Ball in die Gegenrichtung zu manipulieren (➤ Abb. 11.65a).

Mit der nachfolgenden Einatmung walzt das Becken den Ball nach rückwärts → der Ball rollt nach hinten → die Hände geben den Druck gegen den Ball auf → sie rutschen auf dem Ball entlang mit der Vorwärtsneigung von Becken/Brustkorb/Kopf → die Hüftgelenke beugen sich (➤ Abb. 11.65b).

Bei Beginn der nächsten stenosierten Ausatemtechnik auf CH neigen sich Becken/Brustkorb/Kopf bei neutraler Wirbelsäule aus den Hüftgelenken nach rückwärts → die Handflächen stützen sich hinter dem Becken wieder auf der Ballrundung ab und geben dadurch der Walzbewegung des Beckens nach vorne Widerstand.

Während der stenosierten Ausatemphase anale Sphinktermanschette visualisieren und zuschnüren. Lösung der Arbeitsspannung mit der Einatmung

Kinästhetisches Erlebnis

Arbeitsempfindung in der Muskulatur des analen Sphinkters und in den hinteren Anteilen des Diaphragma pelvis

Frequenz

3–5-mal

Besonders geeignet

als Rückbildungsgymnastik, bei Belastungsinkontinenz, Mischform, Descensus urogenitalis, nach radikaler Prostatektomie

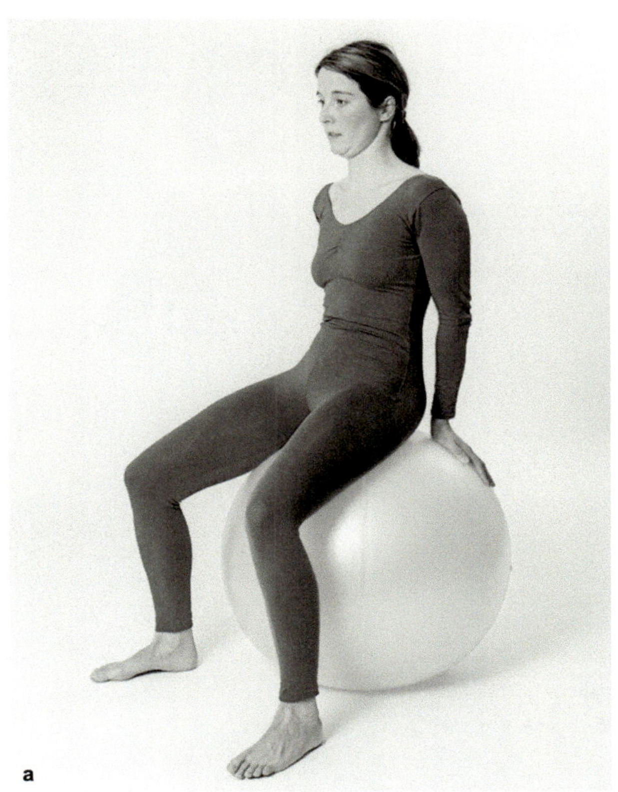

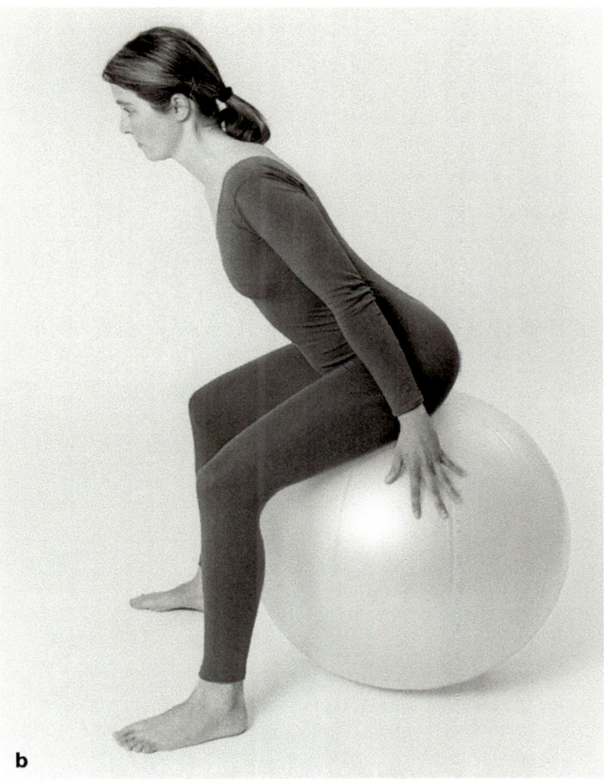

Abb. 11.65a–b Die Rückhandbremse; a) Walzbewegung nach vorne, b) Walzbewegung nach hinten [K335]

11

K Senkrechte Wandwalze (➤ Abb. 11.66a–b)

Ziele

Reaktivierung Diaphragma pelvis (ST-Fasern), Sphinkter- und Unterbauchmuskulatur

Ausgangsstellung

Sitz auf dem Ball mit dem Blick zur Wand → der Ball hat ca. 10 cm Abstand von der Wand → Beine abduzieren, so weit es die Adduktoren bzw. die Hüftgelenke mühelos zulassen → Fußinnenränder gegen die Wand (Bodenleiste) setzen → Knie-Innenflächen mit deutlichem Dauerdruck gegen die Wand heften → Handflächen auf die Rollhügel (Trochanter) legen → Ellenbogen weisen nach hinten. Die Brustwirbelsäule bleibt während der gesamten Übung extendiert.

Ausführung

je nach Behandlungsziel urethrale, anale oder vaginale Manschettenmuskulatur auswählen → diese visualisieren → dynamisch mit der stenosierten Ausatmung auf CH zuschnüren → gleichzeitig walzt das Becken den Ball auf der kurzen Rollstrecke (begrenzt durch die Ausgangsstellung) Richtung Wand.

Mit der nachfolgenden Einatmung walzt das Becken den Ball auf gleicher Strecke zurück → die Knie bleiben mit gleichem Druck an der Wand → der Unterbauch verlängert sich, die konzentrische Beckenbodenspannung löst sich.

Kinästhetisches Erlebnis

- während der Ausatmung Kontraktionsgefühl (Gurtgefühl) im Beckenboden und Schnür-Empfindung in den Sphinktermuskeln sowie Gefühl der Mitarbeit in der Unterbauchmuskulatur
- während der Einatmung Lösungsempfindung der Arbeitsspannung

Frequenz

3–5-mal

Besonders geeignet

nach radikaler Prostatektomie, bei urethraler und analer Sphinkterinkompetenz, Mischform, Descensus urogenitalis, als Rückbildungsgymnastik

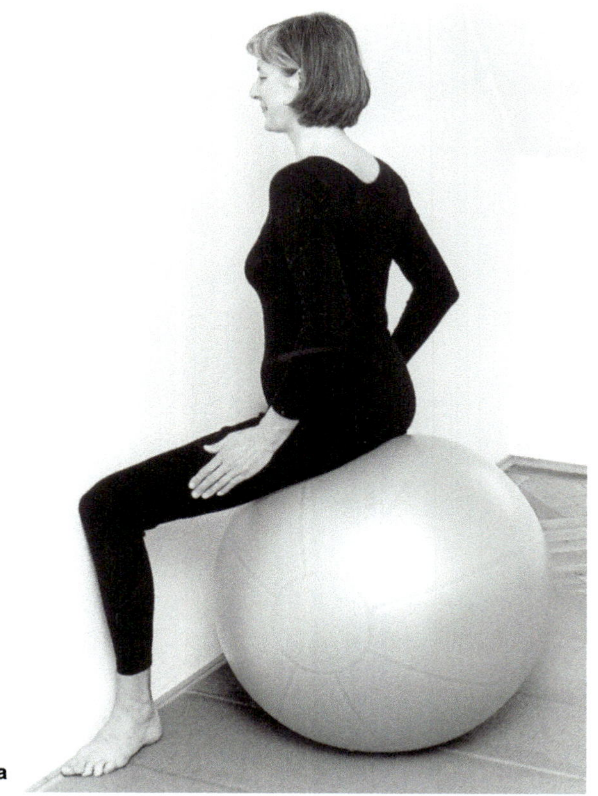

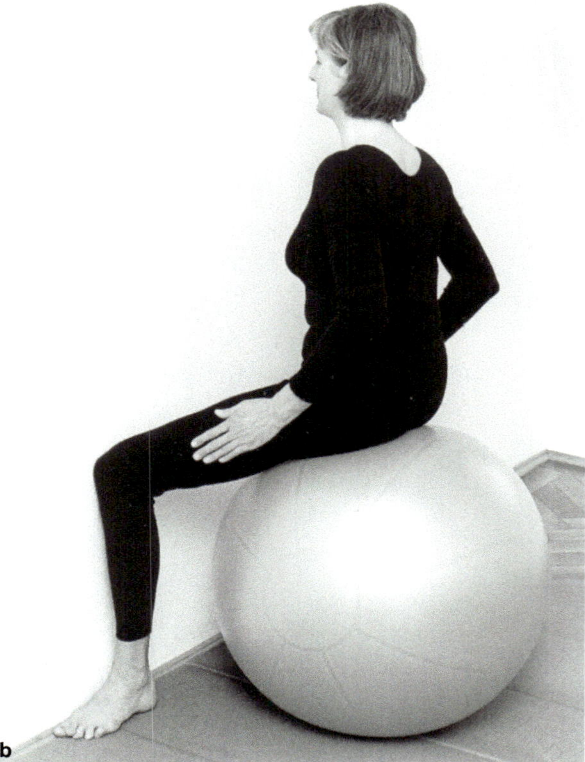

Abb. 11.66a–b Senkrechte Wandwalze; a) Ausgangsstellung, b) Endstellung der Walzbewegung [K335]

L Schräge Wandwalze (> Abb. 11.67a–b)

Ziele

Reaktivierung des Diaphragma pelvis (ST-Fasern), der Sphinkter- und Unterbauchmuskulatur

Ausgangsstellung

Sitz auf dem Ball → Blick zur Wand → der Ball hat ca. 40 cm Abstand zur Wand → Beine so weit abduzieren, wie es die Adduktoren und Hüftgelenke mühelos zulassen → Fußspitzen zeigen leicht nach außen → Unterschenkel stehen senkrecht → der Knie-Wandabstand muss während der Rollbewegungen des Balles beibehalten werden → Becken/Brustkorb/Kopf aus den Hüftgelenken bei neutraler Wirbelsäule nach vorne neigen → Handflächen stützen ungefähr in Kopfhöhe gegen die Wand → Arme mehr als schulterbreit auseinander → Ellenbogen bleiben leicht gebeugt eingestellt

Ausführung

je nach Behandlungsziel urethrale, anale oder vaginale Manschettenmuskulatur auswählen → diese visualisieren → dynamisch mit der stenosierten Ausatmung auf CH zuschnüren → das Becken walzt den Ball auf kurzer Rollstrecke Richtung Wand → der Unterbauch verkürzt sich → die Lendenwirbelsäule flektiert → die Brustwirbelsäule bleibt extendiert.

Mit der nachfolgenden Einatmung walzt das Becken den Ball auf gleicher Strecke zurück → der Knie-Wandabstand verändert sich nicht → der Unterbauch verlängert sich, die Beckenbodenspannung löst sich.

Kinästhetisches Erlebnis

- während der Ausatmung Kontraktionsgefühl (Gurtgefühl) im Beckenboden und Schnür-Empfindung in den Sphinktermuskeln sowie Gefühl der Mitarbeit in der Unterbauchmuskulatur
- während der Einatmung Lösungsempfindung der Arbeitsspannung

Frequenz

3–5-mal

Besonders geeignet

als Rückbildungsgymnastik, bei Sphinkterinkompetenz, Mischform, Descensus urogenitalis, nach radikaler Prostatektomie

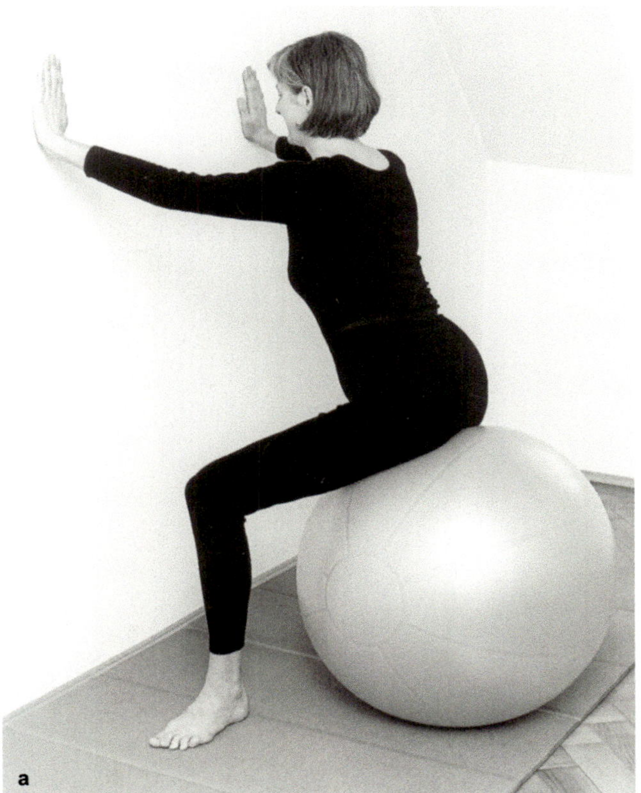

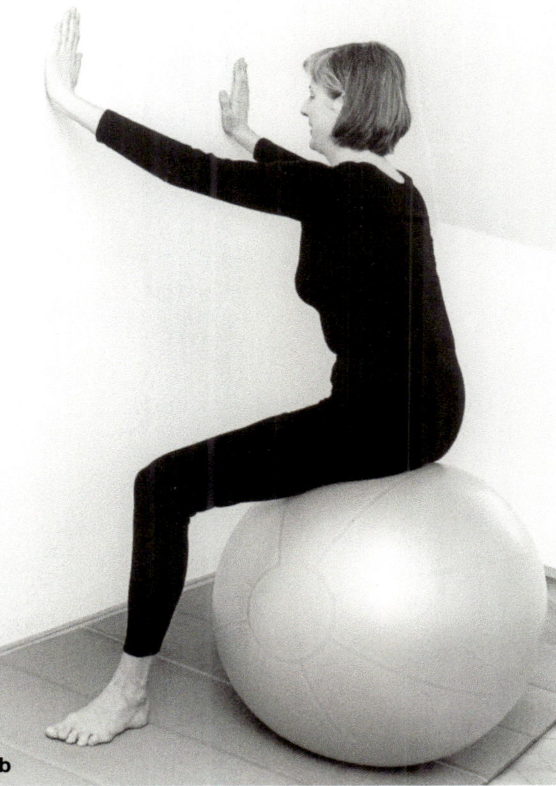

Abb. 11.67a–b Schräge Wandwalze; a) Ausgangsstellung, b) Endstellung der Walzbewegung [K335]

11

M Der Hirtenstab (➤ Abb. 11.68a–b)

Der übliche Gymnastikstab ist für diese Übung und die folgenden beiden Übungen nicht lang genug und deswegen ungeeignet (Tendenz der Wirbelsäulenflexion). Stattdessen benutzt man besser einen Besenstiel.

Ziel

Reaktivierung der Bauch-, Beckenboden- und Sphinktermuskulatur

Ausgangsstellung

Sitz auf dem Beckenboden-Therapieball → Beine in Abduktion → Unterschenkel senkrecht → Arme nach vorne strecken → Hände umfassen den Besenstiel in Schultergelenkshöhe → Wirbelsäule vertikal → Besenstiel senkrecht gegen den Boden drücken

Ausführung

Das Becken walzt während der stenosierten Ausatmung den Ball Richtung Stab → die Arme bleiben gestreckt und der Stab senkrecht → die Brustwirbelsäule bleibt extendiert → der visualisierte „Beckenboden-Gurt" verkürzt sich.

Mit der nachfolgenden Einatmung walzt das Becken den Ball zurück → die Gurtspannung löst sich.

Während der Rollbewegung des Balles nach vorne wird die Zuggurtung des Diaphragma pelvis visualisiert und aktiv unterstützt.

Die Zuggurtung kann mit der Zuschnürung einer visualisierten Sphinktermanschette kombiniert werden, dabei „umschnüren" die Hände den Stab.

Kinästhetisches Erlebnis

- während der Ausatmung Kontraktionsgefühl (Gurtgefühl) im Beckenboden und Schnür-Empfindung in den Sphinktermuskeln sowie Gefühl der Mitarbeit in der Unterbauchmuskulatur
- während der Einatmung Lösungsempfindung der Arbeitsspannung

Frequenz

3–5-mal

Besonders geeignet

als Rückbildungsgymnastik, bei Descensus urogenitalis, Belastungsinkontinenz, Mischinkontinenz, nach radikaler Prostatektomie

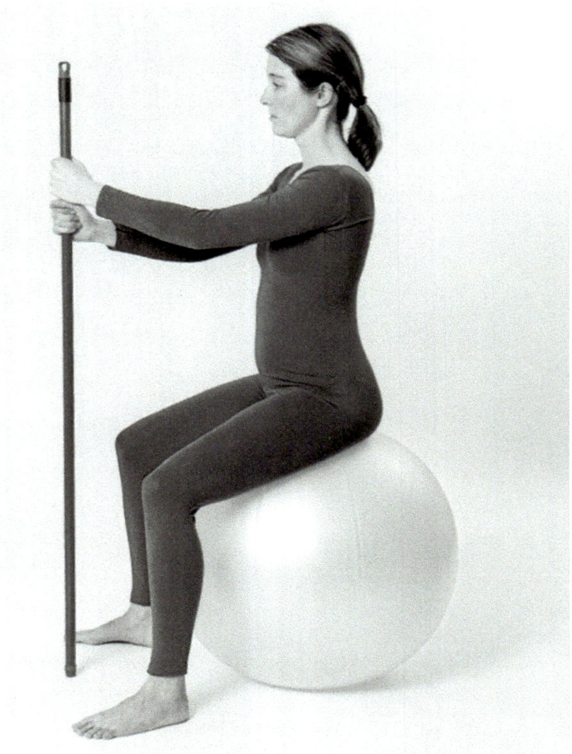

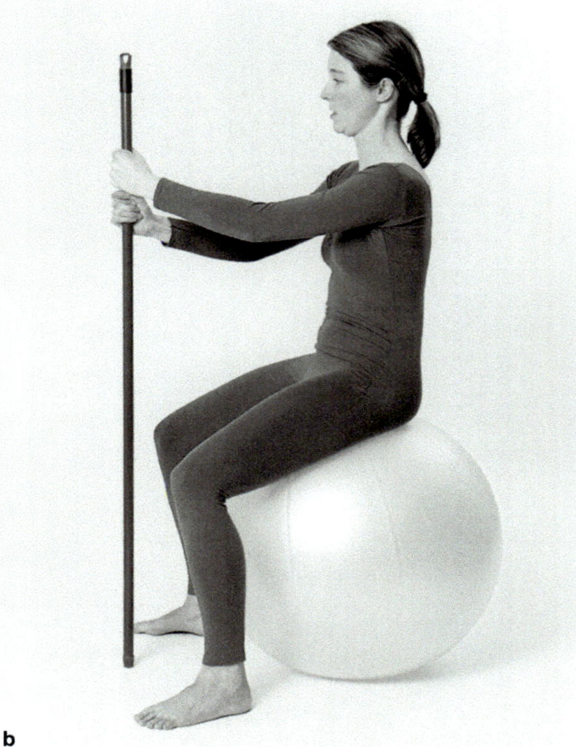

Abb. 11.68a–b Der Hirtenstab; a) Ausgangsstellung, b) Endstellung der Walzbewegung [K335]

N Der Schulterstab (➤ Abb. 11.69a–b)

Ziel

Reaktivierung der Bauch-, Beckenboden- und Sphinktermuskulatur

Ausgangsstellung

Sitz auf dem Beckenboden-Therapieball → Beine in Abduktion → Unterschenkel senkrecht → Hände führen den Stab über den Kopf zum Rücken und legen ihn quer über die Schulterblätter

Ausführung

Das Becken walzt während der stenosierten Ausatmung den Ball nach vorne → der visualisierte „Beckenbodengurt" verkürzt sich → Armhaltung und Stab stabilisieren die extendierte Brustwirbelsäule.

Mit der nachfolgenden Einatmung walzt das Becken den Ball zurück → die Gurtspannung löst sich.

Die Zuggurtung des Beckenbodens kann mit der Zuschnürung einer visualisierten Sphinktermanschette kombiniert werden.

Kinästhetisches Erlebnis

- während der Ausatmung Kontraktionsgefühl (Gurtgefühl) im Beckenboden und Schnür-Empfindung in den Sphinktermuskeln sowie Gefühl der Mitarbeit in der Unterbauchmuskulatur
- während der Einatmung Lösungsempfindung der Arbeitsspannung

Frequenz

3–5-mal

Besonders geeignet

als Rückbildungsgymnastik, bei Descensus urogenitalis, Belastungsinkontinenz, Mischinkontinenz, nach radikaler Prostatektomie

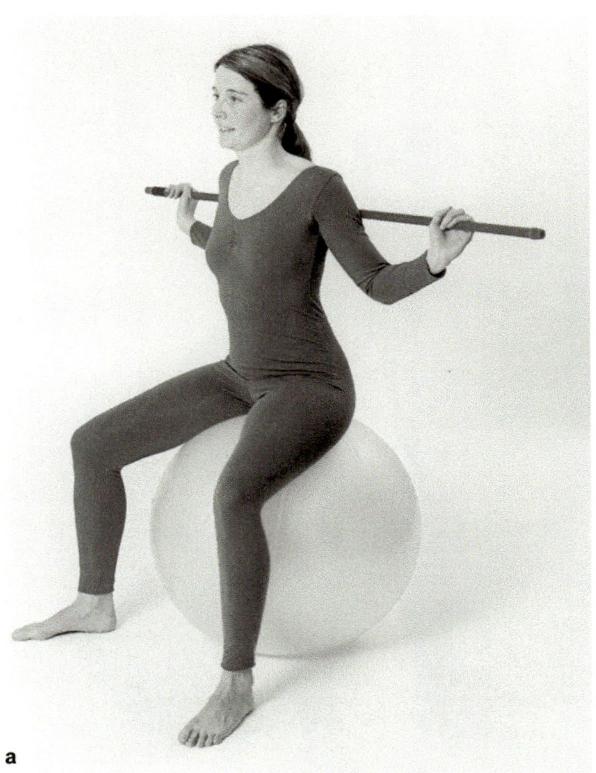

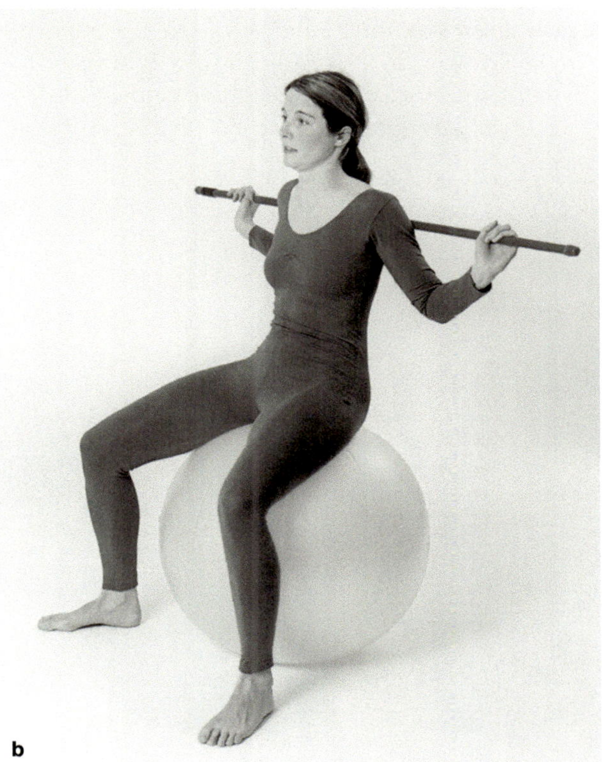

Abb. 11.69a–b Der Schulterstab; a) Ausgangsstellung, b) Endstellung der Walzbewegung [K335]

O Der Unterschenkelstab (➤ Abb. 11.70a–b)

Ziel

Reaktivierung der Beckenboden- und Sphinktermuskulatur

Ausgangsstellung

Sitz auf dem Beckenboden-Therapieball → Beine in Abduktion → Unterschenkel senkrecht → die neutral eingestellte, dynamisch stabilisierte Wirbelsäule (virtuelle Brustbrosche zeigen!) neigt sich nach vorne → Hände drücken mit Untergriff den horizontal gehaltenen Stab gegen die Schienbeinköpfe.

Ausführung

Das Becken walzt während der stenosierten Ausatmung den Ball nach vorne → der visualisierte „Beckenbodengurt" verkürzt sich → Armhaltung und Stab stabilisieren die extendierte Brustwirbelsäule → die Lendenwirbelsäule flektiert.

Mit der nachfolgenden Einatmung walzt das Becken den Ball zurück → die Gurtspannung löst sich → die Lendenwirbelsäule streckt sich.

Die Zuggurtung des Beckenbodens kann mit der Zuschnürung der visualisierten urethralen Sphinktermanschette kombiniert werden.

Kinästhetisches Erlebnis

- während der Ausatmung Kontraktionsgefühl (Gurtgefühl) im Beckenboden und Schnür-Empfindung in den Sphinktermuskeln sowie Gefühl der Mitarbeit in der Unterbauchmuskulatur
- während der Einatmung Lösungsempfindung der Arbeitsspannung

Frequenz

3–5-mal

Besonders geeignet

als Rückbildungsgymnastik, bei Descensus urogenitalis, Belastungsinkontinenz, Mischinkontinenz, nach radikaler Prostatektomie

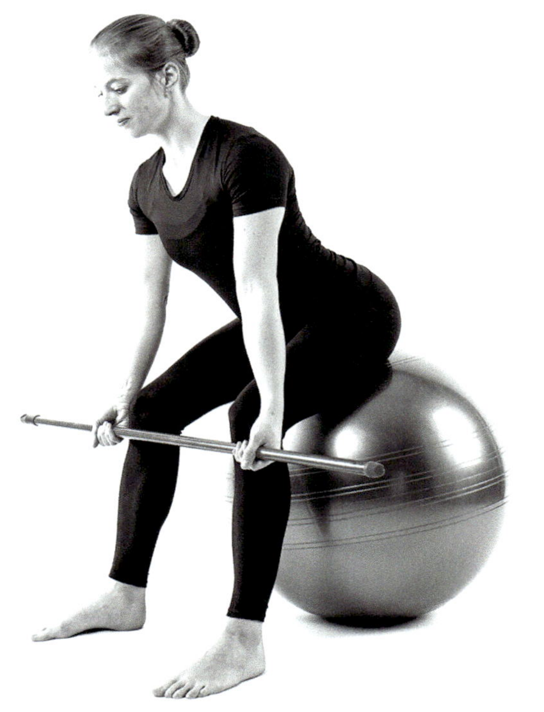
a

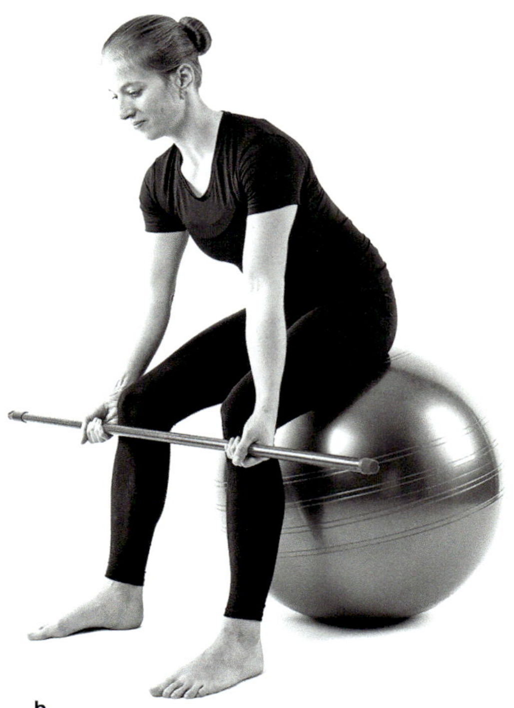
b

Abb. 11.70a–b Der Unterschenkelstab; a) Endstellung Einatemphase, b) Endstellung Aussatemphase [K391]

P Variation mit dem Theraband

(➤ Abb. 11.71a–d)

Die Stärke des Bandes sollte herausfordern, aber nicht *überfordern.*

Ziele

Reaktivierung der Bauch-, Rücken-, Beckenboden- und Sphinktermuskulatur

Ausgangsstellung

Sitz auf dem Beckenboden-Therapieball → Beine in Abduktion → Unterschenkel senkrecht → ein 2,8 m langes Theraband in angepasster Stärke liegt unter den Fußsohlen → rechter und linker Bandanteil kreuzen sich vor dem Körper → die Enden werden um die Handteller gewickelt (Wickeltechnik s. u.) → die Arme gehen in Flexion/Abduktion/Außenrotation → Hände stehen in Dorsalextension (➤ Abb. 11.71a)

Ausführung

Das Becken walzt den Ball vor und zurück → die Knie bleiben am Ort → wenn der Ball nach vorne rollt, langsam auf CH ausatmen → mit der nachfolgenden Einatmung den Ball nach hinten rollen.

Während der Becken-Abwalzbewegung nach vorne die Gurtfunktion des Beckenbodens oder die Schnürfunktion der unterschiedlichen Manschetten visualisierend stimulieren (➤ Abb. 11.71b).

Kinästhetisches Erlebnis

Spannungs- und Lösungsempfindungen in den visuell stimulierten Muskeln, Arbeitsgefühle in Rücken- und Bauchmuskulatur

Frequenz

3–5-mal

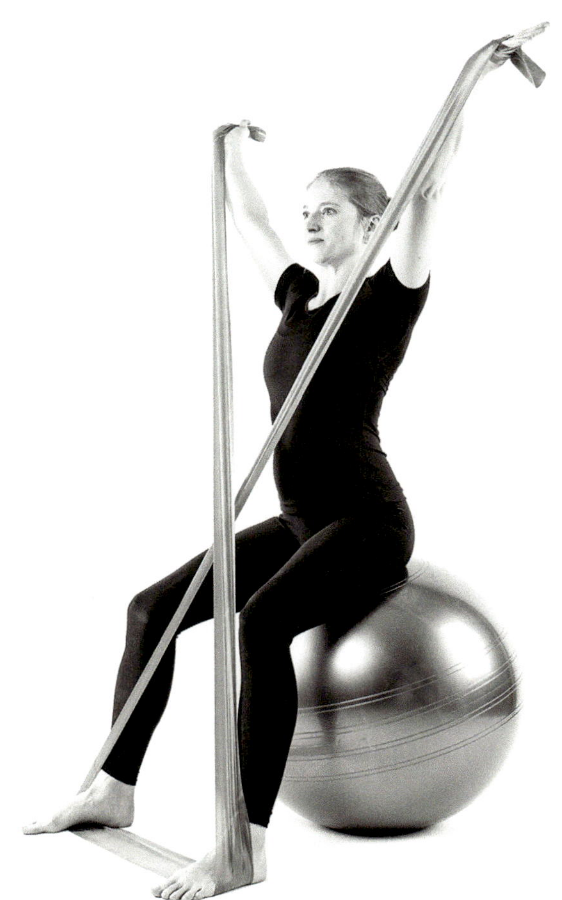

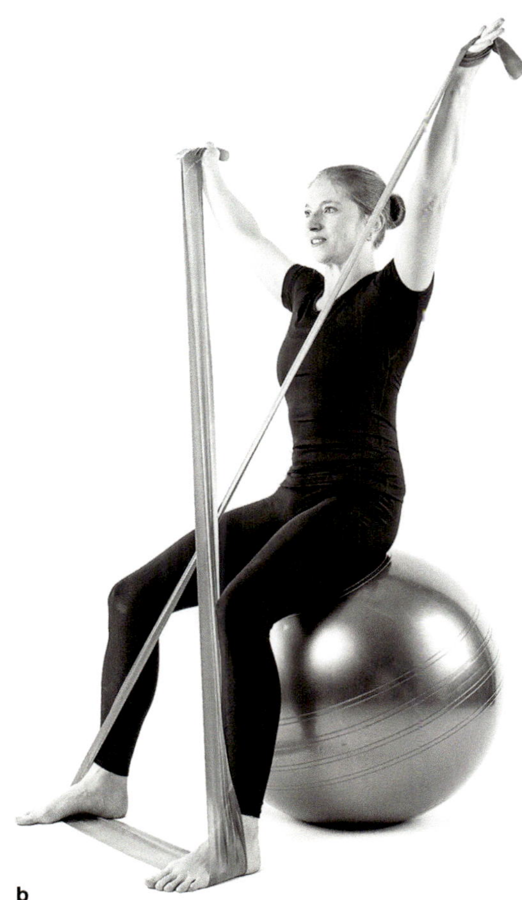

Abb. 11.71a–b Variation mit gekreuztem Theraband; a) Endstellung Einatemphase, b) Endstellung Ausatemphase [K391]

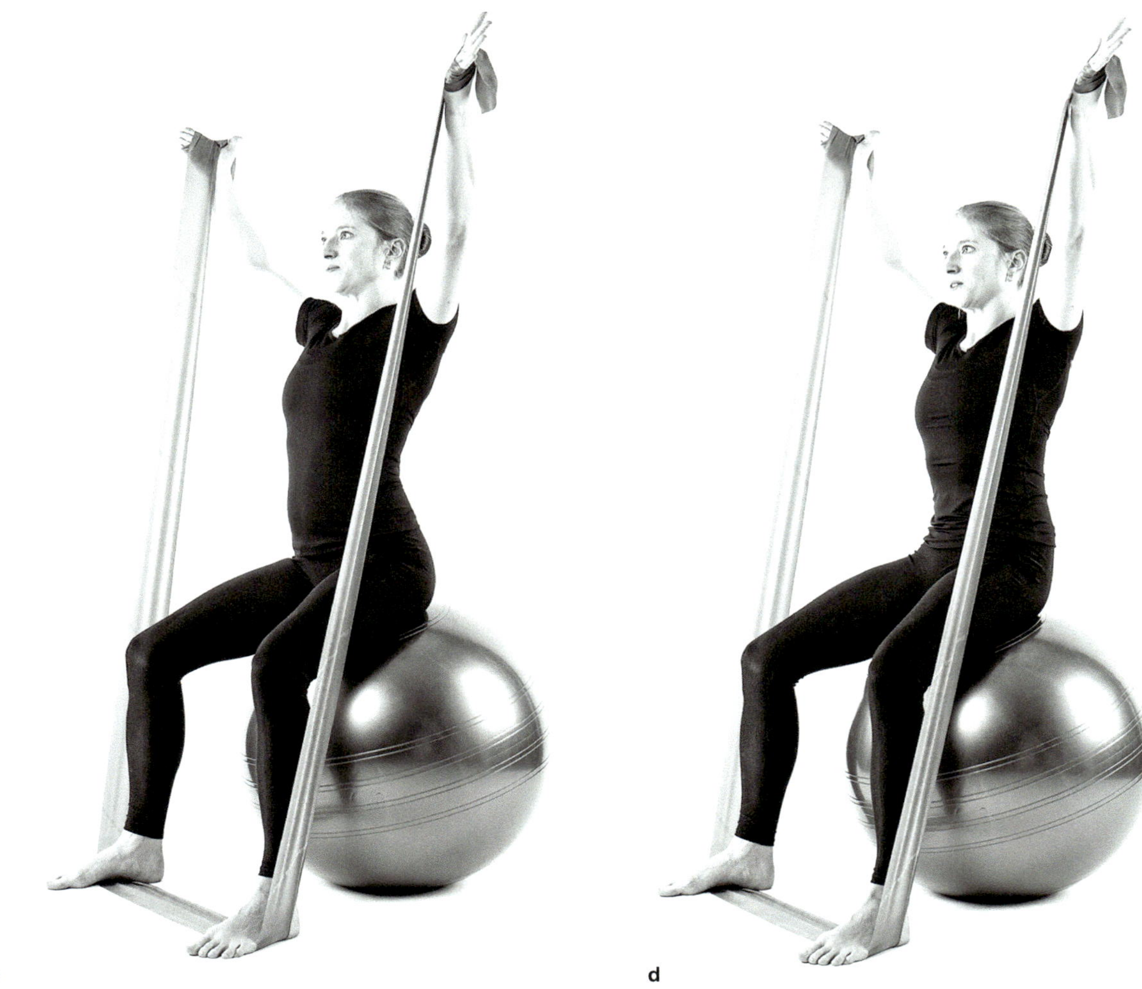

Abb. 11.71c–d Variation mit nicht gekreuztem Theraband; a) Endstellung Einatemphase, b) Endstellung Ausatemphase [K391]

Variation

Das Theraband wird ungekreuzt von den Händen gehalten → Arme in gleicher angehobener Position (➤ Abb. 11.71c–d)

Besonders geeignet

als Rückbildungsgymnastik, bei Sphinkterinkompetenz, Mischform, radikaler Prostatektomie

Hinweis: Wickeltechnik nach Dr. Alois Brügger, d. h. Hände vor den Körper halten, Daumen zeigen zur Decke, Theraband locker in die Daumen-Zeigefingergabel legen, die kurzen Bandenden hängen über den Handrücken, das Band nur 1 mal – mit einer Unterarmdrehung nach innen – um die Hand wickeln. Das Band hält so ohne Griff von selbst! Die Finger können gespreizt und die Hände geöffnet werden.

Q Schnelle Fersen

Diese Übung kann auch als Provokationstest eingesetzt werden (➤ Kap. 11.2.1).

Geht bei den Schnellen Fersen regelmäßig Harn verloren, werden Wipp-Übungen vorerst zurückgestellt. Als Vorübungen eigen sich dann *Brrr* (➤ Kap. 11.3.3 D), *Lick – Lack – Lock* (➤ Kap. 11.3.3 E) und Abwalzübungen auf dem Beckenboden-Therapieball (z. B. ➤ Kap. 11.3.9 K–L).

Ziel

Reaktivierung der FT-Fasern in den Beckenboden-Sphinktermuskeln, kontinenzsichernde muskuläre Verarbeitung der nach kaudal gerichteten Drücke

Ausgangsstellung

Sitz auf dem Beckenboden-Therapieball → Beine in ca. 20–30° Abduktion → Unterschenkel senkrecht → Becken und Wirbelsäule stehen vertikal → Arme hängen neben dem Körper → Druck der Großzehenballen gegen den Boden → Fersen sind angehoben

Ausführung

Großzehenballen bleiben fest mit dem Boden verbunden → Fersen wippen rhythmisch auf und ab → der Bewegungsrhythmus überträgt sich auf den Ball → Fersen und Ball wippen synchron.

Die Fersenbewegung kann betont nach oben oder Richtung Boden ausgeführt werden.

Sprechatem begleitet die Bewegungen: z. B. ping–pong–ping–pong, wenn die Fersen gegen den Boden klopfen.

Die Hände und Arme können spielerisch die Richtungen begleiten (z. B. durch eine Hebegeste).

Kinästhetisches Erlebnis

beschleunigte Atembewegungen, erhöhte Muskelarbeit in den Unter- und Oberschenkeln. Spezifische kinästhetische Erfahrungen in den Beckenbodenstrukturen sind bei schnellen Bewegungen nicht zu erwarten.

Frequenz

8–10-mal

Besonders geeignet

als erste, leichte Provokation der Kontinenz, bei Husteninkontinenz, urethraler Sphinkterinkompetenz, nach radikaler Prostatektomie, Rückbildungsgymnastik

R Hopp und Hopp mit Armschwung

(➤ Abb. 11.72)

Diese Übung entspricht dem ersten Provokationstest bei Belastungsinkontinenz (➤ Kap. 11.2.1). Sie ist wie die folgende Übung *Kick und Kick mit Geste* eine Vorübung für kontinentes Rennen und Springen.

Ziel

Reaktivierung der FT-Fasern in den Beckenboden-Sphinktermuskeln, kontinenzsichernde muskuläre Verarbeitung der nach kaudal gerichteten Drücke

Ausgangsstellung

Sitz auf dem Beckenboden-Therapieball (evtl. zur Sicherheit in einer Ballschale) → Beine in ca. 20–30° Abduktion → Unterschenkel senkrecht → Fußsohlen drücken fest gegen den Boden → Becken und neutrale Wirbelsäule und Kopf sind nach vorne geneigt → rechter Arm ist nach vorne oben angehoben → linker Arm weist nach hinten unten

Ausführung

Die Arme schwingen in der Sagittalebene kraftvoll und schnell neben dem Körper vor und zurück → wenn der rechte Arm nach vorne schwingt, treibt ein gesprochenes „hopp" die Bewegung an → das Becken kann dabei den Ballkontakt kurzfristig ein wenig aufgeben → mit „uuund" schwingt der linke Arm nach vorne usf. → die Bewegung wird durch die explosive Lautfolge „hopp-uuund-hopp-uuund-hopp" angetrieben.

Kinästhetisches Erlebnis

beschleunigte Atmung, erhöhte Muskelarbeit in den Beinen. Spezifische kinästhetische Erfahrungen in den Beckenbodenstrukturen sind bei schnellen Bewegungen nicht zu erwarten.

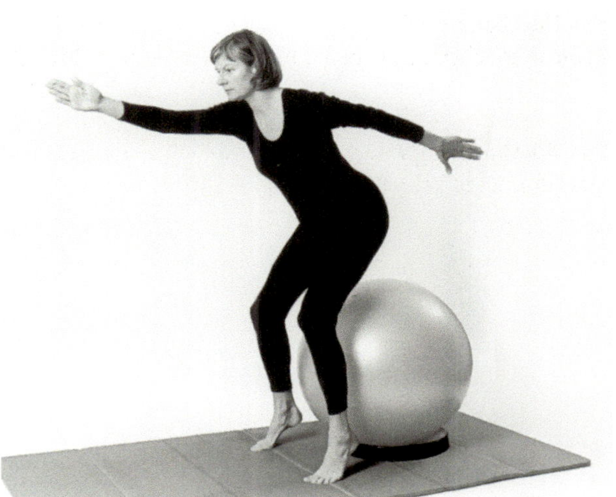

Abb. 11.72 Hopp und Hopp mit Armschwung [K335]

Frequenz
8–10-mal

Variation
Statt Fußsohlen-Bodenkontakt Ballenstand (angehobene Fersen); statt „hopp" kann der Verschlusskonsonant „t" mit den Worten „fit" oder „flott" als Stimulation eingesetzt werden.

Besonders geeignet
bei Husteninkontinenz, urethraler Sphinkterinkompetenz, Rückbildungsgymnastik, nach radikaler Prostatektomie

S Kick und Kick mit Geste (➤ Abb. 11.73a–b)

Die Übung dient als zweiter Provokationstest bei Belastungsinkontinenz (➤ Kap. 11.2.1).

Ziel
Reaktivierung der FT-Fasern in den Beckenboden-Sphinktermuskeln, kontinenzsichernde muskuläre Verarbeitung der nach kaudal gerichteten Drücke

Ausgangsstellung
Sitz auf dem Beckenboden-Therapieball (evtl. zur Sicherheit in einer Ballschale) → Beine in ca. 20–30° Abduktion → Unterschenkel senkrecht → Fußsohlen drücken fest gegen den Boden → Becken, neutrale Wirbelsäule und Kopf stehen vertikal → beide Arme abduziert → Unterarme proniert → Handflächen zeigen nach außen

Ausführung
Arme schwingen mit gebeugten Ellbogen vor den Körper → die gespannten Hände weisen flach zur Zimmerdecke → der Becken-Ballkontakt wird ein wenig aufgehoben → das Wort „kick" begleitet diese Phase → beim Hinsetzen auf den Ball wird „uuund" gesprochen → das rhythmische Auf und Ab

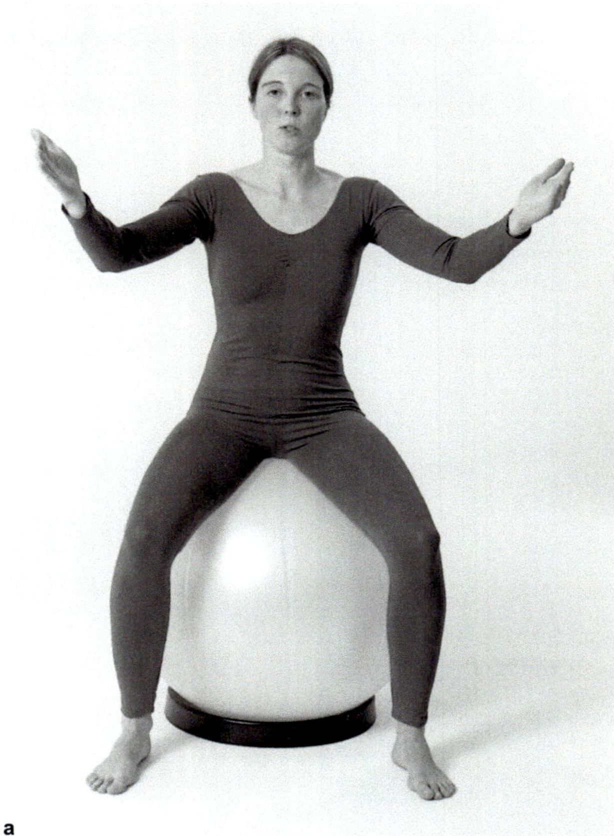

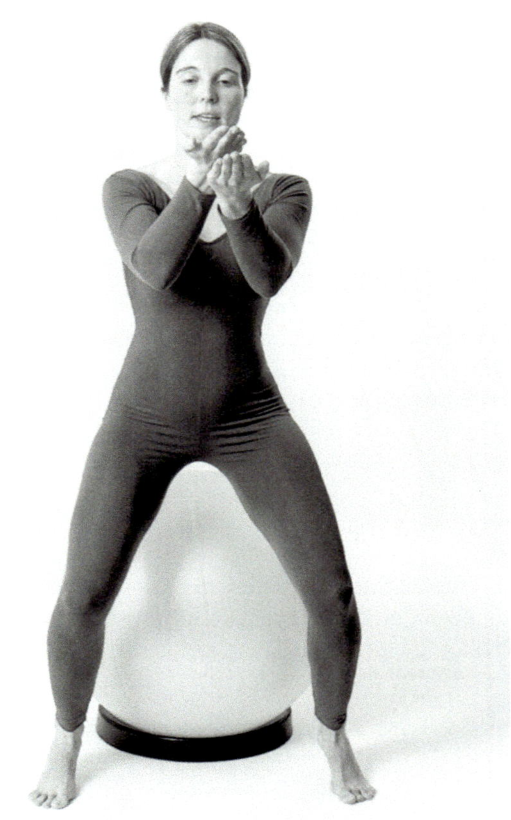

Abb. 11.73a–b Kick und Kick mit Geste; a) Ausgangsstellung, b) Endstellung [K335]

11

des Körpers wird durch die explosive Lautfolge „kick-uuund-kick-uuund-kick“ angetrieben.

Kinästhetisches Erlebnis

beschleunigte Atmung, erhöhte Muskelarbeit in den Beinen, Halt-Gefühl in der Beckenbodenmuskulatur. Spezifische kinästhetische Erfahrungen in den Beckenbodenstrukturen sind bei schnellen Bewegungen nicht zu erwarten.

Frequenz

8–10-mal

Variation

statt Fußsohlen-Bodenkontakt Ballenstand (angehobene Fersen)

Besonders geeignet

bei Husteninkontinenz, urethraler Sphinkterinkompetenz, Rückbildungsgymnastik, nach radikaler Prostatektomie

11.3.10 Übungspraxis zum Faszienkapitel

In diesem Kapitel werden zum ersten Mal, zusammen mit Bewegungsfiguren aus dem klassischen orientalischen Tanz, physiotherapeutische Bewegungsangebote zur Stimulierung myofaszialer Ketten vorgestellt (vgl. Kap. 2.9). Weiterhin wird auf geeignete, bereits dargestellte Übungen aus dem Tanzberger Konzept® verwiesen.

Orientalische Tanzfiguren – rhythmische, myofasziale Stimulation

Ausgangsstellung für sämtliche Figuren vor Bewegungsbeginn:

- Stand in Gehspurbreite
- Fußsohlen-Bodenkontakt spüren, Sohlen „verwurzeln“ sich mit dem Boden, Zehen flach ausbreiten
- Kniegelenke lösen, deblockierte Knie
- Becken vom Schambein aus leicht aufrichten (Gegennutation)
- Die Wirbelsäule wächst „wie ein Blumenstengel“ aus dem Becken, die „Blüte“, d. h. der Kopf, wird von einer unsichtbaren Perlenschnur Richtung Himmel gezogen.
- Der Schultergürtel setzt sich auf den Brustkorb ab.
- Die Arme hängen in Bereitschaft für Bewegung.
- **Hinweis:** Die fließenden Bewegungen (Becken, Brustkorb, Arme) gegen einen virtuellen elastischen Widerstand ausführen (intensiviert und betont die Bewegungsführung).

Der Brustkorbkreis

Mobiler Brustkorb – stabiles Becken (➤ Abb. 11.74)

Ziel

Entwicklung der Körperwahrnehmung; Aufbau einer idealen, aufrechten Körperhaltung

Ausgangsstellung

Stand in Gehspurbreite → Hände an die seitlichen Beckenflächen legen → Knie deblockiert → Becken stabil

Ausführung

- Von der mittleren Brustwirbelsäule ausgehend einen horizontalen Bewegungskreis initiieren → Kreisrichtung wechseln → mehrmals wiederholen
- hilfreiche Bewegungsinstruktion: sich fließend nach allen Richtungen „ausbeulen“

Dauer

nach Lust und Laune

Besonders geeignet

bei mangelndem Gefühl für die aufrechte Haltung, bei fehlender dynamischer Stabilität in der BWS (Brustwirbelsäule)

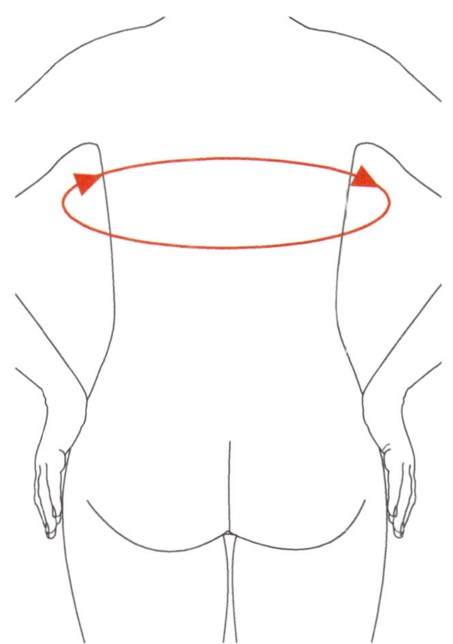

Abb. 11.74 Der Brustkorbkreis [L138]

Der Schulterkreis

Mobiler Brustkorb – stabiles Becken (➤ Abb. 11.75)

Ziel

postpartale Überbelastungen minimieren; Lösung und Mobilisation der Schultergürtelmuskulatur bei extensorisch stimulierter BWS

Ausgangsstellung

Stand in Gehspurbreite (Variation für Geübte: Ballenstand) → Arme hängen seitlich neben dem Körper → Knie deblockiert → Becken stabil

Ausführung

- Schultergürtel heben → Schultergürtel senken → Schultergürtel vor und zurück bewegen → mehrmals wiederholen
- die vier Richtungen zu einem Schulter-Kreis verbinden → mehrmals wiederholen
- Variation: Beide Schultergelenke bewegen sich kreisend gegenläufig vorwiegend in der horizontalen Körperebene in die vier Richtungen.
- Das Becken bleibt stabil.

Dauer

nach Lust und Laune

Besonders geeignet

bei muskulärer Belastung im Alltag; Hinweis: Säuglinge und Kleinkinder sind immer wieder „Traglinge" mit wachsendem Gewicht

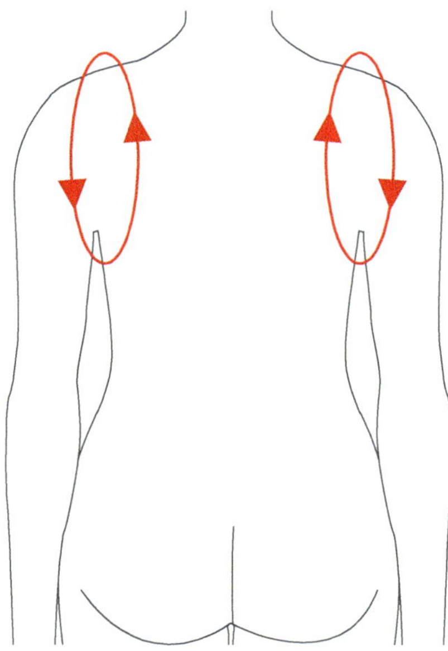

Abb. 11.75 Der Schulterkreis [K335]

Der große Beckenkreis

Stabiler Brustkorb – mobiles Becken (➤ Abb. 11.76)

Ziel

Narbenmobilisierung, Rückgewinnung der Elastizität und Mobilität im LBH-Bereich

Ausgangsstellung

Stand in Gehspurbreite → Kniegelenke gebeugt (stehen über der Fußmitte) → Arme hängen seitlich neben dem Körper → Hände in kleinem Abstand seitlich neben dem Becken positionieren

Ausführung

- Der Kreis beginnt: Becken horizontal seitlich Richtung re. Hand schieben → Brustbein bleibt möglichst stabil am Ausgangsort → gebeugte Knie bis über die Zehengrundgelenke vorschieben → Becken geht vor → geht im Bogen auf derselben Horizontalebene nach links → im Bogen leicht nach hinten und vollendet den Kreis → die Arme gehen währenddessen spielerisch in freie Bewegungen. Mehrmals wiederholen
- beachte: Knie bleiben immer in Beugestellung; die Brustbeinstellung verändert sich kaum.
- hilfreiche Bewegungsimagination: Das virtuell verlängerte Steißbein zeichnet zwischen den Fersen eine kleine Spirale oder einen kleinen Kreis auf den Boden.

Dauer

nach Lust und Laune

Besonders geeignet

nach Schnittentbindung oder abdominaler Operation mit dorso-ventro-lateralen Verspannungen und Verklebungen

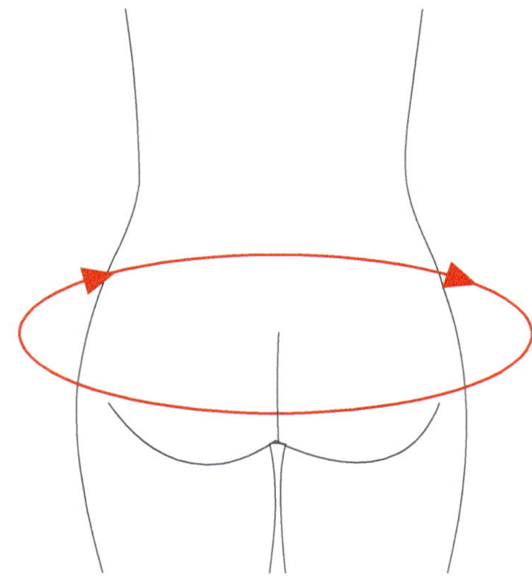

Abb. 11.76 Der große Beckenkreis [L138]

Die horizontale Acht

Stabiler Brustkorb – mobiles Becken (➤ Abb. 11.77)

Ziel

Narbenmobilisierung; Elastizität und Mobilität im Unterbauch- und LBH-Bereich

Ausgangsstellung

Stand in Gehspurbreite → Kniegelenke gebeugt (Kniewinkel bleibt im Übungsverlauf konstant) → Fingerkuppen beider Hände drücken leicht gegen die Mitte des Brustbeins, dabei drückt das Brustbein leicht gegen die Fingerkuppen → Hände verbleiben auf dem Brustbein (Variation: Die Arme gehen im Übungsverlauf in die freie Bewegung.)

Ausführung

- Die Beckenhälften bewegen sich vorwiegend gegenläufig in der horizontalen Körperebene → die Weite der Figur variieren.
- hilfreiche Bewegungsimagination: Der Sitzknochen einer Beckenhälfte zeichnet einen imaginären Kreis um den gleichseitigen Fuß, anschließend zeichnet der andere Sitzknochen ebenfalls einen imaginären Kreis um seinen Fuß; die beiden visualisierten Kreise verbinden sich in fortlaufenden Bewegungen zur Figur einer liegenden Acht.

Dauer

nach Lust und Laune

Besonders geeignet

bei Verspannungen und Verklebungen, z. B. der Kaiserschnittnarbe; bei Einschränkung der LWS-Mobilität und Verlust von myofaszialer Elastizität, bei Lower Back Pain

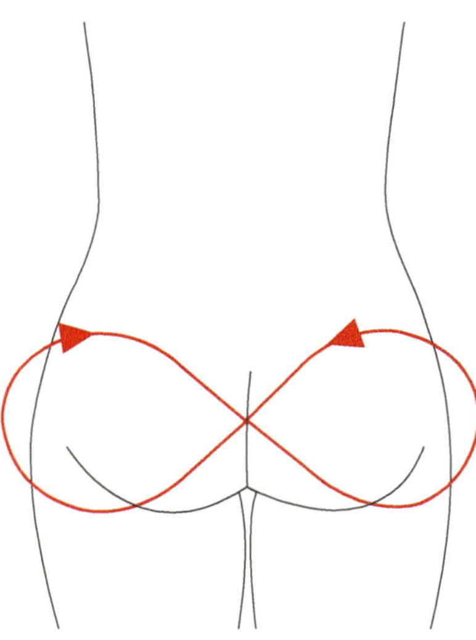

Abb. 11.77 Die horizontale Acht [L138]

Die vertikale Schleife

Stabiler Brustkorb – mobiles Becken (➤ Abb. 11.78)

Ziel

verstärkte Narbenmobilisierung; Wiederherstellung von Elastizität und Mobilität im Unterbauch- und LBH-Bereich

Ausgangsstellung

Stand in Gehspurbreite → Kniegelenke gebeugt (Kniewinkel bleibt im Übungsverlauf konstant) → Fingerkuppen beider Hände drücken leicht gegen die Mitte des Brustbeins, dabei drückt das Brustbein leicht gegen die Fingerkuppen zurück → Hände verbleiben auf dem Brustbein → BWS bleibt gestreckt (Variation: Die Arme gehen im Übungsverlauf in Schulterhöhe in ein freies Bewegungsspiel, die BWS bleibt trotz kleiner Lateralflexionen tendenziell gestreckt.)

Ausführung

- Die Beckenhälften bewegen sich gegenläufig bei leicht auf- und absteigendem Schambein vorwiegend in der frontalen Körperebene.
- hilfreiche Bewegungsimagination: Nacheinander zeichnet die jeweilige Beckenhälfte in Schleifentouren die Figur einer stehenden Acht in der Frontalebene des Körpers.

Dauer

nach Lust und Laune

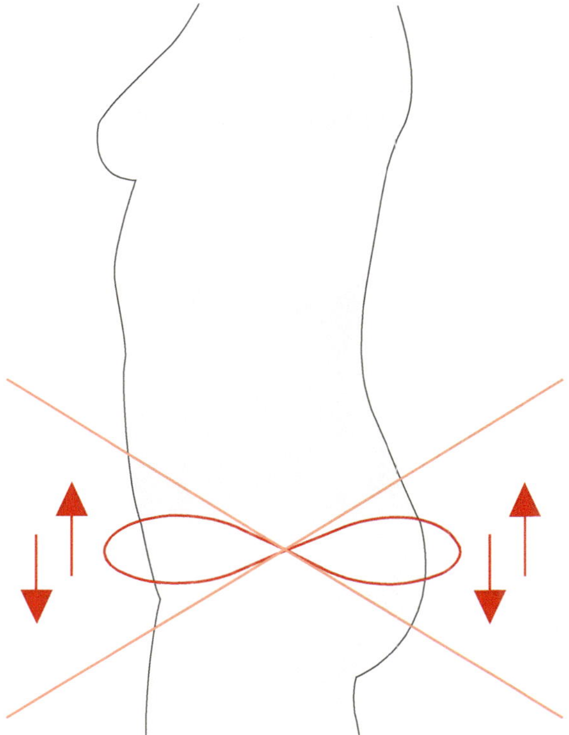

Abb. 11.78 Die vertikale Schleife [L138]

Besonders geeignet
zur Lösung ventraler faszialer Adhäsionen

Beteiligte Muskelgruppen sind v. a.:
- Fußsohlenmuskulatur
- Oberschenkelmuskulatur
- Mm. glutaeus maximus et minimus
- M. quadratus lumborum
- segmentale, tiefe Rückenmuskulatur
- Bauchkapselmuskulatur
- Arm- und Schultergürtelmuskulatur

Hinweis: Zu empfehlen ist die Teilnahme an einem Bauchtanzkurs. Klassische Tanzfiguren mit Zitter- und Vibrationsbewegungen (wie die sog. *Schimmies*) mit der besonderen Wirkung auf die myofaszialen Beckenbodenstrukturen sowie die ruckartigen sog. *Stupse* zur Lösung von Adhäsionen im Unterbauchbereich bedürfen einer direkten Anleitung.

Physiotherapeutische Stimulationen myofaszialer Ketten

Empfehlung

Die Wirksamkeit myofaszialer Übungsreize wird erhöht, wenn zuvor trophische und topographieverbessernde Angebote die bindegewebigen Strukturen (hier: des Beckenbodens) stimuliert haben.

Eine Übungsauswahl zur Stimulierung der Strukturen
Trophik- und Tonusverbesserung:
- Autotransfusion (➤ Kap. 11.3.4 A)
- Warmer Bauch (➤ Kap. 11.3.4 B)
- Beckenaufprallübung (➤ Kap. 11.3.5 B)

Topographieverbesserung:
- Ballblase Hopplahopp (➤ Kap. 11.3.3 C)
- Brrr (➤ Kap. 11.3.3 D)

Es empfiehlt sich, wegen ihrer topographieverbessernden Wirkung mit der nachfolgenden Übung zu beginnen.

Rückenbrücke mit klopfenden Fersen

Myofasziale Rückenlinie (➤ Abb. 11.79)

Ziele
Topographieverbesserung des Beckenbodens und der Beckenorgane

Ausgangsstellung
Rückenlage: Beckenbreit aufgestellte Füße → Unterschenkel senkrecht → Arme neben den Oberschenkeln → Hände liegen locker auf den Handrücken (in Außenrotation)

Ausführung
Füße stemmen flächig gegen den Boden/Matte → mit der Gegenkraft des Bodens Becken/LWS/BWS abheben, bis die Leisten gestreckt sind → Ballenstand → Fersen klopfen gleichzeitig rhythmisch gegen die Unterlage → sprechend den Atem anregen, z. B. tap-tap-tap oder ping-pong-ping-pong → langsame Rückkehr in die Ausgangslage

Dauer
so lange, wie die Übung mühelos erlebt wird

Besonders geeignet
zur Lagekorrektur, Entlastung und Tonusbalance der Beckenbodenmuskulatur

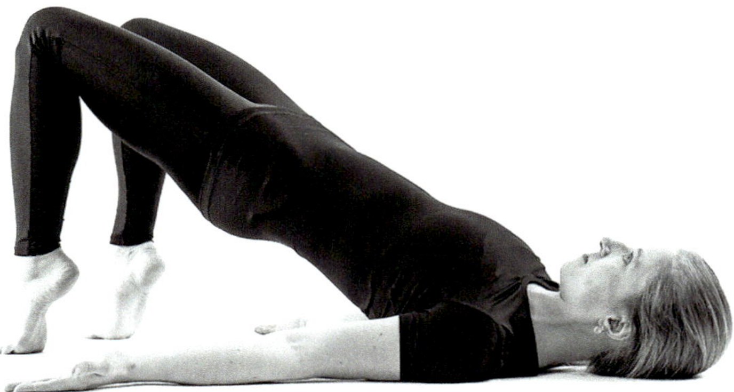

Abb. 11.79 Rückenbrücke mit klopfenden Fersen [K391]

Mondsichel-Duo

Myofasziale Laterallinien (➤ Abb. 11.80–81)

Ziele

fronto-laterale Elastizität, v. a. der Mm. transversus abdominis et quadratus lumborum

Ausgangsstellung

Rückenlage: Beine liegen geschlossen und gestreckt auf der Matte auf → Arme liegen lang neben dem Kopf

Ausführung

1. Etappe: re. Bein etwas anheben → ca. 15 cm nach re. ablegen → li. Bein neben re. Bein legen → re. Arm ca. 15 cm nach re. ablegen → Kopf leicht abheben → neben den re. Arm ablegen → li. Arm neben Kopf ablegen. 2. Etappe: wie erste Etappe → 3. Etappe: wie zweite Etappe

Nach der 3. Etappe ruhen, der Rücken liegt flach auf der Unterfläche → 4–5-mal die Einatmung in die aufgedehnte Seite „locken" → In zwei Schritten in die Ausgangslage zurück → nachspüren

Seitenwechsel: die zweite Mondsichel ausführen

Dauer

jede Mondsichel 1-mal, langsamer Bewegungsablauf, ca. eine Minute ruhen, langsam zurück → nachspüren

Besonders geeignet

bei myofaszialen Verklebungen und Adhäsionen nach Schnittentbindung oder Bauchoperation

Virtuelles Gewicht hochstemmen

Myofasziale, oberflächliche Frontallinie

Ziele

Fasziendehnung im Bereich des Unterbauches und der Oberschenkel

Ausgangsstellung

Bauchlage: beide Beine gestreckt → linkes Bein bleibt auf dem Boden → rechten Unterschenkel 90° im Kniegelenk anbeugen → oberes Sprunggelenk dorsalflektieren → Fußsohle horizontal einstellen

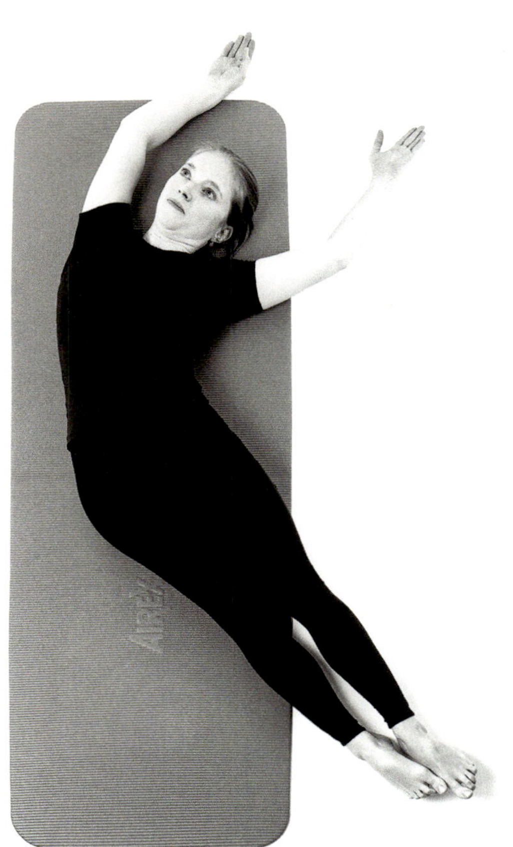

Abb. 11.80 Mondsichel-Duo, Dehnung der rechten Körperseite [K391]

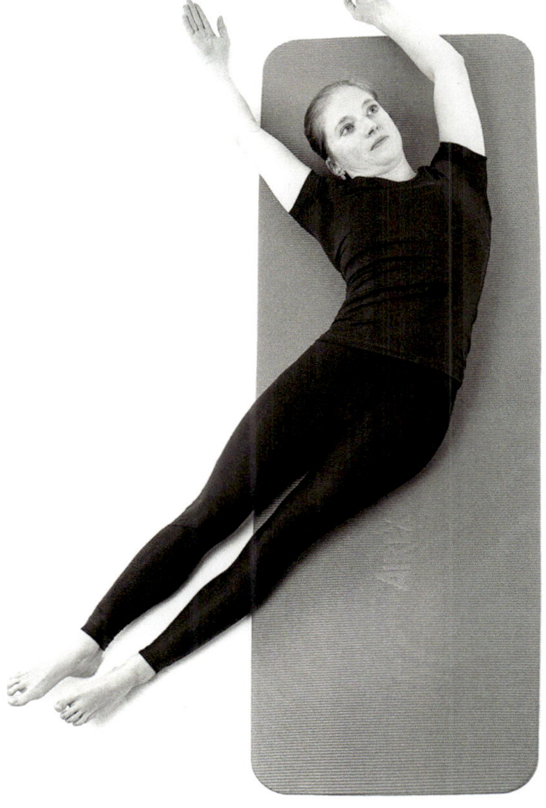

Abb. 11.81 Mondsichel-Duo, Dehnung der linken Körperseite [K391]

Ausführung
imaginäres schweres Gewicht (z. B. Goldbarren, Ziegelstein) auf der Fußsohle visualisieren → „Gewicht“ bei weiterhin flektiertem Knie bis zur Leistenstreckung in Richtung Zimmerdecke hochstemmen → zurück in die Ausgangslage → Beinwechsel, gleiche Bewegungsfolge

Dauer
jeweils 3–5 Wiederholungen → nachspüren

Besonders geeignet
bei Adhäsionen im Bereich Unterbauch und Oberschenkel

Anstieg der Bauchmittellinie

Myofasziale oberflächliche Frontallinie (➤ Abb. 11.82–83)

Ziele
Kontraktion der gesamten Bauchmuskulatur, Ko-Kontraktion des Diaphragma pelvis, speziell der Fasern der sog. Weichteilbrücke (s. o.)

Ausgangsstellung
Bauchlage

Ausführung
im Ablauf der stenosierten Ausatmung auf dem vorderen CH → die untere Schambeinkante schräg nabelwärts gegen die Unterlage drücken → Verkürzung des Unterbauchs → die gesamte Bauchmittellinie strebt weg von der Unterlage (dem Boden) → während der Einatmung ruht die Bauchmittellinie auf der Unterlage

Dauer
3–5 Wiederholungen → nachspüren

Besonders geeignet
bei eingeschränkter Bewusstheit und mangelndem Spürsinn für den Synergismus von Zwerchfell-, Bauch- und Beckenbodenmuskulatur (Sog und Druck)

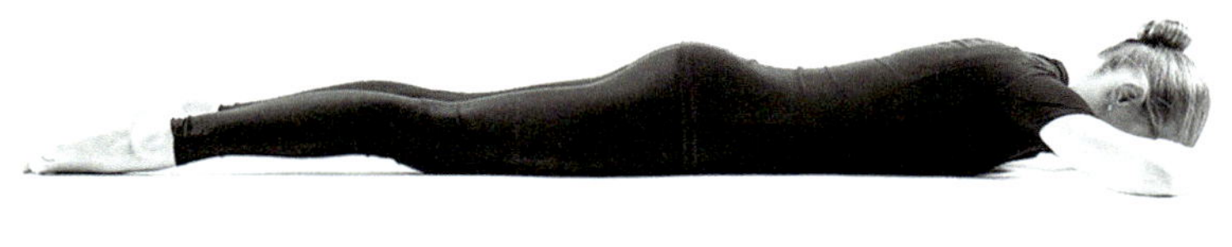

Abb. 11.82 Anstieg der Bauchmittellinie, Ausgangsstellung [K391]

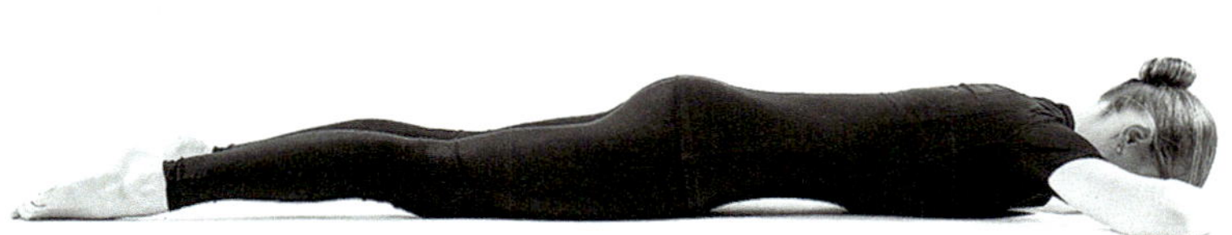

Abb. 11.83 Anstieg der Bauchmittellinie, Endstellung [K391]

Die seitliche Krabbe (in Anlehnung an FBL)

Myofasziale Laterallinien (➤ Abb. 11.84–85)

Ziele

myofasziale Unterbauch-Elastizität, fronto-laterale Beweglichkeit, Eutonus in den Mm. quadratus lumborum et transversus abdominis

Ausgangsstellung

Seitenlage: das untere Bein in Hüft-, Knie- und oberem Sprunggelenk im 90° Winkel einstellen → das obere Bein in Hüft- und Kniegelenk strecken → Fuß dorsal flektieren → Fußinnenrand hat Bodenkontakt → unterer Arm liegt im 90° Winkel vor dem Brustkorb → Ellbogen gestreckt → Kopf ruht seitlich auf dem Boden → Halswirbelsäule ist lateralflektiert → oberer Arm über den Kopf hinweg Richtung Boden führen → Fingerkuppen in Bodenkontakt bringen

Ausführung

Finger und Fußinnenrand schieben sich in die Verlängerung von Arm und Bein am Boden entlang → gleichzeitig seitlich Arm, Kopf und Bein anheben. Oberer Arm: Finger stellen sich auf die Schulterkuppe → Ellbogen ist gebeugt und weist zur Zimmerdecke → Kopf hebt seitlich ab → Wange berührt Handrücken. Oberes Bein: winkelt sich an → Knie über Knie in großem Luft-Abstand stellen → Fuß steht höher als Knie → während der Bewegung ausatmen und Endposition halten, so lange die Ausatmung reicht. Mit der Einatmung: Rückkehr → Kopf, Arm und Bein ablegen → Arm und Bein aktiv verlängern → obere Körperseite bewusst zur Zimmerdecke dehnen → mit einer nächsten Ausatmung erneut in die seitliche Krabbenstellung gehen → 3-mal wiederholen → vor Seitenwechsel in Rückenlage nachspüren

Dauer

jeweils 3–5 Wiederholungen

Besonders geeignet

bei Lower Back Pain, myofaszialer Adhäsion und Narbenverklebung nach Schnittentbindung oder Bauchoperation, Dehnung der thorakolumbalen Faszie

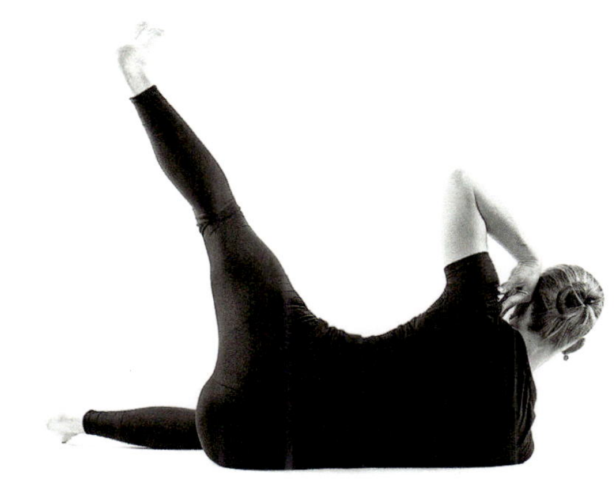

Abb. 11.85 Die seitliche Krabbe, Endstellung [K391]

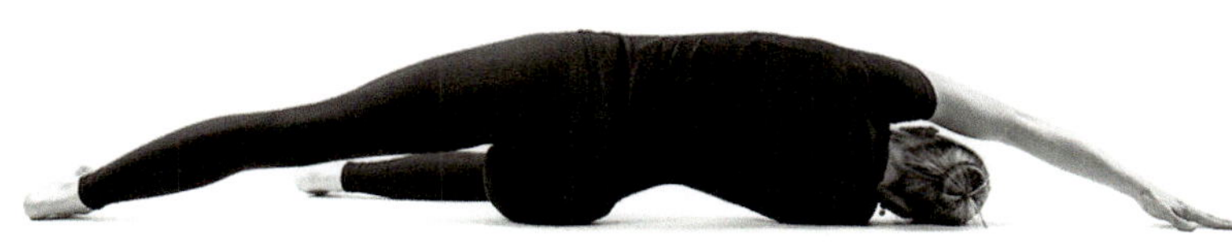

Abb. 11.84 Die seitliche Krabbe, Ausgangsstellung [K391]

Das tanzende Becken

Kombination verschiedener myofaszialer Linien (➤ Abb. 11.86)

Ziele

Narbenelastizität, freie Mobilität im Unterbauch und LBH-Bereich, Beckenboden-Eutonus

Ausgangsstellung

Stand in Beckenbreite → ca. 1 m Abstand zur Wand → Blick Richtung Wand → beide Handflächen drücken etwas über Kopfhöhe gegen die Wand → Ellbogen leicht flektiert (Ellbogenwinkel bleibt im Übungsverlauf erhalten) → Fersen sehr hoch anheben → Fußballen drücken gegen den Boden → Knie beugen

Ausführung

Becken kreisen lassen → das Becken erfindet sein eigenes Spiel → der frei fließende Atem begleitet den „Tanz"

Dauer

so lange es Spaß macht

Besonders geeignet

bei narbigen Verspannungen und Verklebungen nach Schnittentbindung oder Bauchoperation, bei Verlust myofaszialer Elastizität und Einschränkung der LWS-Mobilität, bei Lower Back Pain

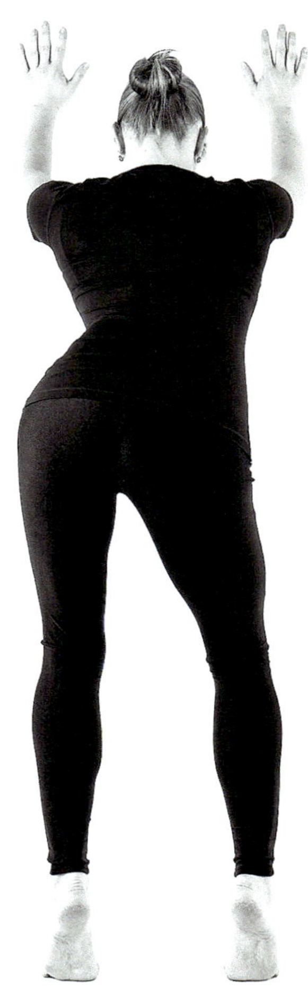

Abb. 11.86 Das tanzende Becken [K391]

Der Korkenzieher (aus der Funktionellen Bewegungslehre, FBL)

Spirallinien (➤ Abb. 11.87–89)

Ziele

freie Verschraubung des Brustkorbs gegen das Becken, Beweglichkeit in den myofaszialen, spiraligen Funktionsketten, dynamische Stabilisation der Brustwirbelsäule, Anpassungsfähigkeit bei Gleichgewichtsveränderungen

Ausgangsstellung

aufrechter Sitz auf einem Hocker, während des gesamten Bewegungsablaufs keine Verschiebung der Sitzhöcker auf der Sitzfläche → das rechte Bein überkreuzt das linke Bein → der linke Fuß ist angehoben (dorsalflektiert)

Ausführung

erster Ablauf der Verschraubung: li. Hand umgreift den re. Schienbeinkopf → re. Hand liegt auf dem Brustbein → die li. Hand zieht am re. Oberschenkel nach links, während Kopf und Brustbein nach rechts drehen → der Brustkorb bleibt → während der Kopf so weit wie möglich nach links dreht → der Scheitelpunkt strebt immer zur Zimmerdecke → die Verschraubung ein paar Sekunden halten → die ziehende li. Hand plötzlich loslassen und zur re. Hand auf das Brustbein legen → der Rücken bleibt lang → ausschwingend dreht der Brustkorb wechselnd ein wenig nach rechts und links.

Zweiter Ablauf der Verschraubung: das li. Bein überkreuzt das re. Bein → die gleichen Ausführungen in die anderen Richtungen

Dauer

2-mal in jede Richtung

Besonders geeignet

bei Adhäsionen und Narben im frontalen, lateralen und dorsalen Bereich der Bauchkapsel

11

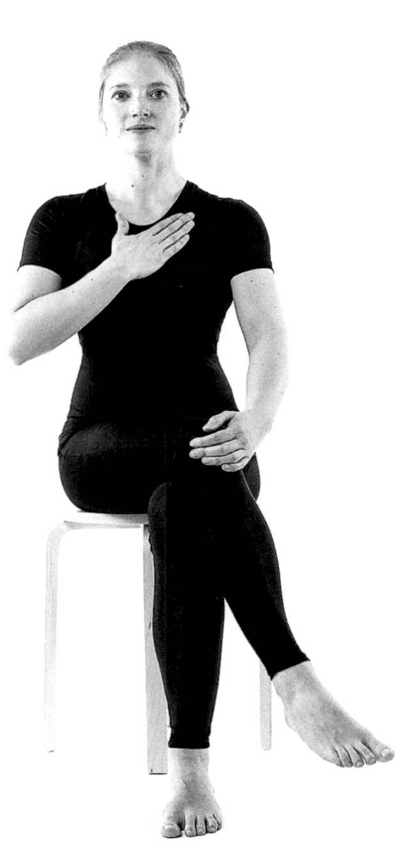

Abb. 11.87 Der Korkenzieher, Ausgangsstellung [K391]

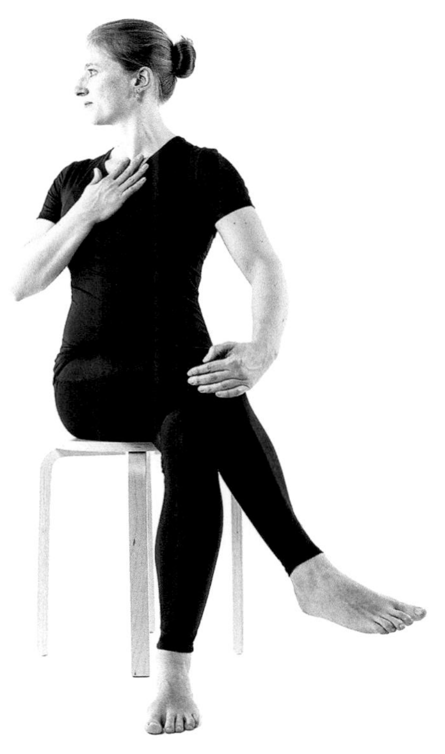

Abb. 11.88 Der Korkenzieher, zweifache Rotation [K391]

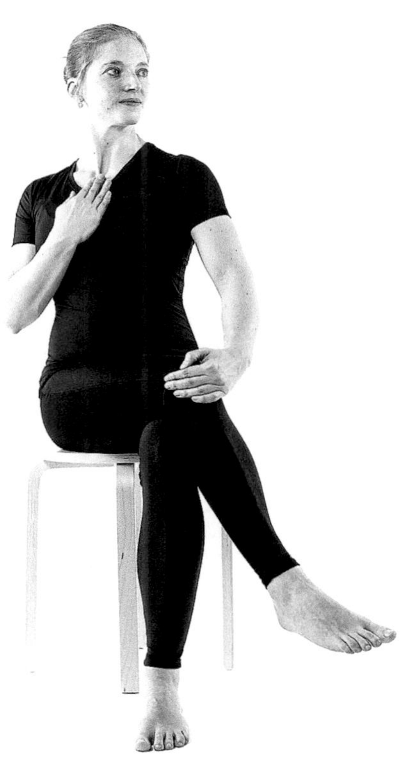

Abb. 11.89 Der Korkenzieher, Endstellung dreifache Rotation [K391]

Ventro-dorsale Dehnung über dem Beckenboden-Therapieball

Oberflächliche Frontallinie (➤ Abb. 11.90–92)

Ziele

myofasziale Elastizität in der ventralen Bauchkapsel

Ausgangsstellung

breitbeiniger Sitz auf dem Beckenboden-Therapieball → Handflächen liegen auf dem Hinterkopf

Ausführung

in kleinen Schritten nach vorne gehen → Becken und Wirbelsäule bis zu den Schulterblättern in Kontakt zum Ball bringen → bis eine tiefe Hocke mit rückwärtiger Abstützung zum Ball entsteht → Füße stemmen gegen den Boden → Knie strecken sich ein wenig → mehrere rückwärtige Abrollbewegungen (Becken/Rücken und zurück) gegen den Ball → die Rückseite schmiegt sich mit ventraler Dehnung über den Beckenboden-Therapieball → Hände halten den Kopf in einer angenehmen Stellung → Blickrichtung leicht schräg nach vorne/oben

Rückweg: Füße stemmen fest gegen den Boden → Becken/LWS/untere BWS schmiegen sich an die Ballrundung → Knie gehen langsam in Streckrichtung → während der Ausatmung (!) ziehen die Hände – vom Hinterkopf aus – die Wirbelsäule in die vertikale Sitzposition

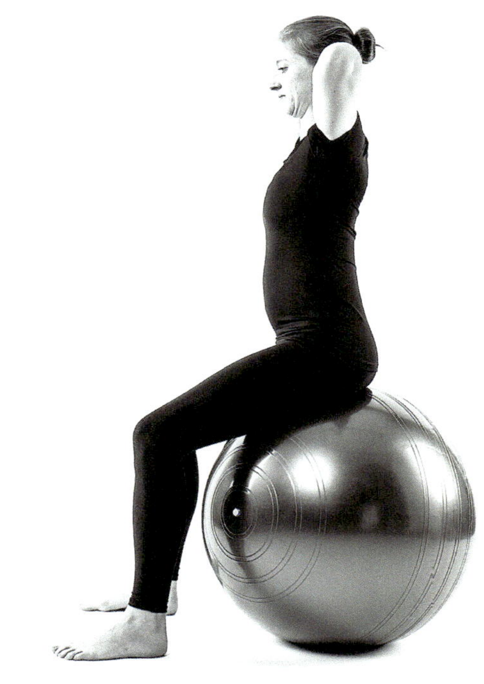

Abb. 11.90 Ventro-dorsale Dehnung über dem Beckenboden-Therapieball, Ausgangsstellung [K391]

Dauer

wiederholen, so oft die Dehnung wohltut

Besonders geeignet

bei Adhäsionen und Narben im frontalen Bereich der Bauchkapsel, nach abdominalen Operationen (frühestens ab der 12. post-operativen Woche), zur Dehnung der thorakolumbalen Faszie

Cave: nicht geeignet in der frühen Rückbildungsphase nach vaginaler Geburt oder Schnittentbindung und bei Deszensus urogenitale (kaudale Schub- und Druckbelastung)

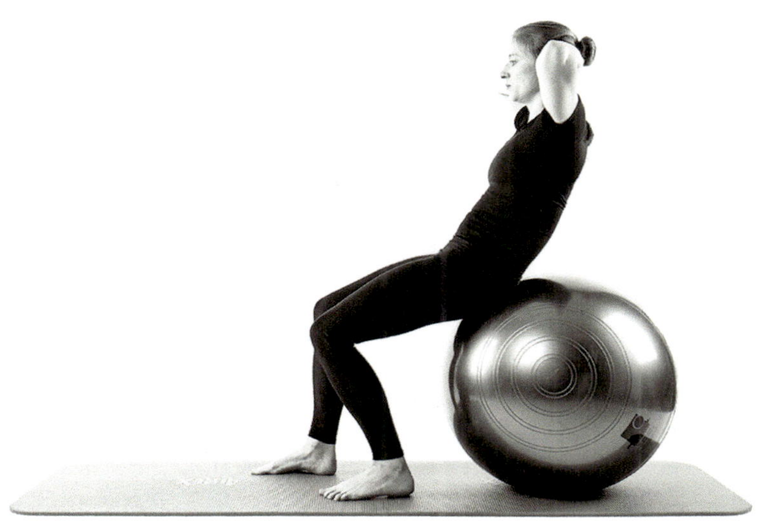

Abb. 11.91 Ventro-dorsale Dehnung über dem Beckenboden-Therapieball, auf dem Weg in die Endstellung [K391]

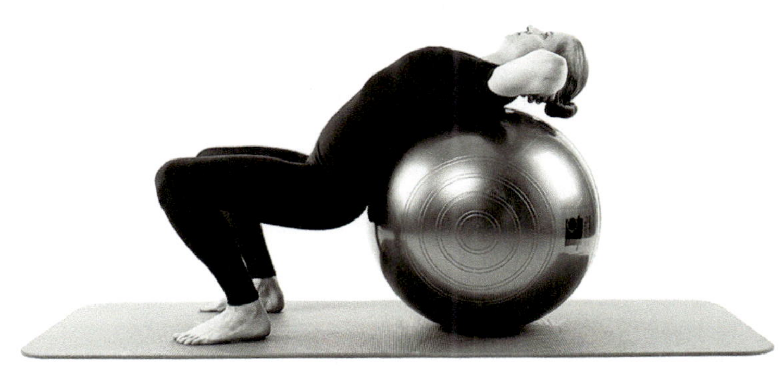

Abb. 11.92 Ventro-dorsale Dehnung über dem Beckenboden-Therapieball, Endstellung [K391]

11.4 Präventive Beckenboden Schule

Karin Geier-Fochler

Einleitung

Die BeckenbodenSchule stellt zusammen mit der Kontinenzpflege (Kap. 1.5) das Präventionsangebot des Tanzberger-Konzepts® dar.

Prävention leitet sich vom lateinischem Wort *praevenire* ab, das übersetzt zuvorkommen (*prae* = vor, *venire* = kommen) bedeutet. So definiert das Bundesministerium für Gesundheit die Prävention im Gesundheitswesen als einen *„Oberbegriff für zielgerichtete Maßnahmen und Aktivitäten, um Krankheiten oder gesundheitliche Schädigungen zu vermeiden, das Risiko der Erkrankung zu verringern oder ihr Auftreten zu verzögern."*

Zu den uro-genito-rektalen Funktionsstörungen, denen die präventive BeckenbodenSchule vorbeugen möchte, gehören Deszensus urogenitalis, Drangsymptomatik bzw. Dranginkontinenz, Sphinkterinkompetenz bzw. Sphinkterinsuffizienz mit Belastungsinkontinenz und jede Form der Mischinkontinenz, jeweils von Blase und/oder Darm.

Laut der Deutschen Kontinenz Gesellschaft leben in Deutschland geschätzt über 9 Millionen von Inkontinenz betroffene Frauen, Männer und Kinder. Die angegebene Zahl variiert je nach Quelle. Eine exakte Aussage kann hierzu nicht getroffen werden, da häufig eine beginnende Harninkontinenz bagatellisiert oder sich aus Scham keiner medizinischen Behandlung unterzogen wird.

Voraussetzung für eine wirksame Prävention ist es, die Entstehungsmechanismen zu kennen, die zu Funktionsstörungen führen. Als „Verdächtige" werden zuerst meist das Alter – und bei Frauen Schwangerschaften und Geburten – genannt. Beides sind physiologische Vorgänge. Nicht jeder ältere Mensch und nicht jede Frau, die ein- oder mehrmals geboren hat, entwickeln diesbezüglich Symptome. Den Unterschied machen die Rahmenbedingungen, unter denen die Ereignisse erlebt werden. Über diese Gegebenheiten muss die präventive BeckenbodenSchule informieren, sowie gesunde Verhaltensweisen aufzeigen und Handlungskompetenzen vermitteln.

Aufgeklärte Erwachsene (Eltern, Erzieher, Lehrer) in ihrer Funktion als Verhaltensvorbilder legen den Grundstein für eine Gesunderhaltung des Kontinenzsystems, indem sie erwachsenes präventives Verhalten vorleben und dieses im Sinne der Kontinenzpflege spielerisch und altersgerecht in den kindlichen Alltag integrieren (➤ Kap. 1.5).

Je nach unterschiedlicher Zielsetzung lassen sich Präventionsangebote in die folgenden drei Gruppen unterteilen.

Primärprävention

- Funktionsstörungen vorbeugen
- Verhaltensweisen und Aktivitäten aufzeigen, die Belastungen vermeiden und Ressourcen vergrößern können

→ Die Primärprävention wendet sich an Gesunde ohne Funktionsstörung und dient der Gesunderhaltung.

→ Sie wendet sich an Eltern, Lehrer/innen und Erzieher/innen.

Sekundärprävention

- eine beginnende Funktionsstörung berücksichtigen und ihr entgegenwirken
- eine Verschlechterung/Chronifizierung der beginnenden Funktionsstörung verhindern
- körpereigene Ressourcen aktivieren und vermehren.

→ Die Sekundärprävention wendet sich an Personen mit einer sich anbahnenden Funktionsstörung. Sie bietet entsprechende Hilfen und Maßnahmen zum Wiederherstellen der gesunden Funktion.

→ Die Sekundärprävention entspricht bereits einer Intervention.

Tertiärprävention

- sich mit einer bestehenden Funktionsstörung beschäftigen und diese handhaben
- Folgeschäden/Folgeerkrankungen verhindern
- bereits existierender Krankheitsfolgen abmildern
- noch intakte Funktionen unterstützen
- körpereigene Ressourcen aktivieren und reaktivieren.

→ Die Tertiärprävention wendet sich an Betroffene mit bestehenden Funktionsstörungen.

Sie will eine fortschreitende Verschlimmerung verhindern.

→ Die Tertiärprävention entspricht prinzipiell der Rehabilitation.

Bezuschussung der Präventionskurse

Präventionskurse können von den Krankenkassen bezuschusst werden. Seit 2014 regelt dies die Zentrale Prüfstelle für Prävention (ZPP) im Auftrag der angeschlossenen Krankenkassen.

Die BeckenbodenSchule mit dem Tanzberger-Konzept® wurde als Präventionskursangebot nach § 20 Abs. 1 SGB V von der Zentralen Prüfstelle für Prävention (ZPP) als standardisiertes Konzept zertifiziert und erhielt das Prüfsiegel „Deutscher Standard Prävention" (Konzept-ID: 20160309-V2037). Weitere Informationen auf www.tanzberger-konzept.de.

Die ZPP setzt voraus, dass die teilnehmenden Personen an einem Präventionskurs BeckenbodenSchule mit dem Tanzberger-Konzept® nicht über Funktionsstörungen klagen. Es muss die Bedingung der Primärprävention erfüllt werden.

Außerhalb der Förderung der Krankenkassen bieten speziell in der Kontinenzbehandlung ausgerichtete physiotherapeutische Praxen Beckenbodenkurse im Sinne der Sekundär- bzw. Tertiärprävention an.

Die Gruppe

Vorteile eines Gruppenkurses

- Die Gruppensituation bietet die Chance, neuen Blickwinkeln und Aspekten zu begegnen. Jeder Teilnehmer bringt individuelle Erfahrungen und Ansichten in die Gruppe ein. So kann der Einzelne seinen Horizont erweitern.
- Die Kommunikation in der Gruppe schult, Erlebtes und Erfahrenes zu reflektieren, zu benennen, zu formulieren und sich die relevanten Zusammenhänge bewusst zu machen.
- Die gemeinsamen Erfahrungen bieten soziale und emotionale Unterstützung, bestärken die Motivation wie auch das Durchhaltevermögen.

Gruppenmodelle

Die geschlossene Gruppe

Dies ist die Gruppenform, die die Zentrale Prüfstelle für Prävention vorsieht. Sie hat den Vorteil, dass die Teilnehmer auf dem gleichen Kenntnisstand stehen und die theoretischen und praktischen Inhalte im vorgesehenen Ablauf vermittelt werden können.

Die halboffene Gruppe

Zu ihr können neue Teilnehmer mit vergleichbaren Vorkenntnissen/Voraussetzungen hinzukommen.

Die offene Gruppe

Sie hat den Vorteil, dass ohne Wartezeiten neue Teilnehmer aufgenommen werden können. Neue Teilnehmer lernen von den erfahrenen Kursmitgliedern. Die Gruppenleitung einer offenen Gruppe muss allerdings ihr Repertoire an Übungen flexibel gestalten können, um weder Neueinsteiger zu überfordern noch die bereits eingeführten Teilnehmer zu unterfordern. Die Teilnehmer einer offenen Gruppe müssen sich immer wieder an neue Mitglieder gewöhnen; das kann die Dynamik der Gruppe beleben, kann sie aber manchmal auch belasten.

Voraussetzungen für ein erfolgreiches Arbeiten in der Gruppe

Gruppengröße

Idealerweise umfasst die BeckenbodenSchule 4–6, maximal jedoch 8–10 Teilnehmer.

Räumlichkeiten

Um in vertrauensvoller Atmosphäre miteinander arbeiten zu können, sind für die Gruppenunterweisung abgeschlossene Räume Bedingung.

Gruppenzusammensetzung

Diese kann unter verschiedenen Aspekten erfolgen:

- zielorientiert: s. Einteilung der Präventionsangebote
- geschlechterspezifisch: Es werden Frauengruppen, Männergruppen und seltener gemischte Gruppen angeboten. Erfahrungsgemäß stellen das Arbeiten und Üben in gemischter Gruppe kein Problem dar. Das Behandlungsprogramm gilt den gleichen Strukturen und verfolgt die gleichen Ziele. Eine gemischte Zusammensetzung beflügelt sogar die Gruppendynamik.
- altersabhängig: Altersunterschiede in der Gruppe haben per se keine negativen Auswirkungen. Sie fördern eher das gegenseitige Verstehen und die Erkenntnis, dass es nie zu früh oder zu spät ist, die Kontinenzstrukturen zu schützen und Funktionsstörungen vorzubeugen.

Organisation und Planung

- Den einzelnen Kurseinheiten werden aufeinander aufbauende, inhaltliche Schwerpunktthemen zugeordnet.
- Theoretische und praktische Angebote innerhalb einer Kurseinheit sollen sich gegenseitig ergänzen. Der gezielt eingesetzte Wechsel zwischen Theorie und Praxis sorgt für Abwechslung und hilft die Konzentration und Motivation hochzuhalten.
- Die Planung muss an jede Gruppe spezifisch angepasst werden. Denn ebenso wie sich die einzelnen Gruppen in ihrem Vorwissen und in ihrer Dynamik unterscheiden, so muss auch die Gestaltung der Kurseinheiten variabel angepasst werden. Nur dann wird das Angebot bei den Kursanten ankommen und erfolgreich sein.

Methodik und Didaktik

Aufgrund der Erkenntnis aus der Lernpsychologie, dass die zu vermittelnden Lerninhalte umso besser vernetzt werden, je mehr der vier Wahrnehmungskanäle (visuell, auditiv, kinästhetisch, taktil) gemeinsam angesprochen werden, sollten – soweit dies möglich ist – verbale Informationen mit Bildmaterial unterlegt, mit Demonstrationsmaterial be*greif*bar und mit einem stimmigen praktischen Angebot erlebbar gemacht werden.

Motorisches Lernen durch Wiederholung

- Während wir Bewegungsabfolgen, um sie zu erlernen, wiederholt ausüben, werden Nervenzellen, Synapsen und Dendriten umgebaut. Es entstehen neue Nervenbahnen oder sie werden in ihrer Fähigkeit zur Informationsweiterleitung verbessert, andere dagegen verschwinden. *„Das Gehirn ist eine immerwährende Baustelle"* und *„ein ständig lernendes System"* (Birbaumer).

Durch diese Plastizität unseres Gehirns ist es möglich, dass die Bewegungsausführung zunehmend koordinierter und ökonomischer wird, d. h. sie automatisiert sich. Siehe dazu auch das 3-Phasen-Modell nach Schnabel&Meinel: 1. Grobkoordination: ungenaue Ausführung mit erhöhtem Krafteinsatz; 2) Feinkoordination: kontinuierliche Verbesserung bis hin zur fast fehlerfreien Ausführung; 3) Feinstkoordination: korrekte Ausführung, auch unter schwierigen Bedingungen.

Im Anschluss kann das mentale/ideomotorische Training folgen: Die Bewegung findet nur in der Vorstellung statt, wird wiederholt durchgedacht und erlebt. Das erzeugt geringfügige Muskelkontraktionen, die denen der willkürlichen Bewegung gleichkommen (Carpenter-Effekt). Ziel ist es, den Lernprozess zu beschleunigen, die Bewegung zu festigen und zu präzisieren.

Die Aktivierung der Spiegelneurone im präfrontalen Kortex (➤ Kap. 2.8) für das mentale Training findet in der BeckenbodenSchule über vielfältige visuelle Stimulationen Anwendung: z. B. bei nonverbalen Anweisungen, Übungsdemonstrationen und dem gemeinsamen Üben; d. h. bei allen Angeboten, die die Imitation der Bewegungsausführung veranlassen.

Über das Einbeziehen des Limbischen Systems als *„funktionale Einheit ... von Emotion, Antrieb und Lernen"* (gehirnlernen.de; Dr. Andrea T. U. Schäfers) werden Motivation und Interesse positiv beeinflusst. Zu diesem Zweck können Musik und Tanz, Partnerübungen und interaktive Angebote eingesetzt werden.

LITERATUR

Infobroschüre der Deutschen Kontinenz Gesellschaft e. V., Blasen- und Darminkontinenz, 08/17

Bauer, J., Warum ich fühle, was du fühlst. Intuitive Kommunikation und das Geheimnis der Spiegelneurone. Hoffmann und Campe 2005

Birbaumer, N./Schmidt, R. F.: Biologische Psychologie, 6. Auflage, Springer 2006

www.gehirnlernen.de

Struktur der Beckenbodenschule

- Im Folgenden wird beispielhaft der Ablauf eines Präventionskurses vorgestellt, der 10 Einheiten à 90 min umfasst.
- Jede Kurseinheit sollte folgende Elemente enthalten: Gesprächsrunde zu Beginn der Kurseinheit, Wissensvermittlung, Praxis, Gesprächsrunde am Ende der Kurseinheit, Zeit für Notizen.

Gesprächsrunde zu Beginn der Kurseinheit

- Fragen zu theoretischen und praktischen Inhalten klären
- Berichte über Selbstbeobachtung
- theoretische Inhalte wiederholen
- Schwierigkeiten in der Umsetzung von Übungen erörtern und lösen
- neue Übungsgeräte vorstellen.

Wissensvermittlung

- Kennenlernen der funktionellen Anatomie: Die Teilnehmer werden mit den anatomischen Strukturen des Kontinenzsystems und deren Lage im Körper vertraut gemacht.
- Aufbau anatomischer Vorstellungs- und Funktionsbilder: Diese helfen beim Erspüren und Trainieren der unsichtbaren Strukturen.
- Kennenlernen der physiologischen Abläufe während der Speicher- und Entleerungsphase. Dadurch wird den Teilnehmern das Potenzial des intrinsischen Trainings (➤ Kap. 11.1.2) nahegebracht.
- Verhaltenstherapeutische Maßnahmen z. B. das Trink- und Entleerungsverhalten sowie die Drangbewältigung betreffend
- Primärprävention anregen (➤ Kap. 1.5): Die frühe Gesundheitsförderung für Kinder in der Familie, in Kindertagesstätten und in der Schule publizieren und erläutern. Die kindgerechten, praktischen Kontinenzhelfer „Blasi" und „Darmi" vorstellen.

Praxis

Sie bezieht sich auf das aktuelle theoretische Thema. Die in der Theorie erworbenen Kenntnisse werden vervollständigt, in (Alltags-)Bewegungen umgesetzt und am eigenen Körper erlebbar gemacht.

- Kinästhetische Wahrnehmungsschulung: Nur *die* Strukturen, die wir „in der Spürung" haben, können wir gezielt ansteuern.
- Durchblutungsfördernde Angebote: Grundvoraussetzung für einen funktionsfähigen Muskel ist seine einwandfreie Durchblutung.
- Tonusregulative Angebote: Muskulatur im Eutonus garantiert eine störungsfreie Funktion.
- Therapeutische Übungen im Atemfluss sowohl für FTF als auch für STF: Dabei steht die Qualität der ausgesuchten Übungen vor der Quantität des Angebots.
- Alltagssanierung: Beinhaltet den Schutz vor Fehlbelastungen, das Erlernen strukturschonender Bewegungen sowie das Erkennen Kontinenz gefährdender Alltagseinflüsse.

Gesprächsrunde am Ende der Kurseinheit

Die individuelle Reflexion unterstützt:

- die Integration in das neuromuskuläre System
- die Selbstkompetenz und die Motivation
- den Erfahrungsaustausch
- die Kursleitung durch Feedback über die Aufnahme der Angebote
- die Diskussion der Teilnehmer über Vorstellungen und Wünsche für die nächste Kurseinheit.

Zeit für Notizen

- um wichtige Informationen zu notieren
- um wichtige Anregungen für Verhaltensänderungen festzuhalten
- um stichwortartig die Übungen aufzuschreiben
- um ein persönliches Verlaufstagebuch zu erhalten.

Benötigte Materialien, Medien und Geräte

Für den theoretischen Unterricht:

- Flipchart oder Tafel mit farbigen Kreiden/Stiften
- Rechner, Beamer und Projektionsleinwand für PowerPoint-Präsentation
- Anatomische Modelle, z. B. Beckenmodell hart/weich, Wirbelsäulenmodell
- Beckenboden-Sphinkter-DemoSet für Kursleiter mit Informationen und Anschauungsmaterial (Bezugsquelle siehe Webseite)
- DemoSets für Gruppen (Bezugsquelle siehe Webseite)
- Unterrichtsunterlagen/Skripte für die Teilnehmer
- Trink-Miktionsprotokoll, sowohl blanko als auch exemplarisch ausgefüllt, als Datei oder Ausdruck (➤ Abb. 11.6).

Für den praktischen Unterricht:

- Matte
- Hocker
- Reiskissen
- langer Stab (Besenstiel, mind. 1,50 m lang)
- Beckenboden-Ballblase, elastisch aufgepumpt (Bezugsquelle s. Webseite)
- Beckenboden-Therapieball, prallelastisch aufgepumpt (Bezugsquelle s. Webseite)
- Ballpumpe und Nadelpumpe
- elastisches Gymnastikband, 2,80 m lang
- Lagerungsmaterial (Kissen)
- Musikanlage und Musik (optional).

Vom Patienten mitzubringen sind:

- Notizheft und Stift
- bequeme Baumwollbekleidung
- rutschfeste Socken bzw. Gymnastikschuhe
- ein großes Handtuch/Strandtuch (zur Auflage auf die Matte)
- ein kleines Handtuch (zur Unterstützung der HWS).

Erste Kurseinheit

Beginn

- Kursteilnehmer begrüßen
- Kursleiter/in stellt sich vor
- Vorstellungsrunde
- Information über den organisatorischen Ablauf
- inhaltlicher Überblick über den Gesamtkurs und seine Zielsetzung
- inhaltlicher Überblick über die aktuelle Kurseinheit

Praxisrelevante Theorie und praktische Anwendung

Hinweis: Bei neuen Übungen ist der Übungsname in roter, bei wiederholt vorkommenden Übungen ist er in schwarzer Schrift gehalten.

Abschluss

- Gesprächsrunde mit Reflexion
- Trink-Miktionsprotokoll austeilen und erläutern (➤ Kap. 11.2.1, ➤ Abb. 11.6).

Tab. 11.1

Theorie	Name der Übung	Ziel und Wirkung
• Einführung in die funktionelle Anatomie der Beckenboden-Sphinkter-Einheit anhand anatomischer Abbildungen und/oder anatomischer Modelle • Information über deren Lage, Form, Funktion und Veränderung der Form in der Funktion • Aufbau der mentalen Darstellung von Struktur, Lage und Funktion	Der Beckenboden im Fadenkreuz (➤ Kap. 11.3.7E) Auf dem Ball zu zweit (➤ Kap. 11.3.9 A)	kranio-kaudale Bewegung der Beckenboden-Sphinkter-Einheit und Auswirkung der visuellen Bewegungsvorstellung auf das tatsächliche Bewegungsempfinden erleben erstes, überzeugendes kinästhetisches Beckenboden-Erlebnis! Muskelkraft-Erfahrung durch Widerstand und Begrenzung; Stimulieren aller Fasern des Diaphragma pelvis; Kraftzugewinn
• Der Fachbegriff „Bauchkapsel" wird eingeführt und erläutert. • Auswirkung der Körperhaltung im Sitz auf die Bauchkapsel (Alltagsbezug)	Ökonomisches Sitzen (➤ Kap. 11.3.1 E) Das Dreieck (➤ Kap. 11.3.8 A)	Verhindern von strukturellem Verschleiß; Beckenbodenschutz; Bandscheibenschutz ökonomisches Sitzen
• Auswirkung der Körperhaltung im Stand auf die Bauchkapsel (Alltagsbezug)	Das Stehpendel (➤ Kap. 11.3.8 I)	Verhindern von strukturellem Verschleiß; wechselnde Wandspannung in der muskulären Bauchkapsel erfahren
• Auswirkung der spontanen intraabdominellen Druckerhöhung auf die Bauchkapsel (Alltagsbezug)	Hustendreh und Niesrück (➤ Kap. 11.2.5) im Sitz oder Stand	funktionelle Soforthilfe; Beckenbodenschutz
• Einführung in die Atemphysiologie: Atemräume, Atembewegung, Atemrhythmus	Stenosierte Ausatemtechnik auf dem vorderen CH (➤ Kap. 11.3.2 B) Liegen, nur liegen? (➤ Kap. 11.3.2 A) Die sehenden Hände (➤ Kap. 11.3.2 C) Die sehenden Hände gekoppelt mit der stenosierten Ausatmung auf CH	Widerstand und Rhythmus erfahren Entspannung; Schulung der Empfindungsfähigkeit Kontaktarbeit; Atembewegung wahrnehmen Widerstand erfahren; Beziehung Zwerchfell–Beckenboden herstellen

Zweite Kurseinheit

Beginn

- Gesprächsrunde zum Auftakt
- inhaltlicher Überblick über die aktuelle Kurseinheit

Abschluss

- Gesprächsrunde mit Reflexion
- Trink-Miktionsprotokolle einsammeln (werden von der Kursleitung ausgewertet).

Tab. 11.2 Praxisrelevante Theorie und praktische Anwendung

Theorie	Name der Übung	Ziel und Wirkung
	Liegen, nur Liegen? Die sehenden Hände mit der stenosierten Ausatemtechnik Autotransfusion (➤ Kap. 11.3.4 A)	Einstimmung; Schulung der Empfindungsfähigkeit Atembewegung wahrnehmen; Wechselwirkung zwischen Druck und Sog an den Bauchkapselwänden wahrnehmen Durchblutungsförderung
• Wissensvermittlung zur Arbeitsweise der Beckenboden-Sphinkter-Einheit: → Lage, Funktion, Veränderung während der Funktion wiederholen → Auswirkung der Schwerkraft auf Wirbelsäule und Bauchkapsel im Sitz und Stand wiederholen. Alltagsbezug zu Beruf und Freizeit; Varianten der strukturschonenden Haltungs- und Bewegungsausführung aufzeigen	Das Dreieck Das Sitzpendel (➤ Kap. 11.3.8 D) Dynamisches Stehen (➤ Kap. 11.3.1 D)	ökonomisches Sitzen dynamische Rumpf-Stabilisation wechselnde Aktivität der muskulären Bauchkapsel; Beckenbodenschutz
• → Auswirkung der Körperhaltung auf die Bauchkapsel bei Bück- und Hebebewegungen (➤ Kap. 11.3.1 C). Alltagsbezug zu Beruf und Freizeit; Varianten der strukturschonenden Haltungs- und Bewegungsausführung aufzeigen. Die Notwendigkeit des begleitenden Sprechatems hervorheben	Der neutrale Bücktyp (➤ Abb. 11.23b) Interaktive Bück- und Hebespiele	Einüben der ökonomischen Bückbewegung über spielerische, häufige Wiederholungen
• → Auswirkung der Körperhaltung auf die Bauchkapsel bei Positionswechseln und Bewegungsübergängen Sitz ↔ Stand und RL ↔ Stand	Vom Liegen in eine aufrechte Position (➤ Kap. 11.3.1. A ff.)	strukturellen Verschleiß verhindern; Beckenbodenschutz; Bandscheibenschutz; ökonomischer Positionswechsel und Bewegungsübergang

Dritte Kurseinheit

Beginn

- Gesprächsrunde zum Auftakt
- inhaltlicher Überblick über die aktuelle Kurseinheit

Abschluss

- Gesprächsrunde am Ende mit Reflexion

Tab. 11.3 Praxisrelevante Theorie und praktische Anwendung

Theorie	Name der Übung	Ziel und Wirkung
	Ökonomischer Positionswechsel Stand – RL Sich einrollen und ausbreiten (➤ Kap. 11.3.2. F) Stre-De-Rä (➤ Kap. 11.3.2. E)	Beckenbodenschutz; Bandscheibenschutz Atemräume erfahren Einstimmung
• Wissen über die Atemphysiologie erweitern: Atemkraft erfahren	Der Boden gibt die Kraft zurück (➤ Kap. 11.3.6 A) Warmer Bauch (➤ Kap. 11.3.4 B)	kinästhetisches Erlebnis Beckenboden; Wahrnehmungsschulung der ventralen Atembewegung durch die BL und den Kontakt zum Boden/zur Matte Durchblutungsförderung
• Wechselbeziehung zwischen den Wänden der muskulären Bauchkapsel • Diaphragma pulmonale als Rhythmusgeber • Die Bewegung des Diaphragma pulmonale nach kranial bei der Ausatmung wirkt sich als Sog *konzentrisch,* die Bewegung nach kaudal bei der Einatmung wirkt sich als wandwärts gerichteter Druck *exzentrisch* auf die ventralen, dorsalen und kaudalen Bauchkapselwände aus.	Dynamisches Stehen Tippeln (➤ Kap. 11.3.8. J) Tanzen mit Musik: Walzer, Foxtrott, Cha-cha-cha etc.	wechselnde Aktivität der muskulären Bauchkapsel initiieren; Beckenbodenschutz Reaktive Tonuserhöhung der Beckenboden-Sphinkter-Einheit; Steigerung der Atemexkursion und der Atemfrequenz

Vierte Kurseinheit

Beginn

- Gesprächsrunde zum Auftakt
- inhaltlicher Überblick über die aktuelle Kurseinheit
- Beckenboden-Therapieball als effizientes Übungsgerät vorstellen und integrieren.

Abschluss

- Gesprächsrunde am Ende mit Reflexion

Tab. 11.4 Praxisrelevante Theorie und praktische Anwendung

Theorie	Name der Übung	Ziel und Wirkung
	Die Traumhand (➤ Kap. 11.3.5 A)	kinästhetische Raumerfahrung; Atemerfahrung
• die verschiedenen myofaszialen Leistungen der Beckenboden-Sphinkter-Muskulatur: Gurt-, Trampolin- und Schnürfunktion, Katapulteffekt sowie die antagonistische Zügelung der Einatembewegung	Hebe-, Bogen- und Schnürgeste Manschettenübung (➤ Kap. 11.3.7 B)	Gesten als Stellvertreter und Verstärker urethrale und anale Sphinkterkraft erspüren; Schnürfunktion ansteuern
• die immensen Vorteile des Übungsmediums Beckenboden-Therapieball im Kontinenztraining (➤ Kap. 11.3.9) demonstrieren; Alltagsbezug herstellen	Einweisung in die Arbeit mit dem Beckenboden-Therapie-Ball Ökonomisches Sitzen auf dem Beckenboden-Therapieball Spiel mit Grenzen (➤ Kap. 11.3.9 C) Die Rückhandbremse (➤ Kap. 11.3.9 J) Schnelle Fersen (➤ Kap. 11.3.9 Q)	Gewöhnung Beckenbodenschutz; Bandscheibenschutz Stimulieren aller Fasern des Diaphragma pelvis; Gurtfunktion aktivieren; Begrenzungen (Widerstand) erfahren FT-Fasern in der Beckenboden-Sphinkter-Muskulatur und Trampolinfunktion stimulieren

Fünfte Kurseinheit

Beginn

- Gesprächsrunde zum Auftakt
- inhaltlicher Überblick über die aktuelle Kurseinheit

Abschluss

- Gesprächsrunde mit Reflexion
- auf Primäre Prävention (➤ Kap. 1.5) und Kontinenzpflege hinweisen. Die Bereitschaft signalisieren, Ansprechpartner für Erzieher und Lehrer in Kindertagesstätten und Schulen zu sein.

Tab. 11.5 Praxisrelevante Theorie und praktische Anwendung

Theorie	Name der Übung	Ziel und Wirkung
	Der Boden gibt die Kraft zurück Warmer Bauch	kinästhetisches Erlebnis Beckenboden; Kraftzugewinn Durchblutungsförderung
• Einführung in die Anatomie der Speicherorgane Harnblase und Enddarm • Erklären der Physiologie von Speicher-und Entleerungsphase anhand des Reiz-Reaktions-Mechanismus (➤ Abb. 11.5) • Kontinenz sichernde Strukturen anhand der DemoSets darstellen	Manschettenübung Die Schlussaktion (➤ Kap. 11.3.6 B)	Kraftgewinn in den Verschluss-strukturen Unterstützung der Verschluss-phase nach der Entleerung; Sphinkteraktivierung
• die intrinsischen Faktoren der Kontinenzsicherung (➤ Kap. 11.1.2) und deren Stellenwert als körpereigene Trainingsreize zum Erhalt eines gesunden Kontinenzsystems erklären • vermeintlich sinnvolle, aber letztlich die Kontinenz labilisierende Verhaltensweisen (z. B. vorsorgliche Entleerungen, unausgewogene Trinkmengenverteilung) und unphysiologische Übungen (z. B. Harnstoppen, isolierte Kneifübungen) ansprechen, gemeinsam analysieren und so den Widerspruch zur Physiologie bewusstmachen • Ursachen für die Entstehung einer Drangsymptomatik und Dranginkontinenz mithilfe des Reiz-Reaktions-Mechanismus erklären • bearbeitete Trink-Miktionsprotokolle aushändigen und in der Gruppe (gegebenenfalls anonym) besprechen. Die Teilnehmer können die neu gewonnenen Erkenntnisse anhand ihres Protokolls mit den eigenen Trink- und Entleerungsgewohnheiten abgleichen. • Merksatz von Renate Tanzberger „Harnspeicherzeit ist Trainingszeit" an die Hand geben		
• Aufschubstrategien (➤ Kap. 11.2.6)	• Fingerdruck gegen Blasendruck (➤ Kap. 11.2.6 A) • Virtuelles Bonbon lutschen (➤ Kap. 11.2.6 B) • Tip Tip Tip – die schnelle Haltespannung (➤ Kap. 11.2.6 C) • Speichergespräch (➤ Kap. 11.2.6 D) • Schnürgeste	• kurzzeitiger Drangaufschub; Angstreduktion; Sicherheit und Vertrauen ins Kontinenzsystem gewinnen
	Gehen mit Rückantwort (➤ Kap. 11.3.1 F) Treppen gehen (➤ Kap. 11.3.1 F Variation) Spiel mit Grenzen mit der urethralen Sphinkter-manschette Die goldene Kugel (➤ Kap. 11.3.9 E)	Beckenbodenstimulation Beckenbodenstimulation Stimulieren aller Fasern des Diaphragma pelvis; urethrales Sphinktertraining Tonusbalance in der muskulären Bauchkapsel, v. a. der kaudalen Wand (Raumgefühl)

Sechste Kurseinheit

Beginn

- Gesprächsrunde zum Auftakt
- gemeinsame Reflexion der vergangenen Woche: Wurden Verhaltensänderungen in den Trink- und Miktionsgewohnheiten vorgenommen? Welche Reaktionen konnte jeder an sich selbst beobachten? Welche Probleme gab es bei der Umsetzung? Lösungsvorschläge hierzu sammeln
- Wiederholung des intrinsischen Faktors anhand des Reiz-Reaktions-Mechanismus
- inhaltlicher Überblick über die aktuelle Kurseinheit
- neues Übungsmedium vorstellen: Die Ballblase

Abschluss

- Gesprächsrunde mit Reflexion

Tab. 11.6 Praxisrelevante Theorie und praktische Anwendung

Theorie	Name der Übung	Ziel und Wirkung
	Einweisung in die Arbeit mit der Ballblase/ Tonusbalance auf der Ballblase	Gewöhnung; Tonusregulation; Topographiesicherung; Entlastung der urogenitalen Strukturen
• Ursachen und Entstehung eines Deszensus urogenitalis • Ursachen und Entstehung einer Belastungssymptomatik/-inkontinenz • Funktionsweise der reaktiven Verschlusskraft (ST-Fasern) • Funktionsweise der reflektorischen (FT-Fasern) und der reaktiven (myofaszialen) Rückfederkraft • Kaltwasserabklatschen (➤ Kap. 11.2.4) Ablauf und Wirkung erklären	Knie-Ellbogen-Lage Die Malenden Sitzknochen (➤ Kap. 11.3.3 B) BRRR (➤ Kap. 11.3.3 D) Kaltwasserabklatschen Als „Trockenübung"	Topographiesicherung; Beckenboden-Entlastung Topographiesicherung; Beckenboden-Entlastung Topographiesicherung; Stimulation der Beckenboden-Sphinkter-Muskulatur; Stimulation der FT-Fasern Durchblutungsförderung; Tonusregulation; levatorische Reaktion im Diaphragma pelvis
• insuffiziente Bauch- und Rücken muskulatur als Belastungsfaktoren für den Beckenboden (➤ Kap. 11.1.2) • Merksatz von R. Tanzberger: „Beckenboden-Schule ist Rückenschule und umgekehrt."	Das Dreieck Das Sitzpendel Big Ben (➤ Kap. 11.3.8 D) Der Boden gibt die Kraft zurück (kleiner Brückenbauch)	Beckenbodenschutz dynamische Rumpfstabilisation, Aktivieren der Bauchmuskulatur Bauchmuskeltraining; Kokontraktion im Diaphragma pelvis Kokontraktion Bauchmuskulatur und Diaphragma pelvis

Siebte Kurseinheit

Beginn

- Gesprächsrunde zum Auftakt
- Inhaltlicher Überblick über die aktuelle Kurseinheit

Abschluss

- Gesprächsrunde mit Reflexion

Tab. 11.7 Praxisrelevante Theorie und praktische Anwendung

Theorie	Name der Übung	Ziel und Wirkung
	Der Schwamm (➢ Kap. 11.3.7 D)	Kraftzugewinn; Stimulieren der ST-Fasern
• funktionelles Bauchmuskeltraining vs. konventionelle Bauchmuskelübungen • die fallverhindernde Funktion der BM • Beckenboden- und WS-Strukturen schädigende Auswirkungen der BM-Übungen aus RL • besprechen, welche Freizeitaktivitäten und Sportarten die Beckenboden- und Kontinenzstrukturen schonen und welche hierzu kritisch zu sehen sind. Diskussion über strukturschonende Ausführungsmöglichkeiten • bei Bedarf: aufklären, was bei der Bauchmuskelreaktivierung post partum zu beachten ist	Big Ben Matschagallalapa I (➢ Kap. 11.3.8 E) breit und schmal Spiel mit Grenzen Der Hirtenstab (➢ Kap. 11.3.9) Variationen mit dem Theraband (➢ Kap. 11.3.9 P) Golden Gate Bridge Der große Brückenbauch (FBL) (➢ Kap. 11.3.8 H)	Bauchmuskeltraining; Kokontraktion im Diaphragma pelvis Bauchmuskelkräftigung; Kokontraktion im Diaphragma pelvis; BWS-Extensoren stimulieren; dynamische Stabilisation der BWS in Extension Diaphragma pelvis stimulieren Unterbauchmuskeln und Kokontraktion im Diaphragma pelvis stimulieren Bauchmuskeltraining

Achte Kurseinheit

Beginn

- Gesprächsrunde zum Auftakt
- inhaltlicher Überblick über die aktuelle Kurseinheit
- neues Übungsmedium vorstellen: das Reiskissen

Abschluss

- Gesprächsrunde mit Reflexion
- die Teilnehmer anregen bis zu nächsten Treffen Themen und Übungen auszusuchen, die in der nächsten Kurseinheit wiederholt werden sollen

Tab. 11.8 Praxisrelevante Theorie und praktische Anwendung

Theorie	Name der Übung	Ziel und Wirkung
	Die Beckenuhr (nach Moshé Feldenkrais) mit dem Reiskissen unter dem Os sacrum	Mobilisation der LBH-Region; Durchblutungsförderung im Becken; Tonusregulation
• Einführung in die funktionelle Anatomie des Anorektum und seiner Kontinenzmechanismen • Beziehung zwischen analem Kontinenzorgan und M. puborectalis aufzeigen	Spiel mit Grenzen mit der analen Schnürmanschette Die Rückhandbremse (➢ Kap. 11.3.9 J)	anales Sphinktertraining
• mögliche Ursachen für das Entstehen von Obstipation: Gefahren für den Beckenboden aufzeigen • strukturschonendes Defäkationsverhalten (➢ Kap. 8.5) • mögliche Ursachen für das Entstehen von Hämorrhoiden • Passage anregende Nahrungsmittel ansprechen • Passage unterstützende thermische Maßnahmen vorstellen	Mundraumlösung (➢ Kap. 11.2.8 A) Beckenaufprallübung (➢ Kap. 11.3.5 B) Ballblase Hopplahopp (➢ Kap. 11.3.3 C) Reiskörner im Griff (➢ Kap. 11.3.6 D)	Entspannung und Tonusregulierung im Mund- und Kiefergelenksraum Kinästhetische Raumerfahrung; Becken-Spannungsbalance; Atemanreiz Tonusbalance; Topographiesicherung Training des analen Sphinkters und des M. puborectalis
	Der Schwamm	Kraftzugewinn; Stimulieren der ST-Fasern

Neunte Kurseinheit

Beginn

- Gesprächsrunde zum Auftakt
- gemeinsam Themen und Übungen aussuchen, die heute wiederholt werden

Abschluss

- Gesprächsrunde am Ende mit Reflexion
- Teilnehmer bitten, alle Unterlagen zur letzten Kurseinheit mitzubringen

Tab. 11.09 Praxisrelevante Theorie und praktische Anwendung

Theorie	Name der Übung	Ziel und Wirkung
	Die Laus im Pelz (➤ Kap. 11.3.2. D)	Wahrnehmungsübung; Einstimmung; Atemvertiefung
bei Zeitreserve neue Übungen vorstellen	Hopp und Hopp mit Armschwung (➤ Kap. 11.3.9 R)	Stimulation der FT-Fasern und der Trampolinfunktion
	das Rumpelstilzchen (➤ Kap. 11.3.8 N)	Stimulation der bremsend wirkenden Kokontraktion des M. levator ani über Aktivität des M. obturatorius internus; Erhöhung der Atemfrequenz und Atemtiefe
	Das Knierad (➤ 11.3.8 Q)	Stimulation der bremsend wirkenden Kokontraktion des M. levator ani über Aktivität des M. obturatorius internus; Tonusregulation

Zehnte Kurseinheit

Beginn

- Gesprächsrunde zum Auftakt

Abschluss

- Gesprächsrunde mit Reflexion des Gesamtkurses
- Verabschiedung

Tab. 11.10 Praxisrelevante Theorie und praktische Anwendung

Theorie
Wiederholen: • funktionelle Soforthilfen • Stellenwert des intrinsischen Faktors zur Gesunderhaltung der Kontinenzstrukturen (Reiz-Reaktions-Mechanismus) • Aufschubstrategien • ökonomisches Bewegungsverhalten zum Beckenbodenschutz im Alltag und zum Schutz vor Strukturverschleiß • nochmaliges Eingehen auf individuelle Situationen im Berufsalltag und in der Freizeit und Aufzeigen von strukturschonenden Bewegungsmöglichkeiten • Beckenbodenschutz bei Miktion und Defäkation • Stellenwert der Atembegleitung bei den therapeutischen Übungen • Merksätze mitgeben: „Harnspeicherzeit ist Trainingszeit"; „BeckenbodenSchule = Rückenschule"
bei Zeitreserve: Wiederholen von Übungen

KAPITEL

12

Ani Orthofer-Tihanyi

Fallbeispiele psychogener Drangsymptomatik

„Der einzige Weg, meine Ängste loszuwerden ist, Filme über sie zu machen."
Alfred Hitchcock, Regisseur albtraumhafter Kultfilme

Auf die Therapie des psychogenen Drangs übersetzt hieße das: Die Angst vor Drangattacken und Urinverlust kann überwunden werden, indem man sie formuliert und sich mit ihr konfrontiert.

Die Patientenberichte aus meiner physiotherapeutischen Praxis beziehen sich auf die Diagnose „Psychogene Drangsymptomatik". Ausgeschlossen wurden Drang-Ursachen entzündlicher oder neurologischer Genese.

Sämtliche Beispiele weisen vergleichbare Symptome auf, jedoch in unterschiedlichen Ausprägungen und mit verschiedenen Auslösern. Gemeinsam ist allen die Angst vor Kontrollverlust und möglicher Bloßstellung sowie die weitgehende Akzeptanz des scheinbar Unabänderlichen. Jeder Patient bzw. jede Patientin hat sich variantenreiche, dem eigenen Naturell entsprechende, scheinbar sinnvolle Ausweichmanöver erdacht. Keiner hat realisiert, dass diese nicht befreiend waren, sondern im Gegenteil zunehmend und nachhaltig das alltägliche Leben beeinträchtigten. Kollektiv ist das Unwissen über die systemschädigenden Folgen der selbst verordneten Vermeidungsstrategien.

Das *Tanzberger-Konzept* setzt an diesem Punkt an: Vermittlung von Wissen, Aufzeigen der Speicherfähigkeit von Blase und Darm sowie Abschalttechniken gegen „Drangüberfälle" als wirksame Wege zur psychosomatischen Sicherheit und Selbstkompetenz.

Unterschiedlich sind die Entstehungsgeschichten, die therapeutischen Ansätze, die Therapiedauer und das erreichte Ergebnis. In den meisten Fällen konnte therapeutisch geholfen werden. In einzelnen Fällen wurde eine dauerhafte Drangbefreiung nicht erreicht.

Fallbeispiel 1: Der Erbe

Ein Student, Anfang zwanzig, fiel bei seinen Freunden unangenehm auf, weil er jede sich bietende Gelegenheit, ob passend oder unpassend, nutzte, um zur Toilette zu rennen oder irgendwo im Gelände zu urinieren. Darauf angesprochen, argumentierte er mit der „von der Mutter geerbten schwachen Blase".

Aufgefallen war den Beobachtern aber auch, dass er bei großer, anderweitig gebundener Aufmerksamkeit, z. B. während mehrstündiger Rockkonzerte, auf Blasenentleerungen problemlos verzichten konnte. Das ständige Gespött seiner Freunde und die Sorge, dass sich der Zustand noch verschlimmern könnte, brachten ihn schließlich dazu, sich untersuchen und behandeln zu lassen.

Befundgespräch

Im Befundgespräch berichtete er von seiner überängstlichen Mutter, die anscheinend ständig unter Drangzuständen litt. Diese suchte außer Haus oft verzweifelt nach Toiletten und hatte ihn seit früher Kindheit angehalten, sich vorsorglich seines Blaseninhalts zu entledigen. Das unphysiologische Verhaltensvorbild, nämlich so oft wie möglich eine Entleerung auch ohne Blasensignal für nötig zu halten, prägte seine eigenartige Gewohnheit. In der festen Überzeugung, die „schwache Blase" biologisch geerbt zu haben, ertrug er das vermeintliche Erbe als Schicksal.

Miktionsprotokoll

Die Miktionsprotokolle zeigten bis zu 20 Entleerungen pro Tag, oft auch ohne Blasensignal, mit Speichermengen von

80–100 ml. Die tägliche Trinkmenge betrug durchschnittlich 1900 ml, die Flüssigkeitsaufnahme erfolgte hauptsächlich morgens und abends. Drang auslösende Getränke waren nicht identifizierbar. Es gab keine nächtlichen Entleerungen. Die morgendliche Speichermenge lag bei 400–600 ml.

Therapeutischer Prozess

Wie fast jeder Mensch hatte auch er keine Vorstellung von der Elastizität einer Harnblase, daher erlebte er die Demonstration seiner durch die Miktionsprotokolle bekannten Harnvolumina mithilfe eines wassergefüllten Luftballons (➤ Kap. 1.5) als besonderes Aha-Erlebnis. Die sichtbar gemachte Aufnahmefähigkeit entmachtete die Vorstellung der kleinen, schwachen Blase und genügte bereits, die dranglosen Entleerungen zu unterlassen. Für den „Bedarfsfall" fühlte er sich mit der Aufschubtechnik „Virtuelles Bonbonlutschen" gut gerüstet. Mit seiner privaten Beschwörungsformel „Ich kann weiter speichern" befreite er sich erfreulich schnell von seinem „sozialen Erbe".

Charakteristik

Der Erbe ist ein Nachahmer: Das frühe Vorbild und Unwissenheit bestimmen sein befremdliches Verhalten. Kognitive und visuelle Informationen befreien von der Misere.

Fallbeispiel 2: Der Prophet

Ein Patient, 75 Jahre, mit idiopathischer Drangsymptomatik, kam nach Teilnahme an einer Beckenbodengruppe mit noch immer latent bestehendem Drang zur Einzelbehandlung.

Befundgespräch

Im Befundgespräch berichtete er, dass er Bedrängnisse in der Regel mit den erlernten Aufschubstrategien gut bewältigen könne. Sein Drangmanagement versage jedoch an Orten ohne Toilette: Der Untergrund-Bahnhof wurde zum gefürchteten Stimulus von Dranggefühlen. Bereits auf dem Weg dorthin entwickelte er heftige Blasensignale, unabhängig davon, wie lange die letzte Entleerung zurück lag. Obwohl bei diesen Drangattacken nie Harn verloren ging, verzichtete er trotzdem vorsorglich auf die Benutzung von U- und S-Bahn. Stattdessen nahm er umständliche Trambahn- und Busfahrten in Kauf.

Miktionsprotokoll

Die Miktionsprotokolle zeigten Entleerungen im Abstand von 2–3 Stunden im häuslichen Umfeld und jeweils (rituelle) Entleerungen vor Verlassen des Hauses. Die größte Füllmenge lag bei 450 ml.

Als Drangauslöser wurde ein psychogenes Reaktionsmuster (self-fulfilling-prophecy) erkennbar, das sich bei ängstlicher Drang-Erwartung an Orten ohne Ausweg (Toilette) einstellte.

Therapeutischer Prozess

Das aufklärende Gespräch über die negative Macht seiner prophetischen Gedanken sowie die günstigen Daten des Miktionsprotokolls verringerten den Druck so weit, dass seine bewährten Aufschubstrategien auch an toilettenlosen Orten wirkten. Schon im Anmarsch auf den U-Bahnhof praktizierte er das „innere Speichergespräch" zur Blasenberuhigung. Zusätzlich verstärkte er aktiv die Kontinenzsicherung durch die Sphinkter-Schnürspannung mit der Hand in der Hosentasche (Schnürgeste). Seine Begleitgedanken waren: „Wenn die Blase ruhig ist und der Verschluss fest, kann ich sicher sein."

Das Aufspüren der Drangauslöser und das willentliche, aktive Eingreifen-Können stärkten zunehmend seinen Mut, sich bewusst dem unterirdischen Bahnhof auszusetzen. Nach zwei Wochen war er ein entspannter U-Bahnbenutzer.

Charakteristik

Dieser „Prophet" musste verstehen, dass seine spezielle Drangproblematik an einen exogenen Auslöser gebunden war (toilettenloser Ort). Die Entkoppelung wurde über Verstehen und Einsicht in die Zusammenhänge sowie durch die kontinenzsichernden Strategien möglich.

Fallbeispiel 3: Die Überfallene

Eine Patientin, 35 Jahre, die eigentlich wegen Rückenbeschwerden in Behandlung war, erzählte, dass sie auf der Heimfahrt vom Sportverein an einer roten Ampel eine überfallartige Blasendrangmeldung erlebt hätte. Unter Qualen kam sie „gerade noch trocken" nach Hause. Zu ihrem Schrecken ereignete sich in der Folge an derselben Ampel jedes Mal eine ähnlich heftige Drangmeldung.

Befundgespräch

Im Befundgespräch äußerte die Patientin ihre Vermutung, dass sich das erste Erlebnis an der Ampel schockartig als „Drangampelbild" eingeprägt hätte. Warum das geschehen sei, könne sie sich nicht erklären, da sie, wie gewohnt, vor und nach dem Sport die Blase entleert hatte. Heftige Drangerlebnisse kenne sie sonst nicht, befürchte aber, in Zukunft auch an anderen Orten Ähnliches erleben zu müssen.

Miktionsprotokoll

Die Miktionsprotokolle zeigten durchschnittlich 8, an Sporttagen 10 Entleerungen täglich, mit Mengen zwischen 150–400 ml. Die tägliche Trinkmenge betrug im Schnitt 2150 ml. Aufgezeichnet wurden regelmäßig Entleerungen ohne Blasensignal vor Verlassen des Hauses und zusätzliche Sicherheitsentleerungen vor und nach dem Sport. Überfallartige Drangmeldungen ereigneten sich ausschließlich an der genannten Ampel – bei fast leerer Blase, wie die Protokollaufzeichnungen zeigten. An sportfreien Tagen waren Drangintensität und Blasenvolumen adäquat.

Therapeutischer Prozess

Obwohl die Angsttherapie postuliert, dass gerade die Vermeidung der angstauslösenden Reize das Kernmerkmal der meisten Angststörungen sei, erprobten wir zu Beginn der Therapie dennoch eine einfache Vermeidungsstrategie. Um das Reizmuster zu durchbrechen nahm die Patientin einen anderen Heimweg. Sie kam ohne Blasendrang nach Hause. Die Interpretation, dass nicht der Blaseninhalt den Drang stimulierte, sondern die Erwartungsangst an dieser bestimmten Ampel, machte ihr den eigentlichen Reizfaktor deutlich.

Der nächste Schritt verfolgte die Absicht, das angstbesetzte innere Ampelbild zu löschen. Wir entwickelten in Anlehnung an die Konfrontationstherapie (➤ Kap. 2.3) ein Konfrontationsritual: Vor dem Nachhauseweg stellte sich die Patientin nicht nur die „Drangampel" vor, sie hielt auch innere Antworten gegen den Blasendrang parat. So gewappnet passierte sie die Ampel tatsächlich ohne Not.

Am Ende der Therapie verzichtete sie dank der gewachsenen Sicherheit – „Die Blase hört jetzt auf mich!" – auch auf die Blasenentleerungen vor und nach dem Sport. Das „Ampelgespenst" war besiegt und zusätzlich das Risiko gebannt, eine empfindliche Drangblase zu konditionieren.

Charakteristik

Das erste Erlebnis löste ein ortsgebundenes Drangphänomen aus, was zu einer angstbesetzten Blasenbeziehung führte, aus der eine allgemeine Drangbereitschaft zu entstehen drohte. Der Prozess konnte gestoppt werden, weil die Sportlerin das Ampel-Drangereignis als „Fehlzündung des Gehirns" einstufte und bereit war, das Phänomen mit Einsicht und mentaler Steuerung zu dekonditionieren.

Fallbeispiel 4: Die Traumatisierte

Eine Patientin, Mitte 60, geriet stets in heftigsten Blasendrang, wenn sie plante, das Haus zu verlassen. Panikartig suchte sie die Toilette auf.

Befundgespräch

Im Befundgespräch erfuhr ich, dass sie nach einer Operation mehrere Wochen im Koma gelegen hatte. Dieses Grenzerlebnis verstörte die Patientin auf vielfältige Weise. Als besonders beeinträchtigend empfand sie die „Unzuverlässigkeit der Blase". Dem Drang fühlte sie sich hilflos ausgeliefert. Die einzige, für sie denkbare Lösung war, die Blase ständig zu leeren. Sie entwickelte ein erstaunliches „Weggeh-Zeremoniell": Dieses begann bei Planung der Abfahrt mit einem ersten Gang zur Toilette, setze sich fort mit einer Entleerung kurz vor dem Start, ging weiter mit der Rückkehr zur Toilette, bevor sie die Wohnung verließ und endete mit dem Umkehren vor der Gartentür, bis sie schließlich abfahrbereit im Auto saß.

Um sich „ganz sicher zu sein", machte sie gelegentlich nochmals kehrt. Dass bei diesen Aktionen nicht mehr als einzelne Tröpfchen kamen, konnte sie nicht von der Leere ihrer Blase und der Sinnlosigkeit ihres Handelns überzeugen.

Zielorte erreichte sie nur unter großer psychischer Anspannung, um dann sofort wieder auf eine Toilette zu eilen.

Im weiteren Verlauf der Therapie erfuhr ich, dass sie sich zusätzlich angewöhnt hatte, in kurzen Abständen Druck auf den Unterbauch auszuüben oder per Bauchpresse Druck auf die Blase zu geben, um misstrauisch zu prüfen, wie voll die Blase sei. Mit diesem „Test" löste sie regelmäßig Drangsignale aus. So hatte sie wieder einen scheinbar berechtigten Grund, zur Toilette zu gehen.

Der andauernde Erregungszustand und die panische Vorstellung von „ein paar Tropfen in der Blase" führten zu ständigen Drangmeldungen und in ein zwanghaftes Entleerungsverhalten.

Trotz dieser „Behinderung" blieb sie eine mutige, unternehmungsfreudige Person, die gerne verreiste. Interessantes Phänomen: Hatte der Bus eine Toilette an Bord (mit einem anderen fuhr sie grundsätzlich nicht), fielen schwerwiegende Drangattacken aus.

Miktionsprotokoll

Die Miktionsprotokolle zeigten im häuslichen Bereich durchschnittlich 10 Entleerungen pro Tag, bei Intervallen von 1–1,5 Stunden. Vor Verlassen des Hauses kamen 4–6 zeitlich eng aufeinanderfolgende Entleerungen bei mäßiger bis starker Drangintensität und Abgabe von wenigen Tropfen hinzu. Es gab jeweils eine nächtliche Entleerung. Die morgendliche

Harnmenge lag bei knapp 300 ml. Drangintensität und Füllmenge waren häufig nicht angemessen (sehr starker Drang bei 80–100 ml).

Stunden vor Verlassen des Hauses und unterwegs verzichtete die Patientin auf jegliches Trinken, was teilweise zur Reduzierung der Tages-Trinkmengen auf unter 500 ml führte. Die sonstige Tagestrinkmenge lag bei ca. 1000 ml.

Therapeutischer Prozess

Der eindeutige Nachweis einer ausreichenden Blasenkapazität (morgendliche Werte) bewirkte ein erstes Um- und Andersdenken. Die Patientin erhöhte Schritt für Schritt die Tagestrinkmengen auf ca. 1,5 l.

Mit viel Überwindung und gleichzeitig großer Beharrlichkeit disziplinierte sie sich, ihre wiederholten Entleerungen zu unterlassen und sich auf einen einmaligen Toilettengang vor dem Verlassen des Hauses zu beschränken. Die Technik „Double-Pee" (➤ Kap. 11.2.6) vermittelte ihr das beruhigende Bild einer leeren Blase. So gelang es im Laufe eines halben Jahres, ihre widersinnigen Gewohnheiten abzubauen.

Trotzdem kam es zu Rückfällen; immer wieder musste die Patientin darauf achten, nicht den unvernünftigen Druck auf die Blase auszuüben und die gewohnten, abnorm vielen Toilettenbesuche vor einer Abfahrt zu unterlassen. Mit der Unterstützung ihr nahestehender Menschen, die sie an die neuen Regeln und Hilfen erinnerten, konnte sie sich dem Entleerungszwang immer häufiger widersetzen. Besonders hilfreich zeigte sich das imperative Speicherwort „Stopp!" als schneller Befehl zum Innehalten, zur Neuorientierung und zur Drangabschaltung. Die Auslösung des Bulbokavernosusreflexes (➤ Kap. 3.2) half dann, die Blasenruhe längerfristig zu halten (➤ Kap. 11.2.6 A).

Mit der physiotherapeutischen Drangtherapie wurde die Lebenssituation zwar verbessert, aber nicht vollständig entstört. Aufgrund der traumatischen Vorgeschichte und der psychischen Labilität der Patientin war eine weitergehende Drangbeseitigung auf diesem Weg nicht zu erreichen.

Charakteristik

Physiotherapeutische Drangbewältigungsstrategien halfen, das Trink- und Entleerungsverhalten sukzessive zu normalisieren, akute Bedrängnisse zu reduzieren und die Angst vor unwillkürlichem Harnverlust zu meistern. Die Drangproblematik ist hier aber möglicherweise ein Stellvertreter für existenzielle Ängste. Im Anschluss an die Physiotherapie begab sich die Patientin in eine psychologische Traumatherapie, die ihr half, ihre Grenzerlebnisse aufzuarbeiten.

Fallbeispiel 5: Die Geschockte

Eine Patientin, 60 Jahre, erlebte auf einer durch mehrere Staus verzögerten Autobahnfahrt eine extreme Blasendrangattacke, der sie sich völlig hilflos ausgeliefert fühlte. Verzweifelt suchte sie nach einem Ort zur Beendigung ihrer Not. Die Aufregung verstärkte den Drang, dieser wiederum den seelischen Druck. Immer heftiger geriet sie in eine psychosomatische Kettenreaktion, die zu ihrem Entsetzen in einer unabwendbaren Blasenentleerung endete.

Befundgespräch

Im Befundgespräch berichtete sie, dass sie „eigentlich" kein Problem mit ihrer Blase habe, nach diesem Erlebnis aber permanent die Blase beobachte. Jedes noch so geringe Blasensignal werde als Entleerungsverpflichtung bewertet und sofort befolgt. Eine Notlage wie auf der Autobahn dürfe nie wieder entstehen!

Selbst mit einem zeitlichen Abstand von mehr als einem Jahr war sie noch so tief verunsichert, dass sie nicht zum unbefangenen Umgang mit Blasensignalen zurückfand.

Miktionsprotokoll

Die Miktionsprotokolle zeigten bis zu 20 meist vorsorgende Entleerungen pro Tag, mit Mengen unter 150 ml, sobald keine Toilette vorhanden war. Die Drangintensität wurde von ihr durchgängig als gering eingestuft.

An Tagen, an denen sie das Haus nicht verließ, konnte sie bis zu 550 ml speichern, dabei war die Drangintensität der jeweiligen Blasenfüllung angemessen.

Therapeutischer Prozess

Das Miktionsprotokoll wurde der Schlüssel zur Einsicht: Die sichtbar gemachte Füllmenge von 550 ml belegte die organisch gesunde Aufnahmefähigkeit des Speicherorgans. Die Patientin verstand, dass ursprünglich leichte Blasensignale durch die Psyche derart verstärkt wurden, dass eine Entleerung unumgänglich wurde. Sie erkannte, dass sie spontan, in Assoziation mit dem peinlichen Erlebnis, ein Vorsorgeverhalten entwickelt hatte, das ausschließlich außer Haus in Erscheinung trat.

Als therapeutisches Modell erarbeiteten wir einen „inneren Film" zur Blasenberuhigung: elastische Blasenwände (➤ Kap. 1.5), die sich nachgebend weiten, während der Harn sich ansammelt. Beschwörungsformeln wie: „Sei nachgiebig, beruhige dich!" verstärkten die Wirkung der Bilder. Warme Hände auf dem Unterbauch halfen zusätzlich, den Drang zu reduzieren und sich zu entspannen. Um den „Speichermodus" zu erhalten sollten möglicherweise auftauchende Horrorszenen, wie die Entleerung am Straßenrand oder auch das neuerliche Entgleisen mit Harnverlust, bereits im Ansatz gelöscht werden. Mit der bewussten Freigabe zur Entleerung am richtigen Ort endet der Film. Ist der Ablauf geglückt, können eine „innere Preisverleihung" und die Freude über die zurück gewonnene Kontrolle zur weiteren Entstressung beitragen.

Und es gelang! Die Patientin konnte fast nicht glauben, dass sie „so einfach" Sicherheit und „Oberhoheit" zurückgewonnen hatte. Die Vorstellung, in einen Stau zu gelangen, versetzt sie nach wie vor in Anspannung, doch hilflos fühlt sie sich nicht mehr. Ein überraschendes Nachspiel: Auf langen Autofahrten sucht inzwischen der Ehemann die Toilette häufiger auf als sie!

Charakteristik

Der Kontrollverlust wurde zum Auslöser angstbesetzten Vorsorgeverhaltens. Über die Kombination: Kenntnis der funktionellen Bedingungen und Soforthilfe im Bedarfsfall war das Problem schnell zu entschärfen und nachhaltig zu beheben.

Fallbeispiel 6: Die Aufgeregte

Eine zierliche Patientin, 45 Jahre, suchte mich ca. ein halbes Jahr nach einer abgeschlossenen Kontinenztherapie erneut auf. Sie berichtete, dass sie die Blasenkontrolle durch die erlernten Verhaltensweisen und Drangberuhigungsstrategien in der Regel gut beherrsche, nun habe sie jedoch einen Rückfall erlitten.

Befundgespräch

Im Befundgespräch erzählte sie von zwingenden Toilettengängen im Abstand von 20–30 Minuten am Vorbereitungstag zu einer Essenseinladung. Ihr Kommentar: „Genauso schlimm wie früher!" Obwohl der Einladungsabend ohne Blasen-Zwischenfälle vorbeiging – vier Stunden lang (!) meldete sich die Blase nicht – verunsicherte sie trotzdem das Erlebnis vom Vortag. Das in der Therapie erworbene Vertrauen in eine normale Speicherfähigkeit ihrer Blase bröckelte.

Miktionsprotokoll

Die Miktionsprotokolle, aktuell angefertigt, unterschieden sich nur unwesentlich von den Vorangegangenen am Ende der ersten Therapie: Durchschnittlich 8 Entleerungen mit Mengen bis maximal 300 ml, mehrere Drangepisoden, die durch Aufschubstrategien beherrscht wurden. Die Tages-Trinkmenge mit durchschnittlich 1500 ml war dem Körpergewicht der Patientin angemessen. Im protokollierten Zeitraum gab es allerdings keine außergewöhnliche nervliche Belastung.

Therapeutischer Prozess

Die Anspannung vor der Einladung hatte ihr Vegetativum stimuliert, was sich auf die Blasensteuerung auswirkte. Auslöser war offensichtlich der umgangssprachliche „Schiss", d. h. die Sorge, ob alles für die Essenseinladung gelingen würde. In ähnlich spannungsgeladenen Situationen (z. B. Prüfungen) sind vermehrte Drangmeldungen allgemein bekannt. Dass dieses Phänomen auch hier zutreffen könnte, hatte sie aufgrund ihrer Vorgeschichte nicht in Betracht gezogen. Das wieder aufgenommene Drangmanagement mit den vertrauten Taktiken, vor allem die erprobte, imperative Beschwörung „Gib Ruhe, Blase!", ließen sie den „Rückfall" situativ einordnen und bewältigen.

Charakteristik

Psychosozialer Stress ist eine der Ursachen für die psychogene Drangsymptomatik. Der „Rückfall" bediente sich der gleichen Ursachenkette wie die ursprüngliche, in der ersten Therapiereihe behandelte Drangstörung. Hier wird deutlich, dass störanfällige Personen durch eine wiederholte therapeutische Begleitung oder die Teilnahme an einer physiotherapeutischen Beckenbodenschule immer wieder in ihrem Vertrauen gestärkt werden müssen.

Fallbeispiel 7: Die Verzweifelte

Eine Patientin, Mitte 40, kam zur Behandlung mit der Aussage: „Sie sind meine letzte Hoffnung." Seit vielen Jahren litt sie unter massiven Drangattacken, die ihren Lebensradius dramatisch einschränkten, ja fast auf das Haus begrenzten.

Befundgespräch

Im Befundgespräch beschrieb sie eine lange Vor- und erschreckende Alltagsgeschichte. Jedes Verlassen der Wohnung versetze sie in extremen Stress, weil sie sich nicht „auf ihre Blase verlassen" könne. Bereits der Weg zur Therapie (Fahrzeit ca. 20 Minuten) sei eine enorme Herausforderung für sie. Sie habe sich lange überlegt, ob sie das schaffen könne. Außer der Tatsache, dass „es schon lange so gehe", konnte sie keinen Ursprung dieser Störung benennen.

In der Vergangenheit hatte es bereits mehrere Therapieversuche mit Medikamenten zur Dämpfung der Blasenaktivität gegeben. Während der Tabletteneinnahme hatte der Drang zwar deutlich abgenommen, dafür trat als Nebenwirkung quälende Mundtrockenheit auf. Nach Absetzen des Medikaments trat der Drang massiv verstärkt wieder auf. Die Miktionsintervalle schrumpften auf 15–20 Minuten.

In ihrer Verzweiflung unterzog sich die Patientin einer Botox-Therapie. Diese machte sie zwar drangfrei, ermöglichte aber keine restharnfreie Entleerung. Von nun an musste sie katheterisieren. Nach Abklingen der Botox-Wirkung (ca. 1 Jahr) trat der Drang erneut auf, sogar heftiger als zuvor.

Die Patientin machte insgesamt einen angespannten Eindruck: verbissener Gesichtsausdruck, verspannte Kiefermuskulatur, verkrampfte Schulter-Nackenmuskulatur, eingezogene Bauchdecke, zu Fäusten geballte Hände, eckige Bewegungsabläufe.

Die urologische Messung der Blasencompliance dokumentierte ein maximales Fassungsvermögen von 100 ml und eine erste Drangmeldung bei 50 ml. Ihr zusammenfassender Kommentar: „Am liebsten würde ich mir eine neue Blase kaufen!"

Miktionsprotokoll

Die Miktionsprotokolle wiesen weitestgehend ein ähnliches Bild auf: An manchen Tagen gab es 30 Entleerungen mit weniger als 100 ml, bei einer Trinkmenge unter 1200 ml. Es zeigten sich jedoch auch einige Messwerte über 200 ml (!). Die Drangintensität wurde von der Patientin durchgehend als sehr hoch (3× oder auch 5×) bezeichnet, dies bei sehr geringen Harnspeichermengen.

Therapeutischer Prozess

Der therapeutische Prozess begann mit einer körperlichen Lösungstherapie: Wärmeanwendung (Heiße Rolle, warme Fußbäder), Mundraumlösung, Atem-Arbeit, therapeutische Lösungsgriffe und mentale Lösungsstrategien in Form von autosuggestiven Botschaften.

Für die akute Drangberuhigung nutzte die Patientin v. a. den Bulbokavernosusreflex („Fingerdruck gegen Blasendruck" ➤ Kap. 11.2.5 A). Es half auch, sich auf die Armlehne eines Sessels zu setzten (Levatorreflex ➤ Kap. 11.2.8 G Akupressur des Damm-Reizpunktes) oder in die Knie-Ellbogen-Lage zu gehen (Zugwirkung auf die Harnröhre, Lumenverengung).

Allmählich war die Patientin bereit, direkten mentalen Kontakt zu ihrer Blase aufzunehmen. Regelmäßig nahm sie sich Zeit für ein abendliches „Blasengespräch", das den Tagesablauf Revue passieren ließ. Gelungene Aufschübe wie auch gescheiterte Versuche wurden betrachtet und aufgeschlüsselt. Bewusst baute sie eine freundliche Beziehung zu ihrer Blase auf. Sie lernte, die Blase in ihrer variablen Größe zu sehen. In Anlehnung an den Reiz-Reaktions-Mechanismus (➤ Kap. 11.1) begann sie ritualisierend das erste Blasensignal konsequent als „Hinweisdrang" zu bewerten und der Blase das Weiterspeichern zu empfehlen. Erst bei der zweiten Meldung ging sie zum Entleeren. Unter Einsatz ihrer speziellen Aufschub-Botschaften: „Wir haben Zeit, denn Du hast noch Platz, bitte beruhige Dich!", erreichte sie die Toilette trocken und mit immer weniger Eile.

Von Woche zu Woche vergrößerte sich der Abstand zwischen den einst so zeitnahen Blasenmeldungen. Sie reduzierte die Zahl der Miktionen Schritt für Schritt. Das Ritual stabilisierte die Psyche der Patientin und entspannte sie auch körperlich.

Eine weitere, im Therapieverlauf angefertigte Serie von Miktionsprotokollen zeigte die allmähliche Erhöhung der Speichermengen. Die Patientin bewertete dieses Ergebnis als Affirmation, weiter konsequent an ihrer Blasen-Erziehung zu arbeiten.

Im Laufe der Therapie erhöhten sich die Miktionsintervalle auf 1–1,5 Stunden. Dadurch gewann die Patientin zwar Spielräume in ihrem Alltag, doch völlige Drangfreiheit erreichte sie nicht.

Vom erlernten Drangmanagement begleitet, erfolgte eine weitere medikamentöse Drangtherapie, mit niedrigerer Dosis und dadurch reduzierten Nebenwirkungen. Diese Kombination war in ihrem Fall überaus hilfreich, denn sie schuf Zeiträume von bis zu zwei Stunden, die der Patientin wieder ihre lange vermissten Konzertbesuche ermöglichten.

Charakteristik

Die lange Leidenszeit der Patientin hatte ein „Feindbild Blase" entstehen lassen und sie in einen Zustand dauernder seelischer und körperlicher Hochspannung gebracht. Dieser Prozess musste gestoppt und ein praktikables Handlungsmodell für den Alltag gefunden werden. Die zur Mitarbeit sehr bereite Patientin steckte ihre von der Angst befreiten Energien mit wachsendem Erfolg in immer neue Aufgaben und verbuchte bewusst die Erfolge. Beginnende Zuversicht hatte die Verzweiflung abgelöst. Eine nachhaltige Normalisierung der Blasensteuerung wird jedoch Zeit und weitere Selbstorganisation erfordern.

Zusammenfassung

- Die Ursachen für die Entstehung einer psychogenen Drangsymptomatik liegen oft weit in der persönlichen Vergangenheit und sind nicht immer eindeutig zu identifizieren.
- Bei einer konditionierten Drangstörung handelt es sich immer um einen leib-seelischen Alarmzustand: Die Psyche löst somatische Reaktionen aus.

- Die Reiz-Reaktions-Beziehungen sind den Betroffenen nicht bewusst, d. h. auch die Verstärkerketten bleiben unentdeckt, so dass der Krankheitswert erst spät erkannt wird.
- Fehlsteuernde Kompensationsstrategien werden schnell gefunden.
- Im therapeutischen Befundgespräch und durch mehrtägige Miktionsprotokolle werden die individuellen Fehlanpassungen aufgedeckt.
- Der Behandlungs-Zeitfaktor ist nicht kalkulierbar.
- Kommt es während der Physiotherapie nicht zur überzeugenden psychogenen Entlastung, empfiehlt es sich, parallel oder im Anschluss dazu, professionelle Psychotherapie in Anspruch zu nehmen.

Um Ängste loszuwerden, kann nicht jeder einen Film à la Hitchcock drehen. Doch im Fall von psychogenem Drang kann jeder ein „persönliches Drehbuch" entwerfen, das sich aktiv und mutig mit den Störfaktoren und den Wegen aus der Bedrängnis auseinandersetzt. Unter „Regieassistenz" einer erfahrenen Fachperson kann in den meisten Fällen ein „happy dry end" erreicht werden.

LITERATUR

Floßdorf, Bernhard: Angst. Interkulturelle Psychologie, S. 34–37. In: Asanger/Wenninger: Handwörterbuch Psychologie. Beltz Psychologie Verlags Union Weinheim 2000

Anhang

Therapie-Fragebögen

Wartezimmerfragebogen

Wegen welcher Beschwerden kommen Sie? ______________________________

____

Was haben Sie bislang dagegen unternommen?

____

Ihre Trinkgewohnheiten

- Wie viel trinken Sie in der Regel pro Tag? ______________________________
- Welche Getränke bevorzugen Sie? ______________________________

  ____
- Wie verteilen Sie Ihre Getränke über den Tag?

  Gleichmäßig ☐ Mehr vormittags ☐ Mehr nachmittags ☐ Mehr abends ☐ Auch nachts ☐

Ihre Entleerungsgewohnheiten

- Wie oft entleeren sie tagsüber bzw. nachts Ihre Blase?

  Tagsüber: ______________________________ x Nachts: ______________________________ x
- Müssen Sie bei der Harnentleerung (HE) und/oder Darmentleerung (DE) pressen?

  Immer ☐ Meistens ☐ Oft ☐ Selten ☐ Nein ☐

Ungewollter Harnverlust

- Kommt es zu ungewolltem Harnverlust?

  Nein ☐ Selten ☐ Manchmal ☐ Häufig ☐
- Wie groß sind die Mengen, die ungewollt verloren werden?

  Tropfen ☐ Spritzer ☐ Geringe Mengen ☐ Nass ☐

Ungewollter Wind- und/oder Stuhlverlust

- Kommt es zu ungewolltem Windverlust?

  Nein ☐ Selten ☐ Manchmal ☐ Häufig ☐

  In welchen Situationen? ______________________________
- Kommt es zu ungewolltem Stuhlverlust?

  Nein ☐ Selten ☐ Manchmal ☐ Häufig ☐

  In welchen Situationen? ______________________________
- Wie ist die Konsistenz verlorenen Stuhls?

  Flüssig ☐ Breiig ☐ Geformt ☐

Kennen Sie bereits Beckenboden-/Kontinenzübungen?

- Falls ja, welche? ______________________________

  ____

  ____

  ____

Physiotherapeutische Untersuchung

Gelenk-Status - Fehlstellungen, Beweglichkeitseinschränkungen

Zehengelenke: ______________________________

Längsgewölbe re.: ______________ Längsgewölbe li.: ______________

Sprunggelenke: ______________________________

Kniegelenke: ______________________________

Hüftgelenke: ______________________________

Beinachsen re.: ______________ Beinachsen li.: ______________

Becken/Kreuzbein:

- Inflare: ______________ Outflare: ______________
- ISG-Vorlauftest im Stand:
  Rechts: ______________ Links: ______________
- ISG-Vorlauftest im Sitz:
  Rechts: ______________ Links: ______________

Steißbein/Kreuzbein, Wirbelsäule:

- Sacrococcygealgelenk: ______________________________
- S1/L5: ______________________________
- LWS: ______________________________
- BWS: ______________________________
- HWS: ______________________________

Kiefergelenke:

- Rechts: ______________ Links: ______________

Anmerkungen: ______________________________

Gang

Gangtempo/ -Frequenz: ______________________________

Vorwärtstransport KA Brust und Kopf: ______________________________

Gehbewegung KA Becken und Beine: ______________________________

Armbewegungen: ______________________________

Stellung Standbein/ Abrollweg Standfuß: ______________________________

Spurbreite: ______________________________

Schrittlänge: ______________________________

Haut - Inspektion und Palpation

Narben? ______________________________

____

Fest ☐ Verschiebbar ☐ Druck/Berührungsempfindlich ☐

Turgor der Haut in den Reflexzonen?

Fest ☐ Schlaff ☐ o.B. ☐

Quellungen in den Reflexzonen? Nein ☐

Ja ☐ Wo? ______________________________

Physiotherapeutischer Befund: (Uro-)Gynäkologie

I. Kurzstatus: Haltung, Bewegung, Gang

____

____

II. Aktuelle Lebensverhältnisse

Beruf-/Privatleben: Körperliche/emotionale Belastungen Nein ☐

Ja ☐ ____________________________________

Hobbies/Sport: ________________________________

III. Gynäkologie

Schwangerschaften und Geburten

Anzahl? Geburtsjahre? ____________________________

Gebärpositionen/Kaiserschnitt? ________________________

Geburtsverletzungen? ____________________________

Rückbildung pp? ______________________________

Rektusphänomen? ______________________________

Eisprung, Menses, Verhütung

Harnverluste bei Eisprung/Menses? ______________________

Hormonelle Verhütung? Welche? ________________________

Koitus *Bsp.: Dyspareunie? Flatus vaginae?* ____________________

Erkrankungen und Therapien (Medikamente, OP, Radiologie, Chemotherapie)

Bsp.: Mamma-Ca, Descensus genitalis ________________________

IV. Urologie

Erkrankungen und Therapien (Medikamente, OP, Radiologie, Chemotherapie)

Bsp.: Zystitiden, Reflux, Divertikel, Zysto-/Urethrozelen, Trabekelblase, benigne/maligne Tumore, Strahlenblase, Meatusstenose, Algurie, Dysurie, Detrusor-Sphinkter-Dyskoordination

____

____

Postop. Blasenkatheter: Liegedauer? ________________________

Prä-/postoperative Physiotherapie? Inhalte: ____________________

____

V. Weitere Erkrankungen und Therapien **(Medikamente, OP, Radiologie, Chemotherapie)**

Proktologie *Bsp.: Flatulenz, Obstipation, Diarrhoe, Hämorrhoiden, Zelen, chron. Darmerkrankungen*

____

____

Neurologie *Bsp: Apoplex, MS, Parkinson, ALS, Plegien, spinale/periphere Läsionen*

____

Innere Medizin *Bsp.: Atemwegserkrankungen, Gefäß-,Herz-Kreislauferkrankungen, Diabetes mell., Allergien, Rheuma, Arthritis*

____

____

Orthopädie *Bsp.: Fehlstellungen, Schmerzen, Diskusprotusion/-Prolaps, Endoprothesen*

____

Andere ______________________________

VI. Trinkgewohnheiten

Tägliche Trinkmenge? ______________________________ l/Tag

Trinkmengenverteilung? Gleichmäßig ☐

Mehr morgens ☐ Mehr mittags ☐ Mehr abends ☐

Welche Getränke bevorzugen Sie?

Bsp.: Wasser still/medium/classic, Fruchsäfte/Saftschorlen (Sorten), Limonaden, Tee (Sorten), Kaffee (Varianten), Alkohol (Art, Menge, Häufigkeit) ______________________________

____

Schränken Sie Ihre Tagestrinkmenge bewusst ein, um das Risiko unzeitiger Drangerlebnisse und/oder ungewollter Harnverluste zu minimieren? Nein ☐

Ja ☐ ______________________________

VII. Harnspeicher- und Miktionsverhalten

Wann entleeren Sie Ihre Blase? Ohne Drangmeldung/vorsorglich ☐

Erste Drangmeldung ☐ Deutliche Drangmeldung ☐ Spätmöglich ☐

Wie oft entleeren Sie die Blase durchschnittlich?

Nachts: ________ x/Nacht

Tagsüber: _____ x/Tag Alle ____________ h Alle ____________ min

Ganz verschieden ☐ Bei Aufregung/Stress ☐

Haben Sie Schmerzen bei der Miktion? Nein ☐ Gelegentlich ☐ Immer ☐

Wie beschreiben Sie die Schmerzqualität? ______________________________

Urinfarbe? 1. Morgendliche Entleerung: ______________ Tagsüber: ______________

Uringeruch? *Bsp.: Geruchlos, Ammoniak, süßlich, , alkoholig, schweflig, faulig, fischig*

Geruchlos ☐ Intensiv ☐ Qualität (s.o.): ______________________________

VIII. Deszensus urogenitale

Haben Sie Kreuzschmerzen?	Nein ☐	Ja ☐	Manchmal ☐
Haben Sie ein Druckgefühl nach unten?	Nein ☐	Ja ☐	Manchmal ☐
Haben Sie ein Fremdkörpergefühl in der Scheide?	Nein ☐	Ja ☐	Manchmal ☐
Benutzen Sie ein Pessar?	Nein ☐	Ja ☐	Welches? ______________

Symptome der Obstruktion

Startschwierigkeiten beim Wasserlassen?		Nein ☐	Ja ☐		Manchmal ☐
Harnstrahl:	Kräftig ☐	Gießkannenartig ☐	Stotternd ☐	Dünn ☐	Tröpfelnd ☐
Harnstrahlunterbrechungen?	Nein ☐	Selten ☐	Manchmal ☐	Oft ☐	Immer ☐
Ist aktives Pressen nötig?	Nein ☐	Selten ☐	Manchmal ☐	Oft ☐	Immer ☐
Restharn(-Gefühl)?	Nein ☐	Selten ☐	Manchmal ☐	Oft ☐	Immer ☐
Benutzen Sie Katheter?	Nein ☐	Selten ☐	Manchmal ☐	Oft ☐	Immer ☐

IX. Harnverlust

Nein ☐ **Ja** ☐

Seit wann kommt es zum Harnverlust? ______

Es begann schleichend ☐ plötzlich ☐ nach Geburt ☐ nach OP ☐

Wie oft kommt es zum Harnabgang?

Tagsüber: Selten ☐ Manchmal ☐ Häufig ☐ Dauernd ☐

Nachts: Selten ☐ Manchmal ☐ Häufig ☐ Dauernd ☐

Wie groß sind die Verlustmengen?

Tagsüber: Tropfen ☐ Spritzer ☐ Geringe Mengen ☐ Nass ☐

Nachts: Tropfen ☐ Spritzer ☐ Geringe Mengen ☐ Nass ☐

Kommt es zum Tröpfeln nach der Miktion?

Nein ☐ Selten ☐ Manchmal ☐ Häufig ☐ Immer ☐

Hat Ihr Kontinenzdefizit Auswirkungen auf Ihr soziales Leben? Nein ☐

Ja ☐ Welche? ______

Symptome der Belastungsinkontinenz

Geht Urin ab, ohne dass Sie Drang verspüren? Nein ☐ Manchmal ☐ Ja ☐

Bei welchen Gelegenheiten verlieren Sie Urin? Ohne nachvollziehbaren Anlass ☐

Bsp.: Husten, Niesen, Lachen, Stolpern, Hüpfen, Rennen, Bücken, Heben, Tragen, Treppab-/Bergab Gehen, Positionswechsel (Liegen-Sitz, Sitz-Stand)

______

Kommen Sie morgens trocken vom Bett zur Toilette? Nein ☐ Manchmal ☐ Ja ☐

Harnverluste stören mich

Nicht ☐ Selten ☐ Manchmal ☐ Häufig ☐ Immer ☐

Harnverluste dominieren meinen Alltag ☐ behindern mein soziales Leben ☐

Haben Sie Strategien entwickelt, um Harnverluste zu verhindern? Nein ☐

Ja ☐ Welche? ______

Symptome der Drangsymptomatik/-Inkontinenz

Tritt plötzlicher, kaum unterdrückbarer Harndrang auf? Nein ☐ Ja ☐

Tagsüber: ______ x Nachts: ______ x

Bei welchen Gelegenheiten tritt plötzlicher, kaum unterdrückbarer Harndrang auf?

Bsp.: Wassergeräusche, körperl./emotionaler Stress, Mitläufer-Effekt, Last Minute, andere

______

Kennen Sie das Phänomen „Haustürdrang"?

Ja, immer ☐ Gelegentlich ☐ Selten ☐ Nein ☐

Müssen Sie sofort zur Toilette, sobald Sie Harndrang verspüren?

Ja, sofort ☐ Möglichst bald ☐ Kann länger warten ☐

Ist es schon mal passiert, dass Sie die Toilette nicht rechtzeitig erreicht haben? LM

Nie ☐ Manchmal ☐ Häufig ☐ Oft ☐

Wissen Sie, wo es in Ihrem Aktionsradius „saubere" Toiletten gibt? Nein ☐

Ja ☐ Haben Sie „Stammlokale"? ______

Haben Sie Strategien entwickelt, um plötzlichen Drang/Harnabgang zu verhindern? Nein ☐

Ja ☐ Welche? ____________________

Mit welchem Erfolg? ____________________

Reduzieren Sie Ihre Trinkmenge, bevor Sie längere Zeit außer Haus gehen?

Ja, immer ☐ Gelegentlich ☐ Selten ☐ Nein ☐

Gehen Sie vorsorglich zur Toilette, bevor Sie das Haus verlassen?

Ja, immer ☐ Gelegentlich ☐ Selten ☐ Nein ☐

Plötzlich auftretender Drang/ Angst vor Harnverlust stören mich

Nicht ☐ Selten ☐ Manchmal ☐ Häufig ☐ Immer ☐

Drang/Verlustangst dominieren meinen Alltag ☐ behindern mein soziales Leben ☐

X. Inkontinenzhilfsmittel

Benutzen Sie schützende Vorlagen/Inkontinenzhosen? Nein ☐

Selten ☐ Gelegentlich ☐ Immer ☐ Welche? ____________________

Fühlen Sie sich von den genutzten Hilfsmitteln gestört?

Nein ☐ Selten ☐ Manchmal ☐ Immer ☐

XI. Erfahrungen Kontinenz Physiotherapie

Keine ☐

Ja ☐ Welche? ____________________

____

____

XII. Physiotherapeutische Schlussfolgerungen

Leitsymptome ____________________

Fernziel(e) ____________________

Nahziele	Maßnahmen

Physiotherapeutischer Befund: Urologie Mann

I. Kurzstatus: Haltung, Bewegung, Gang

____

____

II. Aktuelle Lebensverhältnisse

Beruf-/Privatleben: Körperliche/emotionale Belastungen Nein ☐

Ja ☐ ______________________________

Hobbies/Sport: ______________________________

III. Urologie

Urologische Erkrankungen Nein ☐

Ja ☐ Welche? Z. B. *rezidivierende Harnwegsinfekte, akute/chronische Prostatitis, BPH, Prostata-CA*

____

Symptome der Obstruktion

Startschwierigkeiten beim Wasserlassen? Nein ☐ Ja ☐ Manchmal ☐

Harnstrahl: Kräftig ☐ Gießkannenartig ☐ Stotternd ☐ Dünn ☐ Tröpfelnd ☐

Harnstrahlunterbrechungen? Nein ☐ Selten ☐ Manchmal ☐ Oft ☐ Immer ☐

Ist aktives Pressen nötig? Nein ☐ Selten ☐ Manchmal ☐ Oft ☐ Immer ☐

Restharn(-Gefühl)? Nein ☐ Selten ☐ Manchmal ☐ Oft ☐ Immer ☐

Benutzen Sie Katheter? Nein ☐ Selten ☐ Manchmal ☐ Oft ☐ Immer ☐

OP bei benigner Prostatahyperplasie Nein ☐

Ja ☐ Wann? Wo? ______________________________

Methode? *Bsp.: TUR-P, HoLEP* ______________________________

Intra-/postop. Komplikationen? Nein ☐ Ja ☐ ______________________________

Wie lange postop. lag ein Blasenkatheter? ______________________________

OP bei Prostata-CA Nein ☐

Ja ☐ Wann? Wo? ______________________________

Methode? *Bsp.: Retropubische Prostatektomie, perineale P., laparoskopische P. (z.B. DaVinci®)*

____

Intra-/postop. Komplikationen? Nein ☐ Ja ☐ ______________________________

Wie lange postop. lag ein Blasenkatheter? ______________________________

Erfolgt(e) eine Strahlentherapie/ Androgendeprivation/Chemotherapie? Nein ☐

Ja ☐ ______________________________

OP bei Anastomosestriktur

Erfolgten Urethraschlitzungen wegen Urethrastenose? Nein ☐

Ja ☐ Wann? Wo? Mit welchem Erfolg? ______________________________

Weitere/andere urologische Eingriffe? Nein ☐

Ja ☐ Wann? Wo? Mit welchem Erfolg? ______________________________

____

Postoperative erektile (Dys-)Funktion

Haben Sie postop. eine orale Medikation mit PDE-5-Hemmern erhalten? Nein ☐

Ja ☐ ______

IV. Prä- und/oder postoperative (Physio-)Therapie

Erfolgte präoperativ eine ambulante physiotherapeutische Einweisung? Nein ☐

Ja ☐ Wann? Wo? Mit welchem Inhalt? ______

______

Erfolgte postoperativ eine stationäre physiotherapeutische Unterweisung? Nein ☐

Ja ☐ Wie oft? Mit welchem Inhalt? ______

______

Erfolgte nach dem Krankenhausaufenthalt eine stationäre Reha? Nein ☐

Ja ☐ Wo? Wie lange? Mit welchem Inhalt? ______

______

Erfolgte nach dem Krankenhausaufenthalt eine ambulante Physiotherapie? Nein ☐

Ja ☐ Wo? Wie oft? Mit welchem Inhalt? ______

______

Anmerkungen: ______

______

V. Weitere Erkrankungen und Therapien (Medikamente, OP, Radiologie, Chemotherapie)

Proktologie *Bsp.: Flatulenz, Obstipation, Diarrhoe, Hämorrhoiden, Zelen, chron. Darmerkrankungen*

______

______

Neurologie *Bsp: Apoplex, MS, Parkinson, ALS, Plegien, spinale/periphere Läsionen*

______

Innere Medizin *Bsp.: Atemwegserkrankungen, Gefäß-,Herz-Kreislauferkrankungen, Diabetes mell., Allergien, Rheuma, Arthritis*

______

______

Orthopädie *Bsp.: Fehlstellungen, Schmerzen, Diskusprotusion/-Prolaps, Endoprothesen*

______

Andere ______

VI. Trinkgewohnheiten

Tägliche Trinkmenge? ______ l/Tag

Trinkmengenverteilung? Gleichmäßig ☐

Mehr morgens ☐ Mehr mittags ☐ Mehr abends ☐

Welche Getränke bevorzugen Sie?

Bsp.: Wasser still/medium/classic, Fruchsäfte/Saftschorlen (Sorten), Limonaden, Tee (Sorten), Kaffee (Varianten), Alkohol (Art, Menge, Häufigkeit) ______

______

Schränken Sie Ihre Tagestrinkmenge bewusst ein, um das Risiko unzeitiger Drangerlebnisse und/oder ungewollter Harnverluste zu minimieren? Nein ☐

Ja ☐ ______

VII. Harnspeicher- und Miktionsverhalten

Wann entleeren Sie Ihre Blase? Ohne Drangmeldung/vorsorglich ☐

Erste Drangmeldung ☐ Deutliche Drangmeldung ☐ Spätmöglich ☐

Wie oft entleeren Sie die Blase durchschnittlich?

Nachts: _____ x/Nacht Alle __________ h Alle __________ min

Tagsüber: _____ x/Tag Alle __________ h Alle __________ min

Ganz verschieden ☐ Bei Aufregung/Stress ☐

VIII. Harnverlust

Nein ☐ Ja ☐

Seit wann kommt es zum Harnverlust? ____________________

Wie oft kommt es zum Harnabgang?

Tagsüber: Selten ☐ Manchmal ☐ Häufig ☐ Dauernd ☐

Nachts: Selten ☐ Manchmal ☐ Häufig ☐ Dauernd ☐

Wie groß sind die Verlustmengen?

Tagsüber: Tropfen ☐ Spritzer ☐ Geringe Mengen ☐ Nass ☐

Nachts: Tropfen ☐ Spritzer ☐ Geringe Mengen ☐ Nass ☐

Kommt es zum Tröpfeln nach der Miktion?

Nein ☐ Selten ☐ Manchmal ☐ Häufig ☐ Immer ☐

Hat Ihr Kontinenzdefizit Auswirkungen auf Ihr soziales Leben? Nein ☐

Ja ☐ Welche? ____________________

Symptome der Belastungsinkontinenz

Geht Urin ab, ohne dass Sie Drang verspüren? Nein ☐ Manchmal ☐ Ja ☐

Bei welchen Gelegenheiten verlieren Sie Urin? Ohne nachvollziehbaren Anlass ☐

Bsp.: *Husten, Niesen, Lachen, Stolpern, Hüpfen, Rennen, Bücken, Heben, Tragen, Treppab-/Bergab Gehen, Positionswechsel (Liegen-Sitz, Sitz-Stand)*

____

Kommen Sie morgens trocken vom Bett zur Toilette? Nein ☐ Manchmal ☐ Ja ☐

Harnverluste stören mich

nicht ☐ selten ☐ manchmal ☐ häufig ☐ immer ☐

Harnverluste dominieren meinen Alltag ☐ behindern mein soziales Leben ☐

Haben Sie Strategien entwickelt, um Harnverluste zu verhindern? Nein ☐

Ja ☐ Welche? ____________________

Symptome der Drangsymptomatik/-Inkontinenz

Tritt plötzlicher, kaum unterdrückbarer Harndrang auf? Nein ☐ Ja ☐

Häufigkeit: Tagsüber: __________ x Nachts: __________ x

Bei welchen Gelegenheiten tritt plötzlicher, kaum unterdrückbarer Harndrang auf?

Bsp.: Wassergeräusche, körperl./emotionaler Stress, Mitläufer-Effekt, Last Minute, andere

____

Kennen Sie das Phänomen „Haustürdrang“?

Ja, immer ☐ Gelegentlich ☐ Selten ☐ Nein ☐

Müssen Sie sofort zur Toilette, sobald Sie Harndrang verspüren?

Ja, sofort ☐ Möglichst bald ☐ Kann länger warten ☐

Ist es schon mal passiert, dass Sie die Toilette nicht rechtzeitig erreicht haben?

Nie ☐ Manchmal ☐ Häufig ☐ Oft ☐

Wissen Sie, wo es in Ihrem Aktionsradius „saubere“ Toiletten gibt? Nein ☐

Ja ☐ Haben Sie „Stammlokale“? ______

Haben Sie Strategien entwickelt, um plötzlichen Drang/Harnabgang zu verhindern?

Nein ☐ Ja ☐ Welche? Erfolg? ______

Reduzieren Sie Ihre Trinkmenge, bevor Sie längere Zeit außer Haus gehen?

Ja, immer ☐ Gelegentlich ☐ Selten ☐ Nein ☐

Gehen Sie vorsorglich zur Toilette, bevor Sie das Haus verlassen?

Ja, immer ☐ Gelegentlich ☐ Selten ☐ Nein ☐

Plötzlich auftretender Drang/ Angst vor Harnverlust stören mich

Nicht ☐ Selten ☐ Manchmal ☐ Häufig ☐ Immer ☐

Drang/Verlustangst dominieren meinen Alltag ☐ behindern mein soziales Leben ☐

IX. Inkontinenzhilfsmittel

Benutzen Sie schützende Vorlagen/Inkontinenzhosen? Nein ☐

Selten ☐ Gelegentlich ☐ Immer ☐ Welche? ______

Fühlen Sie sich von den genutzten Hilfsmitteln gestört?

Nein ☐ Selten ☐ Manchmal ☐ Immer ☐

X. Physiotherapeutische Schlussfolgerungen

Leitsymptome ______

Fernziel(e) ______

Nahziele	Maßnahmen

Physiotherapeutischer Befund: Proktologie Frau

I. Kurzstatus: Haltung, Bewegung, Gang

____

____

II. Aktuelle Lebensverhältnisse

Beruf-/Privatleben: Körperliche/emotionale Belastungen Nein ☐

Ja ☐ ______________________________

Hobbies/Sport: ______________________________

III. Coloproktologie

Coloproktologische Beschwerden Nein ☐

Ja ☐ Bsp.: *Flatulenz, Obstipation, Diarrhoe, Hämorrhoiden, Analfissur, Abszess, Tumor, Stuhlschmieren, Rektozele, Rektumprolaps, chronisch entzündliche Darmerkrankungen*

____

Medikation	Nein ☐	Ja ☐	__________
Operationen	Nein ☐	Ja ☐	__________
Radiologie	Nein ☐	Ja ☐	__________
Chemotherapie	Nein ☐	Ja ☐	__________

Anmerkungen: ______________________________

IV. Weitere Erkrankungen und Therapien (Medikamente, OP, Radiologie, Chemotherapie)

Gynäkologie Bsp.: *Geburtstraumata, Deszensus urogenitale, Endometriose, Myome, CA*

____

Urologie Bsp.: *Divertikel, Zysto-/Urethrozelen, Trabekelblase, Tumore, Strahlenblase, Meatusstenose, Algurie, Dysurie, Detrusor-Sphinkter-Dyskoordination*

____

Neurologie Bsp: *Apoplex, MS, Parkinson, ALS, Plegien, spinale/periphere Läsionen*

____

Innere Medizin Bsp.: *Atemwegserkrankungen, Gefäß-,Herz-Kreislauferkrankungen, Diabetes mell., Allergien, Rheuma, Arthritis* ____________________

____

Orthopädie Bsp.: *Fehlstellungen, Schmerzen, Diskusprotusion/-Prolaps, Endoprothesen*

____

Andere ______________________________

V. Trinkverhalten

Tägliche Trinkmenge? Ca. __________ l/Tag

Trinkmengenverteilung? Gleichmäßig ☐ Mehr morgens ☐ Mehr mittags ☐ Mehr abends ☐

Welche Getränke bevorzugen Sie? Bsp.: *Wasser still/medium/classic, Fruchsäfte/Saftschorlen (Sorten), Limonaden, Tee (Sorten), Kaffee (Varianten), Alkohol (Art, Menge, Häufigkeit)* ____________________

____

Schränken Sie Ihre Tagestrinkmenge bewusst ein, um das Risiko unzeitiger Drangerlebnisse und/oder ungewollter Harnverluste zu minimieren? Nein ☐

Ja ☐ ______________________________

VI. Ernährung

Nahrungsmittelunverträglichkeiten? Nein ☐ Ja ☐ ______________________

Ballaststoffreiche Ernährung? Nein ☐ Ja ☐ ______________________

Teilnahme an einer Ernährungsberatung? Nein ☐ Ja ☐ ______________________

VII. Verdauung, Entleerungsverhalten

Häufigkeit der Darmentleerungen __________ x/Tag __________ x/Woche

Diskrimination: Qualitätsdifferenzierung möglich (Wind, Stuhl/Stuhlkonsistenz)

Immer ☐ Meistens ☐ Oft ☐ Selten ☐ Nie ☐

Entleerung mit/ohne Stuhldrang? Nur bei Drang ☐ Meist bei Drang ☐

Selten bei Drang ☐ Wenn ich Zeit habe ☐ Nach der Uhrzeit ☐

Stuhlkonsistenz? Bristol-Stuhlformen-Skala: Meist Typ ______________

Stuhlschmieren? Immer ☐ Meistens ☐ Oft ☐ Selten ☐ Nie ☐

Stuhlfarbe? Meist: lehmfarben ☐ hellbraun ☐ meist dunkelbraun ☐

hellrot ☐ dunkelrot ☐ schwarz ☐ grau ☐

VIII. Obstipation

Pressen zur Stuhlentleerung? Immer ☐ Meistens ☐ Oft ☐ Selten ☐ Nie ☐

Komplette Stuhlentleerung? Immer ☐ Meistens ☐ Oft ☐ Selten ☐ Nie ☐

Medikation Nein ☐

Ja ☐ Bsp.: Laxantien, Abführmittel ______________________________

Ja ☐ Bsp.: Einlauf, Klistier ______________________________

IX. Wind-/Stuhlinkontinenz

Seit wann haben Sie Beschwerden? Seit ______________________________

Unwillkürlicher Windverlust Nein ☐

Ja, mit Drang: ‹ 1x/Woche ☐ 1x ___x/Woche ☐ 1x/Tag ☐ › 1x - ___/Tag ☐

Ja, ohne Drang: ‹ 1x/Woche ☐ 1x ___x/Woche ☐ 1x/Tag ☐ › 1x - ___/Tag ☐

Nicht unterdrückbarer Stuhldrang? Immer ☐ Meistens ☐ Oft ☐ Selten ☐ Nie ☐

Stuhlverschmutzungen? Immer ☐ Meistens ☐ Oft ☐ Selten ☐ Nie ☐

Stuhlverluste? Immer ☐ Meistens ☐ Oft ☐ Selten ☐ Nie ☐

Strategien zur Verhinderung von Wind-/Stuhlverlust? Bsp.: *Pobacken-Notbremse, Codeinhaltiger Hustensaft, Rote Beete-Saft* Nein ☐

Ja ☐ ______________________________

Auswirkungen auf Ihr soziales Leben? Nein ☐

Ja ☐ Welche? ______________________________

X. Inkontinenzhilfsmittel

Benutzen Sie schützende Vorlagen/ Analtampons/ Inkontinenzhosen? Nein ☐

Selten ☐ Gelegentlich ☐ Immer ☐ Welche? ______________

Fühlen Sie sich von den genutzten Hilfsmitteln gestört?

Nein ☐ Selten ☐ Manchmal ☐ Immer ☐

XI. Soziales Leben

Wirkt sich das Kontinenzdefizit bzgl. Ihrer Lebenssituation einschränkend oder belastend aus?

Bsp.: *Partnerschaft, Familie, Beruf, Sozialisation, Sport, Freizeit-gestaltung, Reisen)* Nein ☐

Ja ☐ ______________________________

XII. Erfahrungen KontinenzPhysiotherapie

Keine ☐

Ja ☐ Welche? ______________________________

____

XIII. Physiotherapeutische Schlussfolgerungen

Leitsymptom(e) ______________________________

Fernziel(e) ______________________________

Nahziele	Maßnahmen

Physiotherapeutischer Befund: Proktologie Mann

I. Kurzstatus: Haltung, Bewegung, Gang

____

____

____

II. Aktuelle Lebensverhältnisse

Beruf-/Privatleben: Körperliche/emotionale Belastungen Nein ☐

Ja ☐ ______________________________

Hobbies/Sport: ______________________________

III. Coloproktologie

Coloproktologische Beschwerden Nein ☐

Ja ☐ Bsp.: *Flatulenz, Obstipation, Diarrhoe, Hämorrhoiden, Analfissur, Abszess, Tumor, Stuhlschmieren, Rektozele, Rektumprolaps, chronisch entzündliche Darmerkrankungen*

____

Medikation Nein ☐ Ja ☐ ______________

Operationen Nein ☐ Ja ☐ ______________

Radiologie Nein ☐ Ja ☐ ______________

Chemotherapie Nein ☐ Ja ☐ ______________

Anmerkungen: ______________________________

IV. Weitere Erkrankungen und Therapien (Medikamente, OP, Radiologie, Chemotherapie)

Urologie Bsp.: *Divertikel, Zysto-/Urethrozelen, Trabekelblase, Tumore, Strahlenblase, Meatusstenose, Algurie, Dysurie, Detrusor-Sphinkter-Dyskoordination*

____

Neurologie Bsp: *Apoplex, MS, Parkinson, ALS, Plegien, spinale/periphere Läsionen*

____

Innere Medizin Bsp.: *Atemwegserkrankungen, Gefäß-,Herz-Kreislauferkrankungen, Diabetes mell., Allergien, Rheuma, Arthritis* ______________________________

____

Orthopädie Bsp.: *Fehlstellungen, Schmerzen, Diskusprotusion/-Prolaps, Endoprothesen*

____

Andere ______________________________

V. Trinkverhalten

Tägliche Trinkmenge? Ca. ____________ l/Tag

Trinkmengenverteilung? Gleichmäßig ☐ Mehr morgens ☐ Mehr mittags ☐ Mehr abends ☐

Welche Getränke bevorzugen Sie? Bsp.: *Wasser still/medium/classic, Fruchsäfte/Saftschorlen (Sorten), Limonaden, Tee (Sorten), Kaffee (Varianten), Alkohol (Art, Menge, Häufigkeit)* ______________________________

____

Schränken Sie Ihre Tagestrinkmenge bewusst ein, um das Risiko unzeitiger Drangerlebnisse und/oder ungewollter Harnverluste zu minimieren? Nein ☐

Ja ☐ ______________________________

VI. Ernährung

Nahrungsmittelunverträglichkeiten? Nein ☐ Ja ☐ ______

Ballaststoffreiche Ernährung? Nein ☐ Ja ☐ ______

Teilnahme an einer Ernährungsberatung? Nein ☐ Ja ☐ ______

VII. Verdauung, Entleerungsverhalten

Häufigkeit der Darmentleerungen ______x/Tag ______x/Woche

Diskrimination: Qualitätsdifferenzierung möglich (Wind, Stuhl/Stuhlkonsistenz)

Immer ☐ Meistens ☐ Oft ☐ Selten ☐ Nie ☐

Entleerung mit/ohne Stuhldrang? Nur bei Drang ☐ Meist bei Drang ☐

Selten bei Drang ☐ Wenn ich Zeit habe ☐ Nach der Uhrzeit ☐

Stuhlkonsistenz? Bristol-Stuhlformen-Skala: Meist Typ ______

Stuhlschmieren? Immer ☐ Meistens ☐ Oft ☐ Selten ☐ Nie ☐

Stuhlfarbe? Meist: lehmfarben ☐ hellbraun ☐ meist dunkelbraun ☐

hellrot ☐ dunkelrot ☐ schwarz ☐ grau ☐

VIII. Obstipation

Pressen zur Stuhlentleerung?

Immer ☐ Meistens ☐ Oft ☐ Selten ☐ Nie ☐

Komplette Stuhlentleerung?

Immer ☐ Meistens ☐ Oft ☐ Selten ☐ Nie ☐

Medikation Nein ☐

Ja ☐ Bsp.: Laxantien, Abführmittel ______

Ja ☐ Bsp.: Einlauf, Klistier ______

IX. Wind-/Stuhlinkontinenz

Seit wann haben Sie Beschwerden? Seit ______

Unwillkürlicher Windverlust Nein ☐

Ja, mit Drang: ‹ 1x/Woche ☐ 1x ___x/Woche ☐ 1x/Tag ☐ › 1x - ___/Tag ☐

Ja, ohne Drang: ‹ 1x/Woche ☐ 1x ___x/Woche ☐ 1x/Tag ☐ › 1x - ___/Tag ☐

Nicht unterdrückbarer Stuhldrang?

Immer ☐ Meistens ☐ Oft ☐ Selten ☐ Nie ☐

Stuhlverschmutzungen?

Immer ☐ Meistens ☐ Oft ☐ Selten ☐ Nie ☐

Stuhlverluste?

Immer ☐ Meistens ☐ Oft ☐ Selten ☐ Nie ☐

Strategien zur Verhinderung von Wind-/Stuhlverlust? Bsp.: *Pobacken-Notbremse, Codeinhaltiger Hustensaft, Rote Beete-Saft* Nein ☐

Ja ☐ ______

Auswirkungen auf Ihr soziales Leben? Nein ☐

Ja ☐ Welche? ______

X. Inkontinenzhilfsmittel

Benutzen Sie schützende Vorlagen/ Analtampons/ Inkontinenzhosen? Nein ☐

Selten ☐ Gelegentlich ☐ Immer ☐ Welche? ____________________

Fühlen Sie sich von den genutzten Hilfsmitteln gestört?

Nein ☐ Selten ☐ Manchmal ☐ Immer ☐

XI. Soziales Leben

Wirkt sich das Kontinenzdefizit bzgl. Ihrer Lebenssituation einschränkend oder belastend aus?

Bsp.: *Partnerschaft, Familie, Beruf, Sozialisation, Sport, Freizeit-gestaltung, Reisen)* Nein ☐

Ja ☐ ____

XII. Erfahrungen KontinenzPhysiotherapie

Keine ☐

Ja ☐ Welche? ____

____

XIII. Physiotherapeutische Schlussfolgerungen

Leitsymptom(e) ____

Fernziel(e) ____

Nahziele	Maßnahmen

Fragebogen zum Abschluss der Behandlung

Ihr Befinden in der Selbsteinschätzung

Körperlich geht es mir

Sehr gut ☐ Gut ☐ Meistens gut ☐ Schlecht ☐ Sehr schlecht ☐

Emotional geht es mir

Sehr gut ☐ Gut ☐ Meistens gut ☐ Schlecht ☐ Sehr schlecht ☐

Teilnahme am geselligen Leben: Unverändert ☐

Verändert ☐ Inwiefern? ________________

Trinken, Speichern & Entleeren

Hat sich an Ihren Trinkgewohnheiten etwas verändert?

- Trinkmenge? Nein ☐ Ja ☐ ________________
- Art der Getränke? Nein ☐ Ja ☐ ________________
- Verteilung im Tagesverlauf? Nein ☐ Ja ☐ ________________

Hat sich an Ihrem Harnspeicherverhalten etwas verändert? Nein ☐

Ja ☐ Was? ________________

Hat sich an Ihrem Entleerungsverhalten der Blase etwas verändert? Nein ☐

Ja ☐ Was? ________________

Hat sich an Ihrem Entleerungsverhalten des Darms etwas verändert? Nein ☐

Ja ☐ Was? ________________

Bei Belastungsinkontinenz: Verlust von Harn- (H)/Wind- (W)/Stuhl (St)

	Sehr verbessert	Etwas besser	Keine Veränderung
Positionswechsel			
Husten			
Niesen			
Lachen			
Hüpfen			
Rennen			
Treppab-Gehen			
Bergab-Gehen			
Heben			
Sport			

Bei Drangsymptomatik oder Dranginkontinenz

Bewältigung vorzeitigen Harndrangs: Besser ☐ Gleich ☐ Schlechter ☐

Verlängerte Miktionsintervalle: Nein ☐ Ja ☐ Zeit: ________ h - ________ h

Hilfreiche Aufschubstrategien: ________________

Anzahl der Blasenentleerungen:

Vor Behandlungsbeginn: Tags ____________ Nachts ____________

Nach Abschluss der Behandlung: Tags ____________ Nachts ____________

Vorlagengewicht (Behandlungsende gegenüber Behandlungsbeginn)

Vorlagengewicht pro Tag: Niedriger ☐ Gleich ☐ Höher ☐

Anmerkungen zur physiotherapeutischen Behandlung

Halfen Ihnen die Vorstellungsbilder und Visualisierungshilfen in Bezug zum Beckenboden und den Verschlussstrukturen?

Ja ☐ Ein bisschen ☐ Nein ☐

Anmerkungen: ____________

Wie häufig übten Sie zu Hause? Regelmäßig ☐ Selten ☐ Gar nicht ☐

Anmerkungen: ____________

Wie gelang Ihnen das Umsetzen der Übungen? Gut ☐ Schwierig ☐

Anmerkungen: ____________

Wie sind Sie mit dem Beckenboden-Therapieball zurechtgekommen?

____

Wie sind Sie mit der Ballblase zurechtgekommen?

____

Welche Übungen haben Ihnen besonders gut gefallen?

____

____

Welche Übungen waren für Sie schwer durchführbar?

____

____

Was hat Ihnen an der Behandlung gut gefallen?

____

____

Was hätten Sie sich für die Therapie inhaltlich in Theorie und Praxis noch gewünscht?

____

____

Konnten Sie Ihr Therapieziel erreichen und das Üben beenden?

Ja ☐ Ab wann? ____________ Nein, noch nicht ☐

Glossar

Renate Tanzberger

Abduktion: Wegführen von der Mitte

Acetylcholin: siehe Azetylcholin

Adaptation: (physiologische) Anpassung von Lebewesen, auch von Organen an bestimmte (Umwelt-)Einflüsse bzw. Reize. *Funktionelle A.:* Begriff, der alle Vorgänge der Selbstordnung, der Selbstheilung, der Normalisierung zusammenfasst

Adduktionsstellung: heranziehende Bewegung zur Mittellinie, z. B. auch Verschlussposition der Stimmlippen beim Husten

ADH (syn. Adiuretin, Vasopressin): Antidiuretisches Hormon (ADH). Bildungsort sind Ganglienzellen bestimmter Hypothalamuskerne, der Speicherort ist der Hypophysenhinterlappen (HHL). ADH verstärkt die Wasserresorption im distalen Tubulus der Nieren und vermindert auf diesem Wege die Wasserausscheidung (die Produktion von ADH ermöglicht nächtliches Durchschlafen). Bei erhöhter Ausschüttung kommt es zur Wasserretention, bei verminderter Ausschüttung zur Enuresis nocturna.

Adrenalin: chem. Übertragungssubstanz, wird von sympathischen Nerven freigesetzt

adrenerge Nerven: Nervenfasern mit Myelinscheide, die an ihren Endungen bei Erregung die Übertragungssubstanzen Adrenalin oder Noradrenalin freisetzen. Adrenerge Nervenfasern kommen in der Peripherie nur im sympathischen System vor (postganglionäre Fasern des Sympathikus). Siehe: cholinerge Fasern

Aktionspotenzial: elektrisches Potenzial an einer Zellmembran. Während der Reizleitung auch als Erregungspotenzial bezeichnet

Aktive Inkontinenz (syn. Hochdruckblase): instabile Blase, Dranginkontinenz

Aktive Insuffizienz eines Muskels: liegt vor, wenn er nicht in der Lage ist, sich so stark zu verkürzen, dass es die endgradige Stellung der Hebel, Zeiger oder Verschiebekörper in dem von ihm überbrückten Bewegungsniveau aktiv fixieren kann (FBL)

Algurie: schmerzhafte Harnentleerung

Alkohol: wirkt dehydrierend (entwässernd) auf die Schleimhäute. Vermehrte Diurese aufgrund der Hemmung der ADH-Sekretion

Anabol: Aufbau-Eiweiß-Stoffwechsel des Körpers (siehe: Katabol)

Analfissur: länglicher Schleimhauteinriss meist im Bereich der hinteren Analkommissur

Analprolaps: Austritt von Schleimhaut aus dem Anus (radiäre Falten) bei Analsphinkterschwäche und Hämorrhoiden 3. und 4. Grades. Siehe: Rektumprolaps

Ansatzrohr: auch Artikulationskanal, Lautgang. Bereich, in dem die Sprachlaute artikuliert werden: obere Larynxräume, Rachen-, Nasen- und Mundhöhle

Antagonismus: Gegenwirkung

Anticholinergika: Mittel, die den Überträgerstoff Azetylcholin hemmen

Anurie: Aufhören der Urinproduktion. Eine Anurie besteht bei einer Urinausscheidung von weniger als 100 ml pro 24 Stunden. Bei der Anurie ist die Blase leer.

Artefakt: Kunstprodukt

Atemstütze: Tendenz, während der Expiration die Wirkung der Inspirationsmuskeln zu erhalten, bei gleichzeitiger Aktivierung der Expirationsmuskeln zur gleichmäßig kontrollierten Luftabgabe

ATP: Abk. für Adenosintriphosphorsäure; wichtiger Energielieferant des Intermediär-Stoffwechsels. Die ATP-Biosynthese geht in den Mitrochondrien vor sich. Die Energie wird dem ATP durch hydrolytische Spaltung entnommen.

Atrophie: Abbau bzw. Schwund von Gewebe

Axon: Achsenzylinder, bis zu 1 m langer Nervenzellfortsatz

Azetylcholin: chem. Übertragungssubstanz der nicht myelisierten Nerven, die die Erregung über die Synapse weiterleitet, physiologischer Neurotransmitter (Vagusstoff) 1. an den postganglionären Fasern des Parasympathikus; 2. an den Schweißdrüsen des Sympathikus; 3. an jeder Synapse des vegetativen Systems; 4. an den motorischen Endplatten in der Muskulatur.

Pharmakolog. Wirkung: Blutdrucksenkung durch Vasodilatation, Bronchialkonstriktion, Tonussteigerung des Darms, Zunahme der Drüsensekretion

Bakteriurie: Ausscheidung von Bakterien im Urin. Keimzahl mehr als 100 000 pro ml Urin

Balkenblase (Trabekelblase): Hypertrophie der Blasenmuskulatur infolge eines subvesikalen Abflusshindernisses (siehe: Prostataadenom)

Ballonkatheter: Katheter, der sich mit Hilfe eines Ballons in der Blase hält

bedingter Reflex: erworbene, aber unbewusst und gesetzmäßig ablaufende Reaktion des Nervensystems auf einen Reiz. Im Prinzip wird dabei ein einfacher, unbedingter Reflex durch häufiges Kombinieren eines spezifischen Reizes mit einem „indifferenten“ Zweitreiz in eine neue „bedingte“ Reiz-Antwortbeziehung gebracht. Der zunächst neutrale Zweitreiz kann bald die gleiche Reaktion auslösen. Die Reflexauslösung wird also von einem spezifischen Reiz auf einen neutralen Zweitreiz übertragen.

Bewegungsneurone: ausführende Nervenzellen in der motorischen Hirnrinde für Bewegungsstimulation

Bindegewebe/Kollagen: für den Erhalt des Bindegewebes und seiner Funktionen gibt es zwei essenzielle Faktoren: 1. Sauerstoff und Nährstoffe; 2. normale physiologische Belastung, z. B. das elastische Fasergerüst aus Kollagen in der Urethra

Biofeedback: Verfahren der Rückmeldung über den Aktivitätszustand verschiedener Körperfunktionen (Hirnströme, Herzfrequenz, elektrische Muskelaktivität u. a.) über optische oder akustische Signale mit dem Ziel, autonome bzw. vegetative körperliche Vorgänge erfahrbar zu machen und zu beeinflussen

Biofeedbacktraining: Behandlung, bei der Patienten lernen, Funktionen des vegetativen Systems bewusst zu steuern

Biokybernetik: Anwendung der Kybernetik auf biologische Systeme unter Einbeziehung der klassischen biologischen Verfahren der Struktur- und Funktionsanalyse

Blasendivertikel: Aussackung zwischen den Muskelzügen der Blase

Blasendruck: Kraft, mit der die Blase den Urin austreiben kann

Blasendruckmessung (Zystomanometrie): Messung der Austreibungskraft der Blase

Bonney-Test: Sistieren des Urinabgangs durch Elevation des Blasenhalses mit zwei Fingern in der Vagina oder einer leicht geöffneten Klemme

Bougierung: Sonden-Satz Charrière (19–28) zur Kalibrierung (Aufdehnung) und Dilatation (Weitung) von Verengungen der Harnröhre mit stabförmigem Metallinstrument, siehe: Charrière

Bristol-Stuhlformen-Skala: Tabelle zur Übersicht über Form und Beschaffenheit menschlichen Stuhls. Sie wurde als diagnostisches Hilfsmittel von K. Heaton und S. J. Lewis (University of Bristol) entwickelt. Anhand der Skala sind Aussagen über die Dauer der Darmpassage möglich, was Rückschlüsse auf evtl. Erkrankungen zulässt. Es werden 7 Stuhltypen unterschieden. Die Passagezeit von Typ 1 (bis zu 100 Stunden) nimmt bis zu Typ 7 (etwa 10 Stunden) ab:

Typ 1: einzelne, feste Kügelchen, schwer auszuscheiden
Typ 2: wurstartig, klumpig
Typ 3: wurstartig mit rissiger Oberfläche
Typ 4: wurstartig mit glatter Oberfläche
Typ 5: einzelne weiche, glattrandige Klümpchen, leicht auszuscheiden
Typ 6: einzelne weiche Klümpchen mit unregelmäßigem Rand
Typ 7: flüssig, ohne feste Bestandteile.

Die Typen 1 und 2 weisen auf eine Verstopfung hin, die Typen 5 bis 7 auf Durchfall. Die Typen 3 und 4 gelten als „Idealstuhl", der leicht auszuscheiden ist und auf keine Erkrankung hinweist.

Carbachol: direkt wirkendes Parasympathikomimetikum

Carbachol-Test: direkt wirkendes Parasympathikomimetikum bei Verdacht auf Abkopplung des Blasenmuskels von seinen Kontrollregionen im Gehirn bei komplettem unterem Querschnitt oder nach Operationen hinter der Blase. Eine Steigerung des Blasendrucks über 20cmH_2O etwa 15 min nach subkutaner Carbachol-Injektion würde eine dezentralisierte Blase anzeigen.

Cauda equina (Pferdeschweif): aus den unteren drei Lendenwurzeln und allen Sakral- u. Kockzygealwurzeln gebildetes Nervenfaserbündel, das vom Ende des Rückenmarks (etwa in Höhe des 2. Lendenwirbels) nach distal sich verjüngend den untersten Teil des Wirbelkanals durchläuft

Charrière-Skala (Charrière: Instrumentenmacher, Paris, 1803–1876): Dicke von urologischen Instrumenten (Sonden) und Durchmesser von Kathetern. 3 Charrière = 1 mm Durchmesser (1 Charr. = 0,33 mm Durchmesser). Das maximale Kaliber der Harnröhre beim Mann beträgt 24–26 Charr., bei der Frau 28–30 Charr. (Bougies, siehe: Bougierung)

cholinerge Fasern: alle Nervenfasern, bei denen die Erregungsübertragung durch Azetylcholin erfolgt (fast alle Fasern des Parasympathikus, präganglionäre und einige postganglionäre Fasern des Sympathikus). Siehe: adrenerge Nerven

Clitoris: Kitzler

Compliance: 1. Bereitschaft, Einwilligung und Fähigkeit des Arztes und des Patienten zur Kooperation; 2. Maß der Dehnbarkeit. Verhältnis von Volumenänderung zu Druckänderung: Steigerung der passiven stationären Druck-Volumen-Kurve

Conduit: siehe: Kolon-Conduit

Conus medullaris: kegelförmiges, kaudales Ende des eigentlichen Rückenmarks, dessen Spitze sich beim Erwachsenen in Höhe des 1.–2. Lendenwirbels befindet

Cranberry: gehört zur Familie der Heidekrautgewächse (Preiselbeere) und stammt ursprünglich aus Amerika. C. enthalten eine spezifische Tannin-Verbindung, die nur in dieser Beere vorkommt. Sie trägt zur Verhinderung von Harnwegsinfektionen (HWI) bei, die zu 80 % durch das Bakterium Escherichia coli verursacht sind. Die Säure der Beeren wirkt leicht antibiotisch, d. h. sie tötet urologische Keime ab. Ihr hoher Vitamin-C-Gehalt unterstützt das Immunsystem. 3-mal 1 dl Saft tägl. unterstützt die Behandlung akuter HWI. Regelmäßiger Genuss von 1-mal 1 dl als Langzeitvorbeugung vor dem Schlafengehen hilft HWI vorzubeugen.

Defäkation: Darmentleerung

Defäkographie: dynamische Röntgendarstellung der Stuhlentleerung

Dehnungsverkürzungszyklus (DVZ): relativ hohe und kurze Kontraktionsform (Schnellkraft), spricht vor allem die Fast-twitch-Fasern an. Der langsame DVZ unterliegt der polysynaptischen Reflexkontrolle, der schnelle DVZ läuft über monosynaptische Reflexkontrolle der Muskelspindeln ab.

Dehydratation: Austrocknen, massiver Flüssigkeitsmangel des Körpers

dekongestierend: Konsistenz vermindernd

Depolarisation: Abnahme des (negativen) Ruhemembranpotenzials, wird dabei ein sog. Schwellenpotenzial überschritten, werden vorübergehend positive Werte erreicht (bei Nervenzellen +20 bis +60 Millivolt)

Dermatom: von einem Rückenmarksegment und zugehörigem Spinalnerven versorgtes Hautareal

Desmopressin (Minirin): Nasenspray gegen Bettnässen. ADH-ähnliches Medikament bei fehlendem nächtlichem ADH-Hormon-Anstieg

Detrusor: Herabdränger, syn. für Harnblase. Detrusoreigenschaften haben die Speicherorgane Blase, Uterus und Rektumampulle.

Detrusorhyperaktivität, neurogene: unkontrollierter Urinverlust aufgrund von neurologischen Krankheiten (Multiple Sklerose, M. Parkinson) oder Verletzungen des Rückenmarks (Querschnittslähmung). Die Blase wird nicht mehr vom Gehirn gesteuert, sondern entleert sich reflexartig.

Detrusor-Sphinkter-Dyskoordination: neuromuskuläre Fehlsteuerung in der Zusammenarbeit der glatten Blasenwandmuskulatur mit der quergestreiften Beckenboden-Sphinktermuskulatur. Folge eines Fehlverhaltens der Miktion (anerzogenen, aber auch erworben, z. B. über unphysiologische Harnstopp-Übungen, psychische Traumen)

Detrusor-Sphinkter-Dyssynergie: Koordinationsstörung zwischen Detrusoraktion einerseits und Beckenboden- bzw. Sphinkterrelaxation andererseits bei neurogener Schädigung, z. B. bei multipler Sklerose

Dezidua: abfallende Schleimhautreste (Gebärmutter post partum)

Diabetes: Durchgang, Durchfluss, Harnruhr; Kurzbezeichnung für Diabetes mellitus, häufig auch für erhöhten Harnfluss verwendet

Diabetes insipidus: Wasserharnruhr, Störung der Wasserresorption in der Niere durch fehlende bzw. nicht ausreichende Bildung oder auch Unwirksamkeit des antidiuretischen Hormons (ADH, Adiuretin, Vasopressin)

Diabetes mellitus: Zuckerkrankheit, Zuckerharnruhr, chronische Stoffwechselstörung mit verzögerter oder unvollständiger Verwertung zugeführter Glukose im Organismus

Diskrimination: Differenzierung von Reizen

Distension: Ausdehnung

Diurese: Harnausscheidung

Diuretika: Medikamente, welche die Diurese verstärken, harntreibende Mittel

Divertikel: Ausstülpung

Dyspareunie (syn. Algopareunie): schmerzhafter Koitus, vorwiegend organisch bedingt

Dysurie: erschwertes Wasserlassen (evtl. schmerzhaft); Hauptursachen: Harnwegsinfektionen, Prostatahyperplasie, Urethralstrikturen, Tumore, Blasensteine. Mechanisches Hindernis am Blasenausgang oder in der Harnröhre

Eigenreflex: besteht aus Rezeptor – sensiblem Neuron – Synapse – motorischem Neuron und dem Erfolgsorgan Muskel. Beim E. liegen Rezeptor und Effektor in demselben Organ (Beispiel: Patellarsehnenreflex). Ablauf durch monosynaptische Schaltung ziemlich gleichförmig und nicht ermüdbar. Siehe: Fremdreflex

Eiswassertest (nach Palmtag): Vorgehensweise: in kurzer Zeit wird ca. 100 ml Eiswasser in die Blase installiert. Bei einer Reflexblase kommt es zur messbaren Detrusorkontraktion.

Empfindung: von einem Sinnesreiz ausgelöster Bewusstseinsinhalt als Grundlage für kognitive Prozesse wie Wahrnehmung – Denken – Vorstellung

Enkopresis: Einkoten; Verschmieren von Kot durch Kinder nach dem 4. Lebensjahr

Enteron: Darm; bes. Dünndarm

Enukleation: (Entkernen) operative Ausschälung

Enuresis: Einnässen bei Kindern (Bettnässen) ohne funktionelle oder anatomische Störungen des Urogenitaltrakts. Physiologisch bis zum 5. Lebensjahr. Enuresis nocturna: Einnässen nachts. Enuresis diurna: Einnässen tagsüber

Epidemiologie: Lehre von der Häufigkeit der Krankheiten in menschlichen Populationen

euton (Eutonus): wohlgespannt/elastisch, bestmögliche Tonusregulation, gesundes Spannungsverhalten

excochleieren: ausschaben, auskratzen

Explosivlaute: siehe: Verschlusslaute

extrinsisch: von außen her angeregt, nicht aus innerem Anlass erfolgend, sondern aufgrund äußerer Antriebe. Ggs. intrinsisch

Exzitation (lat. *excitare*, anregen): Erregung

Fäkalurie: Stuhlbeimengung im Urin

FBL: Funktionelle Bewegungslehre. Urheberin des Behandlungskonzepts ist Susanne Klein-Vogelbach (1909–1996)

Feedback: Rückkopplung; sinnlich wahrnehmbare Rückmeldung zur zielgerichteten Steuerung. Biofeedback = physiologischer Selbstregulierungsmechanismus

fibrös: aus faserreichem Bindegewebe bestehend

Flap: Hautlappen

Flatus vaginae: den Blähungen ähnliche Geräusche; Luft, die beim Geschlechtsverkehr vom Penis in die Vagina hineingepresst wird und wieder entweicht

Freie Nervenendigungen: liegen in der Muskulatur, ziehen zusammen mit den Blurgefäßen, vermitteln Schmerz- und Temperaturempfindung

Fremdreflex: beim F. liegen Rezeptor und Effektor (z. B. Haut) und Effektor (z. B. Muskel) in unterschiedlichen Organen (z. B. Bulbokavernosusreflex). Der F. ist durch die Einschaltung von Zwischenneuronen ein polysynaptischer Reflex. Die Lebhaftigkeit ist abhängig von der Reizstärke; ermüdbar.

FTF (fast twitch fibres): schnelle Zuckungsfasern des Muskels; sie sind für die Geschwindigkeit zuständig. Ggs. STF (slow twitch fibres), langsame Zuckungsfasern; sie sind für Ausdauerleistung zuständig.

Funktionelle Entspannung (FE): Die funktionelle Entspannung wurde von Marianne Fuchs als tiefenpsychologisch fundiertes, körperbezogenes Therapieverfahren zur Behandlung von funktionellen körperlichen und seelischen Störungen entwickelt.

Glandula bulbourethralis: Cowper-Drüse des Mannes, die der Glandula vestibularis major (Bartholini-Drüse) der Frau entspricht

Glottis: Stimmritze

Golgi-Sehnenrezeptor: Sinnesorgan der Tiefensensibilität, befinden sich am Übergang zwischen Muskel und Sehne, langsam adaptierende Spannungssensoren

Grading: einteilen, abstufen, Malignitätsgrad eines Tumors

Hämaturie (Blutharnen): Auftreten von Blut im Urin. Makrohämaturie: mit bloßem Auge erkennbares Blut im Urin. Mikrohämaturie: nur mikroskopisch erkennbares Blut im Urin

Handlungsneurone: planende Nervenzellen der prämotorischen Hirnrinde mit Programmen für Handlungen

Harnverhaltung (Harnretention): völliges Unvermögen zur Harnentleerung. Hauptursachen: Dysurie, Medikamente (Anticholinergika, Antidepressiva, Neuroleptika), Neuropathie, Querschnittsläsion

Hiatus urogenitalis (syn. Levatorpforte): physiologische Hernie im weiblichen Beckenboden (locus minoris resistentiae)

Hymen: Jungfernhäutchen

Hyperreflexie der Blase: überaktive Blase in der Ruhephase der Speicherung

hyperton: erhöhte Spannung bis hin zum Spasmus

Hyperthyreose: Überfunktion der Schilddrüse mit Steigerung der Stoffwechselvorgänge

hypoton: geringere Spannung als die normale Arbeitsspannung (vgl. euton)

Hypogonadismus: Unterentwicklung und verminderte Funktion der Keimdrüsen (Gonaden)

Hysterektomie: operative Entfernung der Gebärmutter

imaginieren: sich etwas vorstellen, bildlich anschaulich machen, ersinnen

inertia recti (uteri): Trägheit des Uterus (Wehenschwäche)

In-Flare: Iliumbewegung in frontaler Ebene, bei der die Christa iliaca sich nach medial und das Tuber ischiadicum nach lateral bewegt (siehe: Out-Flare)

Informationsverarbeitung: Aufnahme und Weiterleitung von Informationen (lat. *informare,* in eine Form bringen) zur Aufarbeitung an eine zentrale Speicher- und Auswerteinrichtung. Im Zentralnervensystem der Lebewesen werden z. B. die von den Sinnesorganen eintreffenden Informationen ausgewertet, um zweckmäßige Reaktionen, etwa Muskelbewegungen einzuleiten. Siehe auch: Kybernetik

Inkontinenz (lat. *continentia,* das Zurückhalten, Unterdrücken): Unfähigkeit, Urin oder Stuhl willkürlich zurückzuhalten

Intention: die mit einer Handlung verbundene Absicht. Normale seelische Spannung, die Absicht und Zielgerichtetheit beinhaltet

intraluminaler Druck: z. B. in der Urethra. Die urethrale Schleimhaut (Mucosa) ist sternförmig eingefaltet, bei Kontraktion der periurethralen Muskulatur trägt sie zur Abdichtung und Erhöhung des intraurethralen Verschlussdrucks bei.

intrinsisch: von innen her kommend, aus eigenem Antrieb

Introspektion: Untersuchung des eigenen bewussten Erlebens

Intussuszeption (syn. Invagination): innerer Rektumvorfall bzw. Einstülpung eines Darmabschnitts in einen anderen

Irrigation: Flüssigkeit in etwas leiten, Ausspülung (Darm)

Ischurie: Harnverhaltung. Unmöglichkeit, den Harn aus der Blase zu entleeren. Ursachen: Trauma, Operation, Tumor, Sphinkter-Sklerose

Ischuria paradoxa (Überlaufinkontinenz): durch Detrusordekompensation oder eine hochgradige mechanische Obstruktion kann die Harnblase nicht mehr effektiv entleert werden. Es kommt zu einer Blasenüberfüllung. Der Druck in der Blase übersteigt infolge dessen den Verschlussdruck der Harnröhre; es kommt zu Urinabgang meist in kleinen Portionen.

isometrisch: die gleiche Längenausdehnung beibehaltend

isotonisch: den gleichen osmotischen Druck habend bei Veränderung der Längenausdehnung

isotonisch-exzentrisch: aktive Verlängerung des Muskels, der als Bremser und Verhinderer agiert (FBL)

isotonisch-konzentrisch: aktive Verkürzung des Muskels, der als Heber und Beweger agiert (FBL)

Katabol: den Abbaustoffwechsel betreffend; siehe: Anabol

Kaudasyndrom: Läsionen distal des Wirbelkörpers L 2 (LWK 2). Ursachen: Trauma, Bandscheibenerkrankung, Tumor

Kauterisation: Elektrokoagulation

KBT: Konzentrative Bewegungslehre. Körperorientierte Therapie, die hilft, Erlebnismöglichkeiten innerhalb der Wahrnehmung des eignen Körperbildes zu erweitern und zu vertiefen

Kibler-Hautfalten-Test: Hautfalten einschließlich Bindegewebe und Subkutis zwischen Daumen und Zeigefinger senkrecht zum Verlauf der Dermatome abheben oder z. B. auf dem Blasenmeridian entlang rollen. Diagnostisches Verfahren zur Unterscheidung, ob eine sedierende oder tonisierende Strichrichtung in der Bindegewebsmassage (Heidemann) angewandt werden muss

Kinästhesie: Bewegungs- und Haltungssinn, Bewegungsempfindlichkeit. Empfindung der Bewegung des Körpers als Qualität der Tiefensensibilität. Einer unser grundlegendsten Sinne. Er liefert Informationen über Bewegungen unseres Körpers bzw. aus seinen Teilabschnitten.

Klimakterium: Wechseljahre. Übergangsphase ab 5 Jahre vor Ausbleiben der regelmäßigen Blutung bis fünf Jahre nach Erlöschen der zyklischen Funktion der Eierstöcke (letzte Monatsblutung)

Kognition: das Erkennen, Wahrnehmen

Kokzygodynie: Druckschmerzhaftigkeit i. B. der Steißbeinspitze

Kollagen: leimbildende Bindegewebszellen

Kolon-Conduit (franz. *conduit,* durchlaufen): Ableitung des Urins nach außen über ein ausgeschaltetes Dickdarmsegment

Koloskopie: Spiegelung des gesamten Dickdarms

Komedo: „Mitesser", Talganhäufungen in den Ausführungsgängen einer Talgdrüse

Kompatibilität: Verträglichkeit, Vereinbarkeit

Kongestion: Schwellung (z. B. bei Prostatitis)

Konstriktion (lat.: *constrictio,* Zusammenschnürung): angeborene oder erworbene Verengungen (Stenosen) von Hohlorganen

Kotsteine: bis kirschgroße feste Gebilde aus eingedicktem Kot, der schalenförmig von eingedicktem kalkinkrustiertem Schleim umgeben ist

Kybernetik: Wissenschaft, die sich mit den Gesetzmäßigkeiten der Steuerung, der Regelung und Rückkopplung der Informationsübertragung und Verarbeitung in Lebewesen, d. h. auch in Menschen und Maschinen, beschäftigt sowie die Theorie und Technik der Informationsverarbeitungssysteme untersucht. Siehe: Biokybernetik

Labia pudendi: Schamlippen

Läsion: Verletzung

LBH-Bereich: Lendenwirbelsäulen-Becken-Hüftgelenksbereich

Liquide: Konsonanten, die durch Hemmung der strömenden Luft entstehen, wie I, j, r (Lautgruppe der Sonanten)

Low compliance bladder: Einschränkung der Dehnbarkeit der Blase

Marisken: perianale Hautfalten; bei Beschwerden chirurgische Entfernung

Mechanik: Bewegung unter Einfluss von Kräften. Charakteristika: Beweglichkeit, Geschicklichkeit, Koordination, Balance

Miktion: Wasser lassen bzw. urinieren

mimetisch: nachbildend/nachahmend

Mimetika (= Medikamente), z. B. Sympathomime-tikum: an einem Rezeptor agonistisch wirkendes Pharmakon. Gegensatz: Lytika, z. B. Sympatholytika, an einem spezifischen Rezeptor antagonistisch wirkendes Pharmakon

Mitochondrien: eine der drei klassischen Zellorganellen. M. sind die Hauptorte des Energiestoffwechsels aerob lebender Zellen. Aufgaben: Energiegewinnung durch Oxidation der verschiedenen Nährstoffe in der Zelle

Mobilität: Bewegung von Individuen und Gruppen in der Gesellschaft

Motilität: Bewegungen, die vegetativ oder reflektorisch reguliert werden (z. B. Organbewegungen, Peristaltik)

Motoneuron: Neuron, das die quergesteifte Muskulatur versorgt

motorische Einheit: Gruppe von Muskelfasern, die durch ein einzelnes motorisches Axon innerviert wird

Muskarin (muskarinischer Rezeptor): Rezeptor für Azetylcholin, regt die postganglionären cholinergen Rezeptoren (Parasympathikus) an

Multimorbitität: verschiedene Erkrankungen zur gleichen Zeit

Myofaszialketten: Faszien und Muskeln, die bei Bewegungen und Aufrechterhaltung der Statik funktionell zusammenarbeiten

Myelin: Nervenmark, viele Nerven besitzen sog. Myelinscheiden (Markscheiden), die die elektrische Leitgeschwindigkeit der Nervenfasern erhöhen. Abbau im Alter

Neuron, polysensorisches: empfänglich für unterschiedliche sensorische Inputs, u. A. im Rückenmark und in der Hirnrinde. Siehe: Spiegelneurone, Handlungsneurone, Bewegungsneurone

Neurose: krankhafte seelische Störung

Neurotransmitter: siehe: Transmitter

Newton, Wechselwirkungsgesetz: Kraft entfaltet sich nur durch eine Gegenkraft.

Nikotin (nikotinischer Rezeptor): Alkaloid. Hohe spezifische Affinität und Wirkaktivität zu cholinergen Rezeptoren der motorischen Endplatte und der vegetativen Ganglien

Nutation: Nickbewegung des kranialen Kreuzbeins nach ventral-kaudal, dorsal-kraniale Bewegung des Steißbeins, Mitbewegung der Ossa ilii nach medial (In-Flare) und der Ossa ischii nach lateral

Nykturie: vermehrtes nächtliches Wasserlassen, Hauptursachen: Herzinsuffizienz, verborgene Ödeme, Diuretikatherapie

Obstipation: Stuhlverstopfung, erschwerte Kotentleerung

Obstruktion: Verstopfung, Verschluss, Verlegung

Oligurie: verminderte Harnausscheidung, stündlich ca. 10 ml, unter 500 ml in 24 h infolge einer Erkrankung. Das Krankheitsbild kann in Nierenversagen mit Anurie übergehen.

Ökonomisches Bewegungsverhalten (FBL): bei einer beliebigen Bewegung ist die Intensität der geleisteten Muskelarbeit weder zu hoch noch zu gering

Out-Flare: Bewegung des Iliums in der frontalen Ebene, bei der die Christa iliaca nach lateral und das Tuber ischiadicum nach median wandert

Ovarien: Eierstöcke

Parasympathikomimetika: siehe Mimetika

Parasympathikus: dem Sympathikus entgegenwirkender Teil des vegetativen (autonomen) Nervensystems

parietal: seitlich/wandständig zum Os parietale (Scheitelbein)

passive Inkontinenz: syn. Sphinkterinkompetenz, auch Stress- oder Belastungsinkontinenz, unfreiwilliger Harnverlust bei spontanen Druckerhöhungen im Bauchraum. Siehe: aktive Inkontinenz

peripheres Nervensystem: im Gegensatz zum ZNS (siehe dort) versteht man unter dem peripheren Nervensystem die Nerven, die außerhalb vom Rückenmark und Gehirn liegen und Muskulatur, Eingeweide, Hautareale und Sinneszellen versorgen.

Perzeption: sinnliches Wahrnehmen

Phonation: Vorgänge, die zur Stimmbildung führen (Vokale = Öffnungslaute; Konsonanten = Mitlaute, z. B. p, t, k = Verschlusslaute oder Explosivlaute)

Pneumaturie: Luftbeimengung bei vesiko-enteraler Fistel (nach Bestrahlung, M. Crohn, Divertikulitis)

Pollakisurie: häufiger Harndrang bzw. häufiges Harnlassen mit Entleerung nur geringer Harnmengen (Hauptursachen siehe Dysurie), verminderte Harnblasenkapazität infolge rezidivierender Zystitiden, Uterus myomatosus, Descensus uteri, Zystozele, psychogen

Polyurie: krankhaft vermehrtes Harnvolumen, übermäßige Urinausscheidung (mehr als 2000 ml/24 Std.) Hauptursachen: nicht entdeckter Diabetes mellitus, Medikamente, z. B. Überdosierung von Diuretika, Alkohol (Hemmung der ADH-Sekretion)

Pressatmung: Bei einer Pressatmung wird Luft gegen die geschlossene Stimmritze gedrückt, dabei erhöht sich der intraabdominale und intrathorakale Druck, was zur Beckenbodenbelastung führen kann.

Proctalgia fugax: (meistens nächtliche) Schmerzattacken des Enddarms

Proktoskopie: Spiegelung des Analkanals

Propriozeption (lat.: *proprium*, das Eigene, *capere*, nehmen): von Sherrington geprägter Begriff für das „Sich-selbst-in-Besitz-Nehmen" bzw. die Vermittlung von Wahrnehmungen aus dem eigenen Körper. Tiefensensibilität ist die körperliche Empfindung und Wahrnehmung der Muskelspannung, Muskellänge, Gelenkstellung und -bewegung über spezifische Rezeptoren. Als P. werden Stellungssinn, Bewegungssinn und Kraftsinn zusammengefasst.

Propriorezeptoren: Mechanorezeptoren, die die aktuelle Wahrnehmung und Kontrolle der Lage des Körpers im Raum ermöglichen. Vor allem Sehnenspindeln, Muskelspindel, Gelenkrezeptoren. Propriozeptive Stimuli sind Dehnung, Zug, Druck.

Prostataadenom: gutartige, altersbedingte Geschwulst der Prostata

Proteinurie: Proteine im Urin über das physiologische Ausmaß hinaus, z. B. bei Harnwegsinfekten, Schwangerschaft, aber auch bei renalen Erkrankungen

Pruritus ani, perianale Dermatitis: Analekzem, Juckreiz, Hautjucken bei Hämorrhoiden, Anal-/Rektumprolaps, Allergien

PSA: Abk. für **p**rostata**s**pezifisches **A**ntigen. Der prostataspezifische Antigenbluttest ist ein Test zur Frühdiagnose und Verlaufskontrolle bei Prostatakarzinom.

Puborektalschlinge (M. puborectalis): anorektaler Knickverschluss. Der Ruhetonus bei einem Winkel von 90° bedingt die statische Kontinenz.

Puerperium: Kindbett, Wochenbett, Dauer 6–8 Wochen

Pyurie: Eiterharn bei eitrigen Entzündungen im Bereich des Urogenitaltrakts

Reaktion: Gegenhandlung, Gegenwirkung, Antwort

reflektorisch: unwillkürliche Antwort auf einen Reiz

Reflex: Ein Reflex ist eine Folge aus Reiz und Reizantwort, die nicht der willkürlichen Kontrolle unterliegt. Siehe auch: Eigenreflex, Fremdreflex, bedingter Reflex

Reflexbogen: Leitungsbahnen, über die die Reizantwort läuft. Jeder Reflexbogen besteht daher aus dem Rezeptor, dem afferenten Schenkel, dem Reflexkontrollzentrum, dem efferenten Schenkel und dem Effektor.

Reflux: Rückfluss, z. B. vesikouretraler Reflux: Rückfluss von Urin aus der Blase in den Harnleiter oder bis zum Nierenbecken

refraktär: gehemmt, unempfindlich, schwer oder nicht beeinflussbar

Reibelaut: An einer Stelle der Mund-Rachenhöhle wird der Luftweg *fast* verschlossen. Durch die Engebildung werden Reibelaute (Spiranten) produziert.

Rektoskopie: Spiegelung des Mastdarms

Rektozele: Aussackung der hinteren Scheidenwand. Schwäche des Septum rectovaginale

Rektum: Mastdarm, 15–20 cm langer Abschnitt des Enddarms

Rektumprolaps: Austritt aller Darmwandschichten durch den Anus (zirkuläre Schleimhautfalten). Siehe: Analprolaps

Relaxin: weibliches Sexualhormon, das im Corpus luteum graviditatis gebildet wird (Proteohormon). Wirkungen: Auflockerung der Gelenke des Beckenrings (Symphyse, Sakroiliakalgelenke) und Dilatation des Geburtskanals (Uterus – Zervix – Vagina) durch Quellung der kollagenen Fasern als Vorbereitung auf die Geburt

Repräsentationen, interne: inneres Bild eines abwesenden Objekts oder eines vergangenen Ereignisses

Restharn: zurückbleibende Urinmenge bei unvollständiger Blasenentleerung (Norm > 30 ml)

Rima ani: Spalt, Ritze, = Gesäßspalte, die beide Gesäßhälften von einander trennt

Rotation: in der FBL spricht man von positiver Rotation (+ Rot.), d. h. Drehrichtung im Uhrzeigersinn nach rechts. Bei negativer Rotation (– Rot.) ist es umgekehrt.

Ruffini Körperchen: wichtigste Sinneszellen des Tastsinns, Mechanorezeptoren, befinden sich in Haut und Gelenkkapseln, detektieren Reize wie Druck, Berührungen, Vibrationen, regieren auf Dehnungsreize, zählen zu den Propriozeptoren = Tiefensensibilität, Stellungssinn, langsam adaptierende Sinneszellen

Scipp-Linie: die Sacro-Coccygeal-Inferior-Pubis-Point-Linie ist eine gedachte Orientierungslinie, die die normale Lage des Beckenbodens bezeichnet

Semantik: Lehre von der Bedeutung sprachlicher Zeichen, d. h. von der Beziehung der Zeichen zum bezeichneten Gegenstand. Teildisziplin der Sprachwissenschaft

semantisch: den Inhalt eines sprachlichen Zeichens betreffend

Sinus: geschlossene Kanäle, z. B. Sinus urogenitalis des Mannes

SKAT: Schwellkörper-Injektionstherapie, intrakavernöse Injektion zur Selbstbehandlung bei erektiler Dysfunktion

somatisch: körperlich

Somatotopie: Abbild des menschlichen Körpers, Reflexzone. Der Begriff stammt ursprünglich aus der Neurologie und der Neurochirurgie und bezeichnet zentrale Hirnrindenareale, in denen sich ein motorischer und sensorischer „Homunculus" projiziert findet. Der phänomenologische Begriff wird im therapeutischen Bereich synonym für Reflexzone gebraucht. Der Begriff Somatotopie bezeichnet die kartographische Darstellung des Gesamtorganismus auf einem seiner Teilbereiche. Die Nutzbarkeit vieler Somatotopien als Reflexzone und die Deutung vieler Reflexzonen als Somatotopien bringt es mit sich, dass beide Begriffe austauschbar verstanden werden.

Sphinkter: Zuschnürer, Schließmuskel; der externe (äußerer) Sphinkter ist ein quergestreifter Muskel und willkürlich steuerbar. Der interner Sphinkter besteht aus glatter Muskulatur und wird vegetativ gesteuert.

Sphinkter-Detrusor-Dyskoordination: gestörtes Muskel-Zusammenspiel zwischen Sphinkter und Blasenwandmuskel

Spiegelneurone (Spiegelnervenzellen): Stirnlappenneurone (Areal F5 beim Affen und Brodmann A 44 und A 45 = Broca-Zentrum beim Menschen), die sowohl bei der Durchführung als auch bei der Betrachtung derselben Handlung aktiv sind. Spiegelnervenzellen sind Simulatoren für das, was andere tun (Spiegelung und Resonanz).

somatosensorisch: die Empfindung der Körperoberfläche betreffend

Steinschnittlage: Rückenlage der Pat. mit gespreizten und in Hüft- und Kniegelenken gebeugten Beinen (Beinhalter), z. B. auf dem gynäkologischer Untersuchungsstuhl

Strahlenblase: verkleinerte, starrwandige Harnblase als Endzustand einer durch Bestrahlung hervorgerufenen chronischen Entzündung (Schrumpfblase)

Strahlenzystitis: während der Bestrahlung von Blasentumoren auftretende akute Zystitis

Strangurie: häufiger, nicht zu unterdrückender Zwang zum Urinieren mit Brennen und krampfartigen miktionsabhängigen starken Schmerzen; bei Zystitis, TBC, Blasenkrebs, benigner Prostatahyperplasie, kleinkapazitärer Blase. Initiale Schmerzen bei Beginn der Miktion. Terminale Schmerzen am Ende der Miktion oder danach. Bei vorhandenem Blasenulkus schmerzt die Blase erst, wenn sie nach der Entleerung zusammengefallen ist.

Stratum: histologische Schicht

Stress: körperlicher und seelischer Zustand der Belastung

Stressor: Stress erzeugender Faktor

Strikturen: narbige Verengungen (Harnröhre)

Stroma: Grundgewebe in drüsigen Organen und Geschwülsten; Stützgerüst eines Organs

Sympathikus: Grenzstrang des sympathischen (vegetativen) Teils des autonomen Nervensystems, der besonders die Eingeweide versorgt (vgl. Parasympathikus). Sympathikus-Erregung erfolgt bei körperlicher Leistung (besonders bei Angriffs- und Fluchtaktionen)

Symptom: Krankheitszeichen

Synapse: Verknüpfungsstelle zwischen zwei Neuronen. Die Verbindung wird über die Ausschüttung von Neurotransmittern hergestellt.

Syndrom: Komplex von Symptomen, die auf eine bestimmte Krankheit hinweisen

Synergie: Energie, die für den Zusammenhalt und die gemeinsame Erfüllung von Aufgaben zur Verfügung steht

synergetisch: zusammenwirkend

Synergismus: gleichsinnige Wirksamkeit

System, biologisches: eine Gesamtheit von Elementen, die in struktureller und funktioneller Hinsicht auf bestimmte Weise miteinander verbunden sind. Alle Organismen können als offene S. betrachtet werden.

taktil: das Tasten, die Berührung betreffend, siehe: kinästhetische Wahrnehmung

Tenesmen: krampfartiger Schmerz, schmerzhafter Stuhl- bzw. Stuhldrang bei entzündlichen oder funktionellen Veränderungen des Rektums bzw. der Blase, Urethra, Prostata

Tethered cord Syndrom: Aszensionsstörung des Rückenmarks, seltene Erkrankung. Motorische und sensible Störungen im Bereich der unteren Extremität, von Blase und Rektum (Inkontinenzsymptom)

Tensegrity: Aus „Tension" und „Integrity" zusammengesetzter Begriff. Konstruktionsprinzip aus einzelnen druckstabilen Elementen, die durch Zugelemente miteinander verbunden sind und ein zusammenhängendes Spannungsnetz bilden

Tonischer Vibrationsreflex (TVR): Muskelkontraktion in Reaktion auf Vibrationen im Frequenzbereich von 0–100 Hz

Tonus: Spannungsgrad der Muskulatur

Transmitter: Stoff, der an einer präsynaptischen Nervenendigung freigesetzt wird, den synaptischen Spalt überquert und an der postsynaptischen Membran, d. h. beim nächsten Neuron, Veränderungen bewirkt

transurethral: durch die Harnröhre hindurch

Trigger: Auslöser

Triggerpunkte: eine etwa 0,5–1 cm im Durchmesser große, auf Druck überempfindliche Region eines palpatorisch gegenüber der Umgebung veränderten Muskels

Tubae uterinae: Eileiter

Tunica albuginea: dichte, weiße, aus elastischen Fasern bestehende Hülle der Schwellkörper (clitoridis und penis)

Tunica vaginalis testis: vom Processus vaginalis peritonei verbliebene seröse Hodenhöhle

TUR: Abk. für transurethrale Prostataresektion

Turgor: je nach dem Innendruck des halbflüssigen Inhalts wird das bindegewebig umhüllte Organ gespannt oder schlaff. Der Turgor ist erhöht oder herabgesetzt.

TVT: Tension free vaginal Tape. Neueres, wenig invasives Operationsverfahren bei Belastungsinkontinenz

Ureter: Harnleiter

Urethra: Harnröhre

Urethral-Druckprofil: Messung des Harnröhrendrucks im Vergleich zum Blaseninnendruck; in der Speicherphase muss der Harnröhrendruck größer sein als der Innerdruck der Blase. Bei Umkehrung der Druckverhältnisse freiwillige oder unfreiwillige Harnentleerung.

Urethralspangen: syn. ligg. pubourethralia

urethrovesikale Verschlusszone: syn. M. sphincter urethrae internus

Urgeinkontinenz: Dranginkontinenz

Urgency: zwanghafter Harndrang

Urinal: Urinfänger bei unfreiwilligem Harnverlust

Urinosmolalität: Menge der gelösten Teilchen im Urin

Urodynamik: Klärung des Harntransportes durch Zystometrie und Uroflow

Uroflow: Harnfluss (ml/s), urologische Untersuchungsmethode, die Druck, Zeit und Geschwindigkeit des Wasserlassens misst

Urothel: Epithel, dass den gesamten unteren Harnweg zwischen Nierenbecken und der äußeren Harnröhrenmündung innen auskleidet

Uterus: Gebärmutter

Vagina: Scheide

Valsalva-Versuch: (nach Antonio Valsalva, 1666–1723, Anatom und Chirurg Bologna) aktives expiratorisches Pressen bei geschlossener Stimmritze (Glottis) führt zur Druckerhöhung im Thorax und zur Drosselung des venösen Rückflusses zum Herzen mit Verringerung von Schlagfrequenz, Schlag- und Minutenvolumen. Bei Durchleuchtung ist eine Abnahme der Herzgröße festzustellen.

Vasektomie: operative Entfernung eines Stückes des Samenleiters (Sterilisation des Mannes)

Vater-Pacini Körperchen: Mechanorezeptoren, vermitteln besonders Vibrationsempfindungen. Vorkommen: Subkutis, Periost, Gelenkkapseln, Vagina, Klitoris, Umgebung der Harnblase, schnell adaptierende Rezeptoren

Vegetatives Nervensystem: Für die Regelung lebenswichtiger Funktionen verantwortlicher Teil des Nervensystems, der der bewussten Kontrolle weitgehend entzogen ist. Das vegetative Nervensystem steuert u. a. Atmung, Kreislauf, Verdauung, Sexualfunktion und Hormondrüsen. Es sorgt für einen geordneten Ablauf der Körperfunktionen und deren Anpassung an die jeweilige Anforderung des Organismus. Es besteht aus den beiden Gegenspielern Sympathikus und Parasympathikus (siehe auch dort).

Vena-cava-inferior-Syndrom: syn. Rückenlage-Schocksyndrom, aortokavales Kompressionssyndrom in der Schwangerschaft infolge Kompression der Vena cava inferior durch den Uterus durch Reduzierung des venösen Rückstroms zum Herzen; u. a. Abnahme der Uterusdurchblutung. Mütterliche Schocksymptome: Blässe, Schwitzen, Atemnot, reduziertes Herzminutenvolumen. Bei Unterschreiten kritischer Grenzwerte nimmt auch die Sauerstoffversorgung des Feten ab.

Verschlusslaute: die Mund- oder Rachenhöhle wird an einer Stelle verschlossen und schlagartig geöffnet (daher auch Explosivlaute: p, t, k). Intermittierender Verschlusslaut: z. B. r

visualisieren: Ideen in ein Bild umsetzen, etwas optisch herausstellen, dass es Aufmerksamkeit erregt. Siehe: imaginieren

Vulva: Scheidenvorhof

Zilie: Flimmerhaar, feines Härchen des Flimmerepithels

zirkadian: einen 24-stündigen biologischen Rhythmus aufweisend

ZNS: Zentralnervensystem, Gesamtheit aller Nervenzellen und Bahnen, die zum Gehirn und Rückenmark gehören (nicht die Nervenzellen u. Bahnen des peripheren Nervensystems; siehe dort)

zwerch: althochdeutsch, bedeutet *quer*

Zwerchfell: queres Fell

Zyste: mit Flüssigkeit gefüllte Aussackung

Zystitis: Harnblasenentzündung, fast ausschließlich bakterielle Infektion infolge lokaler Abwehrschwäche

Zystozele: Blasenvorfall. Vorfall von Teilen der Harnblase in die vordere Scheidenwand.

Register

Rote kursivierte Einträge verweisen auf physiotherapeutische Übungen.

Abbildungsnachweis

Der Verweis auf die jeweilige Abbildungsquelle befindet sich bei allen Abbildungen im Werk am Ende des Legendentextes in eckigen Klammern. Alle nicht besonders gekennzeichneten Grafiken und Abbildungen © Elsevier GmbH, München.

E1009	Macdonald, Johnson: Mayes' Midwifery, 15th Revised edition Elsevier Health Sciences 2017
E975	Elsevier Mosby
E976	Wilhelm Maudrich Verlag, Wien
E977	Hansen/Stelzner: Proktologie, Springer Verlag Heidelberg, 1987
E978	Schmidt/Thews: Physiologie des Menschen, Springer Verlag Heidelberg, 24. A. 1990
E979	Richter: Gynäkologische Chirurgie des Beckenbodens, Georg Thieme Verlag Stuttgart, 1998
E980	WBV Biologisch-medizinische Verlagsgesellschaft mbH, Schorndorf
E995	Töndury G.: Angewandte und topographische Anatomie, Thieme Verlag, 5. Aufl. 1981
E996	Marquardt H.: Praktisches Lehrbuch der Reflexzonentherapie am Fuß, Haug Verlag, 7. Aufl. 2012
F495	Zeitschrift für Geriatrie, P. Keppler Verlag GmbH, Heusenstamm
K335	Zeidler, Ursula
K391	Udo Klünsch, Geretsried
L106	Henriette Rintelen, Velbert
L138	Martha Kosthorst, Borken
L190	Gerda Raichle, Ulm
L249	Tittel, Kurt
L250	Moll, Karl Josef
M601	Tanzberger, Renate
M602	Kuhn, Annette
M603	Möbs, Gregor
M604	Kuntner, Liselotte
M605	Orthofer-Tihanyi, Ani
M606	Baumgartner, Ulrich
O893	Enhuber, Klaus
O894	Enhuber, Regina
R112	Sobotta, Atlas der Anatomie des Menschen, Band 1 und 2, 21. Auflage, Urban & Fischer München, 2000
R395	Thomas W Myers: Anatomy Trains Myofasziale Leitbahnen (für Manual- und Bewegungstherapeuten), 3 Aufl.Urban & Fischer in Elsevier 2015
U339	Dr. Kade Pharmazeutische Fabrik GmbH, Berlin
U340	A.M.I. Deutschland - Agency for Medical Innovations, Augsburg
U341	Fa. American Medical Systems Deutschland
V170-1	Fa. Medtronic GmbH, Meerbusch